Progressive Muskeldystrophie · Myotonie · Myasthenie

AF830380

Progressive Muskeldystrophie Myotonie · Myasthenie

Herausgegeben von

Erich Kuhn

Symposium vom 30. November bis 4. Dezember 1965 anläßlich der 125. Wiederkehr des Geburtstages von

Wilhelm Erb

Springer-Verlag Berlin Heidelberg New York 1966

ISBN-13: 978-3-642-92921-2 e-ISBN-13: 978-3-642-92920-5
DOI: 10.1007/978-3-642-92920-5

Alle Rechte, insbesondere das der Übersetzung in fremde Sprachen, vorbehalten.

Ohne ausdrückliche Genehmigung des Verlages ist es auch nicht gestattet, dieses Buch oder Teile daraus auf photomechanischem Wege (Photokopie, Mikrokopie) oder auf andere Art zu vervielfältigen.

© by Springer-Verlag, Berlin · Heidelberg 1966.

Library of Congress Catalog Card Number: 66-18716. Reprint of the original edition 1966

Titel-Nr. 1356.

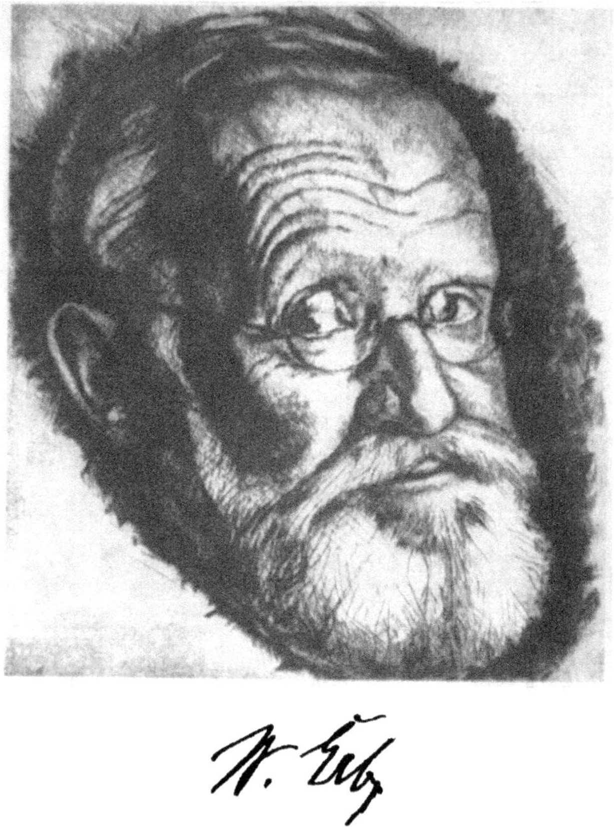

Symp. progr. Muskeldystrophie Springer-Verlag Berlin · Heidelberg · New York

Wilhelm Erb

Wilhelm Erb wurde am 30. November 1840 als Sohn eines Försterehepaares in Winnweiler geboren. Er besuchte dort das Gymnasium. Mit 17 Jahren ging er an die Universität in Heidelberg, danach Erlangen und München, wo er sein Staatsexamen ablegte. Bei dem pathologischen Anatomen Kuhl hat er seine Dissertation über die Wirkung der Pikrinsäure auf den Organismus verfaßt. Mit 22 Jahren kam er als Assistent an die Innere Klinik von Friedreich in Heidelberg. Hier habilitierte er sich mit einer Untersuchung über das Verhalten der Blutkörperchen bei Blutkrankheiten. Seine weiteren Arbeiten befassen sich mit Problemen der Neurologie, insbesondere bearbeitete er die elektrischen Reaktionen des Muskels bei verschiedenen peripheren Nervenkrankheiten und idiopathischen Muskelerkrankungen. Er entdeckte gleichzeitig mit Westphal die damals sog. Sehnenreflexe. Schon früh wurde ihm klar, daß die Tabes dorsalis durch eine syphilitische Infektion verursacht wird, eine Auffassung, die durch die spätere Entdeckung der spezifischen Reaktionen und des Erregers selbst bestätigt wurde. 1880 erhielt er einen Ruf als Polikliniker in Leipzig und las hier die spezielle Pathologie und Therapie der Inneren Krankheiten. Er gehörte hier zu dem Freundeskreis von Flechsig, His, Kohnheim und Strümpell. 1883 wurde er als Nachfolger von Friedreich auf den Lehrstuhl der Inneren Medizin in Heidelberg berufen. Zu seinen Schülern gehörten Hofmann, Ludolph Brauer, Friedrich Schulze, Max Nonne, Stark, Schönborn, Ernst Remak, Helpach und Hoche. Unter zahlreichen Veröffentlichungen über seine Arbeitsgebiete ragen die Monographien über die idiopathischen Formen der Muskelatrophie hervor. 1891 begründete er mit Lichtheim, Friedrich Schulze und Adolph Strümpell die Deutsche Zeitschrift für Nervenheilkunde. 1907 übernahm er den Vorsitz der Deutschen Gesellschaft für Nervenheilkunde, die von Oppenheim, Monakow, Bruns, Sänger und Nonne ins Leben gerufen wurde. Mit diesen beiden Unternehmungen verfolgte er die Schaffung einer selbständigen Neurologie in Deutschland, ein Ziel dessen Erreichung ihm selbst nicht mehr vergönnt war.

Zur Erinnerung an Erb hat die Deutsche Gesellschaft für Neurologie eine Gedenkmünze geschaffen, die in Abständen von mehreren Jahren an bedeutende Neurologen deutscher Sprache verliehen wird.

G. Schaltenbrand

Vorwort

Dieses Buch, eine Zusammenstellung der Referate, Gespräche und Diskussionen des Heidelberger Symposions anläßlich der 125. Wiederkehr des Geburtstages von WILHELM ERB, möchte diesem großen Heidelberger Kliniker und Forscher ein ehrendes und dankbares Gedenken bewahren. Dies allein rechtfertigt die Herausgabe. Wir danken den Referenten, die aus der ganzen Welt freudig unserem Ruf folgten, WILHELM ERB gebührend zu ehren. So konnten wir aus berufenem Munde erfahren, was wir zur Zeit auf diesem Gebiet wissen und wohin wir unseren Blick bei der weiteren Arbeit lenken sollten; nur so bekam aber auch dieses Buch seinen bestimmten Platz für den wissenschaftlich und praktisch tätigen Arzt.

Darüber hinaus war es für uns eine große Freude und Befriedigung zu sehen, wie der persönliche Kontakt während des Symposions gedeihlich wuchs und das Band wissenschaftlicher Interessen fester knüpfte.

Vielen, die zum Gelingen des Symposions beitrugen, haben wir noch zu danken:

Dem amtierenden Dekan der Medizinischen Fakultät, Herrn Professor Dr. W. DOERR, für seine herzliche, fakultätshistorisch interessante Begrüßungsansprache.

Den Herren Professoren Dr. H. PLÜGGE, Dr. G. SCHETTLER und Dr. P. VOGEL, Lehrstuhlnachfolger von WILHELM ERB, für Rat und Beistand.

Herrn Professor Dr. G. SCHALTENBRAND, Würzburg, für seine Laudatio auf WILHELM ERB.

Herrn Professor Dr. F. KEHRER, Münster, für seine warmherzige Plauderei über vergangene Zeiten, die ihn mit WILHELM ERB zusammenführten.

Dem Bürgermeister und den Bürgern der Gemeinde Winnweiler, die in großzügiger Weise alle Teilnehmer des Symposions einluden, an ihrer so würdig und ursprünglich begangenen Geburtstagsfeier ihres Ehrenbürgers teilzunehmen.

Dem Leiter des Auslandsamtes der Universität Heidelberg und seinen Mitarbeitern für die Hilfe bei der Betreuung unserer Gäste.

Und nicht zuletzt dem Deutschen Akademischen Austauschdienst (DAAD) und der pharmazeutischen und einheimischen Industrie — an die hundert Betriebe, die im einzelnen aufzuzählen mir nicht möglich ist — für ihre finanzielle Unterstützung. Ohne sie wäre unser Vorhaben zum Scheitern verurteilt gewesen.

Ganz besonderen Dank schulden wir den Mitarbeitern und Helfern aus der Neurologischen Klinik, der Medizinischen Klinik und der Medizinischen Poliklinik — allen voran Herrn Dr. STEIN — und aus dem Kreis der Studenten, die bei der Abwicklung des intensiven wissenschaftlichen Programms so unermüdlich tätig waren. Frl. DIENER und Frl. Burkhard, die alle Aufgaben des Tagungsbüros hilfsbereit und mit großem Geschick meisterten, gilt unser Dank in gleicher Weise.

Der Wunsch, daß das wissenschaftliche Ergebnis unseres Symposions bald „an einem Stück" veröffentlicht werden sollte, geht durch die nimmermüde Einsatzbereitschaft der Mitarbeiter des Springer-Verlages in Erfüllung. Dafür haben wir ebenso sehr zu danken, wie für das Entgegenkommen von Herrn Dr. Götze, daß dieses Buch verlegt wird.

Heidelberg, im August 1966 Erich Kuhn

Inhaltsverzeichnis

Seite

P. Vogel: Wilhelm Erb und sein Beitrag zu der Lehre von den Myopathien 1
Literatur 9

R. Janzen: Einführung in das Thema des Symposions 9

Progressive Muskeldystrophie

C. M. Pearson: Introduction 13
History, Erb, Dystrophy, and Beyond 13
Literature 18

M. Mumenthaler: Die histologische Diagnostik der progressiven Muskeldystrophie 19
Überblick über 68 eigene Muskelbiopsien bei Dystrophia musculorum progressiva 25
Zusammenfassung 29
Literatur 29

G. M. Shy: The Chemical Anatomy of Muscle Disease 31
Literature 41

J. C. Dreyfus, F. Schapira et G. Schapira: Biochimie et Enzymologie des Dystrophies Musculaires (Myopathies) 42
Bibliographie 48

K. H. Puff: Klinische Neurophysiologie — besonders Elektromyographie — der progressiven Muskeldystrophie 50

H. C. Hopf: Kombination „neurogener“ und „myopathischer“ Merkmale im EMG und ihre klinische Einordnung 56

J. N. Walton: Dystrophia Muscularis progressiva 57
Introduction 57
Classification 59
Clinical Characteristics of the various Forms of Muscular Dystrophy 61
1. The Duchenne Type 61
2. Limb-Girdle Muscular Dystrophy 63
3. Facioscapulohumeral Muscular Dystrophy 64
4. Distal Myopathy 66
5. Ocular Myopathy 66
6. Congenital Muscular Dystrophy 67
Diagnosis 68
1. Clinical Diagnosis 68
2. Biochemical Diagnosis 69

Seite

3. Electrophysiological Diagnosis 71
4. Pathological Diagnosis 71
Management 74
Literature 75

C. S. Chung: Serum Enzymes and Genetics of Muscular Dystrophy 77
Genetic Classification 77
Sub-classification 82
Carrier Detection 83
Linkage 84
Literature 85

O. Hallen: Über die Dystrophia muscularis progressiva retrahens 86
Zusammenfassung 94
Literatur 95

A. Biemond: Myopathia Distalis Juvenilis 95

L. Welander: Myopathia distalis tarda hereditaria 100
Literature 102

A. Barbeau: The Syndrome of Hereditary Late Onset Ptosis and Dysphagia in French Canada 102
Review of the Literature 102
Clinical description 104
Pathology and Electrophysiology 104
Genetic studies 105
Biochemical studies 107
Conclusions 108
Literature 109

R. Zintz: Dystrophische Veränderungen in äußeren Augenmuskeln und Schultermuskeln bei der sog. progressiven Graefeschen Ophthalmoplegie 109

I. Hausmanowa-Petrusewicz: Abgrenzung der progressiven Muskeldystrophie von den entzündlichen Muskelerkrankungen 115

H. Heyck: Abgrenzung der progressiven Muskeldystrophie von den erblichen spinalen Muskelerkrankungen. Mitteilung eines spinalen Krankheitsbildes mit „Riesenmuskelfasern" 120
Progressive Muskeldystrophien 121
Spinale Muskelatrophien 123
Genetik 124
Serumenzyme 127
Pseudomyopatische spinale Muskelatrophie mit eigenartigen Riesenmuskelfasern 128
Literatur 131

E. Rossi: Die Myopathien in pädiatrischer Sicht 132
Literatur 139

H. Radu, I. Gödri, G. Blücher, S. Migea, L. Bordeianu: ^{32}P-Stoffwechselstudie bei Muskelkrankheiten verschiedener Genese 139
Literatur 144

Gespräch über die Therapie der progressiven Muskeldystrophie unter der Leitung von R. Beckmann 145
Zusammenfassung 155

Seite

R. RICHTERICH: Biochemische Unterschiede zwischen Muskel-Dystrophie und Muskel-Atrophie. Cytoplasmatische Enzyme in der Muskulatur 155
Methoden 155
Resultate und Diskussion 156
Zusammenfassung 164
Literatur 165

W. WECHSLER und W. PABELICK: Erbliche Muskeldystrophien beim Tier 165
I. Die primären erblichen Muskelkrankheiten im Tierreich 166
II. Die erbliche Muskeldystrophie der Maus 167
Symptomatologie 167
Pathologische Anatomie der Skeletmuskulatur 168
Elektronenmikroskopische Befunde 169
Biochemische Untersuchungen 175
III. Zusammenfassung und Ausblick 175
Literatur 176

Diskussion über die progressive Muskeldystrophie 177

A. T. MILHORAT: Organization and Background of Associations of America Muscular Dystrophy 184

Myotonie

H. BAUER: Einführung 189

R. D. ADAMS und J. J. REBEIZ: Histopathologie der myotonischen Erkrankungen 191
Die myotonischen Krankheiten 191
a) Myotonia dystrophica 192
b) Myotonia congenita 200
c) Paramyotonia 200
Signifikanz der mikroskopischen Veränderungen bei der myotonischen Dystrophie 201
Die morphologische Grundlage der Myotonie 202

W. K. ENGEL and M. H. BROOKE: Histochemistry of the Myotonic Disorders 203
Introduction 203
Clinical Definitions 203
Histochemical Definitions 204
Histochemical Findings 210
Myotonia Congenita/Dystrophica 219
Paramyotonia-Adynamia 219
Myotonia Acquisita 220
Discussion 220
Literature 221

W. STEINBRECHER: Klinische Neurophysiologie — besonders Elektromyographie — der Myotonie 222
Literatur 227

A. PRILL: Elektrophysiologische Differenzierung der Spontanaktivität bei neuromuskulären Erkrankungen und Myotonien 228
Literatur 232

G. RIECKER, H. DOBBELSTEIN, D. RÖHL und H. D. BOLTE: Membranpotentiale einzelner Skeletmuskelzellen bei Myotonia congenita (THOMSEN) 233
Literatur 234

E. KUHN: Myotonia congenita und Dystrophia myotonica 235
Einleitung 235
Klinische Untersuchungen 236

Seite

Biochemische Untersuchungen ... 239
1. Enzyme ... 239
2. Energiereiche Phosphate und Metaboliten der Glykolyse ... 240
3. Calciumaufnahmegeschwindigkeit durch die Vesikel des sarkoplasmatischen Retikulums ... 240
4. Mineralien ... 240
5. Eiweiß- und Lipoidstoffwechsel ... 241
Pathogenese ... 243
Literatur ... 246

P. E. Becker: Zur Genetik der Myotonien ... 247

J. G. Y. de Jong: Myotonia levior ... 255
Literatur ... 259

A. J. Hudson: Paramyotonia Congenita ... 259
Conclusion ... 262
Literature ... 262

E. Thomasen: Is there possibly a Myotonia acquisita? ... 263
Literature ... 265

J. Decourt: Les troubles endocriniens de la dystrophie myotonique (Maladie de Steinert) ... 265
Troubles testiculaires ... 266
1. Etude clinique ... 266
2. Etude biologique ... 267
3. Données anatomiques ... 269
4. Etude de la chromatine sexuelle nucléaire ... 270
Troubles ovariens ... 270
Surrenales ... 272
Thyroide ... 274
Hypophyse ... 275
Autres glandes endocrines ... 275
Parathyroides ... 275
Pancréas ... 275
Médullo-surrénale ... 275
Commentaires ... 275
Bibliographie ... 278

J. E. Caughey: Transitional forms between Myotonia congenita, Dystrophia myotonica and Paramyotonia congenita ... 280
Literature ... 284

I. Gamstorp: Myotonie im Kindesalter ... 285

F. H. Tyler: The Differentiation of Myotonia and Pseudomyotonia ... 289
Introduction ... 289
Characteristics of Myotonia and Pseudomyotonia ... 289
Quantitative Recording of Pseudomyotonia ... 291
Pathophysiology of Pseudomyotonia ... 293
Effect of Hypothyroidism on True Myotonia ... 293
Summary ... 294
Literature ... 294

Seite

H.-G. Mertens: Das Neuromyotonie-Syndrom ... 295
Summary ... 300
Literatur ... 300

Gespräch über die Therapie der Myotonie unter der Leitung von S. Refsum ... 301

W. Stein: Experimentelle Myotonie ... 307
Literatur ... 311

A. Hegyeli: Congenital Myotonia in Animals ... 312
Studies on Myotonia by Kolb ... 313
Mechanical Stimulation of Muscle ... 313
Electrical Stimulation of Muscle ... 313
Biopsy Studies ... 313
Pharmacological Reactions ... 313
Studies of Myotonic Animals by Brown and Harvey ... 313
Water Dreprivation Experiments ... 314
Electrophysiological Studies ... 316
Myotonia in a Horse ... 316
Discussion ... 316
Literature ... 318

Diskussion über die Myotonie ... 319

Myasthenie

P. Castaigne: Introduction ... 324

C. Coërs: Les altérations du tissu musculaire er de son innervation dans la myasthénie 325
Modifications histologiques de l'innervation motrice ... 326
Lésions musculaires ... 327
Apports du microscope électronique ... 328
Etude d'une nouvelle série de malades ... 329
Commentaires ... 334
Conclusion ... 338
Bibliographie ... 338

J. A. Simpson: The Biochemistry of Myastenia Gravis ... 339
Biochemistry of Muscle ... 340
Serum Protein Abnormalities ... 341
Protein of cerebrospinal fluid ... 345
Disorders of Endocrine Function ... 346
Thyroid Function ... 347
Glucose Tolerance ... 347
Parathyroid Function ... 348
Adrenocortical Function ... 348
Gonadal Function ... 348
Literature ... 349

D. Ricken: Zur Immunpathogenese der Myasthenia gravis pseudoparalytica ... 350
Methoden ... 351
Befunde ... 351
Diskussion ... 353
Literatur ... 355

Seite

A. Struppler: Klinische Neurophysiologie der Myasthenie 356
Literatur 364

G. Preswick: The Myasthenic Reactions 365
Literature 372

H. P. Cathala: Contribution au diagnostic de la myasthenie dans la pratique neurologique 373
I. Position du probleme 373
II. Modalites de l'examen electrique 374
1. E. M. G. et Ergomètrie 374
2. Réponse électrique du muscle à des stimulations du nerf par des chocs simples ou doubles 375
3. Réponse électrique du muscle à des tétanisations du nerf 375
III. Resultats personnels 376
1. Méthode 376
2. Résultats 375
Conclusion 381
Bibliographie 381

G. Rabending und W. Röse: Besonderheiten der myasthenischen Krisen 382
Zusammenfassung 387
Literatur 387

E. Esslen: Die oculäre Myasthenie. Elektromyographische Untersuchungen an Augenmuskeln 387
Literatur 395

K. Weingarten: Myasthenische Syndrome bei Muskelkrankheiten 395
Literatur 406

A. Beickert: Myasthenisches Syndrom bei Tumoren, die nicht mit der Thymusdrüse in Zusammenhang stehen 409
Literatur 415

L. P. Rowland, H. Aranow jr., and P. F. A. Hoefer: Endocrine Aspects of Myasthenia Gravis 416
Ovarian Function 416
Adrenal Function 417
Thyroid Function 419
Hyperthyroidism 419
Exophthalmic ophthalmoplegia 421
Thyrotoxic Myopathy 422
Hypothyroidism and thyroiditis 422
Summary 423
Literature 423

K. Schimrigk: Myasthenia gravis und Schilddrüse 426
Literatur 430

R. Kohn: Granulozytopenie im Verlauf von Myasthenia gravis 430

D. Seitz: Myasthenie und Schwangerschaft 431
Literatur 436

Seite

H. Berger: Die Besonderheiten der Myasthenie aus der Sicht des Pädiaters 437
Zusammenfassung 442
Literatur 443

Gespräch über die Therapie der Myasthenia gravis unter der Leitung von F. Erbslöh 443
I. Symptomatische Behandlung der Myasthenie 445
II. Quasi-kausale Behandlungsversuche bei der Myasthenie 449

N. Uzunov: The effect of nivalin in myasthenia gravis pseudoparalytica 454
Method 455
Material 456
Results 456
Discussion 459
Literature 459

J. N. Blau: Animal Experiments in relation to Myasthenia Gravis 460
Literature 463

Diskussion über die Myasthenie 463

Grundlagenforschung am Skeletmuskel

H. H. Weber: Einführung 468

M. N. Golarz de Bourne and G. H. Bourne: Histochemistry of Normal Skeletal Muscle 469
Introduction 469
I. Anaerobic Glycolysis 470
1. Lactic dehydrogenase 471
2. Phosphorylases 472
3. Glyceraldehyde-3-phosphate dehydrogenase 472
Hexose Monophosphate Shunt 472
II. Aerobic Oxidation 473
1. The Gastrocnemius type 473
2. The Soleus type 474
3. The Diaphragmatic type 474
Di-and tri-phosphopyridine (DPN and TPN) diaphorases 474
Cytochrome Oxidase 475
III. Fatty Acid Oxidation 475
IV. Protein Synthesis 475
V. Chemical processes directly concerned with liberation of energy for contraction and relaxation 476
General 478
Literature 481

A. Lanari: Die trophische Funktion des motorischen Nerven auf den quergestreiften Muskel 482
Ergebnisse 484
Fibrillation 484
Veränderungen im Myogramm 485
Literatur 486

A. Bass: Beitrag zur trophischen Funktion des motorischen Nerven auf den quergestreiften Muskel 487
Literatur 488

Seite

M. KLINGENBERG: Muskelmitochondrien 488
Literatur 492

D. PETTE: Energieliefernder Stoffwechsel des Muskels unter zellphysiologischem Aspekt 492
Enzymaktivitätsmuster 494
Funktionstyp und metabolischer Typ 497
Differenzierungsgrößen und ökonomisches Prinzip 501
Literatur 505

S. EBASHI: Structural Proteins Controlling the Interaction between Actin and Myosin 506
Native tropomyosin 507
Troponin 508
α-Actinin 509
β-Actinin 511
Localization of news structure proteins in myofilament 511
Concluding remarks 513
Literature 513

W. HASSELBACH: Regulation der Kontraktion und Erschlaffung des Skeletmuskels .. 513
Literatur 520

Sachverzeichnis 521
Progressive Muskeldystrophie 521
Myotonie 524
Myasthenie 527
Grundlagenforschung am Skeletmuskel 530

Mitarbeiterverzeichnis

ADAMS, R. D., M. D., Chief, Neurology Service, Massachusetts General Hospital, Bullard Professor of Neuropathology, Harvard Medical School, Boston/Massachusetts/USA

ARANOW, Jr., H., M. D., Associate Professor of Clinical Medicine, College of Physicians and Surgeons, Columbia University, New York/USA

BALZEREIT, F., Dr., Wissenschaftlicher Assistent der Neurologischen Universitäts-Klinik und Poliklinik Eppendorf, Hamburg-Eppendorf/Deutschland

BAMMER, H., Professor Dr., Oberarzt der Neurologischen Universitäts-Klinik Würzburg/Deutschland

BARBEAU, A., Dr., M. D., F. A. C. P., F. R. C. P. (C), Associate-Prof. Neurology, Université de Montréal, Neurologist, Hôtel-Dieu de Montréal, Montréal/Kanada

BASS, A., Dr. C. Sc. biol., Wissenschaftlicher Mitarbeiter des Physiologischen Institutes der Tschechoslowakischen Akademie der Wissenschaften Prag, z. Zt. Stipendiat der Alexander-von-Humboldt-Stiftung am Physiologisch-Chemischen Institut der Universität München/Deutschland

BAUER, H., Professor Dr., Direktor der Neurologischen Klinik und Poliklinik der Universität Göttingen/Deutschland

BECKER, P. E., Professor Dr., Direktor des Instituts für Humangenetik der Universität Göttingen/Deutschland

BECKMANN, R., Professor Dr., Oberarzt der Universitäts-Kinderklinik Freiburg i. Brsg./Deutschland

BEICKERT, A., Professor Dr. med. habil., Chefarzt der I. Medizinischen Klinik des Bezirkskrankenhauses Dresden-Friedrichstadt, Dresden/Deutschland

BERGER, H., Professor Dr., Direktor der Universitäts-Kinderklinik Innsbruck/Österreich

BIEMOND, A., Professor Dr., Direktor der Neurologischen Universitätsklinik, Wilhelmina Gasthuis, Amsterdam/Holland

BLAU, J. N., M. B. (Lond.), M. R. C. P. (Lond.), Consultant Physician, The National Hospitals for Nervous Diseases, Queen Square, and Maida Vale Hospital, Consultant Neurologist, The Royal National Throat, Nose and Ear Hospitals, and Golden Square, London/Großbritannien

BLIETZ, R. J., Dr., Wissenschaftlicher Assistent der Universität Würzburg, Orthopädische Klinik König-Ludwig-Haus, Würzburg/Deutschland

BLÜCHER, G., Dipl. Chim., Laboratorul de Radioizotopi, Sanatoriul pentru tratamentul miopatiilor, Vîlcele/Rumänien

BOLTE, H.-D., Dr., Wissenschaftlicher Assistent der I. Medizinischen Universitäts-Klinik München/Deutschland

BORDEIANU, L., Dipl. Chim., Laboratorul de Biochimie, Sanatoriul pentru tratamentul miopatiilor, Vîlcele/Rumänien

BOURNE, G. H., D. Phil. (Oxon), D. Sc., Director, Yerkes Regional Primate Research Center, Emory University, Chairman, Medical Advisory Board, Colonial Research Institute, Freeport, Grand Bahama, Atlanta, Ga./USA

BROOKE, M. H., M. D., Department of Health, Education, and Welfare, U. S. Public Health Service, National Institutes of Health, National Institute of Neurological Diseases and Blindness, Guest Worker, Medical Neurological Branch, Bethesda, MD./USA

BUSCAINO, G. A., Prof. Dr., Direktor der Nervenklinik der Universität Cagliari/Italien

Castaigne, P., Professeur de Clinique des Maladies du Systéme Nerveux, Groupe Hospitalier Pitie-Salpetriere, Paris/Frankreich

Cathala, H.-P., Dr., Professeur Agrégé à la Faculté de Médecine, Médecin des Hôpitaux de Paris, Clinique des Maladies du Systéme, Groupe Hospitalier Pitie-Salpetriere, Paris/Frankreich

Caughey, J. E., M. D. (N. Z.), F. R. A. C. P., F. R. C. P. (London), Late Associate Professor in Neurology, University of Otago, Medical School Dunedin, New Zealand, z. Zt. Professor, Medical School, Pahlavi University, Shiraz/Iran

Chung, C. S., Ph. D., Professor of Public Health, School of Public Health and Pacific Biomedical Research Center, University of Hawaii, Honolulu, Hawaii/USA

Coërs, Ch., Chargé de Cours à l'Université libre de Bruxelles, Chef du départment de Neurologie (Clinique médicale de l'Hopital Brugmann), Bruxelles/Belgien

Decourt, J., Professor Dr., Clinique Endocrinologique à la Faculté de Médecine de Paris, Hôpotal de la Pitie, Paris/Frankreich

Dobbelstein, H., Dr., Wissenschaftlicher Assistent der I. Medizinischen Universitäts-Klinik München/Deutschland

Dreyfus, J.-C., Professor Dr., Faculté de Médecine de Paris, Laboratoire de Recherches de Biochimie Médicale, Hôpital des Enfants Malades, Paris/Frankreich

Ebashi, S., M. D., Ph. D., Professor and Chairman, Department of Pharmacology, Faculty of Medicine, University of Tokyo, Tokyo/Japan

Engel, W. K., M. D., Department of Health, Education, and Welfare, U. S. Public Health Service, National Institutes of Health, National Institute of Neurological Diseases and Blindness, Chief, Medical Neurology Branch, Bethesda, MD./USA

Erbslöh, F., Professor Dr., Direktor der Neurologischen Klinik der Universität Gießen/Deutschland

Esslen, E., Dr., Assistent der Neurologischen Universitätsklinik und Poliklinik Zürich/Schweiz

Fischer, K., Professor Dr., Leiter der Abteilung für klin. Immunpathologie der Universitäts-Kinderklinik und Poliklinik Hamburg/Deutschland

Gamstorp, I., Dozent Dr., Barnkliniken, Lasarettet, Lund/Schweden

Gödri, I., Dr., Oberarzt, Laboratorul de Radioizotopi, Sanatoriul pentru tratamentul miopatiilor, Vîlcele/Rumänien

Golarz de Bourne, M. N., Ph. D., Research Associate, Yerkes Regional Primate Research Center, Emory University, Research Scientist, Colonial Research Institute, Freeport, Grand Bahama, Atlanta, Ga./USA

Hallen, O., Professor Dr., Oberarzt der Nervenklinik der Universität Heidelberg/Deutschland

Hasselbach, W., Prof. Dr., Direktor am Institut für Physiologie im Max-Planck-Institut für medizinische Forschung, Heidelberg/Deutschland

Hausmanowa-Petrusewicz, I., Professor Dr., Leiterin der Neurologischen Klinik der Medizinischen Akademie Warszawa/Polen

Hegyeli, A. F., DV. M., Ph. D., Senior Research Chemist, Organic Chemistry Division, Battelle Memorial Institute, Columbus, Ohio/USA

Heyck, H., Professor Dr., Chefarzt der Neurologisch-Psychiatrischen Abteilung des Städt. Rudolf-Virchow-Krankenhauses, Berlin/Deutschland

Hoefer, P. F. A., M. D., Professor of Neurology, College of Physicians and Surgeons of Columbia University, New York, N. Y./USA

Honegger, H., Priv.-Doz. Dr., Oberarzt der Universitäts-Augenklinik Heidelberg/Deutschland

Hopf, H. C., Priv.-Doz. Dr., Wissenschaftlicher Assistent der Neurologischen Universitäts-Klinik Würzburg/Deutschland

Hudson, A. J., M. D., B. Sc., F. R. C. P. (C), Clinical Lecturer in Medicine, Honorary Lecturer in Biochemistry, University of Western Ontario, London/Kanada

Janzen, R., Professor Dr. med. Dr. phil., Direktor der Neurologischen Universitäts-Klinik, Universitätskrankenhaus Eppendorf, Hamburg-Eppendorf/Deutschland

de Jong, J. G. Y., Dr., Chefarzt der Neurologischen und Psychiatrischen Abteilung St. Joseph Ziekenhuis, Heerlen/Holland

Klingenberg, M., Professor Dr., Abteilungsleiter am Institut für Physiologische Chemie der Universität Marburg (Lahn)/Deutschland
Kohn, R., Priv.-Doz. Dr., Medizinische Universitäts-Poliklinik Heidelberg/Deutschland
Kowalewski, S., Dr., Wissenschaftliche Assistentin der Universitäts-Kinderklinik Bonn/Deutschland
Kuhn, E., Professor Dr., Oberarzt der Medizinischen Universitäts-Poliklinik Heidelberg/Deutschland
Lanari, A., Professor Dr., Director d. Instituto de Investigaciones Médicas, Universidad de Buenos Aires/Argentinien
Mertens, H.-G., Professor Dr., Chefarzt der Neurol. Klinik des Krankenhauses Heidberg, Hamburg/Deutschland
Migea, S., Dr., Oberarzt, Laboratorul de Biochimie, Sanatoriul pentru tratamentul miopatiilor, Vîlcele/Rumänien
Milhorat, A. T., M. D., Director, Institute for Muscle Disease, Inc., New York, N. Y./USA
Mumenthaler, M., Professor Dr., Direktor der Neurologischen Universitätsklinik, Inselspital, Bern/Schweiz
Pabelick, W., Dr., Assistent am Max-Planck-Institut für Hirnforschung, Abtl. für Allgemeine Neurologie, Köln-Merheim/Deutschland
Pape, R., Priv.-Doz. Dr., Oberarzt der Univ.-Augenklinik Heidelberg/Deutschland
Pearson, C. M., M. D., Professor of Medicine, Department of Medicine, University of California, School for the Health Sciences, Los Angeles, California/USA
Pette, D., Priv.-Doz. Dr., Konservator am Physiologisch-Chemischen Institut der Universität München/Deutschland
Pfisterer, H., Wissenschaftlicher Assistent der Neurologischen Klinik der Universität Heidelberg/Deutschland
Preswick, G., M. B., B. S. (Syd.), M. R. C. P. (Lond.), M. R. C. P. (Edin.), Neurologist and Director, Unit of Clinical Neurophysiology, The Prince Henry Hospital, Little Bay, Sydney/Australien
Prill, A., Dr., Oberarzt der Neurologischen Universitätsklinik und Poliklinik Göttingen/Deutschland
Puff, K.-H., Priv.-Doz. Dr., Oberarzt der Neurologischen Universitäts-Klinik und Poliklinik Eppendorf, Hamburg-Eppendorf/Deutschland
Rabending, G., Dr. med. hab., Oberarzt der Nervenklinik der Medizinischen Akademie Magdeburg/Deutschland
Radu, H., Dr., Direktor, Sanatoriul pentru Aratamentul miopatiilor, Vîlcele/Rumänien
Rebeiz, J. J., M. D., Rockefeller Fellow in Neuropathology, Massachusetts General Hospital and Harvard Medical School, Boston, Massachusetts/USA, American University Hospital, Beirut/Libanon
Refsum, S., Dr. med. habil., Professor and Chairman Department of Neurology, University of Oslo Hospitals, Rikshospitalet, Oslo/Norwegen
Richterich, R., Priv.-Doz. Dr., Chefarzt des chemischen Zentrallaboratoriums des Inselspitals, Bern/Schweiz
Ricken, D., Priv.-Doz. Dr., Medizinische Klinik der Universität Bonn/Deutschland
Riecker, G., Professor Dr., Oberarzt der I. Medizinischen Universitäts-Klinik München/Deutschland
Röhl, D., Dr., Sipendiat der Deutschen Forschungsgemeinschaft, I. Medizinische Universitäts-Klinik München/Deutschland
Röse, W., Assistent der Nervenklinik der Medizinischen Akademie Magdeburg/Deutschland
Rossi, E., Professor Dr., Direktor der Universitäts-Kinderklinik Bern/Schweiz
Rotthauwe, H. W., Dr. med. Dr. rer. nat., Universitäts-Kinderklinik Bonn/Deutschland
Rowland, L. P., M. D., Associate Professor of Neurology, Co-Director, Neurological Clinical Research Center, College of Physicians and Surgeons of Columbia University, New York, N. Y./USA
Salam, M., Dr., Assistant Professor Pediatric Dept. (Neurology), American University of Beirut, Research Associate in Neuropathology, Harvard Medical School, Massachusetts General Hospital, Boston, Massachusetts/USA

SCHALTENBRAND, G., Professor Dr., Direktor der Neurologischen Klinik der Universität Würzburg/Deutschland

SCHAPIRA, F., Maître de Recherches au Centre National de la Recherche Scientifique, Laboratoire de Recherches de Biochimie Médicale, Hôpital des Enfants-Malades, Paris/Frankreich

SCHAPIRA, G., Professor Dr., Faculté de Médecine de Paris, Laboratoire de Recherches de Biochimie Médicale, Hôpital des Enfants-Malades, Paris, Frankreich

SCHIMRIGK, K., Dr., Wissenschaftlicher Assistent an der Neurologischen Klinik des Universitäts-Krankenhauses Eppendorf, Hamburg-Eppendorf/Deutschland

SEITZ, D., Priv.-Doz. Dr., Oberarzt der Neurologischen Universitätsklinik Göttingen/Deutschland

SIMPSON, J. A., M. D., F. R. C. P., F. R. C. P. (Ed.), F. R. C. P. (Glasg.), Professor of Neurology, Glasgow University, Killearn Hospital, Glasgow/Großbritannien

SHY, G. M., M. D., Professor and Chairman, Department of Neurology, School of Medicine, University of Pennsylvania, Philadelphia, Pennsylvania/USA

STEIN, W., Dr., Stipendiat der Deutschen Forschungsgemeinschaft, Medizinische Universitäts-Poliklinik Heidelberg/Deutschland

STEINBRECHER, W., Priv.-Doz. Dr., Direktor der Nervenklinik der Städtischen Krankenanstalten Bremen/Deutschland

STRUPPLER, A., Professor Dr., Abteilung für klinische Neurophysiologie der II. Medizinischen Univ.-Klinik München/Deutschland

THOMASEN, E., Professor Dr., Orthopaedic Hospital, Århus N/Dänemark

TYLER, F. H., M. D., Professor of Medicin, University of Utah, College of Medicine, Department of Internal Medicine, Division of Metabolism, Salt Lake City, Utah/USA

UZUNOV, N., Dr., Senior Assistent, Neurological Clinic, Higher Medical Institute, Sofia/Bulgarien

VOGEL, P., Professor Dr., Direktor der Nervenklinik der Universität Heidelberg/Deutschland

WALTON, J. N., T. D., M. D., F. R. C. P., Neurologist, Regional Neurological Centre, Newcastle General Hospital, Physician in Neurology, Royal Victoria Infirmary, Newcastle Upon Tyne; Clinical Teacher in Neurology, University of Newcastle Upon Tyne/Großbritannien

WEBER, H. H., Professor Dr., Dr. h. c., Direktor des Institutes für Physiologie im Max-Planck-Institut für medizinische Forschung, Heidelberg/Deutschland

WECHSLER, W., Priv.-Doz. Dr., Oberassistent am Max-Planck-Institut für Hirnforschung, Abtl. für Allgemeine Neurologie, Köln-Merheim/Deutschland

WEINGARTEN, K., Professor Dr., Vorstand der Neurologischen Poliklinik im Hanusch-Krankenhaus, Wien/Österreich

WELANDER, L., Prof. Dr., Neurologiska Kliniken Universitetet, Lasarettet, Umeå/Schweden

WINKLER, G., Dr., Wissenschaftlicher Assistent der Endokrinologischen Abteilung, Medizinische Universitäts-Poliklinik Heidelberg/Deutschland

ZINTZ, R., Professor Dr., Oberarzt der Universitäts-Augenklinik Freiburg i. Brsg./Deutschland

Wilhelm Erb und sein Beitrag zu der Lehre von den Myopathien

PAUL VOGEL

Lassen Sie mich beginnen mit jenem so bezeichnenden Stoßseufzer, in welchen JEAN MARTIN CHARCOT am Schluß einer seiner berühmten Dienstagsvorlesungen über die Lehre von den Muskelatrophien ausbrach.

„Das ist eine merkwürdige Geschichte mit diesen von DUCHENNE entdeckten Muskelatrophien! Wie kommt es nur, daß man ein Leiden entdecken kann, das wahrscheinlich seit Hippokrates Zeiten existiert; daß man eines schönen Tages die Beobachtung macht, es gäbe Leute mit atrophischen Muskeln? Wirklich sonderbar. Ein Psycholog könnte eine Studie darüber machen über die Art, wie man in der Medizin sieht. Warum sieht man Dinge, die doch immer da sind, so spät, so schlecht, so mühselig? Warum muß man dieselbe Sache zwanzigmal wiederholen, wenn man eine Entdeckung gemacht hat, bis sie endlich angenommen wird? Warum stößt die erste Mitteilung von etwas, was man für neu hält, immer auf einen so frostigen Empfang? Ich glaube, das kommt daher, daß einem zugemutet wird, sich etwas in den Kopf zu setzen, was die alten Vorstellungen stört. Wir sind alle — mehr oder minder — erzkonservativ" [*1*].

Der Übersetzer dieses Textabschnittes, CHARCOTS berühmter Schüler SIGMUND FREUD, hat ihm eine Fußnote angefügt. Sie lautet: „Zur Erläuterung des hier Gesagten würde der Name FRIEDREICHS passen, der frühzeitig und erfolglos die myopathische Natur vieler Muskelatrophien behauptet hat."

Nicht genug damit nämlich, daß erst jüngst nach langen Jahrhunderten die Leute mit atrophischen Muskeln dem klinischen Blicke DUCHENNES aufgefallen waren und eine Lehre von der progressiven Muskelatrophie sich ausgebildet hatte — merkwürdig war es vor allem, daß nun in den Jahren um 1880 eine große Revision in dieser von DUCHENNE inaugurierten Lehre in Gang gekommen war, deren Ausläufer bis in unsere Gegenwart reichen.

An dieser großen Revision hat der Mann, in dessen Zeichen dieses erlauchte Symposion stattfindet, der Heidelberger Internist WILHELM ERB, entscheidend und höchst erfolgreich mitgewirkt. Er hat ihr einen großen Teil seiner Lebensarbeit gewidmet. Seine Ausbildung hatte ihn in der glücklichsten Weise auf diese Aufgabe vorbereitet. WILHELM ERB war in jungen Jahren als Assistent in die Heidelberger Klinik NIKOLAUS FRIEDREICHS eingetreten, der als Lehrer seine Vorliebe für die Klinik der Nervenkrankheiten auf den lernbegierigen Schüler übertrug. Es waren die

Jahre, in denen Friedreich [2] seine Beobachtungen über die hereditäre Ataxie, die wir heute die Friedreich'sche Krankheit nennen, ausarbeitete, und in denen seine umfassende Schrift „Über progressive Muskelatrophie" entstand, die 1873 erschienen ist. In dieser Schrift hatte Friedreich die Behauptung aufgestellt, daß die progressive Muskelatrophie nichts anderes sei als eine chronisch entzündliche Erkrankung des Muskels, also eine reine Myopathie. Aber der darin enthaltene Angriff auf die Lehre von der spinalen Genese der Muskelatrophie konnte sich nicht durchsetzen, Friedreichs Thesen erlebten ein wissenschaftliches Fiasko. Der junge Erb selbst, der an den Krankenuntersuchungen teilgenommen hatte, konnte sich mit der Gesamtauffassung seines Lehrers nicht befreunden. Aber das Thema war ihm vertraut geworden, und die Elektrotherapie, mit der er damals beschäftigt war, führte ihn immer wieder an dieses heran, bis er dann selbst etwa vom Jahre 1883 an öffentlich in die Diskussion um die große Revision in der Frage der progressiven Muskelatrophie eingriff.

Worum ging es nun in dieser großen Revision, von der wir bisher nur in Andeutungen gesprochen haben? Es ging darum, die so konturlose, ungenau beschriebene und damit verwirrende Vielfalt der mit Muskelatrophien einhergehenden Erkrankungen in eine klare und übersichtliche Ordnung zu bringen. Es ging also um eine nosologische Frage, hinter der sich allerdings die Frage nach dem Wesen dieser Erkrankungen verbarg. Gewiß war in dieser Hinsicht schon vor dem Auftreten Erbs einiges geschehen: ausgeschieden waren aus dem großen vagen Sammelbegriff der Muskelatrophien die Residuäratrophien nach spinaler Kinderlähmung sowie die Atrophien nach chronischer Polyneuritis; dasselbe war mit den Atrophien bei Syringomyelie und anderen Spinalerkrankungen geschehen. Man hatte ferner die Atrophien nach peripheren Nervenlähmungen und die arthrogenen Atrophien von der progressiven Muskelatrophie zu trennen gelernt. Aber es blieb als großer Rest das anscheinend einheitliche Krankheitsbild der progressiven Muskelatrophie, welches sich herumgruppierte um die von Duchenne und Aran beschriebene Krankheitsform. Sich mehrende anatomische Befunde von degenerativen Veränderungen an den grauen Vordersäulen des Rückenmarkes bei dieser Erkrankung hatten die Überzeugung befestigt, daß für die Gesamtheit dieser progressiven Muskelatrophie eine spinale Genese anzunehmen sei.

An dieser Lehre von dem einheitlichen Krankheitsbild der progressiven Muskelatrophie setzte nun der kritische Zweifel Wilhelm Erbs ein. Seine eigenen klinischen Untersuchungen belehrten ihn darüber, daß diese Lehre sich auf ungenaue, nicht hinreichend scharfe klinische Beobachtungen stützte und daß infolgedessen zu vielerlei unter diesem Namen zusammengeworfen wurde. Sein eifernder Ordnungssinn stieß sich an der Unklarheit und Unsicherheit, die diesem Krankheitsbegriff noch anhaftete und dem ganzen Gebiet eine so unfertige Verfassung gab. Erbs Untersuchungen und Beobachtungen blieben jedoch bei dieser kritischen Sichtung des bisherigen nicht stehen, sie schufen die Grundlage einer neuen Ordnung und leiteten eine Revision des Bestehenden ein.

Bereits in seiner ersten großen Arbeit zu diesem Thema aus dem Jahre 1884 „Über die juvenile Form der progressiven Muskelatrophie und ihre Beziehungen zur sogenannten Pseudohypertrophie der Muskeln" — es handelt sich dabei um eine erweiterte Fassung eines auf der Freiburger Naturforscher-Versammlung von 1883 gehaltenen Vortrages — sind die wesentlichen Grundzüge dieser Revision mit voller

Klarheit ausgesprochen [*3*]. Sie lauten in Erbs eigenen Worten: „Es gibt eine eigene Form der progressiven Muskelatrophie, die sich durch eine ganz bestimmte Lokalisation, bestimmten Verlauf, bestimmtes Verhalten der betroffenen Muskeln und durch ganz bestimmte anatomische Veränderungen der Muskeln ohne solche des Rückenmarkes auszeichnet — eben die von mir geschilderte juvenile Form. Sie beginnt in jugendlichem oder kindlichem Alter.

Diese Form stimmt in ihrer Symptomatologie, speziell in ihrer Lokalisation an der oberen Körperhälfte, zum Teil auch an der unteren genau überein mit dem, was man als Pseudohypertrophie der Muskeln kennt, nur daß dort eine stärker hervortretende, zu Volumzunahme führende Lipomatose fehlt.

Die juvenile Form kommt nicht selten in ganzen Gruppen in einer Familie vor als sogenannte hereditäre Muskelatrophie."

Und in einem Nachtrag zu dieser Arbeit finden sich dann die entscheidenden Sätze: „Alle diese Formen sind untereinander identisch und stellen nur verschiedene Ausdrucks- und Verlaufsweisen, verschiedene Intensitätsgrade einer und derselben Krankheit dar, und diese Krankheit ist nach unseren heutigen Kenntnissen sowohl klinisch wie anatomisch scharf zu trennen von der spinalen Form der progressiven Muskelatrophie."

Um die Entschiedenheit dieser Trennung auch terminologisch deutlich hervorzuheben, schlug Erb vor, die spinale Form der Muskelatrophie künftig als Amyotrophia spinalis progressiva, evtl. mit dem Beisatz Duchenne-Aran zu bezeichnen und der anderen Gruppe, die also seine juvenile Muskelatrophie, die Pseudohypertrophie und die sogenannte hereditäre Muskelatrophie umfaßte, den Namen „Dystrophia muscularis progressiva" zu geben.

Dystrophia: weil es sich bei dieser Erkrankung nicht nur um Atrophien, sondern häufig auch um wahre und falsche Hypertrophie der Muskeln handelte.

Muscularis: Im Gegensatz zu spinalis, weil die pathologischen Veränderungen im wesentlichen die Muskeln und nicht das Rückenmark betrafen.

Diesen Namen hat Erb gegenüber allen anderen Vorschlägen, die gemacht wurden, beibehalten und verteidigt. Noch 1891 meint er in bezug auf diese: „Am meisten würde mir noch Charcots ‚Myopathie progressive primitive' convenieren, wenn — das schon so sicher wäre, daß es sich um eine primäre Myopathie handelt" [*4*].

Damit war in der bislang unbefriedigenden Lehre von der progressiven Muskelatrophie ein entscheidender Schritt der Revision getan und eine neue Krankheitsgruppe aus der Taufe gehoben worden, die als eine trophische Störung der Muskulatur sich präsentierte.

Sieben Jahre später — im Jahre 1891 — hat Erb dann noch einmal sein ganzes Wissen über die Klinik und pathologische Anatomie dieser neuen Erkrankung in einer großen Arbeit zusammengefaßt, die nun den Titel trägt: „Dystrophia muscularis progressiva — klinische und pathologische Studien" [*5*]. Ein umfassendes Dokument damaliger medizinischer Forschung, in dem die ganze inzwischen erschienene Kasuistik noch einmal kritisch gesichtet wird, die eigene Position Schritt für Schritt mit größter Vorsicht ausgebaut und das noch strittige Unerforschte klar bezeichnet wird. Auf den ersten Seiten dieser Schrift finden sich die selbstbewußten Sätze: „Ich glaube es als mein Verdienst in Anspruch nehmen zu dürfen, als der erste mit voller Bestimmtheit nachgewiesen zu haben, daß man in der anscheinend einheitlichen Krankheitsgruppe der progressiven Muskelatrophie noch mindestens zwei Formen auseinander halten müsse, welche sich durch eine Reihe charakteristischer Merkmale unterschieden."

In der klassischen Beschreibung, klaren Konturierung und Abgrenzung, die in dieser Schrift niedergelegt ist, wurde seitdem das Krankheitsbild der Erbschen Muskeldystrophie in unsere Lehr- und Handbücher aufgenommen. Wir alle haben es durch diese Darstellung sehen und erkennen gelernt. Es gilt als die häufigst vorkommende Erkrankung in der Gruppe der Myopathien.

Aber mit dieser Einordnung in die Gruppe der primären Muskelerkrankungen dürfen wir uns nicht auf ERB berufen. Denn er hat die Frage nach der Natur und dem genauen Sitz seiner Muskeldystrophie in allen seinen Erörterungen darüber stets offen gelassen, obwohl die anatomischen Untersuchungen regelmäßig Veränderungen an den Muskeln und keine am Nervensystem insbesondere am Rückenmark ergaben. Er konnte sein Mißtrauen gegen die Zuverlässigkeit der neuroanatomischen Untersuchungsmethoden seiner Zeit nicht aufgeben und hielt es für möglich, daß mit besseren mikroskopischen Mitteln eines Tages doch an den trophischen nervösen Zentren Veränderungen nachweisbar werden könnten als Substrat für die Dystrophie der Muskeln. Könnte die Muskeldystrophie nicht doch eine Tropho-Neurose sein?

„Ich halte es also für möglich" — so schreibt er noch 1891 — „daß wir es auch bei der Dystrophie mit einer solchen von einer Funktionsstörung der trophischen Zentren und Bahnen ausgehenden Erkrankung der Muskeln zu tun haben, mit einer besonderen Form der Tropho-Neurose der Muskeln. Und ich halte die Ansicht von der neuropathischen Genese der Dystrophie, selbst den zahlreichen negativen Befunden am zentralen Nervensystem zum Trotz, für eine wohl diskutierbare."

Diese Zurückhaltung gegenüber der rein myopathischen Genese der Muskeldystrophie, die die Zeitgenossen wie selbstverständlich annahmen, stammte bei ERB aus seiner grundsätzlichen Überzeugung von dem engsten Zusammenhang und der vollständigen Abhängigkeit der Muskeln vom Nervensystem in funktioneller und trophischer Beziehung. „Die Muskelfasern sind doch eigentlich nur Endapparate der motorischen Nerven, bilden mit denselben ein durchaus einheitliches Ganzes, so daß bei Veränderungen der Muskelfasern zunächst auch stets an primäre Veränderungen im Nervensystem gedacht werden darf."

Damit ist der Beitrag ERBS zu der großen Revision in Sachen der progressiven Muskeldystrophie umrissen. In ihrem Verlauf hatte sich von der spinalen Muskelatrophie DUCHENNES die Muskeldystrophie als neues Krankheitsbild abheben lassen. Die alte Friedreichsche These hatte sich wenigstens teilweise als richtig erwiesen. Es ist interessant, daß diese Revision in jüngster Zeit ihre Fortsetzung gefunden hat auf einem Terrain, das bisher in der Lehre von den Muskelatrophien wenig Beachtung gefunden hatte, dem der äußeren Augenmuskeln. Angelsächsische Forscher haben nachweisen können, daß die chronisch progressive Ophthalmoplegie offenbar keine nucleäre Amyotrophie ist, wie GRAEFE vermutet hatte, sondern daß sie auf einer oculären Myopathie beruht, also eine oculäre Form der Muskeldystrophie darstellt. Es ist fragwürdig geworden, ob eine der spinalen progressiven Muskelatrophie entsprechende systematische Erkrankung im Bereich der Augenmuskeln überhaupt vorkommt. — Noch einmal hat die Konzeption WILHELM ERBS ihre Bestätigung gefunden.

Am Schlusse dieses Abschnittes sei noch mit wenigen Sätzen auf die Methode eingegangen, mit der ERB seine Ergebnisse erzielte, auf den Stil seines Arbeitens.

In dieser Hinsicht gehören er und sein Werk ganz jener Epoche der Neurologie an, die wir mit CHARCOT als die nosographische bezeichnen können. Sie hat uns die Galerie der neurologischen Krankheitsbilder geschaffen, einen Bildersaal, der uns heute noch umgibt. In dieser Nosographie kam alles auf das Beobachten, auf das Sehen an, auf das CHARCOT, wie Sie gehört haben, so eindringlich hingewiesen hat; es war eine medizina ex visu par excellence. Sehen, Eindrücke sammeln und diese zu immer schärferen Bildern verdichten; in der Flucht der Erscheinungen das Bleibende und Wiederkehrende festhalten und so allmählich das Typische scharf und rein herauszuarbeiten — das war die erste Aufgabe des forschenden Klinikers. Erst dann war der Weg gebahnt, am rechten Ort die anatomischen Grundlagen der reinen Typen zu suchen und ihre gültige Bestätigung auszumachen.

Diesen Weg der klinisch-anatomischen Forschung ist auch ERB im Gebiete der Muskelatrophien gegangen. Er wollte mit seiner klinischen Herausarbeitung reiner Krankheitsformen „eine etwas solidere Grundlage als die bisherige für die anatomischen Untersuchungen der Zukunft schaffen" und so allmählich gewisse bleibende Krankheitsformen gewinnen.

Dazu bedurfte es bei der Untersuchung der Kranken mit atrophischen Muskeln einer besonderen Genauigkeit und Gründlichkeit ins Detail. „Ich möchte bei dieser Gelegenheit" — so lautet eine seiner methodischen Anmerkungen — „den Wunsch aussprechen, daß bei Schilderungen der Fälle von multiplen Muskelatrophien mehr Gewicht auf die spezielle Angabe der befallenen Muskeln selbst gelegt würde, als auf die Beschreibung der vorhandenen Bewegungsstörungen. Die vollendetste Schilderung der Funktionsstörung läßt oft gänzlich darüber im Unklaren, welche Muskeln denn wirklich gelähmt sind und welche nicht; denn für eine und dieselbe Bewegung wirken ja oft mehrere Muskeln zusammen und der Ausfall einzelner Muskeln kann oft durch vikariierendes Eintreten ganz anderer in sehr merkwürdiger Weise verdeckt werden. Die Angabe der Funktionsstörung allein genügt also in vielen Fällen nicht, um die Lokalisation und Ausbreitung der Lähmung und Atrophie zu erkennen" [*6*].

An anderer Stelle ermahnte er seine Kollegen zu größtem Mißtrauen gegenüber negativen Befunden bei der Prüfung der elektrischen Erregbarkeit der Muskeln. Wiederholte und noch sorgfältigere Untersuchung auf Entartungsreaktion sei dann notwendig. Er stellt dabei fest, daß er selbst die Entartungsreaktion bei der spinalen Form ganz konstant gefunden, daß er sie dagegen bei seiner juvenilen Form ebenso konstant vermißt habe. Dieses sei einer der Hauptgründe gewesen, die beiden Formen voneinander zu unterscheiden.

Der Ort aber, an dem sich die Szene dieses Forschens abspielte, war nicht das Laboratorium, auch nicht der Schreibtisch, sondern die ärztliche Sprechstunde und das Krankenbett und die Ergebnisse waren Krankengeschichten, die unter ERBS Händen zu Musterbeispielen neurologischer Akribie wurden. Mit scharfer unnachsichtiger Kritik prüfte er stets die eigenen wie die wissenschaftlichen Veröffentlichungen anderer. Er hat — so rühmte man von ihm — nie etwas zurücknehmen müssen von dem, was er behauptet hatte. —

Der äußere Anlaß, sich mit der Thomsenschen Krankheit eingehender zu befassen, ergab sich für ERB, als am Anfang des Jahres 1885 ein Brüderpaar im Alter von 14 und 15 Jahren, welches das typische Bild dieser Erkrankung bot, in seine Klinik aufgenommen werden konnte. Von dieser seltenen und merkwürdigen Erkrankung war um diese Zeit nicht viel mehr bekannt als das, was THOMSEN in seiner

Originalarbeit vom Jahre 1876 berichtet hatte. Nur wenige spärliche kasuistische Veröffentlichungen waren der Originaldarstellung THOMSENS gefolgt und hatten die klinische Kenntnis kaum erweitert. Die bioptische Untersuchung von Muskelstückchen hatte angeblich nichts Abnormes ergeben. Was ERB in den Beschreibungen vermißte, war eine genaue Untersuchung in dem „Verhalten der Muskeln und ihrer Nerven gegenüber mechanischen und elektrischen Reizen“.

Originell daran war, daß er sich in der Betrachtung und Untersuchung seiner Fälle sogleich der Muskulatur zuwandte und so die Erkrankung in einer neuen Perspektive sah. Denn THOMSEN, verführt durch das häufige Vorkommen von Psychosen in seiner Familie, war geneigt, seine Erkrankung den Psychosen zuzuordnen, und meinte eine „Mangelhaftigkeit des Willenseinflusses auf die willkürlichen Bewegungsorgane“ vor sich zu haben.

Die von ERB vorgenommene Blickwendung brachte sogleich Erfolge. In seinen beiden Fällen konnte er eine veränderte mechanische Erregbarkeit der Muskulatur nachweisen: beim Beklopfen entstanden träge, tonische Kontrakturen mit langer Nachdauer. Noch eindrucksvoller waren die Veränderungen bei der elektrischen Reizung der Nerven und Muskeln, die in allen Einzelheiten festgelegt und zusammen gefaßt von ERB mit einem von STRÜMPELL übernommenen Terminus als „myotonische Reaktion“ bezeichnet wurden. Wesentlichstes Merkmal war, daß die Muskeln auf tetanisierende elektrische Reize mit einer trägen, tonischen Kontraktion antworteten, die eine Nachdauer von mehreren Sekunden aufwies.

Diese veränderte Kontraktionsform war fast über die gesamte willkürliche Muskulatur verbreitet, und eines der besten Objekte sie zu demonstrieren, war überraschenderweise die Zunge. Ganz eindeutig ließ sich diese „myotonische Reaktion“ von der Entartungsreaktion und der tetanischen Reaktion abgrenzen und so sah ERB in ihr ein neues pathognostisches Zeichen für die Thomsensche Krankheit. —

Da durch diese eindeutigen Befunde die Muskulatur als möglicher Sitz der Erkrankung ganz in den Vordergrund gerückt war, nahm ERB nunmehr mikroskopische Untersuchungen an exzidierten Muskelstückchen seines einen Falles vor. Die Untersuchung der gehärteten und gefärbten Präparate ergab als auffallendste Veränderung eine beträchtliche Hypertrophie der Muskelfasern und eine reichliche Vermehrung der Sarkolemmkerne bei nur geringer Vermehrung des interstitiellen Bindegewebes. Vergleichuntersuchungen an Muskelstückchen Normaler, Kranker mit Pseudohypertrophie und solcher mit einfacher Muskelatrophie ließen die Befunde der Thomsenschen Krankheit sich deutlich von diesen abheben. ERB faßt das Ergebnis seiner Untersuchungen dahin zusammen, daß sowohl die klinische wie die anatomische Untersuchung in seinen Fällen ausschließlich Veränderungen in der willkürlichen Muskulatur aufgedeckt habe, und so hielt er es für wahrscheinlich, daß die histologischen Veränderungen der Muskelfasern die Ursache für die veränderte Kontraktionsform seien. Aber er verfehlt nicht darauf hinzuweisen, daß wir von einem näheren Verständnis dieses Zusammenhanges weit entfernt sind. Ihren literarischen Niederschlag [7] haben diese Beiträge zur Thomsenschen Krankheit gefunden in einer ersten kürzeren Mitteilung vom Jahre 1885, die den Titel trägt: „Klinisches und Pathologisch-anatomisches von der Thomsenschen Krankheit“ und dann in einer umfassenden Monographie zum 500jährigen Jubiläum unserer Universität mit der Überschrift „Die Thomsensche Krankheit (Myotonia congenita)“. Diese Schrift enthält nun auch eine ausführliche Erörterung über das Wesen der Thomsenschen Krankheit. Genau in der gleichen Weise wie schon bei der Muskeldystrophie engt ERB das Problem auch hier auf die Frage „myopathischer oder neuropathischer Ursprung" ein. — „Es scheint allerdings auch mir ziemlich sicher" — so heißt es —, „daß die Veränderungen an den Muskelfasern das Wesentliche an der Sache sind und daß dieselben das klinische Symptom der myotonischen Störung hervorbringen; aber das präjudiziert nichts über den letzten Ursprung dieser Muskelveränderung. Diese braucht deswegen noch nicht primär zu sein, sondern sie kann immer noch erst sekundär vom Nerven ausgelöst werden."

Wiederum wird die Möglichkeit einer Throphoneurose der Muskeln sehr ernsthaft diskutiert und vor einer vorzeitigen Annahme der primären Myopathie gewarnt.

Die Entscheidung bleibt in der Schwebe und wird einer zukünftigen Forschung mit besseren anatomischen Hilfsmitteln übergeben. ERB hat noch einmal — 3 Jahre nach seiner Monographie — im Jahre 1889 zum Thema der Thomsenschen Krankheit das Wort ergriffen, um an der inzwischen veröffentlichten, übrigens recht spärlichen Kasuistik seine klinischen und insbesondere seine elektrodiagnostischen Feststellungen im wesentlichen bestätigt zu finden. Im ganzen aber meinte er, daß auf rein klinischem Wege nicht mehr viel weiter zu kommen sei bei dieser merkwürdigen Erkrankung und daß nunmehr die pathologisch-anatomische Untersuchung das Wort habe.

Die Arbeit enthält außerdem fünf neue Beobachtungen von Kranken mit myotonischen Störungen, deren Zugehörigkeit zur Thomsenschen Krankheit allerdings bei dreien von diesen zweifelhaft erscheint.

Dabei ist anzumerken, daß sich in den Schriften ERBS kein Hinweis auf Kranke findet, die zur myotonischen Dystrophie gehören könnten, obwohl doch diese Erkrankung auch im Heidelberger Raum ungleich häufiger ist als die Thomsensche Myotonie. Die Geschichte der myotonischen Dystrophie beginnt erst im Jahre 1900, als JOHANN HOFFMANN in der Festschrift zum 60. Geburtstag ERBS [*8*] unter dem Titel: „Zur Lehre von der Thomsenschen Krankheit mit besonderer Berücksichtigung des dabei vorkommenden Muskelschwundes" ein Geschwisterpaar beschreibt, das nun unzweifelhaft an jener Erkrankung litt, die wir heute myotonische Dystrophie heißen. —

In der Zeit vor diesen umfangreichen Studien über die Muskelatrophien und die Thomsensche Krankheit, die die achtziger Jahre erfüllen, hat ERB im Jahre 1878 einen Vortrag gehalten, der in seiner Sicht einem ganz anderen Thema gewidmet war.

Er trug die Überschrift „Über einen neuen, wahrscheinlich bulbären Symptomenkomplex" [*9*]. Er hatte in der Friedreichschen Klinik in den Jahren 1868 bis 1871 drei Kranke untersuchen und beobachten können, von denen er annahm, daß es sich bei ihnen um eine bulbäre Erkrankungsform handelte, wenn diese sich auch eindeutig von der typischen progressiven Bulbärparalyse abheben und unterscheiden ließ. Im Symptomenbilde dominierte die Trias — Ptosis, Schwäche der Kaumuskulatur und Schwäche der Nackenmuskulatur —, während Störungen des Schlingens und Sprechens sowie Schwäche der Extremitäten von nebengeordneter Bedeutung zu sein schienen. Es waren Kranke im mittleren Lebensalter, und das Auffallendste war, daß sich während einer wochenlangen Behandlung mit dem galvanischen Strom entscheidende Besserungen der Krankheitserscheinungen beobachten ließen. Einen vierten Fall, aus den gleichen Jahren, der offensichtlich ebenfalls dieser merkwürdigen Erkrankung zuzurechnen war, hat ERB gerade wegen dieses therapeutischen Einflusses publiziert: „Ein Fall von Paralyse zahlreicher bulbärer Nerven. Auffallend günstiger Erfolg der galvanischen Behandlung".

Erb wollte mit seiner Veröffentlichung das Interesse der Kollegen auf diesen Symptomenkomplex hinlenken und hatte die Hoffnung, damit einen Beitrag zur Lokalisation zerebraler Erkrankungen zu leisten. So enthält dieser Vortrag ein umständliches Räsonnement über die mögliche topische Lokalisation dieser Symptomenkombination, um schließlich mit dem unbestimmten Hinweis auf den Hirnstamm zu enden. Die Art der Erkrankung blieb abgesehen von der klaren Entscheidung, daß es sich nicht um die typische Bulbärparalyse handeln könne, völlig rätselhaft, und so nennt Erb das Ganze ein „noch unfertiges Material".

Der Leser von heute, der die von Erb mitgeteilten Krankengeschichten aufmerksam studiert, wird mühelos feststellen können, daß dieses „unfertige Material" der Krankheit „Myasthenia gravis pseudoparalytica" zugehört. Damals sollten noch 15 Jahre vergehen, bis der Warschauer Neurologe Samuel Goldflam im Jahre 1893 herausfand, daß das kennzeichnende Symptom dieser neuen Erkrankung nicht so sehr in der Lokalisation, als vielmehr in der besonderen Eigenart der Parese zu sehen war, die er als erschöpfbare Schwäche, als schnell eintretende Ermüdung unter der Beanspruchung bezeichnete. Mit dieser Wendung zur funktionellen Charakterisierung der Krankheitssymptome war der erste Schritt auf dem Wege zur Lösung des Rätsels dieser Erkrankung getan.

Erb selbst hat in seiner Beschreibung diese Wendung und diesen Schritt nicht vollzogen — und dieses, obwohl doch in jeder seiner Krankengeschichten das entscheidende Stichwort „Ermüdung, große Müdigkeit und Schwäche" in der Darstellung der Bewegungsstörungen fällt. Sein sonst so sicherer klinischer Blick blieb befangen in der Suche nach der Lokalisation, die für diesen neuen Symptomenkomplex nicht den entscheidenden und klärenden Gesichtspunkt abgeben konnte. Aber diese Feststellung kann die Bedeutung dieser Arbeit des 38jährigen nicht mindern, denn sie hat den Auftakt gegeben für die Erforschung des Krankheitsbildes der Myasthenie. —

Der Name Wilhelm Erb ist aus der Lehre von den Erkrankungen, die wir heute als Myopathien zusammenfassen und denen diese Zusammenkunft gewidmet ist, nicht mehr wegzudenken. Die Gründe dafür wollte dieser Vortrag wenigstens in Umrissen aufweisen.

Durch seine wissenschaftlichen Arbeiten und seinen methodischen Stil ist dieser Mann zum Haupt einer neurologischen Schule in Heidelberg geworden, der durch seinen Lehrer Nikolaus Friedreich der Weg bereitet war und die sich in einer großen Zahl von Schülern fortsetzte [*10*]. Wir verehren in ihm einen Meister der klinischen Empirie, der in seinem gesamten Forschen der großen Instanz der Natur mehr vertraute als dem klügelnden Verstand mit seinen Gründen und Folgerungen. In dem großen Streit um die Ätiologie der Tabes dorsalis hat er einmal den Satz niedergeschrieben:

„Ich gebe auch zu bedenken, daß die Natur das Zwingende selbst der anscheinend am klarsten konstruierten logischen Folgerungen durchaus nicht immer anerkennt; sie geht ihre eigenen vielverschlungenen Wege, die wir geduldig zu erforschen haben."

Geduldige Erforschung der Natur! welches Maß von Selbstüberwindung und Zucht mag dieses Wörtchen „geduldig" in einem langen Leben dem Mann abverlangt haben, dem seine pfälzische Abkunft ein leidenschaftliches Naturell und ein erregbares Nervensystem beschert hatte, wovon so viele Geschichten erzählen.

Literatur

1. Diese Textstelle ist entnommen dem Buch „Poliklinische Vorträge von Professor J. M. CHARCOT". Übersetzt von Dr. SIGM. FREUD, Leipzig und Wien 1892, S. 74/75. Das Buch stellt eine Übersetzung des 1. Bandes der berühmten „Lecons du Mardi" von Charcot dar.
2. Über NIKOLAUS FRIEDREICH, sein wissenschaftliches Werk und sein akademisches Wirken in Heidelberg orientiert recht zuverlässig der Aufsatz von WILHELM ERB „Nikolaus Friedreich", der in der Festschrift der Universität Heidelberg im August 1903 erschienen ist.
3. Diese grundlegende Arbeit ist erschienen im Deutschen Archiv für klinische Medizin, Bd. 34, 1884. Sie enthält einen Nachtrag, der die Diskussion zu dem Vortrag ERBS auf der Freiburger Naturforscher-Versammlung zusammenfaßt. Am Ende dieses Nachtrages wird der Name „Dystrophia muscularis progressiva" vorgeschlagen und begründet.
4. Das Zitat ist entnommen worden einer Fußnote in einem Vortrag über Dystrophia muscularis progressiva, den ERB 1891 gehalten hat.
5. Mit dieser umfassenden Arbeit hat ERB die von ihm mitbegründete Deutsche Zeitschrift für Nervenheilkunde eingeleitet. Sie findet sich im 1. Bande dieser Zeitschrift, der 1891 erschienen ist.
6. Die zitierten methodischen Hinweise gibt ERB in der oben angeführten Arbeit „Über die juvenile Form der progressiven Muskelatrophie ......".
7. Eine erste Darstellung der Thomsenschen Krankheit hat ERB 1878 in seinem Handbuch der Krankheiten des Rückenmarks unter dem Titel „Tonische Krämpfe in willkürlich beweglichen Muskeln" gegeben. Diese enthält noch keine eigenen Forschungen, sondern berichtet nur über die wenigen Beobachtungen, die seit der Originalarbeit von THOMSEN aus dem Jahre 1876 bekannt geworden waren. Über die ersten eigenen Untersuchungen berichtet die hier genannte Mitteilung „Klinisches und Pathologisch-anatomisches von der Thomsenschen Krankheit", erschienen im Neurologischen Zentralblatt, 4. Jahrgang, S. 289—1885.
8. Festschrift für WILHELM ERB, Deutsche Zeitschrift für Nervenheilkunde, Bd. 18, 1900.
9. Veröffentlicht worden ist dieser Vortrag zusammen mit zwei anderen kasuistischen Mitteilungen in einer Arbeit, die die Überschrift trägt „Zur Kasuistik der bulbären Lähmungen". Archiv für Psychiatrie und Nervenkrankheiten Bd. IX, 1879.
10. Von den Gesamtwürdigungen, die WILHELM ERB und sein Werk gefunden haben, seien zwei hier genannt: der von FRIEDRICH SCHULTZE verfaßte Nachruf in der Deutschen Zeitschrift für Nervenheilkunde Bd. 73 (1922) und das von MAX NONNE entworfene Lebensbild „Wilhelm Erb" in „Große Nervenärzte" herausgegeben von KURT KOLLE, Bd. 1, Stuttgart 1956.

Einführung in das Thema des Symposions

R. JANZEN

Das Thema dieses Symposions beschäftigt sich mit einem Teilgebiet der *strukturellen und funktionellen Myopathien.* Diese beiden klinischen Begriffe sind nützlich, obwohl Übergänge von funktionellen in strukturelle Myopathien möglich sind. Neben den Dystrophien gilt das besondere Interesse dieses Symposions den *myotonen und myasthenen Reaktionen.* Ohne ausführliche Begründung sei der Nutzen auch dieser klinischen Begriffe hervorgehoben als Ausdruck einer besseren Konfrontation mit den Problemen. Wir sprechen über *myasthene Reaktionen* und nicht über „*die* Myasthenia gravis pseudoparalytica", als ob es nur diese Entität gäbe, über *myotone Reaktionen* und nicht über „*die* Myotonie", müssen wir doch erkennen, daß bestimmte klinische

Syndrome unter unterschiedlichen Bedingungen zustande kommen und mithin in Diagnostik und Therapie einen verschiedenen Ansatz verlangen.

Auf dem Gebiet der neuromuskulären Erkrankungen läßt sich erkennen, wie eine lange Zeit der Ruhe nach den großen klinischen Entwürfen so bedeutender Lehrer wie ERB nunmehr einem rapiden Fortschritt Platz gemacht hat. Elektrophysiologische, biochemische, metabolische, morphologisch-histochemische, immunpathologische, genetische Methoden, aber auch therapeutische Mittel sind der Klinik in die Hand gegeben worden, welche nur in einer Arbeitsgemeinschaft und zum Teil nur noch unter Hinzuziehung von Speziallaboratorien eine befriedigende Untersuchung und Behandlung eines Kranken gestatten. Aber gerade die Aufspaltung in Einzelleistungen führt zur Synopsis bzw. Koordinierung derselben am Krankenbett. Die Klinik kann ihre Aufmerksamkeit auf immer neue Besonderheiten neuromuskulärer Reaktionen richten, weil sie nunmehr ein schon recht ansehnliches Handwerkszeug besitzt.

Tabelle 1. *Neurologische Universitätsklinik und Poliklinik Hamburg-Eppendorf*

Aufnahmen	Myasthenie	Myotonie		Myositis	Progressive Muskeldystrophie	Muskelatrophie		ALS u.a. System-Atrophie	Polyneuropathie
		cong.	dystr.			neurale	spinale		
1946 bis 1955	23	8	9	1	38	10	32 (davon Kugelberg-Welander: 1)		127
1956 bis 1959	22	7	10	3 (+ 8 oculäre)	28	7	14 (davon Kugelberg-Welander: 1)	29	111
1960 bis X/1965	36	5	10	52	46	6	25 (davon Kugelberg-Welander: 7)	99	159
Gesamt:	81	20	29	56 (+ 8 oculäre)	112	23	71 (davon Kugelberg-Welander: 9)	(128)	397

Die Tab. 1 zeigt Ihnen das Material der Klinik, nämlich die in 20 Jahren klinisch eingehend untersuchten

286 funktionellen und strukturellen Myopathien

und die zusätzlich beobachteten

94 neuralen und spinalen Muskelatrophien

von insgesamt

128 neuromuskulären Systematrophien und 397 Polyneuropathien.

Bemerkenswert an diesem Überblick über unsere klinische Arbeit ist die Tatsache, daß die Myositiden zunehmen. Die erste okuläre Myositis wurde im histologischen Präparat entdeckt, nachdem wegen eines malignen Exophthalmus operiert worden war. Manche Spätmyopathie wird heute als Myositis erkannt. Mancher Grenzfall mit einer unklaren inneren Krankheit oder einer exogenen Psychose findet durch den

Nachweis einer Myositis eine Aufklärung als Mesenchymreaktion. Bemerkenswert ist die Zunahme der Kugelberg-Welander-Wohlfarth-Fälle, die wir früher — d. h. vor Einführung der Elektromyographie und einer systematischen Muskelbiopsie — nicht genügend sicher erkannt haben. Überhaupt verbergen sich in der Gruppe der Kranken mit sogenannten atypischen Myopathien noch solche mit interessanten Stoffwechselstörungen, welche zu neurogenen Muskelatrophien führen. Die vereinzelten, jahrelang als „typische" Dystrophia musculorum progressiva fehldiagnostizierten Fälle, welche sich als neurogen erwiesen, treten in einer Gesamtübersicht nicht genügend deutlich hervor; aber sie haben das Gesichtsfeld des Klinikers erweitert. Der Beitrag unserer Klinik zur Aufklärung des Refsums-Syndroms, der hyper- und hypokaliämischen Form der periodischen Lähmung, der myasthenen Reaktionen, die schließliche Herausstellung eines neuromyotonen Syndroms durch MERTENS sind ein Ergebnis dieser veränderten Einstellung gegenüber den genannten Krankheiten. Jede Klinik, welche den Problemen aufgeschlossen gegenüber tritt und das angebotene Handwerkszeug benutzt, mußte zwangsläufig in den letzten Jahren durch ihre Mitarbeiter an diesem oder jenem Schritt der allgemeinen Forschung mitwirken.

Welch ein Panoramawechsel hat sich vollzogen! Nicht dadurch, daß die Krankheiten oder die Reaktionsformen sich in Auswirkung einer veränderten Umwelt geändert hätten, sondern dadurch, daß unser Standpunkt verändert ist. Neue Methoden erlauben es uns, die sich aus der Klinik aufdrängende Differenzierung weiter zu treiben, wobei wir natürlich auf neue Reaktionsformen stoßen.

Ich möchte, ohne der Diskussion vorzugreifen, diesen Wandel nur darstellen an dem Beispiel der Hilfsmittel, welche wir anwenden, wenn es sich um die Aufklärung und Behandlung einer myasthenen Reaktion handelt.

Tabelle 2. *Hilfsmittel beim Studium der myasthenen Reaktionen*

	bis 1955	bis 1959	jetzt
Diagnostik			
Elektrostimulation	+	+	+
EMG	—	—	+
pharmakol. Tests	+	+	+
Elektrolyte	—	(+)	+
Endokrinologie* (insbes. Thymus, Thyreoidea; Isotopentechnik)	((+))	(+)	+
Immunpathologie* (Serum, Muskel)	—	—	+
Enzyme* (Serum, Muskel)	—	(+)	+
andere Stoffwechseluntersuchungen	—	((+))	+
Muskelbiopsie (einschließlich Immunpath. Histochemie)	—	(+)	+
Therapie			
Prostigmin, Mestinon	+	+	+
ACTH, Aldactone	—	—	(+)
Thymektomie*	(+)	(+)	(+)
Thymusbestrahlung*	+	((+))	((+))
Elektrolyte	(+)	(+)	(+)
Cytostatica	—	—	(+)

* nur teilweise in der Klinik möglich, Gemeinschaftsarbeit mit anderen Instituten.

Der diagnostische Aufwand ist in den letzten Jahren erheblich geworden. Revolutionäre therapeutische Fortschritte sind zwar noch nicht erzielt worden, aber bereits in der zunehmenden Differenzierung geben sich die therapeutischen Fortschritte zu erkennen.

In der Übersicht tritt weiterhin klar hervor, wie mit dem Fortschreiten der Untersuchungsmethoden die Grenzen einer einzigen Institution überschritten werden müssen, obwohl sich alle Hilfsmittel wieder am Krankenbett vereinen, von dem sie ihren Ausgang genommen haben. Leider fehlt ein wichtiges Hilfsmittel: Gewebskonsistenz und Tonus in einzelnen Muskelindividuen und Muskelgebieten, welche sich der tastenden Hand bei der Differentialdiagnose als wichtige, manchmal entscheidende Wegweiser anbieten, können noch nicht mit einfachen Methoden registriert werden.

Ich denke, daß die kleinen Fortschritte in der nachfolgenden Diskussion zu erkennen sind und spreche die Hoffnung aus, daß alle Teilnehmer gute Gelegenheit haben werden, ihre Probleme im Kreise der Kollegen, die sich ähnliche Aufgaben gestellt haben, nützlich zu diskutieren. Die neuromuskulären Erkrankungen, von denen auf diesem Symposion ein Teilgebiet besprochen wird, bergen in sich belastende persönliche Probleme für den Kranken und erhebliche soziale Probleme, weil sie zu Siechtum, Invalidität und teilweise zum vorzeitigen Tode führen. Mögen die gemeinsamen Bemühungen um Hilfeleistung durch dieses Symposion eine Förderung erfahren.

Progressive Muskeldystrophie

Introduction

History, Erb, Dystrophy, and Beyond*

CARL M. PEARSON

The historical development of the concept of muscular dystrophy as a primary degenerative disorder of the voluntary musculature was a slow, ambiguous and devious one. From what was probably the first recognizable clinical description of the disease by CHARLES BELL in 1830 [*1*], the pathological observations of PARTRIDGE [*2*], and the report "on granular and fatty degeneration of voluntary muscles" by MERYON in 1852 [*3*], it was another half century until WILHELM ERB finally synthesized not only the conflicting case reports and opinions which had been published in the intervening years but closely analyzed many patients with muscular weakness that he had encountered in his own experience. In 1890 to 1891 ERB published his classical monographs [*4, 5*] which clearly established not only the term progressive muscular dystrophy, dystrophia muscularis progressiva as he termed it, but more importantly the concept that there existed a group of reasonably similar clinical and pathological primary disorders of muscle, which although varying to some extent in time of onset, rate of progression and distribution of weakness could be considered to be similar if not identical. More appropriately as Professor ERB stated his case (in loose translation) "the more I have considered this problem the more I have become convinced that the various forms of muscular weakness all belong together, representing a single clinical disease entity; it appears certain that all the separate forms established previously differ only in minor aspects, speed, localization, and quantitative differences, while agreement is present in all important features."

It would seem to be appropriate for our purposes to briefly review (a) the chain of events which took place before 1890, (b) the principal points upon which ERB depended that allowed him to arrive at his unitarian concept, and (c) where we have come since that time.

The earlier descriptions of ARAN [*6*], CRUVEILHEIR [*7*], DUCHENNE [*8*] and others undoubtedly included cases of dystrophy as well as of other disorders. A great deal of confusion existed at that time between what we now know as progressive neural muscular atrophy, amyotrophic lateral sclerosis, peroneal muscular atrophy, poliomyelitis, peripheral neuritis and muscular dystrophy. Especially difficult to overcome was the idea proposed particularly by the French school, including CHARCOT, that the nature and the seat of the malady (dystrophy) resulted from a primary chronic

* Parts of this work were supported by a grant from the Muscular Dystrophy Associations of America.

degeneration of the grey anterior columns of the medulla. By 1866 EULENBERG and COHNHEIM [9] in Germany described an autopsy on a person with "hypertrophic paralysis". They commented upon the normal central nervous system and the fatty tissue replacement of the muscles which they considered to be the results of degeneration of the sarcolemmal tubes. Two years later, in 1868, DUCHENNE published his important clinical and pathological observations on "pseudo-hypertrophic, or myosclerotic paralysis" [8]. He noted the increase of connective tissue and fat cells in affected muscle samples, which he had obtained by a unique and ingenious muscle biopsy harpoon, as well as the preservation of muscle fiber striations. He concluded that the disease was chiefly one of the interstitial muscular tissue. FRIEDREICH in 1873 [10] maintained that the origin of the disease lay in the muscles (a chronic progressive polymyositis) but his histological evidence was inadequate.

In rapid sequence then various other clinical forms were described by LEYDEN in 1876 [11] who proposed to separate the familial "hereditary" forms of progressive muscular atrophy from the others, while also noting the presence of pseudohypertrophy in many of these cases, and by MOEBIUS [12] who went one step further and placed the "hereditary" forms and pseudohypertrophy into the same disease group. Other publications were recorded by LANDOUZY and DEJERINE [13], by GOWERS [14], and by ERB himself in 1884 [15]. The latter was a full account of "the juvenile form of muscular atrophy".

By 1890 the stage had been adequately set and sufficient evidence had been accumulated by ERB so that he felt convinced that what he was to call progressive muscular dystrophy was a primary degenerative disorder of the muscle fibers. He suggested that dystrophy existed in four subvarieties, one beginning in adult life and three in the childhood or juvenile period. The early onset form was divisible into two groups, a hypertrophic and an atrophic type, and the latter into two subdivisions, with and without facial weakness. As ERB put it, all cases had in common the following: slow and creeping development of the malady, often based on hereditary factors; generalized symmetrical wasting of numerous muscles combined with an increased volume of others; frequent uniformity of localization of the disease so that the same muscles in a specific type of dystrophy either became atrophic or hypertrophic; particular localization of weakness in the pelvic and shoulder girdles as well as in the gluteii and proximal parts of the extremities; the consequent disturbances in body shape, posture, movements and gait; slow disappearance of tendon reflexes; and finally the lack of alteration in sensitivity, sphincters, nerves and internal organs.

He clearly illustrated all of these forms, the first being an infantile variety with pseudohypertrophy (Figs. 1 and 2) as originally described by DUCHENNE [8], the second a facioscapulohumeral form (Fig. 3) identical to that mentioned by LANDOUZY and DEJERINE [13], and the third type was that which ERB had described six years earlier as "juvenile muscular atrophy" [15]. Elegant and meticulous clinical descriptions of each type were given in the monographs of 1890 and 1891 which leave no one in doubt about what ERB had seen and also revealed his strength as a clinical neurologist and an astute observer.

Of equal importance was ERB's contribution to the histopathology of muscular dystrophy, which also led, no doubt, to his formulation of the unitarian concept of the various clinical forms. He had obtained muscle biopsies in cases from several ages and types of disease and noted their essential similarity. A composite semi-diagrammatic representation drawn from four different cases and four different muscles was shown by ERB in his first monograph [4] (Fig. 4) and this illustration as well as his detailed descriptions of "hypertrophy of fibers up to 3 to 4 times in diameter; transitional stages of atrophy up to the most extreme; rounding of fibers; increase in muscle nuclei, often centrally located; peculiar splitting, dichotomous, or multiple finger-shaped division of fibers; single or multiple vacuole formation in fibers; variable changes in connective tissues and more or less plentiful presence of fat cells up to distinct lipomatosis" can hardly be improved upon to this day.

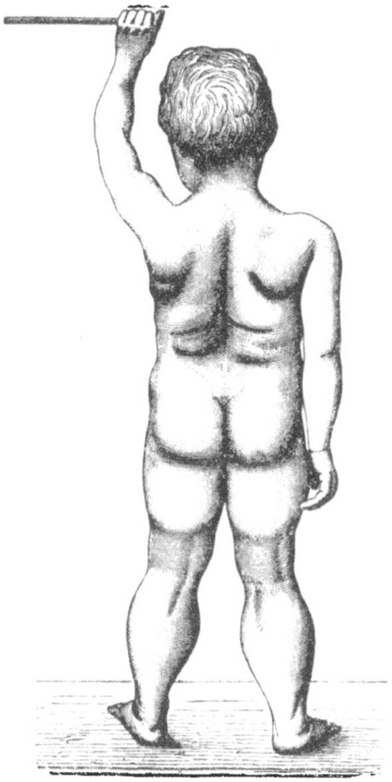

Fig. 1

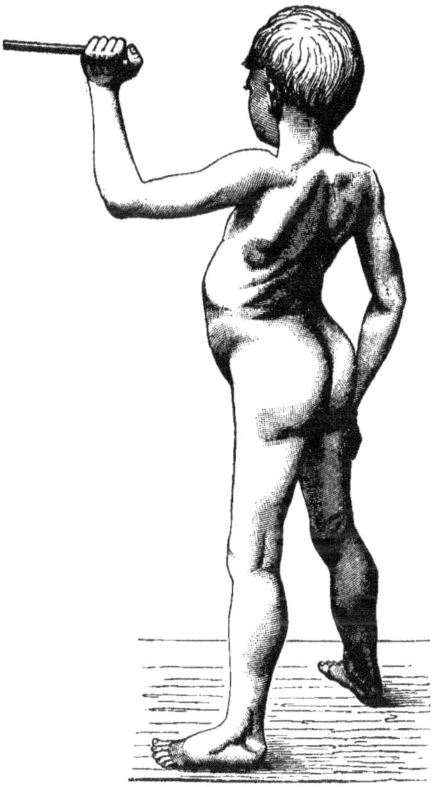

Fig. 2

ERB dealt only in judicious brevity with speculations about the etiology and pathogenesis of dystrophy. He mentioned heredity, noting that it did not appear to explain all cases, and environmental factors which he summarily dismissed. He had a suspicion that a nervous system factor was somehow responsible, perhaps initially, as fostered by the hereditary aspects and certain evidence for mental retardation that he had noted. He also realized that the malady was not a matter of simple atrophy or inflammation and wisely concluded that no doubt there exists a complex nutritional disturbance "about which I do not wish to say anything definite now".

How far have we come toward an understanding of the nature of muscular dystrophy in the 75 years since ERB's lucid observations? Unfortunately not as far as one would have hoped for when viewed from a vantage point in 1890, or even in 1950, although more progress has been made since then. The observations of

MILHORAT and WOLFF [*16*] on the metabolism of creatine and creatinine, and of TYLER and his associates [*17—19*] on the detailed inheritance of several forms of dystrophy were important new milestones. In 1954 WALTON and NATTRASS [*20*] provided a more up-to-date classification which was based both upon an accurate genetic analysis as well as on clinical characteristics of the disease. About this time also SIBLEY and LEHNINGER [*20a*] and then SCHAPIRA and coworkers [*21*] noted elevation of the enzyme aldolase in the serum of affected persons and this was soon confirmed for other enzymes which normally reside within muscle fibers [*22*]. Serum

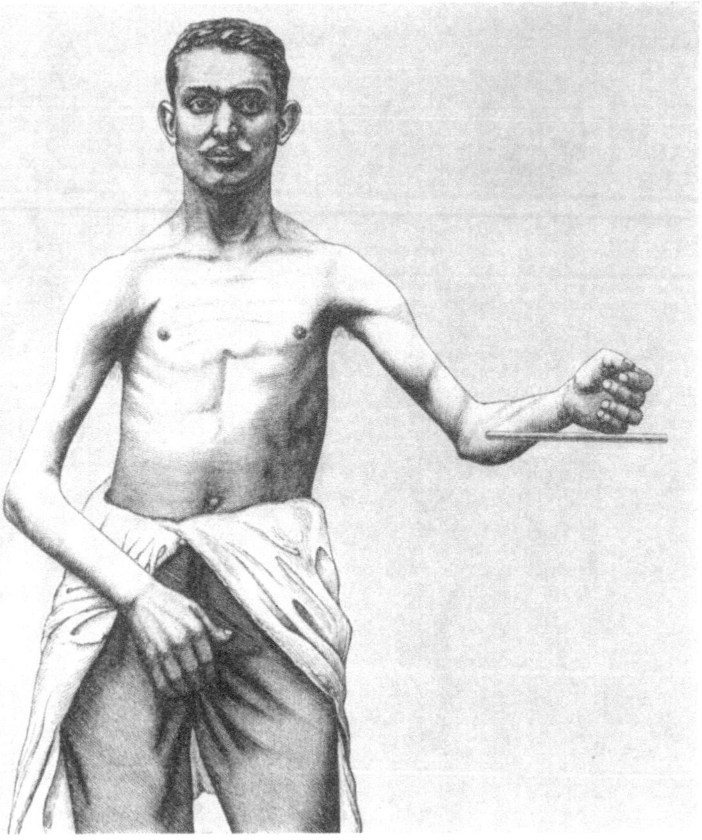

Fig. 3

enzyme measurements have also enabled the early detection of "preclinical" cases of dystrophy [*23*], and thereby to survey the initial histopathological features in childhood (pseudohypertrophic) dystrophy [*24*].

More recently an elevation of the enzyme creatine phosphokinase in the serum has allowed for detection of the female carriers of the DUCHENNE (childhood pseudohypertrophic) X-chromosome linked form of dystrophy [*25, 25a, 25b, 26*] and the postulation that the Lyon hypothesis of X-chromosome mosaicism was responsible for the enzyme elevations in these non-manifesting carriers [*27*].

It is a notable fact that all aspects of medicine and disease are becoming more and more complex as the investigative tools of biochemistry, electron microscopy, genetic analysis, etc. are brought to bear on "specific" clinical and pathological disorders. Hence what was originally considered to be a single disease, the DUCHENNE-type of X-linked pseudohypertrophic dystrophy, was shown by BECKER [*28*] to exist in a more benign form in the adult, and very recently it has been possible to subdivide the X-linked dystrophies into four separate subtypes, based upon the varying clinical characteristics of time of onset, rate of progression and longevity [*29*]. These different forms of a similar genetic type of disease of the skeletal musculature have been

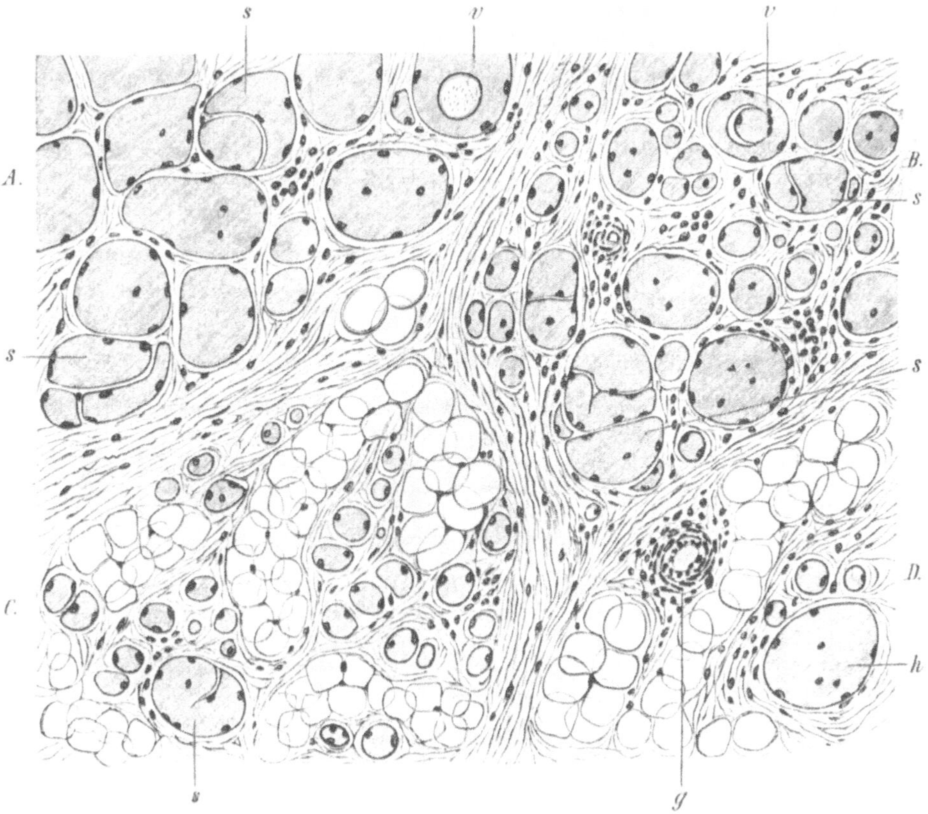

Fig. 4

attributed to varying degrees and types of mutation that have occurred at the same genetic locus on the X-chromosome which controls some phase of muscle fiber integrity. These are called, in modern genetic terminology, alleles or alleomorphic variants and point to how complex the picture is becoming.

Unfortunately up until the present time almost nothing of measurable value has been uncovered about the "nature of the malady" dystrophy, either from the biochemical or ultrastructural areas. Perhaps something new and promising will be reported later on today in this Symposium. It is a frustrating paradox that we now know the precise biochemical defect (absence of muscle phosphorylase) in at least one rare muscular disease [*30*], and have seen and described several other uncommon disorders of muscle fiber structure and function [*31—34*] (including the recent characterization of a defect in the contractile protein tropomyosin B in one of them [*35*]). Yet we do not have so far a clear clue about which of the many complex systems of the muscle fiber is principally involved in the dystrophic diseases.

Erb showed us his wisdom and foresight back in 1890 when he only briefly dealt with the pathogenesis of dystrophy as a "complex nutritional disturbance". It would seem that we now have available to us many of the tools which can unwrap the secrets of this "disturbance" and thereby reach another milestone of the magnitude that Wilhelm Erb brought us to 75 years ago.

References

1. Bell, C.: The nervous system of the human body (ed. 2). London: Longman 1830.
2. Partridge: Fatty degeneration of voluntary muscles. Trans. path. Soc. Lond. **1**, 334 (1846—48).
3. Meryon, E.: On granular and fatty degeneration of voluntary muscles. Med. Chir. Trans. **35**, 73 (1852).
4. Erb, W.: Dystrophia muscularis progressiva. Samml. Klin. Vort., N. F., No. 2, 1—32, Mai 1890.
5. — Dystrophia Muscularis Progressiva. Klinische und pathologisch-anatomische Studien. Dtsch. Z. Nervenheilk. **1**, 13 (1891).
6. Aran, F. A.: Recherches sur une maladie non encore decrite du systeme musculaire (atrophie musculaire progressive). Arch. gén. Méd. **24**, 5 (1850).
7. Cruveilheir, J.: Sur la paralysie musculaire progressive atrophique. Arch. gén. Méd. **1**, 561 (1853).
8. Duchenne, G. B.: Recherches sur le paralysie musculaire pseudohypertrophique. Arch. gén. Méd., 6 ser., **11**, 5, 179, 305, 421, 552 (1868)
9. Eulenberg, A. von, and R. Cohnheim: Ergebnisse der anatomischen Untersuchung eines Falles von sogenannter Muskel-hypertrophie. Verh. Berl. med. Ges. **1**, 191 (1866).
10. Friedreich, N.: Über progressive Muskelatrophie, über wahre und falsche Muskelhypertrophie. Berlin 1873.
11. Leyden, E.: Klinik der Rückenmarks-Krankheiten, Vol. 2. Berlin: Hirschwald 1876.
12. Moebius, P. J.: Über die hereditären Nervenkrankheiten, Samml. Klin. Vort., Nr. 171, 1879.
13. Landouzy, L., and J. Dejerine: De la myopathic atrophique progressive (myopathie sans neuropathie, debutant d'ordinaire dans l'enface, par la face. Rev. Méd. **5**, 8, 253, (1885).
    — — Nouvelles recherches cliniques et anatomo-pathologiques sur la myopathie atrophique progressive a propos de six observations nouvelles, dont une avec autopsie. Rev. Méd. **6**, 977 (1886).
14. Gowers, W. R.: Pseudo-Hypertrophic muscular paralysis: A clinical lecture. London: Churchill 1879.
15. Erb, W. H.: Über die „juvenile Form" der progressiven Muskelatrophie ihre Beziehungen zur sogenannten Pseudohypertrophie der Muskeln. Dtsch. Arch. klin. Med. **34**, 467 (1884).
16. Milhorat, A. T., and H. G. Wolff: Studies in diseases of muscle: I. Metabolism of creatine and creatinine in progressive muscular dystrophy. Arch. Neurol. Psychiat. (Chic.) **38**, 992 (1937).
17. Tyler, F. H., and M. M. Wintrobe: Studies in disorders of muscle: I. The problem of progressive muscular dystrophy. Ann. intern. Med. **32**, 72 (1950).
18. —, and F. E. Stevens: Studies in disorders of muscle: II. Clinical manifestations and inheritance of facioscapulohumeral dystrophy in a large family. Ann. intern. Med. **32**, 640 (1950).
19. — Studies in disorders of muscle: III. „Pseudohypertrophy" of muscle in progressive muscular dystrophy and other neuromuscular diseases. Arch. Neurol. Psychiat. (Chic.) **63**, 425 (1950).

20. WALTON, J. N., and F. J. NATTRASS: On the classification, natural history, and treatment of the myopathies. Brain **77**, 169 (1954).
20a. SIBLEY, J. A., and A. L. LEHNINGER: Aldolase in serum and tissues of tumor-bearing animals. J. nat. Cancer Inst. **9**, 303 (1949).
21. SCHAPIRA, G., J. C. DREYFUS, et F. SCHAPIRA: L'elevation du taux de l'aldolase serique, test biochimique des myopathies. Sem. Hóp. Paris **29**, 1917 (1953).
22. PEARSON, C. M.: Serum enzymes in muscular dystrophy and certain other muscular and neuromuscular diseases. I. Serum glutamic oxalacetic transaminase. New Engl. J. Med. **256**, 1069 (1957).
23. —, S. R. CHOWDBURY, W. M. FOWLER, M. H. JONES, and W. H. GRIFFIN: Studies of enzymes in serum in muscular dystrophy. II. Diagnostic and prognostic significance in relatives of dystrophic persons. Pediatrics **28**, 962 (1961).
24. — Histopathological features of muscle in preclinical stages of muscular dystrophy. Brain **85**, 109 (1962).
25. SCHAPIRA, F., J. C. DREYFUS, G. SCHAPIRA, et J. DEMOS: Étude de l'aldolase et de la creatine kinase du serum chez les méres de myopathes. Rev. franç. Étud. clin. biol. **5**, 990 (1960).
25a. OKINAKA, E.: Serum creatine phosphokinase. Arch. neurol. Psychiat. (Chic.) **4**, 520 (1961).
25b. HUGHES, B. P.: Serum enzymes in carriers of muscular dystrophy. Brit. med. J. **2**, 963 (1962).
26. RICHTERICH, R., S. ROSIN, U. AEBI, and E. ROSSI: Progressive muscular dystrophy. V. Identification of carrier state in Duchenne type by serum creatine kinase determinations. Amer. J. hum. Genet. **15**, 133 (1963).
27. PEARSON, C. M., W. M. FOWLER, and S. W. WRIGHT: X-Chromosome mosaicism in females with muscular dystrophy. Proc. nat. Acad. Sci. (Wash.) **50**, 24 (1963).
28. BECKER, P. E.: Neue Ergebnisse der Genetik der Muskeldystrophien. Acta genet. (Basel) **7**, 303 (1957).
29. MABRY, C. C., I. E. ROECKEL, R. L. MUNICH, and D. ROBERTSON: X-linked pseudohypertrophic muscular dystrophy with a late onset and slow progression. New Engl. J. Med. **273**, 1062 (1965).
30. PEARSON, C. M., D. G. RIMER, and W. H. H. M. MOMMAERTS: A metabolic myopathy due to absence of muscle phosphorylase. Amer. J. Med. **30**, 502 (1961).
31. SHY, G. M., and K. R. MAGEE: A new congenital non-progressive myopathy. Brain **79**, 610 (1956).
32. LUFT, R., D. IKKOS, G. POLMIERI, L. ERNSTER, and B. AFZELIUS: A case of hypermetabolism of nonthyroid origin with a defect in the maintenance of mitochondrial respiratory control. J. clin. Invest. **41**, 1776 (1962).
33. SHY, G. M., W. K. ENGEL, and J. E. SOMERS: Nemaline myopathy, a new congenital myopathy. Brain **86**, 793 (1963).
34. —, and N. K. GONTAS: Human myopathy with giant abnormal mitochondria. Science **145**, 493 (1964).
35. PRICE, H. M., G. B. GORDON, C. M. PEARSON, T. L. MUNSAT, and J. M. BLUMBERG: New evidence for excessive accumulation of Z-band material in nemaline myopathy. Proc. nat. Acad. Sci. (Wash.) **54**, 1398 (1965).

Die histologische Diagnostik der progressiven Muskeldystrophie

MARCO MUMENTHALER

Elektronenmikroskopie und Histochemie der Muskulatur haben in den letzten Jahren interessante neue Aspekte eröffnet und neue Erkenntnisse vermittelt. Dennoch ist die konventionelle histologische Untersuchung eines exzidierten Muskelstückes mit Hilfe des Lichtmikroskopes auch heute noch die gebräuchlichste morphologische Untersuchungsmethode des Muskelgewebes bei der progressiven Muskeldystrophie und anderen neuromuskulären Erkrankungen. Sie ist ohne großen apparativen Aufwand möglich und vermag nicht selten entscheidend zur Diagnostik beizutragen. Im folgenden beschränke ich mich deshalb ausdrücklich auf diese konventionelle histologische Methodik.

PARTRIDGE dürfte wohl als erster 1847 auf eine „Duchenne"sche Form der progressiven Muskeldystrophie aufmerksam gemacht haben: "the calves ... presented a greater degree of fatty degeneration in their muscular structure ...". MERYON veröffentlichte 1852 eine eingehende klinische und histologische Beschreibung einiger typischer familiärer Fälle von „Duchenne"-Dystrophie, wobei der Titel seiner Arbeit "On granular and fatty degeneration of the voluntary muscles" einen Hinweis auf seine treffende histologische Beobachtung gibt. Nachdem DUCHENNE DE BOULOGNE in der zweiten Auflage seines Hauptwerkes 1861 auf die später nach ihm benannte Form der Muskeldystrophie mit Pseudohypertrophien ausführlich hingewiesen hatte, machten EULENBURG und COHNHEIM 1866 auf das Vorhandensein von Fettgewebe in der Muskulatur eines Autopsiefalles aufmerksam. 1865 schon, also vor genau 100 Jahren, hatte GRIESINGER eine Muskelbiopsie ausgeführt und hierbei auch die Fettgewebszunahme gesehen. In seiner grundlegenden Arbeit über die „paralysie musculaire pseudohypertrophique" stützte sich DUCHENNE übrigens auch auf die bioptische Beobachtung von Muskelgewebe, das er mittels eines troiscarts entnommen hatte. Ihm war hierbei die Zunahme des Fett- und Bindegewebes aufgefallen, und er nannte deshalb die Krankheit auch „paralysie myosclérosique". Er war deshalb der Ansicht, daß der Krankheitsprozeß in interstitiellem Gewebe seinen Ursprung nehme. 1871 beschrieb CHARCOT den Autopsiebefund und u. a. auch die Muskulatur bei einer Duchenneschen Muskeldystrophie. Erst 1884 konnten LANDOUZY und DÈJERINE ebenfalls einen Autopsiebefund eines der Duchenneschen Patienten veröffentlichen und 1885 und 1886 ausführlich darüber berichten. Sie sprachen von einer „atrophie du faisceau primitif avec multiplication de noyaux musculaires ... avec un léger degré de lipomatose interstitielle ... et avec hypertrophie de quelques faisceaux primitifs" [*38*]. Nur 2 Monate später als die französischen Autoren veröffentlichte ERB 1884 seine ausführliche Beschreibung der juvenilen Form der progressiven Muskeldystrophie und schilderte 1891 in seiner monographischen Arbeit auch die histologischen Eigentümlichkeiten. Seiner Ansicht nach hypertrophierten zunächst die Muskelfasern, um später dann zu atrophieren und unterzugehen. Er beschreibt sehr eindrücklich das Nebeneinander atrophischer und stark hypertrophischer Fasern, die Kernvermehrung und die Fettgewebszunahme und illustriert dies mit eigenhändig angefertigten Zeichnungen. Die Bindegewebszunahme erachtete er — im Gegensatz zu DUCHENNE — als ein sekundäres Phänomen. Schon 1888 hatte Erbs Schüler NÖLLNER eine Dissertation über die histologischen Veränderungen der Muskulatur bei der Muskeldystrophie veröffentlicht.

Die *Technik der Muskelbiopsie* und der weiteren Verarbeitung des Materials ist für die diagnostische Verwertbarkeit oft entscheidend. Mit der Punktionsbiopsie [*15*] haben wir keine Erfahrung. Es scheint uns aber, daß gerade bei den diagnostisch schwierigeren Fällen die Wahrscheinlichkeit, in einem großen Muskelstück verwertbare Veränderungen zu finden, doch wesentlich größer ist und den Nachteil des kleinen operativen Eingriffes zur Entnahme des Muskelstückes aufwiegt. Die Biopsie wird im allgemeinen in Lokalanästhesie ohne Adrenalin und ohne direkte Infiltrierung des Muskelstückes, das exzidiert werden soll, durchgeführt. Wichtig ist, daß nicht „ein Stück Fleisch", sondern ein paralleles Bündel von Muskelfasern von 2 cm Länge und etwa 1 cm Durchmesser entnommen wird. Dasselbe wird dann kurz in physiologischer Kochsalzlösung gespült und dann auf ein Stück Karton gelegt. An der Luft trocknet es daran etwas an und kann mitsamt seiner Unterlage nach 2 bis 3 min in die Fixierflüssigkeit eingelegt werden. Wir fixieren für die Routineuntersuchung in Bouin, andere Autoren sahen mit Heidenhain und Susa die besten technischen Resultate [*34*]. Nach mehrstündiger Fixierung wird das Muskelstück sorgfältig mit Hilfe einer feinen Schere und einer Rasierklinge in drei oder mehr Stücke derart zerlegt, daß später exakte Längs- und Querschnitte angefertigt werden können. Die Querschnitte sind für die diagnostische Beurteilung oft wesentlicher als die Längsschnitte und sollten deshalb so viele als möglich von den im Material getroffenen Muskelfasern zeigen. Wir betten in der Regel in Paraffin ein, während andere Autoren gute Erfahrungen mit der Einbettung in Methacrylsäureester gemacht haben [*25, 57*]. Die 10 μ dicken Schnitte werden routinemäßig mit HE, nach v.G. und mit der Trichrom-Methode von Gomori gefärbt, in besonderen Fällen werden auch andere Methoden angewendet.

Die *Befundung* geschieht zunächst ohne Kenntnis der Diagnose. Wir haben an anderer Stelle über die systematische Bewertung der verschiedenen Aspekte der Biopsie [*44*] und der Registrierung der Befunde auf Randlochkarten berichtet. Im folgenden sollen nun die für eine Muskeldystrophie *charakteristischen histologischen Aspekte* geschildert werden, wie sie in Monographien und Einzelarbeiten schon vielfach publiziert wurden [*1, 2, 6, 7, 8, 28, 42, 43, 44, 48, 50, 51, 52, 53, 59, 62*].

Im histologischen Bild fallen bei der progressiven Muskeldystrophie zunächst *Veränderungen in Kaliber und Form der Muskelfasern* auf. Selbstverständlich muß hier das festgestellte Kaliber bezogen werden auf das Alter des Patienten [*9*] und auf den biopsierten Muskel [*28*]. Charakteristisch ist das gleichzeitige Vorkommen von Fasern von ganz unterschiedlichem Kaliber in ein- und demselben Primärbündel, wobei neben atrophischen Fasern auch hypertrophische mit einem Durchmesser bis zu 200 μ und selten auch mehr sichtbar sind. Es findet sich im Gegensatz zu den neurogenen Atrophien keine Gruppierung gleich stark atrophischer Fasern, sondern ein regelloses Spektrum verschiedener Atrophiegrade. Die Form der atrophischen Fasern ist rund oder oval und nicht länglich-schmal oder polygonal wie bei neurogener Atrophie.

Die *Struktur der Muskelfasern* kann, selbst bei stark atrophischen Fasern, lichtmikroskopisch durchaus normal sein. Es ist deshalb statthaft, auf Grund genügender anderer histologischer Kriterien auch ohne Faserstrukturalterationen eine progressive Muskeldystrophie zu diagnostizieren. Vielfach wird man aber einen Verlust der Querstreifung, eine wachsartige oder hyaline Degeneration — wie sie ZENKER erstmals bei Typhus abdominalis beschrieb — einen scholligen, wolkigen oder granulären Aspekt und gelegentlich vakuoläre Veränderungen finden. Die Fasern enthalten Makrophagen, die nicht selten eine Einzelfaser ganz ausfüllen. Derartige schwere Strukturänderungen betreffen in der Regel nicht etwa dünne atrophische, sondern vielfach normale Fasern. Nicht selten kann in guten Längsschnitten die segmentale Natur solcher Faseralterationen festgestellt werden. Bei der Duchenneschen Form nehmen einzelne Autoren eine besondere Häufigkeit nekrotischer Fasern an [*26*].

Die Strukturänderungen der Muskelfasern müssen immer wieder gegenüber *Artefakten* abgegrenzt werden. Durch die Fixation kommt es zur Kontraktion einzelner Fasern und zu bandförmigen Homogenisierungen in den Längsschnitten. Die Entnahme oder die Fixation führen gelegentlich zu einer Homogenisierung und Quellung der Faserenden, so daß dieselben auf Querschnitten prall-gerundet und strukturlos erscheinen, mit an den Rand gepreßten schmalen Kernen. Diese Veränderungen finden sich besonders in den ersten Anschnitten einer Biopsie.

In einzelnen Fällen finden sich *regenerierende Muskelfasern*, die durch eine Basophilie ihres Plasmas, durch ihr dünnes Kaliber, gelegentlich durch das Fehlen einer

Querstreifung bei vorhandener Längsstreifung, und durch zahlreiche große blasige Kerne mit mehreren großen Nukleolen gekennzeichnet sind. Die Regenerate gehen meist aus intakten Faseranteilen hervor. Auf die diagnostische Signifikanz der regenerierenden Fasern soll weiter unten noch kurz eingegangen werden. Mittels speziellen Färbungen, z. B. Azur-B, kann übrigens ihr hoher Gehalt an Ribonucleinsäure nachgewiesen werden [*1*, *2*, *49*].

Die *Sarkolemmkerne* sind in Zahl und Lage verändert. Es finden sich mehr zentrale Kerne als normal, d. h. mehr als vier pro 100 Fasern auf einem Querschnitt (Abb. 1), und nicht selten mehrere solche Kerne pro Faser (Abb. 2). Eine sehr massive Zunahme zentraler Kerne allerdings spricht mehr für eine Dystrophia myotonica Steinert als für eine progressive Muskeldystrophie. Auf Längsschnitten finden sich zentrale Kernreihen, wobei die Kerne oft etwas vergrößert erscheinen. Nicht selten kommen große blasige Kerne mit mehreren großen Nukleolen als reaktive Kerne auch unabhängig von regenerierenden Fasern vor. In stark atrophischen Fasern hingegen finden sich oft chromatinreiche, verdichtete Kerne und Kernkonglomerate. Manchmal sind Sarkolemmschläuche ohne Fibrillen von Kernen ausgefüllt.

Das *Bindegewebe* kann vermehrt sein, sowohl zwischen den Primärbündeln als auch im Endomysium. Eine solche Bindegewebszunahme ist zwar charakteristisch, aber keineswegs obligat. Sie kann in verschiedenen Teilen einer Muskelbiopsie sehr unterschiedliche Ausmaße aufweisen und kommt bei anderen Myopathien ebenso vor wie bei der Dystrophia musculorum progressiva. Sie erreicht zum Beispiel in Fällen von Myopathie bei Carcinom in der Regel aber nicht das Ausmaß wie bei mancher Muskeldystrophie. Andererseits ist bei der postischämischen Muskelnekrose, z. B. beim Arteria tibialis anterior Syndrom, die Bindegewebszunahme viel ausgeprägter als bei der Dystrophia musculorum progressiva [*45*]. Eine *Fettgewebszunahme* ist ein zwar nicht obligater, aber hochgradig charakteristischer Befund bei einer Dystrophia musculorum progressiva. Die Primärbündel erscheinen im Querschnitt zum Teil durch Fettgewebszonen ersetzt, oder schließlich können kleine Gruppen von Muskelfasern wie Inseln im Fettgewebe übrig bleiben. Während bei der Dystrophia musculorum progressiva und der Dystrophia myotonica die Fettgewebszunahme die Regel ist, kommt sie bei anderen Myopathien nicht vor oder ist dort eine große Ausnahme.

Die *Blutgefäße* sind in fortgeschrittenen Stadien gelegentlich durch Gefäßwandhyperplasien auffällig. Die kleinen *Nervenästchen* erscheinen in den konventionellen Färbungen normal. Die feinen präterminalen Verästelungen zeigen aber in Silberfärbungen oder bei intravitaler Methylenblaufärbung in fortgeschrittenen Stadien der Dystrophie sekundäre und unspezifische Veränderungen [*13*]. Die *motorischen Endplatten* sind bei entsprechender histochemischer Darstellung ebenfalls pathologisch [*12*]. Die *Muskelspindeln* erscheinen zwar auffallend lang intakt, so daß nach Untergang der Arbeitsmuskelfasern nicht selten normale Muskelspindeln isoliert in Fettgewebe eingebettet erscheinen. Bei sorgfältiger Betrachtung jedoch können auch in Muskelspindeln Veränderungen der Faserstruktur und der bindegewebigen Kapsel nachgewiesen werden [*39*], unter anderem auch bei myotonischer Dystrophie [*14*].

Entzündliche Infiltrate sind bei progressiver Muskeldystrophie nicht selten, und sie verleiten gelegentlich zur Annahme einer Polymyositis. Sowohl perivaskulär als auch ohne sichtbare Beziehung zu Gefäßen finden sich Ansammlungen von Lymphozyten, Plasmazellen und Histiozyten. Wir fanden solche Infiltrate in rund 20% unserer Fälle von Dystrophia musculorum progressiva.

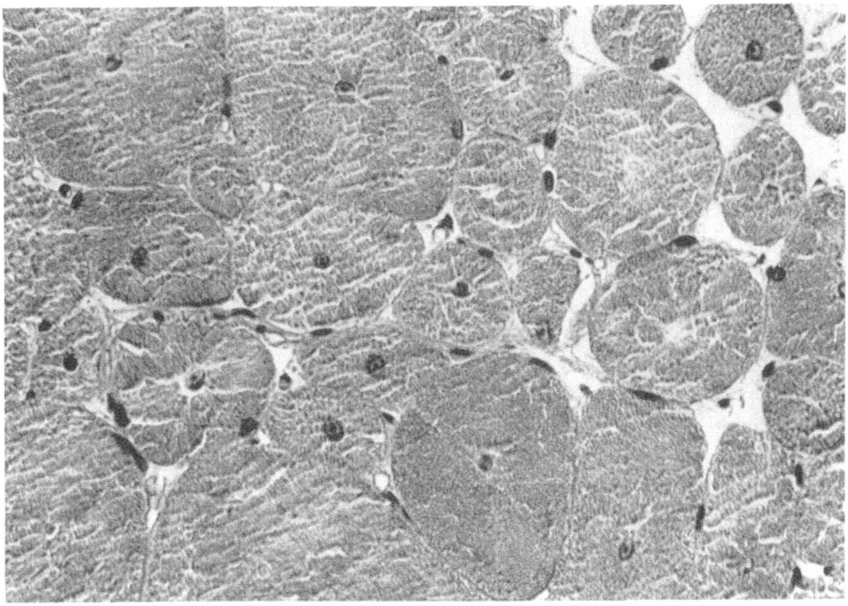

Abb. 1. 32jährige Frau. Progressive Muskeldystrophie vom scapulo-humeralen Typ. Gomori Trichrom, quer. Vergrößerung 375 ×. Ausgeprägte Kaliberunterschiede der einzelnen Fasern und starke Zunahme der zentral gelegenen Kerne. Die atrophischen Fasern sind rund. Keine Vermehrung des Bindegewebes (Nr. 620720a)

Abb. 1 und 2 aus MUMENTHALER, Pädiatrische Fortbildungskurse, Bd. 18. Basel: S. Karger

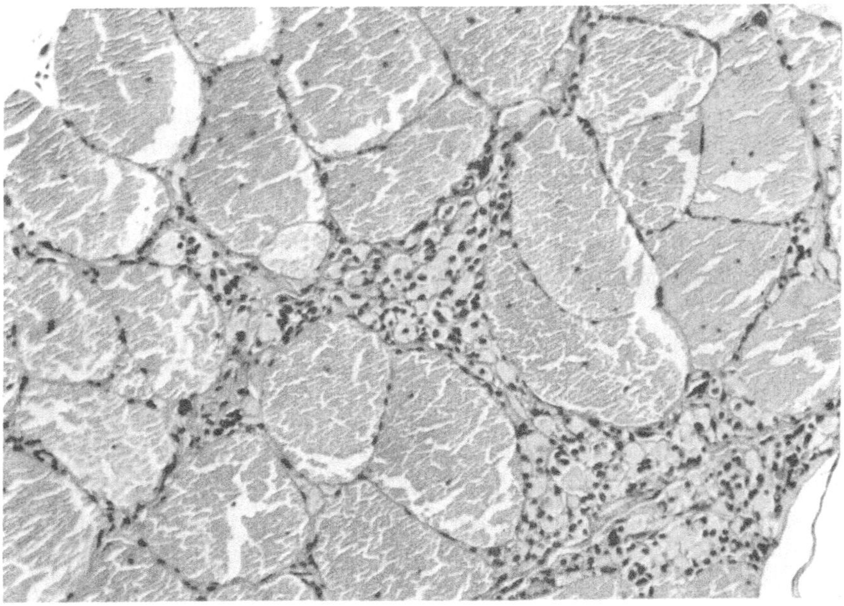

Abb. 2. 60jähriger Mann. Progressive Muskeldystrophie vom Beckengürteltypus. HE, quer, Vergrößerung etwa 175 ×. Große Gruppe atrophischer Fasern, die eine neurogene Atrophie vortäuschen könnte. Die atrophischen Fasern sind jedoch nicht im gleichen Maße verdünnt und sie sind rund. Ausgeprägte Zunahme der zentralen Kerne in den umgebenden, zum Teil hypertrophischen Fasern. Leichte Zunahme des Bindegewebes im Endomysium

Unter den *Besonderheiten* seien noch die *Ringfibrillen* erwähnt, die zwar bei der myotonischen Dystrophie besonders häufig vorkommen, jedoch auch bei progressiver Muskeldystrophie gefunden werden. Sie stellen wohl lediglich die Folge einer Läsion der Muskelfasern an einer anderen als der im Schnitt getroffenen Stelle dar [*3, 4, 27, 33*]. Die Ansicht einzelner Autoren, daß es sich um Fixationsartefakte handle [*2*], ist von diesen selber widerrufen worden [*1*]. Im übrigen sind die Ringfibrillen auch in unfixierten Muskeln im Phasenkontrast nachgewiesen worden [*22*].

Es sei hier zusammenfassend noch auf einige histologische Aspekte der Muskelbiopsie hingewiesen, die erfahrungsgemäß oft zu *Schwierigkeiten bei der differentialdiagnostischen Beurteilung* Anlaß geben. Neben den echten *Gruppen atrophischer Fasern*, die ein sicheres Kriterium der neurogenen Muskelatrophie sind, finden sich bei der Dystrophia musculorum progressiva „Pseudogruppen" (Abb. 2). Es sind dies wohl geschlossene Zonen von atrophischen Fasern, die aber große Gruppen darstellen, deren einzelne Fasern zwar alle atrophisch sind, aber innerhalb der Gruppe selber doch deutliche Kaliberunterschiede aufweisen. Die Fasern sind rund oder oval und meist ist ein ganzes Primärbündel atrophisch. Das Vorkommen *hypertrophischer Fasern* ist zwar in der Regel ein wichtiger Hinweis auf eine Myopathie. Wir haben aber sehr stark hypertrophische Fasern auch bei 17% der chronischen neurogenen Affektionen, z. B. bei sehr langsam verlaufendem Werdnig-Hoffmann, gesehen [*43*].

Es wurde schon auf das Vorkommen von *zelligen Infiltraten* bei der echten Dystrophia musculorum progressiva hingewiesen, so daß derartige Ansammlungen von Lymphozyten, Plasmazellen und Histiozyten allein nicht die Diagnose einer Myositis erlauben, es sei denn, die Infiltrierung ist sehr ausgedehnt. In Grenzfällen wird der Histopathologe allein ohne Kenntnis der Klinik keine sichere Zuteilung machen können. Wir haben, ebenso wie andere Autoren [*11*] den Eindruck, daß die entzündliche Reaktion lediglich eine unspezifische Begleiterscheinung der degenerativen Vorgänge an der Muskelfaser ist.

Die *Differenzierung* einer Dystrophia musculorum progressiva *von einer Dystrophia myotonica Steinert* ist gelegentlich nicht möglich. Meistens allerdings wird man beim Steinert eine ganz ungewöhnliche Variation im Kaliber der erkrankten Fasern, eine besonders eindrückliche Hypertrophie einzelner derselben, eine sehr starke Vermehrung der zentralen Kerne, besonders viele Ringfibrillen und als fast pathognomonische Besonderheit das Vorkommen von Sarkoplasmamassen finden.

Wenn besonders zahlreiche *regenerierende Fasern* vorhanden sind, wird man an eine Myositis und bei extrem zahlreichen Regenerationen an eine abgelaufene Rhabdomyolysis denken müssen [*30, 55*]. Es sei aber betont, daß auch bei einer Dystrophia musculorum progressiva in einem Präparat zahlreiche regenerierende Muskelfasern vorhanden sein können [*58*]. Übrigens wurden auch bei der Muskeldystrophie der Schafe regenerierende Fasern nachgewiesen [*35*].

Es sei darauf hingewiesen, daß in gewissen, klinisch *nicht zu den primären Myopathien zählenden* Affektionen, die Muskelbiopsie zum Teil rein oder vorwiegend myopathische Veränderungen zeigen kann, die zur Diagnose einer Dystrophia musculorum progressiva verleiten könnten. Bei der *neuralen Muskelatrophie Charcot-Marie-Tooth* finden sich in zahlreichen Fällen neben den Zeichen einer neurogenen Muskelatrophie auch typisch myopathische Veränderungen der Faserstruktur und des interstitiellen Gewebes, und in manchen Fällen das Bild einer reinen Myopathie [*31, 40*]. Von sieben eigenen Beobachtungen wiesen vier ein gemischt myopathisch-neuro-genes Bild auf, zwei imponierten als reine Myopathie und eine war nicht sicher klassierbar. Bei der *diabetischen Polyneuropathie* — ausnahmsweise bei anderen Polyneuropathien und bei der Polyradiculitis — ergeben sich nicht selten ebenfalls myopathische Veränderungen. In 22 eigenen Beobachtungen von diabetischer Polyneuropathie fanden wir zwölfmal ein rein mypoathisches Bild [*43*]. Andere Autoren sahen derartige myopathische Veränderungen viel seltener [*16*]. In den größeren Monographien werden sie bestätigt [*5*].

Überblick über 68 eigene Muskelbiopsien bei Dystrophia musculorum progessiva

Tab. 1 gibt einen Überblick über die Beurteilung in 68 eigenen Beobachtungen. Alle Befundungen wurden zunächst ohne Kenntnis der klinischen Diagnose vorgenommen. Wesentlich ist hierbei, daß nur drei der Biopsien als normal beurteilt wurden. Eine davon war irrtümlicherweise aus dem Musculus quadriceps entnommen worden, obwohl klinisch eine typische Schultergürtelform der progressiven Muskeldystrophie ohne Befall des Beckengürtels vorgelegen hatte. Zwei weitere Biopsien konnten nicht verwertet werden, da sie aus einem zu stark erkrankten Muskel entnommen worden waren und keine Muskelfasern mehr enthielten. Von den verbleibenden *63 Biopsien* wurden mehr als die Hälfte richtig als Dystrophia musculorum progressiva interpretiert, während bei 38% lediglich ganz allgemein eine Myopathie diagnostiziert wurde. Bei drei waren nur geringfügige, sicher pathologische Veränderungen vorhanden, die aber keine weiteren diagnostischen Schlüsse zuließen. In einem dieser Fälle erlaubte eine Biopsie aus einem anderen Muskel die eindeutige Diagnose einer Myopathie. Die Fehldiagnose einer Dystrophia myotonica Steinert wurde wegen einer besonders starken Zunahme der zentralen Kerne und einer sehr ausgeprägten Kaliberschwankung der Einzelfasern gestellt.

Tabelle 1. *Diagnostische Beurteilung von 68 Biopsien bei Dystrophia musculorum progressiva* (s. a. Text)

			~ %	
Keine Muskelfasern im Präparat	2			
Normal	3			
Dystrophia musculorum progressiva		36	58	96
„Myopathie"		24	38	
Sicher pathologisch, unspezifisch		2	3	
Dystrophia myotonica Steinert		1	1	
	5	63	100%	
	68			

Zusammenfassend kann also gesagt werden, daß bei korrekter Wahl des Muskels (nicht allzu stark befallene Muskeln, keine klinisch völlig normalen Muskeln) die Muskelbiopsie einen sehr wesentlichen Beitrag für die Diagnose einer Muskeldystrophie darstellt und in 96% der Fälle eine Myopathie bestätigt, in 58% sogar die spezifische Diagnose einer Dystrophia musculorum progressiva erlaubt.

Die 63 histologisch verwertbaren Fälle mit pathologischem Befund sollen nun etwas näher analysiert werden. *Tab. 2* gibt einen Überblick. Es zeigt sich dabei, daß die klassischen Kriterien, welche bei der histologischen Diagnose einer Dystrophia musculorum progressiva angewendet werden, mit unterschiedlicher Häufigkeit erfüllt sind. In *Tab. 3* ist dies zusammenfassend dargestellt. Es ergibt sich, daß in unserem Material mit absteigender Häufigkeit folgende Kriterien erfüllt sind: Spektrum von Fasern unterschiedlichen Kalibers, Bindegewebszunahme, Zunahme zentraler Kerne auf den Querschnitten, Fettgewebszunahme, Veränderungen der Faserstruktur und Kernreihen. In rund einem Drittel der Biopsien fanden wir auch regenerierende Fasern, so daß dies im Gegensatz zu der früheren Annahme anderer Autoren [*32*] ein recht gültiges Kriterium für die Diagnose einer Dystrophia musculorum progressiva zu sein scheint.

Tabelle 2. *Histologische Besonderheiten bei 63 Biopsien in Fällen von Dystrophia musculorum progressiva*

A. *Faserkaliber*	unauffällig	6	
	Spektrum	51	
	atr. Gruppen	3	
	wenige Fasern	2	
	nur längs	1	
		63	
B. *Faserstruktur*	intakt	30	63 (intakt + pathologisch)
	pathologisch	33	
	regener. Fasern	22	
	Ringfibrillen	6	
C. *Kerne*	unauffällig	2	
	zentrale Kerne	43	(in 18 Fällen auch Kernreihen)
	Kernreihen	28	(in 10 Fällen ohne zentrale Kerne im Querschnitt)
	reaktive Kerne	23	(in 9 Fällen ohne regenerierende Fasern)
D. *Bindegewebe und Fettgewebe*	unauffällig	9	
	Bindegewebe vermehrt	47	(in 33 Fällen auch Fettgewebe vermehrt)
	Fettgewebe vermehrt	40	(in 10 Fällen ohne Bindegewebsvermehrung)
	davon in 4 Fällen weitgehender Ersatz des Muskels durch Bindegewebe und Fettgewebe		
E. *Gefäße*	unauffällig	54	
	verändert	9	(u. a. Gefäßwandverdickungen)
		63	
F. *Infiltrate*	keine	49	
	„Lymphorragien", perivasculär,	1	
	Rundzellen	10	
	ohne Beziehung zu Gefäßen	3	
		63	
G. *Muskelspindeln*	in 12 Fällen nachgewiesen		

Tabelle 3. *Häufigkeit, mit welcher die üblichen histologischen Kriterien einer Dystrophia musculorum progressiva in 63 Biopsien zutreffen*

Spektrum unterschiedlichen Kalibers	51/63	81 %
Alteration der Faserstruktur	33/63	52 „
Regenerierende Fasern	22/63	35 „
Zunahme zentraler Kerne	43/63	68 „
Kernreihen	28/63	44 „
Bindegewebsvermehrung	47/63	74 „
Fettgewebsvermehrung	40/63	63 „

Abschließend sei auch kurz auf einige *besondere Fragen* im Rahmen der Muskelerkrankungen hingewiesen, zu deren Beantwortung die Muskelbiopsie einen Beitrag

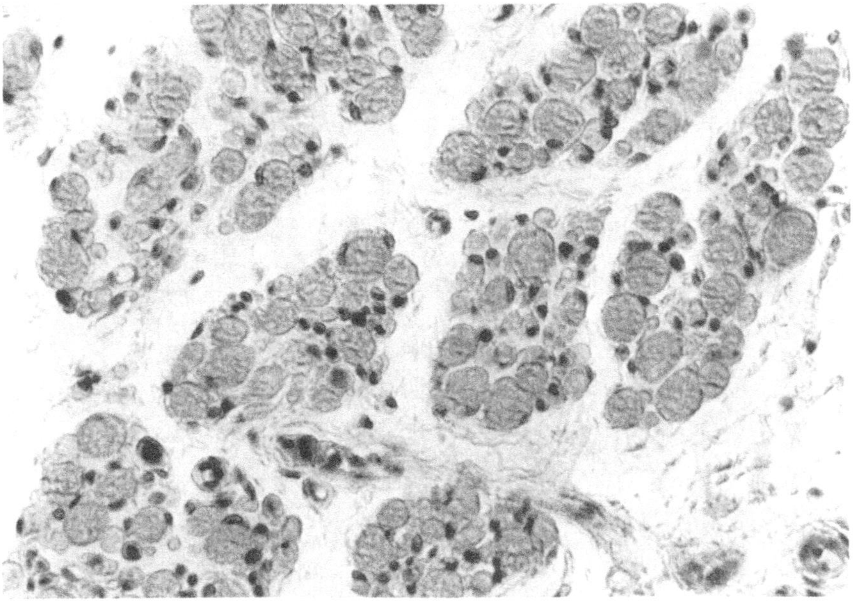

Abb. 3. 6 Wochen alter Knabe. HE, quer, Vergrößerung etwa 300 ×. Spektrum von Fasern von unterschiedlichem Kaliber. Auch die atrophischen Fasern sind rund. Zunahme des Bindegewebes im Perimysium internum (Nr. 650915)

leisten kann. So gilt es gelegentlich, die Dystrophie in einem sehr *frühen Zeitpunkt* zu erfassen, d. h. entweder in einem *präklinischen Stadium* [*49*] oder bei jungen Säuglingen. Wir sahen je bei einem 9 Wochen alten und bei einem 6 Wochen alten Knaben mit der Duchenneschen Form der progressiven Muskeldystrophie ein typisches Myopathiebild in der Biopsie (Abb. 3).

Bei dem letztgenannten Knaben[1] war die familiäre Belastung bekannt. Es fiel klinisch lediglich die Bewegungsarmut und die Schlaffheit der Muskulatur auf, während die Kreatin-Phosphokinase normal war. Da in diesem Alter das Elektromyogramm schwer verwertbar ist, kann gerade in solchen Fällen der Muskelbiopsie eine diagnostisch entscheidende Bedeutung zukommen. Im Gegensatz zu den Beobachtungen von Pearson in präklinischen Stadien [*49*] konnten wir bei den erwähnten Säuglingen auch bereits Bindegewebs- und

[1] Fräulein Dr. S. Kowalewski von der Universitäts-Kinderklinik Bonn (Direktor: Prof. Dr. H. Hungerland) sei für die Überlassung der Biopsie herzlich gedankt.

Fettgewebszunahme beobachten und sogar entzündliche Infiltrate feststellen. Wie ihm fielen auch uns die zahlreichen reaktiven Muskelkerne auf.

Im Gegensatz zu gewissen Autoren sind wir der Überzeugung, daß die Muskelbiopsie sich nicht zur *Beurteilung des Schweregrades*, der *Prognose* oder gar eines *Therapieeffektes* bei der Muskeldystrophie eignet. Wir hatten wiederholt Gelegenheit zu sehen, wie die Biopsie aus zwei verschiedenen Muskeln des gleichen Patienten sehr unterschiedlich sein kann, wie eine spätere Biopsie trotz weiter fortgeschrittenem Krankheitsverlauf unter Umständen weniger pathologisch ist, und wie bei genügend großem Biopsiestück dieses in verschiedenen Partien sehr unterschiedliche Veränderungen aufweisen kann.

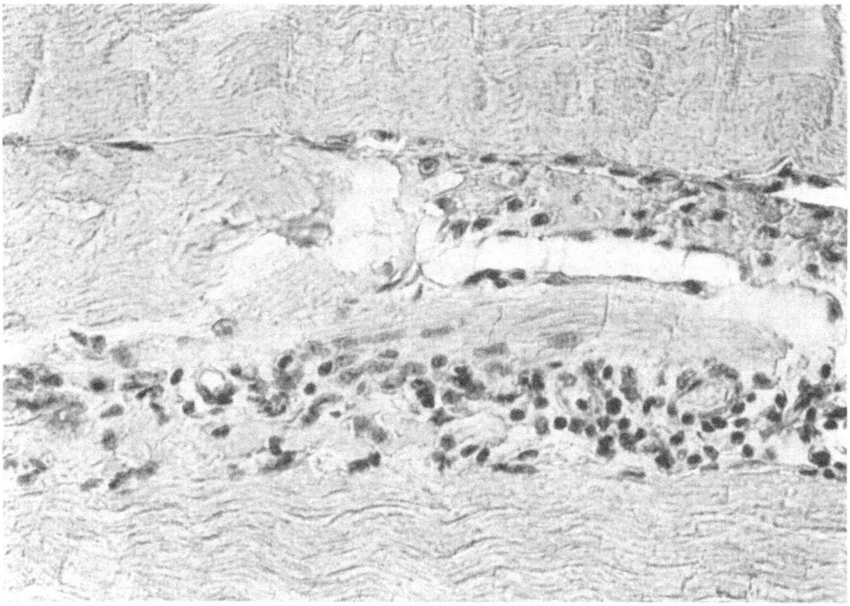

Abb. 4. 20jährige Frau, Konduktorin einer Duchenneschen Form der progressiven Muskeldystrophie. Van Gieson, längs, Vergrößerung etwa 300 ×. Zwei Fasern sind wolkig und schollig degeneriert und sind durch Makrophagen infiltriert. Übergang einer dieser Fasern in eine normale Muskelfaser

Die Erfassung von klinisch gesunden *Konduktorinnen* bei der Duchenneschen Form der Muskeldystrophie kann sowohl durch Enzymbestimmungen [*41*, *47*, *54*] z. B. mittels eines besonders ausgearbeiteten Heterozygotentestes [*61*] als auch mittels der Muskelbiopsie versucht werden [*19*, *20*, *21*, *54*, *60*]. Wir haben zehn Muskelbiopsien untersuchen können, die von sicheren bzw. wahrscheinlichen Konduktorinnen einer Duchenneschen Muskeldystrophie stammten. Fünf waren auf Grund der genetischen Situation oder einer Enzymbestimmung mit Bestimmtheit Konduktorinnen, bei fünf anderen jedoch waren die Enzymwerte lediglich leicht erhöht und nicht sicher signifikant, genetisch handelte es sich jeweils um Schwestern von Duchenne Knaben. *Tab. 4* zeigt die Ergebnisse der Biopsie bei diesen zwei Gruppen. Lediglich in vier Fällen war die Biopsie eindeutig pathologisch (Abb. 4). Es soll an anderer Stelle noch näher auf die Auswertung dieser Biopsien eingegangen werden.

Es war der Zweck dieser Ausführungen zu zeigen, wie auch die konventionelle histologische Verarbeitung einer Muskelbiopsie einen oft entscheidenden Beitrag zur

Tabelle 4. *Ergebnisse der Muskelbiopsie bei zehn (wahrscheinlichen) Konduktorinnen der Duchenneschen Form der Muskeldystrophie*
(no = normal; + pathologisch; (+) Grenzwert)

	Klinik	Enzyme	Biopsie	Bemerkungen
Sichere Konduktorinnen				
Sch. R. '56	no	+	+	eine einzelne Faser pathologisch
Sch. J. '55	no	++	++	zwei pathol. Fasern und regen. Fasern
Sch. M. '51	no	++	no	sehr kleine Biopsie
O. A. '45	(+)	++	++	Kaliberanomalien, Strukturänderungen, Kernanomalien, Bindegewebsvermehrung
Sch. D. '37	no	+	+	Fettgewebsvermehrung
Wahrscheinliche Konduktorinnen				
O. M. '47	no	(+)	no	
N. B. '56	no	(+)	no	
N. A. '57	no	(+)	no	
N. A. '51	no	(+)	no	
N. R. '52	no	(+)	no	
Total	1 (+) 9 no	5 + 5(+)	4 + 6 no	

Diagnostik der progressiven Muskeldystrophie leisten kann. Wesentlich ist die richtige Wahl des zu biopsierenden Muskels, die korrekte technische Verarbeitung und die Beurteilung durch einen erfahrenen Myopathologen. Im übrigen ist es selbstverständlich, daß auch der Biopsiebefund nur ein Einzelelement darstellt, welches vom Kliniker zusammen mit allen anderen Daten verwertet werden muß.

Zusammenfassung

Es wird über die Technik der Muskelbiopsie kurz berichtet. Anschließend werden die grundsätzlichen Aspekte der Progressiven Muskeldystrophie im lichtmikroskopischen Bild geschildert. 68 eigene Biopsien werden ausgewertet. In 96% der Fälle wurde eine Myopathie diagnostiziert, in 58% die spezifische Diagnose einer Dystrophia musculorum progressiva gestellt. Von den allgemeinen histologischen Kriterien einer Myopathie war am häufigsten ein Spektrum von Fasern verschiedenen Kalibers vorhanden, dann Bindegewebszunahme und schließlich Zunahme zentraler Kerne. Es wird auf einige Besonderheiten hingewiesen, so auf das Vorhandensein von Pseudogruppen gleich stark atrophischer Fasern bei Myopathien, von hypertrophischen Fasern bei neurogenen Muskelatrophien, von zelligen Infiltraten bei nicht entzündlichen Muskeldystrophien und von regenerierten Muskelfasern in einem Drittel der Muskeldystrophiefälle. Die Frühdiagnose einer Muskeldystrophie in der Biopsie eines 6 Wochen alten Knaben und pathologische Biopsiebefunde bei vier von zehn Konduktorinnen einer Duchenneschen Muskeldystrophie werden erwähnt.

Literatur

1. Adams, R. D.: Pathological reactions of the skeletal muscle fibre in man. In Walton, J. N.: Disorders of voluntary muscle, p. 114. London: Churchill 1964.
2. —, D. Denny-Brown, and C. M. Pearson: Diseases of muscle. A study in pathology. New York: Harper 1962.

3. APATENKO, A. K.: Fed. Proc. **24**, 71 (1964).
4. BETHLEM, J., and G. K. VAN WIJNGAARDEN: J. Neurol. Neurosurg. Psychiat. **26**, 326 (1963).
5. BISCHOFF, A.: Die diabetische Neuropathie. Stuttgart: Thieme 1963.
6. BOSANQUET, F. D., P. M. DANIEL, and H. B. PARRY: Myopathy: the pathological changes in intrinsic diseases of muscles. In Bourne, G. H.: The structure and function of muscle, p. 321. New York: Academic Press 1960.
7. BOUISSOU, H., and M. FIEVEZ: Arch. Anat. path. **9**, 269 (1961).
8. BOWDEN, R. E. M., and E. GUTMANN: Lancet 1945, II, 768.
9. BOWDEN, D. H., and R. A. GOYER: Arch. Path. **69**, 188 (1960).
10. CHARCOT, J. M.: Arch. Physiol. **4**, 229 (1871).
11. CLAWSON, B. J., J. F. NOBLE, and N. H. LUFKIN: Arch. Path. **43**, 579 (1947).
12. COERS, C.: Histology of the myoneural junction in myopathies. In PAUL, W. M.: Muscle. Proceedings of the Symposium held at the Faculty of Medicine, University of Alberta. Oxford: Pergamon Press 1965.
13. —, and A. L. WOOLF: The innervation of muscle. Oxford: Blackwell 1959.
14. DANIEL, P. M., and J. SABINA STRICH: Neurology (Minneap.) **14**, 310 (1964).
15. DEVIC, M.: Rev. neurol. **108**, 326 (1963).
16. DOLMANN, C. L.: Neurology (Minneap.) **13**, 135 (1963).
17. DUCHENNE, G. B.: De l'électrisation localisée et son application à la pathologie et à la thérapeutique, 2. Aufl. Paris: Baillière 1961.
18. — Arch. gén. Méd. **11**, 5, 179, 305, 421, 552 (1868).
19. DUBOWITZ, V.: Proc. roy. Soc. Med. **56**, 810 (1963).
20. — J. Neurol. Neurosurg. Psychiat. **26**, 322 (1963).
21. EMERY, A. E. H.: Lancet **1**, 1126 (1963).
22. ENGEL, W. K.: Neurology (Minneap.) **12**, 778 (1962).
23. ERB, W.: Dtsch. Arch. klin. Med. **34**, 467 (1884).
24. — Dtsch. Z. Nervenheilk. **1**, 13, 173 (1891).
25. ERBSLÖH, F.: Arch. Psychiat. Nervenkr. **201**, 648 (1961).
26. GILBERT, R. K., and W. A. HAWAK: Amer. J. Path. **43**, 107 (1963).
27. GOLDSTEIN, D. J., and D. ZENT: J. med. Sci. **26**, 84 (1961).
28. GREENFIELD, J. G., G. M. SHY, E. C. ALVORD, and L. BERG: An atlas of muscle pathology in neuromuscular diseases. Edinburgh: Livingstone 1957.
29. GRIESINGER, W.: Arch. Heilk. **6**, 1 (1865).
30. HAASE, G. R., and A. G. ENGEL: Arch. Neurol. Psychiat. (Chic.) **2**, 410 (1960).
31. —, and G. M. SHY: Brain **83**, 631 (1960).
32. HORANYI, B.: Acta morph. Acad. Sci. hung. **12**, 163 (1963).
33. JONECKO, A.: Experientia (Basel) **18**, 166 (1962).
34. KAKULAS, B. A., and R. D. ADAMS: The control of artefact in biopsied muscle tissue; Report at the Vth International Congress of Neuropathology, Zürich 1965.
35. KEELER, R. F., and S. YOUNG: Nature (Lond.) **193**, 338 (1962).
36. LANDOUZY, L., et J. DEJERINE: C. R. Acad. Sci. (Paris) **89**, 53 (1884).
37. — — Rev. Méd. **5**, 81, 253 (1885).
38. — — Rev. Méd. **6**, 977 (1886).
39. LAPRESLE, J., et MONIQUE: MILHAUD Rev. neurol. **110**, 97 (1964).
40. LUCAS, G. J., and F. M. FORSTER: Neurology (Minneap.) **12**, 629 (1962).
40a. MERYON, E.: Med. chir. Trans. **35**, 73 (1852).
41. MONCKTON, G., and B. LUDVIGSEN: Canad. med. Ass. J. **89**, 333 (1963).
42. MUMENTHALER, M.: Schweiz. med. Wschr. **92**, 1586 (1962).
43. — Rev. neurol. **108**, 462 (1963).
44. — Histologische Diagnostik der Myopathie. Erfahrungen an Hand von 139 Fällen. In BECKMANN, R.: Myopathie, S. 73. Stuttgart: Thieme 1965.
45. —, E. BAASCH und J. ULRICH: Schweiz. Arch. Neurol. Neurochir. Psychiat. **86**, 137 (1960).
46. NÖLLNER, L.: Über die histologischen Veränderungen der Muskulatur bei Dystrophia muscularis progressiva. Inaugural Diss. Med. Heidelberg 1888.
46a. PARTRIDGE: Medical Gaz. Nov. 1847 (zit. b. MERYON).

47. PEARCE, J. M. S., R. J. T. PENNINGTON, and J. N. WALTON: J. Neurol. Neurosurg. Psychiat. **27**, 181 (1964).
48. PEARCE, G. W., and J. N. WALTON: J. Path. Bact. **83**, 535 (1962).
49. PEARSON, C. M.: Brain **85**, 109 (1962).
50. — The histopathology of some human myopathies; in PAUL, W. M.: Muscle. Proceedings of the Symposium held at the Faculty of Medicine, University of Alberta. Oxford: Pergamon Press 1965.
51. REZNIK, M.: Rev. méd. Liège **16**, 490 (1961).
52. SEITZ, D.: Die Bedeutung der Muskelbiopsie für die Diagnose und Therapie chronischer neuromuskulärer Prozesse. Habilitationsschrift Hamburg 1963 + neue Auflage.
53. SHY, G. M.: Wld. Neurol. **3**, 149 (1962).
54. STEPHENS, J., and E. LEWIN: J. Neurol. Neurosurg. Psychiat. **28**, 104 (1965).
55. VERGER, P., et J. J. BATTIN: Arch. franç. Pédiat. **19**, 285 (1962).
56. EULENBERG, A. VON, u. R. COHNHEIM: Verh. Berl. med. Ges. **1**, 191 (1866).
57. HIRSCH, TH. VON, u. J. W. BOELLAARD: Z. wiss. Mikr. **64**, 24 (1958).
58. WALKER, B. E., and G. A. DRAGER: Neurology (Minneap.) **12**, 381 (1962).
59. WALLACE, S. L., R. LATTES, and CH. RAGAN: Amer. J. Med. **25**, 600 (1958).
60. WALTON, J.: The Duchenne type muscular dystrophy. Investigations of the carrier state with particular reference to histopathological studies; Report at the Vth International Congress of Neuropathology. Zürich 1965.
61. WIESMANN, U.: Klin. Wschr. **43**, 1015 (1965).
62. WOHLFART, G.: Dtsch. Z. Nervenheilk. **173**, 426 (1955).
63. ZENKER, F. A.: Über die Veränderungen der willkürlichen Muskeln im Typhus abdominalis. Leipzig: Vogel 1964.

The Chemical Anatomy of Muscle Disease*

G. MILTON SHY

The description of limb girdle dystrophy by WILHELM ERB [*1*] and of pseudohypertrophic dystrophy by DUCHENNE [*2*] initiated a chapter in disorders affecting striated muscle, which within the last fifteen years has rapidly accelerated, so that now over forty different disorders of the neuromuscular system are recognized. Of these, twelve have been described in the last decade. Of these twelve, seven have been described since 1962. The utilization of chemical, electrophysiological, cytochemical and ultrastructural anatomic techniques has added new dimensions to studies of the muscle cell. My assignment today is to discuss with you the role of intracellular organelles in disease of muscle. To be able to do so at the University of Heidelberg, which must be ranked as one of the birthplaces of neurology, on the 125th anniversary of the birth of WILHELM ERB is a signal honor to my university and to me. The University of Pennsylvania School of Medicine is the oldest within the United States, last year celebrating its two-hundredth anniversary. It was at this university that WILLIAM SPILLER did his work in muscle disease [*3*, *4*]. It is perhaps appropriate that the first department of neurology in America was also founded almost one hundred years ago in 1871 at the University of Pennsylvania. Let us now see the changes that have occurred in our knowledge of disorders of the muscle cell in this combined two hundred and fifty years of these two institutions since the birth of WILHELM ERB.

* Aided by Research Grant U.S.P.H.S. NB-04613—02 and Grant 45630 from The Muscular Dystrophy Associations of America.

The fundamental unit of the muscle cell is the sarcomere. This is the longitudinal segment of the cell extending from one Z band to the next. The Z band itself is probably composed of the contractile protein tropomyosin B into which is inserted, in units of 2 to 1, the thin filaments which are probably double alpha helices of globular actin. Each of the thin filaments interdigitates with a thick filament of myosin. It is these thick filaments which constitute the A band and are birefractile. The myosin molecules are directed opposite to one another on either side of the M band with the globular portion of the molecule pointing away from the M band.

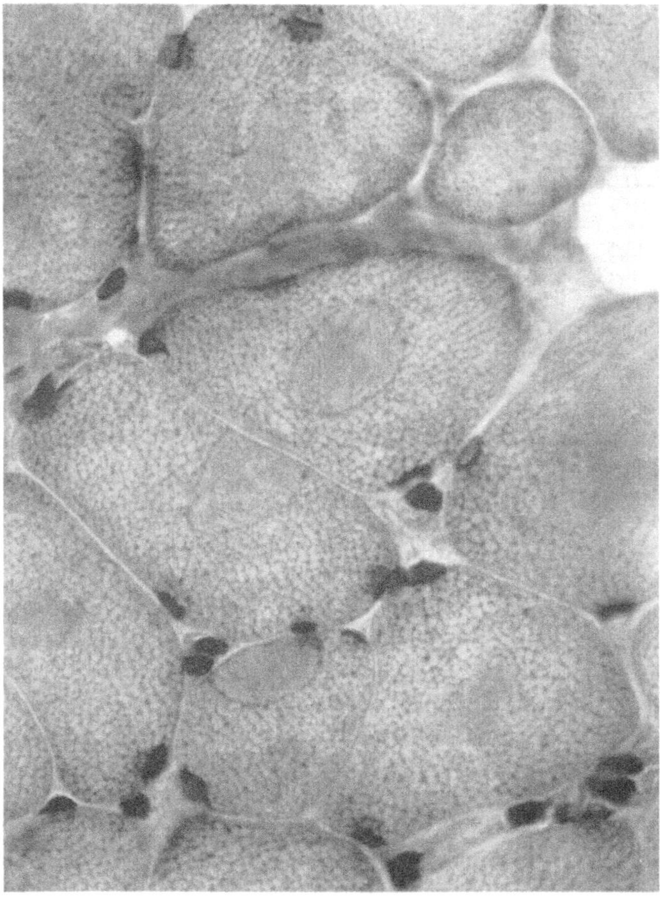

Fig. 1. Central Core Disease — modified Gomori X 350. From Gonatas et al. Amer. J. Path. 1965

Side bridges are readily seen and are spirally arranged along the length of the myosin (A) band and actin (I) band. Muscle contraction then permits the interdigitation of the I and A bands, the I being anchored at the Z and the A band anchored at the M band. Two disorders of the Z and I bands are known today and may represent opposite affections. These are central core disease and nemaline myopathy.

Seven different reports of central core disease have now been recorded since the original description in 1956 [*5, 6, 7, 8, 9, 10, 11*]. The clinical manifestations of this disorder are those of moderate weakness of the limb girdle muscles first noted on or about birth, with delayed motor development, and residual non-progressive weakness of muscle for the remainder of the afflicted patient's life. Only minimal wasting is noted in such patients, and reflexes may be preserved throughout the course of the illness.

Biopsy of muscle from such patients reveals almost every muscle cell to havewithin "it" a core of densely packed fibers with little or no intracellular space or mitochondria. Cytochemistry reveals an almost complete absence of oxidative and phosphorylase enzymatic activity within this core. Ultrastructure confirms these observations of little or no interfibrillar space or mitochondria. In additon gross abnormalities of the Z band and thin filaments are apparent, and in a recent family total absence of the Z band has been noted [*11*]. This latter observation has also been noted by Price et al. in animals receiving plasmacid [*12*]. Thus central core disease may be the reverse of nemaline myopathy.

Nemaline myopathy described in 1963 has now also been found in three generations of a single family. Five reports of this disease are now available [*13*, *14*, *15*, *16*, *17*]. Here again weakness dates from birth. While this may be minimal, one case reported by Engel et al. [*15*] was relatively severe. The modified Gomori trichromatic stain on cytochemical preparations shows red rods occurring in palisades or singly between fibrils in the sub-sarcolemmal space. These may also be seen in fixed preparations with a phosphotungstic acid staining. Recent ultrastructural studies by Gonatas et al. [*17*] reveal these rods apparently arise from the Z band and have a longitudinal periodicity of 175 Å. Thus these structures may arise from tropomyosin B. Such rods are not birefractile, are ATPase negative, and do not fluoresce with antibodies to myosin. Thus optically, enzymatically, and antigenically these rods are not myosin. This is the first clear evidence that the rods may be composed of tropomyosin. Such rods may reach the size of several sarcomeres in length. Thus, this disease, in contradistinction to central core disease, has an excess of Z band protein and could be looked upon as a storage disease of this contractile protein.

Unfortunately the sequence of events in reference to intracellular organelles is not clear in the limb-girdle muscular dystrophy described by Wilhelm Erb, or, for that matter, is it in any of the classical "muscular dystrophies". Cytochemistry has not aided materially in studies of early dystrophy. Ultrastructure has demonstrated the characteristic changes of dying cells. Thus, the basal membrane appears to be absent in many severely affected cells. Masses of architecturally disturbed myofibrils and mitochondria may be found enclosed in membranes which suggests an attempt of the cell to sequester altered organelles. No specific organelle appears to be preferentially affected. Chemical studies by Perkoff et al. [*18*] suggest that adult myoglobin, however, is preferentially affected, and leaves a *relative* increase in "fetal hemomyoglobin". Pearson et al. [*21*] have also found that types IV and V isoenzymes of lactic dehydrogenase are preferentially missing in the Duchenne form of muscular dystrophy [*19*]. However, Brody [*20*] notes such changes are probably not specific for this disorder. Phosphocreatine kinase levels may be of use in detecting carriers of muscular dystrophy.

Recently a new myopathy has been described from our laboratories [*21*] which gives some insight into maturation of the muscle cell and may represent the first example of cellular arrest. In fetal muscles myotubules are found in which nuclei are frequently in the center of the cell instead of in the normal sub-sarcolemmal position.

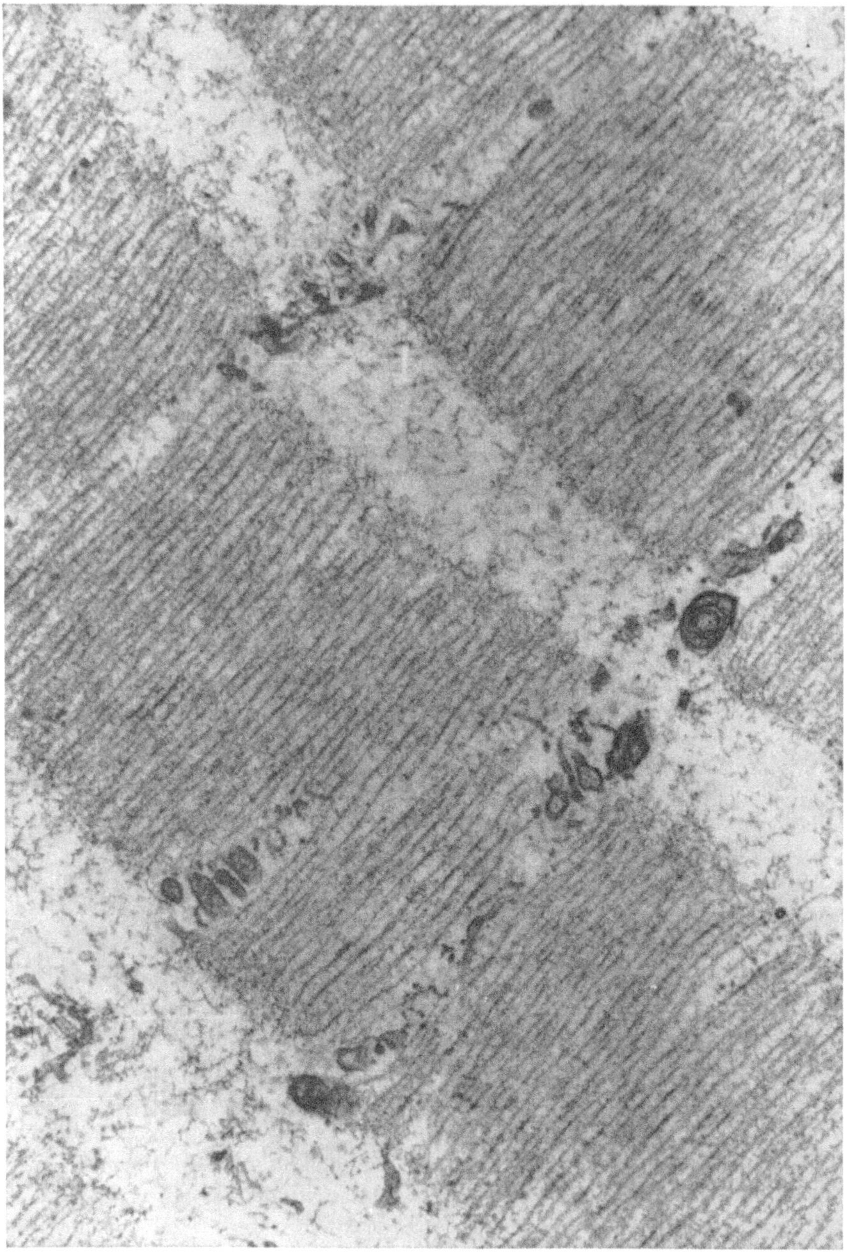

Fig. 2. Central Core Disease — Note absent Z disc and dissolution of thin filaments X 18,000. From GONATAS et al. Amer. J. Path. 1965

In the myopathy described, such myotubules were found in a nine year old child with a form of Moebius' disease characterized by facial diplegia, external ocular palsies, a decrease in mass of one pectoralis muscle, moderate symmetrical muscle weakness, and poor development of all somatic muscles.

Ultrastructural studies of this disorder revealed that the center of the myotubule is a potentially empty space within which cytochemical studies confirm the absence of intracellular organelles. No central membrane was found, the nuclei being, therefore, the only formed structure. As fibrils are formed this potential space is closed but the packing of the fibrils at the periphery is more compact than toward the center. As would be anticipated, mitochondria were more compact toward the center where they could not be separated by fibrils. Within mitochondria were found "myelin"

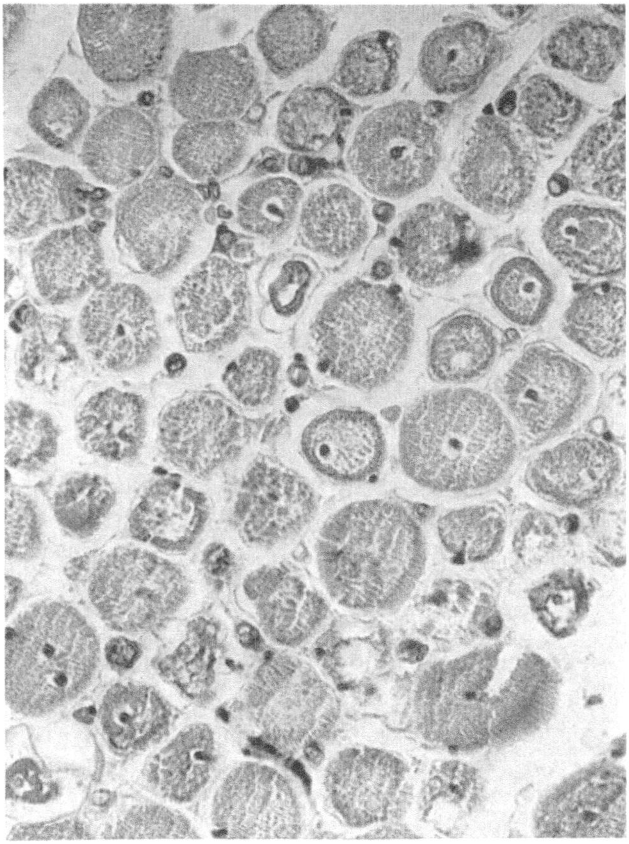

Fig. 3. Myotubular Myopathy — H & E X 350. From Spiro et al. Arch. Neurol. Psychiat. (Chir.) 1966

bodies, and many free myelin bodies were also found suggesting that these were the end stage of autophagocytosis of the excessive central mitochondria.

Leaving the fibrillar components of the muscle cell, let us now turn our attention to the mitochondria of the cell. The function of the mitochondrion is to carry out aerobic respiration and electron transport through an enzymatic complex of respiratory enzymes. When metabolism of pyruvate occurs the reduced nicotinamide adenine dinucleotide (NADH) formed in the reduction of glyceraldehyde cannot react with pyruvate until it is itself oxidized as well. Both metabolism of pyruvate and oxidation of NADH are catalyzed by several enzymes lying on the matrix side of the mitochondrial cristae. This combination of enzymes constitutes the Krebs cycle in which pyruvate is broken to acetate which in turn is linked by an acetyl group and an S-H bond to form acetyl-CoA. This plus oxaloacetic acid then forms citric acid by which name the Krebs cycle is also known. NAD is then reduced with removal of CO_2 and H_2O as the resultant, and oxaloacetic acid is regenerated. By way of terminal electron transport with flavins and cytochromes and coenzyme Q_{10}, the final conversion to H_2O is accomplished.

Fatty acid oxidation is also carried out in the mitochondrion. Carnitine, which is found in greatest concentration in striated muscle, aids by forming esters with fatty acids, which are then more easily handled by the mitochondrion. Three activating

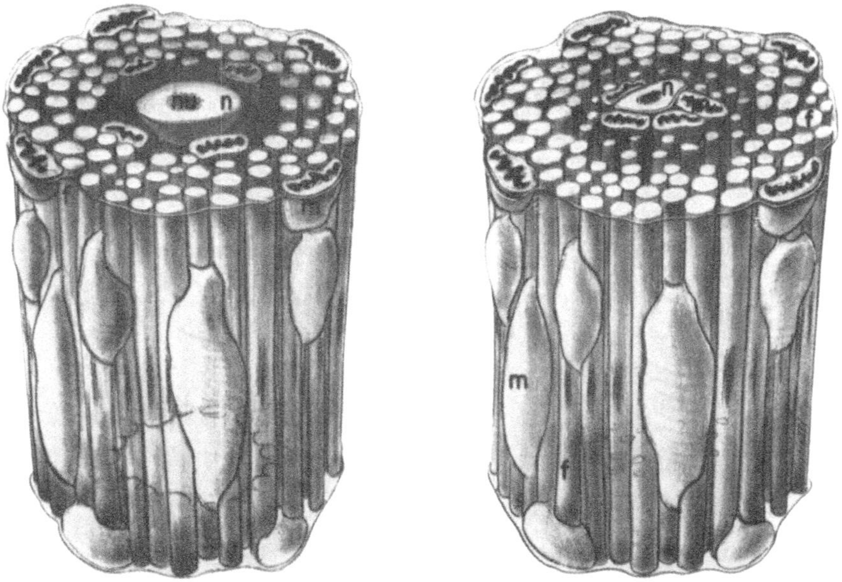

Fig. 4. Diagrammatic Representation of Maturation of the Muscle Cell. From SPIRO et al. Arch. Neurol. Psychiatr. (Chir.) 1966

enzymes are necessary for the fatty oxidation spiral: flavoprotein; crotonase for hydration of the alpha-beta unsaturated acyl-CoA ester; and finally, thiadase for the thiolytic cleavage to form acetyl-CoA.

Finally, there is growing evidence that the mitochondrion is important in handling cations within the cell, and by sequestering these, it maintains the homeostasis of the hyaloplasm. Isolated mitochondria respiring in vitro are able to maintain levels of potassium, sodium, calcium, and magnesium and even to accumulate these. The succinate-cytochrome system may be necessary for maintenance of the sodium pump.

Three disorders of the mitochondrion within muscle have now been described — one for each of the above listed functions. The first such disorder was described by ERNSTER and LUFT in 1959 and 1962 [*22*, *23*]. Their patient was a 35 year old female with symptoms from at least the age of seven of profuse perspiration, polydipsia, asthenia, and progressive muscular weakness. A profound hypermetabolism (+ 150 to + 200 B.M.R.) was recorded. Thyroid function by other testing appeared normal. Ultrastructure studies of muscle biopsied from this patient revealed an increase in the mitochondria in the sub-sarcolemmal space of the muscle cell. Many peculiar inclusions were seen within the mitochondria. Biochemical studies on mitochondrial fractionations revealed a loosely coupled state of oxidate phosphorylation characterized by nearly maximal respiration in the absence of a phosphate acceptor. This would parallel normal phosphorylation when the phosphate acceptor is present. These mitochondria demonstrated but a partial sensitivity to oligomycin but exhibited a high magnesium dependent ATPase activity which was only slightly stimulated by dinitrophenol. Muscle homogenates showed a 3 to 4 times increase of mitochondrial protein with an increased cytochrome activity per unit of such protein. Thus this is a disorder of excessive mitochondrial respiration.

Megaconial myopathy is the term given to a mitochondrial disease affecting muscle, liver, and kidney [*24*]. In the biopsy of such a patient giant mitochondria were found throughout the muscle cell. The clinical symptoms are those of proximal muscle weakness from birth, with difficulty in walking, climbing stairs, and rising to an erect position. An older sibling of the affected patient had died at the age of one and one-half with what was termed Werdnig-Hoffman's disease. Post-mortem examination of this sibling revealed almost complete replacement of hepatic cells with lipid as were the proximal convoluted tubules of the kidney. Intracellular fat was found in the muscle cells of the sibling and in the biopsied muscle of the patient. The basal metabolic rate of this patient was +16. Cytochemical examination of biopsied muscle showed an increase of all oxidative enzymes: NADH, SDH and cytochrome A_3. Unlike the case of ERNSTER and LUFT, this activity was seen throughout the muscle cell. The mitochondria contained fewer cristae. This suggests that the increased cytochemical activity is due to the increased mitochondrial membrane surface, which, in turn, is due to the extreme size or to oxidative enzymes within the matrix not related to the crista. Three types of intramitochondrial inclusions were noted. One was a low contrast inclusion with a rim of osmophilic matrix. Another, and perhaps the most striking, was a rectangular body seen in many mitochondria. As many as eighteen of these with dimensions of 0.10 to 0.25 microns could be found in a single giant mitochondria. These bodies were bounded by a single membrane 75 Å thick (the same dimension as the cristae). The interior of the rectangle was composed of rods of 300 Å to 2300 Å occurring in doublets or triplets. An interspace of 80 Å separated the individual rods and the rods from the outer membrane of the rectangular body. The third and last inclusions were dense spherical inclusions of 0.1 to 0.2 microns. In both liver and kidney the oxidation of fatty acid may exceed that of pyruvate. This is not true of muscle. In liver ATP is necessary to prime this oxidation in the absence of a Krebs cycle intermediate. Muscle, on the other hand, has large amounts of carnitine to form esters with fatty acids which are more easily handled by the mitochondria.

The third mitochondrial disease which is related to intracellular cations has been termed by us "pleoconial" myopathy [*25*] because of the vast numbers of mitochondria present, which may almost entirely replace the muscle cell. The clinical symptoms of afflicted members of this family were those first described by POSKANZER and KERR [*26*]. The heredity is that of an autosomal dominant. The affected member has periodic and prolonged attacks of flaccid paresis accompanied by an intense craving for salt. Salt restriction may precipitate an attack. Between such prolonged attacks, minor short attacks may occur. Even between attacks moderate weakness of all muscles was present.

Cytochemical studies of this disease again show an increased uptake of all oxidative enzymes throughout the muscle cell, but also increased even more in the subsarcolemmal space. Ultrastructural studies show a profusion of mitochondria with a moderately increased size. The architecture of the cell is frequently interrupted by masses of mitochondria so that fibrillary detail is only intermittently recognizable. Near nuclear areas the crowding of mitochondria was even more impressive. The cristae of the mitochondria were increased in number and displayed a concentric circular pattern. Approximately ten percent had dense spherical inclusions not unlike

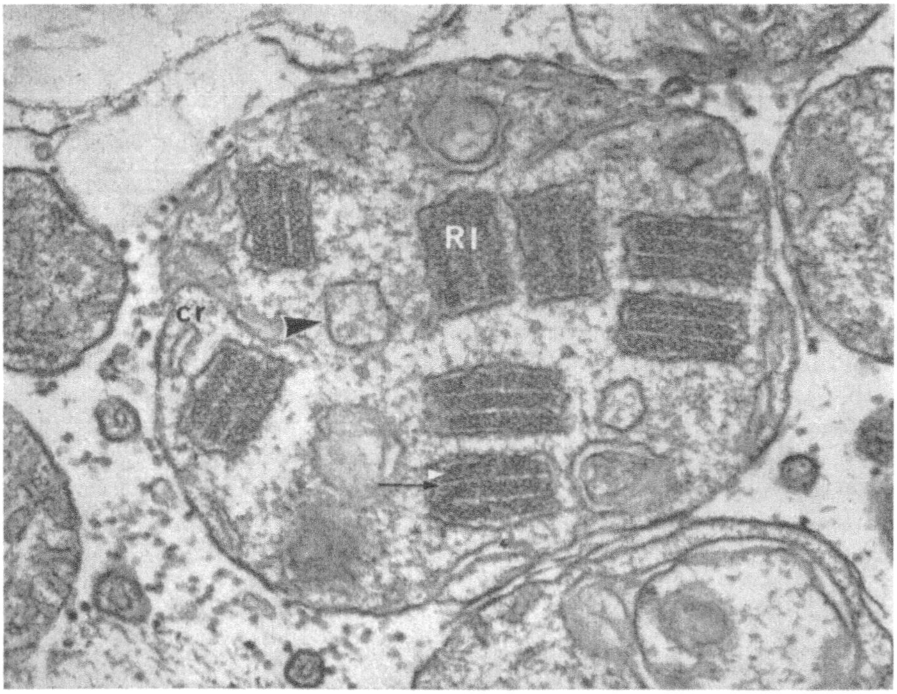

Fig. 5. Megaconial Myopathy with Mitochondrial Inclusions. X 70,000. From SHY et al. Brain 1965

the third type of inclusions described in megaconial myopathy and also similar to those that have been described with excess calcium. In this disorder it would appear that the excessive mitochondria may be acting as an "ionic buffering system" to maintain the homeostasis of the cell, the associated anion being high energy phosphate p_1.

The anaerobic metabolism of the cell is carried on by the enzyme complexes of the sarcoplasm in the glycolytic series known as the Embden-Meyerhof pathway. Alterations in this pathway below the uridine-diphosphate-glucose level by enzyme deficiency result not only in accumulation of glycogen granules, but also in an inability of the cell to form lactate after ischemic exercise. Of the eight disorders known to affect glycolysis, six also affect striated muscle. Muscle is not affected in Von Gierke's disease since glucose-6-phosphatase is not found in striated muscle. It also is not involved in Hers disease, a disorder of hepatic amylophosphorylase, which is different from myoamylophosphorylase. In type II glycogen storage disease (POMPE's) both muscle and central nervous system may be affected, giving the clinical picture

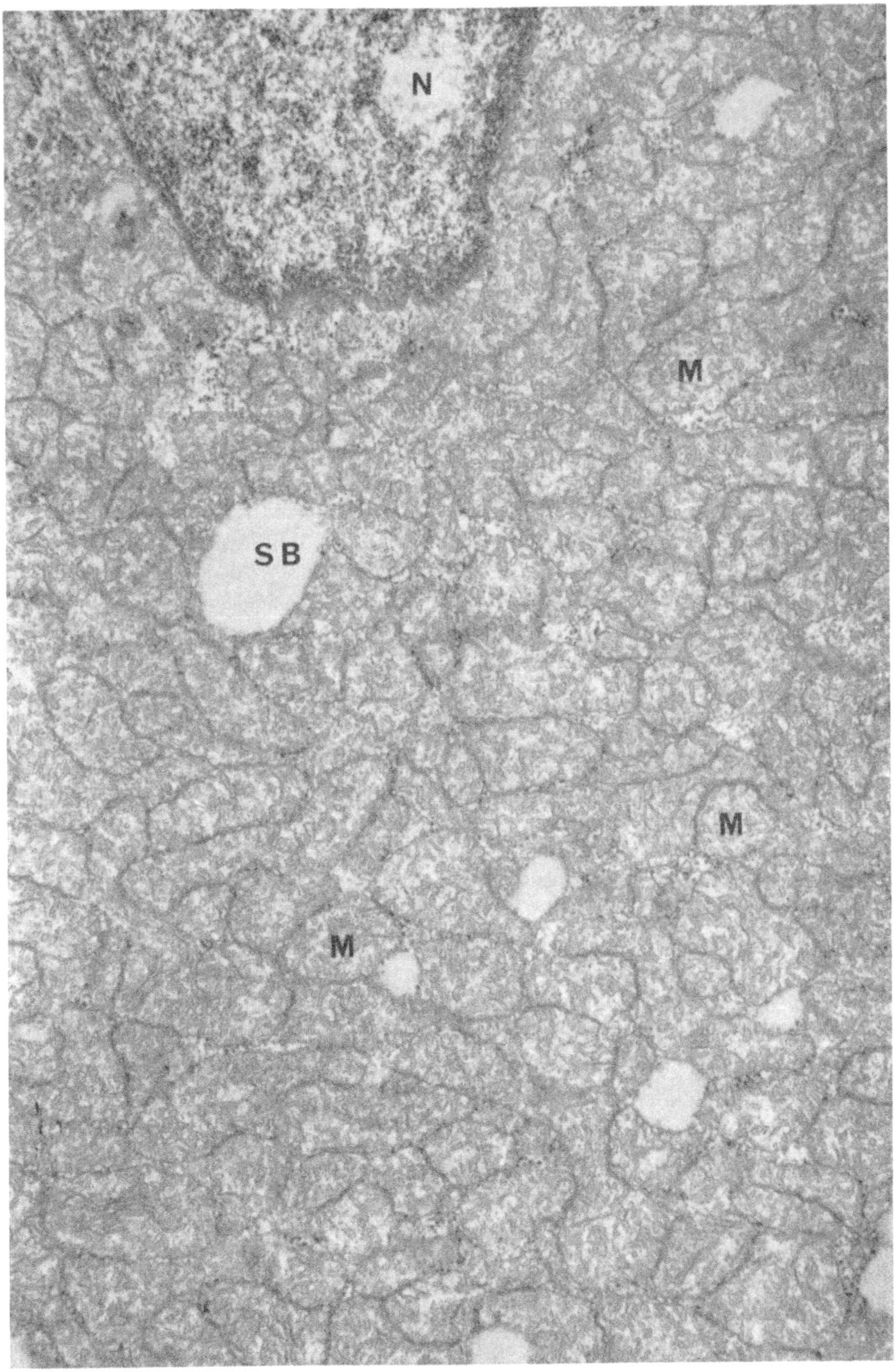

Fig. 6. Pleoconial Myopathy — note perinuclear mitochondrial proliferation. X 22,000. From Shy et al. Brain 1965

of a hypotonic infant. Cardiac muscle may also be involved. In addition, muscle may be involved in limit dextrinosis and in generalized pectinosis in which the brancher and debrancher (1—4, 1—6 glucosidasis) enzymes are involved.

In type V glycogen storage disease (McARDLES's) [27], muscle is specifically involved due to absence or deficiency of myophosphorylase [28]. The usual clinical picture is that of cramps and episodic myoglobinuria early in life followed in the late third decade by wasting and weakness of muscle. These patients cannot form lactate after ischemic exercise. Some relief may be obtained by giving the patient glucagon or glucose.

It is now clear that other enzyme deficiencies lower in the Embden-Meyerhof cycle may give an identical clinical picture to McArdles's disease. In these disorders the patient cannot form lactate after ischemic exercise, nor will lactate be formed from the muscle homogenate unless the deficient enzyme is added or bypassed by adding the next lower substrate. Thus SATOYOSHI and KOWA [29] have drawn attention to a family in whom the addition of fructose-6-phosphate or fructose-1-6-diphosphate corrected the lactate deficiency. Unlike McArdle's disease, the addition of glucose-1-phosphate to the homogenate did not allow lactate to be formed. This would point to a hexose isomerase deficiency; however, direct analysis of this enzyme revealed it to be present in normal amounts. Giving fructose to such patients alleviated their symptoms.

TARUI et al. [30] have described a family with a marked deficiency of phosphofructokinase, again with weakness and fatigue of skeletal muscle and episodic myoglobinuria.

In all of these disorders glycogen may be laid down in excess within the cell as characteristic glycogen granules.

The sarcoplasmic reticulum of the muscle cell is composed of a transverse component bound on each side by two cisterns. The two lateral cisterns form a network by anastamosis with the contiguous lateral cistern at the level of the next Z band above or below. HUXLEY and TAYLOR have shown that the transverse component is necessary for the internal transmissions of the action potential from the sarcolemma. The lateral cisterns are associated with the Marsh-Bender relaxing factor and ultimately associated with calcium metabolism. Gross dilatation of the sarcoplasmic reticulum due to influx of fluid occurs during paralytic attacks of hypokalemic and hyperkalemic (adynamia episodica hereditaria or paramyotonia congenita) familial periodic paralysis. Mitochondrial swelling also occurs in these attacks. Intracellular water may increase as much as ten percent. Direct recording by intracellular microelectrodes of membrane potentials during paralytic episodes does not reveal hyperpolarization in familial periodic paralysis (hypokalemic) [31], nor does it show significant hypopolarization in the hyperkalemic variety [32]. The rationale for this is not clear, since by present-day theory one might expect such changes unless there is a significant outward movement of an intracellular anion such as chloride. Regardless, no action potential may be passed during paralysis and this may be a reflection either of impairment of generation of the action potential dependent upon the increased surface area of the greatly enlarged sarcoplasmic reticulum or release of an undetermined substance such as the relaxing factor.

In summary, the study of intracellular organelles in striated muscle of man has not as yet put us further ahead in understanding the basic mechanisms of muscular dystrophy than have the classical studies of WILHELM ERB. Such studies however have given us much more insight into the chemical anatomy of the muscle cell, and allowed us to separate many disorders of the muscle cell from muscular dystrophy. Such disorders usually have a markedly better prognosis than muscular dystrophy and frequently a rationale therapy may be available. If WILHELM ERB were with us today, I am certain he would not only share the excitement of this rapidly changing field but would, along with WILLIAM SPILLER, be in the forefront. May I once again thank you on behalf of my university for the opportunity of sharing with you some of the ideas that are interesting us.

References

1. ERB, W. H.: Über die „juvenile Form“ der progressiven Muskelatrophie ihre Beziehungen zur sogenannten Pseudohypertrophie der Muskeln. Dtsch. Arch. klin. Med. **34**, 467 (1884).
2. DUCHENNE, G. B.: Récherches sur le paralysie musculaire pseudohypertrophique ou paralysie myosclerosique. Arch. gén. Méd., 6 ser. **11**, 5, 179, 305, 421, 552 (1868).
3. SPILLER, WILLIAM, G.: The relation of the myopathies. Brain **XXXVI**, 75 (1913).
4. CROZIER, J. P., GRIFFITH and Wm. G. SPILLER: Amyotonia congenita, a clinical and pathological study. Amer. J. Med. Sci. N.S. **141**, 1 (1911).
5. SHY, G. MILTON, and K. R. MAGEE: A new congenital non-progressive myopathy. Brain **79**, 610 (1956).
6. SEITELBERGER, F., T. WANKO und M. GAVIN: The muscle fiber in central core disease. Acta neuropath. (Berl.) **1**, 223 (1961).
7. ENGEL, W. K., J. B. FOSTER, B. P. HUGHES, H. E. HUXLEY, and R. MAHLER: Central core disease, — an investigation of a rare muscle cell abnormality. Brain **84**, Part II, 167 (1961).
8. DUBOWITZ, V., and A. PEARSE: Oxidative enzymes and phosphorylase in central-core disease of muscle. Lancet **1960** 2, 23.
9. BETHLEM, J., (POSTHUMUS), and F. E. MEYJES: Congenital non-progressive central core disease of Shy and Magee. Psychiat. Neurol. Neurochir. (Amst.) **63**, 246 (1960).
10. AFIFI, A. K., J. W. SMITH, and H. ZELLWEGER: Congenital non-progressive myopathy, central core disease and nemaline myopathy in one family. Neurology (Minneap.) **15**, 371 (1965).
11. GONATAS, N. K., M. C. PEREZ, G. M. SHY, and I. EVANGELISTA: Central „core“ disease of skeletal muscle. Amer. J. Path. **47**, 503 (1965).
12. PRICE, HAROLD, M. D. C. PEASE, and C. M. PEARSON: Selective actin filament and Z-band degeneration induced by plasmocid. Lab. Invest. **11**, 549 (1962).
13. SHY, G. M., W. K. ENGEL, J. E. SOMERS, and T. WANKO: Nemaline myopathy. Brain **86**, 793 (1963).
14. COHEN, PATRICK, E. E. G. MURPHY, and W. L. DONOHUE: Light and electron microscopic studies of „myogranules“ in a child with hypotonia and muscle weakness. Canad. med. Ass. J. **89**, 983 (1963).
15. ENGEL, W. K., T. WANKO, and G. N. FENICHEL: Nemaline myopathy. Arch. Neurol. **11**, 22 (1964).
16. SPIRO, A. J., and C. KENNEDY: Hereditary occurrence of nemaline myopathy. Arch. Neurol. **13**, 155 (1965).
17. GONATAS, N. K., G. M. SHY, and E. GODFREY: Nemaline myopathy, the origin of the nemaline structures. New Engl. J. Med. **214**, 535 (1966).
18. PERKOFF, GERALD T.: Studies of human myoglobin in several diseases of muscle. New Engl. J. Med. **270**, 263 (1964).
19. PEARSON, C. M., N. C. KAR, J. B. PETER, and T. L. MUNSAT: Muscle lactate dehydrogenase patterns in two types of X-linked muscular dystrophy. Amer. J. Med. **39**, 91 (1965).
20. BRODY, I. A.: The significance of lactate dehydrogenase isoenzymes in abnormal human skeletal muscle. Neurology (Minneap.) **14**, 1091 (1964).

21. Spiro, A. J., G. M. Shy, and N. K. Gonatas: Myotubular myopathy. Arch. Neurol. **14,** 1 (1966).
22. Ernster, I., D. Ikkos, and R. Luft: Enzymic activities of human skeletal muscle mitochondria — a tool in clinical research. Nature (Lond.) **184,** 1851 (1959).
23. Luft, R., D. Ikkos, G. Palmieri, L. Ernster, and B. Afzelius: A case of severe hypermetabolism of non thyroid origin with a defect in the maintenance of mitochondrial respiratory control. J. clin. Invest. **41,** 1776 (1962).
24. Shy, G. M., and N. K. Gonatas: Human myopathy with giant abnormal mitochondria. Science **145,** 493 (1964).
25. — —, and M. C. Perez: Two childhood myopathies with abnormal mitochondria — 1. megaconial myopathy, 2. pleoconial myopathy. Brain **89,** 133 (1966).
26. Poskanzer, D. C., and D. N. S. Kerr: A third type of periodic paralysis with normokalemia and favourable response to sodium chloride. Amer. J. Med. **31,** 328 (1961).
27. McArdle, B.: Myopathy due to a defect in muscle glycogen breakdown. Clin. Sci. **10,** 13 (1951).
28. Schmid, R., and R. Mahler: Chronic progressive myopathy with myoglobinuria: demonstration of a glycogenolytic defect in the muscle. J. clin. Invest. **38,** 2044 (1959).
29. Satoyoshi, E., and H. Kowa: A new myopathy due to glycolytic abnormalities. Trans. Amer. neurol. Ass. **90** (1965). (In Press).
30. Tarui, S., G. Okuno, T. Tanaka Ulkura, M. Suda, and M. Nishikawa: Phosphofructokinase deficiency in skeletal muscle: a new type of glycogenosis. Biochem. biophys. Res. Commun. **19,** 517 (1965).
31. Shy, G. M., T. Wanko, P. T. Rowley, and A. G. Engel: Studies in familial periodic paralysis. Exp. Neurol. **3,** 53 (1961).
32. Creutzfeldt, O. D., B. C. Abbott, W. M. Fowler, and C. M. Pearson: Muscle membrane potentials in episodic adynamia. Electroenceph. Clin. Neurophysiol. **15,** 508 (1963).

Biochimie et Enzymologie des Dystrophies Musculaires (Myopathies)

J. C. Dreyfus, Fanny Schapira et G. Schapira

Les myopathies sont des maladies musculaires qui peuvent présenter des aspects multiples. Nous étudierons essentiellement les données récentes qui intéressent la biochimie de la myopathie humaine du type Duchenne-Erb, la plus fréquente et la plus grave. Nous ne ferons que quelques allusions aux myopathies animales nutritionnelles et surtout héréditaires.

A — Le symptôme biochimique le plus classique est la *créatinurie.* Rappelons que chez le myopathe la créatinine urinaire est abaissée et qu'apparaît une excrétion de créatine progressivement croissante. Cette créatinurie n'est pas pathognomonique des myopathies et apparaît dans les atrophies musculaires de toutes origines. Peu de recherches récentes ont été consacrées au métabolisme de la créatine. Depuis les travaux de J. D. Benedict et coll [*4*] qui utilisaient de la créatine marquée à l'azote lourd on admet qu'il s'agit, non d'un défaut métabolique musculaire, mais d'un refus d'une partie de la créatine fournie par le foie, du fait d'une diminution de la quantité de muscle disponible. Des travaux récents effectués sur la souris et l'homme [*27*, *28*] font penser qu'il existe peut-être en outre une accélération du turnover de la créatine musculaire chez le myopathe.

B — C'est sur l'étude des *enzymes* que se concentre actuellement l'essentiel du travail de recherche sur les myopathies.

1. Dans le *muscle* ce sont les enzymes de la glycogénolyse qui sont les plus atteints, comme l'ont montré pour la première fois J. C. DREYFUS, G. SCHAPIRA et F. SCHAPIRA [*18*] et, comme l'ont confirmé P. J. VIGNOS et M. LEFKOWITZ [*88*]. Ils tombent à des taux de 20 à 30 p. 100 de celui des témoins, et cette diminution se maintient si, au lieu de rapporter les résultats au poids frais du tissu, on les rapporte à l'azote non collagénique [*18*, *45*], ou à la quantité de protéine extractible [*42*]. On assiste également à une chute de la créatine-kinase [*84*] et de l'acide adénylique désaminase [*58*]. Au contraire, nous avons pu montrer dès 1955 [*78*] que les enzymes oxydatifs sont relativement conservés, notion récemment confirmée par S. A. SINGH et coll [*83*].

A l'opposé, les enzymes du catabolisme protéique, normalement contenus dans les lysosomes, se montrent augmentés dans le tissu myopathique, comme d'ailleurs dans d'autres formes d'atrophie musculaire: c'est le cas, notamment, de la cathepsine [*57*, *91*]. La lésion pourrait consister à la fois en une augmentation de la quantité d'enzymes et en leur sortie des lysosomes [*85*]. L'étude la plus complète sur l'enzymologie musculaire est due à H. HEYCK, G. LAUDAHN et C. J. LUDERS [*31*] qui ont dosé vingt enzymes dans le muscle de 26 malades en les comparant aux valeurs normales [*42*].

Huit enzymes diminuent progressivement au cours de l'évolution: l'aldolase, la phosphoglycéraldéhyde-déshydrogénase, la lacticodéshydrogénase, l'énolase, ainsi que quatre kinases: la myokinase, l'acide phosphoglycérique-kinase, la créatine-kinase, l'acide pyruvique-kinase.

Six enzymes, après une élévation temporaire subissent une diminution: l'isocitrico-déshydrogénase, la malico-déshydrogénase, l'hexose-phosphate-isomérase, le triose-phosphate-isomérase, les transaminases.

Trois enzymes, *surtout abondants dans le tissu fibreux et graisseux*, augmentent progressivement: la glucose-6-phosphate-déshydrogénase, l'acide phospho-gluconique déshydrogénase, l'acide glutamique déshydrogénase.

Trois enzymes ne subissent pas de modifications: l'hexokinase, l'A.T.P. ase, la glycérophosphate-déshydrogénase.

Ces constatations corroborent, tout en les précisant, les découvertes précédemment faites par d'autres auteurs, et confirment que les modifications quantitatives constatées dans le muscle sont secondaires au processus myopathique.

L'élévation des déshydrogénases du shunt des pentoses-phosphates a été retrouvée chez la souris dystrophique [*91*].

La connaissance des formes moléculaires multiples des enzymes, ou isozymes, a permis une approche différente, en quelque sorte qualitative, des protéines du muscle myopathique.

Rappelons que la lacticodéshydrogénase (LDH) révèle à l'électrophorèse en gélose ou en gel d'amidon cinq zones de migration différente. E. D. CAHN, N. O. KAPLAN et coll [*10*] ainsi que C. L. MARKERT et coll [*50*] ont abouti à la conclusion, que ces cinq isozymes représentent l'hybridation de quatre subunités. Celles-ci peuvent être, soit de type muscle «squelettique» (A) soit de type coeur (B), et leur hybridation en proportion variable peut donner les cinq combinaisons suivantes, correspondant aux cinq zones de migration: A^4, A^3B, A^2B^2, AB^3, B^4.

Chez presque tous les mammifères y compris l'homme les principaux muscles striés sont de type A presque pur, ce qui se traduit à l'électrophorèse en gel d'amidon à pH 8,5 par une migration surtout cathodique, bien que des différences existent entre muscles rouges et blancs [*6*].

Par contre, ces mêmes muscles à l'état foetal présentent chez l'homme une prédominance de type B, et donc un isozyme cathodique très faible sinon absent, R. J. Wieme et J. E. Herpol [*92*] ont mis en évidence une anomalie des isozymes de la LDH musculaire chez le myopathe, anomalie que nous avons aussi décrite et rapprochée de l'état foetal [*15*].

Il ne s'agit pourtant pas d'une lésion spécifique de la myopathie, puisque d'autres [*8*, *46*] l'ont retrouvée au cours des atrophies neurogènes. Si N. O. Kaplan et coll ont constaté la même anomalie de la LDH du muscle de poulet dystrophique [*18*], nous avons pu montrer qu'on la trouvait aussi dans le gastrocnémien du poulet atrophié par section sciatique [*71*]. Nous pensons cependant qu'il est intéressant de constater un état foetal du muscle myopathique, surtout si les travaux de K. Miyoshi et coll [*53*] et ceux de A. Maciotta et coll [*49*] et de C. T. Perkoff [*62*] sur la myoglobine du muscle myopathique dont la baisse est connue depuis longtemps [*52*], et qui serait anormale et semblable à celle du muscle foetal se confirment. En faveur de cette thèse on peut encore noter les constatations histochimiques de R. Horia sur la répartition de l'acétyl-cholinestérase [*32*]. Il serait évidemment intéressant de trouver cette anomalie au stade préclinique; un très fort argument pour que l'état «foetal» de certaines protéines musculaires représente une lésion primitive de la myopathie serait fournie par la confirmation du travail tout récent de A. E. Emery [*25*]. Cet auteur décrit une diminution de la bande cathodique de la LDH musculaire après électrophorèse, chez deux mères de myopathes, apparemment saines.

On pourrait donc faire l'hypothèse du défaut de «maturation» de plusieurs protéines musculaires chez le myopathe, entre autres des protéines encore inconnues qui gouvernent la sortie des grosses molécules hors de la cellule musculaire.

2. La traduction clinique des troubles enzymatiques par l'élévation du taux des *enzymes sériques* est d'une importance capitale. Elle a été observée pour la première fois en 1949 pour l'aldolase [*81*] par J. A. Sibley et A. L. Lehninger sur deux cas. Son étude systématique a été entreprise par G. Schapira, J. C. Dreyfus et F. Schapira qui ont présenté en 1953 une statistique portant sur 70 cas [*77*]. La valeur de ce symptôme a été confirmée par de multiples publications [cf. *16*]. Après l'aldolase [*77*], nous avons décrit l'élévation dans le sérum des deux transaminases, de la phosphohexoisomérase, de la lacticodéshydrogénase [*17*, *76*, *78*]. L'enzyme le plus spécifique est celui dont l'élévation est la plus forte: la créatine-kinase (S. Ebashi et coll, J. C. Dreyfus et coll) [*21*, *24*]. Son élévation moyenne atteint 100 fois la normale.

L'élévation des enzymes sériques présente, au contraire des modifications du tissu musculaire lui-même [*19*], une grande spécificité [*20*]. Elle ne s'observe en effet que dans la dystrophie musculaire progressive, sutout dans la forme de Duchenne de Boulogne. L'élévation, par contre, n'est que minime, ou absente, dans les affections neurogènes (poliomyélite, sclérose latérale amyotrophique, amyotonie) ainsi que dans la myasthénie et les myotonies. La plupart des enzymes cités ci-dessus sont ubiquitaires et leur élévation dans le sérum ne permet pas d'affirmer leur origine musculaire. La créatine-kinase, par contre, est presque exclusivement d'origine musculaire et cardiaque [*22*, *56*]. En dehors des myopathies, on trouve donc presque uniquement, une élévation de la créatine-kinase dans l'infarctus du myocarde [*22*].

Un deuxième enzyme présente également une certaine spécificité. L'aldolase existe en effet sous deux formes [*30*, *44*, *68*]: un type musculaire qui n'agit que sur le substrat principal, le fructose diphosphate; un type hépatique qui agit également sur le fructose-1-phosphate. C'est exclusivement le type musculaire qui est augmenté dans le plasma des myopathes [*75*].

Nous insisterons sur le fait que l'élévation des enzymes sériques est très précoce, qu'elle précède l'apparition des signes cliniques et qu'on peut ainsi faire le diagnostic de la dystrophie musculaire à un stade préclinique, ce qui présente une importance thérapeutique considérable [*20*, *59*].

Un certain nombre de syndromes musculaires en dehors de la myopathie peuvent s'accompagner d'élévation des enzymes sériques; c'est le cas des dermatomyosites et des polymyosites; le traitement par les corticoïdes fait baisser le taux des enzymes en même temps qu'il améliore l'état clinique. Au cours des myoglobinuries nous avons observé une élévation considérable (1000 fois la normale pour la créatine-kinase), mais transitoire, des enzymes. Comme l'a confirmé l'étude électrophorétique des protéines urinaires dans un cas, cette élévation prouve que la myoglobine est loin d'être la seule protéine à passer dans le sang. Certains myxoedèmes avec participation musculaire s'accompagnent également d'une forte élévation des enzymes sériques, qui cède au traitement thyroïdien. Enfin l'irradiation aux rayons X, l'intoxication à l'oxyde de carbone [*9*], les interventions chirurgicales, l'injection à l'animal de fortes doses de corticostéroïdes [*69*], provoquent également l'élévation de l'aldolase et de la créatine-kinase.

Chez les animaux on trouve aussi très souvent une élévation du taux des enzymes sériques [*12*, *13*]. La première démonstration en a été fournie, pour l'aldolase, chez la souris [*73*]. L'hyperaldolasémie a été également observée chez le poulet dystrophique [*11*]. L'élévation est, chez les animaux plus modérée que chez l'homme, peut-être à cause du niveau normal, habituellement beaucoup plus élevé. La créatine-kinase a été trouvée élevée chez le hamster dystrophique [*26*]; chez la souris, des résultats divergents ont été obtenus: élévation [*34*], abaissement [*54*] ou valeurs normales [*70*]. Ces variations sont peut-être en rapport avec des anomalies qualitatives de la créatine-kinase dans la dystrophie de la souris, que suggère le travail récent de D. C. Watts et B. T. Hooton [*90*]. De toutes façons, l'élévation, si elle existe ne peut être que modérée, constrastant avec les constatations faites chez l'homme.

Si la valeur du dosage des enzymes sériques pour le diagnostic est grande, il possède aussi une certaine importance pour le pronostic [*3*, *72*]. Avec certaines exceptions, le taux des enzymes présente des variations selon plusieurs facteurs:

L'âge

Elle est plus importante chez le jeune, avant 15 ans.

Le sexe

Elle est beaucoup plus inconstante chez la fille (où d'ailleurs la myopathie elle-même est beaucoup plus rare, et en général moins grave).

Le stade de la maladie

L'hyperaldolasémie est beaucoup plus intense au début qu'à la fin de l'évolution quand le myopathe devient grabataire, le taux de l'aldolase sérique à tendance à se normaliser.

Le potentiel évolutif

En effet, il nous est apparu qu'un taux très élevé d'aldolase sérique, au début de l'évolution, était un facteur de fâcheux pronostic. Inversement, nous avons rencontré quelques cas se rapprochant cliniquement de la maladie de Duchenne, mais où un taux d'enzyme peu élevé, au début de la maladie, coïncidait avec une évolution lente.

De plus, les formes cliniques, autres que la forme de Duchenne, et de pronostic bien meilleur, s'accompagnent en général d'une hyperaldolasémie discrète.

La saison enfin

Chez les myopathes qui marchent encore (mais non chez les grabataires) il y a des variations saisonnières du taux de l'aldolase sérique, qui est plus élevé au début de l'hiver. Il est intéressant de noter que M. S. Chung et N. E. Morton [*11*] ont constaté des variations saisonnières du taux de l'aldolase chez les poulets.

3. Isozymes de la lacticodéshydrogénase dans le sérum. R. Richterich et coll [*64*] ont étudié les isozymes de la lacticodéshydrogénase dans le sérum. Ils ont observé une augmentation d'intensité des diverses bandes, due à l'élévation de la LDH. Mais l'augmentation des bandes portait électivement sur les bandes rapides. Or, on sait que dans le tissu musculaire normal, ce sont les bandes lentes qui prédominent; c'est cette anomalie apparente qui a incité R. J. Wieme et J. E. Herpol et nous-mêmes à constater que le profil isozymique du muscle myopathique était modifié. Sur le plan du diagnostic, l'étude des isozymes n'apporte pas d'élément intéressant, car l'augmentation des isozymes rapides s'observe dans la plupart des syndromes.

Des essais ont également été pratiqués sur la transaminase glutamique-oxalacétique. Dès 1958, J. Rosa et coll [*66*], montraient l'existence de plusieurs bandes dans le sérum, mais aucune modification au cours de la myopathie, de même d'ailleurs que dans le tissu musculaire [*39*].

L'origine de cette fuite des enzymes tissulaires réside certainement dans le muscle, puisque seuls, sont élevés dans le sérum les enzymes présents dans le muscle et non ceux qui sont spécifiques des autres organes. Le mécanisme de cette fuite est encore peu clair. Il est certain qu'il existe une augmentation de la perméabilité cellulaire. Les travaux de R. L. Zierler sur l'efflux de l'aldolase [*93*] hors du muscle, plongé dans une solution tampon ont bien montré que les muscles de souris dystrophiques livrent plus d'enzyme au milieu que les muscles témoins. Mais ce phénomène n'est pas spécifique, et L. Pellegrino et C. Bibbiani ont montré qu'il se produisait également dans les atrophies par section nerveuse ou ténotomie [*61*].

Il faut, enfin, signaler que dans de nombreux cas, au début, l'élévation des enzymes sériques est considérable. Le calcul montre que cette fuite extrêmement rapide des enzymes tissulaires peut avoir une responsabilité majeure dans l'appauvrissement progressif du tissu en ces enzymes [*16*].

4. Autres caractères biochimiques musculaires: les protéines spécifiques des myofibrilles ont fait l'objet d'un nombre restreint d'études. Myosine et actine sont toutes deux diminuées. De plus, la myosine du muscle myopathique diffère qualitativement de celle du muscle normal et témoigne d'une polydispersité remarquable, comme l'ont montré G. Schapira et coll par biréfringence d'écoulement et B. Horvath par ultracentrifugation [*33*, *79*]. Ces modifications ne sont toutefois pas spécifiques et se retrouvent dans l'atrophie par section nerveuse.

Le potassium musculaire est diminué [*43*, *80*]. La diminution du potassium échangeable a été démontré à l'aide de potassium radioactif [*5*]. Le fer musculaire non héminique apparemment diminué est en réalité inchangé par rapport au muscle résiduel; cette stabilité contraste avec l'augmentation observée dans les atrophies neurogènes [*16*].

Le métabolisme intermédiaire a fait l'objet de quelques recherches: l'hyperpyruvicémie observée par A. LUZZATO [*47*] semble être confirmée. Récemment I. NIEBROJ-DOBOSZ [*55*] a décrit la constance de l'hypocitratémie. L'élévation, décrite par le même auteur, du taux des acides pyruvique et citrique, dans le muscle lui-même, reste fort difficile à expliquer. Elle a été observée également par H. H. TAUSSKY et coll chez le lapin et la souris myopathiques [*86*]. La présence de pentoses dans l'urine n'a pas été confirmée. Par contre, l'aminoacidurie, décrite par S. AMES et H. RISLEY en 1948, est certaine [*2*]. Le taux de l'hydroxyproline urinaire est abaissé [*40*]. Les perturbations du métabolisme des lipides possèdent certainement une grande importance, accusée par l'accumulation de graisses dans le muscle malade; Dans les myopathies animales un certain nombre d'anomalies ont été évoquées: troubles du métabolisme des acides gras polydésaturés chez le porc [*82*]; de l'acétoacétate [*29*] et du cholestérol chez la souris [*63*]. Dans les myopathies humaines, les travaux sont encore à leur début; l'analyse chromatographique des lipides musculaires vient d'être entreprise par B. P. HUGHES [*37*].

5. Le progrès le plus spectaculaire des dernières années a consisté dans la détection des transmettrices saines du gène myopathique grâce à l'emploi des enzymes sériques. Les premiers essais ont été effectués en 1960 par C. S. CHUNG, N. E. MORTON et PETERS et par J. C. DREYFUS, F. SCHAPIRA, G. SCHAPIRA et J. DEMOS [*11*, *21*, *74*]. Il s'est rapidement avéré que l'enzyme à utiliser pour cette recherche est la créatine-kinase, pour laquelle des méthodes précises ont dù être mises au point (méthode spectrophotométrique adaptée par R. RICHTERICH et coll, méthode colorimétrique adaptée par nous-mêmes, d'après les principes posés par A. H. ENNOR et H. ROSENBERG [*21*] et améliorée par B. P. HUGHES [*35*, *36*]. Par ces méthodes, plusieurs groupes en France, en Grande-Bretagne, aux USA et en Suisse disposent désormais de statistiques importantes [*1*, *60*, *65*, *67*, *74*, *89*].

Avant de discuter les résultats obtenus, il est nécessaire de souligner que des précautions particulières sont à respecter pour une telle étude. Alors que pour la détection des malades, les élévations sont considérables, les modifications modérées observées chez les transmettrices réclament une technique très rigoureuse. Le taux des enzymes sériques peut être modifié par le travail musculaire, une période de repos couché est indispensable; nous la limitons à 30 minutes pour des raisons pratiques puisqu'il ne s'agit pas de malades hospitalisés. Enfin le problème des témoins est délicat: un groupe d'étudiants peut ne pas constituer un groupe témoin satisfaisant; les hommes ont des valeurs de créatine-kinasémie plus élevées que les femmes. Il faut de préférence s'adresser à des femmes d'àge et en conditions de fatigue et d'état émotionnel, comparables à celles des mères de myopathes (mères d'enfants non myopathiques se rendant à la consultation, femmes accompagnant les mères). Dans ces conditions, et suivant les limites supérieures acceptées pour les normaux, les différents laboratoires observent des valeurs anormalement élevées chez 70 à 80 p. 100 des mères connues comme transmettrices, et chez 40 à 50 p. 100 des mères de cas isolés et des soeurs de malades à forme familiale. Cette détection, sans donner encore de garanties certaines, possède d'ores et déjà une grande valeur pratique et théorique.

Notre propre statistique comporte 53 mères transmettrices certaines, dont 38, soit 72 p. 100, dépassent la valeur moyenne des témoins, augmentée de deux fois l'écart type. Dans les formes isolées, 15 mères sur 39, soit 38 p. 100, présentent des valeurs élevées. Six soeurs de malades sur 19 soit 33 p. 100 ont un taux anormal de créatine-kinase sérique. La détection des transmettrices par des méthodes biologiques a conduit à la réévaluation de leur état clinique. On connaissait depuis longtemps des mères de myopathes cliniquement malades, mais on les considérait comme exceptionnelles. Récemment, les examens cliniques et anatomiques ont conduit à décrire des symptômes dans un certain nombre de cas, accompagnés par des lésions histologiques en foyers [*23*, *60*]. A. E. Emery a même observé une modification, légère mais qu'il considère comme certaine, des isozymes de la lacticodéshydrogénase [*25*].

L'ensemble de ces constations a conduit tout naturellement à évoquer pour ces transmettrices, l'hypothèse de la mosaïque du chromosome X de M. F. Lyon [*48*], hypothèse démontrée dans le cas du déficit en glucose-6-phosphate déshydrogénase. Pour que cette hypothèse séduisante présentée en détail par C. M. Pearson [*60*] puisse être appliquée au muscle, il reste à démontrer sa compatibilité avec la nature multinuclée des cellules musculaires.

En conclusion, la biochimie des myopathies a fait au cours des dernières années des progrès importants dans le domaine des symptômes et des mécanismes physiopathologiques. Il reste à découvrir le mécanisme fondamental de la maladie qui permettrait d'en établir le traitement rationnel.

Remerciements

Nous remercions l'Institut National de la Santé et de la Recherche Médicale, le Centre National de la Recherche Scientifique la Délégation Générale à la Recherche Scientifique et Technique et ses Comités Scientifiques (Fonds de Développement), "The Muscular Dystrophy Associations of America Inc., New York, U. S. A." de l'aide apportée à ce travail.

Bibliographie

1. Aebi, V., R. Richterich, J. P. Colombo et E. Rossi: Enzymol. biol. clin. **1**, 61 (1961/62).
2. Ames, S., and H. Risley: Proc. Soc. exp. Biol. (N.Y.) **68**, 131 (1948).
3. Aronson, S. M., and B. W. Volk: Amer. J. Med. **22**, 414 (1957).
4. Benedict, J. D., H. J. Kalinsky, L. A. Scarrone, A. P. Wertheim, and D. W. Stetten jr.. J. clin. Invest. **34**, 141 (1955).
5. Blahd, W. H., F. K. Baver, R. L. Libby, and A. S. Rose: Neurology (Minneap.) **5**, 201 (1955).
6. Blanchaer, M. C., and M. van Wijhe: Amer. J. Physiol. **202**, 827 (1962).
7. Bourne, G. H., and M. N. Golarz: Nature (Lond.) **183**, 174 (1959).
8. Brody, I. A.: Neurology (Minneap.) **14**, 1091 (1964).
9. Bruns, F. H., E. Brosswitz, H. Denneman, H. D. Horn und E. Holtmann: Klin. Wschr. **39**, 342 (1961).
10. Cahn, E. D., N. O. Kaplan, L. Levine, and E. Zwilling: Science **136**, 962 (1962).
11. Chung, C. S., N. E. Morton, and H. A. Peters: Amer. J. hum. Genet. **12**, 52 (1960).
12. Coleman, D. L., and M. E. Ashworth: Amer. J. Physiol. **197**, 839 (1959).
13. Cornelius, C. E., G. R. Lan, L. M. Julian, and V. S. Asmundsen: Proc. Soc. exp. Biol. (N.Y.) **101**, 41 (1959).
14. Diehl: Biochim. biophys. Acta **82**, 611 (1964).
15. Dreyfus, J. C., J. Demos, F. Schapira et G. Schapira: C. R. Acad. Sci. (Paris) **254**, 4384 (1962).
16. —, and G. Schapira: Biochemistry of hereditary myopathies. Springfield: Ch. Thomas 1962.
17. —, et G. Schapira: C. R. Soc. Biol. (Paris) **149**, 1934 (1955).
18. — —, and F. Schapira: J. clin. Invest **33**, 794 (1954).
19. — — —, and J. Demos: Clin. chim. Acta **1**, 434 (1956).

20. — — — Ann. N.Y. Acad. Sci. **75**, 235 (1958).
21. — — et J. Demos: Rev. franç. Etud. clin. biol. **5**, 384 (1960).
22. — —, J. Resnais et L. Scebat: Rev. franç. Etud. clin. biol. **5**, 386 (1960).
23. Dubowitz, V.: Proc. roy. Soc. Med. **56**, 810 (1963).
24. Ebashi, S., Y. Toyokura, H. Momoi, and H. Sugita: J. Biochem. (Tokyo) **46**, 103 (1959).
25. Emery, A. E.: Nature (Lond.) **201**, 1044 (1964).
26. Eppenberger, M., C. W. Nixon, J. R. Baker, and F. Homburger: Proc. Soc. exp. Biol. (N.Y.) **117**, 465 (1964).
27. Fitch, C. D., J. D. Ortes, and J. S. Dinning: J. clin. Invest. **40**, 850 (1961).
28. —, D. W. Sinton, and J. S. Dinning: J. Lab. clin. Med. **60**, 874 (1962).
29. Gould, A., and D. L. Coleman: Arch. Biochem. **96**, 408 (1962).
30. Hers, H., et P. Jacques: Arch. int. Physiol. **61**, 260 (1953).
31. Heyck, H., G. Laudahn und C. J. Luders: Klin. Wschr. **41**, 500 (1963).
32. Horia, R.: Neurologia (Buc.) **8**, 553 (1963).
33. Horvath, B.: Neurology (Minneap.) **8**, suppl. 1, 52 (1958).
34. Hosenfeld, D. J., U. Wiesmann et R. Richterich: Enzymol. biol. clin. **2**, 246 (1962/63).
35. Hughes, B. P.: Clin. chim. Acta **7**, 597 (1962).
36. — Second. Symp. Musc. Dystrophy. Research in muscular dystrophy, p. 167. London: Pitman 1963.
37. — Third Symp. Musc. Dystrophy. London 1965.
38. Kaplan, N. O., and R. D. Cahn: Proc. nat. Acad. Sci. **48**, 2123 (1962).
39. Kar, N. C., and C. M. Pearson: Proc. Soc. exp. Biol. (N.Y.) **116**, 733 (1964).
40. Kibrick, A. C., C. G. Mashiro, R. S. Schutz, M. I. Walters, and H. T. Milhorat: Clin. chim. Acta **10**, 344 (1964).
41. Kruh, J., J. C. Dreyfus, G. Schapira, and G. O. Gey jr.: J. clin. Invest. **39**, 1180 (1960).
41. Laudahn, G., u. H. Heyck: Klin. Wschr. **41**, 493 (1963).
42. Leulier, A., et B. Pomme: C. R. Soc. Biol. (Paris) **109**, 743 (1932).
43. Leuthardt, F., E. Testa und H. Wolf: Helv. chim. Acta. **36**, 227 (1953).
45. Lilienthal, J. L., K. L. Zierler, B. P. Folk, R. Bukar, and N. J. Rilley: J. biol. Chem. **182**, 501 (1950).
46. Lowenthal, A., M. van Sande, and D. Karcher: Clin. chim. Acta **9**, 31 (1964).
47. Luzzatto, A., e E. Lodigiani: Minerva med. (Torino) **45**, 879 (1954).
48. Lyon, M. F.: Nature (Lond.) **190**, 372 (1961).
49. Maciotta, A., V. Scano e A. Cao: Ann. ital. Pediat. **15**, 3 (1963).
50. Markert, C. L., and F. Moller: Proc. nat. Acad. Sci. **45**, 753 (1959).
51. McCaman, M. W.: Science **132**, 621 (1960).
52. Meldolesi, G.: La miopatia primitiva cronica progressiva Rome, Pozzi 1935.
53. Misjoshi, K., K. Saijo, Y. Kuryu, and V. Oshima: Science **142**, 490 (1964).
54. Nichol, C. J.: Enzymol. biol. clin. **4**, 217 (1964).
55. Niebroj-Dobosz, I.: J. Neurol. Neurosurg. Psychiat. **28**, 19 (1965).
56. Okinaka, S., H. Kumagai, S. Ebashi, H. Sugita, M. Momoi, Y. Toyokura, and Y. Fujie: Arch. Neurol. Psychiat. (Chic.) **4**, 520 (1961).
57. Park, D. C., and R. J. Pennington: Third Symposium on muscular Dystrophy. London 1965.
58. Pearce, J. M. S., R. J. T. Pennington, and J. N. Walton: J. Neurol. Neurosurg. Psychiat. **27**, 181 (1964).
59. Pearson, C. M., S. R. Chowdury, W. M. Powler jr., M. H. Jones, and W. H. Griffith: Pediatrics **28**, 962 (1961).
60. —, W. M. Fowler, and S. W. Wright: Proc. nat. Acad. Sci. **50**, 24 (1963)
61. Pellegrino, L., e C. Bibbiani: Sperimentale **113**, 126 (1963).
62. Perkoff, C. T.: New Engl. J. Med. **270**, 263 (1964).
63. Rabinowitz, J. L.: Biochim. biophys. Acta. **43**, 337 (1960).
64. Richterich, R., E. Gautier, W. Egli, K. Zuppinger und E. Rossi: Klin. Wschr. **39**, 346 (1961).
65. —, S. Rosin, U. Aebi, and E. Rossi: Amer. J. hum. Genet. **15**, 133. (1963).

66. ROSA, J., R. SADDI et G. SCHAPIRA: C.R. Soc. Biol. (Paris) **152**, 422 (1958).
67. ROSSI, E., R. RICHTERICH et U. AEBI: Bull. Soc. Méd. Hôp. Paris **113**, 54 (1962).
68. SCHAPIRA, F.: Thèse Doctorat ès-Sciences, Paris 1959.
69. — C. R. Soc. Biol. (Paris) **148**, 1997 (1954).
70. —, et J. C. DREYFUS: Enzymol. biol. clin. **3**, 53 (1963).
71. — — Enzymol. biol. clin. **4**, 23 (1964).
72. —, J. DEMOS, G. SCHAPIRA et J. C. DREYFUS: Rev. franç. Et. clin. biol. **2**, 728 (1957).
73. —, J. C. DREYFUS et G. SCHAPIRA: C.R. Acad. Sci. (Paris) **245**, 808 (1957).
74. — — — et J. DEMOS: Rev. franç. Et. clin. biol. **5**, 990 (1960).
75. —, G. SCHAPIRA et J. DEMOS: C.R. Acad. Sci. (Paris) **245**, 754 (1957).
76. SCHAPIRA ,G., et J. C. DREYFUS: C.R. Soc. Biol. (Paris) **151**, 22 (1957).
77. — — et F. SCHAPIRA: Sem. Hôp. Paris **29**, 1917 (1953).
78. — — —, and J. KRUH: Amer. J. phys. Med. **34**, 313 (1955).
79. —, M. JOLY et J. C. DREYFUS: C.R. Soc. Biol. (Paris) **148**, 1056 (1954).
80. SHY, G. M., D. J. CUMMINGS, L. BERG, and B. HORVATS: J. appl. Physiol. **8**, 33 (1955).
81. SIBLEY, J. A., and A. L. LEHNINGER: J. nat. Cancer Inst. **9**, 303 (1959).
82. SIEDLER, A. J., W. P. NORMAN, and R. N. SAVRE: Amer. J. clin. Nutr. **15**, 187 (1964).
83. SINGH, S. N., R. VIJAYVERGIYA, S. RANAWAT, and D. E. ANTIA: Indian J. Pediat. **29**, 397 (1962).
84. TADA, K., Y. WATANABE, and H. CHIKAOKA: J. exp. Med. **75**, 296 (1961.)
85. TAPPEL, A. L., H. ZALKIN, K. A. CALDWELL, I. D. DESAI, and S. SHIBKO: Arch. Biochem. **96**, 340 (1962).
86. TAUSSKY, H. H., A. WASHINGTON, E. ZUBILLAGA, and A. T. MILHORAT: Nature (Lond.) **196**, 1100 (1962).
87. VASSELLA, F., R. RICHTERICH, and E. ROSSI: Pediatrics **35**, 322 (1965).
88. VIGNOS JR., P. J., and M. LEFKOWITZ: J. clin. Invest. **38**, 873 (1959).
89. WALTON, J. N. JR.: Brit. med. **1964**, 1344.
90. WATTS, D. C., and B. T. HOOTON: Thid Symposium on muscular Dystrophy. London 1965.
91. WEINSTOCK, I. M., S. EPSTEIN, and A. T. MILHORAT: Proc. Soc. exp. Biol. (N.Y.) **99**, 272 (1958).
92. WIEME, R. J., and J. E. HERPOL: Nature (Lond.) **194**, 287 (1962).
93. ZIERLER, R. L.: Bull. Johns Hopk. Hosp. **102**, 17 (1958).

Klinische Neurophysiologie — besonders Elektromyographie — der progressiven Muskeldystrophie

K. H. PUFF

Die Gruppe der chronischen und überwiegend heredodegenerativen primären Muskelerkrankungen wird nach dem Vorschlag von ERB unter dem Begriff „progressive Muskeldystrophie“ zusammengefaßt. Unterschiede in Vererbungsmodus, Lokalisation und Manifestationsalter beweisen, daß mit „Dystrophia muscularis progressiva“ nur ein Abgrenzungsbegriff und keine nosologische Einheit gemeint sein kann.

Die primären Myopathien haben im letzten Jahrzehnt durch die therapeutischen Möglichkeiten bei den myositischen Formen ein belebendes Interesse erfahren. Gleichzeitig haben sich durch neue diagnostische Methoden unsere Kenntnisse über exogene Faktoren, die auch zur „dystrophischen Form“ der strukturellen Myopathien führen können, erweitert.

Die Differentialdiagnose eines chronisch progressiven Muskelschwundes ist heute ohne Elektromyographie und Muskelbiopsie nicht mehr mit ausreichender Sicherheit möglich. Biochemische und histochemische Untersuchungen gewinnen zunehmend an Bedeutung.

Die klinische Symptomatik ist bei der Dystrophia musculorum progressiva im allgemeinen so aufdringlich, daß die Frage am Krankenbett heute lautet: Welche Sonderformen lassen sich im Interesse einer gezielten Therapie differentialdiagnostisch abgrenzen?

Die Elektromyographie mit Nadelelektroden — durch ADRIAN und BRONK 1929 in die Klinik eingeführt — ermöglicht nicht nur einen Einblick in den Funktionszustand mehrerer motorischer Einheiten, durch Verlaufskontrolle kann auch die Entwicklung morphologischer Veränderungen des Muskelparenchyms verfolgt werden.

Die Elektromyographie kann sich für die Differentialdiagnose neuromuskulärer Prozesse noch besser als die Muskelbiopsie den Umstand zu nutze machen, daß bei Denervationsprozessen — im Gegensatz zur Myopathie — die gesamte vom Motoneuron innervierte Muskelfasergruppe gleichzeitig betroffen wird. Der Ausfall motorischer Einheiten bei maximaler Innervation und die Verbreiterung der Aktionspotentiale sind bei neurogenen Störungen, selbst wenn Spontanaktivität fehlt, so signifikant, daß eine Fehldeutung als myopathischer Befund praktisch unmöglich ist. Für den Nachweis, insbesondere aber für den Ausschluß einer neurogenen Schädigung ist die Elektromyographie der Muskelbiopsie überlegen. Unser eigenes Urteil stützt sich auf 1500 Elektromyographieuntersuchungen mit dieser Fragestellung innerhalb der letzten 6 Jahre. Im gleichen Zeitraum ermöglichten 210 Muskelbiopsien in 15% keine sichere Urteilsbildung. Die Auswertung der histologischen Präparate erfolgte überwiegend durch SEITZ, der 1963 die Treffsicherheit dieser Methode innerhalb von 15 Jahren an klinisch geklärten Verlaufsbeobachtungen mit 80% errechnet hat.

Bei den primären Muskelerkrankungen „schrumpft" die motorische Einheit durch diffusen Ausfall unterschiedlich stark geschädigter Muskelfasern; frühzeitig, und in einzelnen Muskelgruppen unterschiedlich, kommt es zur kontinuierlichen Vermehrung des interstitiellen Faserwerkes und zum lipomatösen Umbau der geschädigten Muskulatur, entsprechend den histologischen Befunden beim „myopathischen Gewebssyndrom".

Das elektromyographische Bild der dystrophischen und auch der übrigen strukturellen Myopathien ist gekennzeichnet durch Änderung des normalen Innervationsmusters und durch Formveränderung der Aktionspotentiale.

Im Gegensatz zum neurogen geschädigten Muskel läßt der dystrophische schon bei geringer Kraftleistung einen viel umfangreicheren Einsatz motorischer Einheiten erkennen als der gesunde Muskel bei gleicher Innervationsstärke. Zusätzlich wird offenbar die verminderte Kraftleistung der geschädigten Muskulatur durch eine vorzeitig erhöhte Entladungsfrequenz der motorischen Einheiten „kompensiert".

Die Ursache der sehr unterschiedlichen Verkürzung der Aktionspotentialdauer ist noch nicht hinreichend geklärt. Dem histologischen Befund einer diffusen Parenchymschädigung entsprechend liegt die Deutung nahe, in der Verminderung des Muskelfaserbestandes einer motorischen Einheit infolge der degenerativen oder entzündlichen Prozesse den Grund zu sehen für die Potentialverkürzung und die im Verlauf der Krankheit zunehmende Amplitudenreduktion. BUCHTHAL erklärt die Verschmälerung der Aktionspotentiale dadurch, daß entfernter liegende Subeinheiten bei Amplitudenreduktion nicht mehr von der Elektrode erfaßt werden.

Ein „vermehrt polyphasischer Charakter" auch der verkürzten Aktionspotentiale wurde von sämtlichen Untersuchern beobachtet. Die Polyphasie ist jedoch ein Zeichen der Schädigung motorischer Einheiten verschiedenster Genese, deren Bedeutung nur aus klinischen oder weiteren Elektromyographiebefunden erschlossen werden kann. In besonders hochgradiger Form fanden wir sie bei den entzündlichen Myopathien.

Die Frequenzanalyse hat Walton erstmalig in der klinischen Elektromyographie angewandt. 1952 fand er bei 98 von 100 Patienten mit dem Syndrom der Muskeldystrophie eine signifikante Frequenzerhöhung. Wir verfügen über keine Erfahrung mit dieser Methode.

Die störenden polyphasischen Potentiale unterschiedlichen Grades sind bei der Ausmessung aufgezeichneter Aktionspotentiale natürlich am besten zu eliminieren. Pinelli und Buchthal haben 1951 und 1953 bei statistischer Auswertung und Mittelwertbildung nur in zwei Drittel ihrer Fälle von Muskeldystrophie eine eindeutige Verkürzung der Aktionspotentiale gefunden. Der Versuch einer Zuordnung der angeblich stadienunabhängigen Befunde zu besonderen Verlaufsformen der Muskeldystrophien gelang bis heute nicht befriedigend; eine statistische Signifikanz ist aus dem Zahlenmaterial sowieso nicht zu erwarten.

Der Interferenzcharakter des Aktionspotentialmusters ist weitgehend abhängig von den jeweiligen Ableitebedingungen, insbesondere von der Nadellage und von der Mitarbeit des Patienten. Dies gilt noch mehr für die Amplitudengröße. Nur die zeitlichen Parameter der Aktionspotentiale (Aktionspotentialdauer) lassen sich dagegen relativ sicher auswerten.

Buchthal folgerte als Physiologe aus seinen grundlegenden elektromyographischen Untersuchungen, daß allein die Ausmessung und statistische Auswertung der Potentialformen von motorischen Einheiten den differentialdiagnostischen Anforderungen genüge. Er hat in diesem Jahr in Wiesbaden und Wien die Rückkehr zu dieser Methode zur Vermeidung von Irrtümern und voreiligen Fehlschlüssen empfohlen.

Kugelberg bezweifelte jedoch schon 1949, daß sich dieses verhältnismäßig umständliche Verfahren in der klinischen Routinediagnostik durchsetzen werde. Als Kliniker mit elektromyographischer Erfahrung — über 3000 Elektromyographieuntersuchungen mit Nadelelektroden wurden von mir selbst ausgeführt — kann ich bestätigen, daß für die „klinische Routineelektromyographie" auf die Filmauswertung weitgehend verzichtet werden kann, sofern nicht die Dokumentation entscheidender, ungewöhnlicher oder unsicherer Befunde zweckmäßig ist.

Die Vorteile der *„klinischen Elektromyographie"* liegen gerade darin begründet, daß sie als echte Funktionsdiagnostik einen Vergleich des jeweiligen klinischen Effektes mit den auf dem Bildschirm registrierten Veränderungen der Potentiale und des Innervationsmusters unmittelbar gestattet. Die Möglichkeit der Verlaufskontrolle zwingt zu keiner voreiligen diagnostischen Entscheidung!

Die Gefahr der Fehlinterpretation und die Verleitung zum „Wunschdenken", insbesondere für den weniger Geübten, werden auch von uns nicht unterschätzt. Unerläßlich sind: Exakte Protokollführung, zurückhaltende Formulierung der Ergebnisse unter Berücksichtigung der methodischen Grenzen und die Verbindung elektromyographischer mit klinischer Verlaufsbeobachtung.

Die vom Physiologen an geklärten Fällen erarbeiteten Daten bilden natürlich die Grundlage der Beurteilung. Klinische Grenzprobleme — z. B. bei der Differentialdiagnose der Muskeldystrophie und der myositischen Form der exogenen Myopathien — sind oft nicht zu lösen durch exakte Messungen und durch Bildung von Mittelwerten. Die Mittelwertbildung muß unseres Erachtens zwangsläufig zu stadienabhängigen Ergebnissen führen, wenn die Parenchymschädigung innerhalb der einzelnen Muskelgruppen sehr unterschiedlich verteilt ist. Ein systematischer Muskelstatus ist zwar des öfteren erstrebenswert, für die Routinediagnostik kann man nach unseren Erfahrungen darauf ohne Nachteil verzichten.

Die histologische Gewebsuntersuchung ist, wenn sie zu eindeutigen diagnostischen Entscheidungen kommen will, auf Probeexzisionen aus solchen Gebieten angewiesen, welche möglichst nur mittelgradige Veränderungen aufweisen. Gerade in diesen Gebieten sind aber auch die entscheidenden elektromyographischen Veränderungen zu erwarten. Die Ergebnisse der in der Regel nur einmaligen Muskelbiopsie konnten in den letzten Jahren durch elektromyographische Voruntersuchung und Auswahl der geeigneten Biopsiegegend wesentlich verbessert werden. Dies hat bei dem oft fleckförmig unterschiedlichen Schädigungsgrad des einzelnen Muskels der myositischen Myopathien noch größere Bedeutung als bei der Muskeldystrophie. Die Elektromyographie hat dabei gegenüber der Biopsie den Vorteil, daß sie die klinisch verdächtigen Bezirke in beliebiger Zahl auswählen kann.

Schließlich bleibt zu berücksichtigen, daß die Elektromyographie nur eine Untersuchungstechnik im Rahmen der klinischen Gesamtdiagnostik ist. Selbst die Fehlinterpretation von Elektromyographiebefunden könnte die Überlegungen des Klinikers nur beleben. Die Zeit, in der der Wert elektromyographischer Befunde noch an den Ergebnissen der Muskelbiopsie gemessen worden ist, ist überwunden.

Die Elektromyographie hat sich, selbst unter den Bedingungen der klinischen Routine, eine gleichberechtigte Stellung erworben und kann sogar Anlaß zur Überprüfung histologischer, chemischer und selbst klinischer Überlegungen werden.

Bei der Muskeldystrophie und den übrigen strukturellen Myopathien mit primärem Schwund der Muskulatur muß die Verkürzung der Aktionspotentialdauer auf 1 bis 3 msec als eine signifikante Veränderung angesprochen werden. Kugelberg hat schon 1949 darauf verwiesen, daß der Geübte sie sofort auf dem Bildschirm erkennen kann, ohne die genaue Potentialdauer auf dem Film ausmessen zu müssen. Noch einfacher sind die verkürzten Aktionspotentiale unter akustischer Kontrolle „herauszuhören". Ihr helles knisterndes Geräusch fällt aus der Masse des dumpfen Knackens der normalen Aktionspotentiale unverkennbar heraus. Kugelberg hat gleichzeitig darauf aufmerksam gemacht, daß gelegentlich auch aus normaler Muskulatur verkürzte Aktionspotentiale abzuleiten sind; ein muskeldystrophischer Prozeß darf so mit erst bei Nachweis verkürzter Potentiale in mehreren motorischen Einheiten angenommen werden.

Die Potentialverkürzung einer verschiedenen Anzahl motorischer Einheiten ist überwiegend vom Schädigungsgrad am Ableiteort und damit vom Stadium der Erkrankung abhängig. Wir fanden sie vornehmlich im Randgebiet von Narben und zwar am Übergang zu noch wenig geschädigten Muskelparenchymanteilen. Zum systematischen Aufsuchen signifikanter Veränderungen bei diagnostisch noch unklaren Fällen oder im Frühstadium hat sich die von Esslen 1957/58 beschriebene Technik auch weiterhin bewährt. Man verlagert die Nadelelektroden langsam im Muskel bei schwacher Innervation und kontrolliert dabei die verschiedenen Potentialformen akustisch. Bei einem plötzlichen Übergang der normalen Potentialgeräusche in das „Staccato“ verkürzter Potentiale kann gleichzeitig die Filmdokumentation eingeschaltet werden. Die Zuwendung zum Patienten mit Kontrolle des klinischen Innervationsgrades bleibt gewährleistet. Außerdem ist die Konsistenzänderung der Muskulatur bei Bewegung der Nadelelektrode fühlbar.

Spontanaktivität in Form von Fibrillationspotentialen ist bei den dystrophischen Myopathien selten und überhaupt nur im floriden oder im Endstadium zu beobachten. Dagegen findet sich des öfteren eine deutlich gesteigerte Insertionsaktivität, die wohl auf eine mechanische Übererregbarkeit einzelner degenerierender Muskelfasern zurückzuführen ist. Myotone Serien findet man unter den muskeldystrophischen Prozessen nur bei der myotonen Dystrophie. Pseudomyotone Entladungen und

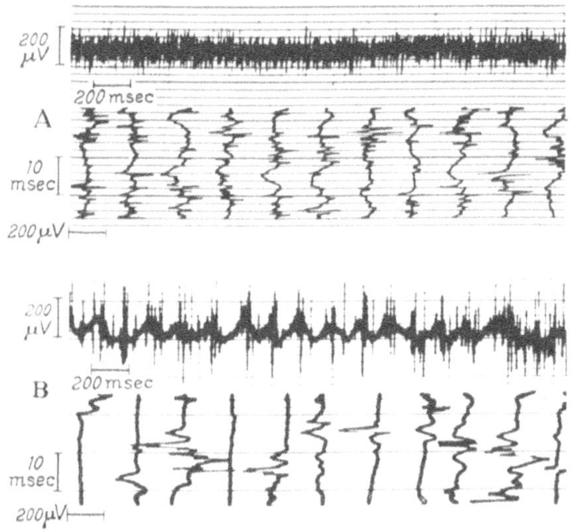

Abb. 1. Gegenüberstellung charakteristischer EMG-Befunde bei maximaler Innervation: A) Myopathie, B) neurogene Schädigung. (In der oberen Reihe jeweils fortlaufende Registrierung; gleichzeitig ausschnittsweise Darstellung derselben Nadelableitung mit zehnfacher Geschwindigkeit in „Kippregistrierung“ auf dem zweiten Kanal)

rhythmisch iterierende hochfrequente Impulsserien, über deren Ursache morgen noch zu diskutieren sein wird, sprechen nach unseren Erfahrungen — außer beim Duchenne-Typ — eher gegen eine Muskeldystrophie im engeren Sinne. Wir haben sie bei den myositischen Myopathien auffällig häufig registriert.

Neben der Verkürzung der Aktionspotentiale bildet die Änderung des Innervationsmusters das zweite und für die klinische Elektromyographie sogar wesentlichere Kriterium für die Diagnose einer primären Muskelschädigung, gewährt doch gerade der Vergleich des klinischen Schweregrades der Paresen mit der Dichte des Innervationsmusters erst den Gesamteindruck vom Prozeßstadium.

Im dystrophischen Muskel kommt es schon bei geringer Kraftleistung zu einem sehr umfangreichen Einsatz motorischer Einheiten. Ein derartiges „myopathisches Aktivitätsmuster“ von „vorzeitigem“ Interferenzcharakter ist in seinem Gegensatz zur klinischen Funktionsstörung unverkennbar! Der Unterschied zum Elektromyographiebefund bei entsprechend schweren neurogenen Paresen braucht in diesem Kreise nicht näher erläutert zu werden.

Oft bildet aber bei dem klinischen Syndrom der Muskelschwäche schon die orientierende elektromyographische Routineuntersuchung durch ein „auffällig gutes“ und dem „klinischen Effekt inadäquates Aktivitätsmuster“ den Anlaß zu systematischer Suche nach sicheren myopathischen Veränderungen. Der positive Nachweis einer genügenden Anzahl deutlich verschmälerter Aktionspotentiale im Rahmen „myopathischer Aspekte“ des Innervationsmusters erfordert im Frühstadium — wie auch im späten Narbenstadium — häufig Geduld von Arzt und Patient, da dann eine systematische Untersuchung der einzelnen Muskeln erforderlich wird. Im Zweifelsfalle vermag aber schon ein relativ dichtes Innervationsmuster bei Muskelschwäche oder gar Atrophie bereits eine neurogene Schädigung auszuschließen, selbst wenn Potentialverschmälerungen nicht nachzuweisen sind.

Die Elektromyographie mit Nadelelektroden hat sich, selbst unter den Bedingungen der klinischen Routine, wie anfangs hervorgehoben, zur Differentialdiagnose, ob eine neurogene oder myogene Schädigung vorliegt, als entscheidendes Hilfsmittel erwiesen. Innerhalb von 6 Jahren konnten wir neun Fälle spinaler Muskelatrophie vom Typ Kugelberg-Welander-Wohlfahrth abgrenzen, darunter zwei Geschwisterpaare. Im gleichen Zeitraum gelangten elf sogenannte diabetische Amyotrophien zur Beobachtung und mehrere proximal betonte motorische Polyneuropathien. Eine distale Muskeldystrophie vom Typ Welander, die in unseren Breiten selten ist, haben wir nur zweimal gesehen.

Durch unser besonderes Interesse für die myositischen Formen der exogenen Myopathien ist die Zahl dieser überwiegend in Verlaufskontrollen stehenden Patienten verhältnismäßig groß.

Obwohl wir in diesem Jahr wiederholt auf Feinsymptome der klinischen Elektromyographie als Hinweis auf die myositische Form des Muskelparenchymschadens aufmerksam gemacht haben — auf die entscheidenden Vorteile der „klinischen Elektromyographie“ gegenüber der „statistischen Filmauswertung“ kann im Rahmen der Thematik nicht näher eingegangen werden —, bleibt festzustellen, daß eine Beweiskraft für die Abgrenzung der chronischen myositischen Myopathien von der Muskeldystrophie bisher nur der histologischen Gewebsdiagnostik zugestanden werden kann. Aber auch das degenerative und das entzündliche „Gewebssyndrom“ der primären Muskelaffektionen überschneiden sich ja weitgehend, so daß die differentialdiagnostischen Grundlagen innerhalb der Gruppe der Myopathien noch wesentlicher Verbesserung bedürfen, die in erster Linie von histochemischen und allgemeinen Stoffwechseluntersuchungen zu erwarten ist.

Progressive Muskeldystrophie	63 Fälle
Myotone Dystrophie	18 Fälle
Exogene Myopathien vom dystrophischen Typ	31 Fälle
Gesamt:	112 Fälle

Tabelle 1. *EMG-Untersuchungen bei dem Syndrom der Muskeldystrophie 1960 bis 1965 (Neurologische Universitätsklinik Hamburg). Beim Typ Duchenne waren die Befunde erwartungsgemäß deutlicher ausgeprägt als bei den chronischen Verlaufsformen. Sichere Unterschiede einzelner Typen sind weder bei der klinischen Elektromyographie noch bei der statistischen Filmauswertung zu objektivieren. Daher wurde aus elektromyographischer Sicht auf eine Unterteilung der Gruppe der progressiven Muskeldystrophie verzichtet. — Von 31 exogenen Myopathien waren bisher nur zwei Drittel in Beziehung zu endokrinen Störungen, Kollagenosen oder malignen Tumoren zu bringen; die restlichen sind vorerst noch als ungeklärte Myopathien des Rückbildungsalters aufzufassen*

Dermatomyositis	24 Fälle
Weitgehend gesicherte Dermatomyositis	10 Fälle
Polymyositis	32 Fälle
Narbenstadium nach Myositis	14 Fälle
Gesicherte Myositis insgesamt	80 Fälle
Verdacht auf lokale Myositis bzw. auf Defektzustände nach lokaler Myositis	11 Fälle
Noch nicht abgeschlossene Verlaufsbeobachtungen bei Verdacht auf Myositis	29 Fälle
Sklerodermie	9 Fälle
Exogene Spätmyopathien vom dystrophischen Typ	31 Fälle
Verlaufsbeobachtungen insgesamt	160 Fälle

Tabelle 2. *Exogene Myopathien 1960 bis 1965 (Neurologische Universitätsklinik Hamburg). Die Unterteilung der Dermatomyositis erfolgte, da bei der zweiten Gruppe bisher kein entsprechender Elektromyographiebefund zu erheben war. — Die 31 exogenen Muskeldystrophien der vorigen Tabelle sind in dieser Aufstellung nochmals angeführt. — Dieses Zahlenmaterial umfaßt auch ambulante Elektromyographieuntersuchungen für andere Kliniken, besonders in Zusammenarbeit mit der Univ. Hautklinik Hamburg*

Die Elektromyographie darf vom Kliniker nicht überfordert werden, ihre methodischen Grenzen sind zu beachten und zu respektieren. Der entscheidende Vorteil dieser bereits unentbehrlichen Zusatzuntersuchung liegt in einer dem Patienten zumutbaren Verlaufskontrolle für die Sicherung der Diagnose.

Kombination „neurogener“ und „myopathischer“ Merkmale im EMG und ihre klinische Einordnung

H. C. Hopf

Eine neurogene Parese läßt sich im elektromyographischen Bild daran erkennen, daß die Zahl einsatzfähiger motorischer Einheiten reduziert ist (Ausfall motorischer Einheiten, gelichtetes Interferenzmuster) und daß spontane Entladungen schon im entspannten Muskel auftreten: die sog. Denervationspotentiale (Fibrillationen und positive Sharp-Waves). Eine reine Muskelparenchymschädigung gibt sich dagegen in einer Niedervoltage und Polyphasie (kurze Spikedauer) der Einheitspotentiale zu erkennen, die häufig mit einer Verkürzung der Potentialdauer verbunden ist; bereits bei schwacher Innervation resultiert daher ein dichtstehendes Muster interferierender Aktivität. Nach Esslen kann eine myogene Übererregbarkeit von neurogenen Entladungssalven der Muskulatur dadurch abgegrenzt werden, daß die myogene Störung im allgemeinen eine niedrigere Amplitude und kurze Spikedauer der Potentiale aufweist, nicht synchronisiert abläuft und länger andauert. Nur neurogene Nachentladungen kann man durch indirekte Reizung der zugehörigen Nerven hervorrufen (Fazialisspasmus, Esslen, 1956; Neuromyotonie, Mertens, 1964).

Zunächst mag es widersinnig erscheinen, daß charakteristische Merkmale dieser beiden Störungen miteinander kombiniert sein können. Indessen ist schon lange bekannt, daß bei der Myositis und verwandten Prozessen eine derartige Kombination angetroffen wird. Jedoch stehen dabei die Zeichen einer Myopathie im Vordergrund, während Denervationszeichen gewöhnlich nur geringfügig ausgeprägt sind. Auch mit histologischer Technik konnte nachgewiesen werden, daß der myositische Prozeß auf die intramuskulär verlaufenden Nerven übergreift (Adams u. Mitarb., 1953; Coers und Woolf, 1959). Barron und Fine (1959) haben für bestimmte Bilder dieser Krankheitsgruppe die Bezeichnung Neuromyositis gewählt. Streng genommen kann man bei dieser Störung nicht mehr von einer reinen Myopathie sprechen, denn es sind ja gleichzeitig die peripheren Nerven befallen, wenn auch nur in ihren distalen Ausläufern.

Andererseits zeigen Muskelbiopsien von Patienten mit neuraler Muskelatrophie garnicht so selten Veränderungen, die einer Myopathie gleichen. Ob dies als Kriterium dafür gelten darf, daß mitunter der Krankheitsprozeß gleichzeitig periphere Nerven und Muskelparenchym befällt, muß auf Grund unseres derzeitigen Wissens ungewiß bleiben. Elektromyographisch findet man jedoch auch in diesen Fällen gewöhnlich das Bild einer neurogenen Störung, kaum jemals ein typisch „myopathisches“ Elektromyogramm.

Aber auch bei reinen exogenen Neuropathien scheinen Kombinationen myopathischer und neurogener Merkmale im EMG vorzukommen. Meines Wissens war Bowens (1959) der erste, der darauf aufmerksam gemacht hat. Er berichtete über zwei Patienten, von denen er auch histologisches Material gewann. Es handelte sich um eine Erkrankung, die sich in den distalen Aufzweigungen der peripheren Nerven abspielte, ohne Hinweis für eine primäre Beteiligung der Muskulatur. In den letzten drei bis vier Jahren haben wir in Würzburg sieben Patienten gesehen, die klinisch und elektroneurographisch sicher eine Neuritis, bzw. Polyneuritis hatten, die aber gleichzeitig typische „myopathische“ Befunde im EMG boten. Alle diese Patienten entstammen der gleichen Krankheitsgruppe: sie hatten eine Neuropathie bei Akrodermatitis chronica atrophicans. Da die Nervenschädigung in der Hauptsache ganz peripher lokalisiert war, und die Muskelbiopsien, die leider nur bei zwei Patienten durchgeführt werden konnten, keine myositischen Veränderungen erkennen ließen, mußten wir annehmen, daß es sich um die gleiche Störung handelte, wie in den Fällen von Bowens. Natürlich harren unsere Befunde noch einer eingehenderen histologischen Nachprüfung.

Gibt also die EMG-Untersuchung Hinweise sowohl für eine Denervation als auch für eine „primäre“ Myopathie, so darf man sich nicht in die Irre führen lassen. Wenn auch in der Mehrzahl der Fälle die Diagnose eines myositischen Prozesses wahrscheinlicher ist, kann aber ebensogut eine reine ganz distal lokalisierte Neuropathie vorliegen.

Dystrophia Muscularis progressiva

John N. Walton

Introduction

It is a very great honour to be invited to participate in this symposium to celebrate the 125th anniversary of the birth of Wilhelm Erb, and in particular I am conscious of my inadequacy in being invited to discuss progressive muscular dystrophy, as this is a subject in the understanding of which Erb made remarkable advances; indeed it is one which in his day was peculiarly his own. Although in 1868 Duchenne had given an outstanding clinical description of the pseudohypertrophic paralysis of young boys, and Leyden (1876) and Möbius (1879) had also described a form of muscular weakness involving pelvic girdle muscles which appeared to be different from other forms of progressive muscular atrophy, it was the work of Erb (1883, 1884) which finally confirmed that this group of disorders, which he classified under the heading of "dystrophia muscularis progressiva", was totally different, both clinically and anatomically, from progressive muscular atrophy of spinal origin with which it had previously been classified. It was Erb who finally convinced medical opinion of the day that dystrophy is a purely muscular affliction and is totally distinct from that group of disorders in which muscular wasting is secondary to anterior horn cell disease in the spinal cord. It is to my everlasting regret that owing to deficiencies in my early education, I have been unable to read Erb's work in the original German, but we in Britain are fortunate in having available to us the lecture which he gave to the New Sydenham Society and which was published in the Proceedings of this Society in 1894 in an admirable translation by Dr. A. M. Stalker. In this publication he observed that soon after his early reports Landouzy and Dejerine (1884) had described a so-called infantile type of muscular dystrophy often beginning in the facial muscles; this seemed to be yet another variety of the disease which he was considering. In his lecture he went on to describe six typical cases of the disorder. One (M.M., aged 22) we would now recognise as being a classical case of the facioscapulohumeral type, and two, namely Philip Arnold and William Bucher, each aged 9 years, were clearly cases of the pseudohypertrophic variety of Duchenne (1868). It is interesting to note that one of these two boys was mentally backward. Yet another case (T.B., aged 20) presented with weakness in the shoulder girdle muscles; we would now regard him as being an example of limb-girdle muscular dystrophy with onset in the upper limbs, later involving the lower. His final two cases, of two sisters aged 14 and 10 years, would be more difficult to classify according to present criteria, though it seems likely that these, too, were cases of limb-girdle muscular dystrophy of early onset.

It is, however, notable that Erb was able, despite the diversity of the clinical findings in these cases, to comment upon the similarity of the pattern of muscular involvement and upon the existence of atrophy and pseudohypertrophy of muscle in differing proportions in cases of the different types. He pointed out that in some cases the weakness began first in the pelvic and lower limb muscles and in others in the shoulders and upper extremities, while occasionally the face was first involved. He stressed the essential unity of the disease process, commented upon the existence of transitional cases suggesting a relationship between what he called "the juvenile type" on the one hand and "the pseudohypertrophic type" on the other, and his clinical descriptions of the early symptoms of the disease in the various types could not be bettered today. In his writings one reads descriptions of the gait, of the method of rising from the floor, of the tendency to slip through the hands on being lifted from the shoulders, which are equally as apt today as they were when written 60 years ago. He also noted the characteristic alterations in the tendon reflexes which were seen in these cases. He concluded that the condition of dystrophia muscularis progressiva could be divided into four categories, which were first, the pseudohypertrophic paralysis of young children as described by Duchenne (1868), secondly the pelvic girdle atrophic variety of Leyden (1876) and Möbius (1879), thirdly his own juvenile type involving usually the upper half of the body, at least initially, and fourthly the facioscapulohumeral type of LANDOUZY and DEJERINE (1884). Indeed the only comment in his lecture which reads somewhat oddly to the modern reader is that in ERB's view this condition was by far the most common of all the forms of progressive muscular atrophy and was certainly seen more often than spinal amyotrophy. It is difficult to understand now why he should have had this experience as many neurologists would now agree that progressive muscular atrophy (motor neurone disease) is at least as common, if not more common, than muscular dystrophy.

Classification

It is my brief today to consider the advances in classification and diagnosis of muscular dystrophy which have taken place since ERB wrote his incomparable series of papers on this group of afflictions. Let me say at once that I propose to deal only with the so-called "pure" muscular dystrophies and not with that group of disorders in which myotonia is one feature of the disease process, as these are being dealt with comprehensively in a later part of this symposium. Let me begin by repeating the definition of muscular dystrophy as "genetically-determined, primary, degenerative myopathy" which I have given elsewhere (WALTON, 1961, 1963, 1964a, 1964b, 1965a, 1965b). This definition is useful in distinguishing the true muscular dystrophies from the many other clinical disorders of muscle structure and function which may justly be termed "myopathic" but which are the result of a variety of aetiological factors, some genetic, some infective or inflammatory and some metabolic in origin.

I think it is true to say that until the last ten years the classification of the muscular dystrophies suggested by ERB was widely accepted by most authorities in medicine and was the one generally utilised in most textbooks. One simply needed to add to ERB's list the distal (GOWERS, 1902), ocular (HUTCHINSON, 1879; FUCHS, 1890), congenital (BATTEN, 1909) and late-life (NEVIN, 1936) varieties in order to have a comprehensive list. Gradually, however, it became clear to many authors that if one attempted to classify the dystrophies according to these criteria, it proved that pseudohypertrophy of muscle on the one hand and atrophy on the other were commonly found, either alone or in association, in cases showing very marked clinical differences both in the pattern of muscular involvement and in the course of the disease. Furthermore, striking differences in the mode of inheritance were found if, for instance, one attempted to classify all cases showing muscular pseudohypertrophy in one group. It was not therefore surprising that in view of these inconsistencies many attempts should have been made to reclassify this group of disorders on clinical and genetic grounds, and I have listed in Tab. 1 (from WALTON, 1965b) some of the recent attempts made at reclassification. It is not my purpose to consider these classifications today in any details as I have discussed them exhaustively elsewhere (WALTON, 1961, 1963, 1964a, 1964b, 1965a, 1965b). However, it is my belief that the classification originally proposed by NATTRASS and myself (1954), as subsequently modified by MORTON and CHUNG (1959), CHUNG and MORTON (1959) and MORTON, CHUNG and PETERS (1963) is probably as satisfactory as any that can be achieved at the present time. In essence, it is the same as the classification of BECKER (1953, 1957) if one were to substitute the eponymous title "Duchenne type" for his "ascending form" and "facioscapulohumeral type" for his "benign descending form". The only essential

Table 1. *Some recent classifications of the muscular dystrophies*[1]

Authors	Classification	Mode of Inheritance
TYLER and WINTROBE (1950)	Childhood type Facioscapulohumeral type	Sex-linked recessive Autosomal dominant
STEVENSON (1953)	Duchenne type rapidly progressive of young boys Autosomal limb-girdle (with or without affected faces)	Sex-linked recessive Autosomal dominant or recessive
BECKER (1953) and BECKER (1957)	Benign descending form Ascending form < Severe < Type A[2] / Type B Ascending form < Less severe	Autosomal dominant Sex-linked recessive Autosomal recessive
WALTON and NATTRASS (1954)	Duchenne type Limb-girdle type Facioscapulohumeral type	Sex-linked recessive Autosomal recessive Autosomal dominant
WALTON (1961) Modified from WALTON and NATTRASS (1954) and from MORTON and CHUNG (1959) and DUBOWITZ (1960)	Duchenne type < (a) severe Duchenne type < (b) less severe Limb-girdle type Facioscapulohumeral type	Sex-linked recessive Autosomal recessive Autosomal recessive (rarely dominant or truly sporadic) Autosomal dominant (rarely recessive)

[1] (from WALTON, 1965 b).

[2] BECKER feels that even the severe sex-linked recessive sub-variety of his ascending from of muscular dystrophy (corresponding to the Duchenne type of WALTON and NATTRASS) can be sub-divided into two categories, one more severe and rapidly progressive than the other.

point upon which BECKER and I disagree concerns the group which we have entitled "the limb-girdle variety". In BECKER's classification there is no place for those cases, of which we have a good many, who show no facial involvement but in whom weakness begins in the shoulder girdles and shows a slowly progressive course, comparable in other respects to that seen in facioscapulohumeral cases; however, in families of this type our experience suggests that the mode of inheritance is by an autosomal recessive factor; we have chosen to classify in the same limb-girdle group a number of cases beginning at a similar age and showing a similar pattern of inheritance, in which a benign ascending weakness beginning in the pelvic girdle muscles develops, whereas BECKER prefers to include these in his autosomal recessive group of ascending cases running a less severe and rapid course. No final solution to this problem of classification will ever be achieved until some biochemical or other method can be found of identifying individual genes. For the present, however, I am sure that Professor BECKER will forgive me if I prefer my own classification which, in its revised form, is listed in Tab. 2.

To summarize the main principles of this classification, I would say that the Duchenne type includes most of the childhood cases of the classical pseudohypertrophic variety, as well as many of those cases beginning in childhood which show an atrophic pelvifemoral pattern of muscular involvement; in 90 per cent. of these cases the disease is inherited as a sex-linked recessive gene, and in about one-tenth of these the condition is somewhat more benign and of later onset than the average;

Table 2. *Classification of the "pure" muscular dystrophies according to present knowledge*[1]

1. The Duchenne type muscular dystrophy
   Sex-linked recessive variety
   (a) Severe
   (b) Less severe of later onset
   Autosomal recessive variety
2. Limb-girdle muscular dystrophy
   Autosomal recessive variety
   Sporadic occurrence
3. Facioscapulohumeral muscular dystrophy
   Autosomal dominant (rarely recessive)
4. Distal myopathy
5. Ocular myopathy
6. Congenital muscular dystrophy

[1] (from WALTON, 1965 b)

in the remaining 10 per cent. of families this variety is inherited by an autosomal recessive mechanism and this explains the occasional occurrence of the Duchenne type muscular dystrophy in young girls. The limb-girdle type includes cases of later onset, with or without pseudohypertrophy, in which muscular weakness and wasting begins first either in the pelvic girdle or in the shoulder girdle muscles, but these patients show no facial involvement. Usually the condition is inherited as an autosomal recessive character, but a proportion of cases are sporadic and are probably due to manifestation in the heterozygote. The facioscapulohumeral variety remains virtually unchanged from the classical descriptions, as do the ocular and distal forms, but as will be seen below, the nosological status of congenital muscular dystrophy remains very confused. While some may consider that exhaustive discussions of the classification of the muscular dystrophies are of little value, this view cannot be accepted for the very good reason that accurate classification in any single case remains the only safe guide to prognosis. Accurate genetic counselling must also depend upon having available the fullest possible genetic information concerning the mode of inheritance of the various forms of the disease.

Clinical Characteristics of the various Forms of Muscular Dystrophy

1. The Duchenne Type

I am sure that I cannot improve upon the descriptions of this variety of muscular dystrophy as given by ERB (1884), but would simply reiterate that the earliest symptoms of the disease include slowness in walking, difficulty in running and a tendency to fall frequently, with difficulty in rising from the floor and in climbing stairs. The characteristic waddling gait then supervenes and eventually the child begins to walk on his toes. In the early years of life many such children are wrongly diagnosed as being lazy or as suffering simply from flat-feet or knock-knees until the pattern of muscular weakness in the proximal muscles of the limbs and pseudohypertrophy of the calves is recognised by a skilled observer (Figs. 1 and 2). Some such patients show macroglossia and absence of certain incisor teeth, while the average

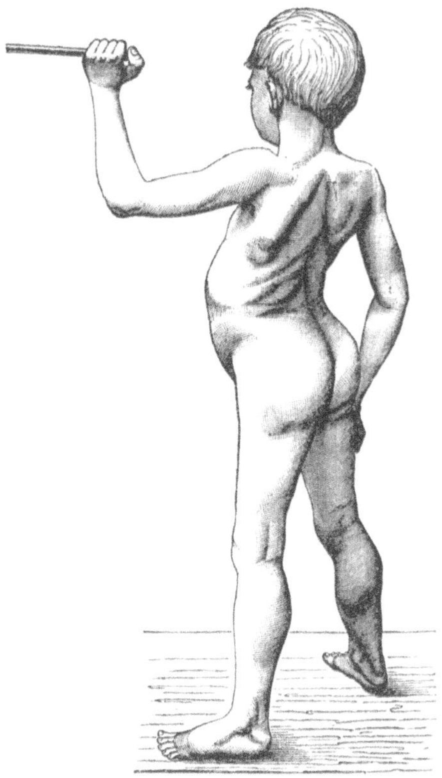

Fig. 1. A case of the pseudohypertrophic (Duchenne type) muscular dystrophy (from ERB, 1894)

intelligence quotient is approximately 10 per cent. lower in these cases than in a sample population of boys of similar age and social class (JARVIS and GIBSON, 1960; ALLEN and RODGIN, 1960). Gross skeletal distortion and atrophy occurs in advanced cases so that the shafts of long bones become pencil thin and show a liability to fracture on minimal trauma, while gross deformity of the spine and pelvis also develops (WALTON and WARRICK, 1954). In at least 25 per cent. of patients there are electrocardiographic changes indicating involvement of cardiac muscle and some patients show marked cardiac enlargement; changes in the ECG include prolongation of the PR interval, slurring of the QRS complex, bundle branch block and elevation or depression of ST segments. Most patients die from respiratory infection, but in a number death is due to cardiac failure. I have concluded elsewhere (WALTON, 1965a, 1965b) that the characteristics of this form of muscular dystrophy can be

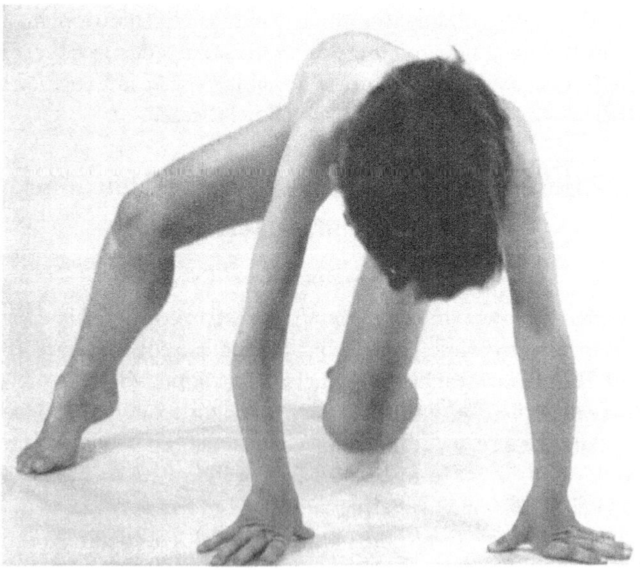

Fig. 2. A case of the Duchenne type muscular dystrophy showing the typical method of rising from the floor (note the pseudohypertrophy of the calves)

summarized as follows: (a) expression usually in the male but occasionally in the female; (b) onset usually in the first three years of life but occasionally as late as the third decade; (c) transmission usually as a sex-linked recessive character with a high mutation rate but in about 10 per cent. of cases as an autosomal recessive factor; (d) symmetrical involvement first of the pelvic girdle musculature and later of the shoulder girdle; (e) pseudohypertrophy, particularly of the calf muscles, but sometimes of quadriceps, deltoids and other muscles, occurring in over 80 per cent. of cases; (f) abortive or partially affected cases do not occur; (g) steady and rapid progression leads usually to inability to walk within ten yearsof the onset, though a small proportion of sex-linked recessive cases and most of the autosomal recessive cases are substantially more benign; (h) there is progressive deformity with muscular contractures, skeletal distortion and atrophy; (i) death from inanition, respiratory infection or cardiac failure occurs usually in the second decade, but sometimes not until middle life.

2. Limb-Girdle Muscular Dystrophy

This form of the disease usually begins in the second decade, but there are a few patients in whom it begins even earlier, as well as some in whom the disease process does not begin until between the ages of 30 and 50. Whereas some of the cases previously referred to as muscular dystrophy of late onset (NEVIN, 1936) and menopausal muscular dystrophy (SHY and MCEACHERN, 1951) have probably turned out to be suffering from polymyositis and not from muscular dystrophy at all, there can be no doubt that a true dystrophy of the limb-girdle muscles can begin occasionally in middle life. Pelvic girdle weakness gives symptoms similar to those of the Duchenne type dystrophy, though these develop more slowly. In the limb-girdle cases the quadriceps and hamstring muscles are often affected to an equally severe degree and sometimes the hamstrings are more severely wasted, whereas in the Duchenne type the quadriceps and anterior tibial group are usually affected first. Weakness beginning in the shoulder girdle causes drooping and hunching forward of the shoulders with difficulty in raising the arms. Usually the course of the disease is less rapid in those patients in whom the shoulder girdle muscles are first affected (Fig. 3), and in many of these weakness remains confined to this group of muscles for ten or even twenty years before the pelvic girdle is involved. Usually, however, except in occasional rare cases in which the disease process appears to remain limited to the quadriceps muscles (BRAMWELL, 1922; WALTON, 1956a; MUMENTHALER, BOSCH, KATZENSTEIN and LEHNER, 1958), if the pelvic girdle muscles are affected first the weakness progresses more rapidly and the shoulder girdle is involved within ten years of the onset. Probably the disorder I have mentioned which involves the quadriceps and fails to spread can be regarded as an abortive form of limb-girdle muscular dystrophy.

The features of this form of the disease can therefore be summarized as follows (WALTON, 1965a, 1965b): (a) expression in either sex; (b) onset usually in the second or third decade but sometimes late in the first or even in middle life; (c) transmission usually as an autosomal recessive character, but many cases appear to be sporadic and may well be due to expression in the heterozygote; (d) there is primary involvement of either the shoulder girdle muscles or of the pelvic girdle, usually with spread to the other after a period of time varying from months to many years; (e) muscular pseudohypertrophy is seen in the calves and in other muscles in a proportion of cases; (f) abortive cases are uncommon, but a form of muscular dystrophy limited to the quadriceps muscles probably represents such a phenomenon; (g) there is variable severity and rate of progression, but disability is usually severe within twenty years from the onset; (h) muscular contractures and skeletal deformity occur late in the course of the disease; (i) most patients become severely disabled in middle life and die before the normal age.

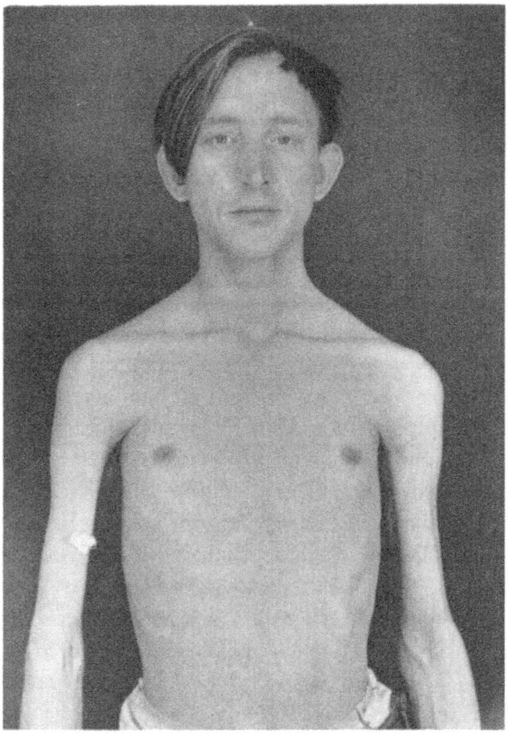

Fig. 3. A case of limb-girdle muscular dystrophy without facial weakness but with marked weakness and wasting of proximal upper limb muscles (particularly pectorals and biceps, greater on the right)

3. Facioscapulohumeral Muscular Dystrophy

The features of this form of muscular dystrophy are very similar to those of the limb-girdle type, though substantially slower in tempo and the disease may show apparent clinical arrest for a good many years. It is facial involvement, giving a characteristic inability to whistle, a tendency to lisp and difficulty in closing the eyes, which distinguishes these cases from those of the limb-girdle variety. Many patients are completely unable to pronounce labials and the facial musculature shows a typically unlined appearance with a pout of the lips, which is diagnostic. The occurrence of abortive cases of this form is the most important point to be recognised. In these individuals muscular weakness can be slight and remains confined to one or more muscle groups for many years. In some such individuals the serrati and pectorals are selectively involved and other muscles are completely spared, and many individuals may not be aware that they are suffering from the disease in a mild form. Hence unless all available members of a family are examined in studies of the genetic characteristics of this form of the disease, a false impression of prevalence and

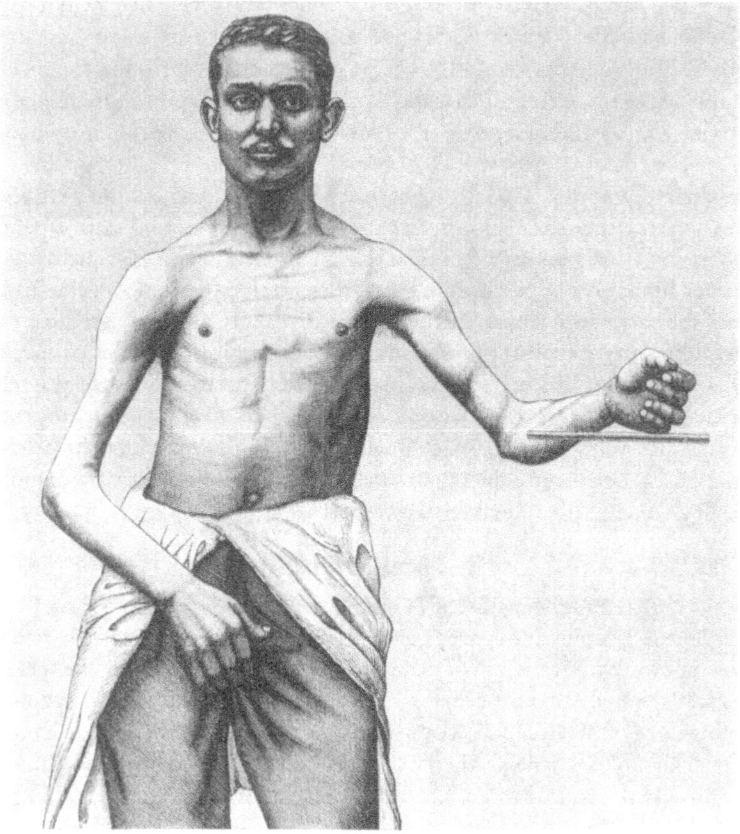

Fig. 4. A case of facioscapulohumeral muscular dystrophy (from ERB, 1894)

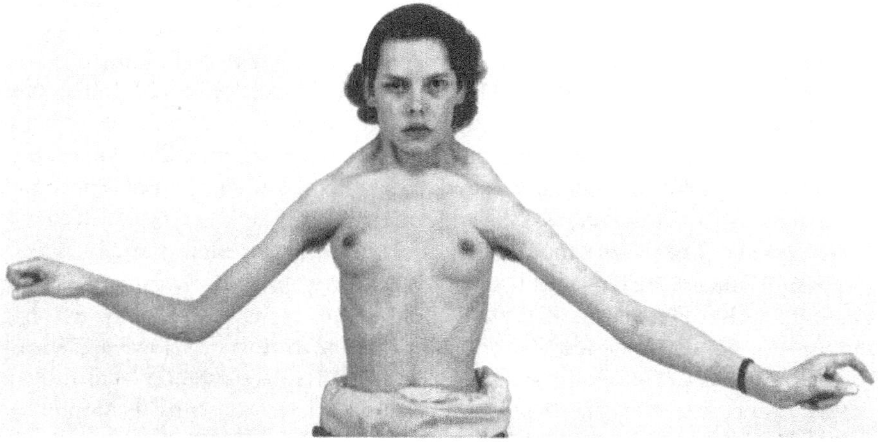

Fig. 5. A case of facioscapulohumeral muscular dystrophy showing the typical 'pout' of the lips and weakness of proximal upper limb muscles with upward movement of both scapulae due to serratus anterior weakness

inheritance may be obtained. Although in some cases muscular weakness remains limited to the shoulder girdle muscles and to the face for a great many years (Figs. 4 and 5), there are others in whom the pelvic girdle and lower limbs are affected early and it is not uncommon to find that the anterior tibial group of muscles are involved at an early stage. A striking degree of lordosis in the lumbar region not uncommonly appears in some cases of this type.

In summary (Walton, 1965a, 1965b), the features of this condition are as follows: (a) expression in either sex; (b) onset at any age from childhood until late adult life; (c) transmission usually as an autosomal dominant character, occasionally with some apparent sex limitation in certain families; very rarely inheritance seems to be by an autosomal recessive mechanism; (d) abortive or mildly affected cases are common; (e) there is initial involvement of the face and shoulder girdle muscles with subsequent spread to the pelvic girdle; (f) muscular pseudohypertrophy is very uncommon; (g) muscular contractures and skeletal deformity are rare; (h) the progress of the disease is insidious and there are many prolonged periods of apparent arrest; although occasional cases occur in which the disease progresses unusually rapidly, most patients survive and remain active to a normal age.

4. Distal Myopathy

Gowers (1902) and Spiller (1907) were the first to describe a form of dystrophy beginning in the peripheral muscles of the limbs, but in recent years there have been extensive reports by Welander (1951, 1957) who has described her personal experiences with over 250 cases occurring in Sweden, where the disease begins as a rule between the ages of 40 and 60, is comparatively benign, is inherited as an autosomal dominant character and affects the two sexes equally. The small hand muscles and the anterior tibial groups are usually the first involved, and the calves, too, are weakened relatively early. The condition in Sweden is relatively benign, but when this form of the disease occurs in Great Britain and in the United States it seems to occur sporadically, begins somewhat earlier and tends to be more severe.

5. Ocular Myopathy

This condition, which was first described by Hutchinson (1879) and Fuchs (1890), usually begins with progressive bilateral ptosis, sometimes associated with diplopia, and goes on to give rise to a complete bilateral external ophthalmoplegia. The orbicularis oculi and other facial muscles are usually involved and it is not uncommon to find some degree of atrophy and weakness of neck, limb and trunk muscles in a proportion of patients. This atrophy and weakness tends to be somewhat global and is certainly not as selective as that seen in the limb-girdle and facioscapulohumeral varieties. However, Kiloh and Nevin (1951) and Lees and Liversedge (1962) have confirmed that the ocular muscle involvement often precedes signs of affection of other muscle groups by many years. I have previously suggested from a study of 18 cases (Walton, 1965b) that about half of these patients show dysphagia and are not essentially different from the others who do not. However, Victor, Hayes and Adams (1962) suggested that cases with dysphagia should be identified as a separate and distinctive entity entitled "oculopharyngeal muscular dystrophy" and this view has recently been supported by Bray, Kaarsoo and Ross (1965). Having read the latter paper and after rescrutinizing the records of my cases, I too agree that these patients can be classified into two groups. The younger patients with ocular myopathy do not show dysphagia, but those in whom the ocular muscle involvement first appears after the age of 40 usually develop pharyngeal involvement. Hence there are grounds for suggesting that the two conditions may be distinct, though clearly they are closely related. It should finally be mentioned that this condition appears to account for all of the cases of so-called progressive nuclear ophthalmoplegia which have been reported previously, and even when it occurs in relation to diseases of the central nervous system it is almost certain that the ocular muscle weakness is myopathic.

6. Congenital Muscular Dystrophy

In 1909 BATTEN suggested that the syndrome of infantile hypotonia of congenital origin which OPPENHEIM (1900) had entitled myatonia congenita but which was later called amyotonia congenita, might be due to a congenital form of muscular dystrophy. In 1957 BANKER, VICTOR and ADAMS described two sibs, one of whom was hypotonic from birth, but the other showed a clinical picture suggestive of arthrogryposis multiplex congenita with multiple muscular contractures and widespread weakness, and in this case muscle biopsy samples showed changes which were characteristic of muscular dystrophy. SHORT (1963) has described a similar case recently, and I have a patient under observation at the moment, a young girl, who also appears to be suffering from a congenital muscular dystrophy. She was extremely hypotonic from birth, was unable to walk until she was three years old and even then showed a marked weakness and diminution in bulk of all of the skeletal muscles. Histological examination of a muscle biopsy sample from this case revealed appearances typical of muscular dystrophy and it seems that the disease process in this case had been present from birth, but was nevertheless relatively mild and non-progressive. Clearly this type of case, in which there are clear-cut histological characteristics indicative of a muscular dystrophy, differs substantially from cases of so-called benign congenital hypotonia (WALTON, 1956b) or benign congenital myopathy (TURNER, 1940, 1949). LEES and TURNER (1962) followed up the cases originally described by TURNER (1940, 1949) and found that many of them still showed in later life a picture of a benign non-progressive myopathy. This observation was similar to that of WALTON (1957) who found that in nine children originally diagnosed as examples of amyotonia congenita, muscular weakness and hypotonia were still present later in life, and yet muscle biopsy samples obtained from these cases showed no significant histological changes. Hence, it is still far from clear as to whether congenital muscular dystrophy is a single separate entity and also as to whether it is related or unrelated to the syndrome of benign congenital hypotonia. What relation, if any, these conditions show to other more specific forms of congenital myopathy giving rise to widespread hypotonia, such as central core disease (SHY and MAGEE, 1956; ENGEL, FOSTER, HUGHES, HUXLEY and MAHLER, 1961) and nemaline or rod-body myopathy (SHY, ENGEL, SOMERS and WANKO, 1963) it is difficult to say. In the first of these conditions muscle biopsy reveals a curious central and apparently non-functioning area in most muscle fibres, while in the second a collection of rod-shaped bodies can be seen in the periphery of many muscle fibres. It is plain that the aetiology and inter-relationship of the many muscle disorders which give rise to the clinical picture of congenital hypotonia can only be clarified by a great deal of further work in the future.

Diagnosis

Nowadays the diagnosis of muscular dystrophy must depend first upon the clinical history and examination, secondly upon biochemical findings, thirdly upon electromyographic evidence, and fourthly upon pathological changes in the muscle as revealed by biopsy.

1. Clinical Diagnosis

In his lecture published in 1894, ERB made several comments upon differential diagnosis which are equally applicable today. He pointed out the difficulties which might arise in differentiating between muscular dystrophy on the one hand and spinal muscular atrophy on the other, and also referred to the clinical features which helped in differentiating the condition from the effects of poliomyelitis, polyneuritis, syringomyelia and spinal tumour. Even today there are occasions when muscular dystrophy could conceivably be confused with some of these disorders. In the typical case of muscular dystrophy showing the usual slowly progressive pattern of increasing muscular weakness and selective atrophy of proximal limb muscles, diagnosis is rarely in doubt. However, when the pattern of muscle weakness and wasting is somewhat obscured by subcutaneous fat, or when the muscular involvement is predominantly distal, as in dystrophia myotonica and distal myopathy, it may not always be easy to distinguish muscular dystrophy from neuropathic disorders such as progressive muscular atrophy (motor neurone disease), polyneuropathy and peroneal muscular atrophy. Usually, however, the associated neurological signs, and in particular the sensory abnormalities which occur in polyneuropathy and peroneal atrophy, are helpful in making the diagnosis. One condition which has often been wrongly diagnosed as muscular dystrophy, particularly in the early stages, is the so-called pseudomyopathic form of spinal muscular atrophy which can affect more than one member of a family and not uncommonly begins in childhood and adolescence (KUGELBERG and WELANDER, 1956). My own observations of 12 cases of relatively benign and non-progressive infantile spinal muscular atrophy, shortly to be reported in collaboration with Drs. P. HUDGSON and G. W. PEARCE, strongly suggests that this syndrome is by no means an independent entity but is merely one variant of infantile spinal muscular atrophy (Werdnig-Hoffmann disease). Careful observation now reveals that the spectrum of clinical features and natural history observed in this disease is far wider than was at one time assumed. In differentiating this and other neuropathic disorders from muscular dystrophy, the electromyogram is of particular value.

On the whole, however, it is generally easy to distinguish myopathy from neuropathy on clinical grounds alone, but it is often more difficult to differentiate between cases of muscular dystrophy occurring sporadically on the one hand and other forms of myopathy on the other. An endocrine cause for muscular weakness must always be considered, and such conditions as thyrotoxicosis, Cushing's syndrome and Addison's disease should always be borne in mind. However, the most difficult differential diagnosis to make clinically is between muscular dystrophy and polymyositis. The most important points in making this distinction are first, the rapidity of onset and occasional remissions which occur in polymyositis, secondly the global weakness and wasting which is seen in polymyositis, unlike the selective pattern occurring in dystrophy, thirdly the frequency of a positive family history in patients with muscular dystrophy, fourthly the almost constant involvement of neck muscles and the frequent occurrence of dysphagia (BARWICK and WALTON, 1963; WALTON, 1965a, 1965b) which are often seen in polymyositis and rarely in muscular dystrophy, and fifthly the associated phenomena such as skin changes and the Raynaud phenomenon which occur in a considerable number of cases of polymyositis. Even with the help of these clinical guides, there are occasional cases in which diagnosis remains difficult and must finally depend upon a combination of clinical, biochemical, electromyographic and histological findings.

2. Biochemical Diagnosis

Turning to biochemical methods of diagnosis, it is, of course, true that ERB had little to say in this connection as few of the modern biochemical techniques were available in his day. It was some years before it became apparent that an excessive excretion of creatine in the urine might be seen in patients with primary muscle disease, but this finding was relatively non-specific as a similar creatinuria could be found in patients with neuropathic atrophy and in some suffering from a variety of other diseases. Considerable specificity has been given, however, to the biochemical diagnosis of muscular dystrophy with the aid of serum enzyme estimations and there can be little doubt that estimation of the serum creatine kinase is now the single most useful diagnostic test for muscular dystrophy, particularly of the Duchenne variety. The first enzyme shown to be of value in this connection was the serum aldolase (SIBLEY and LEHNINGER, 1949) and it has subsequently been shown by many workers, including EVANS and BAKER (1957), DREYFUS, SCHAPIRA and SCHAPIRA (1958), THOMSON, LEYBURN and WALTON (1960) and many others, that a rise in the activity of this enzyme in the serum is seen particularly in early cases of the Duchenne type muscular dystrophy and that the activity declines progressively as the disease progresses. Subsequently PEARSON (1957) showed that aldolase activity could be raised in the serum long before overt clinical signs of the disease appeared; he discovered this by testing serum samples from younger male sibs of patients with the Duchenne type dystrophy, and therefore concluded that it was possible to detect the disease in its preclinical form. Later (PEARSON, 1962) he demonstrated that muscle biopsy samples taken from such preclinical cases showed dystrophic changes. The most important recent addition is, however, as already mentioned, the creatine kinase (EBASHI, TOYOKURA, MOMOI and SUGITA, 1959). In agreement with the findings of others, we (PEARCE, PENNINGTON and WALTON, 1964a, 1964b) have found that whereas the normal upper limit of activity of this enzyme in the serum is about 60 international unites and that this activity is unaffected by such factors as age and physical activity, values even as high as 23,000 units can be obtained in early cases of muscular dystrophy of the Duchenne type. As with the serum aldolase, much less striking rises in activity are observed in the serum of patients suffering from muscular dystrophy of other types. We have also confirmed PEARSON's (1957) observations that by carrying out an estimation of the serum creatine kinase in a young infant shortly after birth, it is possible to detect preclinical cases of muscular dystrophy. In Tab. 3 and 4 I give, from PENNINGTON (1965), the comparative values of different serum enzyme activities obtained in cases of the Duchenne type muscular dystrophy and in various other muscle diseases. From these tables it will be seen that whereas a massive increase in the serum activity of this enzyme is virtually diagnostic of

Table 3. *Serum enzymes in Duchenne type muscular dystrophy*[1] *(Approx. max. values (I.U. at 37°))*

	Normal	Duchenne
Creatine kinase	60	23,000
Phosphoglucomutase	3	110
Aldolase	7	160
Lactate dehydrogenase	700	4,400
Aspartate aminotransferase	50	250
Alanine aminotransferase	40	200
Glucosephosphate isomerase	220	800
Triosephosphate isomerase	700	2,400
Malate dehydrogenase	170	520
AMP deaminase	6	10
Adenylate kinase	60	90

No change: ATP-ase, acid phosphatase, alkaline phosphatase, cholinesterase, deoxyribonuclease, dipeptidase, glucose 6-phosphate dehydrogenase, isocitrate dehydrogenase, 5'-nucleotidase, transketolase.

[1] (from Pennington, 1965).

Table 4. *Serum creatine kinase activity in various diseases affecting muscle*[1] *(Data from* Pearce, Pennington *and* Walton, *1964 b)*

	No. examined	No. elevated	Maximum level
M.D. (Duchenne)	25	25	23,000
M.D. (Limb-girdle)	6	4	1,650
M.D. (Facioscapulohumeral)	7	7	301
Dystrophia myotonica	7	5	150
Polymyositis	12	4	1,985
Other myopathies[2]	17	0	
Neurogenic muscle diseases[3]	14	0	

Upper limit of normal = 60 (I.U. at 37°)

[1] (from Pennington, 1965).

[2] Rheumatoid disease with myopathy (1), carcinomatous myopathy (2), thyrotoxic myopathy (2), rheumatoid disease, steroid treated (2), polymyalgia rheumatica (2), systemic sclerosis (1), dermatomyositis (1), steroid myopathy (6).

[3] Cervical spondylosis (1), polyradiculopathy with muscular wasting (2), multiple sclerosis (1), syringomyelia (1), lumbar spondylosis (1), neuralgic amyotrophy (1), cauda equina compression (1), Dejerine-Sottas syndrome (1), T. 1 root compression with muscular atrophy (1), motor neurone disease (3), Werdnig-Hoffmann disease (1).

muscular dystrophy of the Duchenne type, less striking increases are seen in other forms of muscular dystrophy and are of comparatively little value in distinguishing this disorder from polymyositis, in which a similar modest rise in activity is sometimes observed. Nevertheless, one can reasonably conclude that recent work has given very considerable precision to the biochemical diagnosis of muscular dystrophy.

Quite apart from the serum enzyme studies to which reference has been made, it has also been shown that in muscle biopsy samples obtained from patients with muscular dystrophy, there may be changes in the concentration of lactic dehydrogenase. The latter enzyme exists in five electrophoretically distinct molecular varieties in nearly all tissues, and in contrast to normal adult muscle, which contains a preponderance of LD^4 and LD^5 isoenzymes, some patients with muscular dystrophy lack LD^5 completely and have lesser quantities of LD^4 (Wieme and Herpol, 1962; Dreyfus, Demos, Schapira and Schapira, 1962; Pearson, 1963). This finding, though not absolutely specific, has also proved to be of some diagnostic value.

3. Electrophysiological Diagnosis

In referring to the electrical diagnosis of muscular dystrophy, Erb was quick to point out that the reaction of degeneration (R.D.) which he had described as occurring in patients with neurogenic muscular atrophy was not found in cases of muscular dystrophy and many observations carried out in recent years have confirmed this view. Now, however, it is apparent that electromyography is of considerable value in the diagnosis of myopathy and particularly in distinguishing between muscular wasting of neuropathic and myopathic origin. Kugelberg in 1949 showed that in muscular dystrophy the electromyogram demonstrated an excessive proportion of polyphasic and short-duration potentials of low amplitude, and in 1952 Walton showed that a method of automatic frequency analysis of the electromyogram was of some value in diagnosing myopathic change. Buchthal, Rosenfalck and Erminio (1960) showed that the motor unit action potentials recorded during volitional activity in dystrophic individuals showed a decrease in the mean action potential voltage and duration which resulted from reduced motor unit territory and fibre density caused by patchy degeneration of muscle fibres. These changes were invariably observed in established cases of muscular dystrophy of the Duchenne type, but in some of the more benign forms of muscular dystrophy such as the limb-girdle and facioscapulohumeral varieties, the mean motor unit potential durations fell within the normal range (Buchthal, 1962). Nevertheless, even in these more benign forms of dystrophy Buchthal found a greatly increased proportion of polyphasic potentials exceeding the normal 3 to 4 per cent. He also found, in collaboration with Farmer and Rosenfalck (Farmer, Buchthal and Rosenfalck, 1959), that the absolute refractory period of voluntary muscle was reduced in most patients with muscular dystrophy. Unfortunately, however, although the electromyogram is thus of great value in diagnosing myopathic change, it cannot be used with certainty to distinguish between muscular dystrophy and polymyositis as the pattern of volitional activity seen in the two diseases is similar (Buchthal and Pinelli, 1953). It is true that in polymyositis more spontaneous activity in the form of fibrillation potentials and positive potentials, as well as pseudomyotonic discharges, may be recorded (Walton and Adams, 1958), but this activity occurring spontaneously is by no means diagnostic and similar changes are seen in a proportion of patients with muscular dystrophy. Nevertheless, we may certainly conclude that electromyography has proved to be a useful diagnostic tool.

4. Pathological Diagnosis

With regard to the pathological diagnosis of muscular dystrophy, the observations of Erb (1894) have hardly been improved upon in recent years. Most authors writing today would agree with Erb that the striking pathological changes observed in dystrophic muscle are first, a marked variation in fibre size with some swollen fibres and others which are markedly atrophic. In the large hypertrophic fibres it is common to find central nuclei, sometimes lying in chains, and evidence of fibre-splitting is commonly observed. In addition, there is marked infiltration with connective tissue and fat in between the damaged muscle fibres (Figs. 6 and 7). ERB postulated that the first pathological change in dystrophic muscle was an enlargement of certain fibres, and that following this initial process progressive degeneration and atrophy later supervened. These findings, as originally described and illustrated by ERB (1894)

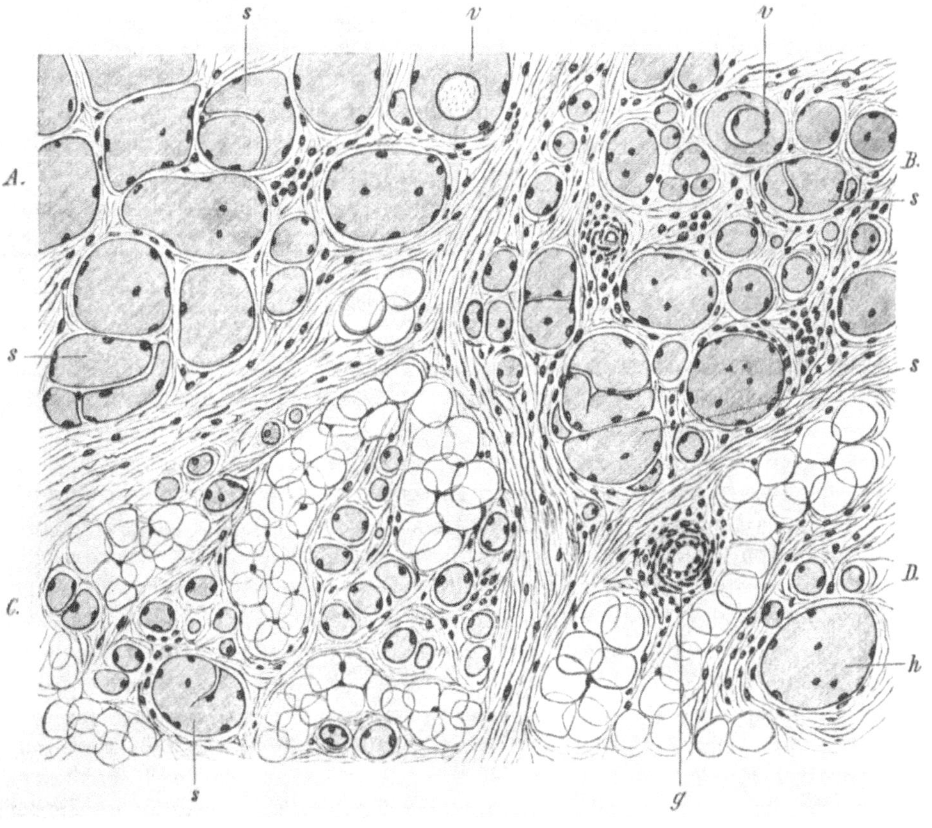

Fig. 6. A drawing of a transverse section of dystrophic muscle (from ERB, 1894)

differ only in detail from those reviewed by ADAMS, DENNY-BROWN and PEARSON (1953). It does seem, however, from his writings that ERB, in common with authors writing many years later, was not aware of the fact that areas of muscle fibre necrosis and phagocytosis are commonly found in all varieties of muscular dystrophy and that evidence of spontaneous, though abortive, regeneration is not infrequently seen in non-myotonic cases (PEARCE and WALTON, 1962). This latter type of change, which many authors have felt to be rare in muscular dystrophy but common, by contrast, in polymyositis, is now known to be a frequent finding in dystrophic patients, particularly in the early stages. Observations on muscle biopsy samples obtained from preclinical cases of muscular dystrophy of the Duchenne type diagnosed within the first few months of life on the basis of serum creatine kinase estimation, are of particular interest. The original observations were made by PEARSON

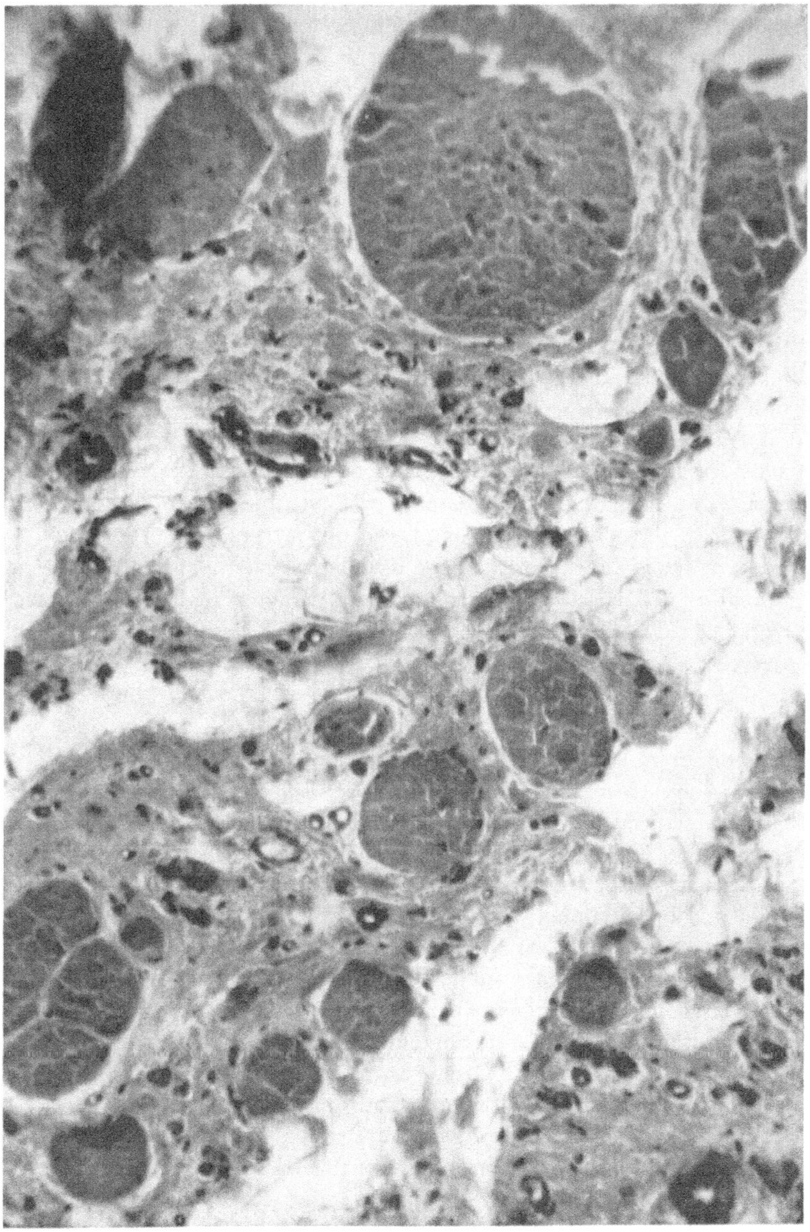

Fig. 7. A microphotograph of a transverse section of dystrophic muscle showing variation in fibre size, central nuclei, fibre splitting and infiltration with fat and connective tissue similar to that illustrated by ERB (1894)

(1962) and have been confirmed by ourselves (HUDGSON, PEARCE and WALTON, 1966). Not only have such sections shown muscle fibre necrosis and phagocytosis and marked variations in fibre size, but profuse abortive regenerative activity is a particular feature of these muscle sections, suggesting that attempts to repair the process of muscle fibre degeneration are particularly common at this stage of the disease.

It is possible to conclude that little advance, if any, has been made in the pathological diagnosis of muscular dystrophy with the aid of simple histological techniques since the days of Wilhelm Erb. Indeed, it is now well recognised that although it is usually possible on the basis of histological changes observed in a muscle biopsy sample to determine that the patient is suffering from a myopathic, as distinct from a neuropathic disorder (the latter type of condition usually demonstrates, of course, characteristic grouped atrophy of muscle fibres), yet the distinction between polymyositis and other non-dystrophic myopathies on the one hand and muscular dystrophy on the other is not always easy. There is a striking degree of overlap of pathological changes which may be seen in both diseases. Virtually the only histological criterion which is diagnostic of polymyositis as distinct from muscular dystrophy is massive cellular infiltration, but this is relatively uncommon and an active process of degeneration and phagocytosis of muscle fibres may certainly be seen in both diseases.

It is true that nowadays we have at our command certain highly specialised techniques of investigation which were not available to Erb or to many of his successors. Two techniques which deserve particular mention are histochemistry and examination of the ultrastructure of muscle fibres using the electron microscope. One can only say at this stage that these techniques are still in their infancy and that as yet no absolutely specific findings have been demonstrated with either technique which are helpful in distinguishing between muscular dystrophy and other forms of myopathy.

Management

I do not propose to dwell in any detail today upon the treatment of muscular dystrophy as this aspect of the disease is certainly discouraging. Furthermore, treatment is to be considered in a round-table discussion later in the symposium. The guiding principle is that these patients, and particularly those of the Duchenne type, must be kept active for as long as ever possible by means of judicious daily exercise; swimming and a programme of daily activity mapped out by a skilled physiotherapist may be of great value, but care must be taken not to overtire weakened muscles as this may be almost as harmful as underactivity. Regular passive stretching of tendons showing a tendency to shorten is valuable but surgical methods of tendon lengthening are contra-indicated. Judicious dieting and careful attention to posture, particularly in the child living a wheelchair existence, are also important in attempting to delay the development of skeletal distortion and atrophy.

Drug treatment is in my view disappointing and at present I do not advocate the routine use of any remedy in the treatment of this condition. Barwick, Newell and Walton (1963) found that certain anabolic steroids were of no value, and more recently our experiences with a mixture of nucleotides and nucleosides known commercially as 'Laevadosin' (Thomson and Guest, 1963) have been equally discouraging (Pearce, Gubbay, Hardy, Pennington, Newell and Walton, 1964; Pearce, Gubbay, Pennington and Walton, 1965; Gubbay, Hudgson, Newell, and Walton 1965).

For the present, the most encouraging fact is that the detection of female carriers who are likely to pass on the Duchenne variety of the disease to their sons is becoming a practical possibility, using biochemical, electrophysiological and pathological techniques to which I have referred elsewhere (Walton, 1965b). Genetic counselling based upon this evidence may well lead to a progressive reduction in the number of affected boys being born in the future, though some cases will undoubtedly continue to arise through genetic mutation. Our hope must be that the fundamental research now in progress in many centres will eventually uncover the basic cause of the disease process when the possibility of effective control of the condition with appropriate drug therapy may become a practical possibility. When that time comes, we shall all owe a great deal to WILHELM ERB for his brilliant pioneer work in defining the clinical characteristics of muscular dystrophy as this has been the foundation stone upon which the work of the past 70 years has been based.

Acknowledgements

I am grateful to my colleagues in Newcastle upon Tyne, upon whose work I have drawn freely in the preparation of this paper, to my secretary Miss ROSEMARY ALLAN for her unfailing efficiency, and to the editors and publishers of "Brain", "Muscular Dystrophy in Man and Animals" (KARGERS, Basel), "Disorders of Voluntary Muscle" (CHURCHILL, London), "Biochemical Aspects of Neurological Disorders" (BLACKWELL, Oxford) and "Muscle" (PERGAMON PRESS, Oxford) for permission to include in this review certain illustrations, tables and other material which has previously been published.

References

ADAMS, R. D., D. DENNY-BROWN, and C. M. PEARSON: Diseases of Muscle. New York: Hoeber 1953.
ALLEN, J. E., and D. W. RODGIN: Amer. J. Dis. Child. **100**, 208 (1960).
BANKER, B. Q., M. VICTOR, and R. D. ADAMS: Brain **80**, 309 (1957).
BARWICK, D. D., D. J. NEWELL, and J. N. WALTON: Neurology (Minneap.) **13**, 12 (1963).
—, and J. N. WALTON: Amer. J. Med. **35**, 646 (1963).
BATTEN, F. E.: Quart. J. Med. **3**, 313 (1909).
BECKER, P. E.: Dystrophia Musculorum Progressiva. Stuttgart: Thieme 1953.
— Acta genet. (Basel) 7, 303 (1957).
BRAMWELL, E.: Proc. roy. Soc. Med. **16**, 1 (1922).
BRAY, G. M., M. KAARSOO, and R. T. ROSS: Neurology (Minneap.) **15**, 678 (1965).
BUCHTHAL, F.: Wld. Neurol. **3**, 16 (1962).
—, and P. PINELLI: Neurology (Minneap.) **3**, 424 (1953).
—, P. ROSENFALCK, and F. ERMINIO: Neurology (Minneap.) **10**, 398 (1960).
CHUNG, C. S., and N. E. MORTON: Amer. J. hum. Genet. **11**, 339 (1959).
DREYFUS, J. C., J. DEMOS, F. SCHAPIRA, et G. SCHAPIRA: C.R. Acad. Sci. (Paris) **254**, 4384 (1962).
—, G. SCHAPIRA, and F. SCHAPIRA: Ann. N.Y. Acad. Sci. **75**, 235 (1958).
DUBOWITZ, V.: Brain **83**, 432 (1960).
DUCHENNE, G. B.: Arch. gén. Méd. **11**, 5, 179, 305, 421, 552 (1868).
EBASHI, S., Y. TOYOKURA, H. MOMOI, and H. SUGITA: J. Biochem. (Tokyo) **46**, 103 (1959).
ENGEL, W. K., J. B. FOSTER, B. P. HUGHES, H. E. HUXLEY, and R. MAHLER: Brain **84**, 167 (1961).
ERB, W.: Tagebl. d. Naturforscherversamml in Freiburg 1883.
— Dtsch. Arch. klin. Med. **34**, 467 (1884).
— Clinical Lectures on Medicine and Surgery, by Various German Authors. London: New Sydenham Society **148**, 231 (1894).
EVANS, J. H., and R. W. R. BAKER: Brain **80**, 557 (1957).
FARMER, T. W., F. BUCHTHAL, and P. ROSENFALCK: Neurology (Minneap.) **9**, 747 (1959).
FUCHS, E.: Albrecht v. Graefes Arch. Ophthal. **36**, 234 (1890).
GOWERS, W. R.: Brit. med. J. **1902, II,** 89.
GUBBAY, S. S., P. HUDGSON, D. J. NEWELL, and J. N. WALTON: Brit. med. J. **1965, II,** 533.
HUDGSON, P., G. W. PEARCE, and J. N. WALTON: In the press. (1966).

HUTCHINSON, J.: Med. chir. Trans. **62**, 307 (1879).
JARVIS, J. M., and J. GIBSON: Personal communication (1960).
KILOH, L. G., and S. NEVIN: Brain **74**, 115 (1951).
KUGELBERG, E.: J. Neurol. Psychiat. **12**, 129 (1949).
—, and L. WELANDER: Arch. Neurol. Psychiat. (Chic.) **75**, 500 (1956).
LANDOUZY, L., et J. DEJERINE: C.R. Acad. Sci. (Paris) **98**, 53 (1884).
LEES, F., and L. A. LIVERSEDGE: Brain **85**, 701 (1962).
—, and J. W. A. TURNER: Brain **85**, 733 (1962).
LEYDEN, E.: Klinik der Rückenmarks-Krankheiten, Vol. 2, p. 531. Berlin: Hirschwald 1876.
MÖBIUS, P. J.: Samml. klin. Vortr. **171**, 1505 (1879).
MORTON, N. E., and C. S. CHUNG: Amer. J. hum. Genet **11**, 360 (1959).
— —, and H. A. PETERS: Muscular Dystrophy in Man and Animals, Chapter 8, ed. BOURNE, G. H., and M. N. GOLARZ. Basel: Karger 1963.
MUMENTHALER, M., T. BOSCH, E. KATZENSTEIN und F. LEHNER: Confin. neurol. (Basel) **18**, 416 (1958).
NEVIN, S.: Quart. J. Med. **5**, 51 (1936).
OPPENHEIM, H.: Mschr. Psychiat. Neurol. **8**, 232 (1900).
PEARCE, G. W., and J. N. WALTON: J. Path. Bact. **83**, 535 (1962).
—, R. J. T. PENNINGTON, and J. N. WALTON: J. Neurol. Psychiat. **27**, 1, 96 (1964).
PEARCE, J. M. S., S. S. GUBBAY, J. HARDY, R. J. T. PENNINGTON, D. J. NEWELL, and J. N. WALTON: Brit. med. J. **1964, II**, 915.
— —, R. J. T. PENNINGTON, and J. N. WALTON: Research in Muscular Dystrophy, 2nd series. London: Pitman 1965.
PEARSON, C. M.: New Engl. J. Med. **256**, 1069 (1957).
— Brain **85**, 109 (1962).
— Amer. J. Med. **35**, 632 (1963).
PENNINGTON, R. J. T.: Biochemical Aspects of Neurological Disorders, Chapter 2, ed. CUMINGS, J. N., and M. J. KREMER. Oxford: Blackwell 1965.
SHORT, G. K.: Neurology (Minneap.) **13**, 526 (1963).
SHY, G. M., and D. MCEACHERN: Brain **74**, 354 (1951).
—, and K. R. MAGEE: Brain **79**, 610 (1956).
—, W. K. ENGEL, J. E. SOMERS, and T. WANKO: Brain **86**, 793 (1963).
SIBLEY, J. A., and A. L. LEHNINGER: J. nat. Cancer Inst. **9**, 303 (1949).
SPILLER, W. G.: J. nerv. ment. Dis. **34**, 14 (1907).
STEVENSON, A. C.: Ann. Eugen. (Lond.) **18**, 50 (1953).
THOMSON, W. H. S., and K. E. GUEST: J. Neurol. Psychiat. (Chic.) **26**, 111 (1963).
—, P. LEYBURN, and J. N. WALTON: Brit. med. J. **1960, II**, 1276.
TURNER, J. W. A.: Brain **63**, 163 (1940); **72**, 25 (1949).
TYLER, F. H., and M. M. WINTROBE: Ann. intern. Med. **32**, 72 (1950).
VICTOR, M., R. HAYES, and R. D. ADAMS: New Engl. J. Med. **267**, 1276 (1962).
WALTON, J. N.: J. Neurol. Psychiat. **15**, 219 (1952); **19**, 106 (1956).
— Lancet **1956, 1**, 1023
— Proc. roy. Soc. Med. **50**, 301 (1957).
— Res. Publ. Ass. nerv. ment. Dis. **38**, 378 (1961).
— Muscular Dystrophy in Man and Animals, Chapter 7, ed. BOURNE, G. H., and M. N. GOLARZ. Basel: Karger 1963.
— Brit. med. J. **1964, I**, 1271, 1344.
— Disorders of Voluntary Muscle, Chapter 11, ed WALTON, J. N. London: Churchill 1964.
— Biochemical Aspects of Neurological Disorders, Chapter 1, ed CUMINGS, J. N., and M. J. KREMER. Oxford: Blackwell 1965.
— In Muscle. Oxford: Pergamon Press 1965.
—, and R. D. ADAMS: Polymyositis. Edinburgh: Livingstone 1958.
—, and F. J. NATTRASS: Brain **77**, 169 (1954).
—, and C. K. WARRICK: Brit. J. Radiol. **27**, 1 (1954).
WELANDER, L.: Acta med. scand. Suppl. **264**, 1 (1951).
— Acta genet. (Basel) **7**, 321 (1957).
WIEME, R. J., and J. E. HERPOL: Nature (Lond.) **194**, 287 (1962).

Serum Enzymes and Genetics of Muscular Dystrophy *

C. S. CHUNG

An extensive review of genetics of human muscular dystrophy was made (MORTON, CHUNG, and PETERS, 1963). However, more recent developments in the study of the myopathy, particularly in the area of the serum enzymes prompt us to re-examine the genetic aspects of muscular dystrophy. The discovery of the association of the level of creatine phosphokinase (CPK) with Duchenne muscular dystrophy (EBASHI et al., 1959) has contributed to refinement in genetic classification, detection of carrier individuals, and preclinical cases. The present discussion will be limited to three major forms of muscular dystrophy, excluding less common types such as distal, ocular, and myotonic dystrophy.

Genetic Classification

One can classify the major types of muscular dystrophy on two grounds: one, based on clinical manifestation of the disease, or the other, on the basis of genetic pattern. The classifications based on the two criteria overlap extensively. In practice, a clinician would use both criteria in the diagnosis and prognosis of the case. WALTON and NATRASS (1954) proposed a method of classification which considered both clinical and genetic criteria. They are the dominant facioscapulohumeral type, the recessive limb-girdle type, and the sex-linked Duchenne type. Subsequently WALTON (1963) modified the classification to accommodate the sporadic limb-girdle type (MORTON and CHUNG, 1959) and the "pseudohypertrophic limb-girdle" or autosomal recessive Duchenne type.

To the geneticist, the classification based on the inheritance pattern is of more interest. In this way we can study the phenotypic expression of the major genetic entities. In the presence of overlapping symptoms between the genetic types, we have to devise some method of separating these categories as best as we can on the basis of many items of clinical information. Furthermore, genetic criteria would offer a logical basis such that fundamental biochemical differences in etiology among different types would be accurately reflected.

When little was known about the value of serum enzymes as a discriminator, we attempted to devise a best discriminating procedure for three major genetic types. These are: group 1 (autosomal dominant), group 2 (autosomal recessive), and group 3 (sex-linked recessive), based on the pedigree information which was published by eight laboratories at that time (CHUNG and MORTON, 1959). As can be seen in Tab. 1, there is considerable overlapping in clinical parameters among the three types. It is clear that none of the variables serves as an absolute diagnostic criterion. In such cases, it is natural to inquire what combinations of measurements will best discriminate the genetic groups. The statistical method of choice for the situation is the discriminant function of FISHER (1936). The basic principle underlying the procedure is to form a linear combination of several variables which maximizes the difference between groups which are recognized.

* The present work was supported in part by the National Institut of Health (AM 09517).

Retaining the variates denoting sex, proband, and dead or alive, a basic set of variates was isolated which accounted for all of the statistically significant discrimination after deletion of the variables which did not contribute significantly to the discrimination. The discrimination between group 1 and group 3 was best afforded by the function:

$$d = .1086 - .2820\, X_1 + .7560\, X_2 - .4156\, X_3 + .5254\, X_4\,,$$

where X_1, X_2, X_3, and X_4 represent the presence (1) or absence (0) of scapulohumeral onset, pelvifemoral onset, facial involvement, and pseudohypertrophy, respectively (CHUNG and MORTON, 1959). Based on the d score, the two groups are virtually discrete. Group 1 corresponds to the facioscapulohumeral clinical type, usually with facial affection and facial or scapulohumeral onset. Pelvifemoral onset is rare, and pseudohypertrophy extremely rare. Group 3 corresponds to the Duchenne clinical type, usually with pseudohypertrophy and always with pelvifemoral onset. Weakness of the lower face is a terminal symptom in a small proportion of cases.

Table 1. *Cardinal symptoms of the major types of muscular dystrophy*

	Group I (dominant)	Group II (recessive)		Group III (sex-linked recessive)
		Isolated	Familial	
Number of cases	95	79	135	93
Median age of onset	15	13	11	4
Mean inbreeding coefficient	0	0.0012	0.0080	0
Frequency of:				
Facial onset	0.200	0	0	0
Scapulohumeral onset	0.768	0.215	0.126	0.032
Pelvifemoral onset	0.116	0.835	0.904	1.000
Pseudohypertrophy of calves	0.011	0.316	0.326	0.785
Contractures	0.095	0.177	0.237	0.462
Facial affection	0.832	0.101	0.096	0.054
Scapulohumeral affection	1.000	0.949	0.919	0.828
Pelvifemoral affection	0.589	0.949	0.978	1.000
Confined to bed or chair	0.074	0.253	0.341	0.462

The discriminant between groups 1 and 2 was:

$$d = .0915 - .1585\, X_1 + .3145\, X_2 - .4039\, X_3 + .1545\, X_4\,,$$

where X_1, X_2, X_3 ,and X_4 denote the presence (1) or absence (0) of facial onset, pelvifemoral onset, facial affection, and pelvifemoral involvement, respectively (CHUNG and MORTON, 1959).

There was some overlap between the two groups even with the use of the discriminant score. Facial onset is never found in group 2, and facial affection is present in only a small proportion of cases. Pelvifemoral affection is invariable, and pelvifemoral onset the rule. Overlap between groups 1 and 2 is due to group 1 patients with pelvifemoral onset or no significant facial symptoms and to a few group 2 patients with scapulohumeral onset or no pelvifemoral affection. Pedigree and cases of groups 1 and 2 can usually, but not always, be separated correctly by clinical criteria alone.

Between groups 2 and 3 there was considerable overlap. The discriminant was:

$$d = .0096 - 4.0356\, X_1 + .2306\, X_2 + .1136\, X_3\,,$$

where X_1, X_2, and X_3 represent the inbreeding coefficient and the presence (1) or absence (0) of pseudohypertrophy and contractures, respectively (CHUNG and MORTON, 1959). Group 2 is characterized by a high frequency of consanguineous parentage and relatively low frequencies of pseudohypertrophy and contractures. In group 3 there is no increase of consanguineous parentage over the general population, the majority of patients have a history of pseudohypertrophy, and most of them developed contractures during the course of the disease. However, in group 2 63/214 cases overlapped group 3 by having pseudohypertrophy without close consanguinity, while 20/93 cases of group 3 gave no history of pseudohypertrophy. Without genetic information, pedigrees and cases of groups 2 and 3 cannot always be separated correctly by clinical criteria alone.

In interpreting the above results, it should be recognized that the significant clinical observations are to a degree subjective. This is unavoidable since some clinical information is derived from the patient's memory. Recognition of mild contractures and pseudohypertrophy could not be constant among physicians.

How do the levels of different enzymes improve the discriminations afforded by these clinical variates? We added the determinations of serum transaminase (GOT) and aldolase in the discriminant for groups 2 and 3. This was done in a smaller set of our Wisconsin data (CHUNG, MORTON, and PETERS, 1960). The result has shown that when all the variables were considered simultaneously, only the level of aldolase gave additional information above the previous clinical parameters, indicating that aldolase is complementary to clinical evidence in the resolution of limb-girdle and Duchenne dystrophy, not merely a correlate of pseudohypertrophy, while the transaminase assay adds no information to the aldolase test. The best discriminant turned out to be:

$$d = -8.6100\,X_1 + .4920\,X_2 + .2424\,X_3 + .4397\,X_4\,,$$

where X_1 is the inbreeding coefficient, X_2 the presence or absence of pseudohypertrophy, X_3 the presence or absence of contractures, and X_4 the log aldolase level. The values of d range from .98 to 1.86 for the group 2 cases and 1.80 and 2.41 for the group 3 cases.

The only overlap is for the two cases of pseudohypertrophic limb-girdle dystrophy. These two cases aged 23 and 29 had aldolasemia and contractures that were less pronounced than in Duchenne cases with the same disability. So far as these observations go, they support the contention that some pseudohypertrophic limb-girdle cases are clinically distinct from Duchenne cases (STEVENSON, 1953; BECKER, 1953). However, very high aldolase levels have been observed in some girls with pseudohypertrophic dystrophy by SCHAPIRA et al. (1957).

Fig. 1 shows the levels of aldolase by age for the major genetic types of muscular dystrophy and other neuromuscular diseases. The area delimited by two broken lines represents the range of normal individuals such that only 2.5% of normals are expected to lie above the top broken line. It is apparent that regardless of the type of affliction the aldolase level tends to decrease with age and this has been demonstrated by other investigators (HEYCK and LAUDAHN, 1963; BUSCAINO and SEPE, 1964; FOWLER and PEARSON, 1964). Of 66 Duchenne cases, all but two are above the normal limit, these exceptions being far advanced cases. The elevation is most marked in young patients, in whom the disease has been of short duration. Similar observations were made with CPK by HEYCK and LAUDAHN (1963) and HUGHES (1963) and others. Marked elevation of serum enzymes extends into preclinical cases. CHUNG et al. (1960) described detection of a preclinical case by aldolase. CPK has been demonstrated to be of great value in diagnosing the Duchenne preclinical cases by ZUNDEL and TYLER (1965) and others.

Of the 43 limb-girdle cases nearly all were above the normal mean, but only 14 were above the upper limit of normal. Both facioscapulohumeral cases and all but 4 of the 50 cases of other neuromuscular disease had aldolase levels below the

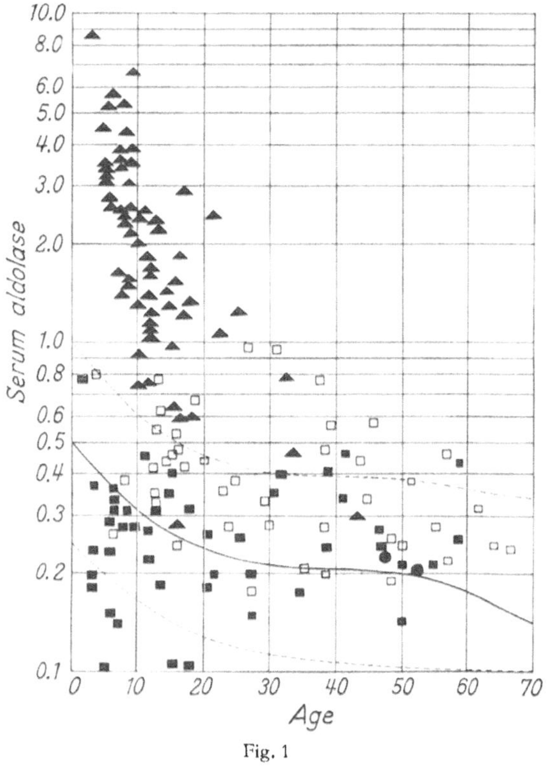

Fig. 1

upper limit of normal. These include 17 cases of Oppenheim's disease, 12 of Charcot-Marie-Tooth disease, 3 of convalescent myositis, 1 of myotonia congenita, 5 of myotonia dystrophica, 1 of pyramidal atrophy, and 11 diagnosis deferred.

Fig. 2 shows the pronounced association between disability and aldolase. Within each condition, the facioscapulohumeral, limb-girdle, and Duchenne cases are clearly distinguishable. Within the limb-girdle class there was no significant difference between isolated and familial cases or between males and females. Other enzymes such as transaminases, phosphohexoisomerase and lactic dehydrogenase were also found to be of some value for the diagnosis and the study of dystrophic process of the patients, when considered alone (see DREYFUS and SCHAPIRA, 1962; FOWLER and PEARSON, 1964; HEYCK and LAUDAHN, 1963). However the value of these enzymes as a discriminant of the genetic types appears to be less than aldolase.

None of the serum enzymes described so far shows, however, as markedly elevated activity as creatine phosphokinase (CPK) in muscular dystrophy as compared to the normals. Further value of this enzymes lies in its specificity to the muscular tissue. The great usefulness of CPK in diagnosis and carrier detection for Duchenne dystrophy has been repeatedly confirmed since the initial demonstration (EBASHI et al., 1959; OKINAKA et al., 1959). Tab. 2 summarizes available data on CPK as related to the discrimination of the major phenotypes (RICHTERICH et al., 1963; PEARSE et al., 1964). There still exists minor overlapping between the different types when CPK alone is considered.

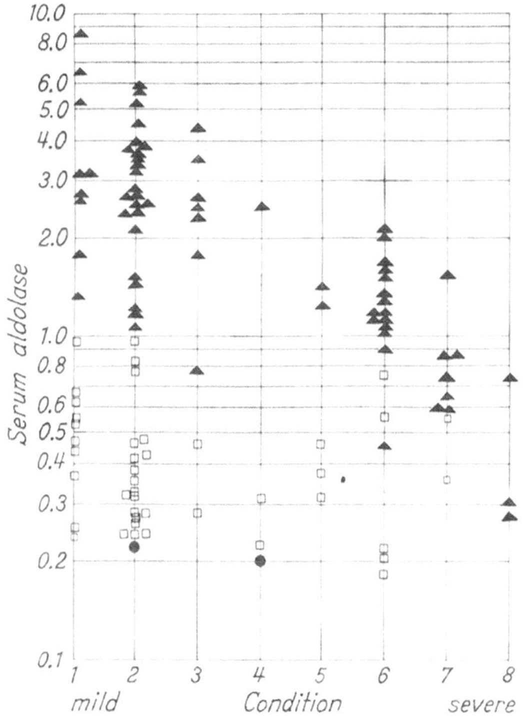

Fig. 2

Table 2. *CPK for different types oj muscular dystrophy*

Type and Source	N	Range (U)	Overlapping between Duchenne and L-G Types
Duchenne			
(1)	21	70—962	1/21 } 2/42 = 0.048
(2)	21	7—238	1/21
Limb-girdle			
(1)	6	1.6—99.0	1/6 } 2/11 = 0.182
(2)	5	0.3—12.3	1/5
Facioscapulohumeral			
(1)	7	3.8—17.8	
(2)	2	1.1—7.4	

(1) PEARSE et al. 1964
(2) RICHTERICH et al. 1963

Based on these data, about 5% of the Duchenne cases overlap the limb-girdle cases whereas about 18% of the limb-girdle cases exceed the lowest value of the Duchenne type in the CPK level. Overlapping was also noted by HEYCK and LAUDAHN (1963). Thus it appears that a perfect discrimination of the genetic types is impossible with CPK alone even when a strict genetic classification of the cases is employed. One must conclude that the approach of the discriminant function incorporating other clinical observations will remain useful in the classification of genetic entities. Further it should be critically tested whether or not aldolase is contributing significantly to the discriminations independent of CPK.

Sub-classification

There appears to be no disagreement among different investigators on phenotypic or genetic heterogeneity in the facioscapulohumeral type, though there is no conclusive evidence to indicate that this type is due to one gene.

However the limb-girdle type can be subdivided into at least two categories on genetic grounds. According to the segregation analysis, a substantial proportion of limb-girdle cases (about 40%) are nonrecessive sporadic cases as shown by an excess of isolated cases (MORTON and CHUNG, 1959). This conclusion is consistent with the result of analysis of the relative frequencies of consanguinity in the isolated and familial cases; there was much greater frequency of parental consanguinity for the familial than for isolated cases (MORTON and CHUNG, 1959). The attempt to characterize the isolated cases relative to the familial ones was not successful though in our material the isolated cases had nonsignificantly higher frequency of scapulohumeral onset and greater age of onset.

These sporadic cases would represent misdiagnosis, extramarital conceptions or heterozygous expression of an usually recessive gene for dystrophy. There is a considerable amount of evidence from our laboratory (CHUNG et al., 1960) and others (KRYSCHOWA and ABOWJAN, 1934; RICHTERICH et al., 1963) to indicate that the carriers of Duchenne muscular dystrophy show occasionally microsymptoms of the limb-girdle type. With the increasing precision of detecting the carriers of the Duchenne cases through CPK, we may be able to determine the proportion of the sporadic cases that can be attributed to this mechanism. However we were not able to differentiate the isolated and familial limb-girdle cases by aldolase. It was estimated that if all sporadic cases are due to penetrance in heterozygote of the autosomal recessive gene, the penetrance would still be only 17/10,000 (MORTON and CHUNG, 1959).

Another subclass of the recessive limb-girdle type which is phenotypically distinguishable from limb-girdle cases is "pseudohypertrophic limb-girdle" or autosomal recessive Duchenne type (LAMY and DE GROUCHY, 1954; BECKER, 1953, 1957; KLOEPFER et al. ,1958; CHUNG and MORTON, 1959; DUBOWITZ, 1960; WALTON, 1963; JOHNSTON, 1964). These are inherited as an autosomal recessive trait but are characterized by pseudohypertrophy as in the Duchenne type. However these investigators are at variance as to whether this type can be distinguished from the sex-linked Duchenne type. Further critical tests with CPK might be informative in revealing possible difference.

BECKER (1957, 1962), MABRY et al. (1965) and others emphasized a mild form of the sex-linked Duchenne dystrophy as distinguished from the common Duchenne type. These are known to be less severe, with later age of onset, confinement to bed, death, and less constant development of pseudohypertrophy and contractures. In our material, we have not been able to observe any clear bimodal distribution of the scores of the discriminant functions that maximize intrafamily correlation (CHUNG and MORTON, 1959). Apparently these cases have somewhat elevated levels of CPK but not as much as in the case of the ordinary Duchenne type (BECKER, personal communication). PEARSON et al. (1965) also observed a pattern of lactate dehydrogenase for the "benign type" which was different from the common type. At present there is no evidence to indicate that these differences are due to variation in the basic biochemical process. The contention that the varied forms of sex-linked muscular dystrophy are allelic to each other (BECKER, 1962; MABRY et al., 1965) needs rigorous genetic test by such technique as linkage or possible observation of rare mating types involving the different forms. The latter alternative is implausible.

Carrier Detection

We were able to show that serum aldolase was of some value in detecting the carriers of the Duchenne dystrophy (CHUNG, MORTON, and PETERS, 1960). Three out of 21 known carriers were found to have grossly elevated aldolase in contrast to 1 out of 131 in the control. OKINAKA et al. (1959) and DREYFUS et al. (1960) demonstrated the value of CPK in detecting the Duchenne carriers. The latter group of investigators found an elevation of CPK in 3 out 15 mothers of the patients, whereas the former found the elevated values in the sisters of the affected Duchenne cases. These findings have been quickly confirmed by numerous other laboratories with further improvement of degree of carrier detection. DREYFUS et al. (1962) further pointed out that CPK is more valuable in combination with aldolase or the blood circulation time in detecting the carriers. However the value of the blood circulation time appears to need further confirmation.

The existence of a biological abnormality in carriers seems abundantly demonstrated, but frequency with which it can be detected by present methods is less certain. DREYFUS et al. (1961) found 28 abnormalities in 38 mothers of isolated cases with the use of CPK and circulation time. This is not, however, consistent with the genetic evidence that a large portion of isolated cases are sporadics which would represent new mutations (MORTON and CHUNG, 1959). On the basis of CPK alone, the same authors give 41% abnormalities for the mothers of the familial cases compared to 24% for those of the isolated cases (DREYFUS and SCHAPIRA, 1962).

However more recent estimates of the frequency of CPK elevation among the known Duchenne carriers are considerably higher than earlier ones. Published studies give 71% (PEARSE et al., 1964), 75% (DREYFUS, this symposium), 79% (MILHORAT and GOLDSTONE, 1965), and 80% (HUGHES, 1963). We can estimate the proportion of the mothers of the isolated cases having elevated CPK level as $(1 - x/c)\,p$, where x represents the proportion of sporadics due to new mutation among all affected cases, c is the proportion of isolated cases among the affected, and p is the probability of detecting a carrier. The quantity c is estimated as the ratio of the number of probands of isolated cases to the total number of probands of isolated and familial cases. Using $x = 1/3$ (MORTON and CHUNG, 1959), $p = .75$ the mean value from the above data, and $c = .83$ estimated from CHEESEMAN et al. (1958) excluding Walton's data, we obtained $(1 - x/c)\,p = .45$. The frequency estimated by DREYFUS .42 (this symposium) appears to be consistent with the expectation. The value would be somewhat higher if misclassification attributable to "false positive" is not negligible. Since $x = 1/3$ is both the estimate obtained from segregation analysis and the expectation on the hypothesis of an equal mutation rate in egg and sperm (MORTON and CHUNG, 1959), the observed frequency of elevated CPK levels among the mothers of isolated cases confirms that there is little if any difference between sexes in mutation rate.

Incomplete detection of the carriers by means of CPK or other techniques is understandable. On the Lyon hypothesis that one of the two X chromosomes in the female undergoes inactivation during early stage of embryonic development (LYON, 1962), one should expect that the heterozygous expression forms a continuum according to the stage of the development at which the X chromosome with normal gene happened to be inactivated. If this be the case, it will be only arbitrary to make a demarkation line at which a heterozygote is considered as expressed. In this connection it is of interest to note the recent findings of EMERY (1965) that histological changes of the gastrocnemius in the Duchenne carrier mothers show gradation among individuals. He takes this as the evidence that the fate of a multinucleate fiber depends on the proportion of the nuclei with the inactivated X chromosome bearing the dystrophy gene.

It is, therefore, unlikely that a precise mutation rate for Duchenne dystrophy can be estimated by the CPK abnormality in the mothers and grandparents. Furthermore proper allowance should be made on the effect of exercise and possible effect of age on CPK in the carriers or normals. By the same argument, it appears premature to infer that there is a latent form of the Duchenne cases (RICHTERICH et al. 1963).

Linkage

If two pairs of genes are located on the same chromosome, they are said to be linked. Detection of close linkage will serve a useful function in resolving possible genetic heterogeneity of the major loci and further in improving genetic prognosis for individual cases, the age of onset, and for possible heterozygote.

Disappointingly we have thus far no evidence to indicate that any of the dystrophy genes is linked closely with any known markers. It is further disappointment that such a common sex-linked marker as the X_g blood group has not shown a close linkage with the Duchenne dystrophic gene (CLARK et al., 1963). However PEARSON et al. (1963) and FERRIER et al. (1965) have added cytological evidence to that of WALTON (1956) that the Duchenne muscular dystrophy is sex-linked.

Finally significance of the known biochemical abnormalities relative to pathogenesis of muscular dystrophy still remains obscure. The normal animal parabiosed with the dystrophic did not have any influence on the diseased animal, pointing to a fundamental nature of the disease process in the mouse (POPE et al., 1964). The increase in the serum enzymes in the human dystrophy has been attributed to increased permeability of the muscle cell membranes. It seems uncertain whether the change in the cell membrane permeability is primary or secondary. We will all look forward to the day when we discover the specific molecular abnormality which can be directly linked to the primary process of pathogenesis of muscular dystrophy.

References

BECKER, P. E.: Dystrophia Musculorum Progressiva. Eine Genetische und Klinische Untersuchung der Muskeldystrophien. Stuttgart 1953.
— Acta. genet. (Basel) **7**, 303 (1957).
— Rev. canad. Biol. **21**, 551 (1962).
BUSCAINO, G. A., e O. SEPE: Acta neurol. (Napoli) **19**, 523 (1964).
CHEESEMAN, E. A., S. J. KILPATRICK, A. C. STEVENSON, and C. A. B. SMITH: Ann. hum. Genet. **22**, 235 (1958).
CHUNG, C. S., and N. E. MORTON: Amer. J. hum. Genet. **11**, 339 (1959).
— —, and H. A. PETERS: Amer. J. hum. Genet. **12**, 52 (1960).
CLARK, J. I., R. H. PUITE, R. MARCZYNSKI, and J. D. MANN: Amer. J. hum. Genet. **15**, 292 (1963).
DREYFUS, J. C., and G. SCHAPIRA: Biochemistry of Hereditary Myopathies. Springfield, Ill.: C. C. THOMAS 1962.
— —, and J. DÉMOS: Rev. franc. Etud. clin. biol. **5**, 384 (1960).
— —, F. SCHAPIRA, and J. DÉMOS: Excerpta med. (Amst.) Int. Cong. Ser. **32**, E 80 (1961).
DUBOWITZ, V.: Brain **83**, 432 (1960).
EBASHI, S., Y. TOYOKURA, H. MOMOI, and H. SUGITA: J. Biochem. (Tokyo) **46**, 103 (1959).
EMERY, A. E. H.: J. med. Genet. **2**, 1 (1965).
FERRIER, P., F. BAMATTER, and D. KLEIN: J. med. Genet. **2**, 38 (1965).
FISHER, R. A.: Ann. Eugen. (Lond.) **8**, 376 (1936).
FOWLER, W. M. Jr., and C. M. PEARSON: Arch. phys. Med. **45**, 117 (1964).
HEYCK, H., u. G. LAUDAHN: Klin. Wschr. **41**, 905 (1963).
HUGHES, B. P.: Research in Muscular Dystrophy. p. 167. London: Pitman 1963.
JOHNSTON, H. A.: J. med. Genet. **2**, 79 (1964).
KLOEPFER, H. W., and C. TALLEY: Ann. hum. Genet. **22**, 138 (1958).
KRYSCHOWA, N., u. W. ABOWJAN: Z. ges. Neurol. Psychiat. **150**, 421 (1934).
LAMY, M., et J. DE GROUCHY: J. Génét. hum. **3**, 219 (1954).
LYON, M. F.: Amer. J. hum. Genet. **14**, 135 (1962).
MABRY, C. C., I. E. ROECKEL, R. L. MUNICH, and D. ROBERTSON: New Engl. J. Med. **273**, 1062 (1965).
MILHORAT, A. T., and L. GOLDSTONE: J. Amer. med. Ass. **194**, 130 (1965).
MORTON, N. E., and C. S. CHUNG: Amer. J. human Genet. **11**, 360 (1959).
— —, and H. A. PETERS: Muscular Dystrophy in Man and Animals, p. 324. Ed. BOURNE, G. H., and M. N. GOLARZ. New York: S. Karger 1963.
OKINAKA, S., H. SUGITA, H. MOMOI, Y. TOYOKURA, H. KUMAGAI, S. EBASHI, and Y. FUJIE: Ann. Meet. Amer. Neurol. Ass. Atlantic City 1959.
PEARSE, J. M. S., R. J. PENNINGTON, and J. N. WALTON: J. Neurol. Neurosurg. Psychiat. **27**, 96 (1964).
PEARSON, C. M., W. M. FOWLER, and S. W. WRIGHT: Proc. nat. Acad. Sci. (Wash.) **50**, 24 (1963).
—, N. C. KAR, and J. B. PETER: Amer. J. Med. **39**, 91 (1965).
POPE, R. S., E. D. MURPHY, and W. T. WEST: Amer. J. Physiol. **207**, 449 (1964).
RICHTERICH, R., R. ROSIN, U. AEBI, and E. ROSSI: Amer. J. hum. Genet. **15**, 133 (1963).
SCHAPIRA, F., J. DÉMOS, G. SCHAPIRA et J.-C. DREYFUS: Rev. franc. Etud. clin. biol. **2**, 728 (1957).
STEVENSON, A. C.: Ann. Eugen. (Lond.) **18**, 50 (1953).
WALTON, J. N.: Ann. hum. Genet. **21**, 40 (1956).
— Muscular Dystrophy in Man and Animals, p. 264. Ed. BOURNE, G. H., and M. N. GOLARZ. New York: S. Karger 1963.
—, and F. J. NATRASS: Brain **77**, 169 (1954).
ZUNDEL, W. S., and F. H. TYLER: New Engl. J. Med. **273**, 537 (1965).

Über die Dystrophia muscularis progressiva retrahens

O. HALLEN

Als W. ERB [5] nach der bekannten langjährigen Diskussion über die Pathogenese der progressiven Muskelatrophie für die aus diesem Sammelbegriff herausgelöste myopathische Form nicht die Bezeichnung *Atrophia* sondern *Dystrophia* muscularis wählte, geschah dies mit Bedacht. Denn W. ERB [5] konnte dank sorgfältiger und zahlreicher klinischer wie auch histologischer Untersuchungen feststellen: „daß bei all den verschiedenen Formen“ der myopathischen Muskelatrophie „die Muskelveränderungen in allen wesentlichen Punkten identisch sind, daß sich lediglich quantitative Differenzen und mehr oder weniger zufällige Kombinationen zeigen“. Als Veränderung der Muskulatur waren nicht nur eine Atrophie der Fasern, sondern zugleich auch deren Hypertrophie, überdies eine Kernwucherung und Vakuolisierung, Spaltbildungen, Teilungen und eine Hyperplasie wie auch Kernvermehrung des Bindegewebes, ferner eine „zunehmende Einlagerung von Fettzellen bis zu höchsten Graden der Lipomatose“ aufgedeckt worden.

W. ERB hatte damit gezeigt, daß dieser Myopathie nicht nur ein Muskelabbau, sondern ein bestimmter -umbau eigen ist. Klinisch äußert sich diese Dysplasie oder Dystrophie in verschiedener Weise: mal als Volumenabnahme, mal als -zunahme einzelner Muskeln oder nur umschriebener Muskelabschnitte. Wenngleich es W. ERB mit dieser Entdeckung gelungen war, zuvor als eigenständige Formen einer Myopathie postulierte Prozesse, wie etwa die rein atrophische Leyden-Moebiussche Erkrankung oder die durch Kombination von Muskelschwund und Pseudohypertrophie gekennzeichnete Duchenne-Griesingersche Variante als Spielarten eines und desselben Leidens zu entlarven, so übersah er, daß diese Dystrophia muscularis sich noch in einer weiteren Veränderung manifestieren kann; nämlich in einer Schrumpfung, d. h. gleichzeitigen Volumenminderung und Verkürzung der Muskulatur. Daß W. ERB [5] diesen dritten Effekt der muskulären Dystrophie kaum beachtete, zumindest aber nicht als wesentlich oder ebenso pathognomonisch wie die Atrophie oder die Pseudohypertrophie heraushob, muß mit Verwunderung zur Kenntnis genommen werden. Denn er hatte sie in seinen Kasuistiken beschrieben. So zitierte er in seiner umfänglichen Darstellung der Dystrophia muscularis progressiva (1891) nicht nur entsprechende Beobachtungen anderer Autoren (wie z. B. von CHARCOT [4], MARIE [15], LANDOUZY und DEJERINE [14]), sondern wies bei vier seiner 18 eigenen Fälle ausdrücklich auf eine Schrumpfung bestimmter Muskeln hin. Mehr noch: von einem dieser Fälle hatte er eine ausführliche Beschreibung der histologischen Besonderheiten dieser Variante der Dystrophia muscularis progressiva gegeben (s. Fälle 4, 25, 26 und 27).

Als nicht minder merkwürdig darf gelten, daß diese fibromuskulären oder myofibrösen Kontrakturen (diese brachymyomie, wie sie A. THOMAS [22] nannte) zwar in der Literatur gelegentlich ausführlich beschrieben, häufig kurz erwähnt, aber niemals in umfassenden Darstellungen der Klinik oder der pathologischen Anatomie der Dystrophia muscularis progressiva als die dritte Manifestationsmöglichkeit dieses Leidens herausgestellt wurden.

Aus 16 eigenen Fällen einer progressiven Muskeldystrophie, die neben anderen Erscheinungen dieses Leidens auch myofibröse Kontrakturen boten, seien zwei herausgehoben. Von diesen darf der letzte als Regelfall gelten; der erste bietet ein extremes Beispiel.

Fall 1: J. H., ein 28jähriger Buchhalter aus Rheinhessen, berichtete zur Familienvorgeschichte, daß seine 55jährige Mutter an der gleichen Krankheit leide und seit 20 Jahren an den Rollstuhl gefesselt sei. Im 2. Lebensdezennium seien bei ihr die ersten Symptome an den Beinen aufgetreten. Auf diese blieben sie auch weitgehend beschränkt. Seit 20 Jahren seien die unteren Extremitäten — wie bei ihm — versteift.

Er habe zur üblichen Zeit laufen gelernt, sei als Junge wie andere herumgesprungen und habe in der Schulzeit uneingeschränkt am Turnunterricht teilnehmen können.

Im 15. Lebensjahr bemerkte er beim Treppensteigen eine zunehmende Schwäche in beiden Oberschenkeln, deretwegen er in zwei auswärtige Kliniken, in denen die Diagnose gestellt wurde, eingewiesen wurde. Die verschiedenen medikamentösen Behandlungen hätten es nicht zu verhindern vermocht, daß die Schwäche der Beine immer mehr zunahm, bis er 6 Jahre nach Beginn der Erkrankung unfähig war, zu gehen und zu stehen. Zur gleichen Zeit fielen ihm noch zwei weitere Veränderungen auf: das Aufrichten aus dem Liegen im Bett wurde immer beschwerlicher — wie man ihn belehrte, die Folge einer Schwäche der langen Rückenmuskulatur; darüber hinaus wurden die Arme schwerer. Nach weiteren 4 Jahren war er nicht mehr in der Lage, allein zu essen, obwohl er seine Hände damals, ebenso wie heute, unbehindert bewegen konnte; es war ihm unmöglich geworden, die Arme und die Hände zum Mund zu führen.

Seit Beginn der Erkrankung stellte er bereits eine Versteifung in den Fußgelenken fest, nachdem er aber zuvor schon die Schwäche beim Treppensteigen bemerkt hatte. Allmählich — eine genauere zeitliche Festlegung war ihm nicht möglich — kamen weitere Versteifungen an den Beinen, schließlich auch am Rücken und im Nacken hinzu. Seit mindestens 3 Jahren kann er den Kopf nicht mehr richtig bewegen.

Die Untersuchung des Patienten, der im Rollstuhl wie eingepaßt saß, im Bett mit angewinkelten Beinen starr und fast bewegungslos lag, ergab folgenden Befund: Auf dem schmächtig wirkenden Körper und dem durch eine scheinbare Versteifung der Wirbelsäule und durch Retraktion der Schultern wie verkrampft gehaltenen Oberkörper saß ein verhältnismäßig großer, ein wenig nach hinten gebeugter, nahezu unbewegter Kopf. Das Zwanghafte dieser Haltung wurde durch die starke Anwinkelung der Arme im Ellenbogengelenk und die ungewöhnlich betonte Abwinklung der Oberarme nach hinten unterstrichen. Nur die Hände hingen in Pronationsstellung schlaff herab. Dabei zeigte sich bei passiver Bewegung, daß der Kopf in der Sagittalen vollends unbeweglich war und zur Seite jeweils nur um 10° gedreht werden konnte. Die Beweglichkeit der Schultergelenke war nahezu uneingeschränkt, die der Ellenbogengelenke beiderseitig nur zwischen 60° und 100° möglich. Die Pro- und Supination in den Handgelenken war blockiert. Bei freier Bewegung in den Hüftgelenken gelang in den Knien nur eine Streckung bis 90°. Die in Spitzfußstellung stehenden Füße konnten um 10° dorsal flektiert werden.

Die Lendenwirbelsäule war übertrieben deutlich lordosiert, die Kyphose der Brustwirbelsäule war erhalten, aber abgeflacht. Die gesamte Wirbelsäule erwies sich als völlig versteift. Bewegungen in den Sagittalen wurden wie von einer Stockpuppe nur aus der Hüfte heraus ausgeführt, wobei auch der Kopf wie fest an den Rumpf verlötet blieb.

An der Muskulatur zeigte sich im einzelnen folgender Befund (s. Abb. 1):

Kopf: Die mimische und die Kaumuskulatur war völlig unversehrt, an den Mm. sternocleidomastoidei konnten weder eine Atrophie noch eine Kontraktur noch eine Parese nachgewiesen werden. Hingegen ließen sich unter dem verschmächtigten M. trapezius derbe Muskelstränge palpieren. Der M. obliquus atlantis sprang als verhärteter Strang hervor (s. Abb. 1).

Schultergürtel und Arme: Vor allem die Mm. pectorales, trapezii, serrati anteriores und tricipites brachii wiesen Atrophien und Paresen auf. Im geringeren Maße waren auch die hinteren Portionen der Deltamuskeln und die Strecker der Hand verschmächtigt. Der M. biceps brachii zeigte sich nicht nur in seinem Volumen gemindert, sondern auch verkürzt. Im Gegensatz zu allen anderen erwähnten Muskeln, die von weicher Konsistenz waren, fühlte sich der Bicepsmuskel wie ein gleichmäßig derber Strang an. An der kleinen Handmuskulatur waren weder Atrophien noch Paresen festzustellen. Der Tricepssehnenreflex ließ sich noch schwach auslösen. Der Fingerbeugereflex war beiderseits mittellebhaft zu erhalten.

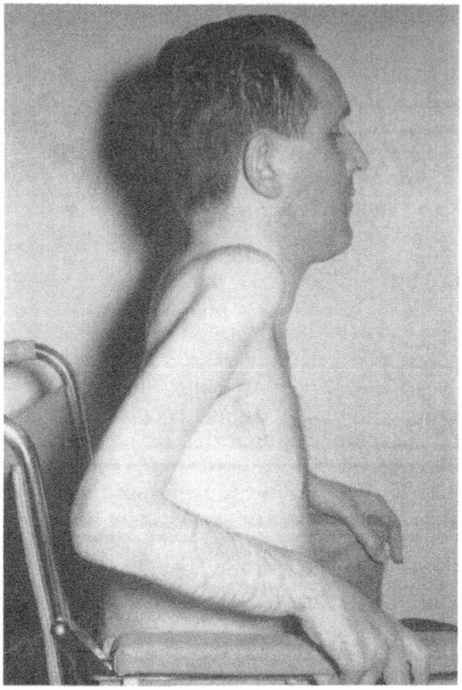

a

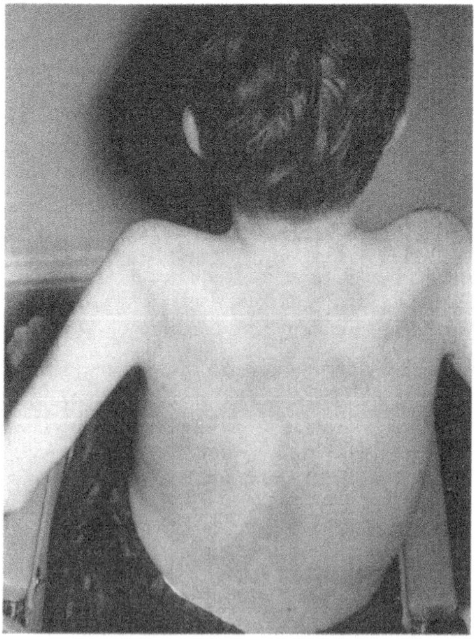

b

Rumpf: Neben der Wirbelsäule waren die derb verhärteten langen Strecker zu tasten.

Becken- und Beinmuskulatur: Eine besonders ausgeprägte Atrophie boten die Mm. glutaei medii, aber auch die übrige Gesäß- und Oberschenkelmuskulatur war verschmächtigt. Im M. biceps der Beine waren unregelmäßige derbe Stränge zu palpieren. Die Wadenmuskeln

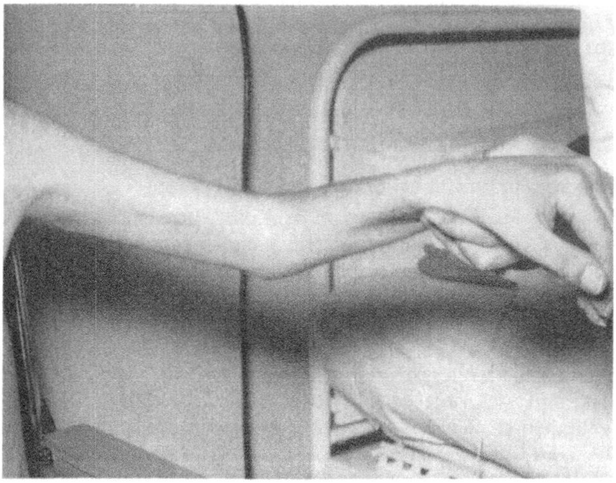

c

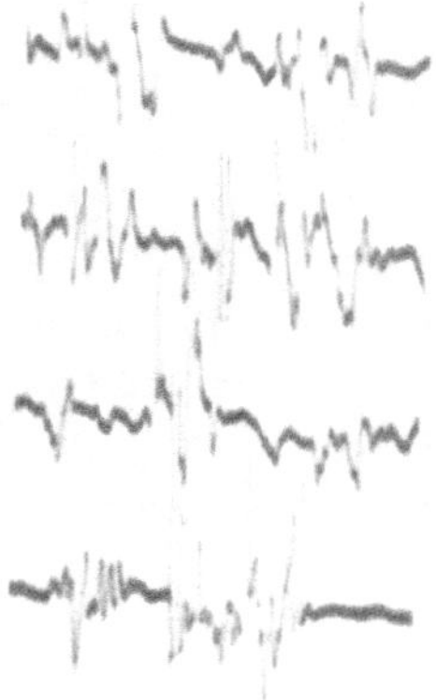

e

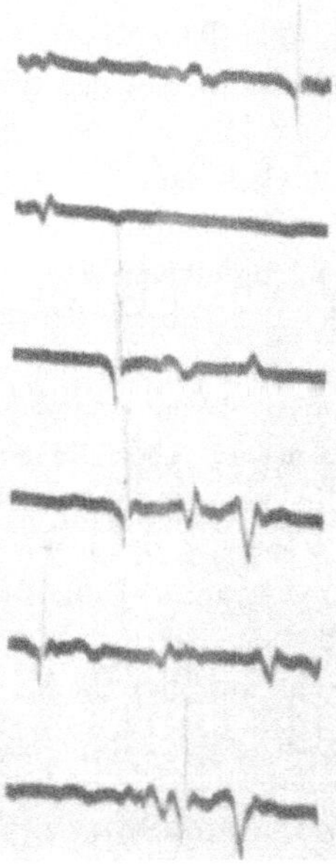

d

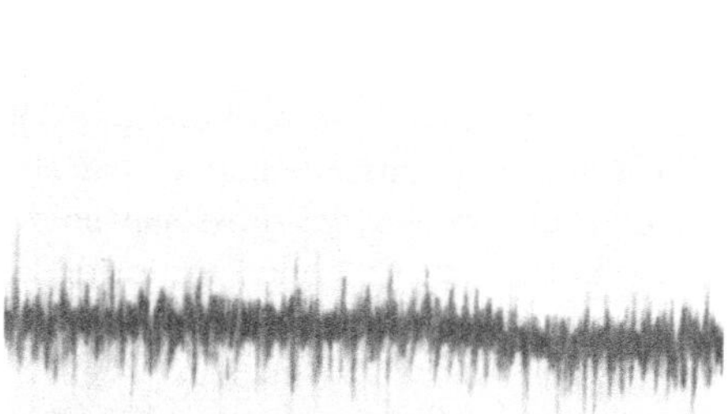

f

Abb. 1a—f. Fall 1. *Elektromyogramm* (abgeleitet von Dr. Pfisterer): Ableitung aus dem m. biceps brachii li.: Schon bei geringer Willkürinnervation und nur angedeutetem Bewegungseffekt stellt sich ein Interferrenzmuster dar, wobei die einzelnen Aktionspotentiale in ihrer Dauer erheblich verkürzt und polyphasisch sind (Kippgeschwindigkeit 1 msec/mm)

waren auf beiden Seiten verkürzt, verschmächtigt und unregelmäßig verhärtet. Eine gleichgeartete Veränderung fiel an der kleinen Fußmuskulatur auf. An den unteren Extremitäten konnten Eigenreflexe nicht mehr ausgelöst werden.

Auf den Röntgenaufnahmen der gesamten Wirbelsäule, des Beckens und der rechtsseitigen Extremitäten war eine erhebliche Osteoporose zu erkennen [*9*, *10*], nirgends aber eine knöcherne Ankylosierung; vielmehr stellten sich die Gelenkspalten überall klar dar.

Das Elektromyogramm bot auch im myofibrotisch veränderten M. biceps brachii ein für die Muskeldystrophie bezeichnendes Muster.

Fall 2: E. M., ein 15jähriger Junge, von dem die Mutter nicht berichten konnte, ob er zur rechten Zeit oder verzögert Laufen gelernt habe. Jedenfalls sei er von Anfang an „komisch" gegangen, habe nie die Fersen richtig aufgesetzt, sondern sei immer auf den Zehen aufgetreten. Nach einem durch einen Sturz vom Fahrrad verursachten linksseitigen Unterschenkelbruch mußte er 2 Monate im Gips liegen. Im Anschluß daran sei der Gang mühsamer und unbeholfener gewesen.

Der schlecht beobachtenden Mutter war bis zum Tage der Untersuchung in unserer Klinik das ausgeprägte Watscheln ihres Sohnes nicht aufgefallen. Bei leicht angewinkelten Armen im Ellenbogengelenk lief der Patient im Zehengang und knickte dabei jeweils im Becken ein. Die Untersuchung ergab den charakteristischen Befund von Atrophien und Paresen am Beckengürtel und — geringer ausgeprägt — am Schultergürtel. Darüber hinaus zeigte sich die Wadenmuskulatur verhärtet und verkürzt; eine gleichartige, aber nicht so ausgeprägte Veränderung war auch am M. biceps brachii beiderseitig festzustellen. Beide Muskeln waren zugleich verschmächtigt (s. Abb. 2).

Auch hier deckten die Röntgenaufnahmen der Wirbelsäule und der Extremitäten eine Osteoporose auf. Im Elektromyogramm fanden sich die für die eine Muskeldystrophie bezeichneten Veränderungen.

Daß es sich bei derartigen, zu Kontrakturen führenden fibromuskulären — oder wie Duchenne [*25*] und Trömner [*23*] sie nannten — myosklerotischen Veränderungen tatsächlich um eine dritte Modalität des dystrophischen Prozesses handelt, wird von einigen Autoren ebenso entschieden verfochten wie von anderen bestritten. Die Diskussion um die pathophysiologische Zuordnung und die pathognomonische Bedeutung dieses Symptoms ist bis heute nicht abgeschlossen. Auf der einen Seite setzten sich u. a. Cestan und Lejonne [*3*], Jendrassik [*11*, *12*], Steinert und Verse [*21*], A. Thomas [*22*] und Trömner [*23*] nachdrücklich dafür ein, daß es sich hier um eine eigenständige, primäre und vorzüglich fibröse Veränderung der Muskulatur im Rahmen der Dystrophia muscularis progressiva handele, während andererseits z. B. Hahn [*7*], Gowers [*6*a] und P. E. Becker [*1*] glaubten, annehmen zu können, die Kontraktion sei Folge der Muskelatrophie, also sekundär.

Histologische Untersuchungen lassen zwar in solchen Muskeln eine auffällige Zunahme der Zellen des Bindegewebes erkennen, vermögen aber die Frage, ob diese primär oder sekundär ist, nicht abzuklären. Muskeln, die eine myofibröse Kontraktur aufweisen, bieten das gleiche Bild der Veränderungen wie andere, lediglich atrophisch erscheinende. Auch die Elektromyographie kann in diesem Widerstreit der Meinungen nicht das klärende Wort sprechen. Bei der Ableitung der Aktionspotentiale zeigen myofibrös veränderte Muskeln das gleiche Muster wie atrophische. An unseren beiden Fällen ließ sich dies belegen.

Klinische Besonderheiten dieser Form lassen sich hingegen als beweiskräftige Argumente dafür anführen, daß es sich bei den fibromuskulären Kontrakturen um eine spezifische Variante eines dystrophischen Muskelumbaus handelt.

1. Selbst in schwersten Fällen einer auf- oder absteigenden Form, eines Becken- oder Schultergürteltypus der Dystrophia muscularis progressiva, in denen die Erkrankung längst zu einer dauernden, mehr oder weniger umfänglichen Bewegungslosigkeit

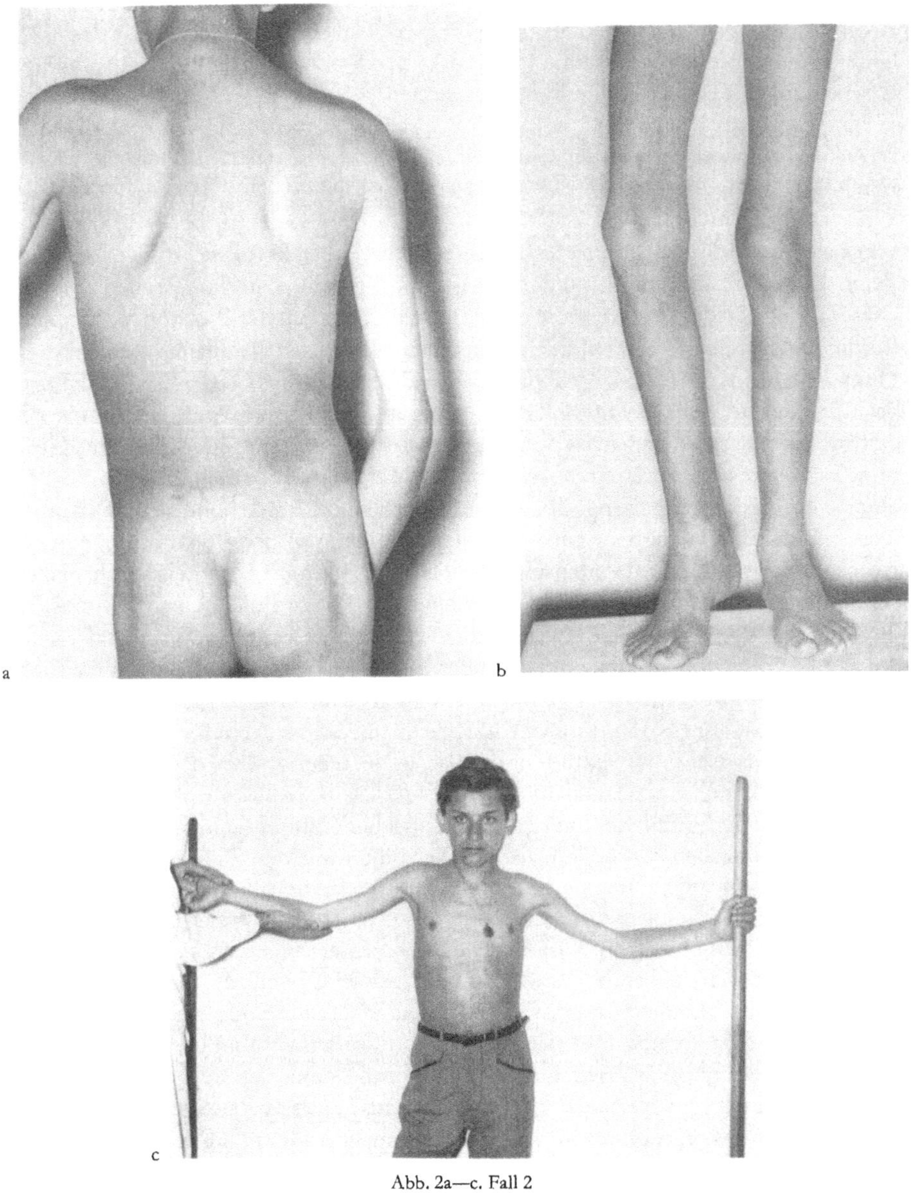

Abb. 2a—c. Fall 2

einzelner Gliedabschnitte geführt hatte, ist die Entwicklung einer fibromuskulären Veränderung keineswegs ein häufiges, sondern ein seltenes Ereignis. Unter 135 Patienten, die an einer progressiven Muskeldystrophie litten, trafen wir nur 16 mit Muskelretraktionen an.

2. Wären fibromuskuläre Kontrakturen lediglich eine Folge der Muskelatrophie, so dürften sie sich ausschließlich im Verlauf des Leidens entwickeln und müßten zeitlich immer der Atrophie oder einer Pseudohypertrophie nachfolgen. Häufig stellen jedoch Retraktionen ein Frühsymptom, nicht selten sogar das erste und für

längere Zeit einzige Zeichen der beginnenden Erkrankung dar. (Bregmann [*2*], Hahn [*7*], Macphail [*16*], Kollaritis [*13*], Svövall [*18*], Steinert und Verse [*21*]). Unter unseren 16 Fällen war eine fibromuskuläre Kontraktur neunmal allen anderen Erscheinungen der Dystrophie vorausgegangen.

So kamen beispielsweise drei Kinder aus einer orthopädischen Behandlung, durch die versucht worden war, einen als angeboren aufgefaßten beiderseitigen Spitzfuß zu korrigieren. Erst 2 bis 3 Jahre später waren dann Paresen der Beckengürtelmuskulatur aufgefallen.

3. Daß die myofibrösen Veränderungen als ein Sonderfall des Muskelumbaus anzuerkennen sind, belegt unseres Erachtens am eindrucksvollsten die Tatsache, daß sie in ihrer Entwicklung einem eigenen, spezifischen Verteilungsschema folgen. Dieses unterscheidet sich von dem der Atrophien und dem der Pseudohypertrophien. Retraktionen treten in erster Linie nie in jenen Muskeln auf, in denen sich bei dieser Myopathie primär ein Muskelschwund bemerkbar macht. Im Gegenteil: Muskeln, die bei den Becken- oder Schultergürtelformen zunächst atrophisieren, zeigen nie oder erst bei einer weitgehenden Generalisierung der Kontrakturbildungen eine Retraktion. Erb hatte dieses Verteilungsschema der Muskelkontrakturen in seinem 27. Fall bereits bei der Beschreibung des Befundes erkennen lassen, ohne die Bedeutung dieses Faktums zu ermessen. Faßt man die übereinstimmenden Beobachtungen aller Autoren, die sich auch mit den eigenen decken, zusammen, so zeigt sich, daß als erste immer die Wadenmuskulatur betroffen ist. Es folgen die kleinen Fußmuskeln, die Beuger des Knies und der Hüfte, dann die langen Strecker der Wirbelsäule, wobei die kaudalen Portionen voranzugehen pflegen; diesen schließen sich dann die Kopfstrecker und die dorsalen Kopfwender an. An den Armen ist der Prädilektionsmuskel der fibromuskulären Kontraktur der M. biceps brachii (s. Abb. 3).

Dieses spezifische und pathognomonische Verteilungsschema erklärt die frühzeitige Ausbildung eines Spitz- und später auch Klumpfußes in solchen Fällen. Es macht aber auch die Entwicklung charakteristischer Haltungsanomalien oder zusätzlicher Bewegungsbehinderungen verständlich. So kann der für die Beckenmuskelform so bezeichnende Entengang mit leicht ausgescherten Beinen bei überbetonter Lordosierung der Lendenwirbelsäule durch die Spitzfußkontraktur noch einen besonderen Akzent gewinnen. Solche Patienten erscheinen dann wie watschelnde, balancierende, schwankende, um ihr Gleichgewicht bemühte Zehengänger. Bei anderen, für die der zuerst vorgestellte Kranke ein Beispiel gibt, mag man auf den ersten Blick nicht an eine Muskeldystrophie oder überhaupt an ein myatrophisches Leiden, sondern an eine verbreitete Ankylosierung denken. Die typische Haltung, zu der der Schultergürteltypus der Dystrophia muscularis progressiva führt, kann bei umfänglicheren Kontrakturen durch eine andere korrigiert und verändert werden, die zunächst den Verdacht auf eine generalisierte Gelenkversteifung aufkommen lassen könnte. Eine derartige Pseudoankylose (Jendrassik [*11*, *12*]) vermittelt durch die starke Streckung der Wirbelsäule und die Unbeweglichkeit des Kopfes wahrlich jenen Aspekt einer Versteifung der Beweglichkeit von Rumpf, Stamm und Schädel, den Passouant [*17*] treffend als „verlötet“ oder „verschweißt“ apostrophierte (attitude soudée). Der Eindruck der Verkrampfung wird dabei durch dreierlei unterstrichen: die Schultern stehen in der Ruhe — statt lose nach vorne und unten zu hängen — wie nach oben und hinten verzogen; die Arme werden mehr oder weniger unbeweglich im Ellenbogen angewinkelt gehalten; Bewegungen in der Sagittalen erfolgen wie bei einer Stockpuppe.

Die Dystrophia muscularis progressiva retrahens stellt keine eigene Form der Muskeldystrophie dar. Es handelt sich bei ihr vielmehr um einen Sonderfall der muskulären Veränderung. Bemerkenswert bleibt jedoch, daß fibromuskuläre Kontrakturen in der Regel nur bei Beckengürtelformen beobachtet werden konnten (Friedreich [*6*], Duchenne, Charcot [*4*], Marie [*15*], Bregmann [*2*], Cestan

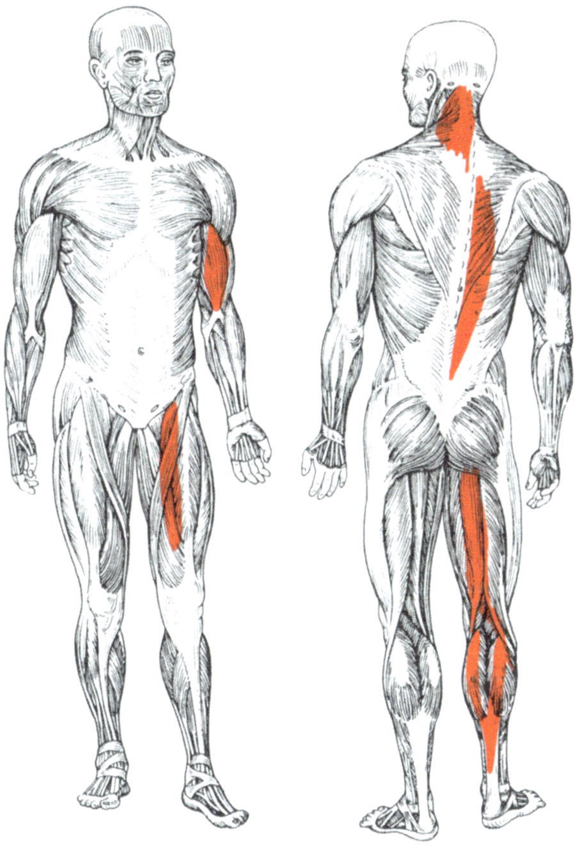

Abb. 3. Das Verteilungsschema der myofibrösen Kontrakturen: Muskeln 1. Wahl = Wadenmuskulatur — mit biceps brachii; Muskeln 2. Wahl = Kniebeuger, Hüftbeuger, kleine Fußmuskulatur; Muskeln 3. Wahl = lange Strecker der Wirbelsäule, Kopfstrecker, dorsale Kopfwender

und Lejonne [*3*], Hahn [7], Jendrassik [*11, 12*], Steinert und Verse [*21*], Sjövall [*18*] sowie Walton und Natrass [*24*]). Shank, Gilder und Hoagland [*20*] sahen unter 35 Patienten mit einer Beckengürtelform 18, P. E. Becker [*1*] unter 46 Fällen einer x-chromosomalen aufsteigenden Abart 30 und wir selber unter 34 Fällen eines Beckengürteltypus 16 mit den hier beschriebenen Kontrakturbildungen. Daß fibromuskuläre Veränderungen eine Eigenart der Beckengürtelformen sind, war schon von Duchenne behauptet worden, der die Retraktion einzelner Muskeln als ein häufiges und bezeichnendes Symptom der frühkindlichen, mit Pseudohypertrophie einhergehenden Myopathie bezeichnet hatte. Die einzige sichere Ausnahme dieser Regel bedeutet eine Mitteilung Landouzys und Dejerines [*14*], die bei einem

19jährigen, an einer juvenilen scapulo-humeralen Form der Dystrophia muscularis progressiva Leidenden eine Kontraktur der Mm. bicipites brachii beschrieben. Daß sich eine Retraktion bestimmter Muskeln vorwiegend oder ausschließlich — wie DUCHENNE glaubte — bei Fällen zeige, die zugleich eine Pseudohypertrophie aufweisen, kann nicht bestätigt werden. Unsere eigenen Untersuchungen belegen ebenso

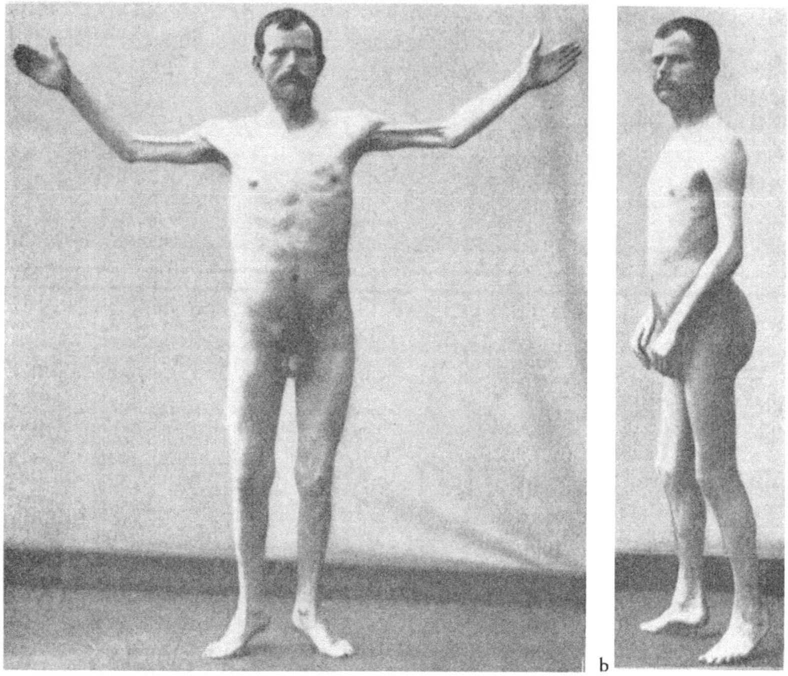

a b

Abb. 4a u. b. Fall einer Myopathie mit Retraktionen von CESTAN u. LEJONNE, der Arbeiten von STEINERT u. VERSE (*20*) entnommen

wie die anderer Autoren, daß nicht einmal bei der Hälfte aller Patienten, die eine fibromuskuläre Kontraktur der Wade boten, auch eine gleichenorts lokalisierte Pseudohypertrophie vorlag.

Zusammenfassung

Zwei Beispiele gaben Veranlassung zu dem Hinweis, daß sich die progressive Muskeldystrophie nicht nur durch Atrophie oder Pseudohypertrophie, sondern auch durch fibromuskuläre Kontrakturen manifestieren kann. Diese Dystrophia muscularis progressiva retrahens stellt keine eigene Form dieser Myopathie dar. Bei ihr handelt es sich lediglich um einen Sonderfall des dystrophischen Muskelumbaus, der in der Regel nur bei den Beckengürtelformen beobachtet werden kann. Myofibröse Veränderungen entwickeln sich nach einem eigenen, spezifischen pathognomonischen Verteilungsschema. Sie zeigen sich an den Beinen zunächst an den Wadenmuskeln, an den Armen an den Mm. bicipites brachii; erst später kommen die Knie- und Hüftbeuger, dann die langen Wirbelstrecker und schließlich die Kopfstrecker und die dorsalen Kopfwender hinzu. Auf diese Weise entstehen charakteristische Haltungsanomalien und Bewegungseinschränkungen.

Literatur

1. BECKER, P. E.: Dystrophia musculorum progressiva. Stuttgart: Thieme 1913.
2. BREGMANN, L. E.: Ein kasuistischer Beitrag zur progressiven Muskelatrophie. Dtsch. Z. Nervenheilk. **14**, 254 (1899).
3. CESTAN, R., et P. LEJONNE: Un cas de myopathie avec rétractions. Iconogr. de la Salpêtrière **15**, 38 (1902); **17**, 343 (1904).
4. CHARCOT, M.: Zit. nach ERB, W.
5. ERB, W.: Dystrophia muscularis progressiva. Dtsch. Z. Nervenheilk. **1**, 1 (1891).
6. FRIEDREICH, N.: Über progressive Muskelatrophie. Berlin: Hirschwald 1873.

6a. GOWERS: Lancet **1908, II**, 1468, 1508.

7. HAHN, F.: Über das Auftreten von Contracturen bei Dystrophie muscularis progressiva. Dtsch. Z. Nervenheilk. **20**, 137 (1901).
8. HALLEN, O.: Die Dystrophia muscularis progressiva. Habilitationsschrift Heidelberg 1959.
9. — Zur Klinik und Wiedereingliederung der progressiven Muskeldystrophie. Jahrb. d. Fürsorge f. Körperbehinderte, S. 102. Heidelberg 1960.
10. — Über die Dystrophia ossea bei der Dystrophia muscularis progressiva. Berichte des 8. Internat. Kongresses f. Neurologie, Bd. II, S. 303. Wien 1965.
11. JENDRASSIK: Über Paralysis spastica und die vererbten Nervenkrankheiten. Dtsch. Arch. klin. Med. **58**, 137 (1897).
12. — Beiträge zur Kenntnis der hereditären Krankheiten. Dtsch. Z. Nervenheilk. **22**, 444 (1902). — Dtsch. med. Wschr. **1904**, 832.
13. KOLLARITIS, J.: Beiträge zur Kenntnis der vererbten Nervenkrankheiten. Dtsch. Z. Nervenheilk. **30**, 293 (1906).
14. LANDOUZY, L., et J. DEJERINE: De la myopathie atrophique progressive. Rev. Méd. (Paris) **6**, 81, 253 (1885).
15. MARIE, P.: Zit. nach ERB, W.
16. MACPHAIL: Zit. nach HAHN, F.
17. SJÖVALL, B.: Dystrophia musculorum progressiva. Kopenhagen: Levin u. Munksgaard 1936.
18. SCHENK, P., u. E. MATHIAS: Zur Kasuistik der Dystrophia musculorum progressive retrahens. Berl. klin. Wschr. **1920**, 577.
19. SHANK, R. E., H. GILDER, and C. L. HOAGLAND: Progressiv muscular dystrophy. Arch. Neurol. Psychiat. (Chic.) **52**, 431 (1944).
20. STEINERT, H., u. VERSE: Dystrophia musculorum progressiva retrahens. Mitt. Grenzgeb. Med. Chir. **21**, 105 (1910).
21. THOMAS, A.: Zit nach PASSOUANT, P.
22. TRÖMNER, E.: Dystrophia myosclerotica. Dtsch. Z. Nervenheilk. **85**, 196 (1925).
23. WALTON, J. N., and F. J. NATRASS: On the classification, natural history and treatment of the myopathues. Brain **77**, 169 (1954).
24. DUCHENNE: Zit. nach Erb, W.

Myopathia Distalis Juvenilis

A. BIEMOND

WILHELM ERB, der in seiner klassischen Studie die Dystrophia musculorum progressiva sowohl klinisch wie anatomisch als erster als Krankheitseinheit erkannte und auf magistraler Weise beschrieb, erwähnt nicht, soweit mir bekannt ist, die Erscheinung einer distalen Myopathie. Darüber wurde zum ersten Male von GOWERS geschrieben, der 1902 die Krankheitsgeschichte eines 18jährigen Jungen mit einer symmetrischen Myopathie des distalen Teiles der Extremitäten erwähnte. In Wirklichkeit war aber eine Mischform im Spiel, da der Patient zugleich eine Atrophie und Parese der Musculi sternocleidomastoidei und der Musculi faciei aufwies. Mehrere andere nicht klare Fälle sind seitdem publiziert worden. Differential-diagnostisch ist hierbei von Bedeutung, daß zwei andere Krankheitsbilder, die zweifellos viel häufiger vorkommen, zu einer analogen distalen Muskelatrophie und Parese führen können. An erster Stelle die atrophische Myotonie, wobei tatsächlich eine distale Myopathie öfters vorkommt und die myotone und endokrine Komponente jahrelang undeutlich bleiben können. Es ist zu erwähnen, daß auch hier die distale Myopathie niemals isoliert ist und meiner Erfahrung nach die Gesichtsmuskeln (orbicularis oculi) und die Muskeln des Halses immer einbegriffen sind. An zweiter Stelle die neurale Muskelatrophie von Tooth-Marie-Charcot-Hoffmann, wobei Sensibilitätsstörungen jahrelang ausbleiben können und außerdem sowohl Elektromyographie wie die Muskelbiopsie irreführen können, da hierbei öfters das Bild einer Myopathie gefunden wird. Diagnostische Klarheit hierüber kann man jedoch immer bekommen durch Bestimmung der Nervenleitungsgeschwindigkeit, die schon in einem frühen Stadium der Krankheit in den distalen Gebieten beständig verringert ist.

Ein wirklich reiner Typus von distaler Myopathie wurde erst 1951 von Welander unter dem Namen *Myopathia distalis tarda hereditaria* beschrieben. Sie berichtete über 249 Patienten, die 72 Stammbäumen angehören und ausschließlich aus Schweden stammen. Die Diagnose konnte nicht nur in einer Anzahl von Fällen elektromyographisch und durch Muskelbiopsien verifiziert werden, sondern auch durch drei Sektionsfälle, wobei das zentrale und periphere Nervensystem normal waren. Klinisch ist diese hereditäre distale Myopathie gekennzeichnet durch ihr spätes Auftreten (40. bis 60. Jahr), ihre langsame Progression und durch die Tatsache, daß in der Mehrzahl der Fälle die Parese an den kleinen Handmuskeln begann, während die Unterschenkel und Füße etwas später erkrankten.

Die von mir 1955 beschriebene *Myopathia distalis juvenilis*, ebenfalls von einem typisch dominant erblichen Charakter, unterscheidet sich in einigen wesentlichen Punkten von der Krankheit, die Welander beschrieben hat. Ich berichte jetzt wieder über dieselbe Familie aus Nord-Holland, wo 19 Fälle, über fünf Generationen verteilt, vorkamen. Neun dieser Patienten konnten ausführlich untersucht und auch größtenteils von 1953 bis 1965 beobachtet werden. Sie wiesen alle ganz genau dasselbe stereotype Krankheitsbild auf. Ich will dies an Hand zweier Patienten, Vater und Sohn, in Kürze näher beschreiben.

Der Vater wurde im März 1953, 63 Jahre alt, in der Neurologischen Klinik aufgenommen. Es zeigte sich, daß er mit 12 oder 13 Jahren in beiden Händen und Füßen eine leichte Schwäche spürte. In den nächsten Jahren nahm diese allmählich zu und es trat auch eine distale Atrophie hervor. Das äußerst geringe Fortschreiten des Leidens zeigt sich schon deutlich aus der Tatsache, daß dieser Bäcker und Brotausträger seine Arbeit bis zu seinem 62. Jahre vollständig ausüben konnte, obwohl erste Schwierigkeiten beim Gehen schon im Alter von 15 Jahren aufgetreten waren. Nach seinem 50. Jahre blieb die neurologische Störung völlig stationär.

In der Klinik wurde eine starke, vollkommen symmetrische und rein distale Atrophie von Händen, Füßen, Unterarmen und Unterschenkeln festgestellt, mit einer vollkommen normalen proximalen und Gesichtsmuskulatur. Die Spreizung der Finger, Opposition und Abduktion der Daumen waren unmöglich, Extension und Flektion der Finger stark abgeschwächt. An den Beinen waren die Füße und Zehen besonders befallen.

Das Gehen war zwar schwierig, aber noch möglich. Die Achillessehnenreflexe fehlten. Faszikulationen waren nicht sichtbar. Die Sensibilität war völlig intakt. Bei elektrischer Untersuchung der paretischen Muskeln wurde nirgends eine Entartungsreaktion gefunden, wohl aber eine stark reduzierte, bzw. aufgehobene Reizbarkeit. Der Liquor cerebrospinalis zeigte keine Abweichungen. Eine Woche, nachdem der Patient aufgenommen war, starb er an einer doppelseitigen Bronchopneumonie. Über die anatomische Untersuchung wird noch näher berichtet werden.

Der Sohn wurde ebenfalls im Jahre 1953, aber nur ambulant untersucht. Er war damals 36 Jahre alt. Bei ihm zeigte sich die Schwäche in Händen und Füßen schon im Alter von 6 Jahren und sie schritt seither sehr langsam fort. Er wählte denselben Beruf wie sein Vater, den er jetzt noch ausübt. Auch er zeigte, in weniger starkem Maße, eine typische symmetrische distale Muskelatrophie mit vollkommen intakter Sensibilität und ohne Zeichen von elektrischer Entartungsreaktion. Die Achillessehnenreflexe fehlten. Die übrigen Reflexe waren normal auszulösen. Bei einer Nachuntersuchung 1965 hatten die neurologischen Ausfallserscheinungen kaum zugenommen. Der Patient selbst ist der Meinung, daß seit seinem 40. Lebensjahr seine Muskelschwäche stationär geblieben ist. Bei einer kürzlich vorgenommenen elektromyographischen Untersuchung wurden keine Fibrillationen und keine Denervationspotentiale in den paretischen Muskeln festgestellt. Die Aktionspotentiale der befallenen Muskeln waren deutlich verkürzt, also das typische elektromyographische Bild einer Myopathie. Die Leitungsgeschwindigkeit der peripheren Nerven erwies sich als normal. Im Harn wurde kein Kreatin ausgeschieden, GOT-, GPT-, LDH- und Kreatinkinasewerte im Serum nicht erhöht. Dies ist bei Berücksichtigung des stationären Charakters der Krankheit nicht verwunderlich. Bei diesem Patienten wurde vor einigen Wochen eine Muskelbiopsie aus dem rechten M. tibialis anticus vorgenommen, wobei auch eine histochemische Untersuchung durchgeführt werden konnte. Das Ergebnis werde ich später noch mitteilen.

Wenn wir das hier beschriebene Krankheitsbild klinisch charakterisieren wollen, dann scheint dies ebenso wie die Krankheit von WELANDER eine dominant erbliche, absolut rein distale Myopathie zu sein. Sie unterscheidet sich hiervon aber wesentlich durch die folgenden Kennzeichen:

1. Die Krankheit fängt früh an, namentlich zwischen dem 5. und 15. Jahre.
2. Die Krankheit verläuft sehr langsam progressiv bis zum 40 bis 50. Jahr. Danach bleibt sie stationär.
3. Hände und Füße werden gleichzeitig befallen.
4. Extensoren und Flexoren sind im gleichen Maße betroffen.

Aus all diesen Gründen kann man diese Erkrankung als eine selbständige Krankheit betrachten, der mit Recht der Name *Myopathia distalis juvenilis* gegeben werden kann.

Was lehrt uns nun die anatomische Untersuchung? Bei der Sektion des erstbeschriebenen Patienten zeigte sich folgendes: Die Zellen der motorischen Zone zeigten einen normalen Aspekt, ebenso die der motorischen bulbären Kerne. Was das Rückenmark betrifft, wurden sowohl Teile des Halsmarkes, wie des Brustmarkes und des Lendenmarkes durch Serienschnitte untersucht. Hierbei wurden keine Abweichungen konstatiert. Was das periphere Nervensystem betrifft, zeigten verschiedene Schnitte des Plexus brachialis keine Abweichungen. Die beiden Nervi ischiadici dagegen zeigten — jedoch nur im distalen Bereich — eine leichte Zunahme von Bindegewebe im Sinne einer perineuralen Fibrosis mit stellenweise sehr leichten Degenerationserscheinungen des nervösen Parenchyms. Sehr schwere Veränderungen wurden dagegen in den distalen Muskeln gefunden. Die beiden Musculi gastrocnemici und tibiales ant. schienen fast ausschließlich aus Bindegewebe und Fettgewebe zu bestehen. Nur einige Reste des Muskelgewebes mit Vakuolisation, starker Faserverschmälerung, Spaltung der Fasern und Verlust der Querstreifung wurden in diesen Muskeln angetroffen. Die Zahl der Sarkolemmkerne hatte zugenommen, während hier und da Muskelriesenzellen angetroffen wurden. In anderen, viel weniger degenerierten Muskeln sowie dem Musculus rectus femoris wurden kleine Gruppen von atrophischen Fasern zwischen normal gebildeten Muskelbündeln angetroffen, die an

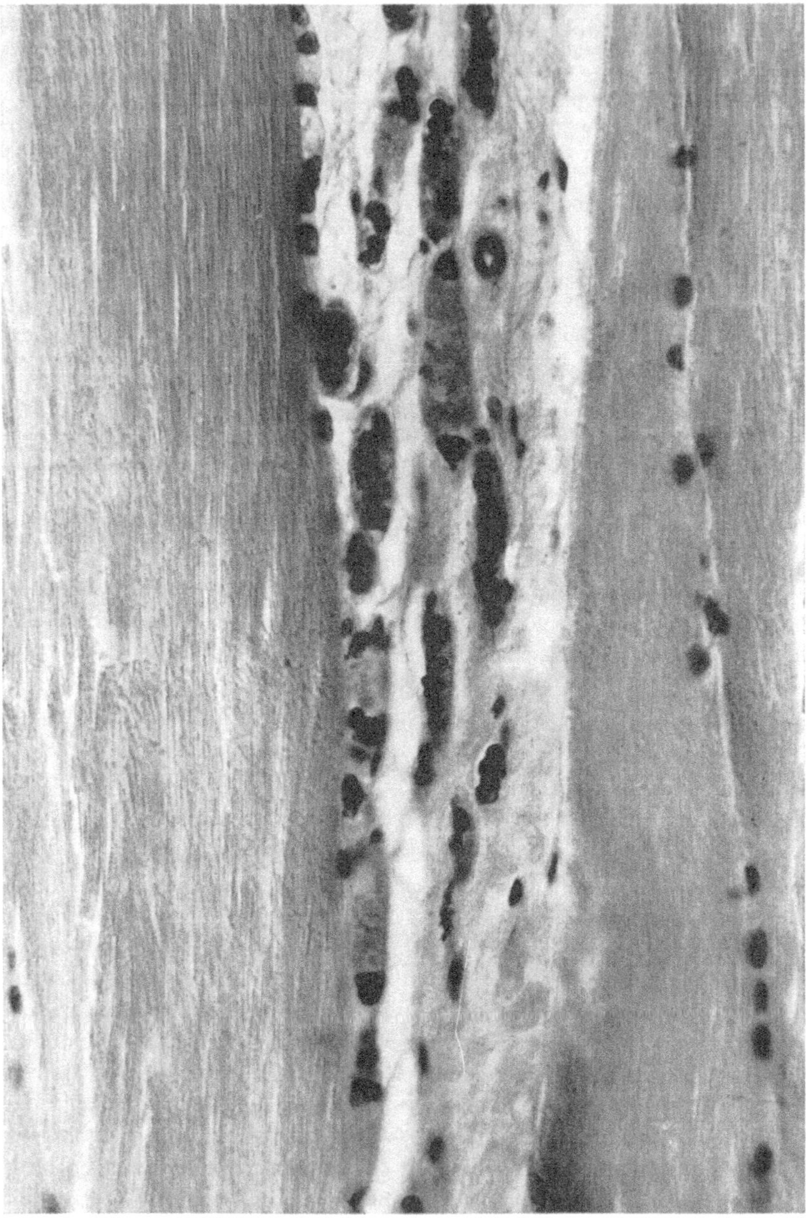

Abb. 1

die inselartige Veränderung bei neurogener Atrophie erinnern. Die anatomische Untersuchung führte schließlich zu der Schlußfolgerung, daß die distalen Muskeln von einer schweren primären Myopathie betroffen waren. Daneben wurden leichte Änderungen an den distalen Zweigen des Nervus ischiadicus vorgefunden, die angesichts der Krankheitsdauer von mindestens 50 Jahren als von sekundärer Art betrachtet wurden.

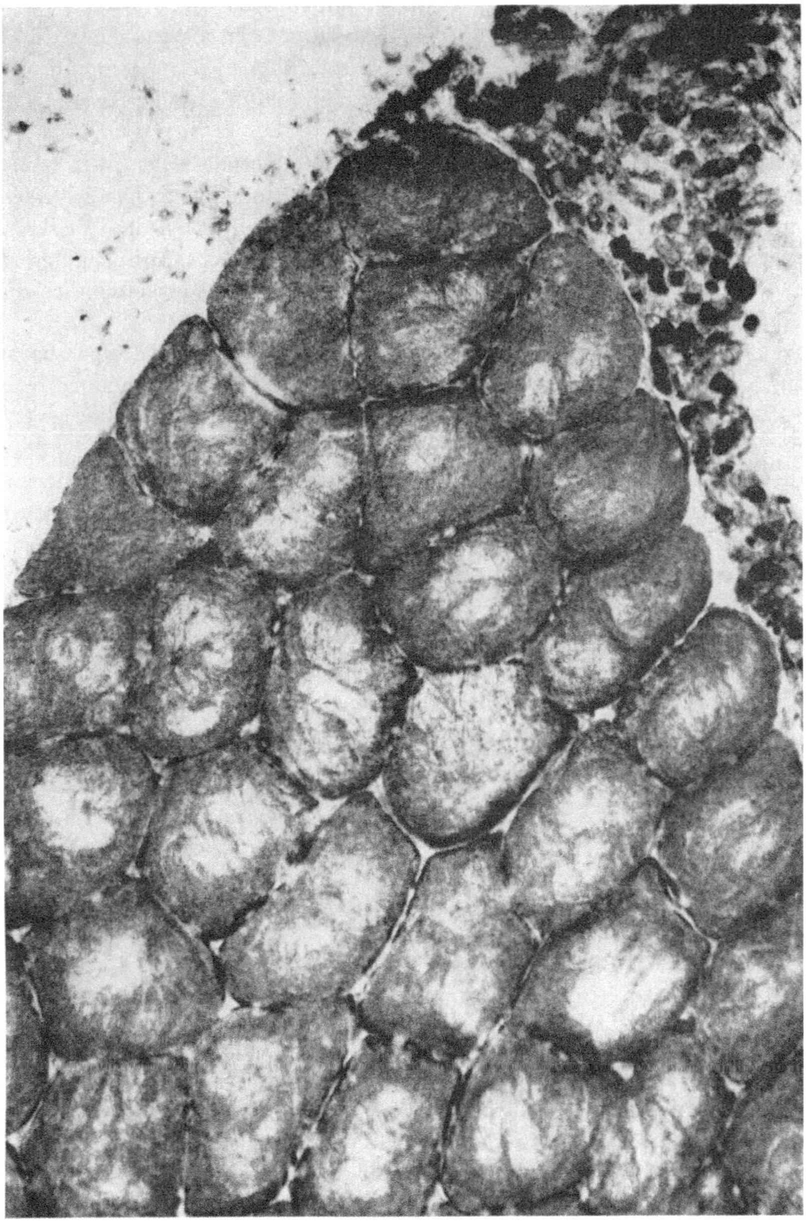

Abb. 2

Das Resultat der muskelbioptischen Untersuchung des zweiten Patienten war folgendes: Neben Gruppen von Fasern normalen Durchmessers gibt es Gruppen von stark atrophischen Fasern mit einer Vermehrung hyperchromatischer Kerne und deutlicher Zunahme von Fett- und Bindegewebe (Abb. 1).

Mit den Enzymfärbungen gibt es eine gleiche Aktivität der meisten Muskelfasern, dagegen eine erhöhte Aktivität der atrophischen Fasern (Abb. 2). Ein Unterschied zwischen Typus I- und Typus II-Fasern ist nirgends zu sehen. Viele Fasern von normaler Größe zeigen sowohl mit den Dehydrogenasen als auch mit den Phosphorylasen im Zentrum eine unscharf begrenzte Zone. Dort ist praktisch keine Aktivität zu sehen. Man kann diese nicht als „targetoid" Fasern auffassen, weil sie in den Paraffinschnitten nicht sichtbar sind.

Aus diesen Ergebnissen kann man die Schlußfolgerung ziehen, daß neurogene und myopathische Kennzeichen nebeneinander vorhanden sind. Die zentralen, unscharf begrenzten Zonen bei gewissen Enzymfärbungen geben dieser Erkrankung ein spezielles Gepräge. Ob es sich hierbei um eine spezifische Abweichung handelt, wird durch weitere histochemische Untersuchungen von Muskelbiopsien anderer Patienten aus dieser Familie festgestellt werden müssen.

Wenn wir die oben erwähnten klinischen und anatomischen Daten zusammenfassen, dann zeigt sich also, daß die Myopathia distalis juvenilis sich klinisch als eine Krankheitseinheit offenbart, die auch nach vielen Jahren ihren Charakter einer Myopathie vollkommen behält. Bei anatomischer Untersuchung zeigt sich sowohl in den Sektions- als auch in den bioptischen Präparaten, daß neben den Kennzeichen einer Myopathie auch einige Hinweise zu finden sind, die im allgemeinen als neurogene Kennzeichen gedeutet werden, besonders die mehr oder weniger inselartige Verteilung der atrophischen Fasern. Dies wurde übrigens auch wiederholt festgestellt bei der Myopathia distalis tarda, wie u. a. von LAPRESLE und FARDEAU auf dem internationalen Kongreß für Neurologie in Wien mitgeteilt wurde. Möglicherweise können also die am weitesten peripher gelegenen intramuskulären Nervenfasern in dem Prozeß miteinbezogen sein. Weitere Untersuchungen von bioptischem Material und Vervollständigung unserer Kenntnisse über die Bedeutung der histochemischen Veränderungen muß abgewartet werden, um hierüber eine bessere Aussage machen zu können.

Myopathia distalis tarda hereditaria

L. WELANDER

KUGELBERG (1947) found certain positive electromyographic criteria for the diagnosis of primary myopathies. Without this discovery there is no reason to believe that the dystrophy-simulating juvenile muscular atrophy would have been distinguished in Sweden. Also for further investigations and differential diagnosis of distal late myopathy this discovery was invaluable.

The distal late hereditary myopathy was described in 1951 (WELANDER), after seven years of investigations of 72 kindreds with 260 affected sibships. The investigations started from 78 probands with distal myopathy. More than 10.000 of their blood relatives were registered, and 1.653 were personally examined. A total of 339 secondary cases became known, and 171 could be seen. Therefore, the clinical description was based on the findings in 249 personally examined subjects with distal myopathy.

The characteristics of the diseases are as follows.

The age of onset most common is 40 to 60 years. Onset before the age of 30 has not been observed. Three subjects although have reported onset of symptoms at 20, 27, and 29 years respectively. — No cases of the Biemond type were found among the relatives.

Sex ratio. Distal myopathy is more often found in men than in women, with a sex ratio of 1.5 to 1. The excess of affected men partially could be explained by the lower age of onset in men (49 years) than in women (52 years). A lower degree of manifestation in women must also be assumed (WELANDER, 1961).

The onset of the disease is rather insidious. The first symptoms usually are weakness of the fingers in small precise movements (in 89% of the cases).

The signs in typical cases (230 in the monograph) are weakness and wasting of the intrinsic muscles of the hands and feet, and of the long extensors of the distal parts of the upper and lower limbs. Typically, there is an early inability to extend the index finger, and perhaps also the thumb. These fingers cannot be extended voluntarily to the same level as other fingers. There were no contractures.

Course. The progress of the disease is usually slow. The distal long flexors, the proximal limb muscles, the trunk and the cranial muscles are spared in typical cases, even after a duration of 24 years. In the typical cases no complete incapacity is observed.

Negative findings. The muscle reflexes are usually preserved (until a late stage of the disease). Fasciculations do not belong to the disease. Sensibility, especially the vibration sense in the toes, is usually normal. There is no myotonic muscular reaction, nor myotonic cataract, endocrine signs or dementia.

The disease is a *primary myopathy* according to electromyography in 71 cases, muscle biopsy in 24 cases, and histopathological examination of the central and periferal nervous system in three cases.

Differential Diagnosis. In spinal progressive muscular atrophy the weakness is usually more widespread, and the distal long flexors are often early involved. Fasciculations are often seen and the deep reflexes are often diminished or lost at an early stage.

The Charcot—Marie—Tooth's disease most often begins in the feet, onset usually occurs before the age of 30 years. The distal long flexors are often weak, and fasciculations are often observed. The deep reflexes are often lost at an early stage. The vibration sense, especially in the toes and feet, is usually involved.

In myotonic dystrophy the sternomastoids, the masseter, temporal, and facial muscles are usually early involved. There is also weakness of the long flexors of the fingers and the plantar flexors of the feet. Myotonic muscular reaction, myotonic cataract and mental impairment is also characteristic.

Geographical Distribution. In certain parts of Sweden distal myopathy is the most common muscular disease. In one isolated census area, in the age group 30 years or over, the minimum prevalence rate, was almost 40 per 10.000 inhabitants. In most other regions it is much lower. For example, during 10 years in Göteborg I saw only a few cases of distal myopathy. All came from these eastern or northern parts of the country, were the disease was previously known, and none came from the western parts.

Few cases have been reported from other countries. Anyhow, about 50 sibs and children of Swedish subjects with distal myopathy are known to have emigrated, to other parts of Europe, to North America and South America, and to Australia. So probably some more cases are to be found.

Inheritance. Distal myopathy was inherited as a dominant trait in 56 pedigrees. In 11 pedigrees only indirect inheritance was observed, and 5 probands appeared to be isolated cases. In the pedigrees without direct inheritance a considerably lower proportion of relatives of the probands had been examined. The apparent absence of direct inheritance in certain cases seems most probably to depend on lack of information and/or on fewness of relatives in the higher age groups (Welander, 1961).

The Grossly Atypical Homozygote Type. In the 240 more or less typical cases of distal myopathy the weakness and wasting was essentially confined to the distal long extensors and to the small muscles of the hands and feet, even after a duration of 25 to 44 years (33 cases).

In the nine grossly atypical cases an early involvement also of the distal long flexors and of the proximal limb muscles was observed. These subjects more often reported onset of symptoms in the feet. In these cases also bilateral inheritance of the trait was observed. The grossly atypical cases therefore most probably represented the homozygote type of distal myopathy.

The Sixteen-Children-Family. In the census area, in 1949, a man of 82 years with typical distal myopathy had a wife aged 81, also with typical distal myopathy. They had 16 children alive, aged 59 to 35 years. Seven had distal myopathy, two of a grossly atypical form, and five had a more or a less typical disease. Nine children were then unaffected.

Last summer I partially reexamined this family. Now (at least) nine children had distal myopathy, four of the grossly atypical homozygote type, and seven were considered unaffected. In the two new cases the age of onset was 63 and 53 years. Two reexamined subjects, aged 71 and 66, were still normal.

The other members of the sibship, and the most interesting next generation, could not be reexamined this time. But next year I hope to get the opportunity to do so.

References

Biemond, A.: Myopathia distalis juvenilis hereditaria. Acta psychiat. et neurol. scand. **30,** 25 (1955).

Kugelberg, E.: Electromyograms in muscular disorders. J. Neurol. Neurosurg. Psychiat. **10,** 122 (1947).

Welander, L.: Myopathia Distalis Tarda Hereditaria, 249 Examined Cases in 72 Pedigrees. Acta med. scand. **141,** Suppl. 265 (1951).

— Homozygous appearance of distal myopathy. Acta genet. (Basel) **7,** 321 (1957).

— Genetic research in muscular diseases in Sweden. Proc. Second Internat. Congr. Human Genet. Rome, Sept. 6—12, 1629 (1961).

The Syndrome of Hereditary Late Onset Ptosis and Dysphagia in French Canada

André Barbeau

Eyelid Ptosis is a common symptom in Neurology as a manifestation of both myopathy and nuclear brain stem disease. However its development in late life, and in a hereditary form, is only occasionally noted.

Review of the Literature

In 1892, Dutil reported the occurence of late onset bilateral ptosis in 7 members of a French family observed at La Salpétrière [1]. The appearance of the symptom in all cases was after the age of 50. The next report of this disorder appeared in a thesis by Delord in 1903. 8 members of a family in two generations developped bilateral ptosis after the age of 40 [*2*].

In 1915, in the "Journal of Nervous and Mental Disease", E. W. Taylor of Boston described an illness which he labelled: "Progressive vagus-glossopharyngeal paralysis with ptosis" [*3*]. He reported a French-Canadian family in which the index case, a 59 year old housewife, presented simultaneously with a late onset bilateral ptosis and a progressive dysphagia. This was the first time such an association was reported. The same family was studied in 1963 by Hayes and collaborators of Boston [*4*]. These authors confirm that in the more recent generations the same syndrome of ptosis and dysphagia is still present.

In 1948, Amyot of Montreal described 10 cases of ptosis generally referred to him by ophthalmologists [*5*, *6*]. Most of these cases were familial and also suffered from dysphagia. This last symptom retained the attention of Amyot who stated that myotonia and myasthenia were definitely ruled out. Other ophthalmologic manifestations were not noted. Amyot is of the opinion that no brain-stem cellular degeneration can be present with such localized manifestations of late onset. He favours a myopathy of the levator palpebrae.

Kiloh and Nevin, in 1951, reviewed the problem of "Ocular Myopathy", best described as a "Progressive dystrophy of external ocular muscles" [*7*]. The authors recognize that a certain number of patients with ptosis also present a degree of dysphagia of late onset. They classify these cases with the general group of "Cranial Myopathies".

In 1954, Saucier of Montreal reported two cases of a similar nature in a single family, but was unable to study the previous generations [*8*].

The same year, Myrianthopoulos and Brown described a new French-Canadian family living in Minnesota [*9*]. 10 members of the family over two generations suffered from ptosis, dysphagia and often from a generalized weakness of arms, and legs. It is interesting to note that Myrianthopoulos and Brown felt that these cases represented a form of progressive spinal muscular atrophy.

However in 1962, Victor, Hayes and Adams of Boston were able to study in greater details 10 patients from a Central European Jewish family suffering from what they call "Oculopharyngeal Muscular Dystrophy" [*10*]. From biopsies and electromyograms, it was concluded that there was little doubt about the myopathic nature of the illness. Similar conclusions are arrived at by Schotland and Rowland [*11*] who described 10 members of a family affected by an autosomal dominant disorder of muscle characterized by ptosis, ophthalmoparesis, dysphagia, weakness and wasting of face, neck and distal limbs. This family is said to be of Jewish Russian origin. Although no myotonia was found, the authors wonder wether this illness may not represent a form of "myotonic dystrophy without myotonia". Interestingly one patient was examined at autopsy and no histological changes were found in the brain stem.

In January 1964, Peterman and collaborators describe studies on a 73 year old French-Canadian living in Palo Alto, California, who suffered from the same illness [*12*]. The authors agree that the ptosis and dysphagia are of myopathic origin. They further demonstrate that muscles of the scapular area were also involved in this patient. The obvious similarity with the Landouzy-Dejerine form of Muscular Dystrophy was stressed in the discussion.

In 1965, Bray and collaborators in Winnipeg, Manitoba (Canada) described in details two families with the same association of late onset ptosis and dysphagia [*13*]. Both families were again of French-Canadian origin. The authors review the literature on Ocular Myopathies and conclude that the syndrome of ptosis with dysphagia can be differentiated from the usual forms of primary or secondary myopathies as well as from the "classical" type of ocular myopathies, reviewed by Kiloh and Nevin [*7*].

Finally, also in 1965, Hallen of Heidelberg describes a similar form of late onset ptosis in three families. Two at least of these families are of Huguenot origin [*14*].

Clinical description

From the above review of the literature, and from our own studies to be described hereafter a clear definition of this illness can be obtained. Eyelid ptosis is usually the first symptom to be recognized by the patient or his family, although close questionning will often reveal that a certain degree of progressive dysphagia had been present for some time previously. The ptosis usually starts, bilaterally, after the age of 40 and often after 50. It can be recognized in certain sibships as early as 25 years of age. Occasionally obvious signs of external ophthalmoplegia are present. In some patients, the involvment is more marked on one side. Strangely we have noted that when there is asymetry in the ptosis or associated external ocular muscle impairment, the left side is almost always affected. In the late stages of the illness, the atrophy is such that it is easy to see the underlying vessels. At this stage the patient cannot lift the eyelids and, in order to walk without tripping, must keep the head thrown backwards. There are then permanent wrinkles on his forehead.

The dysphagia is also progressive. At first the patient will only notice some difficulty in swallowing solids, then regurgitation will be present even with liquids. If the patient survives the frequent complications due to this regurgitation (pneumonitis etc.) and lives to 70 or more, he will often be greatly impaired by denutrition and be almost unable to swallow anything more than liquids. At this point the picture is that of advanced stages of amyotrophic lateral sclerosis. 10 of our patients died with good clinical or pathological evidence for carcinoma of the oesophagus. However the relationship between this high incidence of neoplasia and the present illness is not yet established.

Other muscles are also involved clinically. Usually some degree of weakness at work is noted by the patients themselves. Many of our families are characterized by the frequent occurence of cramps in the calve muscles. However when atrophy develops it seems to involve mainly the scapulohumeral region.

Pathology and Electrophysiology

At the onset the pathological changes in the eyelids are limited to the red fibers. A granular degeneration with atrophy and connective tissue accumulation follows, thus showing the usual picture of muscular dystrophy. Later, the muscle fibers almost completely disappear. All one can find in the eyelids are long filaments lost in dense connective tissue without organized architecture. Such modifications are best seen on histochemical preparations.

In the eyelids one can find the characteristic inequality between the muscle fibers which is usually described for muscular dystrophy. Red fibers are scarce and atrophied. Interestingly, in most patients in our study similar changes are present in other somatic muscles, particularly the deltoid. A more detailed description of these histochemical changes will be given elsewhere. At this stage we can state with confidence that this illness is not localized to ocular muscles, but can easily involve other red muscles.

This degeneration is also evident on electromyograms. Recordings from the orbicularis muscles are usually abnormal. Motor units, silent at rest reach 200 microvolts and are polyphasic during activity. In the same patient a recording taken from the Lateralis Rectus can show mono- and tetraphasic motor units of 50 to 150 microvolts.

Such patterns are certainly indicative of myogenic involvment, but in the same patients it is not unusual to observe a reduced nerve conduction velocity. In other members of some of our families, it was possible to record giant potentials similar to those seen in central nervous system diseases such as nuclear degenerations or amyotrophic lateral sclerosis.

Thus it is too soon yet to conclude from these studies. It is likely that the myogenic component will be predominant in this illness, but a certain degree of central nervous system involvment cannot be ruled out. It is more likely, in the light of recent developments, that many clinical subtypes will be found in association with ptosis, ranging from atrophic entities of the Charcot-Marie-Tooth category to classical muscular dystrophy.

Genetic studies

Since 1962, we had been fortunate enough to observe in Montreal six families of French-Canadian descent with late onset bilateral ptosis and dysphagia. This rather unusual concentration in the same city of a heretofore rare illness, plus the fact that most of the cases already reported in the literature were of French-Canadian origin, led to a detailed epidemiologic and genetic study in the Province of Quebec.

We now know of 160 patients suffering or having suffered from familial late onset bilateral ptosis and of French-Canadian descent. 89 or these, 50 men and 39 women, are illustrated in Fig. 1. To our great satisfaction, it was possible to trace all these families to a single common ancestor who landed in Quebec from France in 1634. All the previously reported cases of French-Canadian stock can be traced to this origin. Thus the cases of Taylor, Hayes, Myrianthopoulos, Peterman, Amyot, Saucier, Bray rejoin our own six families. To understand the interest of this finding it is important to recall that many of these patients had been living and recognized at great distances from Quebec such as Boston, Winnipeg, Palo Alto California and Minneapolis.

In 1634, Z.C. left the pleasant French village of Mortagne (Perche) to establish his family on the banks of the Saint-Laurent River in the province of Quebec. His son Z.C. married a girl (M.B.A.) from the city of Niort (Poitou). All the known French-Canadian cases can be traced to this couple. A recent (1965) investigation by us in

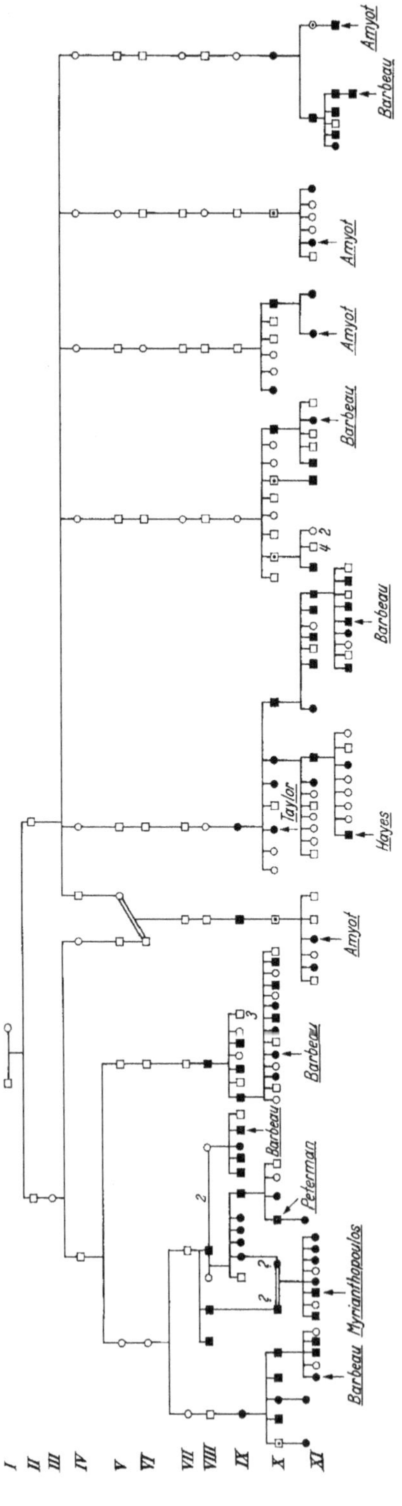

Fig. 1

Mortagne failed to discover any cases of the same syndrome. None of the ophthalmologists of the area were able to recall a single case. Unfortunately approximately the same negative findings can be reported from our investigations in the region of Niort and La Rochelle, well known bastions of French Hugenots. However three doctors of Niort independently recalled a single case of familial late onset ptosis who died, unmarried, during the war (circa 1941). This man was nicknamed "Vise-en-l'air", recognizing the odd position of his head when he walked. It is not known for sure if he had dysphagia, but in his last few years he had wasted considerably and was a less frequent visitor at the "cafés" which he consistently frequented in his youth. Finally it must be mentioned that the family name of this man is the same as that of the mother of M.B.A. (wife in the first Canadian couple known to be involved). Such evidence is of course insufficient to settle the question of the origin of this illness. It could have started from a new mutation with the first couple cited in French-Canada, or it could have originated much earlier in the French Province of Poitou. If European observers are later able to trace some of their cases to the same area, the question may find a partial answer.

In any case, the descendants of Z.C. and M.B.A. crossed the Saint-Laurent to colonize the area around L'Islet, Montmagny and Cap Saint-Ignace (Fig. 2). Until 1850, very few residents ventured away from the river edge. This is why the craddle of hereditary ptosis in French-Canada was, and to a great extend still is, within the two counties of Montmagny and L'Islet. In each family observed, the pattern of inheritance is clearly of an autosomal dominant pattern.

These hardy pioneers had no medical knowledge and could not understand the nature of their ocular disorder or of its accompanying progressive dysphagia which often led to death from suffocation, but they were ingenious and devised various means to correct the defect, such as the special glasses called locally: "Lunettes à béquilles" (Fig. 3).

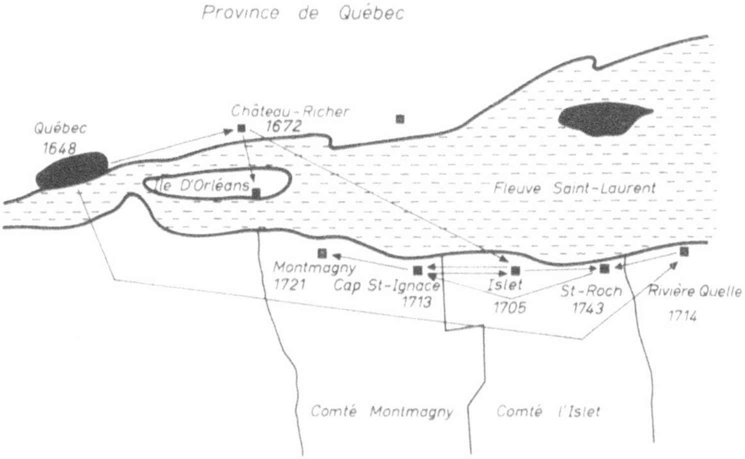

Fig. 2

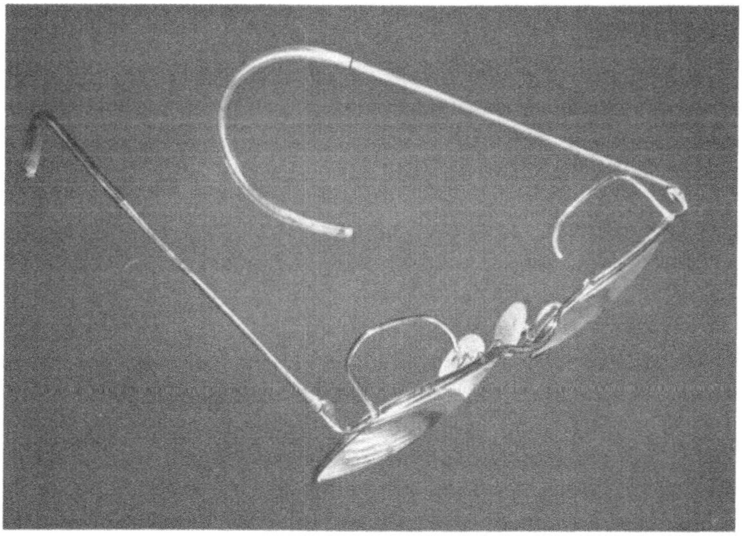

Fig. 3. "Lunettes à béquilles"

Biochemical studies

We had the occasion, in the course of the past year, to study in Montmagny 123 descendants of Z.C. and M.B.A. Of these, 50 suffered from bilateral ptosis, 27 to a marked degree and 23 in various early stages of the illness. Each person was examined neurologically and medically. Blood groups, dermatoglyphics and serum enzymes were determined in all subjects.

It can be seen in Tab. 1 that the values for L.D.H., S.G.O.T., S.G.P.T., aldolase and creatinine phospho-kinase (C.P.K.) are within normal limits in the affected subjects. What cannot be deduced from these tables is the fact that the values for C.P.K. appeared to decrease in the later stages of the illness. In very early cases, C.P.K. and occasionally aldolase values were slightly in excess of normal. In children of affected cases, and even more so in their grandchildren, it was not unusual to find greatly increased values of creatinine phospho-kinase. We are presently studying the pronostic and genetic significance of such results.

Table 1. *Enzyme Studies*

Group	N	Mean AGE	L.D.H.	S.G.O.T.	S.G.P.T.	ALD.	C.P.K.
Definite Ptosis....	27	61	307	22.7	11.3	7.63	103.3
Early Ptosis	23	45	265	22.4	13.4	5.20	137.8
Control (Spouses).	10	47	380	23.6	14.4	6.60	141.0

Only 10% of 1275 Red Cross donors from Montmagny are of the "B" blood group. It is interesting that 30% of the 27 definitely involved patients are of the "B" group. This increase is obtained at the expense of group "A". However it is important to recall that all these individuals are members of the same wide family and originate from the same ancestor.

In the course of our studies we have discovered that certain branches of this large family group possess very rare blood subgroups such as: DUFFY negative a, negative b; KIDD negative a, negative b; and LEWIS positive a, positive b. The detailed description of these findings will be given elsewhere, but at this time it does not appear that a correlation can be made between the presence of these patterns and the occurence of late onset ptosis and dysphagia.

Conclusions

In this preliminary report, we have described in general terms, the clinical, pathological and genetic patterns of a rare inheritary disorder characterized by late onset bilateral ptosis and dysphagia which is found in espescially high incidence in French Canada. All the previously reported isolated cases and families of French-Canadian origin have been traced to a single common ancestral pair originating from France and landing in Canada in the early 17th century. Although other similar cases have been reported in other ethnic groups by a few authors, we feel that the biological study of this large homogeneous group will be of interest in understanding certain mechanisms underlying the relationship between various types of muscular dystrophy. More detailed results will be published elsewhere.

Acknowledgments

The author would like to express his sincere thanks to his many collaborators during various phases of this study: Drs. RAYMOND GUÉVIN, GAETAN JASMIN, JEAN-RÉAL BRUNETTE, and CLAUDE MONFETTE; Mr. JEAN LETENDRE; Miss GABRIELLE FULLUM, CLAIRE TÉTREAULT and LOUISE ARCHAMBAULT. The author also recognizes with thanks the collaboration of Drs. R. HAYES, R. AMYOT, N. MYRIANTHOPOULOS, J. SAUCIER, A. F. PETERMAN and G. M. BRAY who contributed data from their own publications, thus permitting the genealogic studies. These studies could not have been accomplished without the constant cooperation of Mr. GABRIEL DROUIN of the "Institut Généalogique Drouin" in Montreal. Studies supported by Ministry of Health (Canada), Grant 604-7-554.

References

1. DUTIL, A.: Note sur une forme de ptosis non congénital et héréditaire. Progr. méd. (Paris) **20**, 401 (1892).
2. DELORD: Sur une forme de ptosis non congénital et héréditaire. Presse méd. **11**, 592 (1903).
3. TAYLOR, E. W.: Progressive vagus-glossopharyngeal paralysis with ptosis. A contribution to the group of family diseases. J. nerv. ment. Dis. **42**, 129 (1915).
4. HAYES, R., W. LONDON, J. SEIDMAN, and L. EMBREE: Oculopharyngeal Muscular Dystrophy. New Engl. J. Med. **268**, 163 (1963).
5. AMYOT, R.: Ptosis héréditaire familial et tardif des paupières supérieures. Pharyngoplégie également héréditaire et familiale, concomitante. Un. méd. Can. **77**, 1288 (1948).
6. — Hereditary, familial and acquired ptosis of late onset. Canad. med. Ass. J. **59**, 434 (1948).
7. KILOH, L. G., and S. NEVIN: Progressive dystrophy of the external ocular muscles (Ocular Myopathy). Brain **74**, 115 (1951).
8. SAUCIER, J.: The clinical significance of ptosis with special reference to ptosis of late onset. J. nerv. ment. Dis. **119**, 148 (1954).
9. MYRIANTHOPOULOS, N. C., and I. A. BROWN: A genetic study of progressive spinal muscular atrophy. Amer. J. hum. Genet. **6**, 387 (1954).
10. VICTOR, M., R. HAXES, and R. D. ADAMS: Oculopharyngeal muscular dystrophy. A familial disease of late life characterized by dysphagia and progressive ptosis of the eyelids. New Engl. J. Med. **267**, 1267 (1962).
11. SCHOTLAND, D. L., and L. P. ROWLAND: Muscular dystrophy. Features of ocular myopathy, distal myopathy and myotonic dystrophy. Arch. Neurol. Psychiat. (Chic.) **10**, 433 (1964).
12. PETERMAN, A. F., G. A. LILLINGTON, and R. W. JAMPLIS: Progressive muscular dystrophy with ptosis and dysphagia. Arch. Neurol. Psychiat. (Chic.) **10**, 38 (1964).
13. BRAY, G. M., M. KAARSOO, and R. T. ROSS: Ocular myopathy with dysphagia. Neurology (Minneap.) **15**, 678 (1965).
14. HALLEN, O.: Augenmuskellähmungen in neurologischer Sicht. Dtsch. Z. Nervenheilk. **187**, 455 (1965).

Dystrophische Veränderungen in äußeren Augenmuskeln und Schultermuskeln bei der sog. progressiven Graefeschen Ophthalmoplegie

R. ZINTZ

Wenn mir als Ophthalmologen die ehrenvolle Gelegenheit eingeräumt wurde, zu der Diskussion Ihrer Vorträge einige eigene Befunde beizutragen, so verdanke ich das der Tatsache, daß ich in den letzten 3 Jahren bei fünf Fällen von chronisch-progressiver okulärer Muskeldystrophie Biopsiematerial untersuchen konnte. In Zusammenarbeit mit Herrn STÄUBLI vom elektronenmikroskopischen Institut in Basel haben wir dabei Befunde an den äußeren Augenmuskeln, zum Teil auch an Muskeln des Schultergürtels erhoben, die den von SHY und GONATAS 1964 erstmals publizierten weitgehend entsprechen. Diese Befunde stellen einerseits ein Novum für die äußeren Augenmuskeln dar, andererseits unterstreichen sie die Berechtigung für die

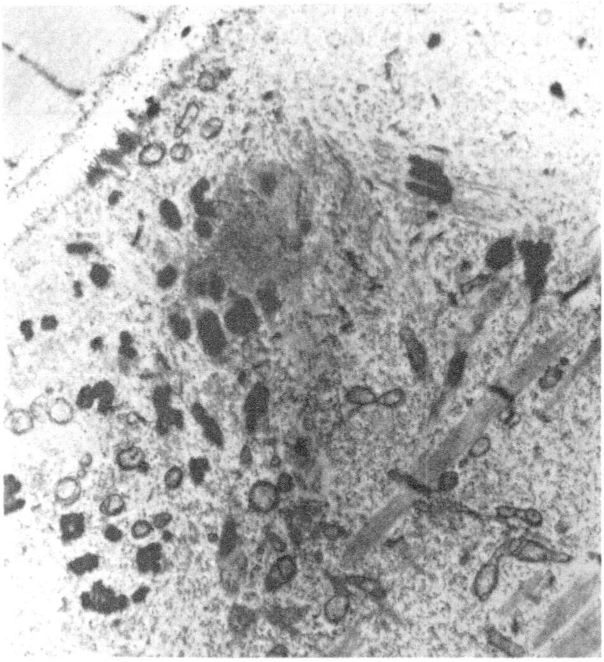

Abb. 1

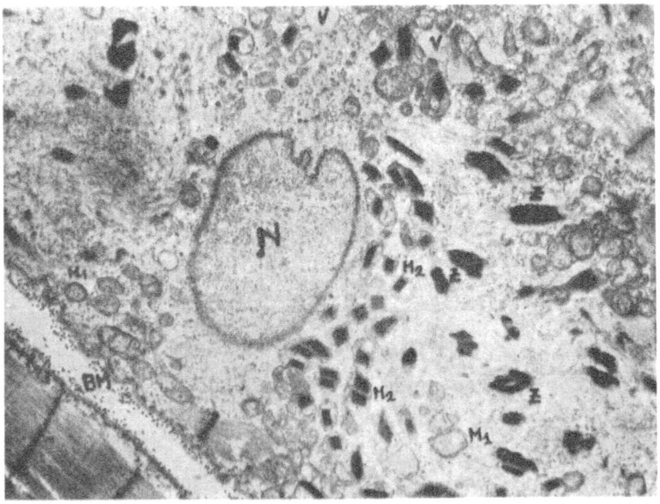

Abb. 2

Einordnung dieses seltenen Augenleidens unter die Muskeldystrophien. Im deutschen Schrifttum wird das Krankheitsbild heute noch oft unter der alten Bezeichnung Ophthalmoplegia progressiva externa Graefe behandelt.

Unsere Biopsien stammen aus dem M. levator palpebrae, dem M. rectus superior und rectus internus sowie aus dem M. sternocleidomastoideus und trapecius. Ich darf Ihnen aus unserem Material einige der elektronenmikroskopischen Befunde zeigen:

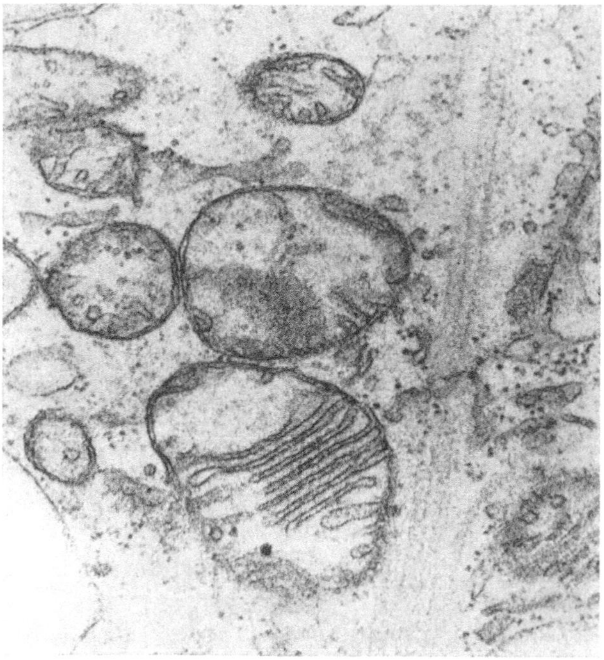

Abb. 3

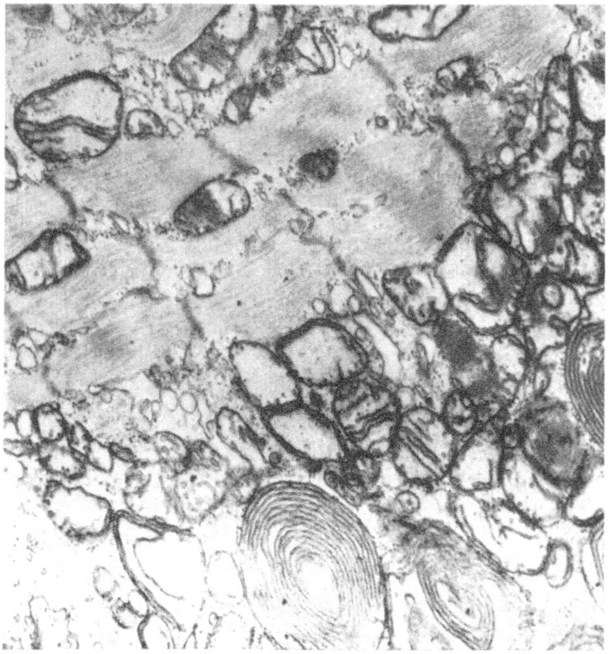

Abb. 4

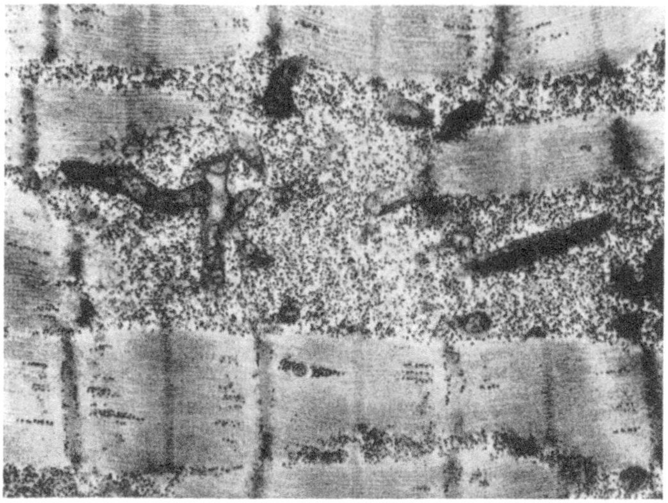

Abb. 5

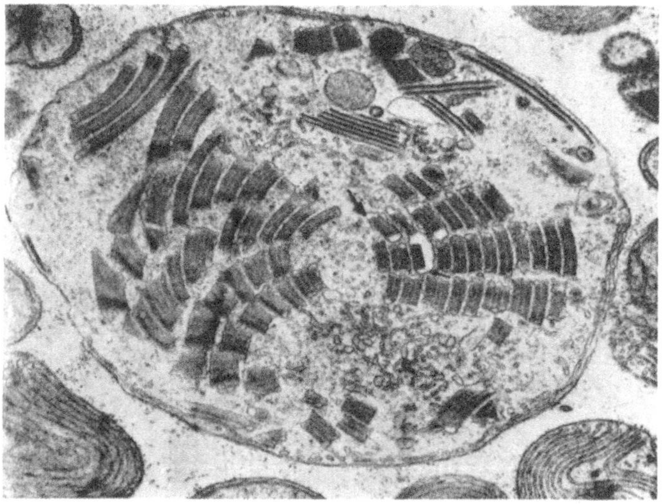

Abb. 6

Bereits bei Vergrößerungen zwischen 3000 und 10000fach fanden wir, wie in diesen beiden Schnitten aus dem M. sternocleidomastoideus, mit großer Regelmäßigkeit herdförmig lokalisierte Strukturveränderungen mit partieller Auslöschung der Bänderung, Auflösung des Fibrillenverbandes, Desorientierung abgelöster Fasern, Agglomeration freigesetzten Z-Streifenmaterials im kernnahen Sarkoplasma (Abb. 1 u. 2).

In den dystrophischen Zonen der Schnitte waren, wie diese beiden Präparate aus dem M. rectus superior und levator palpebrae zeigen, die Mitochondrien teilweise auf mehrere Mikron Durchmesser angeschwollen, ihre Cristae waren zum Teil konzentrisch angeordnet. Ähnliche Befunde sind auch bei neurogenen und anoxischen Muskelschäden nachgewiesen worden (Abb. 3 u. 4).

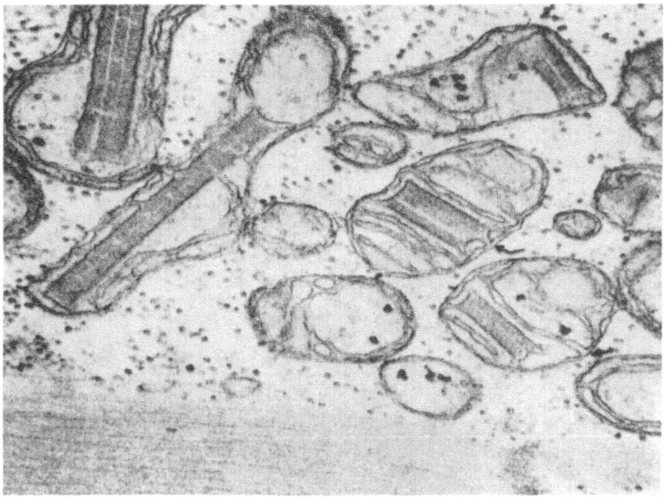

Abb. 7

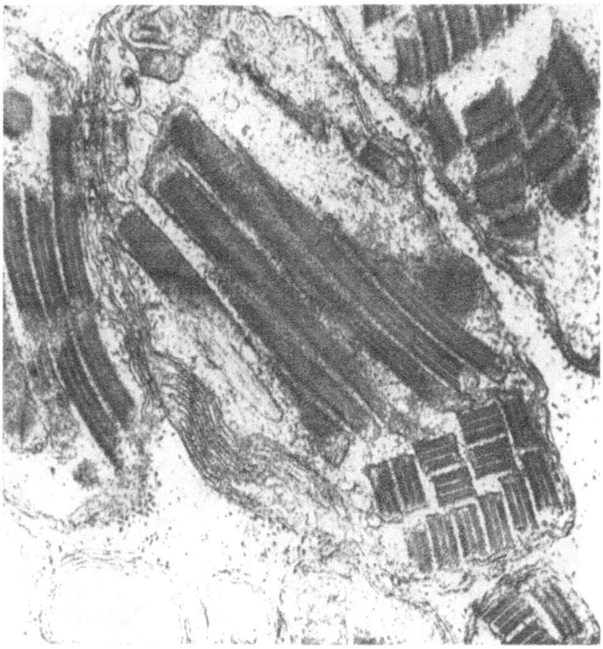

Abb. 8

Zwischen den veränderten Mitochondrien, aber auch zwischen Fibrillen und an Z-Streifen relativ intakter Zonen waren feinkörnige Niederschläge nachweisbar, offenbar Glykogen (M. sternocleidomastoideus 25000fach) (Abb. 5 u. 7).

In den Riesenmitochondrien fanden sich häufig parakristalline Einschlüsse, wie etwa links in konzentrischer Anordnung (Levator palpebrae 30000fach) oder rechts in paralleler Anordnung (M. trapecius 70000fach), deren spinnennetzartige

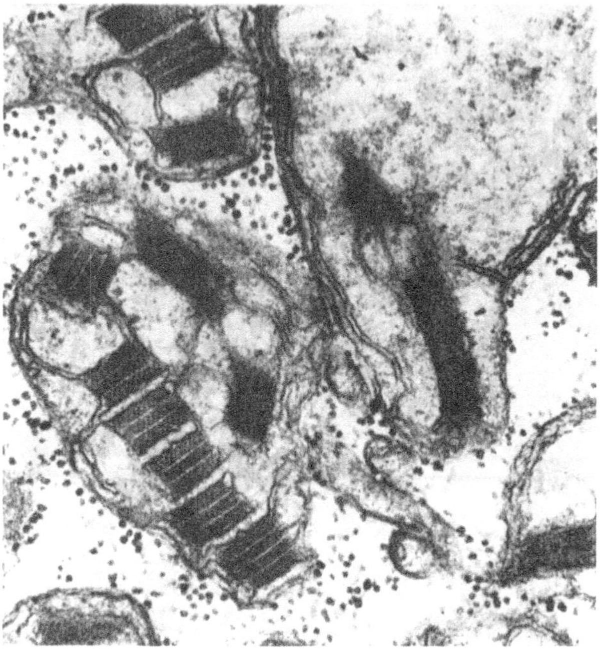

Abb. 9

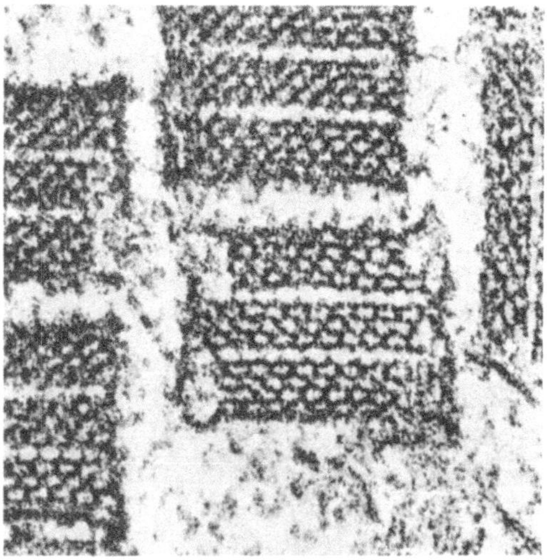

Abb. 10

Aufhängung an Ausstülpungen der mitochondrialen Außenmembran uns in manchen Präparaten deutlich erschien (Abb. 5 u. 6).

Die Breite der Kristalloide lag zwischen 230 und 300 Å, die Periodizität der Linien bei 75 bis 80 Å (M. levator palp. 19000fach, M. trapecius 16000fach) (Abb. 8 u. 9).

Ihre Grundstruktur wird in gut kontrastierten Präparaten bei hoher Vergrößerung deutlich: annähern hexagonale Packung feiner Granula von 30 bis 40 Å Durchmesser (M. trapecius 200000fach) (Abb. 10).

Abgrenzung der progressiven Muskeldystrophie von den entzündlichen Muskelerkrankungen

IRENA HAUSMANOWA-PETRUSEWICZ

Ich habe über die Differentialdiagnose zwischen der Muskeldystrophie und den entzündlichen Muskelkrankheiten zu sprechen, vor allem also den chronischen, da die akuten kein Problem darstellen. Hier sind tabellarisch folgende Syndrome oder Krankheiten zu nennen, deren Bedeutung vom Alter abhängt — also in der Kindheit anders ist als bei der sog. Spätmyopathie — (Tabelle).

Tabelle 1

	Dystrophien	Entzündliche Myopathien
Frühere und spätere Kindheit	Duchenne Typus Zweigürtel Typus Facio-scapulo-humeraler Typus Oculärer Typus	Polymyositis chronica idiopathica. Andere Kollagenosen, Polymyositis bei Phenylketonurie
Erwachsene	Zweigürtel-Typus, /u.a. Dystrophie der Quadriceps-muskulatur/. Oculärer und Oculo-pharyng. Typus. Facio-scapulo-humeraler Typus	Polymyositis chronica idiopathica / u. a. „menopausal Dystrophie" /. Polymyositis bei Geschwülsten. Kollagenosen (SD. PAN. LED) /. Sarcoidosis. Sjögrens Syndrom.

Ich werde nur über die sprechen, die nicht schon allein durch ihren spezifischen Verlauf oder die Biopsie die Diagnose sicher gestatten. Auf dem „Kampfplatz" bleiben also vor allem die chronische Polymyositis, die idiopathische und die Myositis bei Geschwülsten, von der man oft bis zur Diagnore der Geschwulst nichts weiß. Welche Kriterien benützt der Arzt gewöhnlich bei der Differenzierung der Dystrophie von der Polymyositis?

1. klinische,
2. histopathologische,
3. Enzymspiegel,
4. elektromyographische,
5. die Reaktion auf Kortikoide.

Leider gibt es aber Fälle, bei denen jedes dieser Kriterien für die Differentialdiagnose unzuverlässig sein kann. Die klinischen Ähnlichkeiten sind manchmal so groß, daß wir bei Kindern von der pseudodystrophischen Form der Polymyositis sprechen (den Terminus „pseudomyopathisch" halte ich nicht für richtig, weil die Polymyositis ja eine Myopathie ist) und bei Erwachsenen sprechen wir sogar von pseudomyositischer Dystrophie.

Vor diesem Auditorium erübrigt es sich, die Grundsätze der histopathologischen Differenzierung zwischen Dystrophie und Polymyositis zu wiederholen. Sie sind gut bekannt und die histopathologische Untersuchung wird in der ärztlichen Praxis mit

Recht für die wichtigste gehalten. Ich möchte nur darauf hinweisen, daß auch sie uns vor einem diagnostischen Irrtum nicht immer bewahrt.

Im folgenden Präparat (Abb. 1) sehen wir eine Myositis, und doch ist es kein Fall einer Polymyositis. Es stammt von einer genetisch bedingten, familiär aufgetretenen Muskeldystrophie. Ein infiltrativer Bezirk im Muskel ist eben noch keine Krankheit.

Der Enzymspiegel, der für die Diagnose der akuten Polymyositis sehr hilfreich ist, kann bei chronischen Fällen vollkommen im Stich lassen.

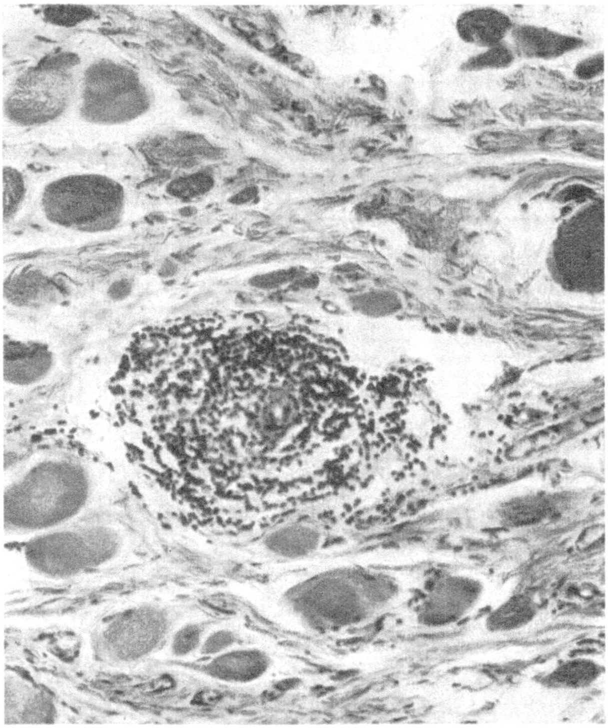

Abb. 1. Infiltrativer Bezirk in einem Muskelstückchen eines Patienten mit genetisch bedingter Muskeldystrophie

Das nächste Problem betrifft die Elektromyographie. Bei ihm möchte ich mich etwas länger aufhalten, da — vielleicht irre ich mich — es diesbezüglich viele Mißverständnisse gibt. Viele Autoren sind der Meinung, daß es elektromyographische Merkmale gibt, die es gestatten, die Polymyositis von der Muskeldystrophie zu unterscheiden. Das wird auf scheinbar sehr präzise und wissenschaftliche Art bewiesen. Das Mißverständnis beruht, meiner Meinung nach, darauf, daß man von der Elektromyographie unmögliche Dinge fordert und daß man Dinge vergleicht, die nicht vergleichbar sind. So wird z. B. die ganze Polymyositisgruppe mit irgendeiner Dystrophie oder die ganze Dystrophiegruppe mit chronischer Polymyositis verglichen. Die Unterschiede ergeben sich daraus, daß funktionell verschiedene Prozesse verglichen werden — einerseits rasche Desintegration innerhalb der motorischen Einheit, andererseits langsame Desintegration.

An unserem Krankengut haben wir sehr genau verschiedene Parameter der motorischen Einheiten bei Polymyositis und Dystrophie verglichen. Wir erhielten Unterschiede, solange wir die Gruppen nicht logisch aufteilten. Als wir sie teilten, zeigte sich, daß dort, wo wir Vergleichbares gegenüberstellten, sich keine Unterschiede zeigten.

Weder der Grad der Potentialverkürzung noch der Grad der Polyphasie charakterisieren die nosologischen Gruppen. Sie zeugen vom Fortschritt des Prozesses. Spontane Aktivität kann sowohl bei Polymyositis als auch bei Dystrophie vorkommen.

Aus den ersten Berichten hätte man folgern können, daß die maximale Spannung bei Bestimmung des Territoriums der motorischen Einheit mittels Multielektrode in der Regel bei Polymyositis höher ist als bei Dystrophie — sie spiegelt die Dichte der Muskelfibern wider, die zu einer bestimmten motorischen Einheit gehören. Wir hielten es für notwendig, das zu überprüfen. Die Resultate waren ähnlich, solange wir die ganze Polymyositisgruppe mit einer Dystrophiegruppe verglichen. Nach folgerichtiger Aufteilung fanden wir keine Unterschiede mehr.

Und schließlich sind wir der Ansicht, daß bei Polymyositis und Dystrophie, wie übrigens bei allen sog. primären Myopathien, nicht nur die Parameter der einzelnen motorischen Einheit verglichen werden sollten, sondern auch das Gesamtbild mehrerer Einheiten. Unter anderem wenden wir zu diesem Zweck die Frequenzanalyse an. Anfänglich hatten wir den Eindruck, daß im Mittelband 150 bis 400 c/sec bei Dystrophie mehr Gipfel vorhanden sind und das Gefälle des Spectrums sanfter ist. Später zeigte sich aber, daß dies sowohl bei der Duchenneschen Dystrophie als auch bei akuter Polymyositis der Fall ist. Bei Muskeldystrophie mit langsamem Verlauf aber, oder bei ausgesprochen chronischer Polymyositis ist das Gefälle schärfer, das Spectrum kürzer und es gibt im Mittelband gewöhnlich nur zwei Gipfel.

Auf Grund meiner Erfahrung kann ich ebenfalls unsere Versuche der elektromyographischen Differenzierung zwischen oculärer Muskeldystrophie und Polymyositis nur negativ einschätzen. Ich persönlich halte diese Differenzierung für unmöglich, womit ich aber nicht sagen will, daß andere sie nicht in irgendeiner besseren Weise durchführen können.

Um das Thema der Elektromyographie abzuschließen: Die Elektromyographie kann bei dieser Differentialdiagnose keine entscheidende Rolle spielen und gibt lediglich Antwort auf die Fragen: 1. ob die Schädigung wirklich primär myogen ist und 2. wie weit fortgeschritten und wie aktiv der Prozeß ist.

Bei Polymyositis wird vielleicht etwas häufiger eine myasthenieähnliche Reaktion festgestellt, bei Dystrophie sehr selten.

Und nun die Reaktion auf die Kortikoide: Sie wird bei Polymyositis für sehr charakteristisch gehalten. Dystrophie reagiert natürlich nicht auf Kortikoide, aber auch nicht alle Fälle von Polymyositis reagieren darauf. Wir dürfen nicht vergessen, daß gerade bei an Polymyositis erkrankten Kindern diese Reaktion fehlen kann. Auch langbehandelte Polymyositisfälle hören auf zu reagieren. Daher die so erstaunlich unterschiedliche Meinung SCHUERMANNS über die Kortikoide. Er schätzt sie im Gegensatz zu anderen Autoren ziemlich negativ ein. Der Unterschied ergibt sich aber nur daraus, daß er frische und langbehandelte Fälle zusammen beurteilte.

Wir sehen also, daß nicht in jedem Fall Merkmale, die sich auf phänomenologische Besonderheiten der jeweiligen Krankheitsgruppe stützen, bei der Differenzierung nützlich sind.

Wir müssen manchmal indirekt auf Merkmale zurückgreifen, z. B. genetische, die nur bei Muskeldystrophie, aber nicht bei Polymyositis auftreten. Das gilt vor allem für die Duchennesche Form der Muskeldystrophie.

Besonders die Elektrokardiographie bestätigt uns die Diagnose der Duchenneschen Form der Muskeldystrophie. Wir fanden nämlich bei 99% unserer Fälle hohes R im Verhältnis zu S in V_1; tiefe Q-Zacke — meist in V_5 und V_6. Häufig war ein rechtsseitiger Schenkelblock zu erkennen (Abb. 2).

Eine weitere differentialdiagnostische Hilfe können uns Knochenveränderungen bringen. Bei Kindern mit Duchennescher Muskeldystrophie und auch bei Zweigürtelmuskeldystrophie ist eine Verdünnung der Markschicht bei gut erhaltener

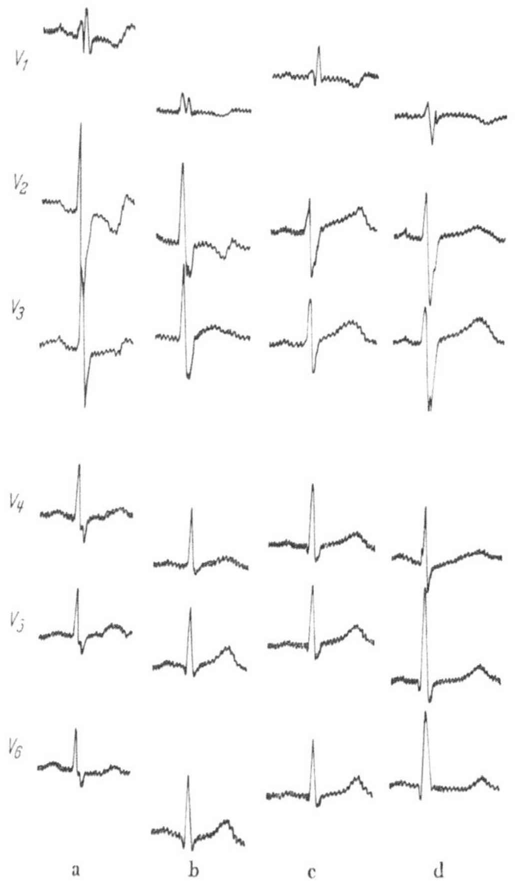

Abb. 2. Elektrokardiogramme, Brustwandableitungen von a) Pat. mit Duchennescher Muskeldystrophie, b) Mutter des Pat., c) Schwester, d) dreijähriger Bruder

kortikaler Schicht am Knochen zu erkennen. Bei Polymyositis gibt es das nicht. Von den Veränderungen am Knochen bei Heine-Medin, Werdnig-Hoffmann oder Inactivität unterscheiden sie sich deutlich.

Für die Unterscheidung der Polymyositis von anderen Spätmyopathien kann man gegebenenfalls auch auf biochemische Zusammenhänge zurückgreifen. So scheint uns z. B. der verminderte Kaliumgehalt in den Muskeln (mit austauschbarem Kalium bestimmt) für Muskeldystrophie charakteristisch (Abb. 3).

Noch einen Punkt möchte ich herausstellen: Bei allen Patienten mit Muskeldystrophie, niemals bei anderen Myopathien, also auch nicht bei Polymyositis, erhielten wir eine Senkung des Zitronensäurespiegels im Blut. Wir wissen nicht warum und suchen ständig nach den Gründen — aber es ist so (Abb. 4).

Abschließend möchte ich noch die immunelektrophoretischen Untersuchungen meiner Assistentin WALERIA ASKANAS erwähnen. Sie erhielt — wie es scheint — Veränderungen in der β-Globulinfraktion bei fast allen Kranken vom Duchenneschen

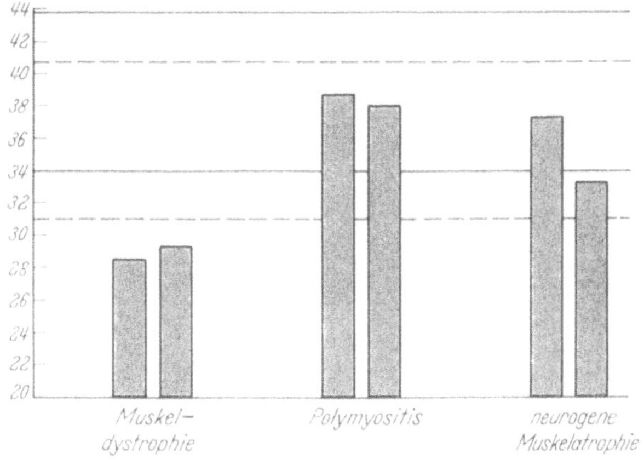

Abb. 3. Kaliumgehalt (mit austauschbarem Kalium bestimmt) im Muskel von Patienten mit Muskeldystrophie, Polymyositis und neurogener Atrophie

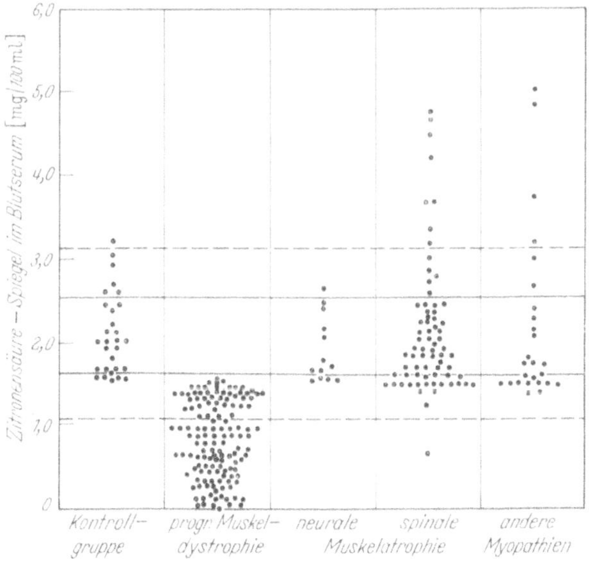

Abb. 4. Zitronensäurespiegel im Blut bei verschiedenen neuromuskulären Erkrankungen

Typ, aber nicht bei Kranken vom Zweigürteltyp der Muskeldystrophie. Bei Polymyositis wurden diese Veränderungen nicht gesehen. Wir können diesen Befund nicht deuten, aber es scheint so, als ob auch manche Konduktorinnen diese Veränderungen zeigen (Abb. 5).

Ich habe die Schwierigkeiten der Differenzierung absichtlich etwas aufgebauscht. Sie sind aber eben tatsächlich gegeben.

Wir dürfen heute noch nicht zwei Dinge vermischen: nämlich die Suche nach dem für die Krankheit wesentlichen pathogenetischen Glied und die Suche nach praktischen Hinweisen für die Klassifizierung und Differenzierung. Letztere verlieren ihren Sinn, wenn sie einer relativ einfachen Handhabe durch eine größere Zahl interessierter Ärzte nicht zur Verfügung stehen können.

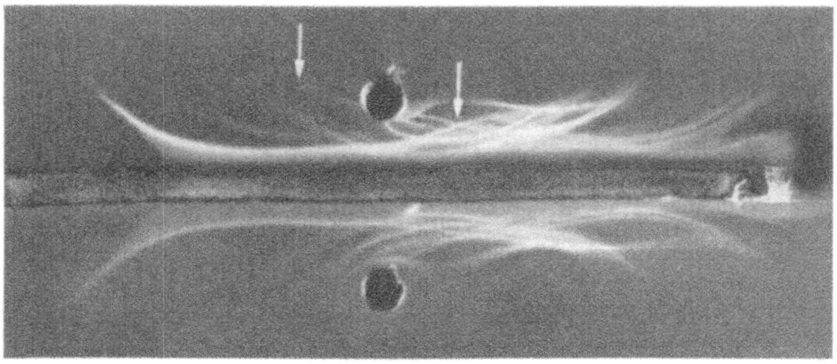

a

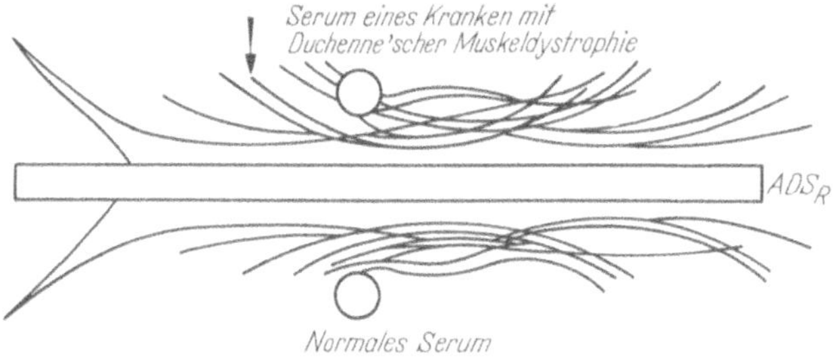

b

Abb. 5a und b. Immunelektrophoretische Reaktion des Serums von einem Patienten mit Duchennescher Muskeldystrophie und von Normalserum mit einem „Anti-Duchenne-Serum"

Der Grundsatz muß hier lauten: Allgemeine Verständlichkeit der Kriterien, Zugänglichkeit und relative Schnelligkeit der Hilfsmethoden. Deshalb werden die jetzt angewandten klinischen Methoden nützlich bleiben, der praktische Arzt sollte aber den Labormethoden gegenüber kritisch sein.

Abgrenzung der progressiven Muskeldystrophie von den erblichen spinalen Muskelerkrankungen. Mitteilung eines spinalen Krankheitsbildes mit „Riesenmuskelfasern"*

HARTWIG HEYCK

Im Rahmen des mir aufgetragenen Themas scheint es bei diesem Symposium von größerem Interesse, anstelle der allen hier Anwesenden bekannten typischen klinischen Merkmale der Muskeldystrophien und diesen ähnlichen spinalen Erkrankungen auf einige noch uneinheitlich beantwortete Probleme und ungewöhnliche

* Mit Unterstützung der Deutschen Forschungsgemeinschaft. Für die Zusammenarbeit auf histo-pathologischem Gebiet habe ich Herrn C. J. LÜDERS, Chefarzt des Pathologischen Institutes, Städt. Wenckebach-Krankenhaus, Berlin 42, besonders zu danken.

Beobachtungen einzugehen, wozu auch eigene Erfahrungen zur Diskussion gestellt werden.

Bis heute gelang es, fast ausschließlich innerhalb der Stadt Berlin, 234 Fälle von Dystrophia musculorum progressiva (Dmp.) zu registrieren. Davon wurden 208 Patienten selbst untersucht. Primär galt unser Interesse dem Studium der Enzymveränderungen im Serum und im Muskelgewebe, worüber gemeinsam mit G. Laudahn bereits öfters berichtet wurde [*15*, *16*, *17*]. Muskelbiopsien wurden in der Mehrzahl der Fälle vorgenommen. Zugleich ermöglichte uns diese Arbeit, ähnliche Untersuchungen auch bei zahlreichen anderen Myopathien und erblichen spinalen Muskelatrophien durchzuführen.

Progressive Muskeldystrophien

Tab. 1 zeigt Ihnen eine Übersicht über die wichtigsten klinischen Daten und die Häufigkeit der drei Haupttypen bei 202 Fällen von Dmp. unseres Krankengutes. Aus dieser gedrängten Synopsis möchte ich zunächst einige rein klinische Gesichtspunkte von differentialdiagnostischer Bedeutung auch gegenüber den hier nicht zur Sprache kommenden echten kongenitalen Myopathien und den infantilen Muskelatrophien herausgreifen, da sie von üblichen Vorstellungen zum Teil abweichen.

1. Erkrankungsalter. Die meist nur dem Duchenne-Typ zugeschriebene *frühe Manifestation* vor dem 5. Lebensjahr, retrospektiv oft schon ins 1. Lebensjahr zurückreichend, findet sich nicht selten auch beim Gliedergürteltyp, erkennbar an weiblichen Erkrankungsfällen, sowie beim facio-scapulohumeralen Typ. Bei Mädchen kann der Verlauf manchmal bösartig sein und man beobachtet auch Pseudohypertrophie der Waden und nicht so selten erheblich erhöhte Serumenzymwerte. Nach meiner Erfahrung und in Übereinstimmung mit Becker [*1*, *2*] besteht kein Grund, hier von weiblichen Formen des Duchenne-Typ zu sprechen, wie es Walton [*25*, *26*] und Dubowitz [*8*] in Betracht gezogen haben. Unsere Beobachtungen bestätigen die aus der Genetik gewonnene Auffassung von Becker, wonach der Duchenne-Typ nicht durch das klinische Bild, sondern allein nach dem Erbgang determiniert und streng an das männliche Geschlecht gebunden ist.

Zu dem seit Erb auch als juvenil bezeichneten facio-scapulohumeralen Typ ist zu bemerken, daß vier unserer Patienten schon vor dem 5. Lebensjahr manifest krank waren. Ein Knabe aus dieser Gruppe zeigte schon nach der Geburt einen Tapirmund und der Mutter fiel bereits im 2. Lebensmonat der schlaffe und schwache Schultergürtel auf, während die Gehschwäche sich erst im 7. Lebensjahr zeigte. Die Serumenzyme waren bei diesem Knaben stets ähnlich erhöht wie beim Duchenne-Typ; der Verlauf war recht maligne, mit 12 Jahren war bereits Gehunfähigkeit eingetreten.

Bei der facio-scapulo-humeralen Form wurden zweimal Gnomenwaden gesehen, bei einem erwachsenen Patienten Wadenumfänge von 39,5 cm.

In Sippen mit dominanter Vererbung finden sich auch Verläufe mit eindeutigem Beginn der Muskelschwäche im Beckengürtel. Deszendierender und aszendierender Verlauf kann in ein und derselben Sippe alternierend auftreten, worin meine Beobachtungen von denen Beckers abweichen. In einer Sippe mit dominanter Vererbung — Erkrankung der Großmutter, der Mutter und zweier Töchter — handelt es sich in allen Fällen um eine erst spät aszendierende Beckengürtelform ohne Facialisbeteiligung. Wahrscheinlich liegt hier — genetisch gesehen — eine eigene, 4. Form von

Tabelle 1. *Einteilung und klinische Daten der 202 eigenen Fälle von Dystrophia musculorum progressiva*

Erkrankungstyp	Zahl der Fälle			Erkrankungsalter						Waden-hypertrophie		Lokalisation				Vererbung nachgewiesen						Progredienz-Quotient
												primär		sekundär				wenn ja				
	♂	♀	♂ und ♀	1.—5. Jahr	6.—10. Jahr	2. Dekade	3. Dekade	4. Dekade	5. Dekade	+	∅	Becken	Schulter	aufsteigend	absteigend	+	∅	nur ♂	♂ und ♀	nur ♀	Zahl der Sippen	
I. Typ Duchenne																						
a) maligne Form	114[1]	—	114	87	23	3	—	—	—	65	49	113[1]	—	110	—	34	80	34	—	—	24	1,09
b) benigne Form	6	—	6	1	1	—	1	—	3	5	1	6	—	4	—	4	2	4	—	—	3	0,28
II. Gliedergürteltyp																						
a) Beginn Beckengürtel	21	32	53	11	9	21	9	1	2	12	41	54	—	52	—	14	39	1	10	3	13	0,44
b) Beginn Schultergürtel	2	4	6	—	—	3	2	1	—	1	5	—	6	—	5	2	4	1	1	—	2	—
III. Facio-scapulohumeraler Typ	10	11	21	4	4	9	1	2	1	2	19	7	14	7	14	12	9	1	10	1	5	—
IV. Dominant vererbter Beckengürteltyp	—	2	2	—	—	—	—	2	—	2	—	2	—	2	—	2	—	—	—	2	1	0,34
Insgesamt	153	49	202	103	37	36	13	6	6	85	116	182	20	175	19	68	134	41	21	6	48	—

Der Progredienzgrad ist definiert durch den Quotienten:
Funktionsminderung (Grad 1 bis 11 nach THOMPSON und VIGNOS) geteilt durch Krankheitsjahre.

[1] ein Fall klinisch noch nicht manifest.

Dmp. vor. Eine spinale Erkrankung konnte hier durch zweimalige Muskelbiopsien und den EEG-Befund ausgeschlossen werden.

Spinale Muskelatrophien

Unter den mir mit Myopathie-Verdacht zugeführten Patienten ergab die genauere Untersuchung in 27 Fällen die Diagnose einer infantilen spinalen Muskelatrophie Typ Werdnig-Hoffmann und in 23 Fällen die Diagnose einer proximalen pseudomyopathischen spinalen Muskelatrophie von jenem Typ, den wir heute nach Wohlfahrt, Kugelberg und Welander bezeichnen. In Tab. 2 sind die wesentlichen klinischen Daten dieser beiden Krankheitsformen auf Grund der eigenen Beobachtungen zusammengestellt. Dabei bestätigte sich die Auffassung von Dubowitz [*9*, *10*], wonach die Zuordnung zu der einen oder anderen Form zum Teil willkürlich ist und — jedenfalls aus klinischer Sicht — fließende Übergänge bestehen, welche auf eine nosologische Einheit beider bisher als autosomal-rezessiv vererbt geltenden Krankheiten hindeuten. Es finden sich bereits in den beiden größten kasuistischen Darstellungen der Werdnig-Hoffmannschen Krankheit, nämlich von Brandt (1950) und von Byers und Banker (1961), eine Reihe von Fällen, die dem gutartigen Bild der pseudomyopathischen proximalen Muskelatrophie entsprechen. Die letztere Form wurde schon im vorigen Jahrhundert öfters beschrieben und, um mit Erb (1891) zu sprechen, wegen Fibrillationen, elektrischer Entartungsreaktion und Ganglienzellschwund in den Vorderhörnern „nur mit Unbehagen" zu den progressiven Muskeldystrophien gerechnet. Die Erkenntnis einer besonderen Krankheit findet sich schon bei O. Heubner, der sie unter dem Titel „Ein paradoxer Fall von infantiler progressiver Muskelatrophie" 1887 in der Festschrift für E. L. Wagner mit aller auch heute nicht zu übertreffender Sorgfalt beschrieben hat. Es handelt sich hier um einen Knaben, dessen Leiden mit 3 Jahren wie eine Muskeldystrophie begann, mit 16 Jahren zu Gehunfähigkeit und mit 21 Jahren zur Obduktion führte. Dieser Patient hatte Zuckungen an den Daumenballen. Im Rückenmark fand Heubner den typischen Ganglienzellausfall der Vorderhörner, und in der Muskulatur beschrieb er schon ganz klar die erst später von Slauck und Wohlfahrt wieder entdeckten Kriterien der spinal bedingten Atrophie mit Gruppen atrophischer Faserreste neben geschlossenen Gruppen hypertrophischer Fasern. Unter dem Gewicht der Einheitslehre Erbs und der Annahme, daß das Vorkommen hypertrophischer Fasern in der Muskulatur stets für progressive Muskeldystrophie spreche, ist diese frühe Entdeckung der Vergessenheit anheimgefallen. Erinnert sei, daß auch in der Kasuistik (1891) von Erbs 29 eigenen Fällen von Dmp. bei mehreren Patienten Muskelfibrillieren vermerkt ist.

Die neuere Literatur erweckt noch den Eindruck, die *pseudomyopathische Form der Muskelatrophie* sei etwas seltenes. Smith und Patel teilen 1965 mit, es seien bisher 60 solche Fälle beschrieben. Becker zählt 1965 51 Fälle, darunter zehn Kranke, bei denen das Leiden schon im 1. Lebensjahr begonnen hatte und sich offensichtlich von den schon öfters beschriebenen gutartigeren Formen der Werdnig-Hoffmann-Krankheit klinisch nicht unterscheidet. Das eigene Krankengut läßt auf ein Häufigkeitsverhältnis gegenüber den Muskeldystrophien wie 1:10 schließen.

In vielen Fällen von pseudomyopathischer Muskelatrophie liefern die spontanen *Faszikulationen* einen sicheren Hinweis auf die Krankheit. Man findet sie am häufigsten an der Zunge, die manchmal auch Atrophie zeigt, in zweiter Linie am Schultergürtel, ferner am Deltoideus, am Rücken oder an den Daumenballen, nur ausnahmsweise an den am meisten geschwächten unteren Extremitäten. Bei der dem Werdnig-Hoffmann gleichenden frühinfantilen Form sind Faszikulationen seltener, die bevorzugte Lokalisation ist aber dieselbe.

Ein weiteres typisches Merkmal beider Leiden sind spontane *Zuckungen der Finger*, seltener der ganzen Hand oder des Fußes. Auf dieses, zum Teil nicht ganz glücklich als Tremor bezeichnete Symptom haben erstmals DENNY-BROWN und PENNYBACKER (1938) hingewiesen.

Pseudohypertrophie der Waden findet sich auch bei pseudomyopathischer Spinalatrophie. Außer BRANDT (3 Fälle) hat dies auch WIESENDANGER (1962), Frau HAUSMANOWA mit ihren Mitarbeitern (1962) und DUBOWITZ (1964) beschrieben. Ich selbst sah es in ausgeprägter Form bei zwei weiblichen Patientinnen, übrigens auch in einem Fall von sogenannter Menopausemyopathie. Eigene Studien, auch auf histopathologischem Gebiet, haben mich zur Überzeugung kommen lassen, daß es sich bei diesem, vielen proximalen Myopathien eigenen, ganz unspezifischen Phänomen primär doch um eine echte Funktionshypertrophie handelt.

Die bei der frühinfantilen malignen Werdnig-Hoffmann-Variante so häufig gesehenen frühzeitigen *Thoraxdeformitäten* treten bei den später beginnenden gutartigeren pseudomyopathischen Atrophien seltener, bzw. meist erst in sehr fortgeschrittenen Stadien auf. Doch sieht man oft schon früh die sich vorwiegend auf das Zwerchfell beschränkende Atmung. Dies ist ein wertvolles Unterscheidungsmerkmal gegenüber den Muskeldystrophien.

Leider erlaubt die Zeit nicht, auf eine Reihe weiterer Kriterien und Beobachtungen bei der pseudomyopathischen spinalen Muskelatrophie einzugehen, insbesondere nicht auf das EMG, das sich nach unserer Erfahrung als zuverlässigeres Diagnostikum erweist, als die Muskelbiopsie. Ich muß hier auf die Übersichtstab. 2 verweisen, die auch über die Altersverteilung, die Erblichkeit und die auffallend geringe Zahl von Geschwistern bei unseren Kranken Angaben enthält. Erlaubt sei noch der Hinweis, daß der proximale und die unteren Extremitäten bevorzugende Charakter der Lähmung auch ein Merkmal der Werdnig-Hoffmannschen Erkrankung ist. Selbst wenn wir bei der frühinfantilen malignen Form mit BYERS und BANKER von generalisierter Lähmung sprechen, bleiben Bewegungen der Arme länger und solche der Hand und der Finger bis zu den Endstadien erhalten. Nur einer unserer Fälle ist in dieser Beziehung bemerkenswert: Hier litt ein Onkel 2. Grades mütterlicherseits an der typisch proximalen pseudomyopathischen Form, während der von uns untersuchte 19jährige Patient, der noch als Tankwart arbeitet, ursprünglich mehr proximale, jetzt aber auch ausgesprochene distale Atrophien aufweist. Einen ähnlichen isolierten Fall mit Faszikulationen hat DUBOWITZ [*11*] unter Annahme einer Sonderform infantil-spinaler Muskelatrophie mitgeteilt.

Vier meiner Fälle mit typischer pseudomyopathischer Muskelatrophie zeigten übrigens eine deutliche, wenn auch leichte, aber wiederholt bestätigte Hypalgesie der distalen Extremitäten, was auch BRANDT bei sieben älter gewordenen Kindern seiner Werdnig-Hoffmann-Kasuistik gefunden hat. Dies ist erwähnenswert, weil ähnliche Hinweise bei sonstigen Beschreibungen dieser Erkrankungsformen fehlen.

Genetik

Die zahlreichen Analogien und das ineinander fließende Spektrum von Manifestationsalter und Symptomatik, sowie die Gleichheit des bisher allgemein ange-

Tabelle 2. *Klinische Symptomatologie bei infantiler spinaler Muskelatrophie und Atrophia musculorum spinalis pseudomyopathica*

Typ	Zahl der Fälle total	♂	♀	Erkrankungsbeginn lt. Angaben: pränatal	konnatal	vor 6. Mon.	7.–12. Mon.	2.–5. Jahr	Dekade 1.	2.	3.	4.	5.	erblich	Geschwisterzahl insgesamt	Lähmungstyp: generalisiert	Beine > Arme	prox. > distal.	Faszikulationen (spontan): Zunge	Glieder-Gürtel	Fingerzucken	∅	Wadenhypertrophie	totaler Reflexverlust	sensible Störungen	Hirnnerv. Symptome	Kontrakturen	Skoliose	Thoraxdeformation	Hüftluxation	nie stehfähig	nie gehfähig	Bemerkungen
WERDNIG-HOFFMANN... (Erkrankung 1. Lebensjahr)	27	19	8	3	7	12	5	—	—	—	—	—	—	4	36	17	10	20	9	6	5	13	—	21	—	15	18	10	21	3	22	24	höchstes beobachtetes *Altr* = 14 Jahre Syndaktylie der Zehen 2mal EMG in 20 Fällen, 17mal typisch spinal, Biopsie in 17 Fällen, 14mal typisch
KUGELBERG-WELANDER ..	23	13	10	2	—	—	8	8	2	2	—	—	1	8	33[1]	1	22	22	7	7	8	8	2 ♀	8	4	2	10	5	6	1	1	4	höchstes beobachtetes *Alter* = 55 Jahre (35 Jahre, 26 Jahre), Syndaktylie der Zehen 3mal EMG in 19 Fällen, 17mal typisch, Biopsie in 16 Fällen, 10mal typisch

[1] Ein Patient mit acht gesunden älteren Geschwistern.

Tabelle 3. Serumbefunde der Kreatinphosphokinase (CPK) bei 8 Krankheitstypen (300 Fälle):

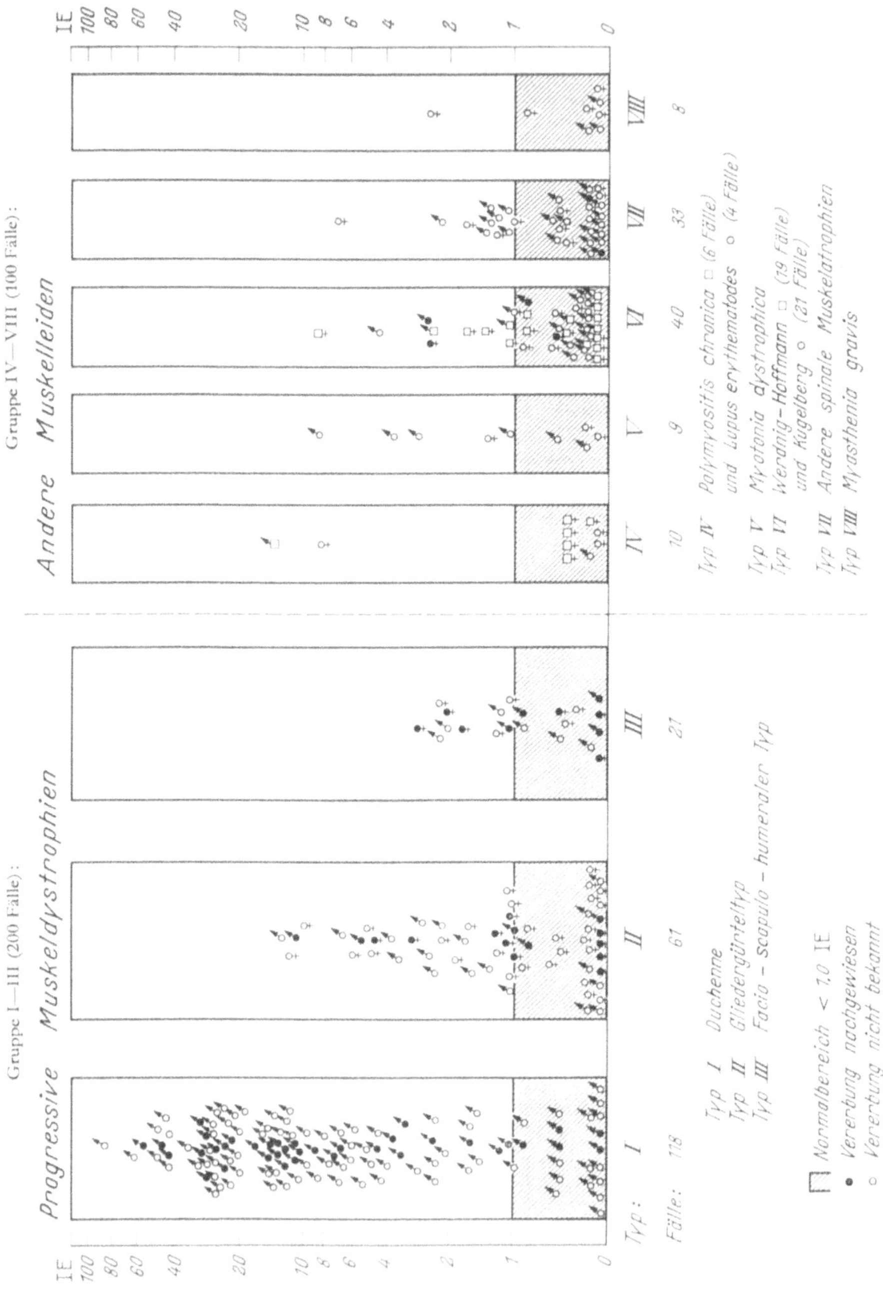

nommenen autosomal-rezessiven Erbganges sprechen in hohem Maße für die ätiologische Identität der Werdnig-Hoffmannschen Krankheit und der benigneren Myotrophia pseudomyopathica. Wäre das so, dann müßten in ein und derselben Sippe beide Varianten öfters zusammentreffen. In unserem Krankengut fehlen derartige Beobachtungen. Unter den 34 Sippen BRANDTS mit mehreren Erkrankungsfällen in einer Familie findet sich eine solche Kombination nur zweimal. In der Kasuistik von BYERS und BANKER ist vermutlich ein Fall dieser Art. Eine andere einschlägige Beobachtung ist die Sippe des 1964 von BECKER [*3*] mitgeteilten Fall S. Nur mäßig sind die Verlaufsunterschiede der drei von SCHMID (1958) und der zwei von BECKMANN (1965) mitgeteilten und in diesem Sinne interpretierten Geschwisterpaare. Gegenüber der bisher einzigen Mitteilung eines dominanten Erbganges bei Myatrophia pseudomyopathica (Erkrankung der Mutter und zweier Kinder) durch MAGEE und DE JONG erheben sich Zweifel an der Zugehörigkeit, da bei diesen Fällen alle Reflexe erhalten waren.

Neuerdings hat BECKER (1964) für die spinale pseudomyopathische Amyotrophie einen eigenen Erbgang mit unregelmäßiger Dominanz postuliert. Eines seiner Argumente ist das Vorkommen von Kranken in Seitenlinien und bei Halbgeschwistern. Beobachtungen der letzteren Art zeigt auch unser Krankengut nur in der Reihe der benigneren pseudomyopathischen Amyotrophie und nicht in der Kasuistik der Werdnig-Hoffmannschen Form. Somit bestätigt die eigene Erfahrung, entgegen dem ursprünglichen Eindruck, daß es sich hier erbpathologisch gesehen vermutlich doch um heterogene Krankheiten handelt.

Serumenzyme

Erlauben Sie ein nur kurzes Eingehen auf den differentialdiagnostischen Wert der Serumenzymbestimmungen, da die eigenen, schon früher ausführlich dargestellten Erfahrungen [*15*, *16*, *17*] sich mit anderen Mitteilungen nicht ganz decken.

Tabelle 4. *Serum-Creatinphosphokinase* (IE). Nach Lebensalter unter Berücksichtigung der altersabhängigen Normalwerte (Mittelwert $\bar{x}$ und oberer Grenzwert $\bar{x} + 2s$). Nach METZ und eigenen Untersuchungen

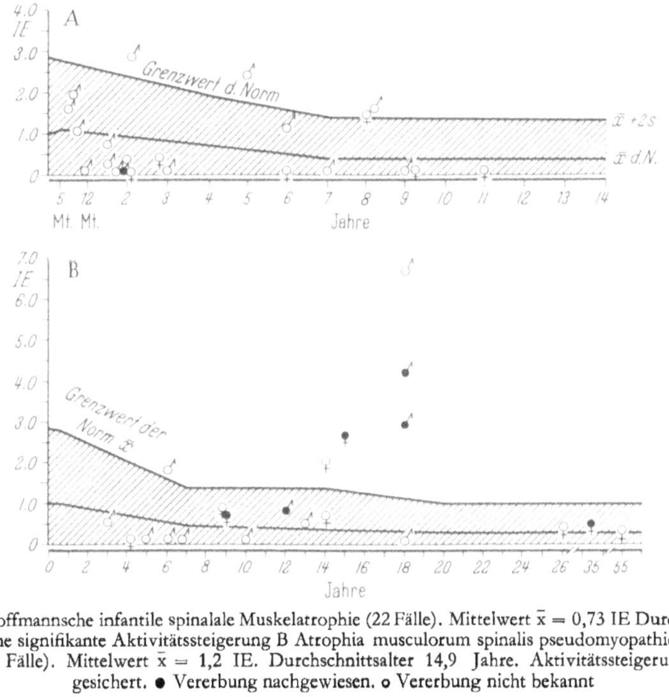

A Werdnig-Hoffmannsche infantile spinalale Muskelatrophie (22 Fälle). Mittelwert $\bar{x} = 0{,}73$ IE Durchschnittsalter 3,6 Jahre. Keine signifikante Aktivitätssteigerung B Atrophia musculorum spinalis pseudomyopathica Kugelberg-Welander (21 Fälle). Mittelwert $\bar{x} = 1{,}2$ IE. Durchschnittsalter 14,9 Jahre. Aktivitätssteigerung statistisch gesichert. ● Vererbung nachgewiesen. o Vererbung nicht bekannt

Serumenzymerhöhungen in stärkster Form entsprechen zwar meist dem Duchenne-Typ der Dmp., doch sieht man zum Teil recht beträchtliche Erhöhungen auch bei den anderen Formen der Dmp. nicht nur bezüglich der Adolase (ALD), den Transaminasen (GOT und GPT) und Laktatdehydrogenase (LDH), sondern auch bei der als spezifischer bezeichneten Kreatinphosphokinase (CPK). Gleiches ist unter den erblichen Myopathien für die Myotonia dystrophica schon von Kuhn u. Mitarb. (1962) festgestellt. Eine Übersicht unserer CPK-Serumbefunde bei insgesamt 300 Myopathiefällen zeigt Tab. 3. Dabei ist von besonderem Interesse, daß auch bei spinalen Muskelatrophien vereinzelt deutlich erhöhte CPK-Werte festzustellen sind. Unter Berücksichtigung der Tatsache, daß die Normalwerte der CPK bei Neugeborenen und Kleinkindern höher liegen als bei Erwachsenen, sind die bei Werdnig-Hoffmannscher Krankheit und pseudomyopathischer Spinalatrophie gemessenen Aktivitäten auf Tab. 4 nach dem individuellen Alter dargestellt und zu den jeweiligen altersentsprechenden Normalwerten in Beziehung gebracht. Letztere entsprechen den von Metz (1963) und uns erhobenen gut übereinstimmenden Befunden bei gesunden Neugeborenen und den Angaben von Metz für Kinder späterer Altersstufen. Sie erkennen, daß die CPK-Werte bei Werdnig-Hoffmannscher Spinalatrophie selten und dann nur wenig erhöht sind, bei der nach Kugelberg genannten Krankheit zum Teil jedoch recht erhebliche CPK-Erhöhungen gefunden werden. Berücksichtigt man, daß die letztere Krankheit die benignere Form mit einem weniger intensiven Muskeluntergang darstellt, so ist das recht auffällig und läßt ebenfalls an eine heterogene Ätiologie der beiden Leiden denken.

Pseudomyopathische spinale Muskelatrophie mit eigenartigen Riesenmuskelfasern

Zum Schluß möchte ich noch über eine eigenartige, meines Wissens bisher nicht beschriebene, dominant vererbte proximale spinale Muskelatrophie berichten, die sich auch durch ein ganz eigenartiges histopathologisches Bild auszeichnet. Der zuerst untersuchte Proband (B. G., geb. 1928) erkrankte mit 15 Jahren an einer Schwäche und Atrophie des Becken- und Schultergürtels. Bis zum 20. Jahr schritt das Leiden rasch fort. Seither besteht bis zum jetzigen Alter von 37 Jahren nur noch mühsame Gehfähigkeit. Eine Veränderung ergab sich nur noch insofern, als eine deutliche Atrophie der Interossei I beider Hände hinzukam. An den Unterschenkeln kam es zu keiner wesentlichen Schwäche der Flexoren und Extensoren (vgl. Abb. 1). Auf Grund 6jähriger Beobachtung kann der weitgehende Stillstand des Leidens bestätigt werden. Da nie Faszikulationen gesehen wurden, lautete die frühere Diagnose stets auf Muskeldystrophie. Erst das EMG machte auf die spinale Pathogenese aufmerksam. Der Patient ist der zweitälteste von fünf männlichen Geschwistern. Von dem 1925 geborenen ältesten Bruder ist bekannt, daß er mit 20 Jahren ebenfalls erkrankte und heute kaum noch gehen kann. Erkrankt ist ferner der jüngste Bruder (B. E., geb. 1939), den ich erst dieses Jahr in Ostdeutschland zu untersuchen Gelegenheit fand. Es konnte ein EMG veranlaßt und ebenso wie bei B. G. eine Biopsie des M. quadriceps und M. gastrocnemius vorgenommen werden. Auch dieser noch gehfähige Patient zeigt ausgeprägte Atrophien des Schulter- und Beckengürtels bei kräftiger Unterschenkel- und Vorderarmmuskulatur, dazu Hohlfuß und leichtere Atrophien der Interossei der Hand; außerdem einen Tapirmund ohne sichere

Schwäche des M. facialis und ohne Zungenfibrillieren. Ausgeprägte Faszikulationen zeigten Rumpf und proximale Gliedmaßen. Von diesem Patienten erfuhr ich, daß die Mutter lange Jahre bis zu ihrem Tod mit 59 Jahren die gleiche Erkrankung hatte.

Einen ganz ungewöhnlichen Befund zeigt auch das *histopathologische Bild* der Muskulatur bei dieser Erkrankung (Abb. 2). Es ist gekennzeichnet:

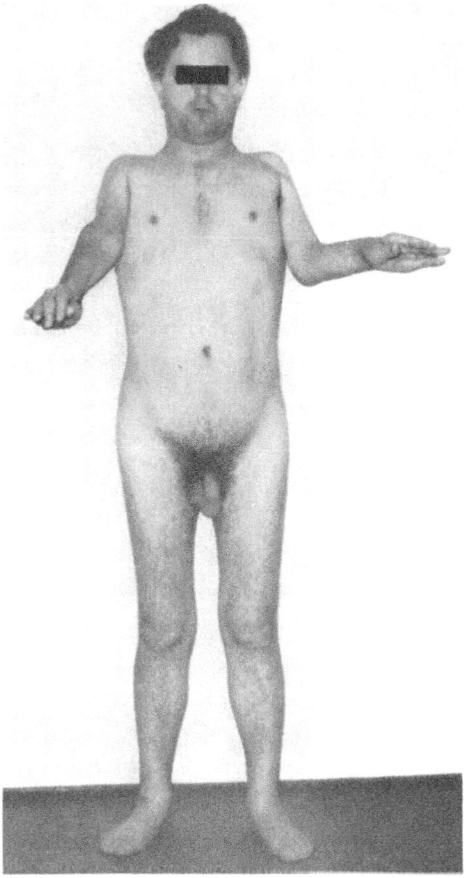

Abb. 1

1. durch eine generelle *Hypertrophie* fast aller Muskelfasern. Im noch relativ intakten M. gastrocnemius des B. G. ergibt die Auszählung von 100 Fasern im Querschnittsbild einen durchschnittlichen Faserdurchmesser von 134 μ, der maximale Durchmesser liegt bei 190 μ. Die gleichen „Riesenfasern" finden sich im M. quadriceps des Bruders B. E.; der in gleicher Weise ermittelte durchschnittliche Durchmesser beträgt hier 133 μ im formalinfixierten Gewebe. Kleine Gruppen atrophischer Fasern, die die spinale Genese verraten, zeigen sich erst bei aufmerksamen Suchen.

2. durch eigenartige, vorwiegend die sehr großen Fasern durchdringende *bindegewebige Septen* und größere *Kanäle*. Nach den Bildern zu urteilen, ziehen solche Bindegewebseinschlüsse auch in longitudinaler Richtung kanalartig mitten durch die Fasern (Abb. 2). Diese begleitende Blutkapillaren sind gut zu erkennen. Man hat den

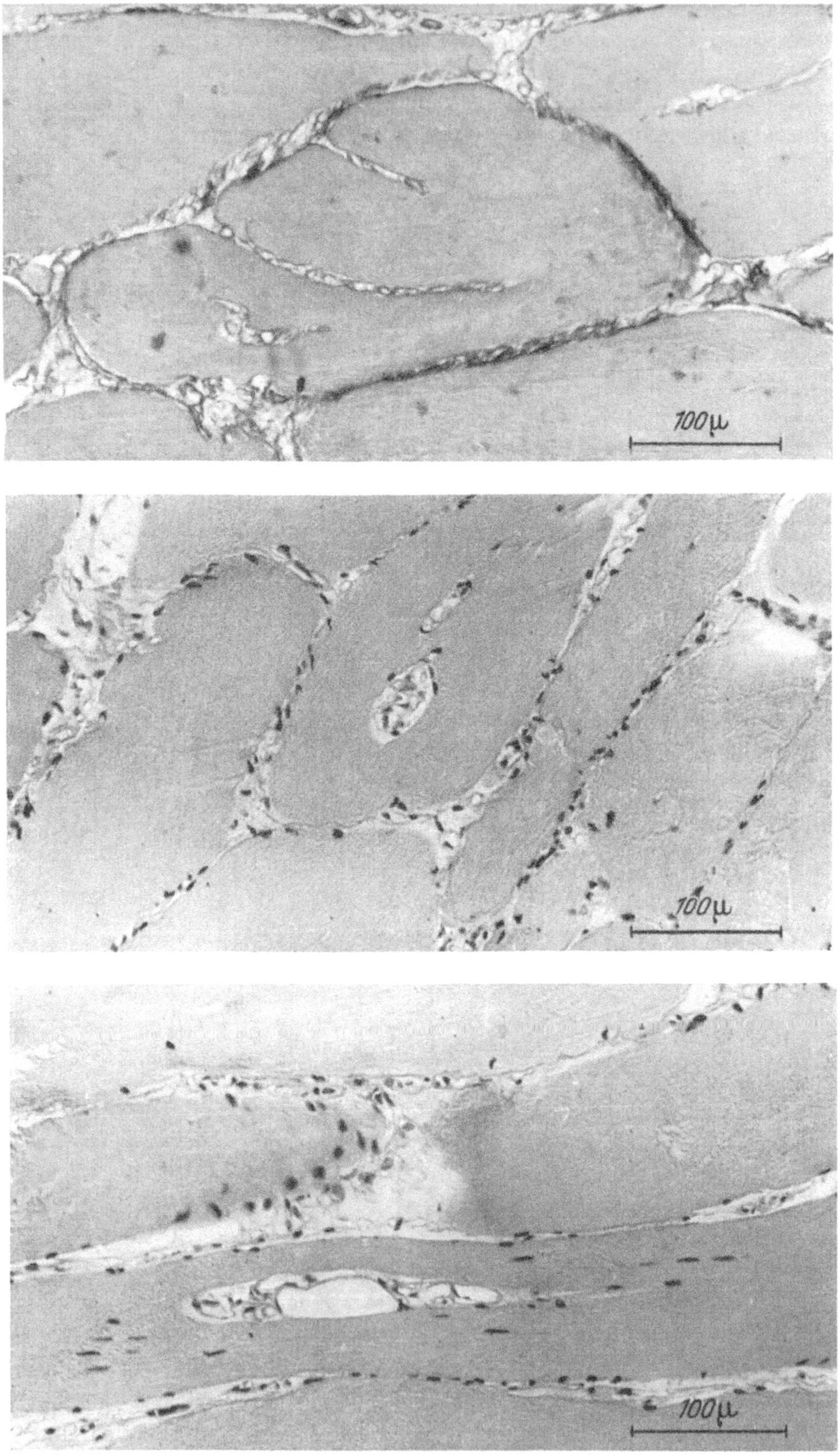

Abb. 2

Eindruck, es handle sich hier um reparatorische Anpassungsvorgänge, um eine noch ausreichende Ernährung übergroßer, noch funktionstüchtiger Muskelfasern zu gewährleisten. Auch in dem klinisch funktionslosen, stark degenerierte Faserreste enthaltenden M. quadriceps des Patienten B. G. ist der hypertrophische Charakter der Fasern mit einem durchschnittlichen Durchmesser von 90 μ noch gut zu erkennen.

3. durch größere sarkoplasmatische Massen meist in Randgebieten der Fasern. Sie sind in der Regel ziemlich scharf abgesetzt von noch intakt erscheinenden Faseranteilen mit gut erhaltenen Fibrillen. Zum Teil enthalten sie noch spärliche Debris zerfallener Fibrillen und stellen hier sicher keine Artefakte dar.

Solche Bilder wurden von uns bei spinalen Erkrankungen nie gesehen. Meines Wissens sind sie bisher auch nie beschrieben. Da beide Brüder den gleichen Befund zeigen und auch im klinischen Bild von bekannten Krankheitsformen abweichen, scheint mir die Vermutung einer eigenständigen Form pseudomyopathischer spinaler Muskelatrophie und deren kurze Darstellung im Rahmen dieses Referates gerechtfertigt.

Literatur

1. Becker, P. E.: Neue Ergebnisse der Genetik der Muskeldystrophien. Acta genet. (Basel) **7**, 305 (1957).
2. — Myopathien. In Humangenetik. Ein kurzes Handbuch. Bd. III/1. Hrsg. von P. E. Becker. Stuttgart: Thieme 1964.
3. — Atrophia musculorum spinalis pseudomyopathica. Z. menschl. Vererb.- u. Konstit.-Lehre **37**, 193 (1964).
4. Beckmann, R.: Diskuss. Bemerk. in Myopathien. Symposion 21./22. 9. 1964, S. 37. Hrsg. v. R. Beckmann. Stuttgart: Thieme 1965.
5. Brandt, S.: Werdnig-Hoffmann's infantile progressive muscular atrophy. Copenhagen: Ejnar Munksgaard 1950.
6. Byers, R. K., and B. Q. Banker: Infantile muscular atrophy. Arch. Neurol. (Psychiat. (Chic.) **5**, 140 (1961).
7. Denny-Brown, D., and J. B. Pennybacker: Fibrillation and fasciculation in volontary muscle. Brain. **61**, 311 (1938).
8. Dubowitz, V.: Progressive muscular dystrophy of the Duchenne type in females and its mode of inheritance. Brain **83**, 432 (1960).
9. — Infantile Muscular Atrophy. A seven year study with particular reference to a slowly progressive form. Rev. neurol. **110**, 558 (1964).
10. — Infantile Muscular Atrophy. A prospective Study with Particular Reference to a Slowly Progressive Variety. Brain **87**, 707 (1964).
11. — Nonprogressive Neurogenic Muscular Atrophy with "Voluntary Fasciculation". Proc. roy. Soc. Med. **57**, 117 (1964).
12. Erb, W. H.: Dystrophia muscularis progressiva. Klinische und pathologisch-anatomische Studien. Dtsch. Z. Nervenheilk. **1**, 13, 173 (1891).
13. Hausmanowa-Petrusewicz, I., H. Sorbkowicz, S. Zielinska et I. Dobosz: A propos d'atrophies musculaires juvéniles hérédo-familiales. Schweiz. Arch. Neurol. Neurochir. Psychiat. **90**, 255 (1962).
14. Heubner, O.: Ein paradoxer Fall von infantiler progressiver Muskelatrophie. Festschrift für E. L. Wagner. Leipzig: F. C. Vogel 1887.
15. Heyck, H., u. G. Laudahn: III. Enzymaktivitätsänderungen im Serum bei Dystrophia musculorum progressiva. Klin. Wschr. **41**, 905 (1963).
16. — — Fermentchemische Serumbefunde bei Myopathien. In: Myopathien. Symposion Hinterzarten 21./22. 9. 1964, S. 176, hrsg. von R. Beckmann. Stuttgart: Thieme 1965.
17. — — Serum- und Muskelgewebs-Enzymbefunde bei Myopathien, insbesondere Dystrophia musculorum progressiva. Proc. 8. Internat. Kongr. f. Neurologie, Wien 5. bis 10. IX. 1965, Tom. II, S. 505.

18. Kugelberg, E., and L. Welander: Heredofamilial juvenile muscular atrophy simulating muscular dystrophy. Arch. Neurol. Psychiat. (Chic.) **75**, 500 (1956).
19. Kuhn, E., H.-G. Stehlin und W. Stein: Kreatinphosphokinase (CPK) im Serum bei myotonischer Dystrophie. Klin. Wschr. **40**, 744 (1962).
20. Magee, K. R., and R. N. de Jong: Neurogenic muscular atrophy simulating muscular dystrophy. Arch. Neurol. (Chic.) **2**, 677 (1960).
21. Schmid, P. C.: Beitrag zum Krankheitsbild der infantilen progressiven spinalen Muskelatrophie nach Werdnig-Hoffmann. Z. Kinderheilk. **81**, 13 (1958).
22. Slauck, A.: Beiträge zur Kenntnis der Muskelpathologie. Z. ges. Neurol. Psychiat. **71**, 352 (1921).
23. — Histopathologische Untersuchungen bei neuraler Muskelatrophie. Klin. Wschr. **2**, 2245 (1928).
24. Smith, J. B., and A. Patel: The Wohlfart-Kugelberg-Welander disease. Review of the literature and report of a case. Neurology (Minneap.) **15**, 469 (1965).
25. Walton, J. N.: The inheritance of muscular dystrophy. Acta genet. (Basel) **7**, 318 (1957).
26. — Muscular dystrophy and its relation to the other myopathies. In: Neuromuscular Disorders. Res. Publ. Ass. nerv. ment. Dis. Vol. XXXVIII, 378 Baltimore: Williams and Wilkins Co. 1960.
27. Wiesendanger, M.: Über die hereditäre neurogene ‚proximale Amyotrophie (Kugelberg-Welander).
28. Wohlfahrt, S., u. G. Wohlfart: Mikroskopische Untersuchungen an Muskelatophien unter besonderer Rücksichtnahme auf Rückenmarks- und Muskelbefunde. Acta med. scand. Suppl. 63 (1935).
29. Wohlfart, G., Zwei Fälle von Dystrophia musculorum progressiva mit fibrillären Zuckungen und atypischem Muskelbefund. Ein Beitrag zur Frage des Vorkommens von Übergangs formen zwischen progressiver Muskeldystrophie und neuraler progressiver Muskelatrophie. Dtsch. Z. Nervenheilk. **153**, 189 (1942).
30. Wohlfart, G., J. Fex, and S. Eliasson: Hereditary proximal spinal muscular atrophy — a clinical entity simulating progressive muscular dystrophy. Acta psychiat. scand. **30**, 395 (1955).

Die Myopathien in pädiatrischer Sicht*

E. Rossi

Die Muskelerkrankungen im Kindesalter bilden ein ausgedehntes Kapitel, welches besonders im Verlaufe der letzten Jahre Anlaß zu zahlreichen klinischen und biochemischen Studien gegeben hat.

In Anlehnung an Walton und Natrass sowie Chung und Morton unterscheiden wir zunächst drei Hauptformen von Muskeldystrophie, die sich nach klinischen und genetischen Kriterien im allgemeinen gut abgrenzen lassen. Dem Typ I entspricht die im Kindesalter selten zu beobachtende dominant vererbte facio-scapulo-humerale Form. Der Typ II umfaßt die autosomal rezessiv vererbte Gliedmaßengürtelform, welche teils mit, teils ohne Befall der Gesichtsmuskulatur einhergeht. Unter dem Typ III verstehen wir die geschlechtsgebundene, rezessiv vererbten Dystrophien, wobei wir eine benigne Variante, wie sie Becker beschrieben hat, von einer malignen Variante im klassischen Sinne von Duchenne unterscheiden. Eine ganz besondere Rolle spielen im Kindesalter die kongenitalen Formen der Muskeldystrophie, hauptsächlich hinsichtlich der komplexen Differentialdiagnose. Weiter sind zu erwähnen die okulären Formen und schließlich die distale Form, wie sie Welander beim Er-

* Unter Mitarbeit von H. Moser, F. Vassella, U. Wiesmann und R. Richterich.

wachsenen und BIEMOND beim Kind als dominant vererbte Myopathien beschrieben haben (Tab. 1).

Tabelle 1. *Einteilung der Muskeldystrophien*

	Erbgang
I Facio-scapulo-humerale Form	dominant
II Gürtelform mit oder ohne faciale Beteiligung	autosomal rezessiv
III Duchenne-Form a) benigne Variante b) maligne Variante	X-chromosomal rezessiv
IV Kongenitale Form	autosomal rezessiv
V Okuläre Form	meist dominant
VI Distale Form Welander	dominant

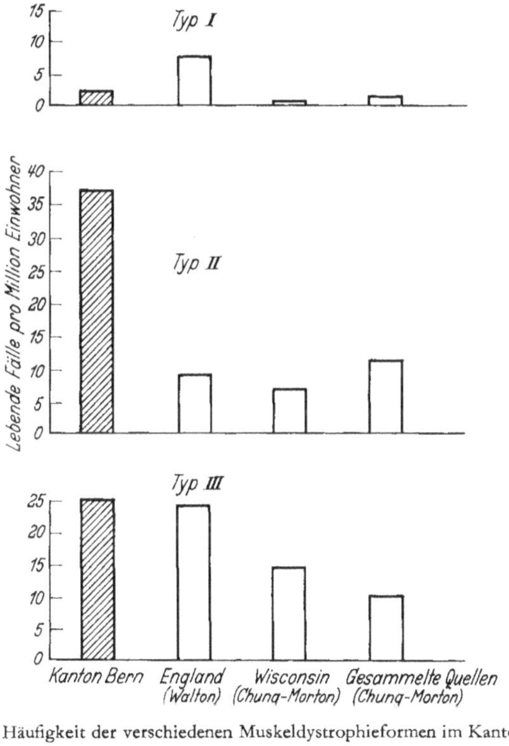

Abb. 1. Häufigkeit der verschiedenen Muskeldystrophieformen im Kanton Bern

Zusammen mit meinen Mitarbeitern RICHTERICH, COLOMBO, VASSELLA, MOSER und WIESMANN haben wir in den letzten Jahren im Kanton Bern, der nahezu eine Million Einwohner umfaßt, eine ausgedehnte Untersuchung über die Muskeldystrophien durchgeführt und dabei praktisch alle im Gebiete lebenden Muskeldystrophiepatienten erfassen können.

Vergleichen wir die Häufigkeit der einzelnen Typen der Muskeldystrophie im Kanton Bern mit den Untersuchungen anderer Autoren, wie WALTON in England, CHUNG und MORTON in Wisconsin, so fällt auf, daß in unserem Gebiet pro Million Einwohner der Typ II etwa viermal häufiger vorkommt als in den anderen untersuchten Gebieten (Abb. 1). Dies läßt darauf schließen, daß im Kanton Bern, wo die Konsanguinität eine hohe Inzidenz hat, die Genhäufigkeit für den rezessiv vererbten

Gliedmaßengürteltyp der Muskeldystrophie besonders hoch ist. Eine entsprechende Beobachtung konnte McCusik in den Vereinigten Staaten bei der Amish-Sekte machen, was nicht verwunderlich ist, wenn man berücksichtigt, daß die Amish 1728 aus dem Kanton Bern nach Amerika auswanderten.

Wir werden uns bei unserer Darstellung hauptsächlich auf die klinische Differentialdiagnose mit besonderer Berücksichtigung des Kindesalters beschränken.

Im Stammbaum der Abb. 2 ist die einzige Familie vom Typ I, die wir im Kanton Bern erfassen konnten, mit dominant vererbter facio-scapulo-humerale MD dargestellt. Insgesamt sind uns fünf Merkmalsträger aus drei Generationen bekannt. Kennzeichnend ist bei dieser Form der Muskeldystrophie der relativ späte Beginn des Leidens und der meist gutartige Verlauf.

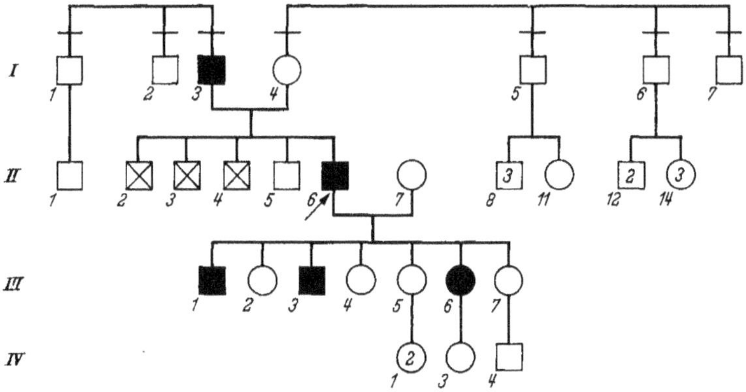

Abb. 2. Stammbaum einer Familie mit PMD Typ I

Beim Probanden Z. F., geb. 1931, begannen die ersten Symptome mit 18 Jahren mit Befall der mimischen Muskulatur und mit zunehmender Schwäche der Oberarm- und Schultermuskeln. Das Leiden war jedoch wenig progredient. Heute, im Alter von 35 Jahren, erkennt man deutlich den Befall der Gesichtsmuskulatur und die Atrophien im Bereiche des Schultergürtels mit deutlichen Scapulae alatae. Indessen ist der Patient noch gut in der Lage, die Arme seitwärts und nach vorn über den Kopf zu heben. Die jüngere Schwester ist jedoch viel stärker betroffen und weist bereits schwere Gangstörungen auf. Es ist dies der Ausdruck einer stark variablen Expressivität des pathologischen Gens, was für die facio-scapulohumerale Muskeldystrophie charakteristisch ist. Erwartungsgemäß zeigten die biochemischen Untersuchungen im Serum nur eine geringgradige Erhöhung der Kreatinkinaseaktivität.

Als Beispiel für den Gliedergürteltyp mit Beteiligung der Gesichtsmuskulatur zeigen wir Ihnen einen 17jährigen Patienten.

Wie aus dem Stammbaum (Abb. 3) ersichtlich ist, ist eine Schwester des Patienten ebenfalls von der Krankheit betroffen, allerdings wesentlich schwerer. Sie ist jetzt weitgehend invalid. Die Eltern stammen beide aus einem kleinen Dorf in den Berner Alpen, sie sind beide gesund.

Bei unserem Patienten E. W., geb. 1948 (KG Nr. 11'818), begann das Leiden im Alter von 9 Jahren im Bereiche der Schultergürtelmuskulatur. Beim Turnen hatte der Knabe zunehmend Mühe beim Klettern und Gewichtheben. Mehr und mehr fielen den Eltern und Lehrern die vorspringenden Schulterblätter auf. Mit 12 Jahren habe er ein „eigenartiges" Gesicht bekommen, er habe nie richtig pfeifen gelernt und spreche undeutlich. Die im Alter von 17 Jahren durchgeführte Untersuchung ergab folgende Befunde :

Hochgewachsener, asthenischer Jüngling mit deutlicher Hyperlordose der Lendenwirbelsäule. Ausgesprochene Muskelatrophien im Bereiche des Schultergürtels (Scapulae alatae), der Oberarme, des Gesichtes (Tapirgesicht), aber auch des Beckengürtels. Der Patient kann sich nur noch mit Mühe aus liegender Haltung erheben und zeigt einen deutlichen Watschelgang. Ferner besteht eine angeborene Trichterbrust, die aber mit der Grundkrankheit nicht in Zusammenhang steht. Die Muskelbiopsie und das EMG zeigen ein myopathisches Bild; die Muskelenzyme im Serum sind deutlich erhöht. Zudem weist der Patient Überleitungsstörungen im EKG auf.

Bei der Schilderung der klassischen Duchenne-Form werden wir uns auf die 1868 in den „Archives générales de médecine" erschienene Abbildung (Abb. 4) beschränken. Wir haben nichts Neues zu der klaren und genauen Beschreibung Duchennes

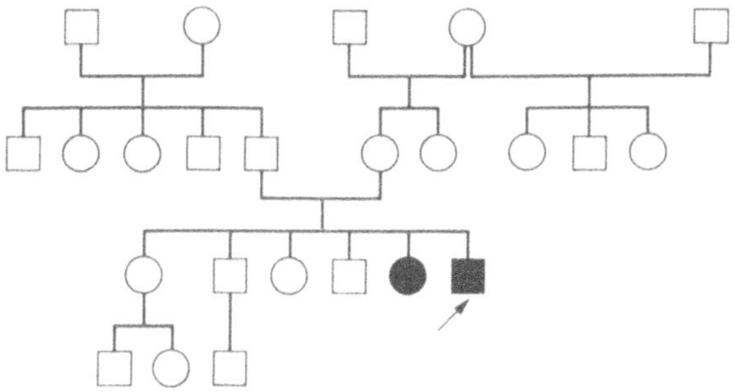

Abb. 3. Stammbaum einer Familie mit PMD Typ II mit Gesichtsbeteiligung

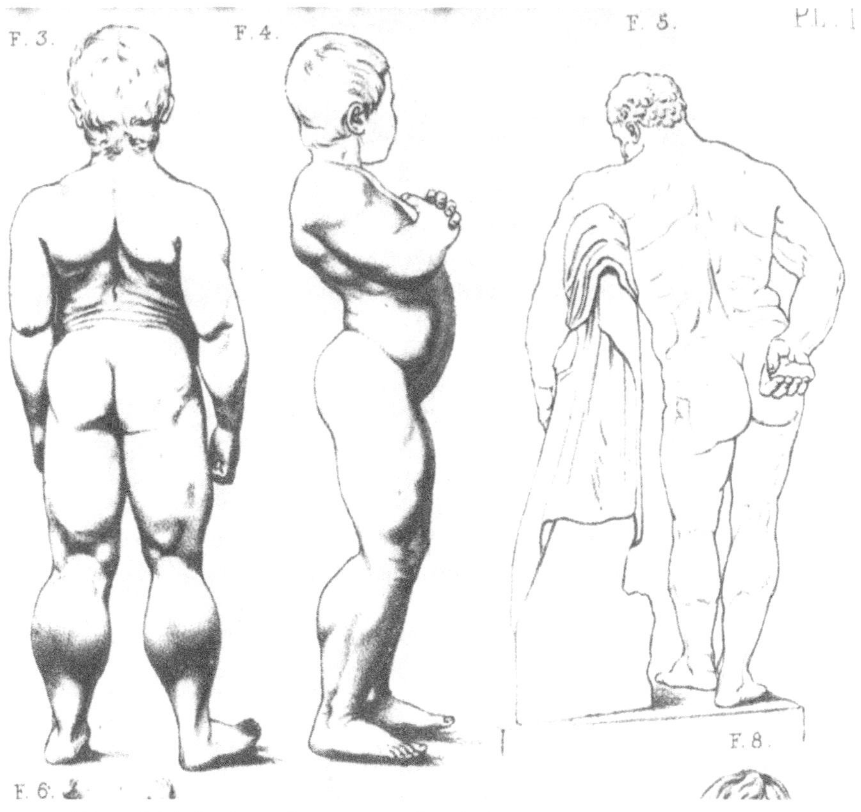

Abb. 4. Originalzeichnung Duchennes aus den „Archives générales de Médecine 1868"

hinzuzufügen. Diese rasch verlaufende Form ist häufiger als die benigner verlaufende Muskeldystrophie von Typ III, die von BECKER erstmals beschrieben worden ist.

In Abb. 5 ist der Stammbaum einer Familie mit X-chromosomal-rezessiver Muskeldystrophie Typ Becker dargestellt. Bei den Patienten dieser Form manifestiert sich die Krankheit später, die Progredienz ist langsamer, und die Lebenserwartung ist somit höher als bei der klassischen Duchenne-Form.

Unter den Familienangehörigen des Probanden G. P., geb. 1928, sind zwei Onkel mütterlicherseits sowie ein jüngerer Bruder ebenfalls Merkmalsträger. Der Proband selbst zeigte die ersten Symptome mit 7 Jahren. Seit dem 10. Lebensjahr hat er Mühe, eine Treppe zu ersteigen, und mit 11 Jahren wurde anläßlich eines ersten Spitalaufenthaltes die Diagnose einer progressiven Muskeldystrophie gestellt. Heute ist der Mann 37 Jahre alt. Seine Muskelfunktionen entsprechen nach der Einteilung von THOMPSON und VIGNOS dem Stadium V,

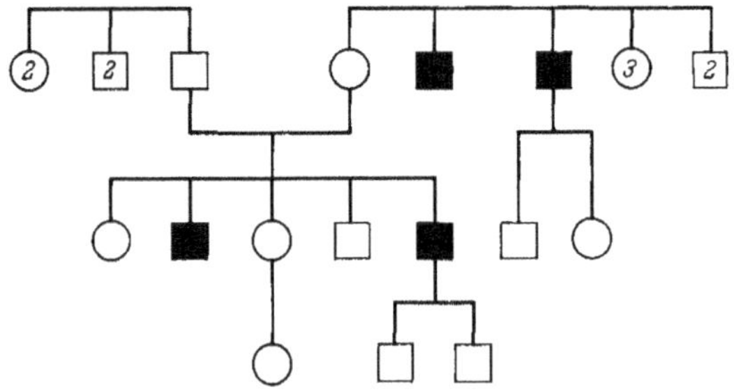

Abb. 5. Stammbaum einer Familie mit PMD III, benigne Form

d. h. der Patient kann noch an einem Stock gehen, eine Treppe jedoch nicht mehr bewältigen. Er ist ferner außerstande, sich allein aus Rückenlage zu erheben. Ausgedehnte Muskelatrophien finden sich in klassischer Verteilung, vor allem im Beckengürtel und am Rumpf. Die mimische Muskulatur ist klinisch funktionstüchtig, die Pseudohypertrophie der Wadenmuskulatur ist noch vorhanden. Die Serumenzyme sind im Gegensatz zu seinem jüngeren Bruder, welche noch gut ohne Hilfe Treppen steigen kann, nur geringgradig erhöht.

Ein Befund, der bei den Untersuchungen der Muskeldystrophie häufig zu wenig gesucht wird, sind die Veränderungen im EKG.

In der Tat kann bei einer sorgfältigen Kontrolle unserer Patienten mit Typ III der Muskeldystrophie ein abnormes EKG in 13 von 15 Patienten gefunden werden (Tab. 2). Meist handelt es sich um einen abnormen RS-Quotienten in V 1 und ein pathologisches Q in V 6 (J. W. WEBER).

Die Muskeldystrophie kann gelegentlich schon bei der Geburt klinisch manifest sein; man spricht dann von *kongenitalen Formen*, wobei auch hier maligne von relativ benignen Verlaufsformen unterschieden werden können.

Als Beispiel einer *kongenitalen Form der progressiven Muskeldystrophie* sei unser Patient S. P., geb. 1957 (KG Nr. 9'737), erwähnt. Seine Familienanamnese ist stumm in bezug auf Myopathien; seine zwei Schwestern sind gesund.

Die Kindsbewegungen in Utero sollen nicht auffallend schwach gewesen sein, doch zeigte der Neugeborene außerordentlich schlaffe Extremitäten. Die Greifreflexe seien nie auslösbar gewesen. Es bestanden Hakenfüße beidseits. Die Bewegungen waren spärlich und schwach. Mit 13 Monaten konnte er alleine sitzenbleiben, konnte sich aber nie selbst aufsetzen. Ebenso konnte er nie den Kopf aus Rückenlage heben. Habe gut getrunken, habe sich nie verschluckt, dagegen stets nur schwach husten können. Die psychische Entwicklung war altersentsprechend. Anläßlich der ersten Hospitalisation im Alter von $4^3/_4$ Jahren wurden folgende Befunde erhoben: Generalisierte hochgradige Muskelhypotonie. Die Gesichtsmuskulatur ist nicht betroffen, dagegen ist die übrige gesamte Muskulatur atrophisch, an den Extremitäten auch distal. Sämtliche Muskeln können lediglich gegen die Schwerkraft oder höchstens gegen minimen Widerstand bewegt werden. Distal ist die motorische Schwäche etwas ausgesprochener als proximal. Es bestehen Flexionskontrakturen der Hüft-, Knie- und Ellenbogengelenke; die Hand- und Fingergelenke sind maximal überstreckbar; die Sehnenreflexe sind nicht auslösbar. Keine Faszikulationen; im EMG: keine Spontanaktivität nachweisbar. Die Serumenzymwerte der CK lagen im oberen Bereich der Norm. Eine Muskelbiopsie ergab ein für eine Dystrophia musculorum progressiva typisches histologisches Bild, dagegen war das EKG unauffällig. Während der letzten 3 Jahre hat sich das klinische Bild nur minim im Bereiche der unteren Extremitäten verschlechtert.

Tabelle 2. *EKG-Befunde bei progressiver Muskeldystrophie*

	Typ III	Typ II
Anzahl EKG	15	4
Pathologische Rechtsachse	1	1
Pathologische Linksachse	1	2
R/S-Quotient in V1 über 0,5	12	3
Rechtsschenkelblock	8	3
Q in V6 0,4 mV oder darüber	8	1
ST-T-Abweichungen	8	2
Weitere Befunde:		
Linksventrikuläre Hypertrophie?	2	1
„Myokard-Infarkt"-Bild	1	0
Extrasystolen	1	0
QRS-Verlängerung	1	1

Tabelle 3. *Differentialdiagnose der sogenannten „Myatonia congenita Oppenheim"*

Kongenitale Muskeldystrophie
Central core disease
Nemaline Myopathy
Kongenitale universelle Muskelhypoplasie (Krabbe)
Glykogenspeicherkrankheit
Kocher-Debré-Sémélaigne-Syndrom
Kongenitale Myasthenia gravis
Werdnig-Hoffmann-Syndrom
Zerebrale Lähmungen
Prader-Willi-Labhart-Syndrom
Gutartige kongenitale Hypotonie (Walton)
Pterygo-arthro-myodysplasia congenita (Rossi)

Es stellt sich in diesem Zusammenhang eine Reihe differentialdiagnostischer Probleme (Tab. 3), auf welche wir jedoch in diesem Rahmen nicht eingehen können.

Lediglich die 1892 von Theodor Kocher beschriebene Myopathie bei Hypothyreose sei kurz erwähnt.

Dieses sog. Kocher-Debré-Sémélaigne-Syndrom ist charakterisiert durch eine Muskelhypotonie bei gleichzeitiger Muskelhypertrophie, die bei der kongenitalen Hypothyreose auftreten kann (Tab. 4).

Die kleine Patientin C. N., geb. 1965 (KG Nr. 15'497) war bei Spitaleintritt $4^1/_2$ Monate alt. Die endokrinologische Abklärung ergab den Befund einer Athyreose. Nebst der bekannten Symptomatologie fiel eine „athletische Muskulatur" auf. Besonders kräftig erschienen folgende Muskeln: M. Deltoideus, M. biceps brachii, M. Pronator teres, die Gruppe des Thenar und Hypothenar, der gesamte Erector trunci, die Gesäßmuskulatur sowie der Quadriceps femoris. Im Kontrast zur ausgesprochenen Muskelhypotonie war die Konsistenz der „hypertrophischen" Muskeln deutlich erhöht, wenn auch nicht gleichermaßen wie bei einer Pseudohypertrophie bei PMD Duchenne. Die Serum-Kreatinkinaseaktivität war bei dieser Patientin im Rahmen der Norm, bei einem weiteren Fall dagegen war die Enzymaktivität erhöht. Die Muskelbiopsie ergab „normales Muskelgewebe". Das klinische Bild ließ sich durch Thyreoideapräparate rasch normalisieren.

Tabelle 4. *Kocher-Debré-Sémélaigne-Syndrom (Hoffmann-Syndrom des Erwachsenen)*

1. Congenitale Hypothyreose
2. Generalisierte Muskelhypertrophie
3. Muskelkonsistenz erhöht
4. Muskelhypotonie
5. Verzögerte Muskelerschlaffung
6. Adynamie
7. EMG unauffällig
8. Muskelbiopsie: unspezifisch
9. Myopathie reversibel unter Thyreoidea-Therapie

Bei allen bisher besprochenen Formen ist die proximale Muskulatur stärker befallen als die distale. Wir kennen aber auch, allerdings beim Erwachsenen, eine dominant-vererbte distale Myopathie, wie sie Welander beschrieben hat. Eine dominante, progressive, distale Myopathie mit Beginn im jüngeren Erwachsenenalter wurde von Milhorat und Wolff beschrieben. Biemond hat für das Kindesalter ebenfalls eine distale Form beschrieben, die einen dominanten Erbgang aufweist, bei der aber eine neurogene Komponente nicht ausgeschlossen ist. Eine dominant erbliche, distale Myopathie mit Manifestation im Kleinkindesalter wurde kürzlich von Magee u. Mitarb. beschrieben.

Bei den Geschwistern E. R., geb. 1948 (KG Nr. 8'407), und E. C., geb. 1957 (KG Nr. 8'408), vermuten wir eine besondere Form einer *distalen Myopathie mit rezessivem Erbgang.*

Die Familienanamnese ist stumm. Bereits im Säuglingsalter war bei beiden eine deutliche Trinkfaulheit und ein ständiges Offenhalten des Mundes auffällig. Eine deutliche Progredienz des Leidens wurde bei beiden erst im 3. Lebensjahr feststellbar: die Muskelkraft nahm ab, distal mehr als proximal. Bald konnten sie nicht mehr richtig greifen. Um auf ein Mäuerchen zu klettern, benutzten sie die Ellbogen. Im Alter von 5 Jahren war die Muskelatrophie bereits so deutlich, daß man von „Storchenbeinen" sprach. Bei beiden besteht eine hochgradige Oligophrenie. Während der folgenden Jahre war die Progredienz nur sehr langsam, so daß dank operativer Korrekturen zwecks Stabilisation der Fußgelenke die Gehfähigkeit noch erhalten ist. Eine neurale Muskelatrophie Charcot-Marie Tooth sowie eine Dystrophia myotonica Steinert konnten ausgeschlossen werden. (Diese Fälle werden nächstens ausführlicher publiziert.)

Zum Schluß möchten wir noch ein klinisches Bild erwähnen, nämlich die atrophia muscolorum spinalis pseudomyopathica Kugelberg-Welander, das für die Differentialdiagnose der progressiven Muskeldystrophie im Kindesalter von Bedeutung ist.

Der Patient K. W., geb. 1948 (KG 4'535) ist jetzt 17jährig. Im Alter von 2 Jahren zeigten sich die ersten Symptome des jetzigen Leidens: eine langsam zunehmende Schwäche der proximalen Muskeln der unteren Extremitäten. Im Alter von $3^1/_2$ Jahren wurde von erfahrener Seite die Diagnose einer progressiven Muskeldystrophie Duchenne gestellt. Merkwürdig war allerdings, daß keine Pseudohypertrophien bestanden, keine Kontrakturen auftraten, und der Verlauf relativ gutartig war. Mit 10 Jahren trat schubweise eine rasche Verschlechterung auf, und seither konnte er nicht mehr gehen. Während der letzten 7 Jahre ist der Zustand ziemlich stationär geblieben. Mit 14 Jahren wurden erstmals Zungenfaszikulationen sichtbar, und die Diagnose einer spinalen Muskelatrophie konnte elektromyographisch und durch die Muskelbiopsie erhärtet werden. Es bleibt offen, ob es sich um eine besonders langsam verlaufende Form eines Werdnig-Hoffmann oder eher um eine Kugelberg-Welandersche Form besonderer Malignität handelt. Die Familienanamnese ist diesbezüglich stumm.

Zwangsläufig konnte die Klinik der Myopathien im Kindesalter anhand einiger Fälle lediglich gestreift werden, wir hoffen jedoch gezeigt zu haben, wie faszinierend und mannigfaltig die Problematik dieses besonderen Kapitels der Pädiatrie geworden ist.

Literatur

BECKER, P.: Neue Ergebnisse der Genetik der Muskeldystrophien. Acta genet. (Basel) **7**, 303 (1957).
— Two new families of benign sex linked recessive muscular dystrophy. Rev. canad. Biol. **21**, 551 (1962).
BIEMOND, A.: Myopathia distalis juvenilis hereditaria. Acta psychiat. (Kbh.) **30**, 25 (1955).
CHUNG, C. S., and N. E. MORTON: Discrimination of genetic entities in muscular dystrophy. Amer. J. hum. Genet. **11**, 339 (1959).
DEBRÉ, R., and G. SÉMÉLAIGNE: Syndrome of diffuse muscular hypertrophy in infants causing athletic appearance. Amer. J. Dis. Child. **50**, 1351 (1935).
KUGELBERG, E., and L. WELANDER: Heredofamilial juvenile muscular atrophy simulating muscular dystrophy. Arch. Neurol. Psychiat. (Chic.) **75**, 500 (1956).
MAGEE, K. R., and R. N. DELONG: Hereditary distal myopathy with onset in infancy. Arch. Neurol. Psychiat. (Chic.) **49**, 655 (1943).
MCCUSIK, V. A., J. A. HOSTETTLER, and J. A. EGELAND: Genetic studies of the Amish. Background and potentialities. Bull. Johns Hopk. Hosp. **115**, 303 (1946).
MILHORAT, A. T., and H. G. WOLFF: XIII. Progressive muscular dystrophy of atrophic distal type; report on a family; report of autopsy. Arch. Neurol. Psychiat. (Chic.) **49**, 655 (1943).
THOMPSON, R. A., and P. J. VIGNOS: Serum aldolase in muscle disease. Arch. intern. Med. **103**, 551 (1959).
WALTON, J. N.: On the inheritance of muscular dystrophy. Ann. hum. Genet. **20**, 1 (1955).
— The inheritance of muscular dystrophy: further observations. Ann. hum. Genet. **21**, 40 (1956).
—, and F. J. NATRASS: On the classification, natural history and treatment of the myopathies. Brain **77**, 169 (1954).
WELANDER, L.: Myopathia distalis tarda hereditaria. Stockholm 1951.

³²P-Stoffwechselstudie bei Muskelkrankheiten verschiedener Genese

H. RADU, I. GÖDRI, G. BLÜCHER, S. MIGEA, L. BORDEIANU

Es gehört zum klassischen Wissensgut der Physiologie, daß zwischen Phosphatstoffwechsel und Muskeltätigkeit Beziehungen existieren. Unbekannt sind aber qualitative und quantitative Unterschiede des Phosphatstoffwechsels bei Muskelatrophien verschiedener Genese.

Biochemische Untersuchungen bei myogenen [*3*, *10*] und neurogenen [*1*, *4*, *5*] Muskelatrophien ergaben zumindest in einigen Stadien bei beiden ein Absinken der energiereichen Phosphatverbindungen. Von diesem Standpunkt aus gesehen stehen also die beiden Typen in Beziehung zueinander.

Mit Isotopenmethodik konnten MASTERS u. Mitarb. [*6*] im myopathischen Muskel der Maus eine um 30% erniedrigte Aufnahme von ³²P feststellen. DRAHOTA und

Tabelle 1. *Mittelwerte der Oberflächenmessungen (Imp./Min.)*

Gruppe	24 h	48 h	96 h	144 h	14 T
Deltamuskel					
N	84,00 ± 9,20	77,00 ± 1,60	59,10 ± 2,30	74,12 ± 2,10	61,24 ± 5,20
D	88,33 ± 11,70	80,22 ± 2,90	79,40 ± 1,60**	61,01 ± 1,40*	64,13 ± 1,50
LD	101,09 ± 4,50**	105,00 ± 5,04**	81,09 ± 3,60**	65,00 ± 7,60	32,15 ± 9,60**
KW	134,22 ± 20,71**	119,60 ± 15,16**	109,70 ± 22,11**	101,11 ± 15,87**	55,32 ± 8,06
T_6-Muskulatur					
N	107,11 ± 7,20	90,50 ± 8,70	69,10 ± 3,20	63,00 ± 10,00	64,22 ± 7,30
D	85,13 ± 1,40	76,16 ± 1,70	74,11 ± 1,30	69,44 ± 1,01	68,04 ± 2,08
LD	105,00 ± 7,70	120,11 ± 3,20**	88,30 ± 5,20**	77,20 ± 5,10	44,60 ± 2,20**
KW	150,10 ± 18,49**	130,30 ± 14,45**	85,85 ± 19,92*	105,10 ± 11,78**	64,10 ± 6,40
Wadenmuskel					
N	51,10 ± 2,80	45,00 ± 4,00	46,20 ± 2,30	59,50 ± 3,80	60,60 ± 4,20
D	57,22 ± 1,80	54,33 ± 1,60*	58,41 ± 3,20**	49,40 ± 1,90*	38,33 ± 1,20**
LD	54,10 ± 5,70	63,60 ± 2,90**	61,14 ± 1,70**	52,06 ± 4,30	34,16 ± 4,80**
KW	94,00 ± 11,87**	85,70 ± 13,71**	76,10 ± 11,48**	71,50 ± 10,20**	60,10 ± 15,83

Abkürzungen: N = Kontrollgruppe (5 Fälle); D = progressive Muskeldystrophie Duchenne (18 Fälle); LD = progressive Muskeldystrophie Landouzy-Déjerine (5 Fälle); KW = neurogene Pseudomyopathie Kugelberg-Welander.

* = $p < 0,05$. — ** = $p < 0,01$.

Tabelle 2. *Mittelwerte der ^{32}P-Aktivität im Blut (Imp./Min. ml)*

Gruppe	24 h	48 h	96 h	144 h	Halbwertszeit der ^{32}P-Aktivität im Blut (Stunden)
N	368,60 ± 19,02	257,08 ± 13,02	186,80 ± 41,00	117,00 ± 6,10	90
D	301,10 ± 7,22**	256,09 ± 4,12	213,22 ± 11,11	146,33 ± 6,03**	104
LD	403,00 ± 15,44*	251,20 ± 15,33	177,60 ± 80,40	126,00 ± 10,20	85
KW	430,10 ± 23,13**	303,10 ± 31,17	180,00 ± 18,11	134,42 ± 12,08	76

Tabelle 3. *Mittelwerte der ^{32}P-Aktivität im Gesamturin (Ausscheidung % der verabreichten Dosis)*

Gruppe	24 h	48 h	96 h	144 h	14 T
N	12,50 ± 2,30	1,49 ± 0,40	0,66 ± 0,30	1,10 ± 0,20	0,13 ± 0,01
D	9,70 ± 0,40	2,70 ± 0,10**	1,07 ± 0,10**	1,07 ± 0,09	0,64 ± 0,02**
LD	2,90 ± 0,40**	1,80 ± 0,20	1,04 ± 0,09**	1,06 ± 0,20	0,24 ± 0,02**
KW	10,47 ± 3,30	4,13 ± 0,32**	2,22 ± 0,10**	1,62 ± 0,12**	0,51 ± 0,02**

Abkürzungen: N = Kontrollgruppe (5 Fälle); D = progressive Muskeldystrophie Duchenne (18 Fälle), LD = progressive Muskeldystrophie Landouzy-Déjerine (5 Fälle); KW = neurogene Pseudomyopathie Kugelberg-Welander.

* = $p < 0,05$. — ** = $p < 0,01$. — *Alle p-Werte wurden in Funktion der Kontrollgruppe berechnet.*

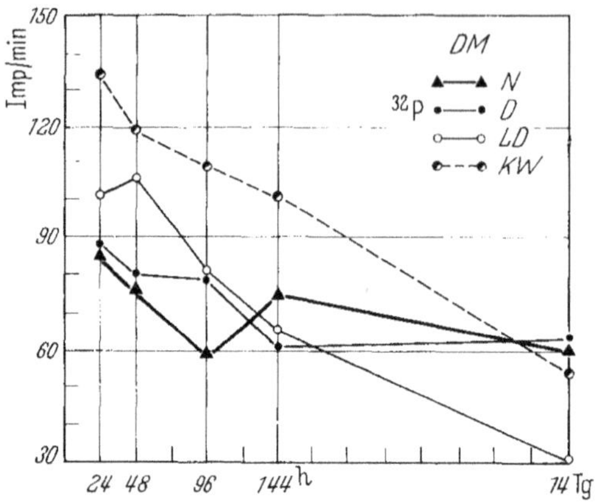

Abb. 1. Mittelwerte der ^{32}P-Aktivität (Imp./Min.) Oberflächenmessung am Deltamuskel. *Zeichenerklärung:* N = Kontrollgruppe (5 Fälle); D = progressive Muskeldystrophie Duchenne (18 Fälle); LD = progressive Muskeldystrophie Landouzy-Déjerine (5 Fälle); KW = neurogene Pseudomyopathie Kugelberg-Welander (8 Fälle); DM : Deltamuskel

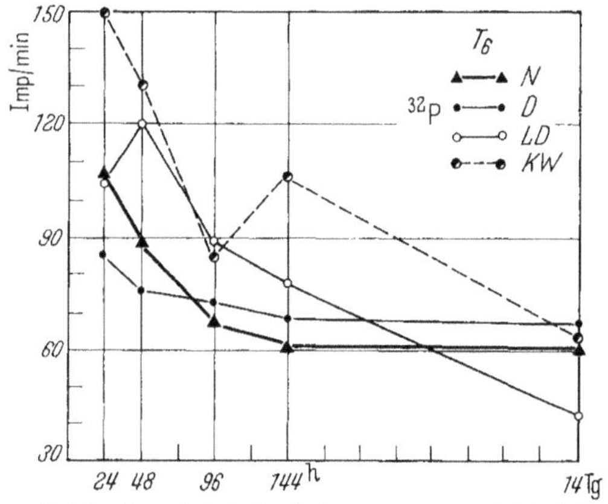

Abb. 2. Mittelwerte der ^{32}P-Aktivität (Imp./Min.) Oberflächenmessung am T_6-Muskulatur. *Zeichenerklärung:* N = Kontrollgruppe (5 Fälle); D = progressive Muskeldystrophie Duchenne (18 Fälle); LD = progressive Muskeldystrophie Landouzy-Déjerine (5 Fälle); KW = neurogene Pseudomyopathie Kugelberg-Welander (8 Fälle); T_6-Muskeln in der 6. Brustwirbelgegend

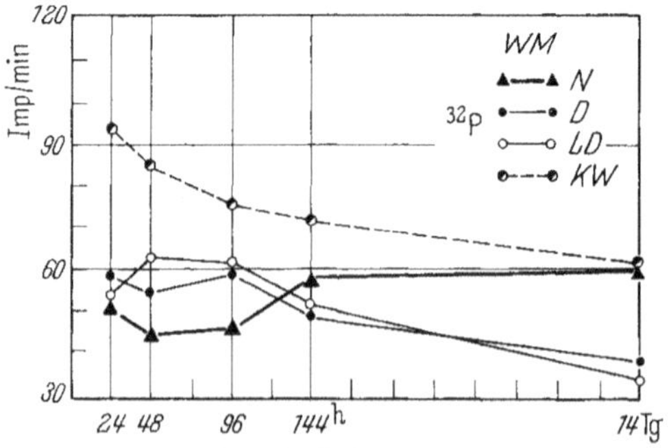

Abb. 3. Mittelwerte der ^{32}P-Aktivität (Imp./Min.) Oberflächenmessung am Wadenmuskel. *Zeichenerklärung:* N = Kontrollgruppe (5 Fälle); D = progressive Muskeldystrophie Duchenne (18 Fälle); LD = progressive Muskeldystrophie Landouzy-Déjerine (5 Fälle); KW = neurogene Pseudomyopathie Kugelberg-Welander (8 Fälle); WM = Wadenmuskel

Hudlicka fanden keine signifikanten Unterschiede der ^{32}P-Aufnahme zwischen denerviertem und normalem Muskel beim Tier.

In dieser Arbeit haben wir bei Kranken mit Muskelschwund die ^{32}P-Aufnahme durch die Muskulatur geprüft. Es wurden 18 Kinder im Stadium mobiler Pseudohypertrophie der progressiven Muskeldystrophie — Typ Duchenne (D), bösartige Form —, 5 Geschwister (3 Schwestern und 2 Brüder) mit Muskeldystrophie — Typ Landouzy-Déjerine (LD) —, 8 diesen ähnliche Fälle mit neurogener Pseudomyopathie — Typ Kugelberg-Welander (KW) —, sowie 5 Kontrollfälle (N) untersucht. Bei allen waren Enzymuntersuchungen, Elektromyographie und Muskelbiopsie ausgeführt worden.

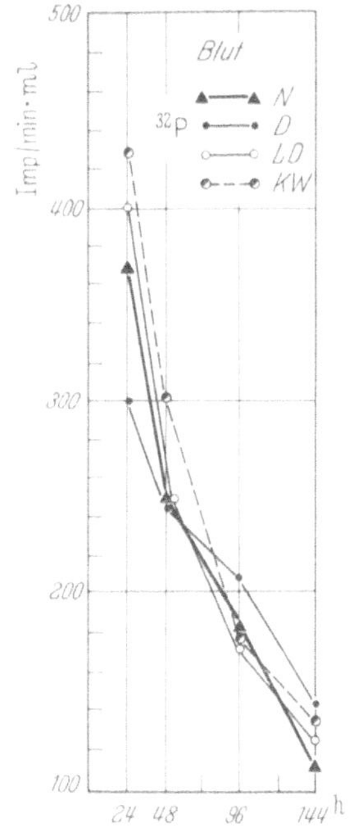

Abb. 4

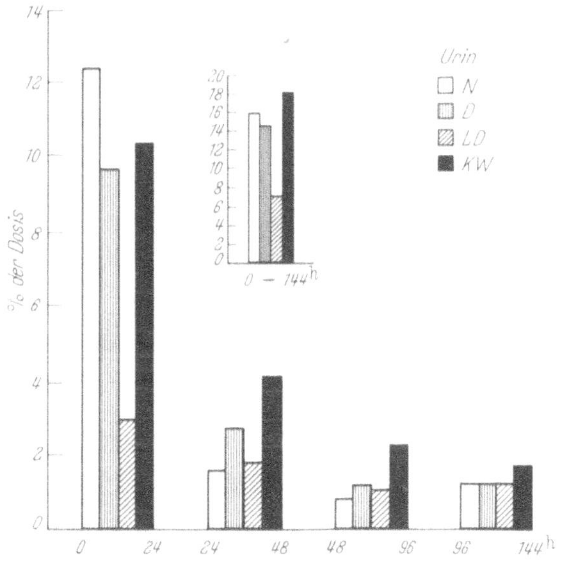

Abb. 5

Abb. 4. Mittelwerte der ^{32}P-Aktivität im Blut (Imp./Min. ml). *Zeichenerklärung:* N = Kontrollgruppe (5 Fälle); D = progressive Muskeldystrophie Duchenne (18 Fälle); LD = progressive Muskeldystrophie Landouzy-Déjerine (5 Fälle); KW = neurogene Pseudomyopathie Kugelberg-Welander (8 Fälle)

Abb. 5. Mittelwerte der ^{32}P-Aktivität (% der Dosis) im Gesamturin. *Zeichenerklärung:* N = Kontrollgruppe (5 Fälle); D = progressive Muskeldystrophie Duchenne (18 Fälle); LD = progressive Muskeldystrophie Landouzy-Déjerine (5 Fälle); KW = neurogene Pseudomyopathie Kugelberg-Welander (8 Fälle)

In jedem Fall wurde per os 1,5 μ Ci $Na_2H\,^{32}PO_4$ pro kg Körpergewicht verabreicht. Nach 1, 2, 4, 6 und 14 Tagen wurden Oberflächenmessungen der drei Muskelgruppen DM (schon früh pathologisch veränderte Deltamuskeln), WM (pseudohypertrophische Wadenmuskeln) und T_6 (der klinisch scheinbar normalen Muskeln in der 6. Brustwirbelgegend) mit einem Stirnfensterzählrohr von 2,8 mg/cm² Fensterdicke vorgenommen. Zu berücksichtigen ist hier, daß ein Teil der gemessenen Strahlung aus dem zwischen Zählrohr und Muskelgewebe befindlichen andersgearteten Gewebe stammt, weil die β-Strahlung des ^{32}P nur 5 bis 7 mm Gewebe durchdringt. Mit demselben Zählrohr wurden im Bleiturm vorher getrocknete Blut- und Urinproben gemessen, die nach 1, 2, 4 und 6 Tagen entnommen wurden.

Die Serumkonzentrationen des organischen Phosphors wurden kolorimetrisch bestimmt und die Aktivität der alkalischen Phosphatase nach der Methode von Bodansky gemessen.

Ergebnisse und Diskussion

Wie schon erwähnt, stellen die Oberflächenmessungen Resultanten der Überlagerung von Stoffwechselphänomenen des Muskels mit solchen der zwischen Muskel und Zählrohr gelagerten Gewebeschichten dar, doch dürfte die Tatsache, daß sich prägnante Unterschiede zwischen den einzelnen Gruppen ergeben, dafür sprechen, daß die Hauptkomponente der gemessenen Strahlung doch vom Muskel stammt. Die Oberflächenmessungen ergeben zusammen mit Blut- und Urinproben ein größtenteils harmonisches Bild.

Im einzelnen sind die Ergebnisse in Tab. 1 und 2 und den Abb. 1 bis 3 dargestellt.

Vergleichen wir alle Krankengruppen, so verhalten sie sich ähnlich bei allen Oberflächenmessungen, wobei die Messungen am Wadenmuskel das klarste Bild ergeben: Gegenüber dem normalen Muskel scheint die Phosphoraufnahme stärker und schneller, aber auch der Abbau intensiver. Am ausgeprägtesten sind die Veränderungen bei den Patienten mit Kugelberg-Welander-Erkrankung, am wenigsten ausgeprägt bei denen mit Duchennescher Muskeldystrophie.

Das in allen Fällen ähnliche Absinken der ^{32}P-Aktivität im Blut ist wahrscheinlich durch die regulierende Tätigkeit der Ausscheidungsorgane bedingt. Immerhin kann aus dem exponentiellen Verlauf eine mittlere Halbwertzeit von etwa $4{,}5 \pm 0{,}7$ Tagen abgeleitet werden (Tab. 2).

Zusammenfassung

Bei Patienten mit Muskelschwund (Duchenne-, Landouzy-Déjerine-, Kugelberg-Welander-Typ) wurde eine beschleunigte Phosphoraufnahme und -abgabe der Muskulatur festgestellt, wobei sich quantitative und qualitative Unterschiede zwischen den Krankheiten unterschiedlicher Pathogenese ergeben.

Literatur

1. Bieth, R., J. P. Weil, and P. Mandel: J. Physiol. (Lond.) *46*, 245 (1954).
2. Drahota, Z., and O. Hudlickà: Nature (Lond.) *185*, 396 (1960).
3. Gay, A., G. Peris, C. Querolo, and G. Agvifoglio: Arh. Sper. Maroglinno Pat. Clin. **15**, 1 (1959).
4. Grigoryeva, V. A.: „Voprosi Biokhimiyi Mishts“, Kiew 1954.
5. Laurent, R., J.-Cl. Dreyfus, et G. Schapira: Bull. Soc. Chim. biol. (Paris) **2**, **3**, 423 (1961).
6. Masters, Y. F., P. C. Johnson, W. H. Moseley, V. B. McCay, and R. Caputto: Amer. J. Physiol. **199/2**, 295 (1960).
7. Radu, H., I. Gödri, G. Blücher, S. Migea, L. Bordeianu und I. Lupsa: 8. Internationaler Kongreß für Neurologie, Wien 1965, Band II, No. 176, S. 519.
8. Ronzoni, E., S. Ward, L. Berg, and R. Ramsay: Neurology (Minneap.) **8**, 359 (1958).
9. Sacks, I., and M. G. Clenand: Amer. J. Physiol. **198/2**, 300 (1960).
10. Vignos, jr., P. J., and M. Lefkowitz: J. clin. Invest. **38**, 873 (1959).

Gespräch über die Therapie der progressiven Muskeldystrophie

(Leitung: R. Beckmann)

Der Erbmodus und die bis heute bestehenden Unklarheiten der Pathogenese mit dem unheilvollen Krankheitsverlauf haben uns bei den progressiven Muskeldystrophien seit jeher vor große therapeutische Probleme gestellt. Die mitgeteilten Behandlungsvorschläge waren immer wieder wechselnd, sie lassen sich zwanglos in die jeweils vorherrschende wissenschaftliche Auffassung einordnen. Entscheidende therapeutische Möglichkeiten wurden jedoch nicht bekannt. Die Folge ist vielfach eine Resignation gegenüber allen Fragen, die mit Versuchen einer Muskeldystrophiebehandlung zusammenhängen. Es kann aber nicht bestritten werden, daß gewisse Teilerfolge erzielt wurden. Elektronenmikroskopische und biochemische Erkenntnisse ermutigen zu der Hoffnung, daß es früher oder später doch gelingen könnte, zu besseren therapeutischen Resultaten als bisher zu kommen.

Wir alle sind uns klar darüber, daß bereits eingetretene Muskelschädigungen irreparabel sind und jeder Therapieversuch von vornherein in seinem Erfolg begrenzt sein muß. Heilungen sind niemals bekannt geworden. Diese Situation darf aber nicht zur Resignation oder gar zum Nihilismus verleiten. Diesen Patienten, meist Kindern, zu helfen, bleibt ein dringliches Anliegen. Unser Rundgespräch soll sich mit der schwierigen, bisher so undankbaren Situation befassen und ich möchte hierfür folgenden Vorschlag machen:

Wir übergehen medikamentöse Maßnahmen, deren Nutzlosigkeit bewiesen ist. In den Mittelpunkt unserer Betrachtungen stellen wir jene Gruppe von therapeutischen Maßnahmen, die biochemisch begründet erscheinen und mit denen Sie persönlich Erfahrungen gesammelt haben. Ich denke z. B. an die Behandlungsversuche mit anabolen Steroiden und Digitoxin (Dowben), Nucleosid-Nucleotidgemischen, Vitaminpräparaten, Eiweißhydrolysaten oder Aminosäurengemischen und das 1950 von dem jugoslawischen Pädiater Mayerhofer empfohlene Insulin. Besondere Aufmerksamkeit verdienen orthopädische Maßnahmen. Falls noch Zeit bleiben sollte, könnte auch über die wichtigen diätetischen Fragen bei diesen Kranken gesprochen werden.

H. Heyck

In unserer Berliner Arbeitsgruppe haben wir bei 51 Fällen von progressiver Muskeldystrophie Therapien mit dem anabolen Hormon 19-Norandrostenolonphenylproprionat (Durabolin®) in den von anderen Autoren als für einen therapeutischen Effekt notwendig bezeichneten hohen Dosierungen (50 mg i.m. pro Woche) über die Dauer von 3 bis 5 Monaten durchgeführt. Als Kriterien der Wirkung wurden im Serum die Enzyme ALD, CPK, LDH, MDH, GOT und GPT kontrolliert. Ferner wurden vor und nach der Bahandlung Biopsien identischer Muskeln histologisch untersucht. Außerdem wurden vor und nach der Behandlung die Aktivitäten von 15 Enzymen im Muskelgewebe gemessen, welche nach früheren eigenen Untersuchungen mit abnehmender Funktionstüchtigkeit des Muskels eine Abnahme ihrer Aktivität im Gewebe zeigen. Auch das klinische Funktionsbild wurde kontrolliert. Auf Grund der Mitteilungen von Dowben wurde bei 31 Fällen die anabole Therapie mit täglichen oralen Gaben von 0,1 mg Digitoxin kombiniert. 20 Fälle wurden allein mit dem Anabolicum behandelt.

In der ersten Gruppe war das Ergebnis eindeutig ungünstig im Sinne einer medikamentös induzierten Verschlechterung der Befunde: Einem vermehrten Anstieg der Serumenzyme ALD und CPK entsprach eine Abnahme aller Enzymaktivitäten im Gewebe, was auf einen gesteigerten pathologischen Efflux von Enzymproteinen aus der Muskelzelle hinweist und die Annahme widerlegt, daß die auch von anderen Autoren unter Anabolica gefundene Zunahme der Enzymaktivitäten im Serum auf einer erhöhten Proteinsynthese basiert. Auch wurden in den histologischen Präparaten nach der Behandlung bedeutend mehr frische Fasernekrosen als vorher gesehen. Klinisch zeigten fünf der 18 Fälle des Duchenne-Typus eine eindeutig akzelerierte Verschlechterung des Zustandbildes, die übrigen keine Besserung. In der Gruppe der nur mit dem Anabolicum behandelten Patienten sahen wir eine deutliche Steigerung der Serumenzyme nur in den ersten Behandlungswochen. Am Ende der Therapie war eine signifikante Änderung nicht mehr festzustellen, mit Ausnahme eines gesicherten Abfalles der MDH. Änderungen der Enzymaktivitäten und des histologischen Bildes im Gewebe waren nicht signifikant. Klinisch waren keine Besserungen zu objektivieren. In zahlreichen Fällen war trotz gleichzeitiger intensiver krankengymnastischer Behandlung bei stationärer Therapie in beiden Gruppen eine Tendenz zu rascher Zunahme von Kontrakturen zu bemerken. Fast regelmäßig ging die Behandlung mit sehr gravierenden Virilisierungserscheinungen einher. Das Fazit war, daß die Therapie mit dem anabolen Hormon allein keinen objektivierbaren Erfolg zeigt und daß die Kombination mit Digitoxin den Krankheitsprozeß sogar aktiviert und ausgesprochen ungünstig beeinflußt. Die genaueren Daten dieser Untersuchung sind den Acta paediat. scand. **54**, 205 (1965) zu entnehmen.

E. Rossi

machte ebenfalls darauf aufmerksam, daß nach seinen Erfahrungen das Absetzen der anabolen Steroidbehandlung zu katastrophalen Verschlechterungen führt. Nur ein vorübergehender Vitalisierungseffekt sei zu registrieren.

R. Beckmann

In der Zeit von 1957 bis 1964 haben wir an der Univ.-Kinderklinik in Freiburg 26 Patienten mit den verschiedenen klinisch-genetischen Formen der progressiven Muskeldystrophie mit anabolen Steroiden (Dianabol®, Primobolan®) behandelt. Die Medikation erfolgte in Abhängigkeit von niedrig-normalen Gesamteiweißwerten des Serums und des Albumins im Elektrophorogramm. Ausnahmslos wurde intermittierend, jeweils während 4 Wochen, behandelt. Analog den tierexperimentellen Befunden von Kochakian konnte zwar eine gewisse Zunahme an Muskelmasse registriert werden, wir konnten uns jedoch nicht von einer sicheren Besserung der Muskelfunktionen überzeugen. Die niedrig-normalen Bluteiweißwerte erfuhren eine Anhebung, die mit einem vorübergehenden Abfall des Harnstoff-Stickstoff und Kreatinin-Stickstoff im Serum verbunden war. Im Harn kam es zu einer bemerkenswert hohen Kreatinurie, während die Kreatininausscheidung niedrig blieb. Unter der intermittierenden Serum-Gesamtprotein- und Albumin-abhängigen Anabolikabehandlung wurden bei den eigenen Patienten keine unerwünschten Nebenwirkungen beobachtet. Dagegen mußten verschiedentlich bei Kindern, die andernorts kontinuierlich über viele Monate und Wochen anabole Hormonderivate per os oder als intramuskuläres Depot erhalten hatten, Nebenwirkungen, insbesondere Virilisierungserscheinungen, festgestellt werden.

H. G. Mertens

Nach unseren heutigen Erkenntnissen ist die Regenerationsfähigkeit dystrophischer Muskulatur sehr begrenzt. Man wird daher nicht erwarten können, daß irgendeine Behandlung zu einer erheblichen Verbesserung der Muskelleistung führt. Gegenüber entsprechenden Erfolgsmeldungen ist daher von vorne herein große Skepsis am Platze. Bei quantitativer Testung mehrerer Muskelgruppen haben wir wiederholt unter Behandlung mit Anabolika leichte Besserung subjektiver und objektiver Art gesehen. Dabei möchte ich keineswegs sicher ausschließen, daß es sich um einen Placeboeffekt gehandelt hat. Näher liegt meines Erachtens die Annahme, daß eine gewisse vitalisierende Wirkung der anabolen Hormone mitspielt. Möglicherweise wird die noch nicht erkrankte Muskulatur aktiviert. Ein positiver Einfluß männlicher Sexualhormone auf die Ausbildung der Muskulatur steht ja wohl außer Zweifel.

Wir haben uns daher bemüht, objektive Anhaltspunkte über die Wirkung anaboler Steroide bei Muskeldystrophiekranken auf Grund von Stoffwechseluntersuchungen zu gewinnen. Zuerst stellt sich die Frage, ob es auch bei Muskeldystrophiekranken gelingt, durch die Anwendung anaboler Hormone die katabole Eiweißbilanz in eine anabole umzuwandeln. Untersuchungen zusammen mit Nowakowski und Hantschmann bei sechs Muskelkranken zeigten, daß sich unter ausreichend hoher Dosierung bei Muskeldystrophiekranken wie bei der normalen Kontrollgruppe eine positive Eiweiß-, Calzium- und Phosphorbilanz erkennen ließ. Der Effekt war jedoch unspezifisch, da er sich bei chronischen Denervationsprozessen, z. B. bei amyotropher Lateralsklerose und bei spinaler Muskelatrophie ebenso fand. Das Ausmaß der Eiweißretention zeigt eine Abhängigkeit zu der noch erhalten gebliebenen Muskelmasse. Je hochgradiger der Muskelschwund fortgeschritten ist, um so geringer blieb die Eiweißretention. Es ist bedauerlich, daß entsprechende, allerdings recht mühsame Untersuchungen bisher, soweit ich sehe, nicht andernorts nachkontrolliert wurden. Ebenso wie andere Autoren stellten wir fest, daß bei Fortschreiten der Muskeldystrophie die Enzymaktivitätssteigerungen im Serum für verschiedene Enzyme abnahmen. Muskelbioptische Untersuchungen zeigten gleichzeitig auch eine Abnahme der Enzyme in der Muskulatur. Das Absinken der Hyperenzymie im Serum spiegelt daher wohl die allmählich nachlassende Eiweißregenerationsfähigkeit der Muskulatur. Da sich unter länger dauernder anaboler Behandlung ein allmählicher Wiederanstieg der Serumenzymaktivität, und zwar signifikant für die LDH, die MDH und die ALD nachweisen ließ, erschien es uns naheliegend, auch darin den Ausdruck einer gewissen Regenerationsfähigkeit für die Eiweißsynthese der Muskulatur zu sehen, obwohl es sich anders betrachtet um eine Verstärkung eines pathologischen Befundes handelt. Auch die hier referierten Befunde bestätigen eindeutig die Ansicht, daß eine etwaige Wirkung anaboler Hormone auf den dystrophischen Muskelprozeß lediglich unspezifischer Art sein kann. Von einer spezifischen Therapie müßte man ja erwarten, daß der Verlust von Enzymen des zytoplasmatischen Raumes, der ja dem klinisch erkennbaren Krankheitsbeginn lange vorausgeht, vermindert werden kann. Leider ist eine solche Behandlung bisher nicht bekannt. Rein symptomatisch erscheint mir der Versuch, den Eiweißverlust der Muskulatur durch möglichst eiweißreiche Kost und durch anabole Hormone wenigstens teilweise zu kompensieren, noch am ehesten sinnvoll. Ob sich damit ein praktischer Gewinn erreichen läßt, kann meines Erachtens nur durch langfristige Verlaufsbeobachtungen über mehrere Jahre festgestellt werden. Dabei muß sich zeigen, ob der degenerative Muskelprozeß in der behandelten und unbehandelten Gruppe signifikant anders verläuft. Die bisherigen kurzfristigen Placeboversuche sind meines Erachtens nicht beweisend, selbst wenn sie im doppelten Blindversuch durchgeführt wurden. Über jahrelange Verlaufsbeobachtungen hat bisher nur Dowben berichtet.

Auffallende Verschlechterungen der Muskelleistung, die drei bis vier Wochen nach Absetzen einer länger dauernden Behandlung mit Anabolika bei Muskeldystrophien auftreten, wurden von mehreren Behandlern mitgeteilt und auch von uns beobachtet. Sie konnten bei Wiederaufnahme der Behandlung wenigstens bei unseren erwachsenen Patienten weitgehend rückgängig gemacht werden. Das Phänomen wurde meist als Zeichen einer ungünstigen Wirkung der Anabolika gewertet, obwohl es auch als Ausdruck einer gewissen Kompensationsmöglichkeit des Stoffwechseldefektes durch Anabolika gewertet werden könnte.

G. M. Shy

besprach die unterschiedlichen Auffassungen über den Wert von Serumfermentbestimmungen für die Beurteilung therapeutischer Maßnahmen. Es sei festzustellen, daß das Aktivitätsverhalten muskeleigener Fermente im Serum von einer Vielzahl beeinflussender Faktoren abhängig sei und daher nicht als Kriterium dienen könne.

A. T. Milhorat

lehnte die Kombination von anabolen Steroiden mit Digitoxin ab. Er wies hin auf Befunde von Vergleichsuntersuchungen in zehn verschiedenen amerikanischen Kliniken bei 365 Patienten, darunter 50% mit dem Typ Duchenne. Der Bericht Dowbens wurde nicht bestätigt.

J. N. Walton

I would like to make a few general points about the treatment of muscular dystrophy. First let me say that in the milder facioscapulohumeral and limb-girdle types there is so much variation in natural history and clinical course that it could take 10 years to be sure that a treatment was proving to be effective in such cases. Furthermore in the Duchenne type cases improvement may seem to occur between the ages of 5 and 7 years because the process of normal development is outstripping the deterioration due to the disease.

I must therefore make a plea that no form of treatment of muscular dystrophy should be introduced or should be claimed to be beneficial unless it has been subjected to a rigidly-controlled double-blind controlled trial. Our experience with controlled trials of treatment using anabolic steroids and more recently a mixture of nucleosides and nucleotides known as "Laevodosin" has been completely negative. At present I do not believe that any drug treatment has any favourable influence upon the disease process.

R. Beckmann

Spontane Besserungen oder Remissionen bei Kindern mit progressiver Muskeldystrophie, zumal im Alter von 5 bis 7 Jahren, habe ich bisher niemals beobachtet; sie sind meines Wissens auch von anderen Untersuchern nicht festgestellt worden.

Hinsichtlich einer streng kontrollierten Doppelt-Blinduntersuchung bestehen ernste Bedenken. Sie scheint mir bei dem bekannt chronischen und progredienten Krankheitsverlauf dieser unglücklichen Patienten nicht gerechtfertigt. Ich bin der Meinung, daß jeder echte, d. h. begründete Behandlungsversuch bei der verzweifelten Situation der Patienten durchgeführt werden sollte. Mit diesem Anliegen kommen doch die Patienten bzw. die Eltern mit ihren muskeldystrophischen Kindern zu uns in die Klinik oder Sprechstunde. Freilich sind die Erfolgsaussichten aller bisherigen Maßnahmen unsicher und vielfach aussichtslos. Bezüglich der Behandlung mit dem ATP-haltigen Nucleosid-Nucleotidgemisch (Laevadosin®) muß ich allerdings sagen, daß unsere eigenen Erfahrungen bisher günstiger waren als die von Herrn Walton und seiner Arbeitsgruppe. Wir haben das Nucleosid-Nucleotidgemisch jedoch nicht allein gegeben, sondern in der Kombination mit Vitamin E. Zehn unserer Patienten im Alter von 4 bis 14 Jahren, von denen acht Laevadosin und Ephynal erhielten, erfüllten die Voraussetzung für eine kritische und brauchbare Auswertung der klinischen Behandlungsresultate. Es handelte sich um acht Knaben mit dem Typ Duchenne; ein 7 Jahre altes Mädchen und ein 14jähriger Junge hatten eine rezessiv-autosomale Beckengürtel-Muskeldystrophie. Die Nachbehandlungs- und Beobachtungsdauer beträgt inzwischen 3 Jahre, zwei Kinder wurden 6 und 7 Jahre überwacht.

Als Parameter dienten:

1. Klinische Charakterisierung nach funktionellen Schweregraden, ähnlich denen von Thomson und Vignos, und

2. Bestimmungen des Kreatins, vor allem des — als Maß für die Muskelmasse — Kreatinins im 24-h-Harn.

Die Patienten wurden nach einer behandlungsfreien Vorperiode wenigstens 6 Wochen klinisch behandelt. Bei vier Patienten kam es zu einer sicheren objektiven Besserung, bei zwei weiteren ist eine solche nicht eindeutig zu beweisen. Drei Patienten blieben unbeeinflußt, ein 10jähriger Junge zeigte unter der Behandlung eine weitere Verschlechterung. Ergänzende Einzelheiten und die Grundlagen dieser Therapieversuche sind in der Dtsch. med. Wschr. **91**, 108 (1966).

C. M. Pearson

Dr. Fowler and I have had an opportunity to conduct a clinical trial of an anabolic steroid, digitoxin, and physical therapy (exercise), as originally proposed by Dowben as a beneficial form of therapy in muscular dystrophy. Our patients were followed for up to one year on various combinations of the above three agents. A control group on exercise alone was also utilized. A total of about 70 persons were included in this series, the majority of which were Duchenne dystrophy. Other types of muscular dystrophy including myotonic dystrophy, were also represented in this treatment series, although these forms were much less frequent than the Duchenne variety.

Aside from some annoying side effects as the result of androgen therapy in young boys and the few girls in the series we did *not* find any significant benefit to be noted on the dystrophic process or upon the level of serum enzymes on treated or untreated cases. We have therefore concluded that this plan of treatment is without measurable value [*1*].

Dr. BECKMANN has referred in his discussion to the desperate situation that we all face in attempting to treat and benefit our patients with muscular dystrophy. In relation to the use of the double-blind method of testing, he has been concerned about "ethical" aspects of such an approach, and about how we owe it to our patients to treat them in order to possibly curtail the progress of the disease.

I would agree that there could certainly be an ethical problem to be considered if we really had a *specific* treatment that we knew would work in dystrophy. Under those circumstances to withhold such therapy in one half of the patients in a double-blind study would be most unwise. For instance, one would never consider withholding insulin from one half of persons with significant diabetes, nor from restricting the use of Vitamin B-12 from a proportion of diagnosed cases of pernicious anemia. However, in my opinion, we do not have specific therapy for muscular dystrophy and the only way that we are going to find out whether such therapeutic attempts will be at all beneficial is to put a sizeable number of such patients to the double-blind test procedure. It has been suggested, in addition, that another group of controls matched for age as well as for another chronic disease be used as an additional set of controls and I would not disagree with this procedure although it would certainly compound and make much more difficult the study.

I should like to make a few other suggestions for any therapeutic attempts that are to be undertaken. These would include (a) only one type of clearly diagnosed dystrophy such as Duchenne dystrophy be included in any therapeutic trial since the diagnosis in many other types is either somewhat difficult to achieve or the process progresses so very slowly and unpredictably that the evaluation of the therapeutic effect may take months or in fact years to truly evaluate; (b) that certain moderately objective tests such as the 24 hour urine creatinine as well as one or two serum enzyme determinations be made at regular and periodic intervals; (c) that careful clinical evaluation of strength tests be performed by the same observer on each occasion and that some type of standard strength measurement tests be utilized, possibly with the use of calibrated strain gauges or other devices such as cable tensiometers be applied; (d) any other objective or semi-objective measures that can be thought about should also be applied in such a clinical evaluation as suggested.

Even after the application of all objective tests I would suggest that it is still not possible to completely overcome the difficult problem of bias. There is such a sense of urgency both on the part of the patient and his family as well as on the part of the Clinical Investigator to see the slightest trace of improvement in the patient with dystrophy that I am afraid that positive bias frequently complicates the interpretation of a therapeutic trial in dystrophy as well as in many other chronic diseases. Hence, the use of the double-blind technique is completely necessary in order to hopefully rule out some of the positive bias that is unavoidable in such clinical investigative circumstances.

Unfortunately, at the present time, it is my opinion that there is no valuable therapeutic aid for the treatment of any form of muscular dystrophy. If such a potential treatment does become available I would suggest that it be placed in the hands of competent clinical investigators and a protocol similar to the one outlined before be utilized and carefully evaluated before any public release is made of such a potential therapeutic agent. It has been our own experience that the individuals and family with muscular dystrophy have been subjected all too often to hopeful claims for a therapeutic agent which, on every occasion, so far, has not proved itself to be of value upon longer clinical trials or when evaluated in the hands of other clinical investigators.

References

1. Fowler, W. M., and C. M. Pearson: Ineffective treatment of muscular dystrophy with an anabolic steroid. New Engl. J. Med. **272**, 875 (1965).

G. A. Buscaino

Die pathogenetisch wichtigsten biochemischen Veränderungen bei Patienten mit Dystrophia musculorum progressiva sind: Verminderung der kontraktilen Proteine, Veränderung der Elektrolytzusammensetzung, Beeinträchtigung der Phosphorylierungsprozesse und Verminderung des Myoglobins.

Seit 5 Jahren behandeln wir diese Patienten mit der täglichen Verabreichung einer Kombination von Pharmaka, die wir als „remetabolisierend" (stoffwechselaktivierend) bezeichnen:

K- und Mg-Aspartat	1—2 g
Uridin- bzw. Adenosintriphosphat	4—15 mg
Vitamin E	300 mg
Anabole Steroide, insbesondere 4-Chlor-testosteron-acetat	20—40 mg
19-Norandrostenolon-hemesuccinat	10 mg
Inosin	250 mg
Methionin	1,5 g

63 Patienten konnten bis jetzt behandelt und nachuntersucht werden:

D. musculorum progressiva, pseudohypertrophische Abart	26 Fälle
Schulter- bzw. Beckengürtel-Typ	18 Fälle
Facio-scapulo-humerale Abart	10 Fälle
Dystrophie des späteren Alters bzw. begrenzte Dystrophie	9 Fälle

Bei den Nachuntersuchungen wurden das EEG, EMG und das EKG durchgeführt, das Serumeisen, die Aldolasen und die Transaminasen untersucht und die klinischen subjektiven und objektiven Veränderungen beobachtet.

Bei 63% der Fälle (40 von 63) wurden, insbesondere nach 5 bis 6 Monaten Behandlung, subjektive Besserungen von den Patienten angegeben: erhöhte Kraft und Leichtigkeit bei den Bewegungen, geringere Ermüdbarkeit, Verminderung des Hinfallens, größere Sicherheit und Leichtigkeit beim Treppensteigen sowie Sich-vom-Boden-Aufrichten, Besserung des Allgemeinzustandes mit Gewichtszunahme und geringerem Auffallen der Atrophie, Begeisterung und gute Bereitschaft sich der Behandlung zu unterziehen.

Bei 38% der Fälle (24 von 63) kamen dazu noch objektive Besserungszeichen, wie Verstärkung bzw. Wiederkehr schwacher oder nicht vorhandener Reflexe, längere

Ausdauer beim Stehen auf den Zehenspitzen und auf den Fersen, größere Kraft beim Gewichtheben, Verbesserung des Gänseganges, Verbesserung des Trophismus, Verbesserung der EMG-Befunde sowie einiger biochemischer Werte.

Dem Absetzen der Therapie folgte häufig nach einigen Wochen eine erneute Verschlechterung. Wenn die Kranken zu Hause das Therapieschema nicht streng einhielten, verschlechterte sich der Allgemeinzustand bei einer erheblichen Anzahl dieser Fälle, insbesondere bei der pseudohypertrophischen Abart.

Durch die Behandlung, die wir durchführen, sind wir offensichtlich nicht in der Lage, die Stoffwechselentgleisung zu ändern bzw. zu beseitigen, die die pathogenetische Ursache der Erkrankung darstellt. Wir erreichen jedoch eine zeitweilige Potenzierung der Leistungsfähigkeit der Muskeln bei einer erheblichen Anzahl von Myodystrophikern, insbesondere bei den späteren oder begrenzten Formen, bei dem Typ Landouzy-Déjérine, beim Anfang der Erkrankung oder bei Fällen mittleren Schweregrades.

Durch die pharmakologischen Wirkungen der anabolen Steroide (diese fördern die Eiweißsynthese, erhöhen das Energiereservoir und steigern die Leistungsfähigkeit der Muskeln), der Aspartate (diese verkürzen die Nachholzeit nach einer muskulären Anstrengung erheblich), des Vitamin E (dieses steuert die oxydativen Prozesse und den Sauerstoffverbrauch der Myozellen) lassen sich die subjektiven Besserungen erklären, die häufig von den Patienten unter „remetabolisierender" Therapie angegeben wurden, sowie die Zeichen objektiver Besserung, die, wenn auch weniger häufig, verzeichnet wurden.

F. Erbslöh

Die Bemerkung von Herrn Buscaino über eine remetabolisierende Therapie auch durch eiweißreiche und kohlenhydratarme Kost kann nur unterstrichen werden. Allerdings sind dazu nicht unbedingt Zugaben von anabolen Steroiden erforderlich. Auch die rein diätetische Behandlung hilft beim Muskeldystrophiker, sekundäre Störungen der Skeletmuskulatur und des übrigen Bewegungsapparates zu verhindern, und hilft, die unerwünschte Fettansatzneigung zurückzudrängen. Eine eiweißreiche Kost ist auch keine zu große Belastung für den Kranken im häuslichen Milieu. Langfristige strenge Stickstoffbilanzen, die an meiner Klinik Dr. Noelle seit 1964 durchführt, haben bei Patienten mit Muskeldystrophien und amyotrophischer Lateralsklerose ergeben, daß die notwendige Positivierung der Stickstoffbilanz auch ohne Gaben von anabolen Hormonen mit Eiweißzufuhren von 1,5 bis 2,0 g Eiweiß pro kg Körpergewicht und pro Tag sicher erzielt werden kann. Zusätzliche Hormongaben haben, wie die demonstrierten Bilanzprotokolle erweisen, keine weitere Steigerung der Stickstoffretention mehr zur Folge. Sie können aber besonders bei weitgehend immobilisierten Patienten — Immobilisation und Bettruhe belasten die Stickstoffbilanz und führen ebenso wie übrigens die Sondenernährung zu Stickstoffverlusten — helfen, die einmal positive Stickstoffbilanz auch ohne maximale Eiweißzufuhr positiv zu halten. In welchem Umfange das möglich ist, wird augenblicklich geprüft.

R. Blietz

Die Rechtfertigung einer neuen Behandlungsweise kann nur durch eine theoretische Fundierung erfolgen — im Rahmen dieses Gespräches bleibt allerdings dafür nicht die Zeit. Wir schließen uns ferner dem Standpunkt von Prof. WALTON an, daß ein Behandlungsverfahren nur allgemein akzeptiert werden kann, wenn es rigorosen statistischen Prüfungsmethoden der im sog. doppelten Blindversuch erzielten therapeutischen „Erfolge" standhält.

Vor solchen Prüfungen sind jedoch die Einzelheiten einer neuen Behandlungsmethode festzulegen, was hiermit geschehen soll. Uns ist als Kliniker bekannt, daß wir mit unseren Ausführungen die große Zahl von Behandlungsmöglichkeiten der progressiven Muskeldystrophie um eine weitere vermehren, wir wissen auch, daß wir damit Zweifel und Kritik auslösen werden. Darüber hinaus glauben wir jedoch, was wir beobachtet haben, gerade diesem Gremium mitteilen zu müssen. Es wird

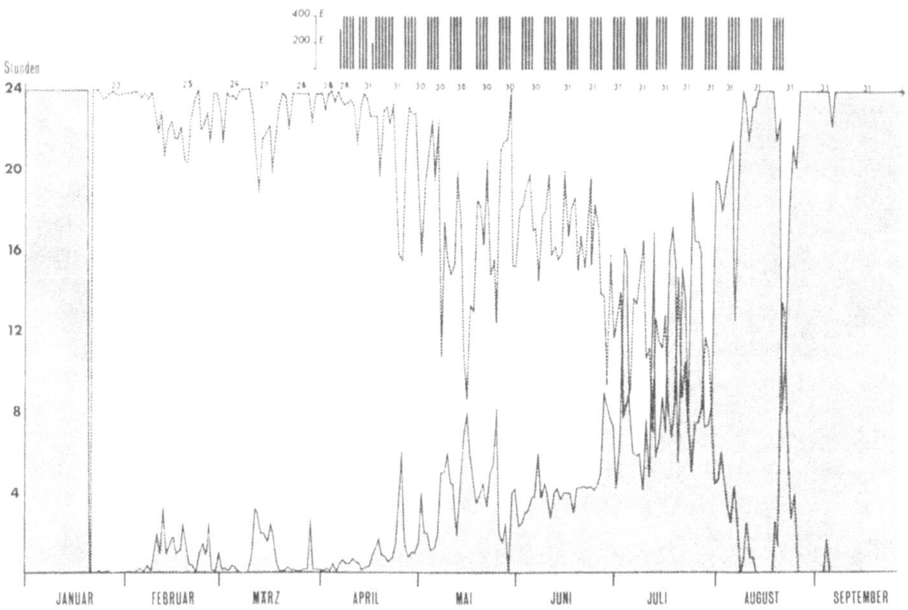

Abb. 1. Behandlungsfall 1. Darstellung von täglicher Insulindosis und dem während der Behandlung verzeichneten Gewichtsanstieg

leicht zu erkennen sein, daß bei der progressiven Muskeldystrophie eine gesteigerte Insulintoleranz besteht, ein factum, welches zumindest bemerkenswert ist.

Nun möchte ich unser Behandlungsverfahren mit Insulin-Glukose-Infusionen an drei Kranken mit gesicherter Muskeldystrophie Duchenne demonstrieren:

Die Abb. 1 soll *Zeitdauer* der Behandlung, die *gesteigerte Insulin-Resistenz*, ausgedrückt in der tolerierten Insulindosis, und den *Anstieg des Körpergewichtes* bei einem Patienten deutlich machen.

Sie sehen, daß sich die Behandlung über Monate erstreckt, daß bis zu 800 Einheiten Insulin in 5%iger Glucose vertragen wurden, und daß nach anfänglichem Gewichtsanstieg keine unbegrenzte Massenzunahme erfolgt.

Der zweite Fall gestattet eine *objektive Messung der Kraftzunahme* unter der Therapie. Außerdem konnte hier der *Trainingseffekt* extrapoliert werden, weil das System immer unter optimalen Trainingsbedingungen stehen mußte, bedingt durch einen dauernden zentralen Reiz.

Die Abb. 2 zeigt bei dem Kind, bei dem es progredient zur völligen Dekompensation der Atmung gekommen war, daß nach Übernahme der Atmung durch den Apparat nicht wieder ein Anstieg der Spontanatmung erfolgt, bevor die Insulintherapie begonnen wird. Nach mehreren Monaten stellt sich die Eigenatmung dann wieder ein, zunächst langsam, später schneller.

Beim dritten Patienten bestand Gehunfähigkeit seit fast einem Jahr. Nach 3 Monaten Infusionsbehandlung mit Insulin und Glucose kann das Kind wieder selbständig stehen und macht Gehversuche.

Als Nachteil dieser Form der Behandlung sehen wir durchaus ein, daß das Verfahren langwierig, teuer und technisch nicht ganz einfach ist. Nachdem wir jetzt das Verfahren zur Methode mit *geringer Insulindosis* ausgearbeitet haben, wird es notwendig sein, als nächsten Schritt statistisch signifikante Behandlungsergebnisse vorzulegen.

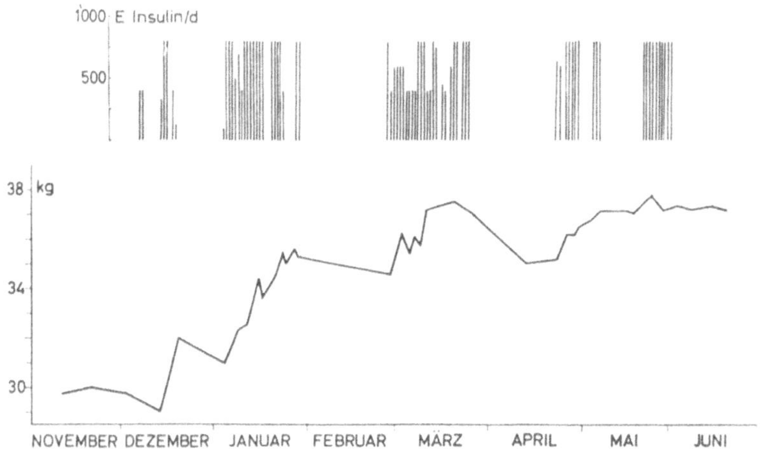

Abb. 2. Insulinbehandlung der Ateminsuffizienz bei PMD. Die tägliche Spontanatmung wird als ausgezogene Linie und die Maschinenatmung als gestrichelte Linie dargestellt

Literatur

Walton, J. N.: Clinical aspects of human muscular dystrophy; Muscular dystrophy in man and animals, p. 264. Ed. by Borne, G. H., and M. N. Golarz. Basel-New York: Karger 1963.

Moser, H., U. Wiesemann, R. Richterich und E. Rossi: Schweiz. med. Wschr. **94**, 1610 (1964).

Blietz, R. J.: Z. Orthop. **100**, 211 (1965).

R. Beckmann

Nach allgemeiner Auffassung der Teilnehmer (u. a. Hinweise von Rossi, Erbslöh, Milhorat, Heyck) kann bei dem Kinde, das künstlich beatmet wurde, keine Muskeldystrophie bestanden haben. Möglich wäre höchstens, daß es sich hier um eine pseudomyopathische Polymyositis oder um ein zusätzliches, von der Muskeldystrophie unabhängiges Krankheitsgeschehen handelte.

Die Frage, welche Vorstellung BLIETZ mit der Wirksamkeit so astronomisch hoher Insulingaben verbinde, und ob nicht das Auftreten ernster, möglicherweise zunächst klinisch inapparent auftretender hypoglykämischer Cerebralschäden zu befürchten sei, konnte BLIETZ nicht beantworten.

Zusammenfassung

R. BECKMANN

Das Rundgespräch über die progressive Muskeldystrophie führte erneut die Schwierigkeiten einer zuverlässigen Behandlungsweise vor Augen. Es gibt zur Zeit keine sicheren Erfolg versprechende Therapie.

In einer abendlichen Nachsitzung wurde der Beschluß gefaßt, noch gehfähige Knaben bis zum Alter von 10 Jahren mit dem Typ Duchenne zunächst wenigstens 1 Jahr lang mit dem Nucleosid-Nucleotidgemisch in der Kombination mit Vitamin E per os, entsprechend den Angaben der Publikation in der Deutschen medizinischen Wochenschrift 1966, zu behandeln. Als Parameter sollen die klinischen Funktions- bzw. Schweregrade nach THOMSEN und VIGNOS sowie Kreatininbestimmungen im 24-h-Harn dienen. Die dann von den einzelnen Untersuchern gesammelten Erfahrungen sollen bei einer erneuten Zusammenkunft miteinander verglichen werden.

Biochemische Unterschiede zwischen Muskel-Dystrophie und Muskel-Atrophie: Cytoplasmatische Enzyme in der Muskulatur

R. RICHTERICH

Zahlreiche Untersuchungen über das Verhalten von Enzymen der Skeletmuskulatur bei experimenteller Dystrophie und Atrophie sind veröffentlicht worden [*1*, *2*]. Dennoch ist es bis heute nicht mit Sicherheit gelungen, einwandfreie Unterschiede im Enzymprofil bei den beiden erwähnten Krankheiten nachzuweisen. Es stellte sich daher die Frage, ob es gelingt, bei einigermaßen homogenem Material und derselben Tierspezies gesicherte Unterschiede im Enzymmuster nachzuweisen. Zur Abklärung dieser Frage untersuchten wir die Enzymverteilung im Muskel von Mäusen, und zwar einerseits bei Tieren, bei denen experimentell durch Sectio des Nervus ischiadicus eine Atrophie erzeugt wurde und andererseits bei homozygoten Trägern der erblichen Dystrophie des Bar Harbor Strains.

Methoden

Tiermaterial

Die dystrophischen Mäuse (dydy) und ihre klinisch gesunden heterozygoten Geschwister (DyDy) wurden direkt aus dem Roscoe B. Jackson Memorial Laboratory, Bar Harbor, Maine, (USA) bezogen. Das Alter der Tiere betrug bei der Untersuchung 6 Wochen. Im Mittel waren die dystrophischen Tiere 3 g leichter als die Kontrollen (DyDy) (dydy: $N = 4, \overline{X} \pm s = 15{,}2 \pm 1{,}8$; DyDy: $N = 4, \overline{X} \pm s = 18{,}2 \pm 1{,}0$ g). Die dystrophischen Tiere wiesen die typische Kyphose der Thoraxwirbelsäule und die pathologischen Extensorreflexe beim Halten am Schwanz auf. Die Parese war bei der Untersuchung noch wenig auffällig.

Die neurale Atrophie wurde an 30 g schweren Swiss-Albino-Mäusen erzeugt. Nach Chloroform-Narkose wurde der Nervus ischiadicus durch eine kleine Hautinzision freigelegt und auf 0,5 cm reseziert. Bei den Kontrolltieren wurde der Nerv ebenfalls freipräpariert, die Wunde jedoch ohne Nervenläsion wurde wieder verschlossen. Bei allen Tieren wurde ausschließlich das rechte Bein verwendet. Die Tiere wurden durch Dekapitieren getötet und ausgeblutet. Anschließend wurden die Gastrocnemii freipräpariert und mit der Schere von Fett- und Bindegewebe gesäubert.

Fraktionierung des Muskelgewebes

Der gereinigte Muskel wurde rasch gewogen und auf Eis mit der Schere zerkleinert. Als Medium für alle folgenden Manipulationen diente eine Kaliumchlorid-Tris-EDTA-Lösung (KCl 100 mM, Tris 5 mM, EDTA 1 mM, pH 7,5). Der zerkleinerte Muskel wurde zunächst mit zehn Teilen Medium 30 sec in einem Glas-Glas-Homogenisator nach Potter und Elvehjem homogenisiert. Das Homogenat wurde bei 600 g zentrifugiert, der Bodensatz mit zehn Teilen Medium gewaschen und zentrifugiert und die beiden Überstände vereinigt. Der Bodensatz, der die Zellkerne, das Bindegewebe, die Gefäße, Myofibrillen, Zellmembranen und Erythrozyten enthält, wurde verworfen.

Der Überstand wurde 10 min bei 8'000 g zentrifugiert. Der Bodensatz wurde nach Waschen mit zehn Teilen Medium nochmals bei 8'000 g während 10 min zentrifugiert. Die beiden Überstände werden im folgenden als Fraktion C (Cytoplasma), der Bodensatz als Fraktion M (Mitochondrien) bezeichnet.

Enzymbestimmungen

Zur Enzymbestimmung wurden die Fraktionen mit dem KCl-Tris-EDTA-Medium verdünnt. Die Methodik wurde bereits an anderer Stelle veröffentlicht [**3**]. Alle Resultate sind in μMol min^{-1} (25 °C) ausgedrückt.

Als Bezugsgröße für die Enzymkonzentrationen der beiden Fraktionen diente der Eiweißgehalt, der mit der Lowry-Modifikation der Mikromethode von Folin bestimmt wurde [**4**]. Als Standard diente Humanalbumin des Zentrallaboratoriums des Blutspendedienstes des Schweizerischen Roten Kreuzes.

Die statistische Auswertung erfolgte nach den üblichen Methoden, wobei folgende Abkürzungen verwendet werden:

$\overline{X}$ Mittelwert (arithmetisches Mittel)
s Standardabweichung
N Zahl der Tiere.

Die Signifikanz der Differenzen der Mittelwerte wurde mit Hilfe des t-Testes ermittelt. p-Werte unter 0,05 werden als statistisch gesichert betrachtet.

Resultate und Diskussion

Die Wahl eines geeigneten Bezugssystems ist bei experimentellen und pathophysiologischen Untersuchungen ein schwieriges Problem. Während der gesunde Muskel als homogenes Material betrachtet werden darf, finden wir bei der Atrophie und Dystrophie wechselnde Mengen von Fett und Bindegewebe, Histiozyten und Muskelzellen. Bei der Verwendung des Frischgewichtes als Bezugsgröße ist daher mit einer Verfälschung der Resultate zu rechnen.

Um Veränderungen im Enzymmuster des Muskels deutlicher erkennen zu können, versuchten wir auf einem anderen Wege dieses Problem zu lösen. In Abb. 1 ist die Partition der wichtigsten Muskeleiweiße auf Grund eigener Untersuchungen und Daten aus der Literatur zusammengestellt. Die Angaben von Dickerson und Widdowson wurden im Zusammenhang mit entwicklungsphysiologischen Daten ermittelt (B). Diejenigen von Weber und Portzehl stehen in Beziehung zu

Problemen der kontraktilen Muskeleiweiße (C), während unsere Resultate (D) mit Hilfe der fraktionierten Zentrifugation gewonnen wurden. Offensichtlich bestehen gewisse Beziehungen zwischen den mit verschiedenen Methoden und Absichten separierten Eiweißanteilen. Beziehen wir irgendwelche pathologischen Abweichungen auf das Gesamteiweiß, so kann dies leicht durch eine gleichzeitige Veränderung der anderen Fraktion überdeckt, bzw. verstärkt zum Ausdruck gebracht werden. Aus diesem Grund kann auch die Verwendung des Nicht-Kollagen-Eiweißes kaum zu einer wesentlichen Verbesserung der Resultate führen.

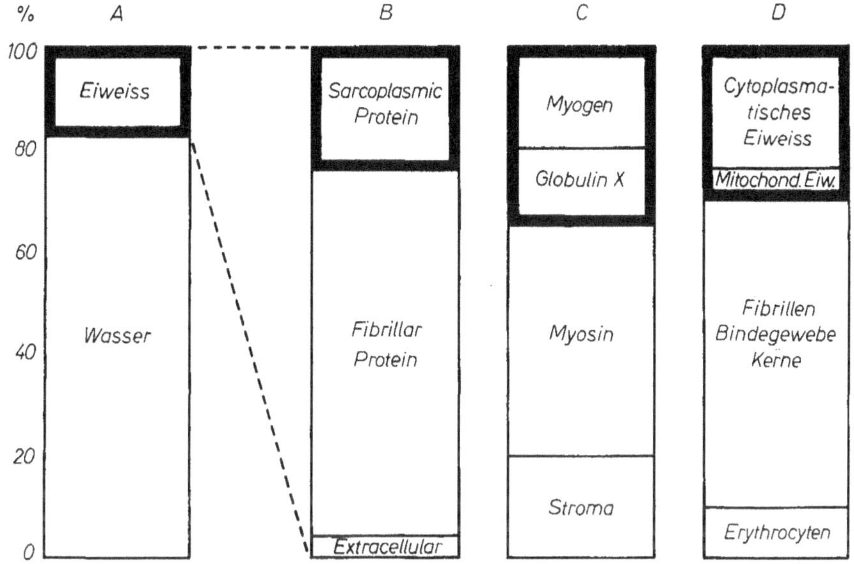

Abb. 1. Verschiedene Methoden zur Partition der Muskeleiweiße

Funktionell lassen sich über 80% der Muskeleiweiße in zwei Kategorien einordnen:

1. Den fibrillären Eiweißen („fibrillar protein", Myosin, Globulin X, Fibrillen), die mit dem Muskelkontraktionsvorgang in unmittelbarer Beziehung stehen.

2. Den cytoplasmatischen und mitochondrialen Eiweißen („sarcoplasmic protein", Myogen, C- und M Eiweiß), die fast ausschließlich aus Enzymen bestehen.

Je nach Problemstellung scheint es daher richtiger, Veränderungen von Einzelkomponenten, etwa Enzymen, auf die nächst höhere Einheit, in diesem Falle die C- und M-Fraktion zu beziehen. Dadurch sollte es möglich sein, Entstellungen der Resultate durch Veränderungen der Bezugsgröße weitgehend zu vermeiden. Wir haben seit unseren Untersuchungen festgestellt, daß sich unsere Bezugsgröße weitgehend der „relativen, spezifischen Aktivität" von Czok und Bücher [5] annähert, die bei metabolischen Untersuchungen ebenfalls die Veränderungen innerhalb der Eiweißfraktion, beim Muskel des Myogens, als wesentlich betrachten.

Wie schon anfangs festgehalten, betrachten wir die Differenzierung der Phänomene Atrophie und Dystrophie als eines der Hauptprobleme der Myopathieforschung. Da beides dynamische Erkrankungen sind, kann nur aus einem Studium des Verlaufes eine Klärung dieser Frage erwartet werden. Dabei scheint es vor allem wichtig, die Veränderungen mathematisch zu formulieren und damit einen Vergleich näher zu bringen. Schon früh wurde beobachtet, daß z. B. der Gewichtsverlust bei Hungerzuständen einen exponentiellen Charakter aufweist [6]. Es seien

g_0 das ursprüngliche Gewicht, in %, das überhaupt einer Abnahme fähig ist (beim Muskel etwa 86%),

g das Gewicht im Zeitpunkt t in % des Ausgangsmaterials,

dg die Gewichtsabnahme im Zeitpunkt t in % des Ausgangsmaterials ($dg = g_0 - g$),

t_0 der Zeitpunkt des Beginnes der Untersuchungen,

t der Zeitpunkt am Ende der Untersuchungen in Tagen und

dt die Zahl der Tage zwischen Beginn des Experimentes und Untersuchung ($d = t - t_0$).

Dann ist

$$dg/dt = k\,g_0 \tag{1}$$

oder integriert

$$g = g_0\,\mathrm{e}^{-kt}. \tag{2}$$

Logarithmiert ergibt sich daraus

$$\log dg = kt \cdot \log g_0, \text{ und} \tag{3}$$

$$k = \frac{1}{t} \cdot \frac{\log g_0}{\log dg} \text{ oder} \tag{4}$$

$$k = \frac{1}{t} \cdot \frac{\log g_0}{\log g_0 - g}\,. \tag{5}$$

KNOWLTON und HINES [7] zeigten zuerst, daß die Gewichtsabnahme einer Extremität bei der Atrophie einer solchen Gesetzmäßigkeit folgt und fanden nach Untersuchungen an verschiedenen Spezies [8], daß sich die Abnahme am besten in der Atrophiekonstanten k ausdrücken läßt. Damit haben wir in k eine Größe, die uns erlaubt, das Verschwinden einer bestimmten Komponente, bezogen auf den ganzen Muskel, einwandfrei auszudrücken. Wie aus den Resultaten in Abb. 2 und den Tab. 1 und 2 hervorgeht, kann bei der Atrophie die prozentuale Abnahme der einzelnen cytoplasmatischen Enzyme tatsächlich durch ein k charakterisiert werden, und zwar liegt der Wert zwischen 0,015 und 0,021. Da die Zahl k wenig aussagt, kann an ihrer Stelle die Halbwertszeit angegeben werden, d. h. jener Zeitpunkt, in dem nur noch die Hälfte der ursprünglichen Enzymmenge vorliegt. Wie aus Gleichung 2 hervorgeht, beträgt diese

$$t/2 = 0{,}693\,/\,k. \tag{6}$$

Werden diese Größen berechnet, so ergeben sich bei der Muskelatrophie Halbwertszeiten zwischen 33 und 46 Tagen für die einzelnen cytoplasmatischen Enzyme. Damit verfügen wir bei der Muskelatrophie über einen Index, der erlaubt, die Abnahme der Enzymmenge pro Muskel durch eine einzige Zahl auszudrücken.

Wenn wir uns nun der experimentellen Dystrophie zuwenden, so erkennen wir, daß, bezogen auf die beiden Gastrocnemii, mit Ausnahme der Hexokinase ebenfalls alle Enzyme abnehmen. Um die Frage zu entscheiden, ob diese Abnahme etwa derjenigen bei der Atrophie entspricht, wurde folgender Kunstgriff angewendet: So wie wir auf Grund der Abnahme der Enzymmenge bei der Atrophie ein k und daraus

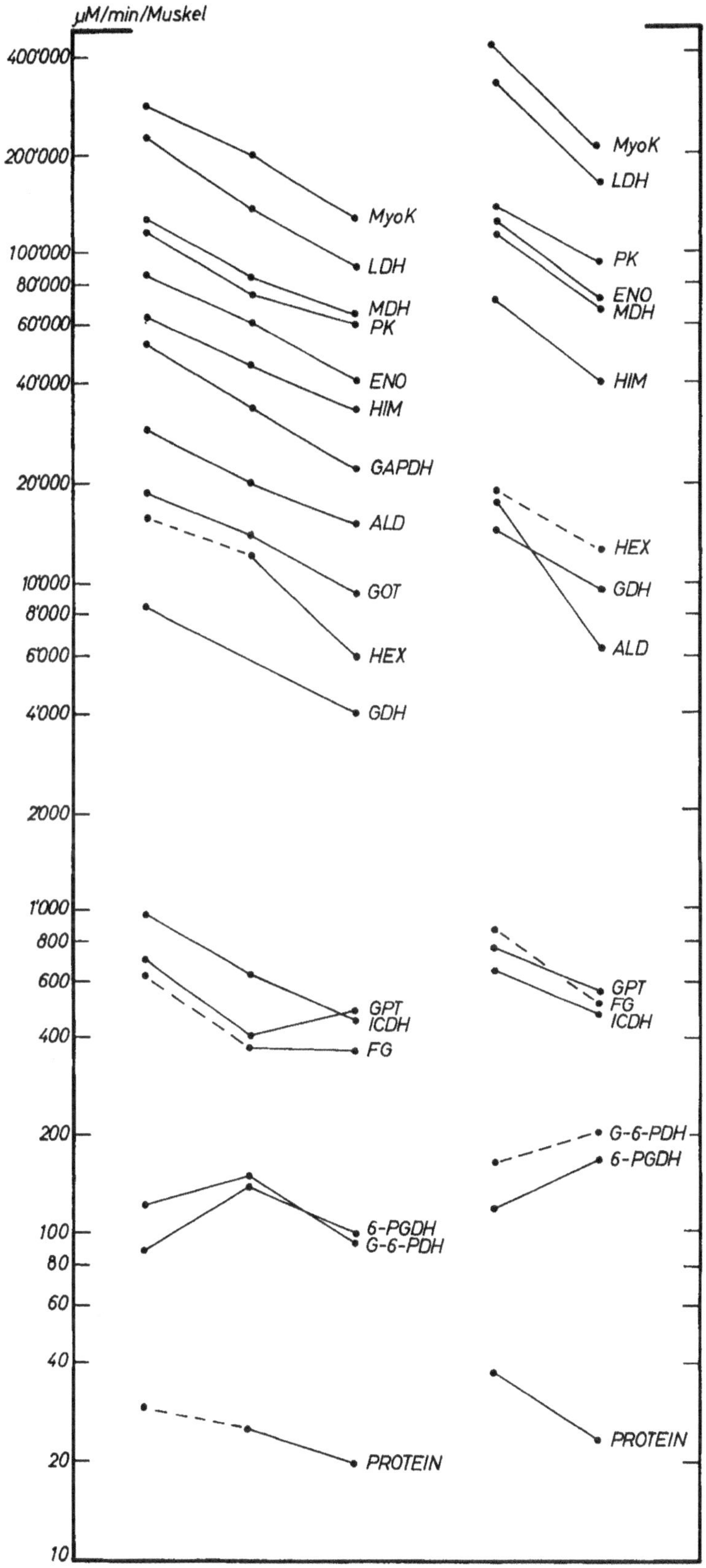

Abb. 2. Enzymveränderungen bei der Atrophie und der Dystrophie, bezogen auf den ganzen Muskel

Tabelle 1. *Alterationen im Enzym-Muster des C-Raumes der Skeletmuskulatur bei der hereditären Dystrophie und bei der experimentellen neuralen Atrophie der Maus. Enzymaktivität in µMol/min/Gastrocnemius, bzw. 2 Gastrocnemii bei den DyDy und dydy Mäusen. Signifikante Abweichungen (p < 0,05) sind kursiv gedruckt*

Enzym	Neutrale Atrophie (Swiss Albino), N = 6					Dystrophie		
	Kontrollen (K)		10. Tag		20. Tag	Kontrollen (DyDy), N = 4		Dystrophie (dydy), N = 4
	$\overline{X} \pm s$	p	$\overline{X} \pm s$	p (→ K)	$\overline{X} \pm s$	$\overline{X} \pm s$	p	$\overline{X} \pm s$
				Enzyme der Glykolyse				
HEX	15'900,0 ± 5'710,0	> 0,05	11'800,0 ± 4'220,0	< 0,025	*5'890,0* ± 1'290,0	19'000,0 ± 2'550,0	> 0,05	12'600,0 ± 5'000,0
HIM	63'000,0 ± 11'200,0	< 0,005	*45'000,0* ± 7'700,0	< 0,005	*33'100,0* ± 6'140,0	71'600,0 ± 13'700,0	< 0,005	*41'300,0* ± 6'110,0
ALD	29'400,0 ± 6'610,0	< 0,005	*20'100,0* ± 1'800,0	< 0,0005	*15'100,0* ± 1'800,0	18'000,0 ± 2'550,0	< 0,0005	*6'310,0* ± 5'000,0
GDH	8'480,0 ± 1'980,0			< 0,0025	3'960,0 ± 615,0	14'800,0 ± 4'680,0	< 0,05	*9'550,0* ± 1'680,0
GAPDH	52'700,0 ± 18'000,0	< 0,05	*33'600,0* ± 6'050,0	< 0,010	*22'100,0* ± 945,0			
ENO	85'800,0 ± 21'800,0	< 0,025	*61'000,0* ± 7'910,0	< 0,0005	*39'600,0* ± 6'500,0	39'600,0 ± 6'500,0	< 0,0025	*71'700,0* ± 13'600,0
PK	117'000,0 ± 25'000,0	< 0,005	*75'400,0* ± 12'100,0	< 0,0025	*61'100,0* ± 414,0	134'000,0 ± 12'300,0	< 0,0025	*93'700,0* ± 12'650,0
LDH	228'000,0 ± 40'100,0	< 0,0025	*136'000,0* ± 11'300,0	< 0,0005	*89'100,0* ± 16'000,0	328'700,0 ± 31'000,0	< 0,0005	*162'000,0* ± 29'300,0
				Enzyme der Glucose-Oxydation				
G-6-P-DH	120,0 ± 30,7	> 0,04	147,0 ± 28,5	< 0,01	*90,5* ± 9,4	163,3 ± 54,8	> 0,05	206,0 ± 50,0
6-PGDH	88,5 ± 25,9	< 0,01	*140,8* ± 41,4	> 0,05	95,2 ± 11,8	118,0 ± 13,1	< 0,01	*169,0* ± 14,4
				Weitere Enzyme des C-Raumes				
MyoK	278'000,0 ± 42'400,0	< 0,025	*199'000,0* ± 20'000,0	< 0,0005	*129'000,0* ± 18'400,0	602'000,0 ± 99'500,0	< 0,0025	*280'000,0* ± 110'000,0
C-MDH	123'000,0 ± 27'600,0	< 0,01	*83'100,0* ± 17'100,0	< 0,0005	*49'500,0* ± 12'600,0	111'500,0 ± 14'700,0	< 0,01	*70'900,0* ± 13'600,0
C-ICDH	943,0 ± 257,0	< 0,0125	*625,0* ± 200,0	< 0,0025	*465,0* ± 85,1	637,0 ± 112,0	< 0,05	*466,0* ± 52,8
C-GOT	18'700,0 ± 5'380,0	< 0,01	*13'700,0* ± 686,0	< 0,0005	*9'340,0* ± 1'950,0			
C-GPT	694,0 ± 133,0	< 0,0025	*396,0* ± 52,2	< 0,0125	*485,0* ± 249,0	748,0 ± 209,0	> 0,05	565,0 ± 277,0
				Frischgewicht und Eiweiß				
Frischgewicht, mg ...	620,0 ± 30,0	> 0,05	390,0 ± 260,0	< 0,05	*360,0* ± 90,0	880,0 ± 310,0	> 0,05	510,0 ± 120,0
Eiweiß (total) mg	29,5 ± 7,3	> 0,05	24,8 ± 2,5	< 0,005	*19,0* ± 2,3	37,0 ± 3,9	< 0,0025	*23,4* ± 3,9

Tabelle 2. *Prozentuale Veränderungen der Enzyme des C-Raumes bei der Muskelatrophie (μMol/min/Gastrocnemius) und bei der Dystrophie (μMol/min/2 Gastrocnemii). Signifikante Abweichungen ($p < 0{,}05$) sind kursiv gedruckt*

Enzym	Atrophie[1]		k[2]	t.2[3]	Dystrophie[1]	„t"[4]
	10. Tag	20. Tag				
			I. Enzyme der Glykolyse			
HEX	75	*37*	0,017	41	67	—
HIM	*72*	*53*	0,015	46	*58*	*16*
ALD	*69*	*51*	0,016	43	*35*	*29*
GDH	—	*44*	0,018	39	*65*	*10*
GAPDH	*64*	*42*	0,019	37	—	—
ENO	*72*	*46*	0,016	43	*57*	*15*
PK	*64*	*52*	0,017	41	*70*	9
LDH	*60*	*39*	0,021	33	*50*	*14*
			II. Enzyme der Glucoseoxydation			
C-6-P-DH	122	*75*	—	—	127	—
6-PGDH	*159*	93	—	—	*144*	—
			III. Weitere Enzyme des C-Raumes			
C-GOT	*74*	*50*	0,014	49	—	—
C-GPT	*90*	*57*	0,009	77	70	—
C-MDH	*68*	*40*	0,019	42	*64*	10
C-ICDH	*66*	*49*	0,017	41	*73*	12
			IV. Frischgewicht und Eiweiß			
F. G.	63	58	—	—	58	—
Preotein	87	66	—	—	*63*	—

[1] in Prozent der Aktivität der Kontrollen
[2] k(Atrophiekonstante) = $1/t \log g_0/g_0\text{-}g$
[3] t/2 (Halbwertszeit) = $\ln 2/k$
[4] „t" (fiktive Atrophie Dauer in Tagen) = $(\log g_0/g_0\text{-}g)/k$

ein *t*/2 berechnen können, so können wir mit Hilfe der beobachteten Abnahme in der Enzymmenge und des bekannten Atrophie *k* eine fiktive Halbwertszeit ermitteln. Oder mit anderen Worten, wir können mit Hilfe der Atrophiekonstante und den beobachteten Veränderungen eine fiktive Halbwertszeit für die Dystrophie ermitteln. Die erhaltenen Werte liegen dabei zwischen 0 und 29 Tagen. Im Vergleich zur Atrophie fällt auf, daß viel weniger konstante Verhältnisse vorliegen.

Es stellt sich nun die Frage, ob ähnliche Überlegungen auch erlauben, die Kinetik der Veränderungen innerhalb der Enzymfraktion C zu analysieren. Dies ist nun aber nicht der Fall. Wie aus Abb. 3, Tab. 3 und 4 hervorgeht, liegt die Halbwertszeit für die einzelnen C-Enzyme zwischen 50 und 174 Tagen, d. h. es entsteht ein Ungleichgewicht in bezug auf die einzelnen Enzyme. Während der Anteil der Pyruvatkinase bereits nach 50 Tagen Atrophie auf die Hälfte des ursprünglichen Anteiles abfällt, dauert es für den gleichen Vorgang bei der Hexosephosphat-Isomerase 174 Tage. Bei dieser biochemischen Entmischung oder Entdifferenzierung des Cytoplasmas entstehen, da der Eiweißgehalt der Fraktionen annähernd konstant bleibt, auch enzymatisch inerte Eiweiße; diese sind möglicherweise mit den schon früher beschriebenen

„Myoalbuminen“ identisch. Die Ursache für diese Entdifferenzierung dürfte in einer unterschiedlichen Halbwertszeit der Enzyme zu suchen sein.

Noch auffallendere Diskrepanzen treten auf, wenn solche fiktive Halbwertszeiten in bezug auf den Anteil der Enzyme am zytoplasmatischen Eiweiß bei der Dystrophie berechnet werden. Die biochemische Entdifferenzierung des Zytoplasmas, ausge-

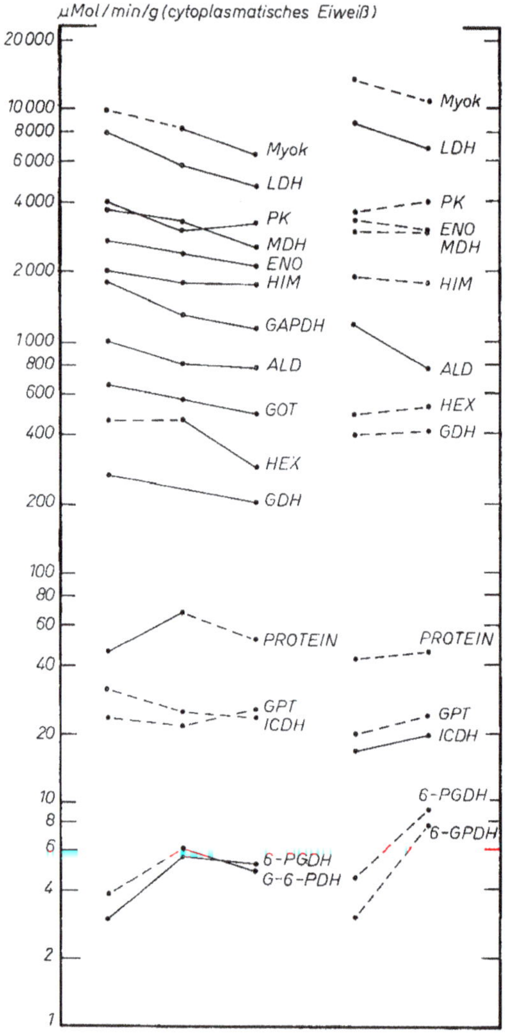

Abb. 3. Enzymveränderungen bei der Atrophie und der Dystrophie, bezogen auf g cytoplasmatisches Eiweiß

drückt in der fiktiven Halbwertszeit im Vergleich zur Atrophie gibt nur noch in bezug auf zwei Enzyme signifikante Unterschiede zwischen Norm und Dystrophie: der Aldolase und der Lactat-Dehydrogenase.

Auf eine weitere Beobachtung muß schließlich hier noch hingewiesen werden. Sowohl bei der Atrophie als auch bei der Dystrophie kommt es zu einer auffallenden Zunahme der Shunt-Enzyme Glucose-6-Phosphat-Dehydrogenase und 6-Phospho-Gluconat-Dehydrogenase. Diese Veränderung möchten wir als unspezifischen

Tabelle 3. *Alterationen im Enzym-Muster des C-Raumes der Skeletmuskulatur bei der experimentellen neuralen Atrophie und der hereditären Dystrophie der Maus. Resultate in µMol/min/g (cytoplasmatisches Eiweiß). Statistisch signifikante Resultate ($p < 0{,}05$) sind kursiv gedruckt*

Enzyme	Neurale Atrophie (Swiss Albino), N = 6					Dystrophie		
	Kontrollen (K)		10. Tag		20. Tag	Kontrollen (DyDy), N = 4		Dystrophie (dydy), N = 4
	$\bar{X} \pm s$	p	$\bar{X} \pm s$	p	$\bar{X} \pm s$	$\bar{X} \pm s$	p	$\bar{X} \pm s$
				Enzyme der Glykolyse				
C-HEX	471,00 ± 141,00	> 0,05	471,00 ± 130,00	< 0,05	*291,00* ± 35,90	486,00 ± 47,50	> 0,05	528,00 ± 130,00
HIM	2'050,00 ± 450,00	< 0,01	*1'820,00* ± 359,00	< 0,005	*1'770,00* ± 393,00	1'930,00 ± 245,00	< 0,05	1'787,00 ± 308,00
ALD	1'010,00 ± 149,00	< 0,005	*813,00* ± 74,50	< 0,005	*795,00* ± 61,50	1'200,00 ± 72,00	< 0,0005	*785,00* ± 86,00
GDH	270,00 ± 64,00	< 0,		< 0,05	*203,00* ± 95,00	398,00 ± 227,00	> 0,05	416,00 ± 201,00
GAPDH	1'820,00 ± 192,00	< 0,0025	*1'320,00* ± 208,00	< 0,0005	*1'170,00* ± 184,00			
ENO	2'756,00 ± 334,00	< 0,01	*2'470,00* ± 326,00	< 0,0025	*2'090,00* ± 234,00	3'373,00 ± 167,00	> 0,05	3'073,00 ± 485,00
PK	4'140,00 ± 175,00	< 0,0005	*3'040,00* ± 376,00	< 0,025	*3'560,00* ± 354,00	3'629,00 ± 63,20	> 0,05	3'073,00 ± 448,00
LDH	8'050,00 ± 977,00	< 0,0025	*5'830,00* ± 727,00	< 0,0005	*4'680,00* ± 443,00	8'884,00 ± 209,00	< 0,0005	*6'931,00* ± 585,00
				Enzyme der Glucose-Oxydation				
G-6-P-DH	3,84 ± 0,50	< 0,0025	*6,01* ± 1,09	< 0,01	4,84 ± 0,34	4,51 ± 1,76	< 0,025	*9,02* ± 2,26
6-PGDH	2,92 ± 0,31	< 0,0005	*5,64* ± 1,40	< 0,0005	*5,18* ± 1,09	3,01 ± 0,17	< 0,0005	*7,85* ± 0,92
				Weitere Enzyme des C-Raumes				
MyoK	9'330,00 ± 1'850,00	> 0,05	8'100,00 ± 200,00	< 0,05	*6'500,00* ± 1'300,00	16'199,00 ± 1'102,00	< 0,025	*12'124,00* ± 3'039,00
C-MDH	3'800,00 ± 226,00	< 0,025	*3'320,00* ± 443,00	< 0,01	*2'660,00* ± 835,00	3'000,00 ± 176,00	> 0,05	3'023,00 ± 443,00
C-ICDH	32,60 ± 5,85	> 0,05	24,88 ± 6,26	> 0,05	24,38 ± 3,34	17,20 ± 1,92	< 0,05	*20,04* ± 1,34
C-GOT	658,00 ± 60,90	< 0,005	*551,00* ± 56,50	< 0,0025	*493,00* ± 88,50			
C-GPT	24,10 ± 4,76	< 0,01	*16,40* ± 1,70	> 0,05	26,40 ± 10,00	20,20 ± 5,01	> 0,05	23,60 ± 7,93
				Eiweiß pro Frischgewicht				
mg/g	49,00 ± 5,40	< 0,01	*68,50* ± 19,10	> 0,05	53,20 ± 7,50	42,90 ± 5,00	> 0,05	45,80 ± 3,50

Tabelle 4. *Prozentuale Veränderungen der Enzyme des C-Raumes bei der Muskelatrophie und bei der Dystrophie (μMol/min/g cytoplasmatisches Eiweiß). Signifikante Abweichungen ($p < 0,05$) sind kursiv gedruckt*

Enzym	Atrophie[2] 10. Tag	Atrophie[2] 20. Tag	k'[1]	t/2'[3]	Dystrophie[1]	„t"[4]
			I. Enzyme der Glykolyse			
HEX	100	*62*	0,011	63	108	—
HIM	*90*	*86*	0,004	174	93	—
ALD	*82*	*80*	0,007	100	*62*	*48*
GDH	—	*75*	0,007	100	—	—
GAPDH	*73*	*64*	0,012	58	104	—
ENO	*89*	*76*	0,006	116	91	—
PK	73	—	0,014	50	111	—
LDH	*73*	*59*	0,013	53	*78*	*8*
			II. Enzyme der Glucoseoxydation			
G-6-P-DH	*156*	*126*	—	—	*200*	—
6-P-GDH	*193*	*177*	—	—	*261*	—
			III. Weitere Enzyme des C-Raumes			
C-GOT	*84*	*75*	0,006	100	100	—
C-GPT	*91*	110	—	—	117	—
C-MDH	*87*	*70*	0,007	116	110	—
C-ICDH	*76*	*75*	0,009	100	*116*	—
			IV. Eiweiß			
Protein	145	112	—	—	107	—

[1] in Prozent der Aktivität der Kontrollen
[2] k' = K(Enzym)/k(cytoplasmatisches Eiweiß)
[3] t/2' = t/2(Enzym)/t/2(cytoplasmatisches Eiweiß)
[4] "t" = „t"(Enzym)/„t"(cytoplasmatisches Eiweiß)

Ausdruck der Zunahme von Bindegewebe bei beiden Prozessen deuten. Skeletmuskel ist äußerst arm, Bindegewebe sehr reich an Enzymen der Glucoseoxydation. Möglicherweise sind diese Enzyme, ähnlich den lysosomalen Enzymen, in den Makrophagen lokalisiert.

Zusammenfassend läßt sich über die Biochemie der Muskelatrophie folgendes sagen:

1. Die Halbwertszeit der C-Enzyme schwankt in einem engen Zeitraum zwischen 18 und 22 Tagen. Diese enge Übereinstimmung war unerwartet, ließen doch die bisherigen Untersuchungen an Einzelenzymen viel widersprechendere Resultate erwarten. Offenbar liegt allen diesen proportionalen Veränderungen ein einziger regulierender Mechanismus zugrunde; andernfalls müßten wir Differenzen im Verhalten der einzelnen Enzyme erwarten.

2. Das C-Eiweiß entdifferenziert während der Atrophie, wobei einerseits die relative spezifische Aktivität der Einzelenzyme verschieden schnell abfällt, andererseits enzymatisch inerte Eiweiße, möglicherweise Myoalbumine auftreten.

Die Veränderungen bei der Dystrophie unterscheiden sich in einigen Punkten von derjenigen bei der Atrophie:

1. Bezogen auf den Gesamtmuskel finden wir eine signifikant raschere Abnahme der Enzymaktivität bei der Hexosephosphat-Isomerase, der Aldolase, der Enolase und der Lactat-Dehydrogenase als bei der Atrophie. Auffallenderweise sind das gerade jene Enzyme, die bei der Muskeldystrophie der Maus in abnormen Mengen im Plasma auftreten.

2. Bei der Untersuchung der Enzymzusammensetzung der C-Eiweiße bei Dystrophie zeigte sich erstaunlicherweise nur in bezug auf die Aldolase und Lactat-Dehydrogenase eine Abweichung von der Norm. Alle anderen Eiweiße liegen — im Gegensatz zur Atrophie — in normalen Proportionen vor, d. h. ihre relative spezifische Aktivität bleibt unverändert.

Diese Beobachtungen lassen den Schluß zu, daß sich Atrophie und Dystrophie im Hinblick auf die lokalen, im Muskel stattfindenden Enzymveränderungen deutlich unterscheiden. Während bei der Atrophie übersichtliche und kinetisch konstante Veränderungen vorliegen, scheinen sich bei der Dystrophie spezifische, d. h. nur einzelne Enzyme betreffende Vorgänge abzuspielen. Die Beobachtung, daß von den untersuchten Enzymen einzig die Aldolase eine mit Sicherheit durch die Atrophie nicht erklärbare Abnahme zeigt, läßt vermuten, daß dem Enzymübertritt aus dem Muskel in das Interstitium eine wesentliche pathogenetische Rolle zufällt.

Die vorliegende Arbeit wurde durch den Schweizerischen Nationalfond zur Förderung der Wissenschaft und Forschung unterstützt.

Literatur

1. DREYFUS, J. C., and G. SCHAPIRA: Biochemistry of Hereditary Myopathies. Springfield (Ill.): Thomas 1962.
2. RICHTERICH, R.: In Myopathien. Hrsg. von BECKMANN, R. Stuttgart: Thieme 1965.
3. FELLENBERG, R. VON, H. EPPENBERGER, R. RICHTERICH und H. AEBI: Das glykolytische Enzymmuster von Leber, Niere, Skeletmuskel, Herzmuskel und Großhirn bei Ratte und Maus. Biochem. Z. **336**, 334 (1962).
4. RICHTERICH, R.: Klinische Chemie, Theorie und Praxis. Basel-New York: Karger 1965.
5. CZOK, R., and T. BÜCHER: Advanc. Protein Chem. **15**, 315 (1960).
6. BERTALAUFFY, L. VON: Theoretische Biologie, Bd. 2. Berlin-Zehlendorf: Bornträger 1942.
7. HINES, H. M., and G. C. KNOWLTON: Amer. J. Physiol. **104**, 379 (1933).
8. KNOWLTON, G. C., and H. M. HINES: Proc. Soc. exp. Biol. (N.Y.) **35**, 394 (1936).

Erbliche Muskeldystrophien beim Tier

W. WECHSLER und W. PABELICK

Das Wissen von den neuromuskulären Erkrankungen des Menschen basiert überwiegend auf klinisch-bioptischen Untersuchungen. Sie lassen nur in begrenztem Maße pathologisch-anatomische, verlaufsmäßige und biochemische Analysen zu. Aus diesem Grunde ist der Kliniker an den Ergebnissen der experimentellen Muskelforschung interessiert, denn er erwartet von ihr eine Antwort auf ungelöste pathogenetische und therapeutische Fragen. Viele der beim Menschen vorkommenden Muskelkrankheiten wurden tierexperimentell erzeugt und mit verschiedenen Methoden eingehend untersucht. Wir erwähnen die Muskelatrophien (Denervation, Inaktivität, Hunger), Muskelverletzungen, Durchblutungsstörungen, Intoxikationen,

Entzündungen (Viren, Bakterien, Trichinen) und die Vitaminmangel- und Cortison-Myopathien. Für die Aufklärung der Pathogenese der Muskeldystrophien des Menschen standen bisher keine geeigneten tierexperimentellen Modelle zur Verfügung. Die vergleichende Neuropathologie und Veterinärpathologie haben inzwischen gezeigt, daß auch im Tierreich mit spontanen Erbkrankheiten dieser Art zu rechnen ist.

In unserem Bericht geben wir einen Überblick über das Vorkommen von erblichen Muskelkrankheiten im Tierreich (I), besprechen dann als Beispiel das Krankheitsbild der Muskeldystrophie der Maus (II), um abschließend in der Zusammenfassung die Bedeutung der erblichen Muskelkrankheiten der Tiere für die menschlichen Muskeldystrophien zu erörtern (III).

I. Die primären erblichen Muskelkrankheiten im Tierreich

Je nachdem von welcher Seite man an die vergleichende Pathologie der Muskelkrankheiten herangeht, stößt man auf verschiedene Schwierigkeiten. Erstens liegen bei den Tieren keine so guten klinischen Untersuchungsbedingungen vor wie beim Menschen. Zweitens ist die Beurteilung des klinischen Bildes bei Tieren schwieriger, und drittens ist die Übertragung nosologischer Begriffe, die der menschlichen Pathologie entnommen sind, in der Literatur nicht immer korrekt. Mit diesen Einschränkungen wollen wir im folgenden die sog. Muskeldystrophien der Tiere zusammen mit den angeborenen Muskelkrankheiten darstellen. Angaben über Art und Häufigkeit der erblichen Muskelkrankheiten der Tiere finden sich in den veterinär-pathologischen Lehrbüchern verhältnismäßig spärlich. Cohrs, Jaffé und Meessen (1958) gehen in ihrer Pathologie der Laboratoriumstiere auf solche Myopathien nicht ein. Jubb und Kennedy (1963) stellen die Seltenheit dieser Erkrankungen bei Tieren (Hund) heraus. Frauchiger und Fankhauser (1957) bringen mit gewissen Vorbehalten einige Beispiele: Myotonie der Ziegen, „Myopathie primitive progressive“ (Hund) von Ball und Lombard (1922) und eine progressive Muskeldystrophie des Hundes (Innes 1951/52).

Spontane genetisch bedingte Muskelkrankheiten wurden zuerst von White und Plasket (1904) als „nervous“ oder „fainting goats“ beschrieben. Diese Ziegen wurden von Kolb (1938), Brown und Harvey (1939), Clarc et al. (1939) dem Krankheitsbild der congenitalen Myotonien zugerechnet. Ein anderer myotonischer Symptomenkomplex wurde kürzlich bei Rennpferden beobachtet (Steinberg und Botelho, 1962). Neugeborene Schafe bieten eine autosomale rezessive angeborene Muskelkrankheit (Roberts, 1926/1929), die „Dystrophia foetalis deformans“ (Middleton, 1934), die „lethal myodystrophia“ (Morley, 1954) sowie zwei weitere von Stamp (1960), Nisbet und Renwick (1961) beschriebene degenerative klinische Muskelsyndrome. Will et al. (1965) verdanken wir eine Beobachtung bei Kühen, nämlich eine spontan aufgetretene Muskeldystrophie, die hauptsächlich die hinteren Extremitäten befällt. Luginbühl (1965) zitierte kürzlich eine angeborene Muskelkrankheit beim Hund, während Kakulas und Adams (1965) über interessante Beobachtungen beim Känguruh (Australien) verfügen.

Diese Krankheiten sind als Modelle für die Muskeldystrophie von kasuistischer Bedeutung, aber wegen ihrer Seltenheit bisher zu ausgedehnten wissenschaftlichen Untersuchungen nicht geeignet. Anders ist es bei den folgenden Spontanmutanten, die inzwischen systematisch weitergezüchtet wurden. Das Laboratoriumstier der Wahl ist die 1955 von Michelson, Russell und Harman beschriebene erbliche Muskeldystrophie der Hausmaus. Asmundsen und Julian berichten dann 1956 über eine Erkrankung der Hühner, die hauptsächlich die Brustmuskulatur befällt. 1962 haben HOMBURGER, BAKER, NIXON und WHITNEY eine erbliche Polymyopathie beim Goldhamster entdeckt. Schließlich wird in Zukunft für ausführliche experimentelle Untersuchungen auch noch die erst kürzlich von RIDGON (1965) mitgeteilte erbliche Muskelerkrankung bei der weißen Peking-Ente in Frage kommen.

Der Vergleich menschlicher Muskeldystrophien und tierischer Erbkrankheiten bietet viele interessante Aspekte (vgl. BOURNE und GOLLARZ 1963). BLAXTER (1964) hat die tierischen Muskelerkrankungen nach dem neuesten Stand der Forschung dargestellt und ist dabei auch ausführlich auf die erblichen und kongenitalen Formen eingegangen. Über die neuesten Ergebnisse auf diesem Gebiet informiert ein Symposium, das die New Yorker Akademie der Wissenschaften am 18./19. November 1965 veranstaltet hat und das in Kürze unter dem Titel: „Experimental primary Myopathies and their relationship to human muscle diseases" erscheinen wird. *Zusammenfassend können wir feststellen, daß erbliche Muskelkrankheiten vom Typ der Dystrophien nicht nur beim Menschen, sondern auch im Tierreich vorkommen, und zwar in einem größeren Umfange als man dies vor Jahren noch für möglich gehalten hat.*

II. Die erbliche Muskeldystrophie der Maus

Die ersten Symptome dieser Muskelkrankheit stellen sich 2 bis 4 Wochen nach der Geburt ein (MICHELSON, RUSSELL und HARMAN 1955). STEVENS, RUSSELL und SOUTHARD (1957) fanden eine autosomale rezessive Vererbung als Ursache. Weitere Einzelheiten über die

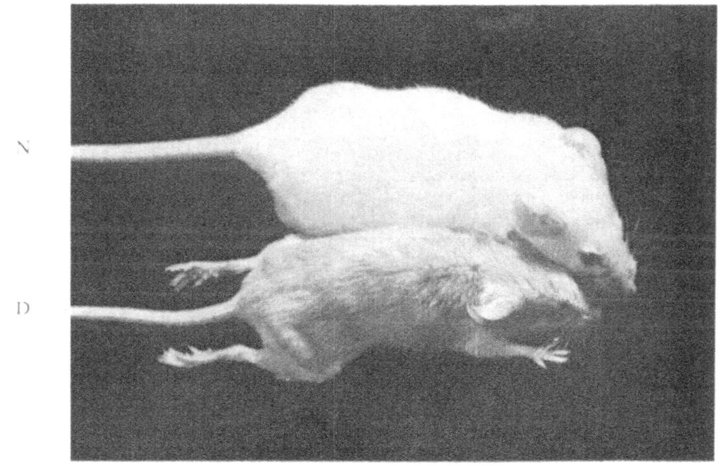

Abb. 1. Vergleich einer normalen (N) und einer dystrophischen (D) Maus. Das dystrophische Tier (Bar Harbor-Stamm 129, dydy) ist 9 Wochen alt und bietet einen Muskelschwund im Bereich des Beckens und der hinteren Extremitäten mit dem typischen Nachschleifen der Hinterbeine

Genetik wurden von RUSSELL et al. (1962) mitgeteilt. Zur erfolgreichen Weiterzüchtung dienen besondere Manipulationen in Form von Ovarienüberpflanzung und künstlicher Insemination. Unsere licht- und elektronenmikroskopischen Untersuchungen behandeln die Veränderungen an der Skeletmuskulatur bei homozygoten Tieren (dydy) in verschiedenen Phasen der manifesten Erkrankung (Vgl. Abb. 1).

Symptomatologie

Die hinteren Extremitäten sind in der Regel stärker betroffen als die vorderen. Später treten als Folge von proximal betonten Störungen ein- und doppelseitige Muskellähmungen auf. Das charakteristische Frühsymptom ist das Nachziehen der Hinterbeine (Abb. 1). Eigenartige Extensor-Spasmen und Muskeltremor sind in ihrer Natur noch schwer zu deuten. Eindeutiger ist die Kyphose der Brustwirbelsäule. Die Krankheit schreitet unaufhaltsam fort, und die homozygoten Tiere sterben unter allgemeiner Kachexie nach 4 bis

8 Monaten. SANDOW und BRUST (1958) haben die Kontraktilität der dystrophischen Unterschenkelmuskulatur untersucht und festgestellt, daß bei normaler Kontraktionszeit die Erschlaffungsphase um das dreifache verlängert ist und im Ruhezustand ein 1,7facher gesteigerter Muskeltonus (stiffness) vorhanden ist. MCINTYRE et al. (1959) glauben auf Grund des Vergleiches der elektromyographischen Ableitungen von dydy-Mäusen und menschlichen Patienten an eine Verwandtschaft mit der myotonischen Dystrophie.

Pathologische Anatomie der Skelettmuskulatur

Es handelt sich um eine generalisierte Erkrankung mit unterschiedlichem Befall der einzelnen Muskelgruppen. Die Muskelfasern sind nicht alle gleichzeitig und einheitlich betroffen (Variation des Prozeßmusters). Das Spektrum der zytopathologischen Verände-

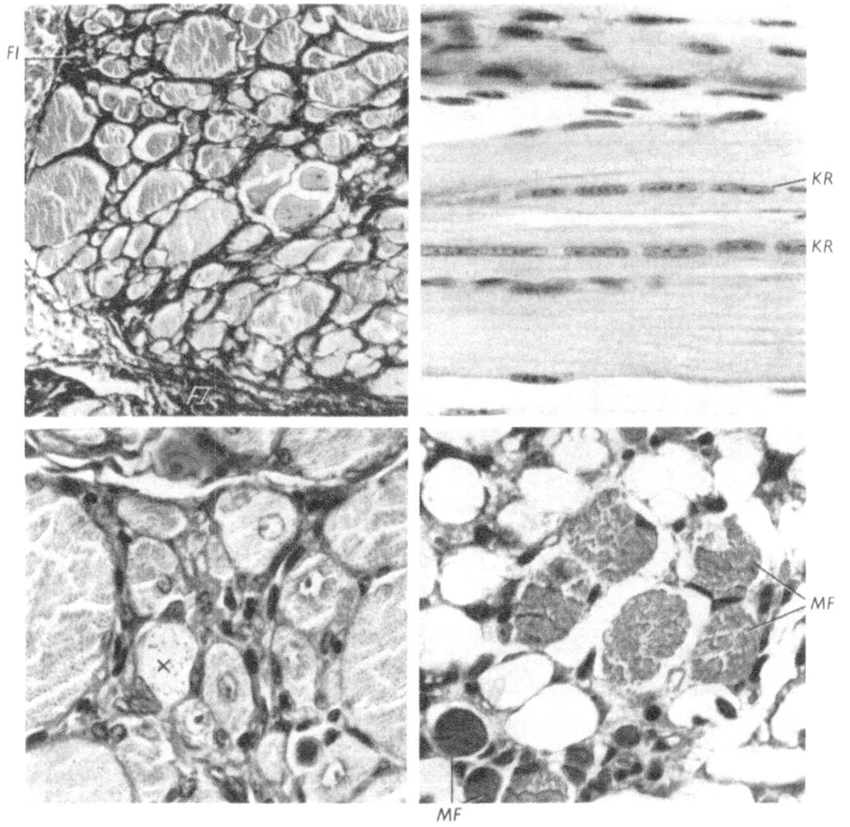

Abb. 2. Zur Histopathologie der Skelettmuskel-Veränderungen. a) Querschnitt des Musculus gastrocnemius: starke Kaliberschwankungen der Muskelfasern von hypertrophischen bis zu atrophischen Muskelfasern, F interstitielle Fibrosen (VAN GIESON). b) Typische zentrale Kernreihen (KR) im Muskelfaserlängsschnitt (Kresyl-Violett). c) Zentralisation blasiger, nucleolushaltiger Muskelkerne in den sog. atrophischen Fasern, bei x stärkerer Fibrillenuntergang (VAN GIESON). d) Partieller lipomatöser Umbau, MF Muskelfaser (Hämatoxylin-Eosin)

rungen umfaßt: Variationen des Faserdurchmessers (Hypertrophie, Hypotrophie, Atrophie); Proliferation und Zentralisation der Muskelkerne, Vergrößerung des Nucleolus und lokaler RNS-Anstieg im Sarkoplasma; fortschreitende Fibrillendestruktion, und in geringem Umfange hyaline Degenerationen und Muskelfasernekrosen. Interstitielle Fibrosen sind Frühsymptome, während die Zeichen des lipomatösen Umbaues erst in fortgeschrittenen Stadien zu erkennen sind (Abb. 2a bis d). Die morphologischen Veränderungen der Skelettmuskeln sind einschließlich therapeutischer Fragen und dem Einfluß von Zweitkrankheiten

(Denervation, Überanstrengung) mehrfach untersucht worden (MICHELSON, RUSSELL und HARMAN 1955, BANKER und DENNY-BROWN 1959, WEST und MURPHY 1960, KITIYAKARA 1961, COLEMAN und WEST 1961, HARMAN, TASSONI, CURTIS and HOLYNSHEAD 1963, POPER, MURPHY und WEST 1964/65; MEIER, WEST und HOAG 1965). Bei den eigenen Untersuchungen, die an anderer Stelle noch ausführlich veröffentlicht werden, haben wir besonderen Wert auf das Verteilungsmuster und die Schwere der Skelettmuskelveränderungen gelegt.

Elektronenmikroskopische Befunde

ROSS, PAPPAS und HARMAN (1960) haben als erste elektronenmikroskopische Untersuchungen am Gastrocnemius normaler und dystrophischer Mäuse angestellt. PFEIFFER (1962) hat sich dann besonders mit dem Problem der Mitochondrienveränderungen auseinandergesetzt. PEARCE (1964) vergleicht die Muskeldystrophie der Maus mit menschlichen Fällen von Erbscher Erkrankung (Duchenne-Typ und Schultergürteltyp). Auf die Schwierigkeiten vergleichender elektronenmikroskopischer Untersuchungen im Hinblick auf die Spezifität der beobachteten feinstrukturellen Veränderungen sind wir bei der Gegenüberstellung der Befunde von Muskelatrophie und Muskeldystrophie bereits eingegangen (WECHSLER, 1966).

Ziel unserer Untersuchungen bei dystrophischen Mäusen ist einmal, die feinere Zytopythologie der Skelettmuskelveränderungen weiter zu klären, und der Versuch, die Elektronenmikroskopie möglichst nahe an die Histo- und Zytochemie heranzuführen. Es ist ein Vorteil der Elektronenmikroskopie, daß sie nicht nur die feinstrukturelle Architektur der Muskelzellen offenbart, sondern auch bestimmte chemische und biochemisch definierte Strukturen zeigt. Beispielsweise sind bei starker Vergrößerung die der Kontraktion dienenden spezifischen Makromoleküle als dünne Actin-Filamente und dicke Myosin-Filamente zu erkennen. Die in Höhe der I-Bänder im interfibrillären Sarkoplasma gelegenen Mitochondrien sind die Organellen des oxydativen Stoffwechsels und der aktiven Phosphorylierung. Das sarkoplasmatische Retikulum, das den Fibrillenapparat verbindet, steht im Dienst der intrazellulären Erregungsausbreitung und der Auslösung des Übertragungsmechanismus für die Muskelfaserkontraktion. Durch einfache Bleikontrastierung sind die Glykogenpartikel des Sarkoplasmas hervorzuheben. Wir glauben, daß die Elektronenmikroskopie in der Muskelpathologie erst dann ihren vollen Wert entfaltet, wenn sie Anteil an korrelativen morphologisch-biochemischen Untersuchungen hat. Folgende Beispiele mögen dies unterstreichen.

Einige *im Krebs-Zyklus anwesende Fermente* wurden von HARMAN et al. (1963), FENNELL und WEST (1963) bei dystrophischen Mäusen untersucht. Auch dann, wenn man der histochemischen Klassifikation der Muskelfasern von STEIN und PADYKULA (1962) oder ENGEL (1965) folgt, kann man an den hypertrophen und hypothrophen Muskelfasern dystrophischer Tiere auffällige Veränderungen feststellen. Unter anderem fallen Muskelfasern mit einer starken Aktivität dicht unter dem Sarkolemm auf. Hier bietet sich der Vergleich mit den elektronenmikroskopischen Untersuchungen an. Tatsächlich konnten solche extreme Mitochondrien-Akkumulationen im subsarkolemmalen Sarkoplasma und zwischen den Myofibrillen beobachtet werden (Abb. 3). Im Unterschied dazu zeigt die Abb. 4 einen Längsschnitt einer normal erscheinenden Muskelfaser aus dem dystrophischen Muskel desselben Tieres.

Die Zentralisation proliferierter Muskelkerne (Abb. 2b) geht häufig *mit einem lokalen Anstieg des RNS-Gehaltes in den internukleären Sarkoplasmaabschnitten* einher. KITIYAKARA (1961) konnte mit P^{32} den Nachweis eines gesteigerten Eiweißumsatzes erbringen. Histochemisch ließ sich ein Anstieg oxydativer Enzyme beobachten (HARMAN et al., 1963). ROSS, PAPPAS und HARMAN (1960) zeigten schon in der ersten elektronenmikroskopischen Arbeit, daß in diesen internukleären Sarkoplasmazonen die Myofibrillen zugrunde gegangen sind, eine Mitochondrienhäufung auftritt und feine Grana vermehrt erscheinen. Nach unseren Untersuchungen liegt eine recht typische *Sarkoplasmaaktivierung* vor, denn auch die Zahl der freien Ribosomen ist gestiegen und — für normale Muskelfasern völlig ungewöhnlich — ist die Neubildung eines echten granulären endoplasmatischen Reticulums (Abb. 5). Wir deuten diese Befunde mit HARMAN

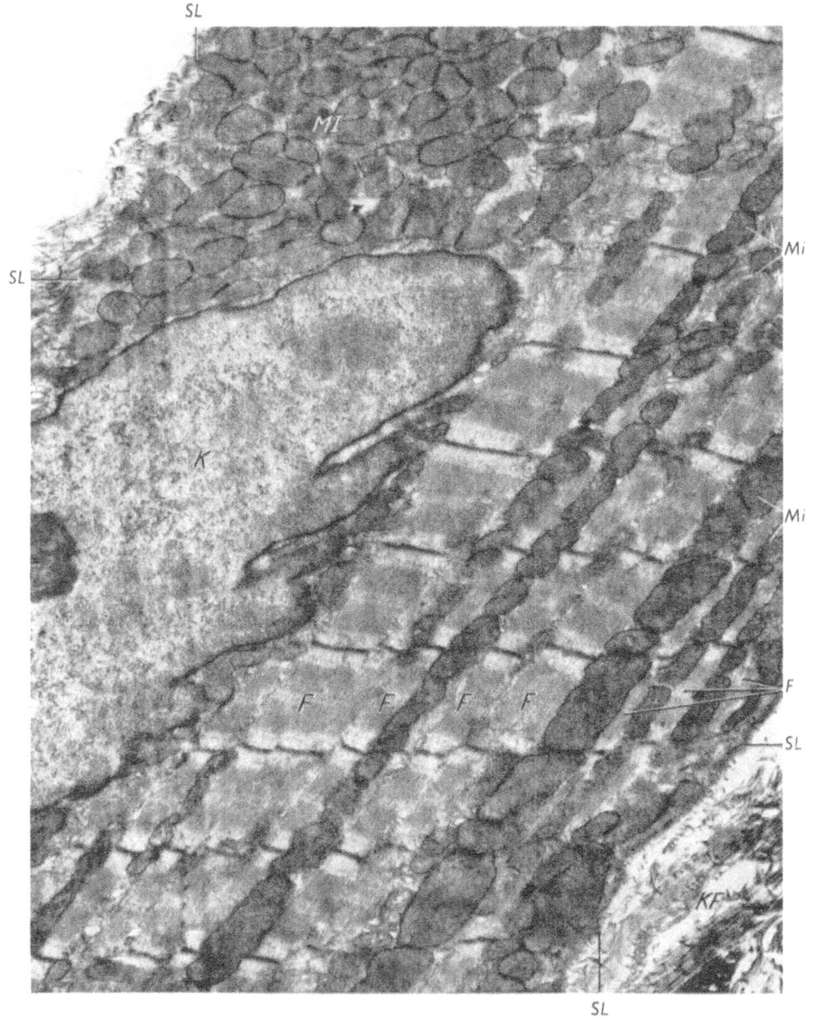

Abb. 3. Dystrophische Maus, 4 Monate alt. Längs getroffene Muskelfaser aus dem Musculus gastrocnemius mit hochgradiger Mitochondrienansammlung (MI) zwischen den Fibrillen (F) und in der unter dem Sarkolemm (SL) gelegenen Zytoplasmazone; gelappter Kern (K) mit Nucleolus (N). KF interstitielle Kollagenfibrillen. (Nr. 147030, 12000 x).

et al. (1963) als Ausdruck einer kompensatorischen Aktivierung des nucleo-proteinbildenden Systems der dystrophischen Muskelfasern als Antwort auf eine genetisch bedingte primäre Stoffwechselstörung, die in ihrem Wesen noch unbekannt ist.

Die elektronenmikroskopischen Befunde zeigen weiter, daß der als Degeneration aufgefaßte *Fibrillenuntergang* sich in der Regel in lebenden Zellen abspielt (Abb. 5).

Bei fortgeschrittener Fibrillendestruktion tritt vermehrt Lipofuszin auf. Aus den bis jetzt vorliegenden histochemischen und morphologischen Befunden können wir den Schluß ziehen, daß vor dem Fibrillenuntergang, der letzten Endes den Muskelschwund bedingt, Veränderungen im Zellstoffwechsel vorhanden sind. Zur Klärung

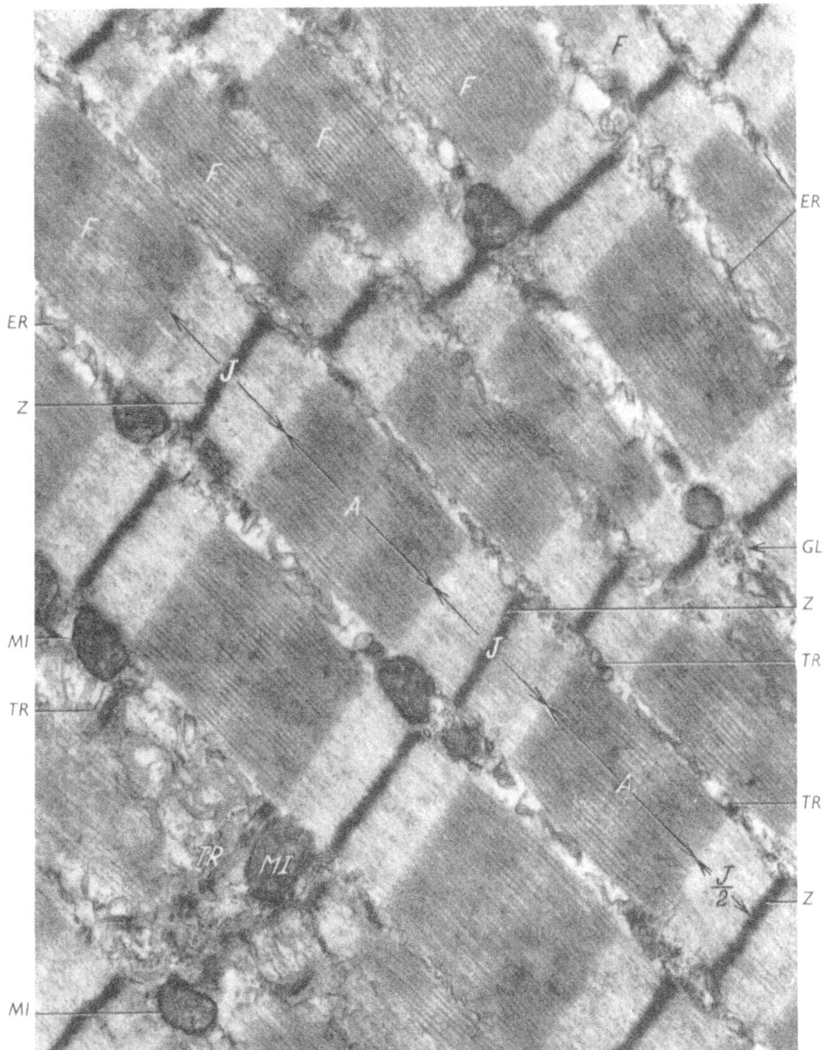

Abb. 4. Muskeldystrophische Maus, 4 Monate alt, Musculus gastrocnemius. Längsschnitt einer normal erscheinenden Muskelfaser im Elektronenmikroskop mit regelrecht angeordnetem Fibrillenapparat, Ausschnitt aus einer Muskelfaser. F längs getroffene Fibrillen, die aus dicken und dünnen Myofilamenten aufgebaut sind. Z Z-Streifen. I i-Band, A A-Band, ER endosarkoplasmatisches Retikulum, TR Triade, GL Glykogenpartikel, MI Mitochondrien, (Nr. 14768, 30000 x)

dieser Zellstoffwechselstörung kann elektronenmikroskopisch wenig beigetragen werden. Die biochemischen Untersuchungen von OPPENHEIMER, BÁRÁNY und MILHORAT (1964), BÁRÁNY, GAETJENS und BÁRÁNY (1965) haben gezeigt, daß die dystrophischen Mäuse offenbar zur Synthese normaler Myosinmoleküle befähigt sind. Das heißt, die Klärung des Fibrillenunterganges ist ein schwieriges Problem, auf das wir später noch kurz eingehen.

Über die formale und kausale Genese des *lipomatösen Umbaues*, der „lipomatösen

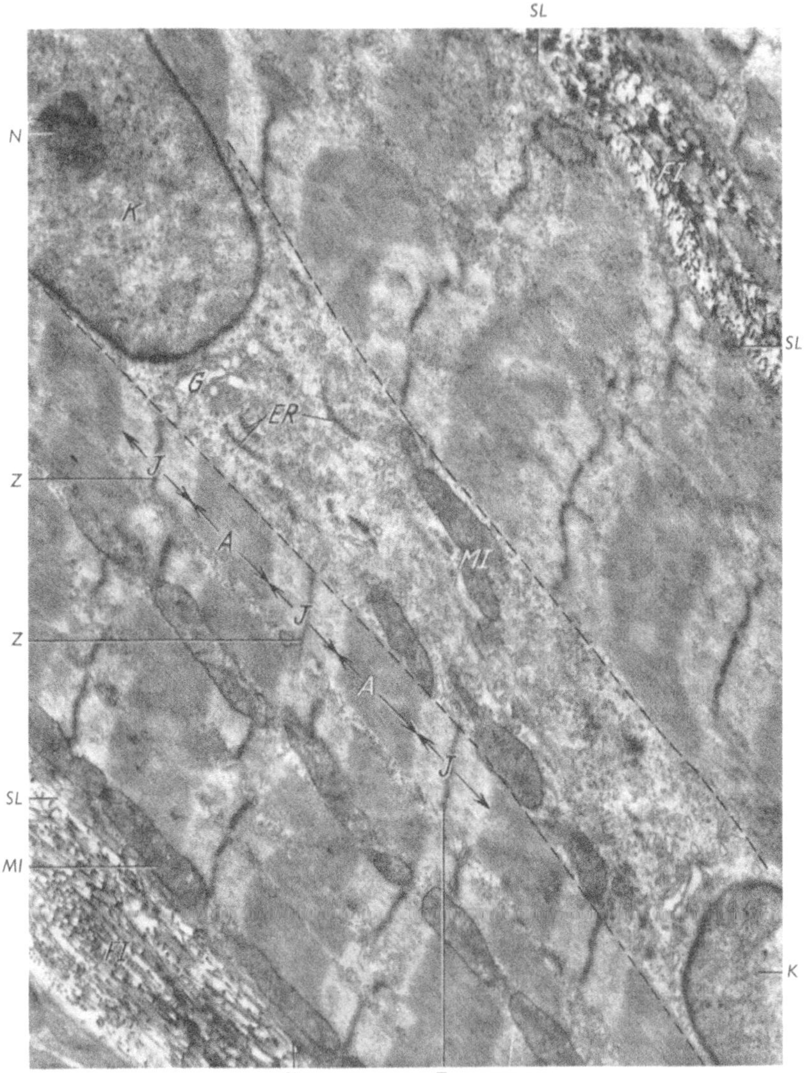

Abb. 5. Zentralisierung der Kerne (K). Das dazwischen liegende Sarkoplasma ist afibrillär und läßt Zeichen einer RNS-Stoffwechselsteigerung erkennen (s. Text). N Nucleolus, G Golgi-Apparat, ER granuläres endoplasmatisches Retikulum, MI Mitochondrien, Fibrillen mit typischem J- und A-Band, Z Z-Streifen, SL Sarkolemm, FI mäßige interstitielle Fibrose. (Nr. 14757, 14000 x)

Cirrhose" Erbs (1892), die im Grunde eine unspezifische Veränderung bei verschiedenartigen Muskelerkrankungen ist, sind die Meinungen geteilt: Transformation von Bindegewebszellen in Fettzellen, oder Entdifferenzierung degenerierender Muskelzellen (Metaplasie). An bioptischem Muskelmaterial ist diese Frage schwer zu beantworten. Aus bestimmten Gründen, auf die wir hier nicht eingehen, sind wir am Problem des lipomatösen Umbaues im Rahmen genetischer Muskelkrankheiten interessiert. Wir haben uns deshalb bemüht, die Frühstadien des lipomatösen Umbaues

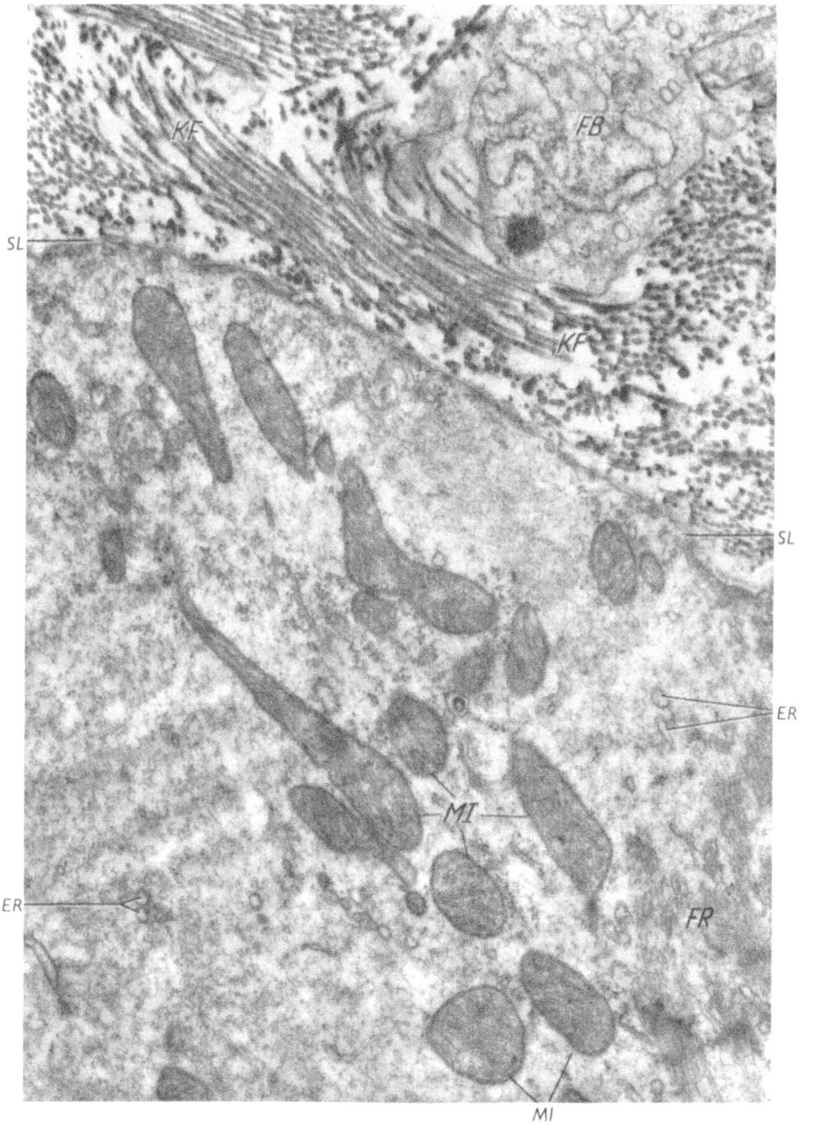

Abb. 6. Musculus gastrocnemius, Teil einer längs geschnittenen Muskelfaser mit Fibrillenuntergang; im Sarkoplasma schwimmen zahlreiche Mitochondrien (MI) und die ungeordneten Elemente des endosarkoplasmatischen Retikulums (ER). FR Fibrillenreste, SL Sarkolemm, KF Vermehrung der interstitiellen Kollagenfibrillen, FB Teil eines aktivierten Fibroblasten. (Nr. 14876, 28000 x)

durch ausführliche verlaufsmäßige lichtmikroskopische Untersuchungen bei dystrophischen Mäusen zu erfassen (Abb. 2d), um sie dann auch der elektronenmikroskopischen Untersuchung zugänglich zu machen.

Die bei dystrophischen Mäusen durchgeführten lichtmikroskopischen und histochemischen Untersuchungen an den peripheren Nerven und den motorischen Endplatten ließen erkennen, daß das *periphere Nervensystem* am Prozeß nicht primär be-

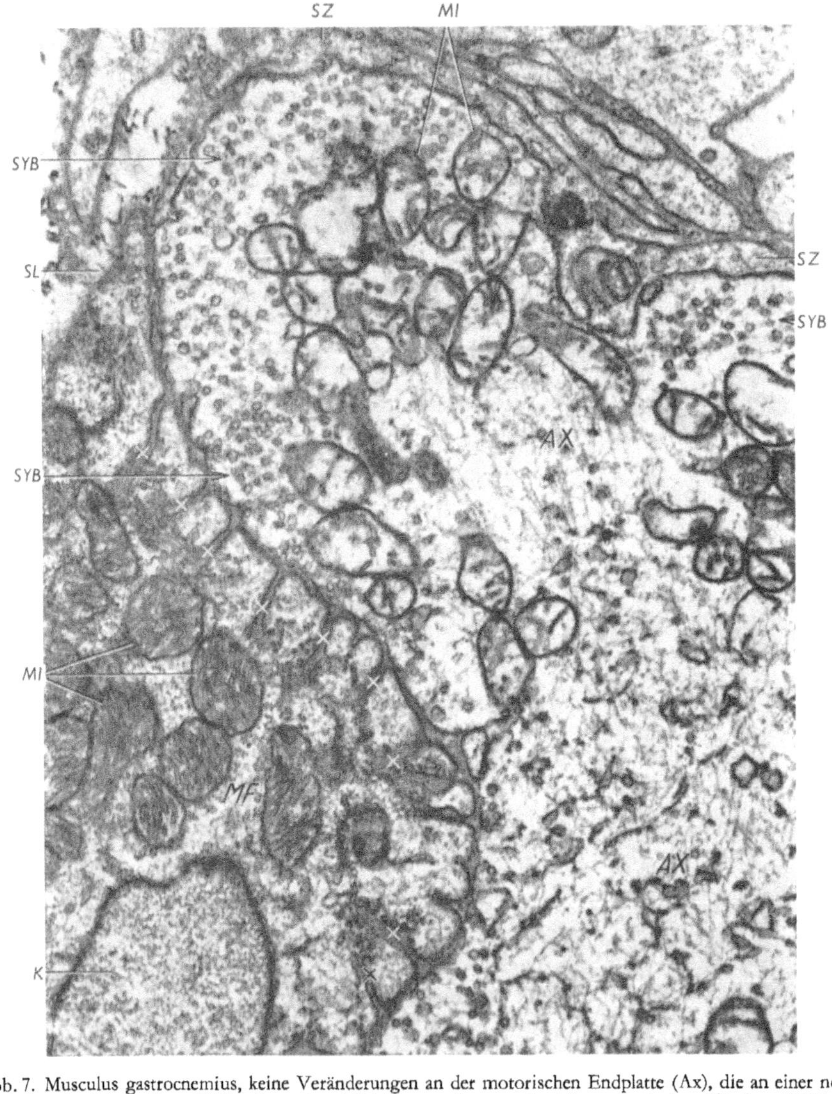

Abb. 7. Musculus gastrocnemius, keine Veränderungen an der motorischen Endplatte (Ax), die an einer normal erscheinenden Muskelfaser (MF) gelegen ist. AX Nervenendigung mit vielen synaptischen Bläschen (SYB), zahlreichen Mitochondrien (MI), feinen Filamenten und Teilen eines endoplasmatischen Retikulums. Bei x typische multiple Einfaltungen des Sarkolemms (SL) der Muskelfaser nach Art eines subneuralen oder Faltenapparates (x). K Muskelkern, daneben viele Mitochondrien; SZ feine Ausläufer der Schwannschen Zellen, die im Bereich der motorischen Endplatte gelegen sind. (Nr. 14700, 28000 x)

teiligt ist. Harman et al. (1963) haben dann gezeigt, daß der *subneurale* Apparat der Endplatten bei homozygoten Tieren mit fortschreitender Krankheit (sekundär) in Mitleidenschaft gezogen wird. Ein charakteristischer Verlust der Anfärbbarkeit bei Anwendung der Acetylcholin-Methode wurde festgestellt. An Muskelfasern, die ohne

Fibrillenschwund nur Variationen des Querdurchmessers zeigen, sind die motorischen Endplatten nicht verändert, was in guter Übereinstimmung mit unseren elektronenmikroskopischen Befunden steht (Abb. 7).

Biochemische Untersuchungen

Um die Erforschung der Pathogenese voranzutreiben, ist die Verbindung morphologischer und biochemischer Methoden unerläßlich. Zahlreiche Untersuchungen sind bei dystrophischen Mäusen schon durchgeführt worden, ohne daß es gelungen ist, die den Strukturveränderungen vorausgehende genabhängige Stoffwechselstörung in ihrem Wesen zu klären. Die bisher vorliegenden biochemischen Ergebnisse seien hier nur stichwortartig referiert. Kandutsch und Russell (1958) untersuchten den Kreatin- und Kreatinin-Gehalt in der Muskulatur und im Urin (Abfall des Muskelkreatins um 20%). Baker, Blahd und Hart (1958) stellten einen Abfall des Gesamt-Kaliumgehaltes um 25% gegenüber einem Anstieg des Na-Gehaltes von etwa 50% fest. Young et al. (1959) verdanken wir vergleichende Untersuchungen über den Elektrolyt- und Lipidhaushalt am Herzen und der Skelettmuskulatur (Verringerung des K-Gehaltes um 12 bis 23%, Vermehrung des Na-Gehaltes um 68 bis 107% an der Skelettmuskulatur; außerdem Erhöhung der Gesamt-Fettkonzentration auf über 90% der Norm). Der auf eine anormale Permeabilitätsstörung des Skelettmuskels hinweisende Aldolase-Verlust wurde von Zierler (1958/61), Chung et al. (1960) genauer untersucht. Weitere Enzym-Untersuchungen ergaben pathologische Werte für Kathepsin, Succinooxydase und die Cytochrom-Systeme (Weinstock et al. 1958), die Phosphorylase (Leonard 1957), die Succinodehydrogenase (Tassoni und Harman 1961) und die Myosin-ATP-ase (Harman et al. 1963). Von den Untersuchungen der spezifischen Muskelproteine hat man viel erwartet. Oppenheimer et al. (1964) haben mit physikochemischen Methoden das Muskelmyosin bei dystrophischen Mäusen untersucht. Eine interessante Schlußfolgerung betrifft die Feststellung, „daß der dystrophische Muskel sich möglicherweise noch in einem embryonalen Zustand befindet oder zu einem solchen zurückgekehrt ist." Diese Untersuchungen unterstreichen den Wert entwicklungsgeschichtlicher embryologischer Studien bei Muskeldystrophie, wie sie beispielsweise von Meier, West, Hoag et al. (1965) bei dydy-Mäusen schon durchgeführt wurden. Untersuchungen über den Stoffwechselumsatz mit radioaktivem Myosin führen Kruh et al. (1960) zu dem Schluß, daß entweder die Lebensspanne der einzelnen Muskelzellen verkürzt ist oder ein beschleunigtes Turnover der Muskelproteine vorliegt. In einer späteren Arbeit haben dann Schapira und Dreyfus (1963) bei dystrophischen Mäusen zwar keine Verminderung der Protein-Biosynthese festgestellt, wohl aber einen gesteigerten Katabolismus. Weinstock und Lukacs (1964) führten vergleichende Untersuchungen über Desoxyribonuklease bei Vitamin-E-Mangel und erblicher Muskeldystrophie (Maus, Huhn) durch (zehnfache Zunahme der Aktivität dieses Enzyms). Schließlich sind noch die Untersuchungen von Weinstock (1965) von Interesse, wobei festgestellt wurde, daß bei dystrophischen Hühnern bereits in der Foetalperiode eine Zunahme des DNS-Gehaltes festzustellen ist, während die Proteinverminderung erst 2 Wochen nach dem Schlüpfen der Tiere auftritt. „At the earliest stage in which there is evidence of a loss of muscle constituents in this form of dystrophy there is also evidence for an associated increased anabolism." — Zum Abschluß dieses fragmentarischen Berichtes möchten wir noch einmal auf die ausführlichen Zusammenfassungen über die Biochemie und Histochemie der Mäusemuskeldystrophie von Harman et al. (1963) hinweisen.

III. Zusammenfassung und Ausblick

Betrachtet man die Genetik, die klinische Symptomatologie, den Verlauf und die morphologische Veränderung der Skelettmuskulatur bei der erblichen Muskelkrankheit der Maus, so weist alles auf eine Krankheit nach Art der Muskeldystrophie hin. Manche Autoren wollen diese Erbkrankheit der Mäuse mit dem Duchenne-Typ der menschlichen Muskeldystrophie vergleichen. Wollte man so argumentieren, so könnte man die erbliche Muskelkrankheit des Huhnes dem Schultergürteltyp zuordnen. Der Vergleich der Skelettmuskelveränderungen bei den verschiedenen dystrophischen Tieren ergibt viele Übereinstimmungen, aber auch manche Abweichungen, wenn man den Umfang an degenerativen und nekrotisierenden Veränderungen und das Ausmaß des lipomatösen Umbaues berücksichtigt. Pathologische Anatomie und Prozeßmuster wechseln also in bestimmten Grenzen. Wie sind nun die Beziehungen zu den menschlichen Muskeldystrophien? Sicher gibt es mehr Gemeinsamkeiten als Differenzen. Da wir bis heute aber weder die Pathogenese der menschlichen noch die der tierischen Muskeldystrophien im einzelnen kennen, läßt sich eine Homologisierung noch nicht durchführen. Bei aller Vorsicht, die in dieser Frage noch am Platze sein soll, ist eines sicher: die erblichen Muskelkrankheiten der Tiere sind das ideale tierexperimentelle Modell zur Erforschung von Krankheiten nach Art der Muskeldystrophien. Abschließend sei erwähnt, daß bei dystrophischen Tieren unter verschiedenen pathogenetischen Vorstellungen schon Untersuchungen durchgeführt wurden mit dem Ziel, die Möglichkeiten einer zweckdienlichen Therapie weiter auszubauen.

Literatur

Asmundsen, V. S., and L. M. Julian: J. Hered. **47**, 248 (1956).

Baker, N., W. H. Blahd, and P. Hart: Amer. J. Physiol. **193**, 530 (1958).

Ball, M. V., et C. Lombard: Rev. vet. (Toulouse) **1922**, 613.

Banker, B. Q., and D. Denny-Brown: J. Neuropath. exp. Neurol. **18**, 517 (1959).

Bárány, M., E. Gaetjens, and K. Bárány: (Abstract) In Conference on Experimental primary myopathies and their relationship to human muscle diseases. N.Y. Acad. Sci. 1965.

Blaxter, K. L.: In Disorders of Voluntary Muscle, **462**, Ed. by Walton, John N. London: J. A. Churchill Ltd. 1964.

Bourne, G. H., and M. N. Golarz: Muscular Dystrophy in Man and Animals. Basel und New York: S. Karger 1963.

Brown, G. L., and A. M. Harvey: Brain **62**, 341 (1939).

Chung, C. S., N. E. Morton, and H. A. Peters: Amer. J. hum. genet. **12**, 52 (1960).

Clark, S. L.: (zitiert nach Frauchiger u. Fankhauser): J. nerv. ment. Dis. **1939**, 297.

Cohrs, P., R. Jaffé und H. Meessen: Pathologie der Laboratoriumstiere, Bd. I. Berlin-Göttingen-Heidelberg: Springer 1958.

Coleman, D. L., and W. T. West: J. Nutr. **73**, 273 (1961).

Engel, W. King: Diseases of the neuromuscular junction and muscle. In Neurohistochemistry, ed. by Adams, C. W. M. **622**, Amsterdam, London, New York: Elsevier Publishing Co. 1965.

Fennell, R. A., and W. T. West: J. Histochem. Cytochem. **11**, 374 (1963).

Frauchiger, E., u. R. Fankhauser: Vergleichende Neuropathologie des Menschen u. d. Tiere. Berlin-Göttingen-Heidelberg: Springer 1957.

Harman, P. J., J. P. Tassoni, R. L. Curtis, and M. B. Hollinshead: In Muscular Dystrophy in Man and Animals v. Bourne u. Golarz **408**. Basel u. New York: S. Karger 1963.

Homburger, F., J. R. Baker, G. W. Nixon, and R. Whitney: Med. exp. (Basel) **6**, 339 (1962).

Innes, J. R. M.: Brit. vet. J. **4**, 131 (1951).

— Acta neurol. belg. **7**, 373 (1952).

Jubb, K. V. F., and P. C. Kennedy: Pathology of domestic animals. New York and London: Academic Press 1963.

Kakulas, B. A., and R. D. Adams: (Abstract) In Experimental Primary Myopathies and their relationship to human muscle diseases. N.Y. Acad. Sci. 1965.

Kandutsch, A. A., and A. E. Russell: Amer. J. Physiol. **194**, 553 (1958).

Kitiyakara, A.: Arch. Path. **71**, 579 (1961).

Kolb, L. C.: Bull. John Hopk. Hosp. **63**, 211 (1938).

Kruh, J., J. C. Dreyfus, G. Schapira, and G. O. Gey: J. clin. Invest. **39**, 1180 (1960).

LEONARD, S. L.: Proc. Soc. exp. Biol. (N.Y.) **96**, 720 (1957).
LUGINBÜHL: Pers. Mitteilung.
MCINTYRE, A. L., BENNETT, and J. S. BORDKEY: Arch. Neurol. Psychiat. (Chic.) **81**, 678 (1959).
MEIER, H., W. T. WEST, and W. G. HOAG: Arch. Path. **80**, 165 (1965).
MICHELSON, A. M. E. S. RUSSELL, and P. J. HARMAN: Proc. nat. Acad. Sci. (Wash.) **41**, 1079 (1955).
MIDDLETON, D. S.: Edinb. med. J. **41**, 401 (1934).
MORLEY, F. H. W.: Aust. vet. J. **30**, 237 (1954).
NISBET, D. I., and C. C. RENNWICK: J. comp. Path. **71**, 177 (1961).
OPPENHEIMER, H., K. BÁRÁNY, and A. T. MILHORAT: Proc. Soc. exp. Biol. (N.Y.) **116**, 877 (1964).
PEARCE, G. W.: In Disorders of Voluntary Muscle. Ed. by WALTON, JOHN N. **220**, London: J. & A. Churchill Ltd. 1964.
PFEIFFER, C.: Arch. orthop. Unfall-Chir. **45**, 425 (1962).
POPER, R. S., E. D. MURPHY, and W. T. WEST: Amer. J. Physiol. **207**, 549 (1964).
— — — Anat. Rec. **151**, 151 (1965).
RIDGON, R. H.: (Abstract) In Experimental Primary Myopathies and their Relationship to Human Muscle Diseases. N.Y. Acad. Sci. 1965.
ROBERTS, J. A. F.: J. Min. Agric. **33**, 795 (1926).
— J. Genet. **21**, 57 (1929).
ROSS, M. H., G. D. PAPPAS, and P. J. HARMAN: Lab. Invest. **9**, 388 (1960).
RUSSEL, E. S., W. K. SILVERS, R. LOOSLI, H. G. WOLFE, and L. J. SOUTHARD: Science **135**, 1061 (1962).
SANDOW, A., and M. BRUST: Amer. J. Physiol. **194**, 557 (1958).
SCHAPIRA, G., and J. C. DREYFUS: In Muscular Dystrophy in Man and Animals v. BOURNE u. GOLARZ **48**, Basel u. New York: S. Karger 1963.
STAMP, J. T.: Vet. Rec. **74**, 357 (1960).
STEIN, J. M., and H. A. PADYKULA: Amer. J. Anat. **110**, 103 (1962).
STEINBERG, S., and S. BOTELHO: Science **137**, 979 (1962).
STEVENS, L. C., E. S. RUSSELL, and J. L. SOUTHARD: Proc. Soc. exp. Biol. (N.Y.) **95**, 161 (1957).
TASSONI, J. P., and P. J. HARMAN: J. Neuropath. exp. Neurol. **20**, 158 (1961).
WECHSLER, W.: In Methods and Achievements in Experimental Pathology. Ed. by BAJUSZ, E., and G. JASMIN, Vol. I, 411. Basel und New York: Karger 1966.
— (Abstract) N.Y. Acad. Sci. 1966.
WEINSTOCK, I. M.: (Abstract) N.Y. Acad. Sci. 1965.
—, and M. LUKACS: Proc. Soc. exp. Biol. (N.Y.) **115**, 716 (1964).
—, S. EPSTEIN, and A. T. MILHORAT: Proc. Soc. exp. Biol. (N.Y.) **99**, 272 (1958).
WEST, W. T., and E. D. MURPHY: Anat. Rec. **137**, 279 (1960).
WILL, J. A. et al.: Pers. Mitteilung.
WHITE, J. B., and J. PLASKETT: Amer. vet. Rev. **28**, 556 (1904).
YOUNG, H. L., WEI YOUNG, and I. S. EDELMAN: Amer. J. Physiol. **197**, 487 (1959).
ZIERLER, K. L.: Bull. John Hopkins Hosp. **102**, 17 (1958); **108**, 208 (1961).

Diskussion

H. W. Rotthauwe: Es wird über Untersuchungen bei gutartiger rezessiv x-chromosomal vererbter Muskeldystrophie berichtet. Dabei handelt es sich um eine Sippe mit der größten Anzahl von Kranken, die bisher beobachtet wurde. Insgesamt sind 26 männliche Familienangehörige betroffen. Von ihnen befinden sich aber noch mehrere im präklinischen Stadium und wurden nur durch die erhöhten Serumenzymaktivitäten diagnostiziert. Die beiden Zweige dieser Sippe lassen sich auf zwei Schwestern zurückführen, die um 1800 in einem kleinen Ort am Niederrhein geboren wurden. Von ihrem 1772 geborenen Vater heißt es im Kirchenbuch, daß er im Alter von 41 Jahren an „Entkräftung" verstorben sei. Vielleicht handelt es sich hier schon um den ersten Kranken dieser Sippe.

In dem einen Familienzweig wurde das Dystrophie-Gen über mehrere Generationen nur durch Konduktorinnen weitergegeben, in dem anderen Zweig wurde die Muskeldystrophie schon in der dritten Generation manifest. Es handelt sich um einen Sohn einer der beiden Schwestern. Dieser Kranke hatte insgesamt elf Kinder. Von seinen verheirateten Töchtern stammen zahlreiche Kranke ab.

Außer dieser Sippe konnten wir noch drei weitere ausgedehnte Sippen mit gutartiger rezessiv x-chromosomal vererbter Muskeldystrophie untersuchen. Nur einer der 35 untersuchten Kranken hatte eine normale CPK-Aktivität. Es handelt sich bei ihm um einen fast völlig immobilisierten Kranken.

Auch bei diesem Typ nimmt die CPK-Aktivität proportional mit dem Alter der Patienten ab. Im präklinischen Stadium wurden bei der Bestimmung im optischen Test über die Vorwärtsreaktion (Phosphorylierung von Kreatin) bei 37 °C und Glutathionzusatz zum Teil Werte von über 1000 I. E. gemessen.

Von 23 sicheren Genträgerinnen wiesen elf eine pathologische Glutathionaktivierte CPK auf. Berücksichtigt man alle ohne Glutathionzusatz gemessene Höchstwerte, so fanden sich bei 12 von 16 sicheren Konduktorinnen erhöhte Werte. Auch bei den Konduktorinnen wurden die höchsten CPK-Aktivitäten bei jugendlichen Individuen gefunden.

Hierfür bieten sich vor allem zwei Erklärungsmöglichkeiten an:

1. Es ist anzunehmen, daß bei den Konduktorinnen im Laufe des Lebens diejenigen Muskelfasern zugrunde gehen, in denen die Kerne überwiegen, die das Muskeldystrophie-Gen besitzen.

2. Wahrscheinlich ist aber auch die meist stärkere körperliche Aktivität jugendlicher Individuen für die bei ihnen gemessenen höheren Werte von Bedeutung.

R. Pape: Es sei mir zunächst eine Bemerkung zum Bild der Ophthalmoplegia externa progressiva von GRAEFE erlaubt, das ophthalmologischerseits wegen klinischer und genetischer Besonderheiten häufig noch abgegrenzt wird. — In Handbüchern und Monographien wurde wiederholt die Kombination einer O.e.p. mit einer Retinitis pigmentosa beschrieben, so von KLEIN und FRANCESCHETTI, FRANCOIS u. a. Diese Hinweise, die sich auf Veröffentlichungen von BARNHARD und SCHOLZ, CHAMLIN und BILLET, WALSH, ALFANO und BERGER, sowie ERDBRINK stützen, sind in dieser Form sicher nicht zutreffend. Bei den bisher beschriebenen zwölf Fällen handelt es sich um atypische Pigmentauflockerungen, Pigmentverschiebungen und Pigmentansammlungen bei allgemeiner gelblicher Fundusfärbung, die sich bereits morphologisch vom Bild der Retinitis pigmentosa unterscheiden. Die typische Blässe der Papille und enge Gefäßlumina wurden zwar andeutungsweise beschrieben, allen Fällen fehlt aber die für die Retinitis pigmentosa typische Aderhautsklerose, wie auch die typischen Gesichtsfeldeinschränkungen und die Nachtblindheit. Allein der von ERDBRINK mitgeteilte Fall könnte zum inversen Typ einer tapetoretinalen Degeneration passen, doch fehlt hier die Ableitung eines Elektroretinogramms, das allein eine ausreichende Klärung hätte bringen können.

Aus unserer Klinik hat Lux 1959 einen Fall von O.e.p. mit Pigmentierungsanomalien am Fundus beschrieben, die denen der erstgenannten Autoren entsprechen. In schwächerer Form konnten wir sie bei einem weiteren Patienten beobachten. — Wir fanden eine allgemeine Gelbfärbung des Fundus mit Auflockerung, sowie fleckig bis streifiger Zusammenschiebung des nur spärlich vorhandenen Netzhaut- und Aderhautpigments. Auch in unseren Fällen waren Gesichtsfeld, Dunkeladaptation und Sehschärfe normal. Die Augen waren emmetrop. Wir möchten daher nur von einer typischen, aber unspezifischen Pigmentierungsanomalie sprechen, die auch von dieser Seite das Krankheitsbild der O.e.p. mehr als periphere, mesenchymale Mißbildung kennzeichnet.

Aus der Heidelberger Gegend hat Hallen vor mehreren Jahren den Stammbaum zweier Sippen mit einer dominant vererbten, okulären progressiven Muskeldystrophie mit später Manifestation mitgeteilt. Wir können heute einen weiteren Stammbaum aus unserer Gegend mit einer okulären Muskeldystrophie zeigen. Bei den bisher ermittelten acht Merkmalsträgern aus drei Generationen, von denen nur noch drei Merkmalsträger der dritten Generation im höheren Alter leben, zeigt sich wieder der eindeutig dominant autosomale Erbgang mit Auftreten des Merkmals im sechsten Lebensdezennium. Familiäre Bindungen zu den von Hallen mitgeteilten Sippen bestehen nicht, doch stammen die Merkmalsträger aus einer französischen Hugenottenfamilie, die im 17. Jahrhundert nach Baden zugewandert ist, so daß weitere Forschungen vielleicht einmal Verbindungen zur Barbeauschen Sippe zeigen. Die noch lebenden drei Merkmalsträger zeigen nur eine Schwäche des M. levator palpebrae, in den übrigen Fällen erfolgte die Diagnose auf Grund von Familienbildern, wobei in einem Fall nach den Berichten der Kinder zweifelsohne eine oculopharyngeale Form vorgelegen hat.

Zur Behandlung der Ptosis, die funktionell hindert und eine Reklination des Kopfes erforderlich macht, hat sich uns die Operation mit einer Levatorvorlagerung nach Blaskovics in der Modifikation nach Sourdille gut bewährt. Die anzutreffende Pseudohypertrophie des Levator darf einen jedoch nicht verleiten, eine zu geringe Resektion des Muskels vorzunehmen. Nach unseren Erfahrungen muß die Verkürzung etwa doppelt so stark sein wie der gewünschte lidhebende Effekt. Eine Patientin können wir jetzt sieben Jahre nach dem Eingriff beobachten. Die Patientin hat auch subjektiv für die Dauer den Erfolg gefunden, der ihr durch das Tragen einer Ptosisbrille versagt blieb.

H. Bammer: Gemeinsam mit Herrn Zopff haben wir bei 17 Patienten mit progressiver Muskeldystrophie, darunter drei infantile Beckengürtelformen, den Kreatinquotient im Harn, die Kreatintoleranz nach Kreatinbelastung und die Serumfermente Kreatinphosphokinase (CPK), Aldolase (ALD), Glutamat-Oxalacetat-Transaminase (GOT) und Glutamat-Pyruvat-Transaminase (GPT) untersucht. Die Patienten waren 4 Tage kreatinfrei ernährt worden und hielten 2 Tage vor und während der Untersuchungen Bettruhe ein. Die Blutentnahmen erfolgten bei jedem Patienten nüchtern zur gleichen Uhrzeit.

Aus diesen Untersuchungen dürfen wir folgende Ergebnisse hervorheben:

1. *Diapositiv*: Die Patienten sind nach dem Schweregrad der Erkrankung in drei Gruppen eingeteilt: links die Gruppe derjenigen, die nur leicht behindert sind und

sich ohne Hilfe bewegen können. In der Mitte die Gruppe der Patienten, die zur Fortbewegung Hilfe benötigen und rechts die bettlägerigen Patienten. Auch innerhalb der Gruppen sind die Patienten von links nach rechts in dem Maße der Behinde-

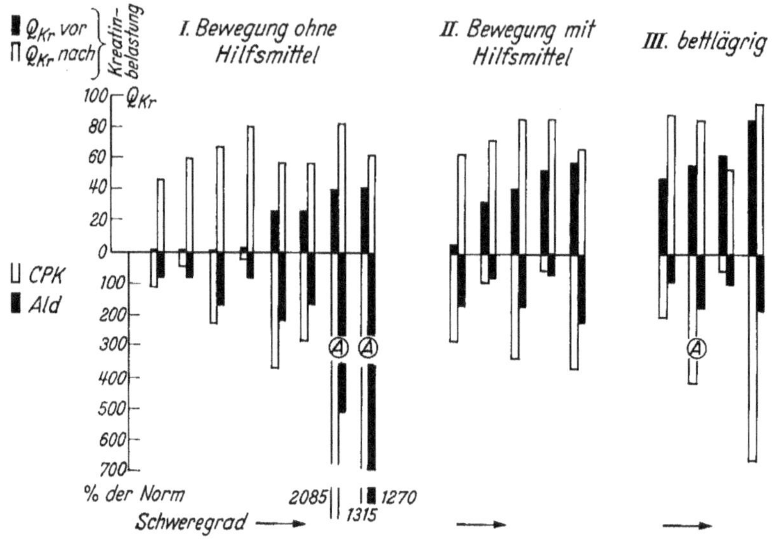

Dia 1

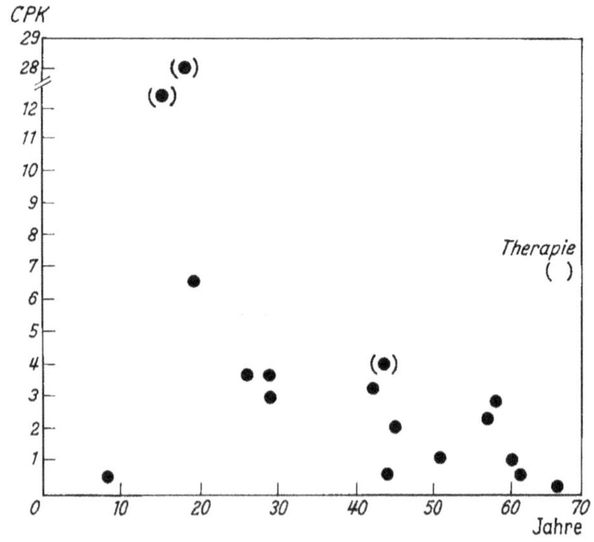

Dia 2

rung geordnet. Die Säulen nach oben geben den Kreatinquotienten (Kreatin × 100/ Gesamtkreatinin = Q_{kr}), die Säulen nach unten die Serumfermente CPK (leer) und ALD (schwarz) an. Der Kreatinquotient vor Kreatinbelastung (schwarz) ist umso höher, je schwerer die Erkrankung ist. Nach Kreatinbelastung dagegen (leere Säulen nach oben) ist der Q_{kr} selbst bei den leichtesten Fällen pathologisch erhöht, ohne erheblich vom klinischen Schweregrad abzuhängen.

CPK und ALD sind nicht in allen Fällen erhöht und sind nicht so eindeutig vom Erkrankungsausmaß abhängig wie der Q_{kr}. Erhöhte Titer finden sich bei den leichtesten und schwersten Formen. Die Werte sind hier in Prozent der Norm ausgedrückt.

Die mit A bezeichneten Serumfermente stammen von Patienten, die bis zu 4 Wochen vor der Untersuchung längere Zeit 1-Methyl-Androstenolon erhalten hatten. Bei diesen Fällen waren nicht nur CPK und ALD exzessiv erhöht, sondern auch SGOT und SGPT. In allen anderen Fällen hatten wir normale bis nur leicht erhöhte Transaminasetiter gefunden.

Diapositiv 2: Hier sind die CPK-Titer gegen das *Lebensalter* der Patienten aufgetragen. Die CPK-Werte scheinen mit zunehmendem Lebensalter abzusinken. Die nach oben abweichenden Werte in Klammern sind die Fälle nach Androstenolonbehandlung. ALD und Transaminasen zeigten keine entsprechende Beziehung zum Alter.

Die Beziehungen zur *Krankheitsdauer* waren auch bei der CPK weniger ausgeprägt als zum Lebensalter.

Zusammenfassend ergibt sich daraus für die *klinische Diagnostik*:

1. Der Kreatinquotient ist ein zuverlässiger Indikator für den Schweregrad der Muskelerkrankung.

2. Der Kreatinquotient nach Kreatinbelastung ist in jedem Lebensalter und auch bei leichten Fällen regelmäßig, die CPK bei den meisten jüngeren Patienten erhöht. Weniger regelmäßig ist die ALD und nur selten sind die SGPT und SGOT vermehrt.

3. Bei sehr hohen CPK- und ALD-Titern muß man die vorangegangene Behandlung bedenken; gleichzeitig stark erhöhte SGOT und SGPT sprechen für Androstenolonbehandlung.

S. Kowalewski: Wir haben bei fünf möglichen Konduktorinnen der progressiven Muskeldystrophie neben Serumenzymuntersuchungen auch Muskelbiopsien aus dem m. quadriceps durchgeführt.

Es handelt sich um die Mutter eines Duchenne-Patienten und vier Schwestern von Duchenne-Patienten. Drei der möglichen Konduktorinnen hatten bei wiederholten Messungen eine sicher erhöhte CPK, zwei hatten eine normale CPK.

Am Biopsiematerial wurden lichtmikroskopische und elektronenmikroskopische Untersuchungen durchgeführt und außerdem die LDH-Isoenzyme in der Agarelektrophorese getrennt. Wir verdanken die lichtmikroskopischen Untersuchungen Herrn Prof. Mumenthaler, die elektronenmikroskopischen Fr. Dozent Mölbert. Nur bei der einen Konduktorin mit erhöhter CPK wurden fragliche lichtmikroskopische Veränderungen gefunden. Es fiel hier lediglich eine Zunahme des Fettgewebes auf.

Besonders erwähnenswert ist eine Halbschwester eines Duchenne-Patienten. Bei insgesamt viermaliger Untersuchung hatte Sie stets eine deutlich erhöhte CPK, auch die ALD und die Transaminasen waren bei ihr leicht erhöht. Weder lichtmikroskopisch noch elektronenmikroskopisch waren pathologische Veränderungen nachweisbar. Wir haben den Eindruck, daß bei dieser möglichen Konduktorin jetzt schon klinische Mikrosymptome bestehen. Das jetzt 14jährige Mädchen vermag z. B. nicht mit einem Bein Treppenstufen hinaufzuspringen.

Auf Grund dieser Untersuchungen müssen wir zu dem Schluß kommen, daß die Serum-CPK ein empfindlicherer und einfacherer Indikator zum Nachweis der Heterozygotie ist als histologische Untersuchungen.

Wir haben die Konduktorinnen des Duchennetyp wie folgt klassifiziert:

1. sichere,
2. wahrscheinliche,
3. mögliche Konduktorinnen.

Als *sichere* Konduktorinnen wurden nur Mütter von Kranken mit mindestens einem weiteren Kranken in der weiblichen Linie angesehen.

Zu den *wahrscheinlichen* Konduktorinnen ordneten wir Mütter mit mehr als einem kranken Sohn oder mindestens einer Tochter mit deutlich erhöhter CPK.

Als *mögliche* Konduktorinnen gelten Mütter mit nur einem kranken Sohn ohne familiäre Belastung, sowie die Schwestern von Duchenne-Patienten.

F. Erbslöh: Wir untersuchten eine 33jährige Frau, die abweichend vom facioscapulo-humeralen Typ der progressiven Muskeldystrophie mehr diffuse, auch die Sternocleido-mastoidei, Trapezii und Deltoidei miteinschließende myogene Paresen und Atrophien aufweist. Auch ist die Atemmuskulatur erheblich mitbetroffen. Zwei Schwestern starben nach 8jährigem progredientem Krankheitsverlauf 25- bzw. 33-jährig an den Folgen einer myogenen Ateminsuffizienz. Rücken-, Bauch- und Beckenmuskulatur sind nicht frei von der Muskelschwäche, zeigen aber keine groben Atrophien. Bei der Elektromyographie finden sich die Zeichen einer generalisierten Myopathie, bei der Muskelbiopsie (Pectoralis) fällt eine granuläre und vakuoläre Degeneration mit segmentalen Muskelfasernekrosen und beginnendem fibrösem Umbau des Muskelgewebes auf. Besonders auffällig sind acidophile zytoplasmatische Einschlüsse, die bereits in frühen Phasen der offenbar endogen-metabolisch bedingten Muskelfaserdegeneration auftreten und auch nach der Auflösung der kontraktilen Substanz im Nekrosebereich liegenbleiben. Die Veränderungen sind von den nekrotisierenden Myopathien auf myositischer Grundlage trotz gewisser Ähnlichkeiten sicher abzugrenzen. Photographien der Patientin und Präparate der ersten Muskelbiopsie werden demonstriert, einmal um Hinweise über ähnliche Beobachtungen von familiärer Myopathie aus dem Auditorium zu erhalten und zum anderen, um auf die Notwendigkeit einer Differentialdiagnose myopathischer Krankheitsbilder vom Schultergürteltyp auch im Erwachsenenalter hinzuweisen.

Zum Referat von Frau Prof. Hausmanowa: Die bioptisch-histologische Unterscheidung von chronischer Polymyositis bzw. postpolymyositischen Zustandsbildern einerseits und progressiver Muskeldystrophie andererseits kann sehr viel schwieriger sein als die klinische Unterscheidung der beiden Krankheitsbilder, von denen die Muskeldystrophie ja immer ein bestimmtes Verteilungsmuster der betroffenen und der weitgehend verschonten Muskeln erkennen läßt, das von der Polymyositis doch nur selten so weitgehend imitiert wird, daß man nicht aus dem Manifestationstyp und dem klinischen Verlauf differentialdiagnostische Schlüsse ziehen könnte. Auf der anderen Seite hilft uns auch hier bioptisch-histologisch die Planimetrie sorgfältig hergestellter Muskelfaserquerschnitte. Sie ergibt bei chronischen postpolymyositischen Zuständen eine so gleichmäßig starke Anpassungshypertrophie der erhalten gebliebenen Muskelfasern, wie sie bei der progressiven Muskeldystrophie in dieser Form nicht möglich ist. Wichtig ist auch, daß der Kliniker bei der Muskelbiopsie persönlich zugegen war und sich den Muskel makroskopisch angesehen hat, bevor er die Biopsie beurteilt. Die chronische Polymyositis und postmyositische Vernarbung des Muskels zeigen im Gegensatz zur Muskeldystrophie mit ihrem fisch-fleischförmigen Aussehen häufig einen Aspekt der freigelegten Muskulatur, der an durchwachsenen Speck erinnert, wobei die roten fleischigen Bereiche der erhalten gebliebenen und die weiß durchwachsenen Bereiche der postmyositischen Vernarbung entsprechen.

Organization and Background of Muscular Dystrophy Associations of America

A. T. Milhorat, New York

The studies of Wilhelm Erb are rightfully considered outstanding contributions to our knowledge of muscular dystrophy. Indeed, it is probable that these observations were about as complete as the methods then available to medical investigators would allow, and that significant additions to our knowledge of this disease had to await the development of new techniques and new concepts in many areas of biology: enzymology, electronmicroscopy, and genetics, to mention a few. The application of this newer knowledge to the problem of muscular dystrophy has achieved results, which even now in this initial stage, give much promise for the future elucidation of the processes in muscular dystrophy and related disorders. But it is not always easy to bring together the interests of the clinic and the achievements of the laboratory. The physician, burdened with the care of the patient often is unaware of the widening and deepening of scientific knowledge, and the worker in the basic sciences may not know about muscular dystrophy as a challenge to his finest scientific endeavor, and as a tragic burden borne by children and adults, who now are without effective treatment, and ask for at least an appropriate effort in their behalf.

In the setting of these considerations, Muscular Dystrophy Associations of America was founded. I have been asked to review the history of MDAA — the genesis, objectives, activities, and accomplishments. However, I must point out that many of these experiences cannot be applied directly to other countries. There may be significant differences between nations, and, indeed, even between different times in the same nation. The success of an agency, such as MDAA, designed to further the cause of the patient and enlist the assistance of the physician and medical investigator, will require an appreciation of the social and economic structures of the community, a knowledge of the attitude of people toward problems of their health, and a recognition of what the patients and their parents expect, not only from their medical profession and government, but from themselves in order to achieve relief from the burden of disease. In the case of muscular dystrophy, acceptable relief means effective treatment, and perhaps too, effective prevention. Yet, despite the differences between peoples, and between their philosophical and economic environments, two things remain universal — the serious nature of the disease, and man's innate willingness to help his less fortunate fellowman if only he is informed and given appropriate opportunity to lend his assistance.

Let us examine the situation during the few years preceding the organization of MDAA in 1951. Excellent clinical, pathological, and metabolic observations had been made by a host of workers since the contributions of Wilhelm Erb whose birthday we are met to observe in this symposium. However, research in muscular dystrophy and related disorders was relatively limited. The National Institutes of Health, of the Department of Health, Education and Welfare of the United States had not yet given source to its fertilizing streams of support to medical research, and the procurement of funds to support investigators in neuromuscular disease was limited except in a few areas such as poliomyelitis. As far as the patients themselves were concerned, muscular dystrophy created burdens that went far beyond the motility disturbance and the threat to life.

Parents often considered the disease a social stigma, and sought to conceal its occurrence in their children. The public schools denied the patients the benefits of schooling, on the basis that the unfavorable prognosis did not justify the expense and effort of educating the patients, and for the same reason these children were given fewer benefits in hospital care. Many physicians were not familiar with the disorder and often made wrong diagnoses and gave wrong guidance.

In 1947, Mr. PHILIP ARMOUR, of Chicago, because of personal reasons, undertook to support my laboratory in the New York Hospital, where the muscular diseases continued to be the source of interest I had found them to be during my period of Fellowship in the laboratory of Professor KARL THOMAS in Leipzig. The generosity of Mr. ARMOUR enabled us to increase our facilities, and to introduce productive workers to an area of research they otherwise would not have entered. Investigations of basic nature were initiated. Observations on patients included tests with a number of compounds and procedures for possible therapeutic value. The effect on our large group of patients was considerable. The patients were heartened by the therapeutic trials. They recognized the experimental nature of the tests, and that no promise of success was implied, but the opportunity of cooperating in this effort dispelled some of the despair that attends inactivity and the state of being alone in a distressing situation. The parents met often with one another. They discussed their mutual problems, shared their knowledge of how best to care for their children during the progressive course of disability, and found a solace they had not previously experienced. Therapeutic trials were thus a symbiotic relationship, that gave opportunity to the investigator, and some comfort to the patient and his family.

When he had started his support, Mr. ARMOUR had stated that it could be given for a period of three years, after which other commitments would make it necessary to end his contributions to research in muscular dystrophy. The approaching date of termination of the grant deeply disturbed many patients and parents who now were anxious that research should not be shrunken. The donor also was disturbed, and offered to continue his assistance until some other source of support could be found. The patients and parents were determined to find or create such a source. Social events were arranged to obtain funds, but these were relatively limited. Many of the parents and patients contributed what they could voluntarily, but these funds also were limited. They decided to form an organization for fund raising and with the cooperation of the system of public schools in the City of New York, were able to invite large numbers of mothers, fathers, and patients to a meeting to organize an association. When I saw this determination and realized the need for administrative assistance, business acumen and experience, I suggested that Mr. PAUL COHEN, who is himself a patient, be invited to the meeting and that he be asked to contribute his unique qualifications to an important position in the new organization.

In 1951, Muscular Dystrophy Association of America was organized with Mr. COHEN as president. Immediately after the election of a Board of Directors and officers, a Medical Advisory Board of outstanding physicians and medical scientists interested in muscular dystrophy was appointed. The direction of the organization lies in the Board of 50 Directors, who are from all parts of the United States. During the periods of birth and early development of MDAA, the New York Hospital-Cornell Medical Center assisted magnificently and effectively in many ways.

Although the organization had sprung from the desire to support my program of research at the New York Hospital, I urged that as soon as it was possible to do so, funds should be granted also to laboratories and medical centers elsewhere without regard to geographical location. Concomitant with this program of research grants, was the MDAA program for patient service with provisions for financial support to clinics for diagnosis, management, and appliances such as wheel chairs, lifts, and respirators. It was agreed that whatever service was given to one patient should be made available to all patients. On the other hand, research would be supported wherever the prospects of getting results were best. The criteria for favorable consideration of grant application were the following: the applicant should be either a person of accomplishment, or a younger person of promise; the laboratory where the proposed work would be done should have good facilities and organization, and that, other considerations being equal, recognized universities and research institutes would be favored. Moreover, much of the funds available for research would be granted to support investigations of basic nature. Priority would be given to formulated studies that might significantly add to our knowledge of etiology or management of the disease, but applications of unusual, yet sound, content would be welcomed. In order to prevent a freezing of funds through long commitments, research grants would be for a period of one year with the understanding that applications for renewal would be given priority. The result has been that a large number of grantees have received grants each year for as many as 12 years, and no grantee has had his support terminated without at least a year's notice.

Patient service is given through clinics supported by MDAA, of which there now are about 65, and directly by chapters of the Association, of which there are over 350 in all states of the United States. The chapters are not autonomous entities, but are integral parts of the national organization. All funds raised by the chapters are sent to national headquarters, and a portion, usually 25 per cent, is returned to the chapters for their patient service program and other local activities. The chapters cannot make grants for research. When MDAA was first founded, the chapters were given a great degree of autonomy, but this led to many difficulties. In 1953 a more centralized structure was adopted, and this has worked very satisfactorily.

The muscular dystrophy clinics, generally associated with universities or large hospitals, are providing service in diagnosis, management and counseling. Drugs and chemicals are tested for possible therapeutic value, and on one occasion, ten of the clinics cooperated in testing a drug in over 360 patients for a year or more. In addition to direct support of research, MDAA has granted post-doctoral fellowships to encourage young investigators to enter the areas of muscular dystrophy and muscle physiology and chemistry. Summer scholarships to medical students have enabled young workers to gain experience in laboratories and clinics interested in muscular disorders.

The study of muscular dystrophy often is difficult in the patient himself. Myopathy in animals, although not identical with the disease in man, may give opportunity for studies not otherwise possible. A number of years ago when myopathy in an inbred strain of mice was discovered, MDAA acted quickly and decisively in evaluating the pathologic condition, and in offering support that made these animals available in a very short time to investigators throughout the world. Support along similar lines was given for the production of chickens with hereditary myopathy. Both animal species are contributing significantly to our knowledge of myopathy in general.

Our Medical Advisory Board enjoys the fullest confidence of the Executive Committee of the Board of Directors. I am happy to be able to state that, in all instances, the recommendations of the Medical Advisory Board have been accepted by the Executive Committee.

The procurement of funds, unless this be from a few large sources, requires an awareness of the problem by the public, which in turn, requires use of the various media of communication — newspapers, magazines, and television. This cooperation is not always easy to obtain, and the assistance of well-known and well-liked personalities can be very useful. The willingness of the President of the United States to be photographed with a dystrophic child goes far to create this kind of communication, and to give the patient and parent some sense of association with a prominent public figure. MDAA has prepared and distributed many booklets of interest and information to parents, teachers and physicians on the manifestations of the disease, and on the management of the patient in his daily living. Motion pictures for physicians and other professional workers, nurses, physical therapists, and social workers are made available.

The preparation of a film for physicians and medical students is being largely paid for by a grant to MDAA from a branch of the National Public Health Service. These activities in public and professional education have contributed to a better appreciation of the disease and of the patient himself. Some of these benefits include increased services by state and city Departments of Hospitals, and increased facilities by state and city Departments of Education.

Most of MDAA's funds come from small individual contributions, although there have also been some fairly large bequests. Many thousands of persons yearly volunteer to assist in the annual March for Muscular Dystrophy. We have been favored with the unselfish and untiring cooperation of certain organizations — The Tall Cedars of Lebanon, the International Association of Fire Fighters and the National Association of Letter Carriers. However, with changing economic and other conditions, methods of obtaining funds may need to be changed from time to time. In this, the high intelligence and great energy of Mr. PAUL COHEN have been of unparalleled importance. During the 14 years following its establishment in 1951, MDAA has obtained over 60 million dollars. Of this, over 20 million dollars have been distributed for research and a somewhat larger sum for patient service. To support its 100 projects throughout the world about one million dollars annually is required. In 1959, MDAA completed construction of the Institute for Muscle Disease where long term research can be carried out. Although most of its needs are met by MDAA, increasing amounts of support are being obtained from other sources.

To create an instrument such as MDAA, dedicated to the increase in knowledge of a serious disease, to the training of research personnel, and to the extension of biological knowledge in general, may not be easy, yet the rewards to the patient and to science may be considerable. The influence of MDAA on research in muscle disease extends far beyond the limits of its own support, and has affected the attitude of many in the general public, the medical profession, and of persons in government responsible for appropriations of funds for research.

Other organizations of a similar nature have been formed in Canada, the United Kingdom, France, Belgium, Italy, Japan, Australia, New Zealand, and recently in Germany. In most of these organization, as in MDAA, the original impetus was given by parents and patients, guided by the objectivity of lay persons of ability, and by physicians with compassion and interest.

The organizations differ in size and in their capabilities for procuring funds for research and patient service, but all have a common purpose — the welfare of the patient with muscular dystrophy, the enlargement of biological knowledge in general, and, in particular, the solution of the tragic enigma, muscular dystrophy.

These are the aspirations of MDAA and these, I believe, will be achieved.

MDAA emphasizes the importance of research, but it is recognized that while effective treatment is not available, much can be done for the patient in his management, in his schooling, and in the care of his many needs as they arise and become more burdensome. Much can be done also to lighten the emotional burden of the parents. We must ever be mindful that our function as physicians is to cure where we can; if we cannot cure let us treat if we can and, if we cannot treat, let us comfort. But let us not weary in well-doing, and let us not be satisfied with less than the total management of the disease. In this determination MDAA joins all of you.

Myotonie

Einführung

H. Bauer

In diesem Kreise von Fachexperten einen einführenden Vortrag über die Myotonie zu halten, erscheint mir nicht angebracht. Erlauben Sie mir nur eine kurze Diskussion eines Problems, welches in der Myotonieforschung seit einem halben Jahrhundert aktuell geblieben ist: der Frage nach einer gemeinsamen Grundstörung der verschiedenen Formen der Myotonie und ihrer Biochemie.

Die Existenz von Mischfällen, ein Übergang zunächst reiner Myotonie in dystrophische Formen, und das familiäre Alternieren der verschiedenen Bilder veranlaßte eine Reihe von Autoren zu der Annahme einer einheitlichen Genese dieser Erkrankungen (Boeters, Maas und Paterson, Caughey, Hudson u. a.).

Mehr noch: Es wird die Frage einer Verwandtschaft zwischen bestimmten Myotonieformen und den periodischen Paralysen, die sich jetzt schon in einer Vielfalt von Bildern mit unterschiedlichem Verhalten hinsichtlich der Blutkaliumkonzentration präsentieren, aufgeworfen. So stellte Shy 1961 eine Identität von Paramyotonie und Adynamia episodica hereditaria zur Diskussion, Gamstorp bezeichnete die klassische Myotonia congenita Thomsen und die Adynamia episodica hereditaria als die zwei Enden einer Kette.

Mit einer Reihe anderer Forscher hat P. E. Becker andererseits auf Grund seiner umfangreichen klinischen und genetischen Studien entschieden den Standpunkt einer strengen Trennung der genannten Krankheitsbilder eingenommen. Er stellte fest, daß es mindestens sieben verschiedene, genetisch selbständige Typen von Myotonie gibt. Auf Grund der Untersuchung von 100 Fällen hält de Jong Myotonie und dystrophische Myotonie für grundsätzlich verschieden, Magee lehnt eine Verwandtschaft der Paramyotonie mit anderen Myotonieformen ab.

Damit habe ich nur einen Teil der Autoren genannt, die an dieser Streitfrage über die Genese der Myotonien mit wertvollen kasuistischen Studien teilgenommen haben. Man muß noch die Kontroverse über die Existenz der Myotonia acquisita, die von Talma erstmalig angenommen wurde, und die myotonieartigen Syndrome durch experimentelle Vergiftungen nennen: Hier ist besonders das 2,4-Dichlorphenoxyacetat zu nennen, welches von Herrn Kuhn und seinem Arbeitskreis studiert wird, und aus neuester Zeit das 20,25 Diazacholestenol (Mart, Winer, Anderson u.a.).

Viele Abhandlungen über strittige Fragen der Myopathien schließen mit dem Hinweis, daß eine endgültige Klärung biochemischen Untersuchungen vorbehalten bleiben muß. Wie steht es hier mit den Myotonien? Ich nenne nur einige Befunde:

Kreatin im Harn und Kreatintoleranzteste bieten keine verwertbaren Ergebnisse.

Die Untersuchungen von Substraten und Enzymen der Glykolyse und des oxydativen Stoffwechsels haben keine Beweise im Sinne einer bestimmten Störung geliefert. Auch die von Herrn Kuhn in seiner schönen Monographie über die dystrophische Myotonie postulierte Störung der Phosphorylierung läßt sich noch nicht durch biochemische Befunde untermauern. Die meisten bisher publizierten quantitativ-enzymatischen Befunde im Serum oder in bioptischem Material zielen auf die Ermittlung absoluter Aktivitätswerte. Es ist aber nicht schwer einzusehen, daß bioptisches Material, mit einem wechselnden Anteil von Bindegewebe oder Fett, zu sehr unterschiedlichen Aktivitätswerten führen muß, die hinsichtlich der Muskulatur selbst nur schwachen Aussagewert besitzen. Exakteren Aufschluß verspricht die Erfassung proportionskonstanter Gruppen, wie sie von Bücher und seinem Arbeitskreis für verschiedene Organe und Muskelarten ermittelt worden sind. Derartige Untersuchungen an bioptischem Material von Myotonikern stehen noch aus.

Im Blutserum von Patienten mit dystrophischer Myotonie sind Verminderungen der γ-Globuline des Serums gefunden worden. Die γ-Globulinminderung ist auf Grund von Untersuchungen mit ^{131}J-markiertem γ-Globulin als Folge eines erhöhten Umsatzes dieser Fraktion gedeutet worden. Für eine Paraproteinose oder einen besonderen immunologischen Mechanismus besteht bisher kein Anhalt.

Bezüglich der immunochemischen Techniken im Muskelgewebe müssen wir uns darüber klar sein, daß noch viel Grundlagenarbeit zu leisten ist, bevor erfolgreiche Aussagen am pathologischen Substrat zu erwarten sind. Die bisherigen immunochemischen Untersuchungen, auch die histochemischen, können uns bestenfalls Hinweise auf eine Permeabilitätsstörung geben. Das Problem liegt zunächst noch in der Gewinnung definierter Muskelproteine für spezifische Antiseren. Für Myosin, Tropomyosin A und Tropomyosin konnten Horvath u. Mitarb. solche Antiseren herstellen. Der Nachweis muskelspezifischer Proteine aus dem sarkoplasmatischen Raum — compartment — ist hingegen bisher noch nicht geglückt. Unsere Arbeitsgruppe konnte in wäßrig extrahiertem Muskelprotein eine Globulinfraktion ermitteln, die in der Immuno-Elektrophorese etwas kathodisch vom Transferrin wandert, mit Transferrin, γ-1 A-Globulin oder anderen γ-Globulinkomponenten sicher nicht identisch ist und die im Serum nicht vorkommt. In weiteren Versuchen konnten wir aber ein gleiches Parenchymeiweiß auch in wäßrig extrahiertem Hirnprotein und in anderen Organen nachweisen. Ich erwähne diesen Befund, weil er ein kennzeichnendes Beispiel dafür ist, daß die Immunochemie der Muskulatur noch in den Anfängen steht, und daß negative Befunde nicht im Sinne eines Ausschlußbeweises bewertet werden dürfen.

Soweit ich es übersehe, ist die Situation hinsichtlich der ätiopathogenetischen und biochemischen Kenntnisse über die Myotonien, mit der unsere heutige Sitzung konfrontiert ist, die folgende: Alte Probleme der kausalen Zuordnung sind wie zu Wilhelm Erbs Zeiten noch mit uns. In der Biochemie, korreliert mit neurophysiologischen und morphologischen Techniken, deuten sich vor allem durch die Enzymologie und die Immunochemie neue Möglichkeiten an, deren Anwendung auf das besondere Problem der Myotonien aber weitere Grundlagenforschung über die Muskulatur voraussetzt.

Mit dem Wunsch, daß die Vorträge des heutigen Tages weitere Fortschritte und größere Klarheit bringen mögen, übergebe ich nun das Wort an unseren ersten Vortragenden.

Histopathologie der myotonischen Erkrankungen

RAYMOND D. ADAMS und JEAN J. REBEIZ

Die Myotonie, die man als eine verlängerte mechanische oder elektrisch auslösbare Muskelkontraktion, oder als eine Verzögerung der Erschlaffung einer kräftigen willensmäßigen Muskelkontraktion definieren kann, umfaßt eine Gruppe von Muskelerkrankungen. Die Entdeckung dieses Befundes fällt mehr oder weniger mit der Erstbeschreibung der Thomsenschen Krankheit zusammen, bei der die Bewegungen vor allem durch die Myotonie beeinträchtigt werden. Es ist das Verdienst von WILHELM ERB, dem Ordinarius für Innere Medizin an der hiesigen berühmten Universität, daß er das Interesse an dieser Krankheit und an den Phänomenen der Myotonie wachgerufen hat, vor allem durch die Veröffentlichung seiner hervorragenden Monographie aus dem Jahre 1886. Bald danach, als Folge seiner Untersuchungen, erschienen zahlreiche Abhandlungen in der medizinischen Literatur, die Varianten der Myotonia congenita beschrieben, z. B. die Kälte-induzierte Form- die von EULENBURG als „Paramyotonie" bezeichnete, sowie die dystrophischen For, men, die mit krankhaften Befunden in anderen Organen einhergehen (Testes, Lenses usw.), welche ROSSOLIMO „Myotonia atrophica" und CURSCHMANN „Myotonia dystrophica" nannte.

Diese Hinweise mögen genügen, die Tatsache zu unterstreichen, wie angemessen es ist, auf einer Festveranstaltung zu Ehren des Lebenswerkes von WILHELM ERB eine Übersicht über ein Thema wie die Myotonie zu geben.

Verschiedene Anzeichen weisen darauf hin, daß das Phänomen der Myotonie, das sich elektrisch als verlängerte Salve von Aktionspotentialen unmittelbar nach einer kräftigen Kontraktion darstellt, in der Muskelfaser selbst seinen Ursprung hat: 1. Es kann eher durch Reize (mechanisch oder elektrisch) ausgelöst werden, die direkt an der Muskelfaser angreifen als durch Reize, die an der nervösen oder motorischen Endplatte angreifen. 2. Es bleibt nach Denervierung und Curarisierung bestehen, was HARVEY u. Mitarb. bei der myotonischen Ziege nachgewiesen haben. 3. Die Aktionspotentiale der Myotonie zeigen hinsichtlich Amplitude und Dauer ein Erregungsmuster das auf unabhängige Kontraktion einzelner Muskelfasern hindeutet. 4. Medikamente mit der stärksten unterdrückenden Wirkung haben ihren Angriffspunkt vor allem an den Membranen der Muskelfasern. Unter Berücksichtigung dieser Tatsachen muß man folgerichtig als biochemische und morphologische Grundlage der myotonischen Veranlagung und sämtlicher daraus resultierender dystrophischer Veränderungen die Muskelzellen untersuchen.

Die myotonischen Krankheiten

Die Myotonie umfaßt drei Krankheiten, die alle erblich sind, nämlich die Myotonia congenita (Thomsensche Krankheit), die Myotonia dystrophica (Steinertsche Krankheit) und die Paramyotonie (von Eulenburgsche Krankheit). Behauptungen, daß es eine erworbene oder nicht-congenitale Form der Myotonie (vgl. KRABBE) gäbe, konnten nicht überzeugen und werden heute von den meisten Autoren abgelehnt. Andere Variationen des myogenen Spasmus wie der Crampus, die echte Muskelkontraktion und der Tetanus, die unter Umständen mit der Myotonie verwechselt werden können, werden als Phänomene ganz anderer Art aufgefaßt.

Die Relationen der drei myotonischen Krankheiten untereinander sind Gegenstand einer langen Auseinandersetzung gewesen, in die wir uns hier nicht einlassen wollen. Solange es keinen stichhaltigen Einwand gegen das Konzept gibt, daß die Myotonie den Oberbegriff aller darstellt, als eine Krankheit, die für sich allein oder zusammen mit anderen physischen Veränderungen vorkommt, erscheinen diese Krankheiten (unter denen sie einen Teil darstellt) doch so verschieden, daß die Erfordernisse einer eingehenden wissenschaftlichen Untersuchung eine strenge Unterscheidung wünschenswert erscheinen lassen, bis entweder die chemische oder die morphologische Grundlage der Myotonie in gleicher Form bei allen nachgewiesen werden kann. Das ist der Standpunkt, den die Autoren dieses Referates vertreten.

Die Anzahl der sezierten Fälle mit Myotonia dystrophica und Myotonia congenita ist gering. Einige klinische Berichte schließen eine kurze Darstellung der Biopsiebefunde einzelner Muskeln ein; das hat jedoch bestenfalls ein recht ungenaues Bild der Histopathologie ergeben. Der alte Professor Gunnar Wohlfahrt, dessen Arbeit aus dem Jahre 1951 eine der hervorragendsten Beschreibungen der Pathologie darstellt, konnte in der gesamten medizinischen Literatur nur zwölf sezierte Fälle mit Myotonia dystrophica finden (er fügte einen eigenen Fall hinzu) und nur wenige sind seit dieser Zeit dazugekommen. Sektionen von Fällen mit Myotonia congenita gibt es nur zwei. Autopsien von Fällen mit Paramyotonie sind nicht mitgeteilt worden.

Unsere eigenen Beobachtungen stützen sich auf vier Sektionen von Fällen mit Myotonia dystrophica. Von Patienten mit Myotonia congenita und Paramyotonie haben wir nur Biopsiematerial, das jedoch kein vollständiges oder genaues Bild der Krankheiten wiedergibt. Aus diesem Grunde basieren unsere Anschauungen vorwiegend auf den Beobachtungen bei der myotonischen Dystrophie.

a) Myotonia dystrophica

Diese Krankheit unterscheidet sich von anderen Muskeldystrophien und Myopathien durch drei pathologische Kennzeichen: 1. die Topographie der atrophischen Lähmung der betroffenen Muskeln (so des Facialis, des Sternocleidomastoideus, des Unterarms und der Beine, wobei ein vorwiegend distales Ausfallsmuster entsteht); 2. die Beteiligung anderer Gewebe — Testes, Lenses, Herz und Haut-Anhangsgebilde; 3. das Vorkommen einer besonderen Art der Muskelfaserveränderung — der Ringbinden, der Sarkoplasmamassen und der Reihen proliferierter Muskelkerne. Außerdem zeigte etwa die Hälfte unserer Patienten eine geistige Retardierung, die auf eine numerische Verminderung und auf eine Migrationshemmung der corticalen Neurone zurückzuführen ist.

Die mikroskopischen Präparate von den ersten unserer vier sezierten Fälle zeigen, was wir als die bezeichnendste Veränderung in der quergestreiften Muskelfaser bei der myotonischen Dystrophie ansehen: die Sarkoplasmamassen und die myofibrilläre Desorganisation (vgl. Abb. 1, 3). Am deutlichsten sieht man die breiten peripheren Sarkoplasmazonen ohne die normale myofibrilläre Struktur nach PTAH-Färbung; nur noch andeutungsweise sind die Filamente in der homogenen acidophilen Grundsubstanz der Zellen zu erkennen. Die zentralen Myofibrillen bleiben im allgemeinen erhalten. Die Sarkoplasmamassen treten in einzelnen Fasern an die Stelle der Myofibrillen und können in anderen zentral auftreten. Diese breiten Massen filamentösen Sarkoplasmas, die immer zahlreiche Kerne enthalten, findet man in der Mehrzahl der Fasern auch bei einigen nur geringfügig betroffenen Muskeln. (Es bereitet keine

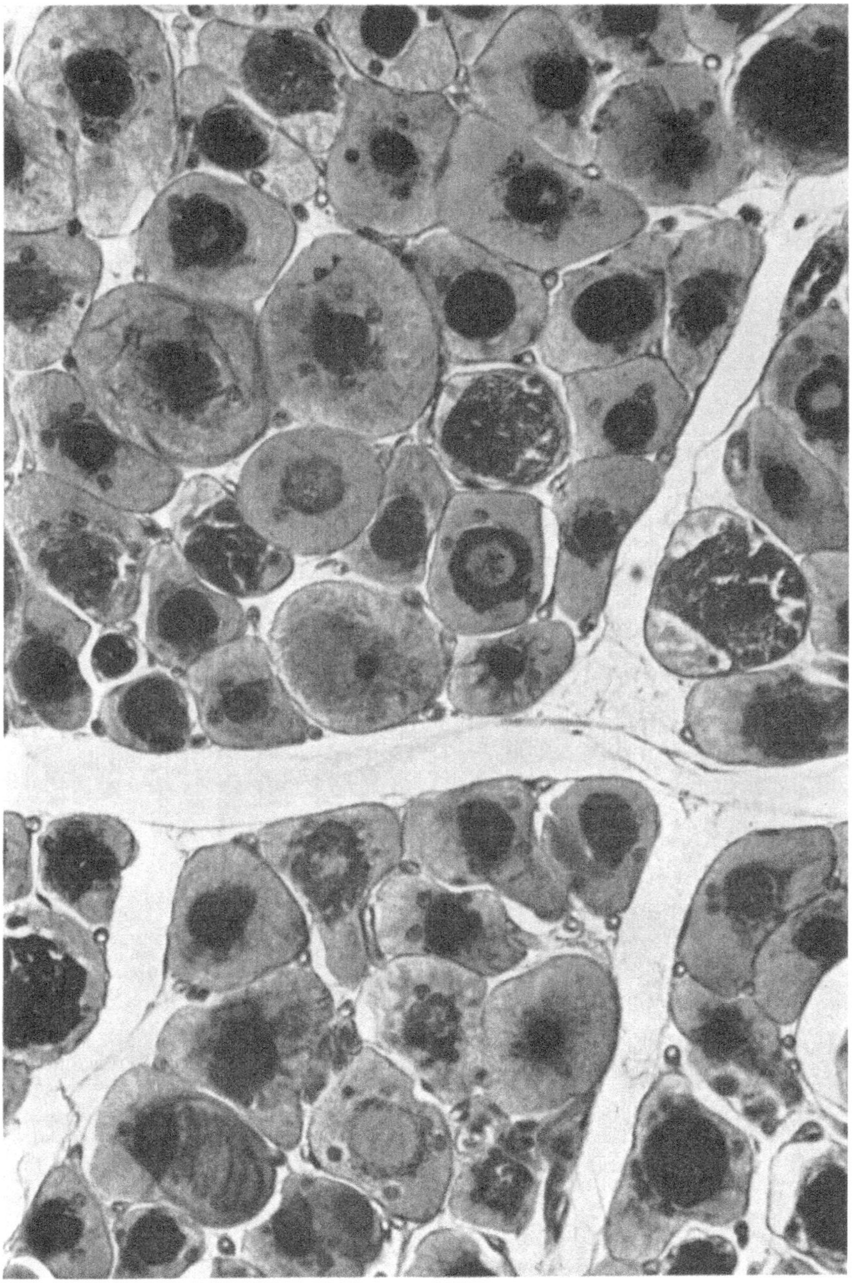

Abb. 1. Querschnitt aus dem M. tibialis anterior (PTAH-Färbung) zur Darstellung der Sarkoplasmamassen, der abortiven Ringbinden und der myofibrillären Desorganisation. Beachte die ungewöhnliche Größe der Muskelfasern (meistens $> 100\ \mu$) und die Variationen der Größe. 200 ×

Schwierigkeiten, sie von der granulären Degeneration oder von Artefakten usw. zu unterscheiden.) Sie erstrecken sich unregelmäßig über die gesamte Länge der Fasern und betreffen große und kleine, dunkle und helle Fasern in gleicher Weise. Die Anzahl der Fasern, die diese Veränderung aufweisen, reicht von 0,2% im Vastus lateralis bis zu 53% im Extensor digitorum longus. Sämtliche Grade der myofibrillären

Desintegration lassen sich nachweisen, von der normalen längsorientierten Muskelfaser bis zu den typischen Ringbinden und dem blaß-fibrillären Sarkoplasma. Die Ringbinden sind dünn, nicht sehr zahlreich (weniger als 6% der Fasern im Extensor digitorum longus, 0,2% im Peroneus longus und 0,6% im Tibialis anterior zeigen die Ringbinden) und ungleich strukturiert; die meisten liegen im Innern der Fasern, oft, indem sie die restlichen Myofibrillen zirkulär umschließen (vgl. Abb. 4, 7). Jede

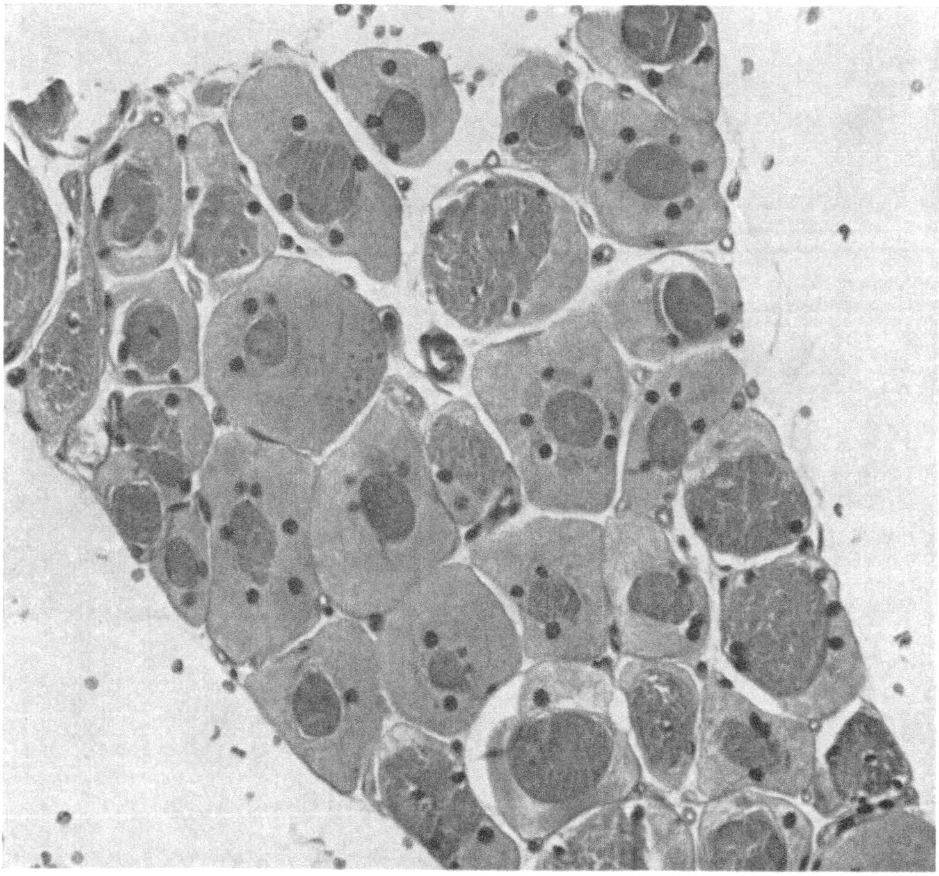

Abb. 2. Querschnitt des M. tibialis anterior im HE-Präparat. Jede Faser zeigt periphere Sarkoplasmamassen mit einem zentralen Bündel von Myofibrillen und zentralständigen Kernen. Die Kerne sind an Zahl vermehrt. Die größeren Fasern sind breiter als 150 μ. Eine Anzahl kleiner cytoplasmatischer Einschlußkörperchen, die als eosinophile Punkte erscheinen, sind in der Faser unmittelbar oberhalb des Abbildungszentrums sichtbar. 200 ×

Faser, welche die Ringbinden aufweist, zeigt eine Zentralverlagerung der Kerne und Sarkoplasmamassen. Längsreihen von Muskelkernen (gelegentlich mehr als 100 Kerne) kommen in 21 bis 80% der zentralen Fasern vor. Kernhaufen können sich auch in großen Fasern bilden. Nicht alle zeigen eine Längsorientierung; einige liegen in anderen Ebenen, und dort, wo die Myofibrillen zerstört sind, können sie parallel zu ihnen verlaufen. Die Kerne in den großen Fasern sind um das Vier- bis Zehnfache gegenüber dem Normalen vermehrt; diese Vermehrung ist eine absolute, entsprechend unseren Zählungen in normalen und myotonischen Muskeln. Sofern die Kerne

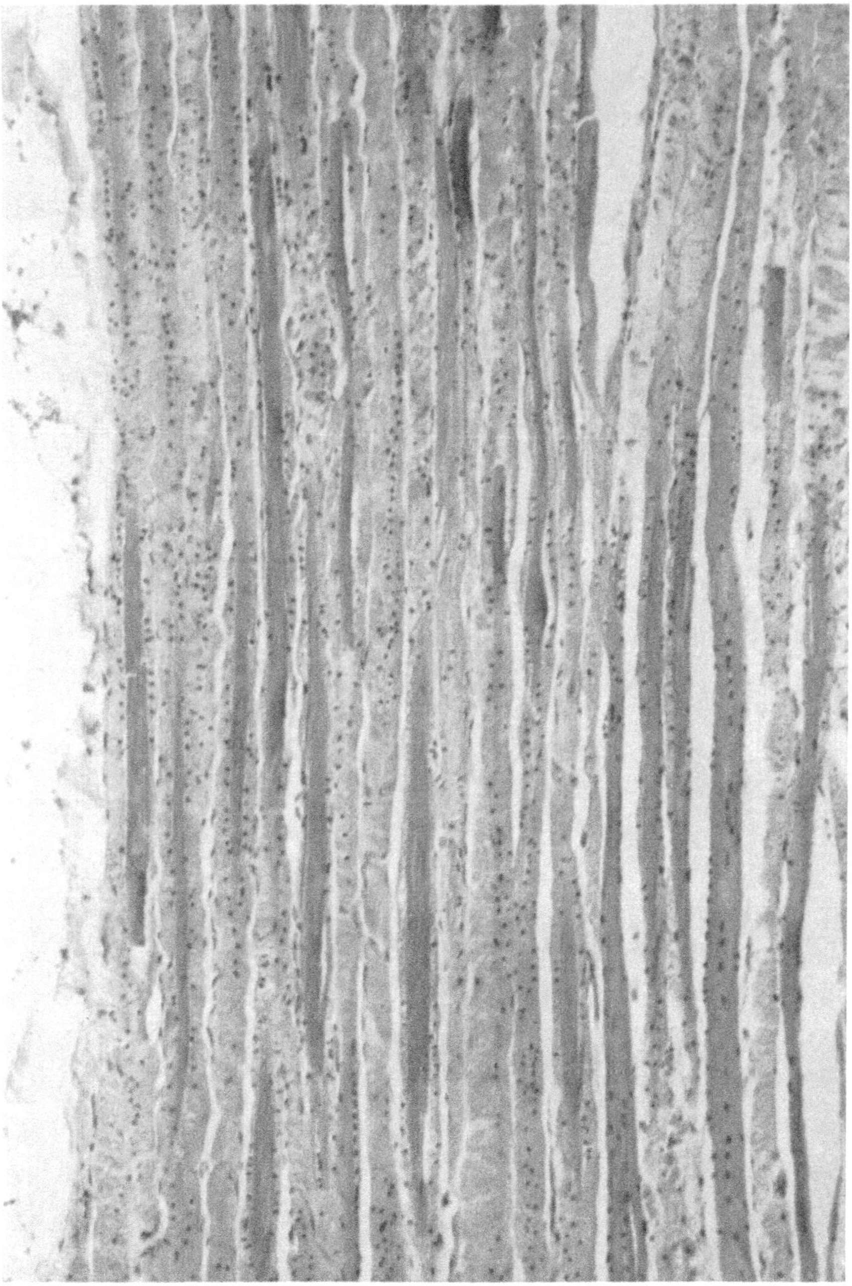

Abb. 3. Längsschnitt des in Abb. 2 dargestellten Muskels. Beachte die lange Ausdehnung der Sarkoplasmamassen und der myofibrillären Zentren, die oft die Schnittebene verlassen. HE 80 ×

an Zahl vermehrt sind, erscheinen sie klein, länglich und hyperchromatisch, im allgemeinen ohne sichtbare Nucleoli; sie können zu langen Stäbchen verschmolzen sein. Eosinophile Einschlußkörperchen sind in mehreren Fasern nachweisbar (vgl. Abb. 2).

Die andere bemerkenswerte Eigenart der myotonischen Dystrophie ist der Verlust der Fasern und die erhebliche Variationsbreite in der Größe der übrigen Fasern.

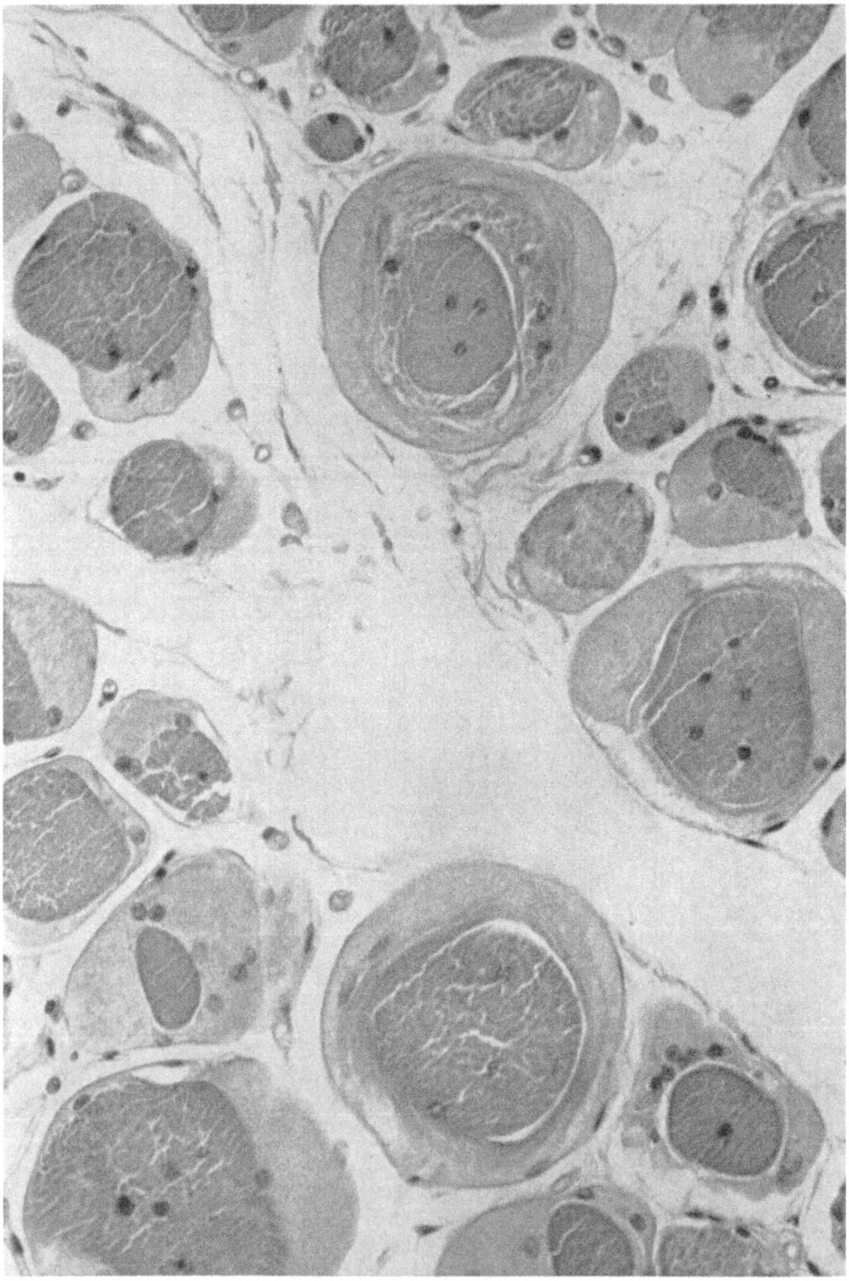

Abb. 4. Starke Vergrößerung (400 ×) zur Darstellung unvollständiger Ringbinden im Innern der Sarkoplasmamassen. Hier sowie in Abb. 1 ist die filamentöse Natur der Sarkoplasmamassen erkennbar. Beachte, daß die Muskelkerne in den zentralen Anteilen der Fasern im Innern des myofibrillären oder des sarkoplasmatischen Teiles der Faser liegen können. HE

In einigen Muskeln, z. B. in den Extensoren des Fußes und der Zehen sowie im Levator palpebrae, sind meist sämtliche Fasern zugrunde gegangen, wobei nur noch das kollabierte innermuskuläre Bindegewebe und die Fettzellen übrig bleiben, letztere in vermehrter Zahl. Im Stützgewebe verteilt, bleiben nur wenige dünne Fasern oder residuale Haufen von Sarkolemmkernen erhalten. Die Verminderung der Fasern in

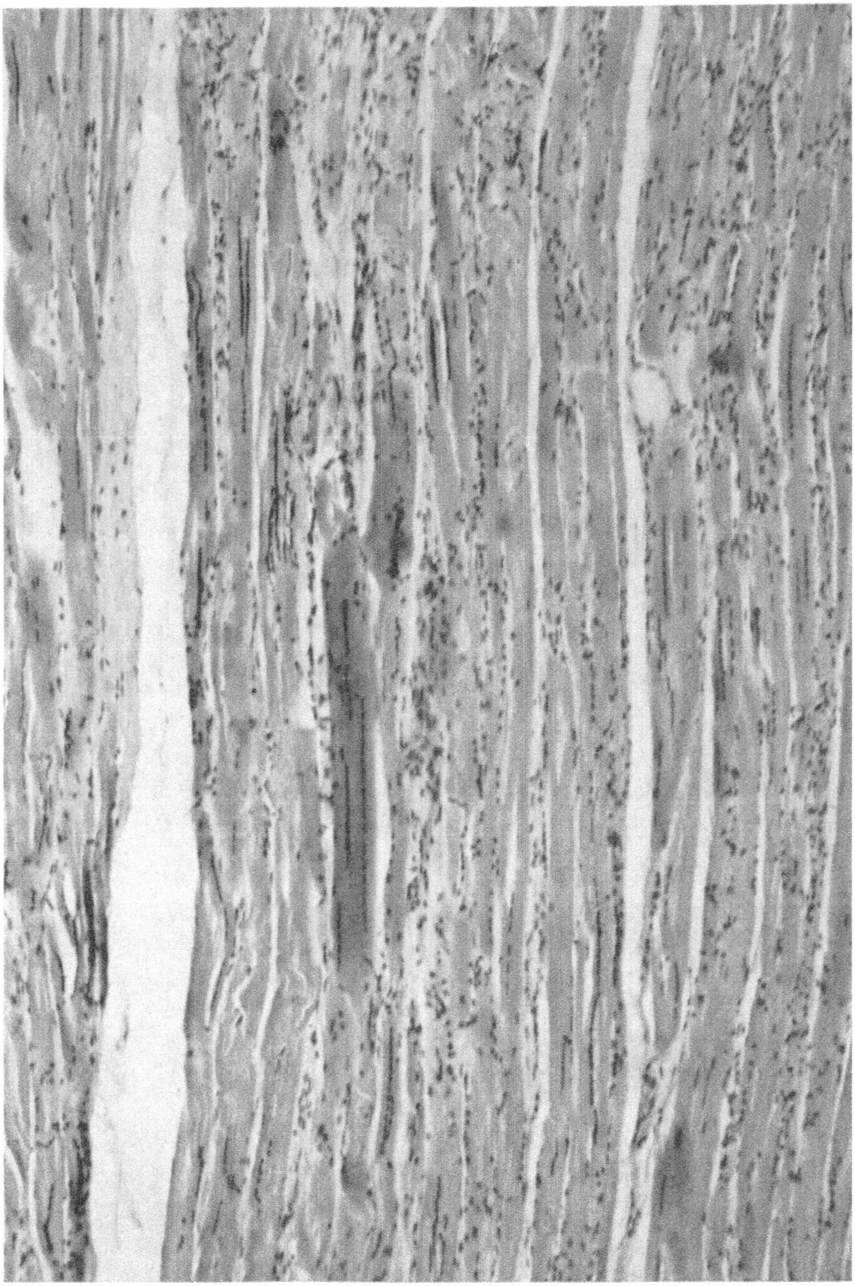

Abb. 5. Längsschnitt des Extensor digitorum longus zur Darstellung der Muskelkernreihen. HE 80 ×

den besser erhaltenen Muskeln ist äußerst gering, und das Ausmaß scheint keine Relation zum Vorkommen der Sarkoplasmamassen und der myofibrillären Disorganisation aufzuweisen. Die erhaltenen Muskelfasern zeigen mehr Größenunterschiede als normale Muskelfasern. Die Faserdurchmesser variieren bei einer Schwankungsbreite von 10 bis 150 μ. Die großen zeigen oft Besonderheiten hinsichtlich

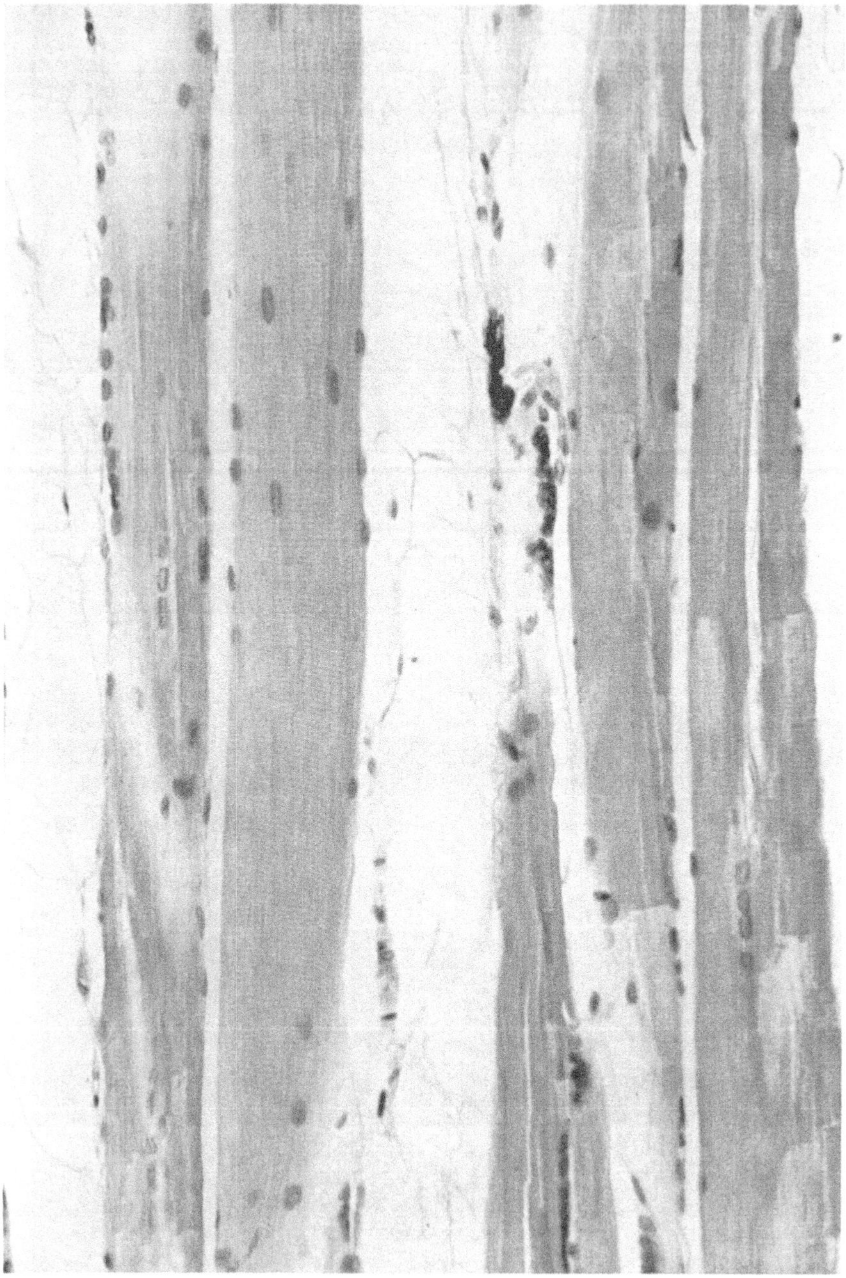

Abb. 6. Längsschnitt der gleichen Region wie in Abb. 5 zur Darstellung der residualen Kernhaufen im Endomysium. HE 200 ×

der Lage der Kerne (Zentralverlagerung) und Verlust der normalen Längsorientierung. Viele der größten Fasern spalten sich auf, in zwei oder mehr dünne Fasern, wenn man sie in Serienschnitten verfolgt. Letztere verhalten sich verschieden; einige sind dünn mit normal strukturierten Fasern und regulärer Ausrichtung des Sarkoplasmas sowie der Myofibrillen; andere sind zu Reihen oder Klumpen von dunklen

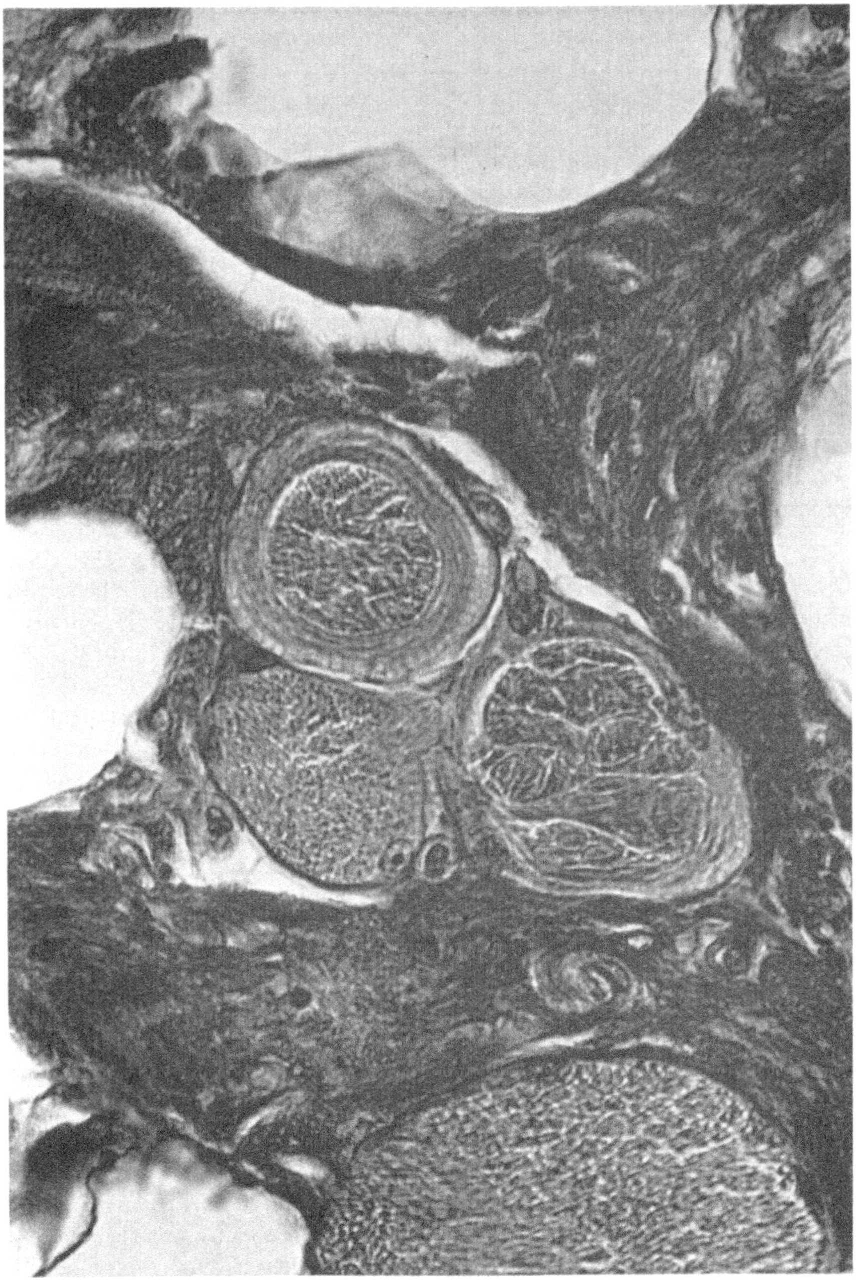

Abb. 7. Ringbinde in einer sonst normalen Faser bei einem Fall von Pseudotetanie. Mallory-Trichrom-Färbung. 400 ×

Muskelkernen zusammengeschrumpft (vgl. Abb. 5, 6). Residuale Haufen von Muskelkernen treten in 0,4% der Fasern im M. paraspinalis und in 20,4% im Vastus lateralis auf. Einzelne degenerierende Fasern (offenbar weniger als 0,1%) werden phagocytiert.

Die am wenigsten beteiligten Muskeln unterscheiden sich von normalen nur durch einen geringfügig verbreiterten Querdurchmesser und zentralständige Kerne oder reihenweise Lagerung der Muskelkerne; doch gilt das nur für einzelne Fasern.

Veränderungen dieser Art konnten bei allen unseren vier sezierten Fällen und in mehreren Biopsien von einzelnen Muskeln nachgewiesen werden. Im Biopsiematerial lassen sie sich weniger zuverlässig nachweisen, was wahrscheinlich auf eine ungenügende Auswahl der untersuchten Regionen zurückzuführen ist. Natürlich werden sie manchmal auch im Sektionsmaterial vermißt, wenn man nicht die richtigen Muskeln untersucht. Dies gilt z. B. für die Fälle von Wohlfahrt und Ravin u. Mitarb. Ob eine unvollständige Untersuchung der Muskulatur als Ursache dafür in Frage kommt, daß Wohlfahrt nur in 13 von 19 Biopsien Sarkoplasmamassen bei der myotonischen Dystrophie und Streifen oder Ringbinden nur in 15 von 19 Fällen nachweisen konnte, läßt sich wohl nicht entscheiden.

Besondere Befunde wurden außerdem noch im Herzen, in den Linsen der Augen und in den Hoden (2% unserer Fälle waren weiblich) bei allen unseren vier sezierten Fällen sowie im Gehirn von zwei der vier Patienten gefunden. Doch ist eine weitere Beschreibung dieser Veränderungen im Rahmen dieses Symposiums nicht mehr erforderlich.

b) Myotonia Congenita

Diese familiäre Erkrankung ist durch eine allgemeine Myotonie und Muskelhypertrophie charakterisiert; es fehlt die Atrophie, die Schwäche und die periodische Lähmung sowie die Dystrophie anderer Gewebe. Wir konnten nur Muskelbiopsien von dreien unserer Patienten untersuchen. In einem Fall ließen sich — bei nur wenig Material — keine Veränderungen nachweisen. Die anderen zeigen Abweichungen von der Norm hinsichtlich der Größe: einige sind erheblich kleiner, andere größer (viele zeigen einen Querdurchmesser von mehr als 100 μ), und hinsichtlich der Zentralverlagerung der Kerne. Die Kerne sind nicht wesentlich vermehrt. Sarkoplasmamassen oder Ringbinden sind nicht nachweisbar. Diese Befunde entsprechen denen aus dem Biopsiematerial Wohlfahrts, der eine Hypertrophie in fünf von sechs Fällen, eine Atrophie in zwei von sechs, und eine Zentralverlagerung der Kerne in vier von sechs Fällen, Ringbinden und Sarkoplasmamassen aber in keinem der sechs Fälle nachweisen konnte.

c) Paramyotonia

Diese ist auch eine familiäre Erkrankung, die durch Anfälle von Muskelsteifheit oder periodischer Lähmung oder durch beides gekennzeichnet ist. Eine konstante leichte Myotonie ist im allgemeinen auf das Augenlid oder die Zunge beschränkt und kann übersehen werden. Kälte provoziert eine Myotonie der Extremitäten, und Zufuhr von Kaliumsalzen führt zur Lähmung.

Uns war das Biopsiematerial von fünf Patienten zugänglich (darunter Patienten von zwei Familien). Die Gewebsstücke stammten von Extremitätenmuskeln, die nur eine episodische Schwäche nach Kälteexposition aufwiesen. Die Variationen der Faserdurchmesser entsprechen der Norm. In einem der fünf Fälle waren unter mehr als 300 intakten Fasern drei unter den Zeichen der Phagocytose degenerierende Fasern nachweisbar. Eine leichte Vermehrung der Muskelkerne ließ sich in nur wenigen Fasern nachweisen. In einem Fall kamen zentralständige Kerne häufiger vor als gewöhnlich (in etwa 5% der Fasern statt in 1% wie bei normalen). Sarkoplasmamassen und Ringbinden ließen sich nicht nachweisen. Die vacuoläre oder hydropische Veränderung, die in vielen Fällen der hypokaliämischen oder in einigen Fällen der hyperkaliämischen periodischen Paralyse gefunden wird, haben wir nicht nachweisen können.

Signifikanz der mikroskopischen Veränderungen bei der myotonischen Dystrophie

Das histopathologische Material unserer vier sezierten Fälle war so gut, daß wir versucht haben, die Veränderungen in der Quer- und Längsrichtung in Serienschnitten zu untersuchen. Wir hofften, auf diese Weise die Bedeutung durch eine Darstellung in drei Ebenen aufzuzeigen. Doch leider war dieser Versuch nicht in jeder Hinsicht erfolgreich, vor allem wegen der außergewöhnlichen Chronizität des Prozesses.

Streifen- oder Ringbinden kommen, wenn auch nicht häufig und nur wenig ausgeprägt, bei allen Fällen vor. Vermutlich zeigt diese morphologische Veränderung Beziehungen zu den Sarkoplasmamassen. Es ist interessant, daß ausgeprägte zirkuläre Ringbinden in der Art, wie sie Wohlfahrt und Greenfield u. Mitarb. im Biopsiematerial von Fällen mit Myotonia dystrophica abbilden, in keinem Muskel nachweisbar waren. Diese Ringe sind in ihrer ausgeprägtesten Form nicht für die Myotonia dystrophica spezifisch, da sie auch in Augenmuskeln von senilen Patienten und bei zweien unserer Fälle mit pathologischem Krampfsyndrom zu sehen waren.

Wir sind der Ansicht, daß die Sarkoplasmamassen einen grundsätzlichen Strukturdefekt bei der myofibrillären Synthese darstellen, und daß es alle Übergänge zwischen einer vollständigen Desorientierung der Myofilamente bis zu abortiven Formen der Ringbinden gibt. Es ist ziemlich sicher, daß die Ringbinden und die klaren Zonen des Sarkoplasmas nicht das Ergebnis eines größeren Einrisses der Myofibrillen in dem hochgradig erregbaren myotonischen Muskel darstellen. In unseren sezierten Fällen wurde das Muskelgewebe erst lange Zeit nach dem Tod exzidiert. Doch findet man echte Ringbinden auch in offensichtlich normalen Muskelfasern, vor allem im Biopsiematerial von Patienten mit Myotonie und Krämpfen; sie sind wahrscheinlich eine Folge der Übererregbarkeit solcher Muskeln. Die Myofibrillen in echten derartigen Ringbinden sind oft kontrahiert (bei verkürzten Sarkomeren und normalen interfibrillären Organellen).

Die richtigste Anschauung ist wahrscheinlich die, daß wir bei der Muskeldystrophie der Steinertschen Krankheit ein klassisches Beispiel eines Defektes bei der myofilamentösen Synthese und Organisation vor uns haben, die keiner anderen Störung auf dem Gebiet der Myopathologie gleicht.

Das Schicksal der dystrophischen Faser ist bei der dystrophischen Myotonie letzten Endes der vollständige Untergang; jedoch ist es schwierig, bei einem derartig langwierigen Prozeß, die einzelnen Stufen zu verfolgen wie dieses vor sich geht. Residuale Haufen von Muskelkernen kommen ebensogut vor wie hochgradig atrophische Fasern, doch läßt sich ihre gegenseitige Abhängigkeit nicht bestimmen.

Residuale Haufen von Muskelkernen können entweder auf eine Degeneration und mangelhafte Regeneration oder auf eine hochgradige Atrophie zurückgeführt werden. Eine einfache Degeneration mit Myophagie ist uncharakteristisch (in weniger als 0,1% der Fasern), obwohl dies von Bedeutung sein mag, wenn sich der Prozeß über eine längere Zeit erstreckt. Unser Material zeigt keine Beziehung zwischen der sarkoplasmatisch-myofilamentösen Veränderung und der Atrophie oder Degeneration, obwohl eine Korrelation vorhanden sein muß.

WILHELM ERBS Festhalten an der kardinalen Bedeutung der Hypertrophie als einem Stadium der progressiven Muskeldystrophie erfährt die stärkste Bekräftigung bei der myotonischen Dystrophie, wo viele Fasern eine Größe erreichen, wie man sie nicht einmal bei den stärksten Graden der Arbeits- oder Überbeanspruchungs-Hypertrophie beobachten kann. Auch das ungewöhnliche Ausmaß der zentralen Kernverlagerung, besonders auffällig bei der myotonischen Dystrophie, gehört nicht zur einfachen Arbeitshypertrophie. Die Faservergrößerung kommt keineswegs in allen Muskeln mit partiellem Faserverlust als Folge einer Überbeanspruchung vor. Es ist anzunehmen, daß die dystrophische Hypertrophie, von der man jetzt weiß, daß sie von einer ungestörten Innervation abhängig ist (TYLER; BANKER und DENNY-BROWN), in irgendeiner Weise mit dem myopathischen Prozeß korreliert ist. In Serienschnitten kann man viele große Fasern sich in Gruppen kleinerer aufspalten sehen, als ob die Vergrößerung eine Voraussetzung zur Aufspaltung wäre, welche WOHLFAHRT übrigens als eine wesentliche Veränderung bei der Muskeldystrophie betrachtet. Die extremen Grade der Kernhyperplasie, eine weitere Besonderheit der myotonischen Dystrophie (nach ADIE und GREENFIELD), welche die einiger anderer dystrophischer Krankheiten bei weitem übertrifft, stehen wohl in irgendeiner Weise mit der Ausbildung der Sarkoplasmamassen und der Störung der Myofibrillensynthese in Zusammenhang.

Die morphologische Grundlage der Myotonie

Kann man sagen, daß irgendeine der dargestellten Veränderungen der Muskelfasern eine Beziehung zur Myotonie aufweist? Die Antwort muß negativ lauten. Die Myotonie kommt in ausgeprägtesten Graden bei der Myotonia congenita vor, bei der wir keine wesentliche morphologische Veränderung außer einer Hypertrophie und einer Tendenz zur zentralen Kernverlagerung feststellen konnten. Und diese Veränderungen sind unspezifisch; sie kommen auch bei den nicht-myotonischen Formen der Dystrophie vor. Ähnlich gibt es auch bei der Paramyotonie keine eindeutigen Veränderungen bei der lichtmikroskopischen Untersuchung. Wir können deshalb lediglich folgern, daß die repetitive Autokontraktilität der myotonischen Faser in bestimmten Teilen des Sarkolemms oder des kontraktilen Apparates der Faser (im endoplasmatischen Reticulum und den Myofilamenten) lokalisiert sein muß. Wir sind der Ansicht, daß ausgeprägte Ringbinden in einer sonst normalen Faser mehr einen sekundären als einen primären Effekt bei der Myotonie darstellen und abhängig sind von der Übererregbarkeit dieser Fasern bei der Inzision, starker Fixation usw., solange die Fasern noch leben.

Unsere morphologischen Untersuchungen lassen vermuten, daß die Myotonie unabhängig von dem besonderen dystrophischen Prozeß der myotonischen Dystrophie auftritt. Es ist uns nicht gelungen, Beziehungen zwischen der Myotonia dystrophica, der Myotonia congenita und der Paramyotonie durch den Nachweis einer gemeinsamen morphologischen Veränderung als Grundlage entweder der Myotonie oder des dystrophischen Prozesses festzustellen.

Durch vorläufige elektronenmikroskopische Untersuchungen konnte die normale Struktur der Myofibrillen und der dazwischen liegenden Organellen in den echten

Ringbinden nachgewiesen werden. Einzelne filamentöse Strukturen, wahrscheinlich Myofilamente, wurden von FARDAUT und LAPRESLE und SCHOTLAND u. Mitarb. in den Sarkoplasmamassen beobachtet. Abnormitäten des endoplasmatischen Reticulums, der Mitochondrien oder anderer Organellen waren nicht feststellbar.

Histochemistry of the Myotonic Disorders

W. KING ENGEL, M. D. and MICHAEL H. BROOKE, M. D.

Introduction

Histochemical analysis of muscle biopsies from patients with myotonic disorders both confirms abnormalities that are observed by ordinary histologic techniques (such as sarcoplasmic masses) and demonstrates new changes detectable only with histochemistry (such as preferential atrophy of type I fibers). The major hereditary disorders with associated myotonia are: (1) myotonia congenita, (2) myotonia dystrophica, and (3) paramyotonia-adynamia. All three are inherited in a dominant pattern. Other examples of myotonia are: (1) hypokalemic periodic paralysis; (2) "myotonia acquisita" — drug induced, with another disease, or idiopathic; and (3) electromyographic myotonia associated with denervation atrophy or inflammatory myopathies.

Clinical Definitions

Myotonia congenita usually becomes clinically manifest in the first or second decade. Muscle bulk is normal or enlarged. Weakness is said not to be present in the early stages, but may appear in the fourth decade or later. Whether slight weakness can be present at early stages is controversial. Myotonia is widespread and symptomatic, including the eyelids and periorbital muscles. Tissues other than skeletal muscle are not affected. Life is not shortened.

Myotonia dystrophica usually becomes clinically manifest in the second, third or fourth decade, and only rarely in the first decade. Muscle weakness is the major symptom, while the myotonia may or may not be symptomatic. Eyelid myotonia is not present, but the levator muscle weakness results in ptosis. A number of other tissues are affected, making this a multisystem disease. For example, there are cataracts, skull changes, baldness, testicular atrophy myocardial disease, and hypercatabolism of serum gamma globulin [*1*]. Death often occurs in the third to sixth decade.

Paramyotonia-adynamia. EULENBURG [*2*] described a dominantly inherited condition of "stiffness" (presumbly myotonia) and "paralytic immobility" "elicited almost exclusively under the influence of cold" and called it "paramyotonia congenita". Other patients have a dominantly inherited condition in which episodic weakness is the major symptom, worsened or precipitated by potassium administration and relieved by giving glucose (with or without insulin) or calcium. During their spontaneous attacks the potassium rises, though not necessairly above normal. These patients usually do not have symptomatic myotonia, but on careful examination slight and sometimes inconstant myotonia can be found in the eyelids, orbicularis oculi, and occasionally other muscles. Their condition has been called "adynamia episodica hereditaria" by GAMSTROP [*3*]. Still other families have symptomatic myotonia, often from infancy, in many muscles including the eyelids. These patients have spontaneous attacks of episodic weakness, not necessarily precipitated by cold, in which the serum potassium rises or is unchanged. Such a family was described by DRAGER, HAMMILL and SHY [4] as "paramyotonia congenita" and considered to be similar if not identical to adynamia. The proper diagnostic term for the family of DRAGER et al. and the relationship between these conditions remains controversial. On the basis of our own clinical examination as well as challenging and therapeutic tests with glucose and insulin, with potassium, with calcium, and with chlorothiazide, we find no difference between members of the "paramyotonia congenita" family reported by DRAGER et al. and adynamia episodica hereditaria [5]. Descendants of EULENBURG's original family have not yet been available for contemporary examination with challenging and therapeutic tests. Until the issue is settled, we will use the combined term of "paramyotonia-adynamia" for this syndrome. Myotonia congenita and myotonia dystrophica do not have significant potassium-induced weakness [5].

Myotonia with low-potassium (glucose-insulin provoked) periodic paralysis. Some patients with low-potassium periodic paralysis, whose attacks can be provoked by glucose and insulin, have eyelid myotonia [6]. When considering treatment of an acute attack of periodic paralysis, it is important to realize that eyelid myotonia may be present with either the potassium-provoked type (paramyotonia-adynamia syndrome) or the glucose-insulin-provoked type (hypokalemic periodic paralysis - familial, sporadic, or thyrotoxic).

Intermediate forms of the myotonic conditions occur occasionally and are difficult to classify. Although some authors speculate that these disorders, at least myotonia congenita and myotonia dystrophica, are but variants of one disease, we believe the differences between these two conditions are more significant than their similarities.

Histochemical Definitions

Normal human skeletal muscle has two basic types of muscle fibers as defined by the regular myofibrillar ATPase reaction [7]. Type I fibers have low activity and type II fibers high activity (Fig. 5). Detailed histochemical profiles of these fibers are recorded elsewhere, as are cautions in attempting to make quantitative comparisons of fibers from the histochemical results [8, 9]. Histochemical reactions show constant localization to different subcellular components but again one must be very cautious in deducing the actual subcellular location and amount of various enzymes [8, 9].

Type I fiber atrophy is present when at least 90% of the fibers whose diameter is less than 40 μ are type I by the regular myofibrillar ATPase reaction as well as by the other histochemical reactions [10] (Figs. 2, 4, 6). Type I atrophy was most easily assessed by means of the histogram (Fig. 2). It was found that in well marked type I atrophy there was a separation of the peaks representing the average transverse diameters of the type I and type II fibers. Normally the peak of the distribution curve of the type I fibers is about equal to or slightly less than the peak of the curve for type II fibers (Fig. 5 A). In type I atrophy there may be quite wide separation of these peaks with a shift of the type I peak to the left (cf. M. H., histogram, Fig. 2). There may also be an opposite shift of the peak of the type II fibers to the right (cf. C. Z., Fig. 2). In some patients there was separation of the peaks of the distribution curve as described but, in addition, a few of the small fibers were also type II (L. C., Fig. 2).

In these patients it is possible that there was an additional process affecting a few type II fibers superimposed upon type I atrophy. Finally, there were some patients in whom 90% of the atrophied fibers were not type I but among the very small fibers there was a disproportionate number of type I's without clear separation of the peaks. This change was termed "type I atrophy, suggestive". *Type II fiber atrophy* is the converse of I atrophy, *i.e.*, at least 90% of the fibers whose diameter is less than 40 μ

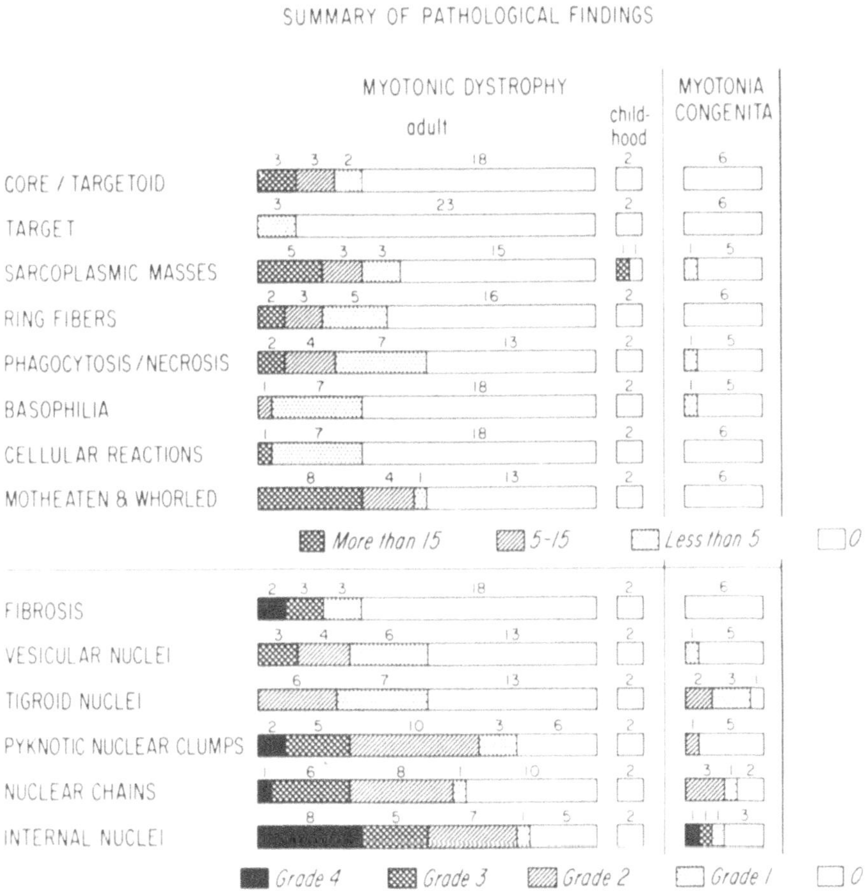

Fig. 1. Myotonic dystrophy is represented on the left and myotonia congenita on the right. The length of every block, shaded and unshaded, represents the number of patients, the actual number given above each block. The shading represents the degree of change as indicated by the legend under each set. Fibrosis and nuclear changes are graded 0—4. Grade 0 indicates no abnormalities. Grade 1 indicates minimal changes of uncertain significance, Grade 2 is given when there is definite abnormality. Grade 3 implies that the changes are abundant and Grade 4 when the changes are present in the majority of high-power fields

are type II. In type I or type II fiber atrophy, it appears that all the subcellular components decrease together. When the atrophic fibers are of both types, the atrophy is *non-specific* and often within the atrophic fibers the histochemical patterns and amounts of certain stainings are disturbed.

Striated annulets or *rings* frequently accompany sarcoplasmic masses (or vice versa) and they may also occur alone. The annulets are bundles of myofibrils, with included intermyofibrillar components (e.g., mitochondria and aqueous sarcoplasm), disoriented within the muscle fiber such that on cross-section of the muscle fiber these myofibrils present longitudinally in a circular pattern rather than an end-on appearance (Fig. 7). Within the annulet, all components are in correct relation to each other and are histochemically normal [*11*]. The pathogenesis of the annulets is not known, but it involves loss of the force holding myofibrils in normal parallel alignment and usually affects the most peripheral myofibrils preferentially. The electron-microscopic appearance of the annulets has been described by LAPRESLE, FARDEAU and MILHAUD [*12*, *27*]. Experimentally, annulets have been produced by double tenotomy of rabbit sternomastoids. Similar but more gross myofibrillar distortions, called "snake coils" (Schlängelungen), occur following denervation of guinea pig [*13*] and denervation or tenotomy of cat [*14*].

Sarcoplasmic masses are collections of intermyofibrillar components (mitochondria, aqueous sarcoplasm and probably reticulum) in regions of the muscle fiber devoid of myofibrils, presumably due to perferential myofibrillar loss (Fig. 8) [*11*]. They are usually peripheral and often are separated from the rest of the fiber by a striated annulet. The remainder of the fiber is usually abnormal in at least a mild degree, the most subtle changes being loss of phosphorylase activity and aberration of the fine intermyofibrillar net demonstrated with mitochondrial oxidative enzyme reactions. Sarcoplasmic masses occur in both fiber types. Their appearance by electron microscopy has been described by FARDEAU *et al.* [*26*].

Mitochondrial aggregates are also collections of intermyofibrillar components (mitochondria and aqueous sarcoplasm) in regions of the muscle fiber devoid of myofibrils (Fig. 9) [15]. They are often peripheral, but have less tendency to encircle the fiber than do sarcoplasmic masses. Sometimes they are small and multiple in a fiber. With the modified trichrome reaction, they are bright red, while the sarcoplasmic masses are more purple. They are rarely associated with striated annulets. Mitochondrial aggregates differ from sarcoplasmic masses in that they (a) lack succinate dehydrogenase and menadione-mediated α-glycerophosphate dehydrogenase activities, (b) occur only in type II fibers, and (c) are not associated with abnormality of the remainder of the fiber (other than very rare annulets). Whether the moderate amount of esterase activity contained in the mitochondrial aggregates indicates a relationship to motor end-plates which normally have a high amount of esterase activity seems unlikely but remains to be studied.

Target fibers manifest 3 concentric zones which run length-wise in the fiber (Fig. 10) [*16*]. The central zone contains anisotrophic myofibrillar material that has lost its cross-striations and myofibrillar ATPase activity (without and after EDTA) and lacks mitochondrial and aqueous sarcoplasmic activities. In paraffin sections it is darkly stained with eosin and with phosphotungstic acid hematoxylin (PTAH). In fresh-frozen sections the modified trichrome stains the central myofibrillar material smudgy green or red instead of the normal bright green. The intermediate zone contains striated myofibrils which usually have greater than normal ATPase activity, increased or decreased mitochondrial oxidative enzyme and aqueous sarcoplasmic reactions, but in paraffin sections is unstained in the hematoxylin-eosin, PTAH, and Gomori trichrome reactions. The outer zone is more nearly intact, showing only a mild derangement of the intermyofibrillar network in histochemical reactions. Targets occur almost exclusively in type I fibers [*10*, *17*].

Targetoid fibers have only two concentric zones [*7*]. The outer zone is either normal or has only a slight change of the intermyofibrillar network. The central zone shows loss of mitochondrial oxidative enzyme and aqueous sarcoplasmic reactions (Fig. 11). The myofibrils of the central zone retain their anisotropism, may not show loss of ATPase activity, and may show patchy loss of cross-striations.

Central core fibers (as seen in central core disease) have two major concentric zones, and there may be a thin intermediate zone [*7, 18, 19*]. The inner and outer zones are like targetoid fibers. Any loss of cross-striation of myofibrils in the inner zone is only

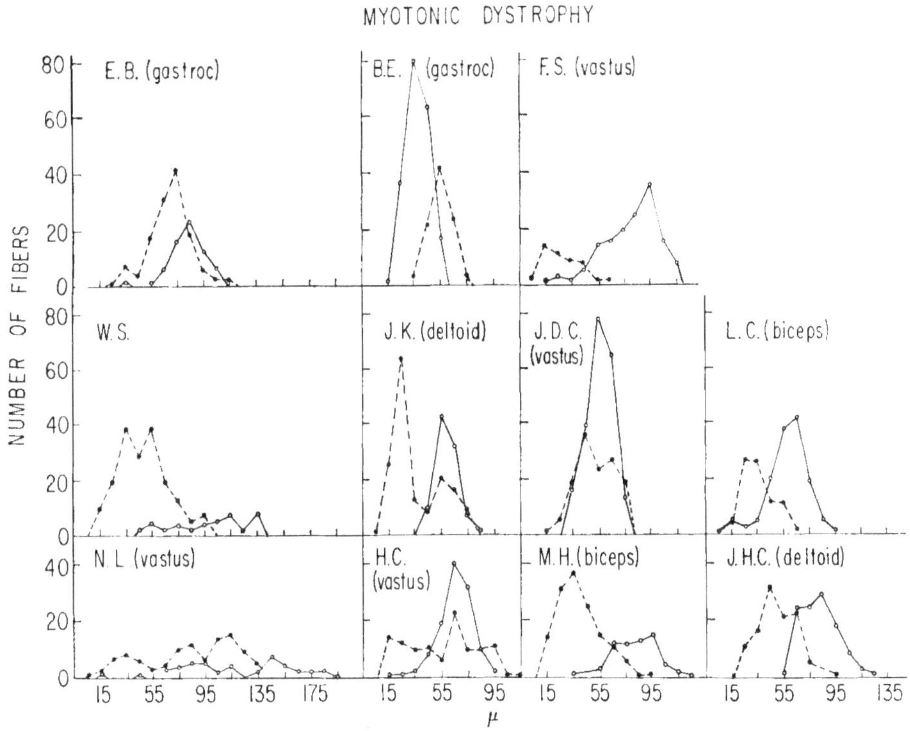

Fig. 2 A

Figs. 2 A, B, 3. Graphs representing the transverse fiber diameters. The type I fibers are indicated by the dashed lines, the type II fibers by the solid lines. All measurements were made from photographs of sections stained with the myofibrillar ATPase reaction. The fibers measured were contiguous and the only selection was to choose a field which was representative of the section. No attempt was made to count equal numbers of type I and type II fibers; the graphs thus represent the fiber type ratio as well as the fiber size. The measurements were plotted at 10μ intervals. Hence, the number of fibers measuring less than 10μ were plotted at the 5μ point on the graph, those between 10 and 20μ as indicated at 15μ, and so on. In R.L. (myotonia congenita) the central region of the specimen appeared different from the peripheral and is plotted separately.

patchy, thus differing quantitatively from the inner zone of a target fiber. The intermediate zone, when present, contains increased amounts of aqueous sarcoplasmic and argentophilic reacting components, but is not detected with myofibrillar ATPase or the mitochondrial oxidative enzyme reactions [*10*, 17]. Because it is often impossible to distinguish between targetoid and core fibers, the term "targetoid/core" fibers is used [*14*].

Cytoplasmic bodies have three zones and appear to represent more severe focal degenerative changes of the myofibrils (Fig. 12) [*7*]. The center is darkly stained with ordinary myofibrillar dyes and may or may not have preserved myofibrillar ATPase activity. The intermediate halo is unstained by dyes and lacks any histochemical reactivities. The peripheral shell is thin and consists of concentrated intermyofibrillar components. Sometimes in paraffin sections myofibrils are seen fusing with the cytoplasmic bodies [*8*]. The pathogenesis of these bodies is not known. They have been observed in tissue culture of normal chick embryo skeletal muscle [*7*].

Detectable cholinesterase activity of the sarcolemma is normal at the neuromuscular junction and the myotendinous junction but is abnormal elsewhere in mature muscle fibers.

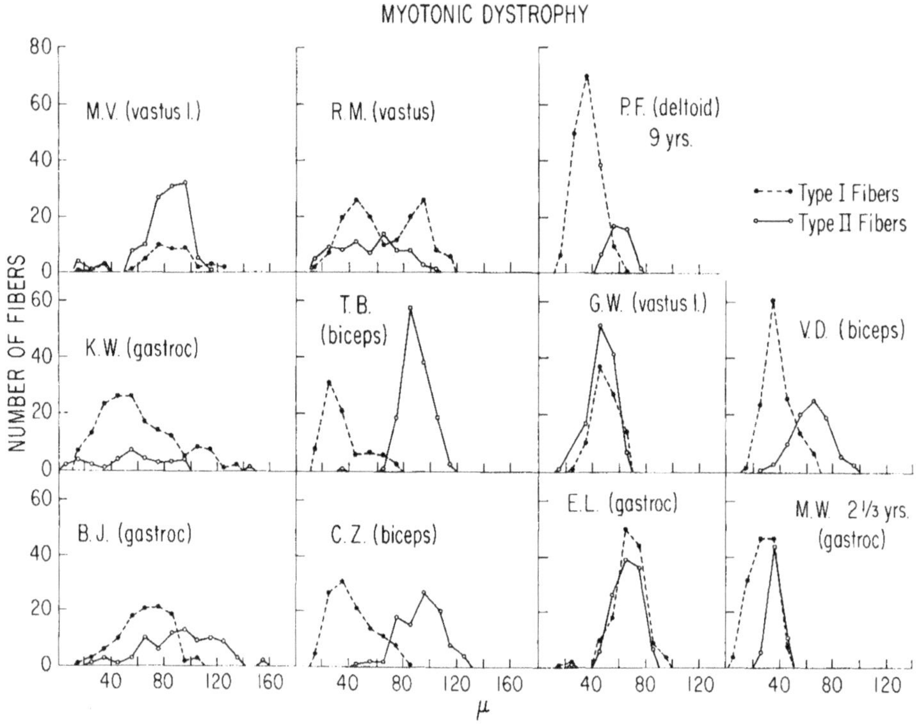

Fig. 2 B

Fibers over 100 μ in diameter are considered *hypertrophied*.

Moth-eaten fibers — With the oxidative enzyme reactions, some fibers are seen to have distortion of the intermyofibrillar network (Fig. 13). Instead of a regular pattern with the same staining intensity throughout the fiber, there are small patchy areas in which the intermyofibrillar network staining is lacking or is severely diminished. These are often quite sharply demarcated from the rest of the fiber, giving a "moth-eaten" appearance to the net. In the moth-eaten regions the red component of the modified trichrome is also absent; phosphorylase and glycogen staining may be absent, but the myofibrils appear to be intact. The moth-eaten pattern is often associated with a swirled appearance in the stained portions of the intermyofibrillar net and such fibers may sometimes have areas of increased staining peripherally.

Type grouping refers to the contiguous location of fibers of the same histochemical type in groups of about 50 or more, in contrast to the normal appearance of fairly evenly dispersed fibers of one histochemical type amongst fibers of the other type [10]. There must be large groups of both fiber types for "type grouping" to be recorded.

The ratio of type I: type II fibers is recorded in each specimen (Fig. 4) [20]. As there is variation amongst normal and abnormal specimens, we do not yet know which ratios are in themselves pathologic. Our current impression is that ratios outside of the 1:4 to 4:1 range are abnormal and outside the 1:2 to 2:1 range may be abnormal.

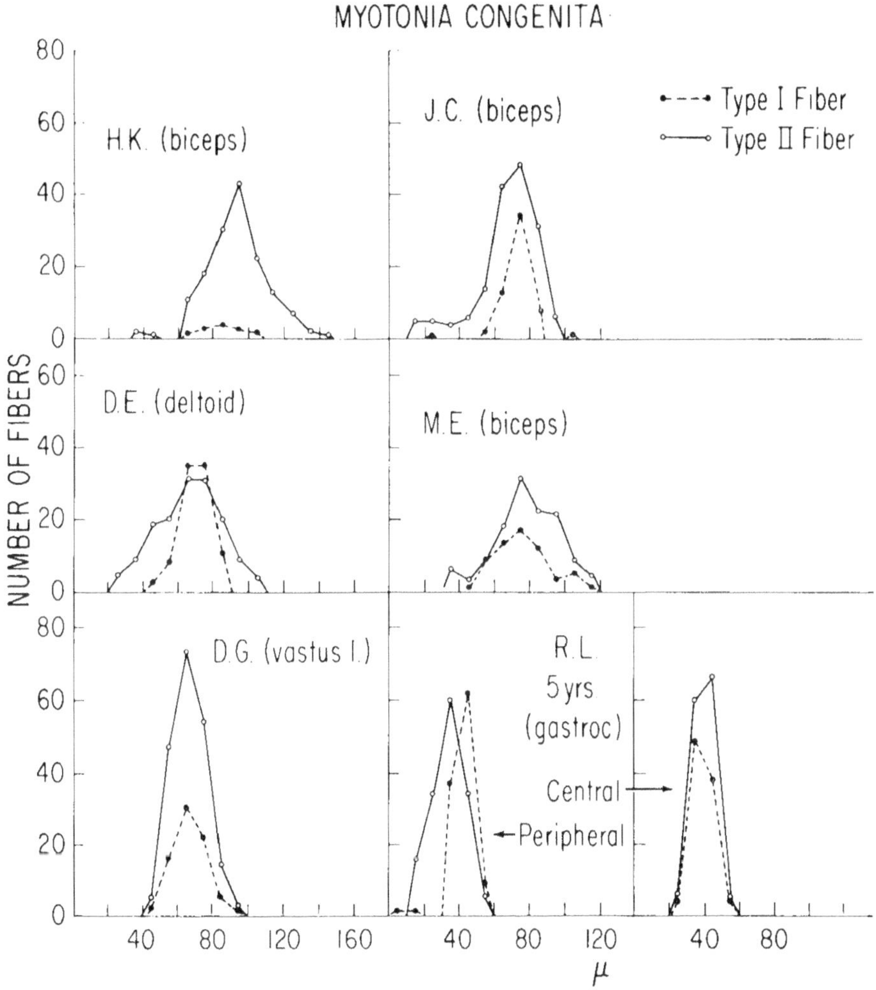

Fig. 3

Nuclei may be abnormal in their appearance or in their distribution. Vesicular nuclei are large and round with clear nucleoplasm and prominent nucleoli. Tigroid nuclei contain clumps of darkly staining chromatin, giving the nuclei a spotted or striped appearance. Small very darkly staining nuclei are termed "pyknotic". Clumps of pyknotic muscle nuclei may be the only remnants of atrophied/degenerated muscle fibers (Fig. 14). Chains of many nuclei together may occur in less severely affected fibers (Fig. 15). Internal nuclei are considered increased if they number more than 3 per hundred fibers (Fig. 16) [*21*]. It is still not known why in myopathies (and some neurogenic atrophies) the nuclei move inward from their normal subsarcolemmal position, nor how their number increases, as it seems to do. It can be said that a single view of an infolded nucleus by light or electron microscopy is not evidence of amitotic division, since one of the authors (WKE) has noted on several occasions in tissue culture during continouus observation that nuclei of chick embryo

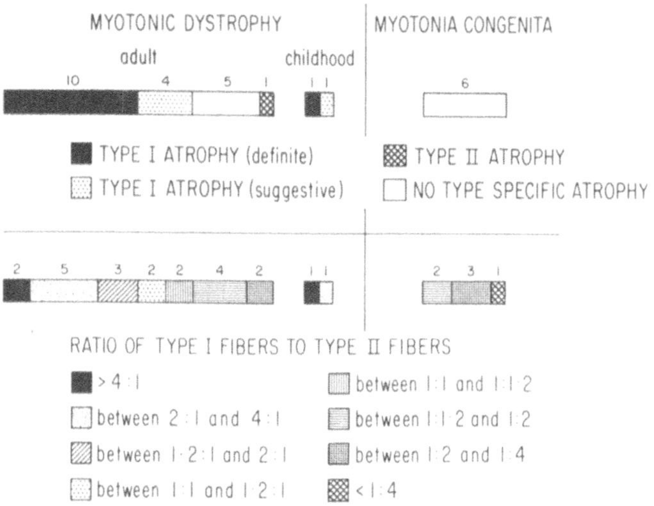

Fig. 4. Above — Graphic representation of the incidence of preferential fiber type atrophy is myotonic dystrophy and myotonia congenita. The number printed above each block represents the number of patients. The shading is explained in the legend.

Below — The ratio of fiber types is similarly represented. Note that in 7 patients of the myotonic dystrophy group the ratio of type I:II is greater than 2:1 and in only 2 patients is it less than 1:2. In myotonia congenita the type I: type II ratio is less than 1 in all 6 patients.

skeletal muscle myocytic straps undergo infolding followed by unfolding without division.

Necrosis, *phagocytosis*, *increase of endomysial connective tissue*, and *perivascular cellular reactions* are as usually defined (Figs. 17, 18) [*20*, *25*].

Histochemical Findings

Myotonia Dystrophica:

The dystrophic aspect of the disease is evidenced by several changes. Acute necrosis and phagocytosis of muscle fibers (Figs. 17, 18) and in serverely affected areas, increase of endomysial connective tissue (Figs. 16, 17), are non-specific signs of myopathy. Pyknotic nuclear clumps as commonly seen in biopsies from patients with myotonia dystrophica (Fig. 14). They suggest a hardiness of the nuclei from the atrophic/degenerated fibers which is more like that of denervation atrophy than other myopathies. The internal nuclei are frequently very numerous in myotonic dystrophy (Figs. 16, 17) and often greater than in any other neuromuscular disease except chronic familial peripheral neuropathy [*20*]. They are frequently in long rows or chains (Fig. 15), an appearance most prevalent in myotonic dystrophy but which may be seen occasionally in other myopathies and chronic neurogenic atrophies. The nucleai changes in myotonia dystrophica differ somewhat from both neurogenic dieseases, in which tigroid nuclei are more prominent, and from other dystrophies, in which vesicular nuclei are more numerous (although vescicular nuclei were abundant in biopsies from three myotonic dystrophy patients).

In human pathology, the combination of striated annulets and sarcoplasmic masses occurs in any chronic myopathy and thus more commonly in myotonic dystrophy (Fig. 7). Cytoplasmic bodies occur in small numbers occasionally in any neuromuscular disease, and sometimes are numerous in myotonic dystrophy (Fig. 12). They appear to represent a small focal type of myofibrillar degeneration within the fiber but their significance is unknown. In a minority of myotonic dystrophy patients, 2-zoned targetoid/core fibers are found (Fig. 11). The 2-zoned targetoid/cores of myotonic dystrophy, like central cores and targets, are present virtually exclusively in type I fibers (Fig. 11). They are of unknown significance. With greater experience it has become very difficult to separate 2-zoned targetoid fibers (more common in denervation but occasionally present in various myopathies) and 2- or 3-zoned central cores (of central core disease) from 3-zoned targets (of denervation).

The multiple patches of cholinesterase resembling many small abortive endplates were described by COERS and WOOLF [22] and appeared to be related to multiple branches of nerves. These patches were not seen by them in myotonia congenita, and in fact seemed especially related to myotonic dystrophy. Our own material shows this abnormality and also a more diffuse increase of esterase throughout the sarcolemma, which to date has only been noted in myotonic dystrophy (Fig. 19). The relationship of the increased sarcolemmal esterase activity to myotonia is not known, but since a similar increase is not seen in the other myotonic disorders it is not a part of all myotonia.

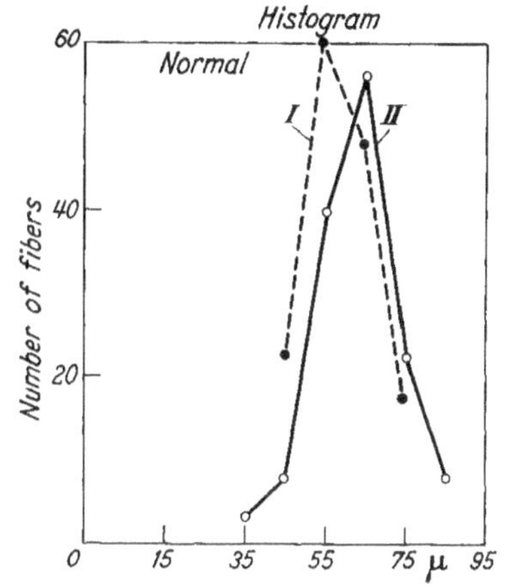

Fig. 5 A. Histogram of specimen shown in 5 B demonstrates that normally the type II fiber diameters are equal to or larger than those of type I fibers.

Half of the 26 biopsies from adults with myotonic dystrophy showed moth-eaten fibers (Fig. 13) and in 8 of them the changes were marked (i.e., more than 15 fibers affected). This change is not specific to myotonic dystrophy since it is seen in other myopathies and in occasional patients with neurogenic disease.

The preferential atrophy of type I fibers (Figs. 2, 4, 6) is a characteristic feature of myotonic dystrophy, present in $^3/_4$ of the cases. In only one other adult with neuromuscular disease (carcinoma of the breast and diffuse muscle wasting) did it occur, in our experience. Thus the finding of type I atrophy in a biopsy is highly suggestive of myotonia dystrophica. Type I atrophy has been produced in gastrocnemius muscle of cats by tenotomy [14] but a relationship of tenotomy to myotonia dystrophica is not known. The ratio of type I fibers: type II fibers is of little significance in a single biopsy, since a biopsy is a very selective procedure and may not represent the state of the entire muscle. If specimens from a large number of patients are evaluated, it is

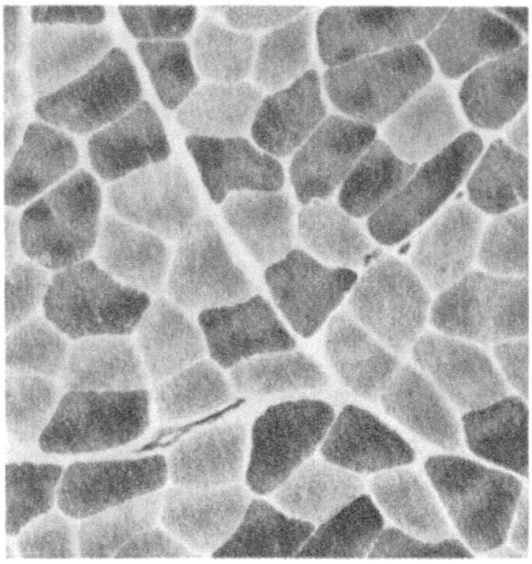

5 B

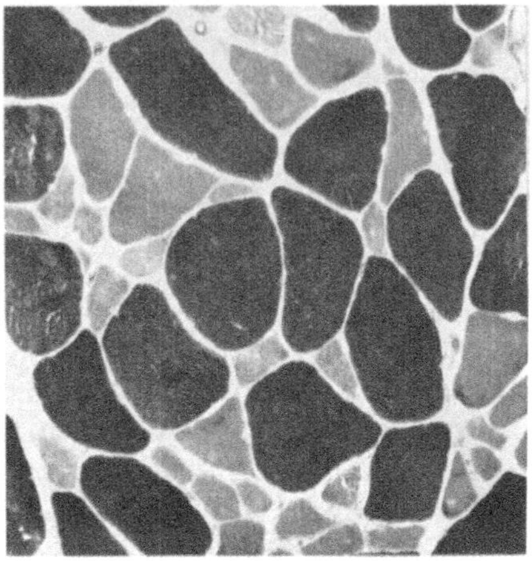

6 A

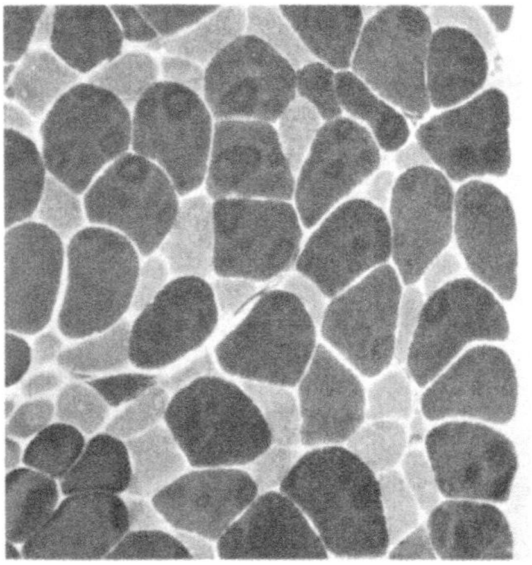

6 B

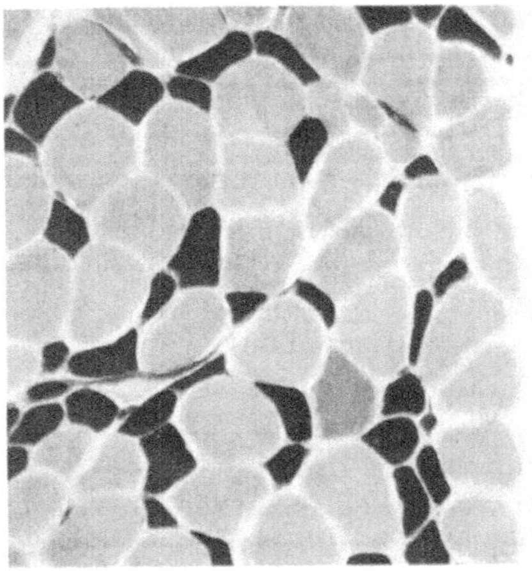

6 C

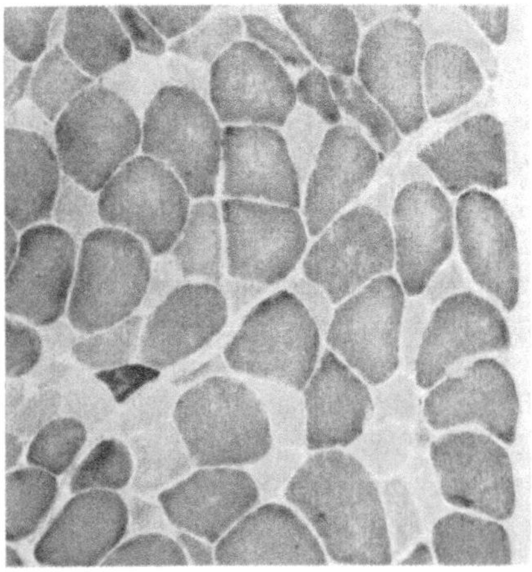

6 D

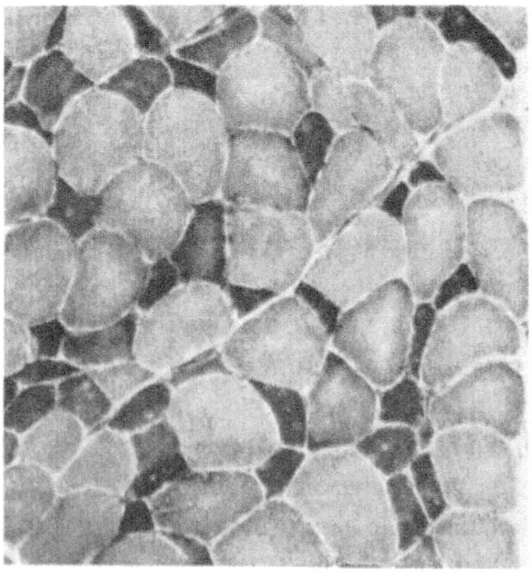

6 E

(All photomicrographs are cross-sections of fresh-frozen skeletal muscle specimens unless otherwise noted.)

Fig. 5 B. Apparently normal muscle, showing the normal pattern of type I (light) and type II (dark) fibers. Myofibrillar ATPase reaction, 100 ×

Fig. 6 A. Type I fiber atrophy (patient M. H. of Fig. 2 A). Myotonia dystrophica, regular myofibrillar ATPase reaction, 100 ×

Fig. 6 B, C, D, E. Type I fiber atrophy in serial sections (patient C. Z. of Fig. 2). B — Regular myofibrillar ATPase reaction, C — EDTA (reversed) myofibrillar ATPase reaction, D — Menadione-mediated α-glycerophosphate dehydrogenase reaction, E — Lactate dehydrogenase reaction (without phenazine methosulfate or azide). Myotonic dystrophy, 89 ×

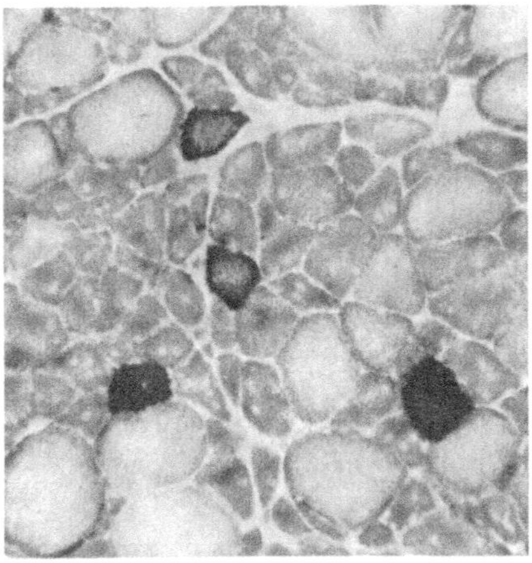
6 F

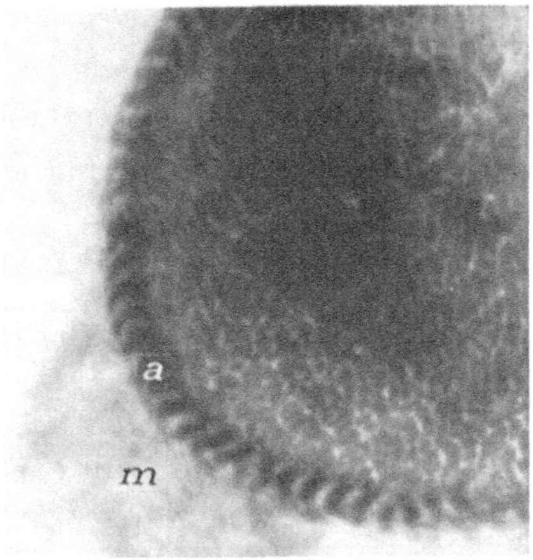

7 A

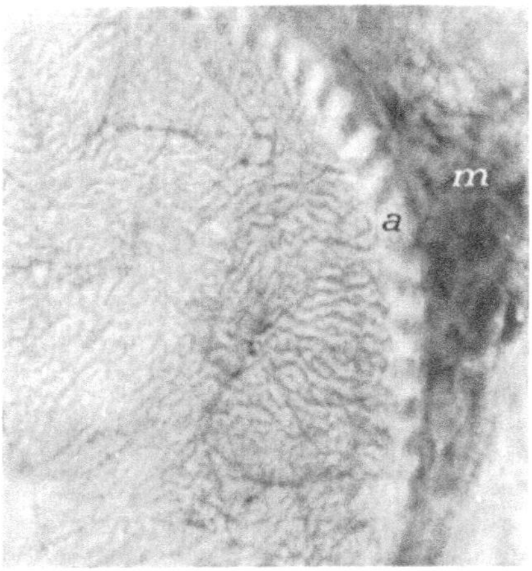

7 B

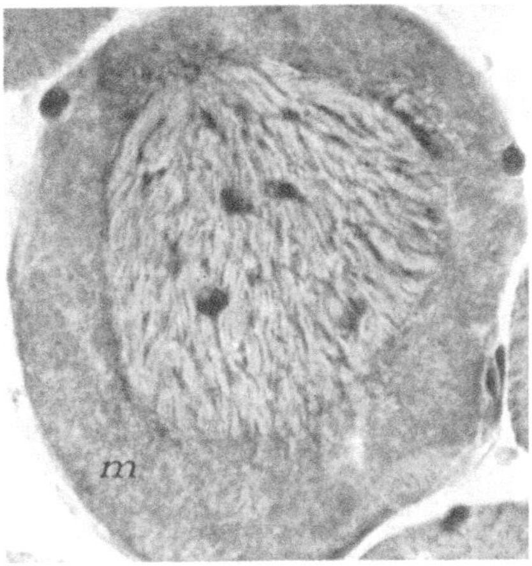

8 A

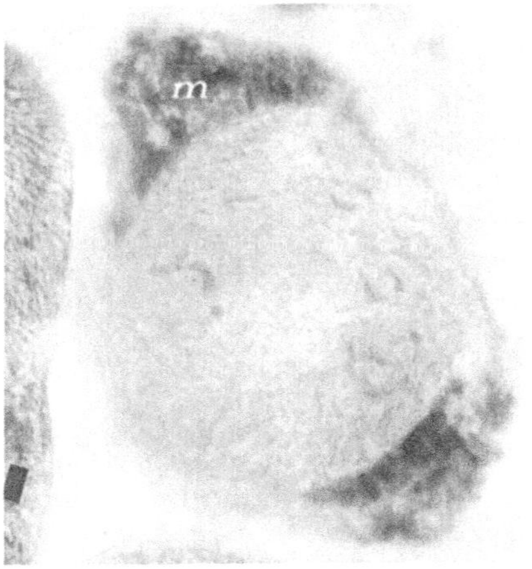

8 B

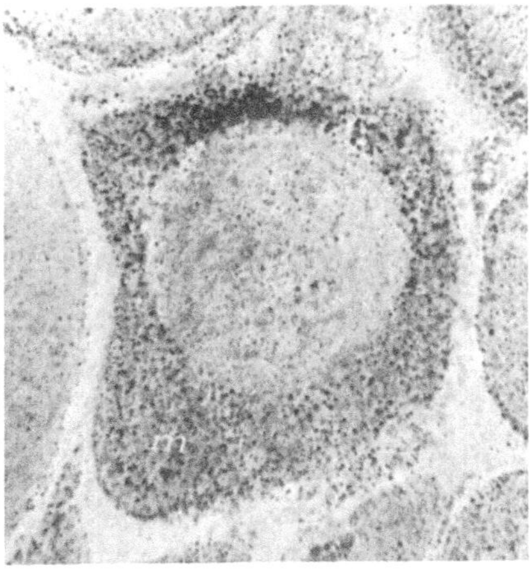

8 C

Fig. 6 F. Type I fiber atrophy (patient W. S. of Fig. 2 A). Four very dark fibers have sarcoplasmic masses. DPNH dehydrogenase. Myotonic dystrophy, 89 ×

Fig. 7 A, B. Striated annulets *a* and sarcoplasmic masses *m*. A — With the myofibrillar ATPase reaction, the mass is unstained. B — With the PAS stain for glycogen, the mass is dark. Myotonic dystrophy 1400 ×

Fig. 8 A, B, C, D. Sarcoplasmic masses *m* in myotonic dystrophy. A — Modified trichrome reaction, the mass is purplish red (cf. Fig. 9 A), autopsy tongue muscle, 560 ×. B — Phosphorylase, the mass is dark and the center of the fiber shows diffuse loss of activity (cf. Fig. 9 E), 560 ×. C — Cytochrome oxidase, the mass is dark and the center of the fiber shows diffuse loss of activity (cf. Fig. 9 C), 560 ×. D — Succinic dehydrogenase, the masses are dark and the centers of those fibers show diffuse loss of activity (cf. Fig. 9 F), 225 ×

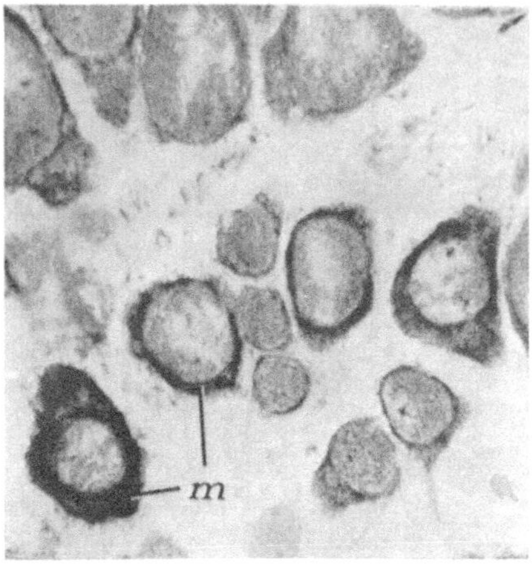

8 D

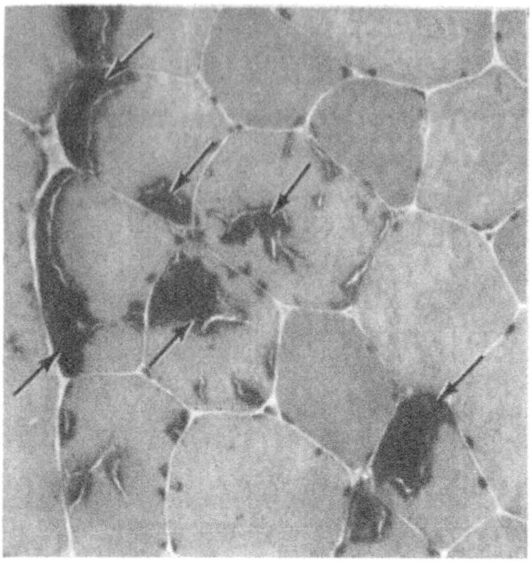

9 A

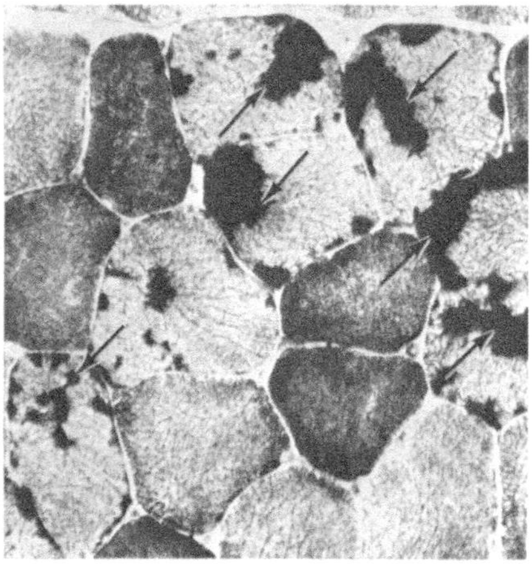

9 B

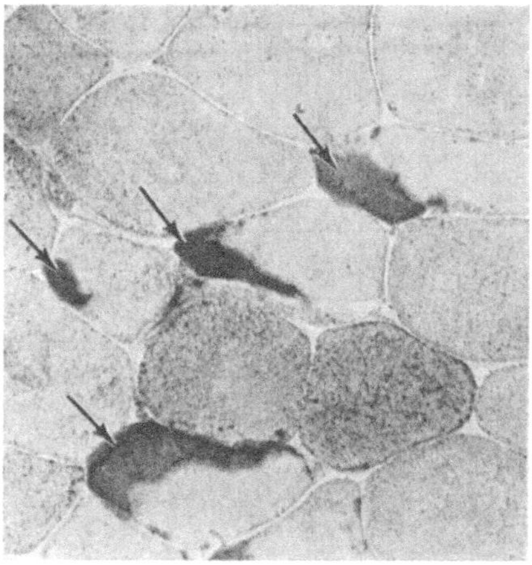

9 C

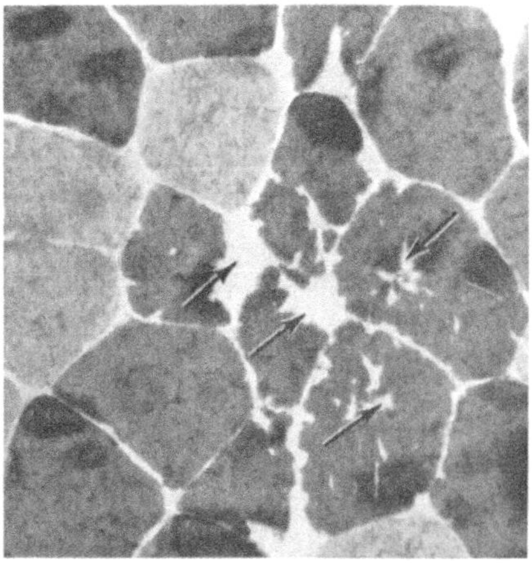

9 D

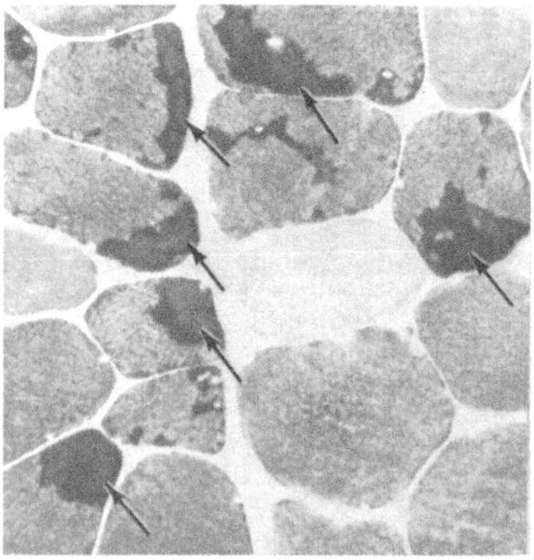

9 E

Fig. 9 A—J. Mitochondrial aggregates *a* in hypokalemic periodic paralysis with myotonia and in myotonia congenita. The aggregates are only in the type II fibers which are light in B, C, F and dark in D, E, G. A — Modified trichrome reaction, the masses are bright red (cf. Fig. 8 A), 225 ×. B — DPNH dehydrogenase reaction, some aggregates are large, some small and multiple, 225 ×. C — Cytochrome oxidase reaction (cf. Fig. 8 C), 225 ×. D — Myofibrillar ATPase reaction, the aggregates are unstained, 225 ×. E — Phosphorylase reaction, the aggregates are dark (cf. Fig. 8 B), 225 ×. F — Succinate dehydrogenase reaction, the aggregates are unstained (cf. Fig. 8 D), G — Menadione-mediated α-glycerophosphate dehydrogenase reaction, the aggregates are unstained, 225 ×. H — Gomori trichrome on a paraffin section, the aggregates are barely noticeable, 560 ×. I — Hematoxylin-Van

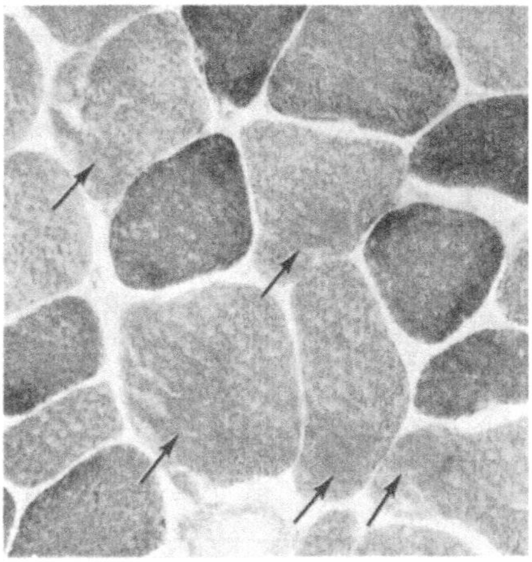

9 F

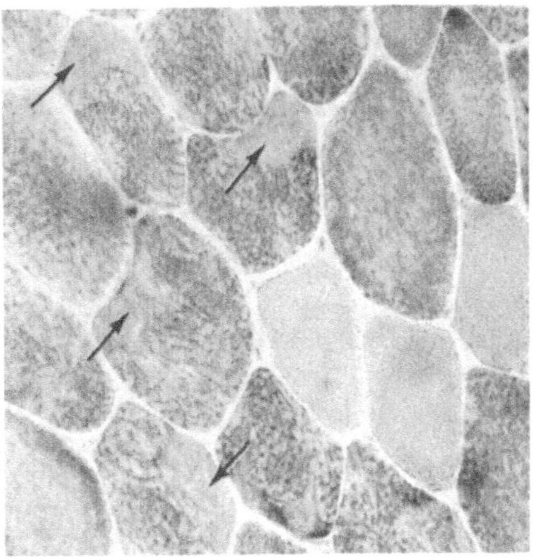

9 G

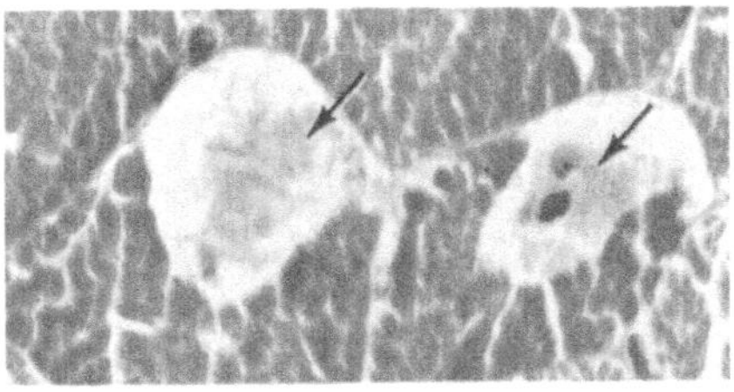

9 H

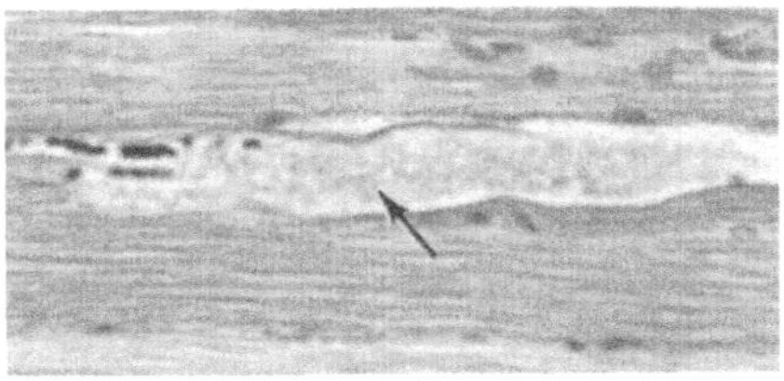

9 I

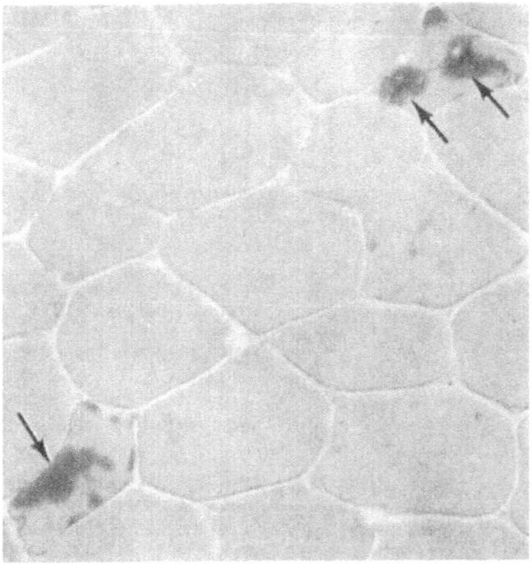

9 J

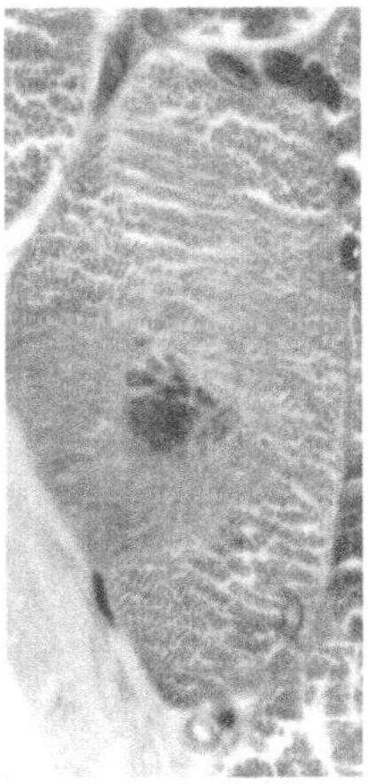

Fig. 10

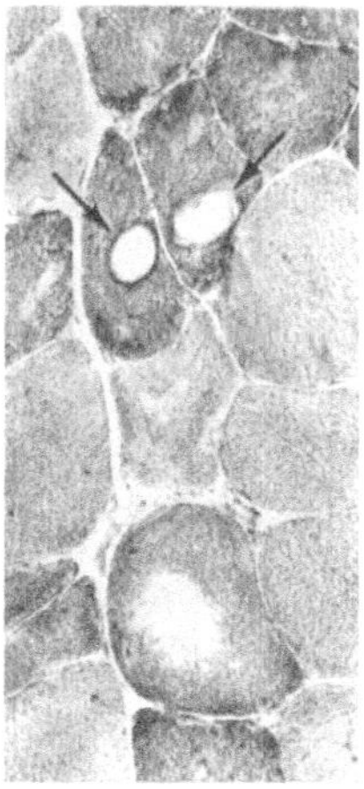

Fig. 11 A

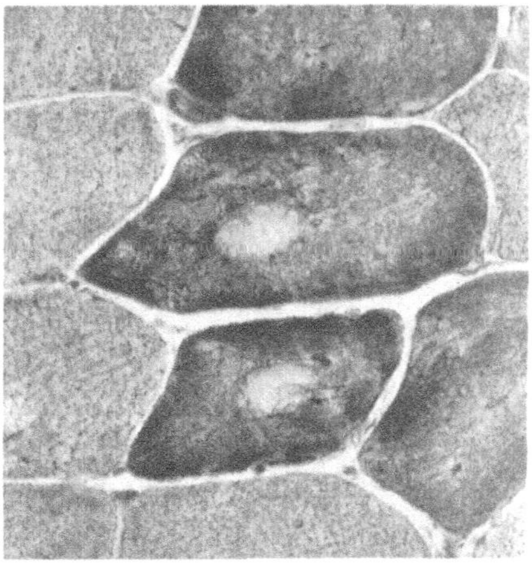

Fig. 11 B

Gieson on a paraffin longitudinal section, the aggregate is hard to distinguish from artifact, 225 ×. J — α-napthol acetate-pararosaniline reaction for esterase, the aggregates are dark, 225 ×

Fig. 10. A target fiber, with 3 concentric zones, from a patient with paramyotonia-adynamia. Gomori trichrome on a paraffin section, 560 ×

Fig. 11 A, B. Targetoid/core fibers (2 zones) from two myotonia dystrophica patients. All of these targetoid/core changes are in type I (dark) fibers. TPNH dehydrogenase. A — 125 ×, B — 225 ×

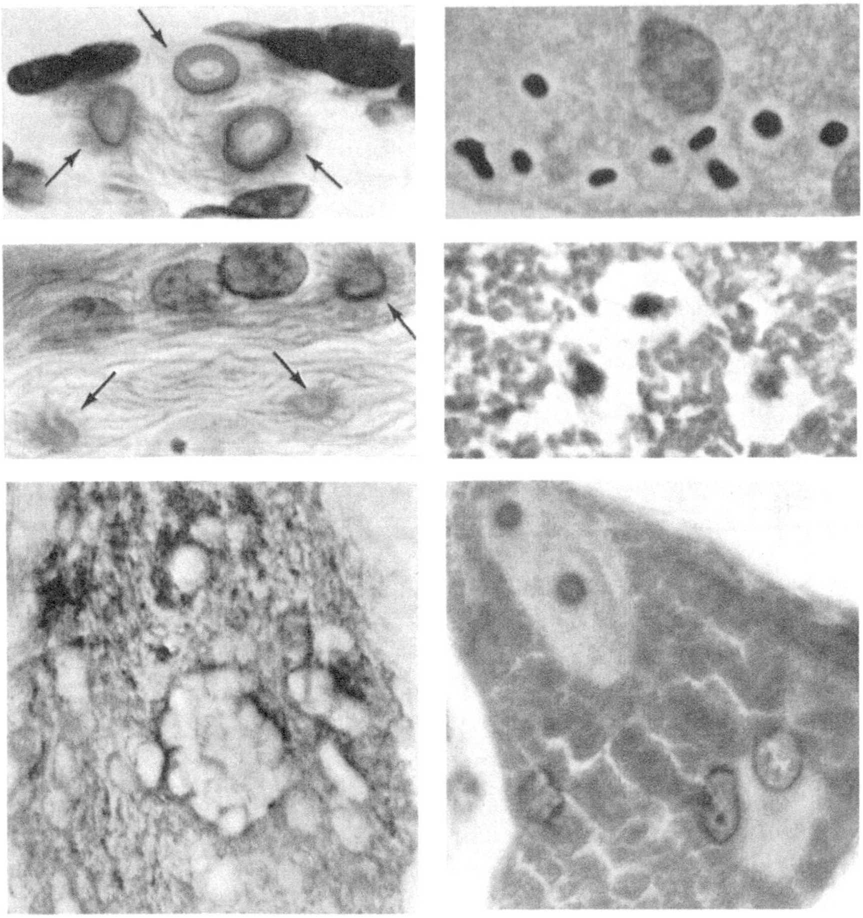

12 A 12 C 12 B 12 D 12 E 12 F

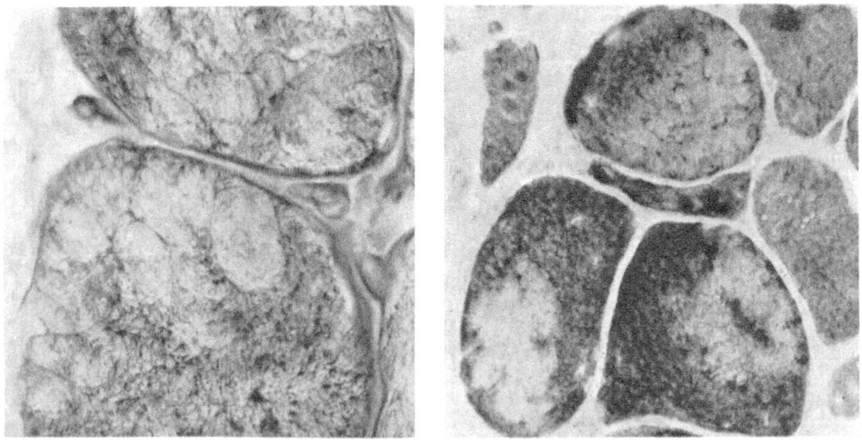

13 A 13 B

Fig. 12 A, B. Cytoplasmic bodies, with myofibrils joining with them to give a radiant appearance. Myotonia dystrophica, Gomori trichrome on paraffin sections, 1400 ×

Fig. 12 C, D, E. Cytoplasmic bodies in myotonia dystrophica. C — Modified trichrome, showing 9 dark bodies surrounded by unstained halos near one internal nucleus, 1400 ×. D — Myofibrillar ATPase, showing 3 dark bodies surrounded by unstained halos amongst normally stained myofibrils, 1400 ×. E — Unstained bodies in a central cluster and scattered peripherally, sometimes surrounded by regions of dark staining, phosphorylase, 1400 ×

Fig. 12 F. Two unstained sarcoplasmic masses, one with adjacent nuclei (below) and the other containing two dark cytoplasmic bodies (above). Myotonia dystrophica, Gomori trichrome, paraffin section, 1400 ×

Fig. 13 A, B. Moth-eaten fibers in myotonia dystrophica. A — PAS stain for glycogen, 560 ×. B — Phosphorylase 225 ×

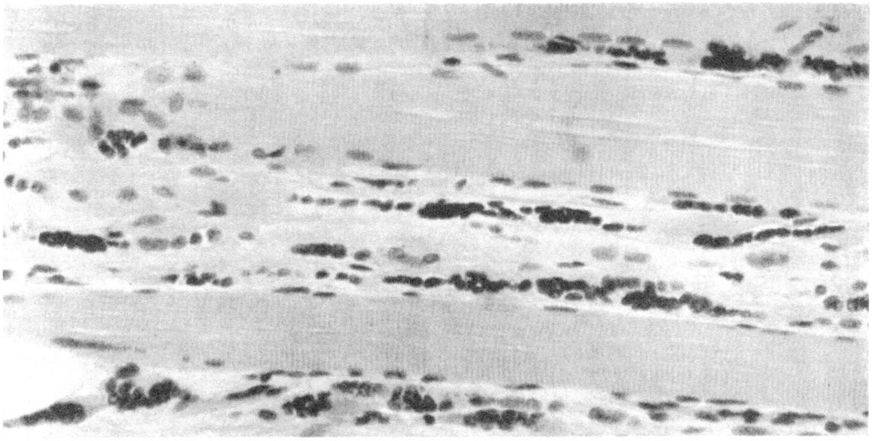

Fig. 14. Pyknotic nuclear clumps in myotonia dystrophica, resembling ones in chronic denervation atrophy. Hematoxylin-eosin, paraffin embedded longitudinal section, 250 ×

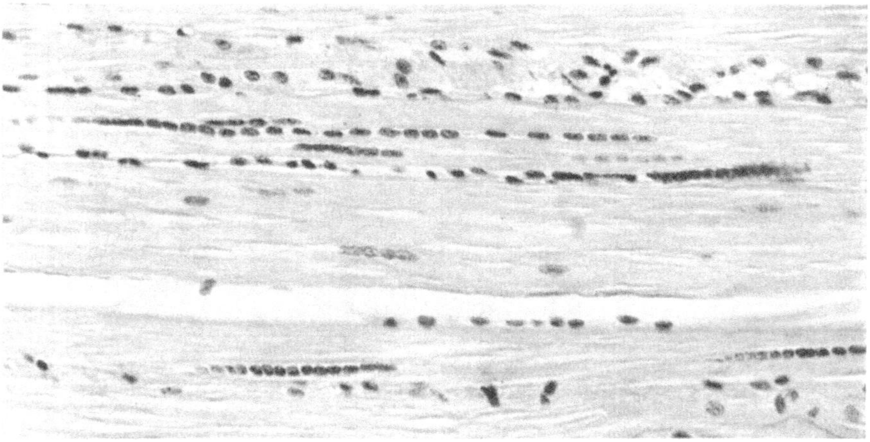

Fig. 15. Nuclear chains in myotonia dystrophica. Hematoxylin-eosin, paraffin embedded, longitudinal section, 250 ×

Fig.16 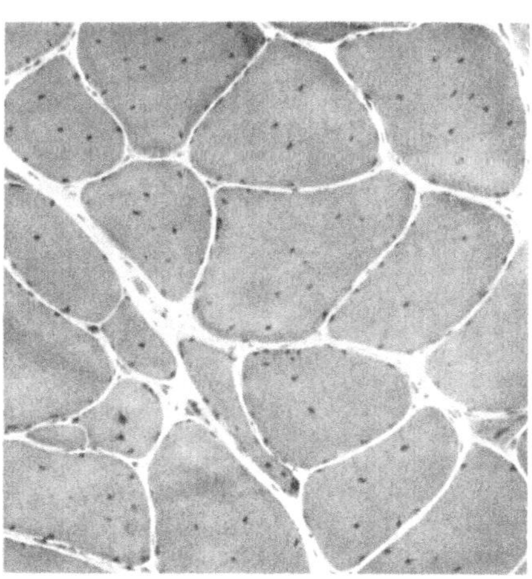 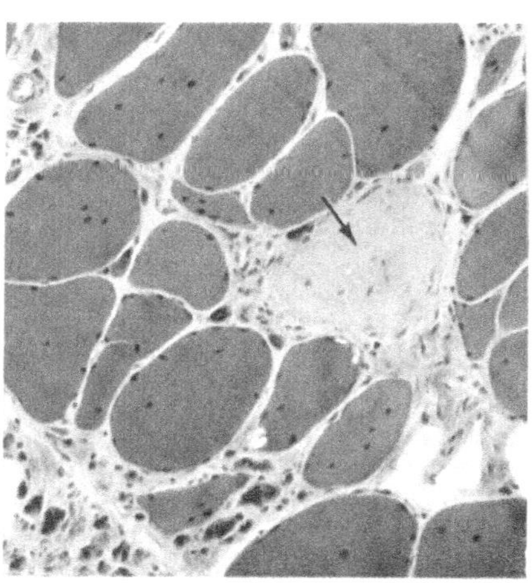 Fig.17

Fig. 16. Increased internal nuclei, variation of fiber diameter, and slight increase of endomysial connective tissue in myotonia dystrophica. Modified trichrome, 100 ×

Fig. 17. Lack of staining indicates early acute necrosis of a large muscle fiber (arrow). Nuclear clumps, increased numbers of internal nuclei and increased amount of interstitial connective tissue. Myotonia dystrophica, modified trichrome, 110 ×

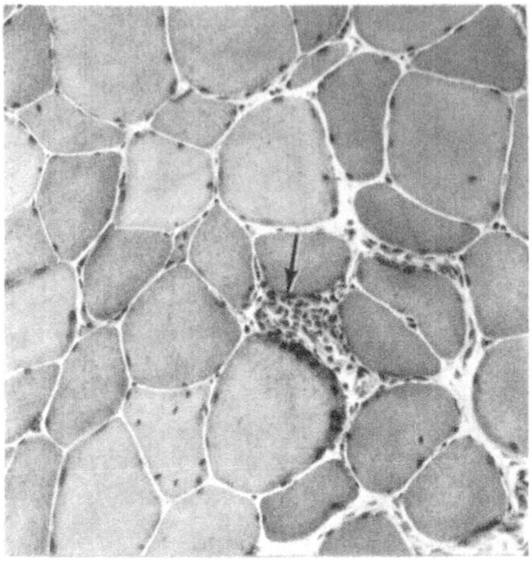

Fig. 18. Phagocytosis of a necrotic muscle fiber (arrow). There is also variation in fiber diameter and increased endomysial connective tissue. Myotonia dystrophica, modified trichrome, 115 ×

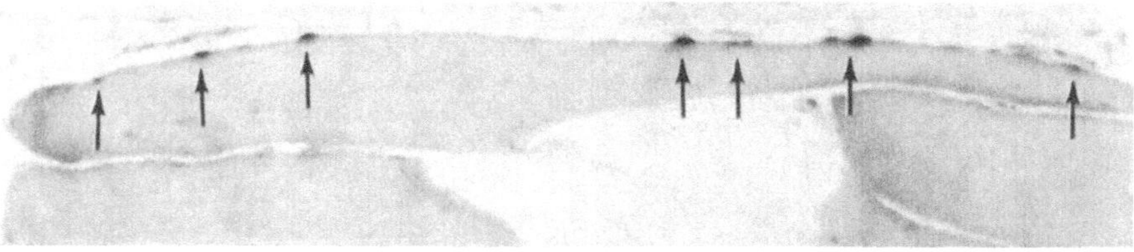

Fig. 19 A

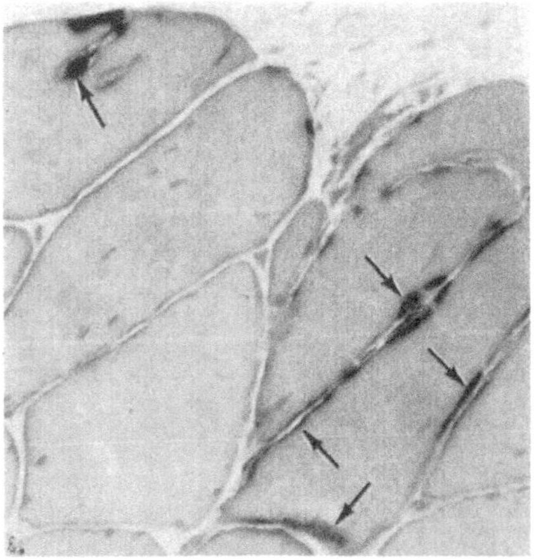

Fig. 19 B

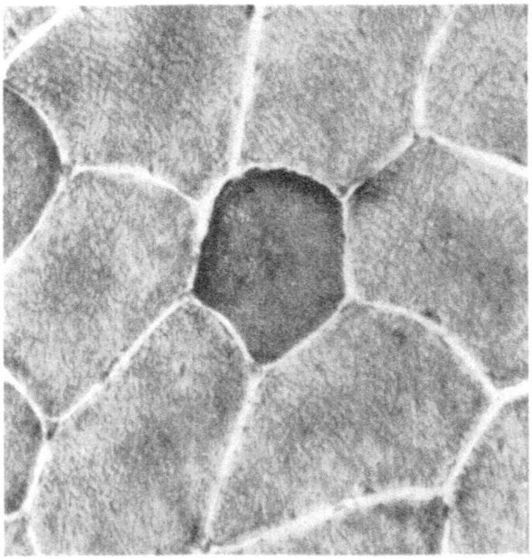

Fig. 20

Fig. 19 A, B. Multiple patches of dark esterase activity along a fiber in myotonia dystrophica, shown with the α-napthol acetate pararosaniline method. A — Longitudinal section of a single fiber, 225 ×. B — Oblique section, 225 ×

Fig. 20. The large light (type II) fibers are about 120—150 μ diameter, i.e., hypertrophied. Myotonia congenita, DPNH dehydrogenase, 225 ×

more justifiable to compare the fiber ratio from a group of biopsies in one disease with a group in another. In 7 of the 20 adults with myotonic dystrophy and in both such children, the type I fibers outnumbered the type II fibers by more than 2 to 1

(Fig. 4). In only 2 adult myotonic dystrophy patients did the type II fibers outnumber the type I fibers by more than 2 to 1. This is contrasted with the very small group of patients with myotonia congenita in whom 4 of 6 showed the majority of fibers to be type II by a factor of more than 2:1 (Fig. 4). In none of the myotonia congenita patients did type I fibers predominate at all.

Myotonia Congenita:

The histochemical changes are very few, such as a small excess of internal nuclei, and in some patients hypertrophied fibers (Figs. 3, 20). It has been suggested but not proved that these few observed changes may be secondary to excess activity from the myotonia. Five of six patients had a few very small type II fibers, the significance of which is not known (Fig. 3).

Abundant mitochondrial aggregates (Fig. 9) were found in one typical and one atypical case of myotonia congenita and 2 atypical cases of low potassium periodic paralysis with eyelid myotonia. A very few of them are rarely found in other neuromuscular diseases. Their pathogenesis and pathophysiologic significance are unknown.

Myotonia Congenita/Dystrophica

Histochemistry alone cannot settle whether certain patients who are clinically intermediate between myotonia congenita and myotonia dystrophica have one disease or the other, unless it is the basis of defining these two conditions. And histochemistry alone cannot be used to determine whether these two conditions are one syndrome or two diseases. However, the histochemical changes in such patients should be looked for. One of our clinically intermediate patients with large proximal muscles and thin distal muscles had severe type I fiber atrophy, numerous rings and sarcoplasmic masses, and phagocytosis of necrotic fibers, all highly suggestive of myotonic dystrophy. Another well muscled myotonic patient without wasting, who had no clinical stigmata of myotonic dystrophy except persistent wrist extensor and neck flexor weakness, had a muscle biopsy histochemically normal except for slight but definite type I fiber atrophy, suggesting the possibility of myotonic dystrophy. If type I fiber atrophy in adult humans with myotonia proves to be pathognomonic of myotonic dystrophy, it follows that the diseases of these two patients can be diagnosed histochemically.

Paramyotonia-Adynamia

The histochemical abnormalities in patients with the paramyotonia-adynamia syndrome are few. The attacks of episodic weakness are sometimes associated with appearance of fluid collections (vacuoles) in some of the fibers, but the number of fibers affected seems too few to account for the weakness of the muscle sampled (see below). The few (5 or less per biopsy) target fibers found in half the patients with the paramyotonia-adynamia syndrome (Fig. 10), as well as in half the patients with low potassium periodic paralysis, are the only ones found in conditions other than obvious denervation, and in fact bring up the possibility of abnormal innervation of muscle fibers in these two syndromes [7].

Myotonia with low-potassium (glucose-insulin provoked) periodic paralysis. In low-potassium periodic paralysis with eyelid myotonia, there may be mild changes of increased internal nuclei, and two patients had numerous mitochondrial aggregates (see under myotonia congenita). Inconstant central fluid collections (vacuoles) within the fibers may be present during attacks of weakness. However, in one of our patients who had eyelid myotonia and glucose-insulin provoked low-potassium periodic paralysis, biopsy during an attack of a muscle that had only a flicker of voluntary movement showed normal histology and histochemistry. Thus, fluid collections visible by light microscopy are not a *sine qua non* of the muscle weakness in periodic paralysis [*5*].

Myotonia Acquisita

Myotonia following diazacholesterol therapy will be the only acquired type discussed. The clinical phenomena have been described by others [*23*, *24*]. Biopsy specimens from two patients were submitted by Dr. John Somers. They both showed moderately severe type II fiber atrophy without other changes. Type II fiber atrophy is a non-specific change seen in cachectic patients with distant carcinoma, in patients treated with steroids, in patients bedfast with subacute inclusion body encephalitis, and in 50% of myasthenia gravis patients [*8*, *9*, *25*].

Discussion

Like every other method used to investigate these patients, histochemistry has not disclosed the underlying cause of myotonia. For example, we do not know whether the myotonia is a property of one or both histochemical fiber types, and in myotonia dystrophica whether it is a property of the atrophic or the preserved fibers, or both. In myotonia congenita it must be a property of the non-atrophic fibers. Nor has histochemistry satisfactorily shown at the light-microscopic level the reason for episodic weakness in certain of the patients with myotonia. Nor has it demonstrated the reason for muscle fiber destruction, focal or general. But histochemistry has disclosed new and in certain instances unique patterns of muscle fiber change in some of these conditions. Sarcoplasmic masses, identified histologically by earlier workers, have had their subcellular components detailed histochemically. Mitochondrial aggregates, which in paraffin sections are virtually identical to sarcoplasmic masses, were only distinguished by histochemistry, which showed their unique properties of apparently selective loss of myofibrils and two mitochondrial flavoprotein enzymes, succinate dehydrogenase and menadione-mediated α-glycerophosphate dehydrogenase, and of being confined to type II fibers. Even in patients with abundant mitochondrial aggregates, this change does not seem to affect enough fibers to be a major factor in either the myotonia or episodic weakness when it occurs. Perhaps, though, the mitochondrial aggregate contains clues to the pathogenesis of some of these diseases.

Histochemistry has shown an increase in the type I:II fiber ratio in myotonia dystrophica and a decreased ratio in myotonia congenita. Reasons for these changes are now being sought.

In myotonia dystrophica the muscle wasting in some aspects resembles denervation atrophy, for example the presence of small angular fibers sometimes in groups, only mild to moderate connective tissue increase, and especially the preservation of muscle nuclei in very atrophic fibers. Yet a unique feature of this atrophy is shown by histochemistry, namely, preferential atrophy of type I fibers. It is not known which metabolic aspects peculiar (quantitatively or qualitatively) to type I fibers make them most susceptible to the metabolic defect(s) in myotonia aystrophica. Certainly histochemical, biochemical, and physiologic differences between the two fiber types must be further elaborated in order to understand the pathogenesis of preferential type I atrophy in myotonia dystrophica.

Finally, we should emphasize that histochemistry, as a method of investigating the myotonic disorders, must be correlated with other techniques such as electron-microscopy and biochemistry. For example, in myotonic dystrophy a relationship has yet to be established between the specific hypercatabolism of serum gamma globulin [1] and the virtually specific type I fiber atrophy.

Acknowledgement

The authors wish to thank Mr. GUY CUNNINGHAM for his technical assistance.

References

1. ENGEL, W. K., D. E. MCFARLIN, G. A. DREWS, and R. D. WOCHNER: Protein abnormalities in neuromuscular diseases, Parts 1 & 2. J. Amer. med. Ass. **195**, 754, 837 (1966).
2. EULENBURG, A.: I. Originalmitteilungen. Über eine familiäre, durch sechs Generationen verfolgbare Form congenitaler Paramyotonie. Zbl. ges. Neurol. Psychiat. **5**, 265 (1886).
3. GAMSTROP, I.: Adynamia episodica hereditaria and myotonia. Acta psychiat. scand. **39**, 41 (1963).
4. DRAGER, G. A., J. F. HAMMILL, and G. M. SHY: Paramyotonia congenita. Arch. Neurol. Psychiat. (Chic.) **80**, 1 (1958).
5. RESNICK, J. S., and W. K. ENGEL: Unpublished observations 1966.
6. ENGEL, W. K.: A clinical approach to the myopathies. A symposium Review of Current Concepts of Myopathies. In Clinical Orthopaedics and Related Research. A. F. DE PALMA, Ed., Vol. **39**, p. 6. Philadelphia: J. B. Lippincott 1965.
7. — The essentiality of histo- and cyto-chemical studies of skeletal muscle in the investigation of neuromuscular disease. Neurology (Minneap.) **12**, 778 (1962).
8. — Diseases of the neuromuscular junction and muscle. In Neurohistochemistry. C. ADAMS, Ed., p. 622. Amsterdam: Elsevier Press 1965.
9. — Muscle biopsy. A symposium Review of Current Concepts of Myopathies. In Clinical Orthopaedics and Related Research. A. F. DE PALMA, Ed., Vol. **39**, p. 80. Philadelphia: J. B. Lippincott 1965.
10. — Histochemistry of neuromuscular disease — significance of muscle fiber types. Neuromuscular Diseases. In Proceedings of the VIII International Congress of Neurology, Vienna, Austria. Excerpta med. (Amst.), Sect. II, 67 (1965).
11. — Chemocytology of striated annulets and sarcoplasmic masses in myotonic dystrophy. J. Histochem. Cytochem. **10**, 229 (1962).
12. LAPRESLE, J., M. FARDEAU, and M. MILHAUD: Etude des ultrastructures dans les dystrophies muscularies progressives. In Proceedings of the Vth International Congress of Neuropathologie, Zurich, Switzerland. Excerpta med. (Amst.). (In press) 1966.
13. HOGENHUIS, L. A. H., and W. K. ENGEL: Histochemistry and cytochemistry of experimentally denervated guinea pig muscle. I. Histochemistry. Acta anat. (Basel) **60**, 39 (1965).
14. ENGEL, W. K., M. H. BROOKE, and P. G. NELSON: Histochemical studies of denervated or tenotomized cat muscle. Ann. N. Y. Acad. Sci. (In press) 1966.
15. — Mitochondrial aggregates in muscle disease. J. Histochem. Cytochem. **12**, 46 (1964).
16. — Muscle target fibers — a newly recognized sign of denervation. Nature (Lond.) **191**, 389 (1961).
17. — The multiplicity of pathologic reactions of human skeletal muscles. In Proceedings of the Vth International Congress of Neuropathology, Zurich, Switzerland. Excerpta med. (Amst.), Sect. (In press) 1966.
18. SHY, G. M., and K. R. MAGEE: A new congenital non-progressive myopathy. Brain **79**, 610 (1956).

19. Engel, W. K., J. B. Foster, B. P. Hughes, H. E. Huxley, and R. Mahler: Central core disease — an investigation of a rare muscle cell abnormality. Brain **84**, 167 (1961).
20. Brooke, M. H., and W. K. Engel: The histological diagnosis of neuromuscular diseases: A review of 79 biopsies. Arch. phys. Med. Rehab. **47**, 99 (1966).
21. Greenfield, J. G., G. M. Shy, E. C. Alvord, and L. Berg: An Atlas of Muscle Pathology in Neuromuscular Diseases. Edinburg and London: E. & S. Livingston 1957.
22. Coers, C., and A. L. Woolf. The Innervation of Muscle. Oxford: Blackwell 1959.
23. Winer, N., J. M. Martt, J. E. Somers, L. Wolcott, H. E. Dale, and T. W. Burns: Induced myotonia in man and goat. J. Lab. clin. Med. **66**, 758 (1965).
24. Somers, J. E., and N. Winer: Neurology (Minneap.). (In press) 1966.
25. Engel, W. K., and M. H. Brooke: Muscle Biopsy as a Clinical Diagnostic Aid. In Recent Advances in Neurological Diagnostic Methods, 13th Annual Scientific Meeting of the Houston Neurological Society. W. S. Fields, Ed. Springfield, Ill.: Charles C. Thomas 1966. (In press).
26. Fardeau, M., J. Lapresle, and M. Milhaud: Contribution a l'etude des lesions elementaires du muscle squelettique: ultrastructure des masses sarcoplasmiques laterales (observees dans un cas de dystrophie myotonique). C. R. Soc. Biol. (Paris) **159**, 15 (1965).
27. Milhaud, M., M. Fardeau, and J. Lapresle: Contribution a l'etude des lesions elementaires du muscle squelettique: ultrastructure des fibres annulaires (observees dans la dystrophie myotonique). C. R. Soc. Biol. (Paris) **158**, 2274 (1964).

Klinische Neurophysiologie — besonders Elektromyographie — der Myotonie

W. Steinbrecher

Den im Wortsinne bahnbrechenden elektrischen und klinischen Untersuchungen Wilhelm Erbs verdanken wir nicht nur die Aufzeigung neuer und erfolgversprechender Wege zur Differentialdiagnose neurogener und myogener Atrophien und damit erste Erkenntnisquellen der Pathogenese bis dahin unklarer Muskelschwächezustände. Im Jahre 1912 schrieb Hans Curschmann [*8*] in der Deutschen Zeitschrift für Nervenheilkunde, zu deren Gründern 1891 Erb zählte, im Blick auf die Dystrophie: „Erst Erbs sichtender Hand blieb es vorbehalten, aus dem Chaos der Muskelatrophien und -hypertrophien den uns jetzt so absolut klaren Symptomenkomplex der Dystrophie heraus zu schälen." Es war vor allem die diagnostische Anwendung des galvanischen und faradischen Stroms, die Erb befähigt hatte, das Chaos zu ordnen. Aus seinen ungemein subtilen Beobachtungen der Muskelkontraktion bei elektrischer Reizung erwuchsen Begriff und Benennung der Entartungsreaktion als Kennzeichen peripherer neurogener Paresen und wenig später, vor fast genau 80 Jahren, prägte er in seiner Arbeit: „Die Thomsensche Krankheit" [*10*] — die Frankl-Hochwardt [*12*] schon 20 Jahre später als „klassische Schilderung" bezeichnen sollte — den Begriff der „myotonischen Reaktion", zu der er eine etwas erhöhte und qualitativ veränderte faradische und galvanische Erregbarkeit des Muskels und die nach direkter Muskelreizung auftretende träge, tonische, langandauernde Kontraktion bei normaler Erregbarkeit der Spinalnerven rechnete. Er schloß aus der Summe seiner klinischen, histologischen und elektrophysiologischen Beobachtungen auf eine Art Trophoneurose des Muskels, also auf Störungen der trophischen Impulse.

Sind neue pathogenetische Gesichtspunkte gewonnen worden, seitdem uns elektronische Meß- und Registrierverfahren zur Verfügung stehen?

Die klinische Beobachtung legte immer wieder den Gedanken nahe, die Myotonie als Gegenstück der Myasthenie zu sehen. Deren Charakteristikum besteht in schneller Startmöglichkeit aber rascher Bremsung der Muskelkontraktion, jene wird durch langsamen Start und verzögerte Bremsung gekennzeichnet. Stellt man diesen Gegensatz von decrescendo und crescendo als typische Formen der myasthenischen und der myotonischen Potentialabläufe halbschematisch graphisch dar, so erkennt man ein so auffallend spiegelbildliches Verhalten, daß man sich gedrängt fühlt, ein auch für pathogenetische oder gar ätiologische Kriterien geltendes vice-versa-Verhältnis anzunehmen (Abb. 1). So liegt die Vorstellung nahe, daß bei der Myasthenie ein Impulsübertragungsstoff an der Endplatte fehlt bzw. zu rasch abgebaut wird, bei der

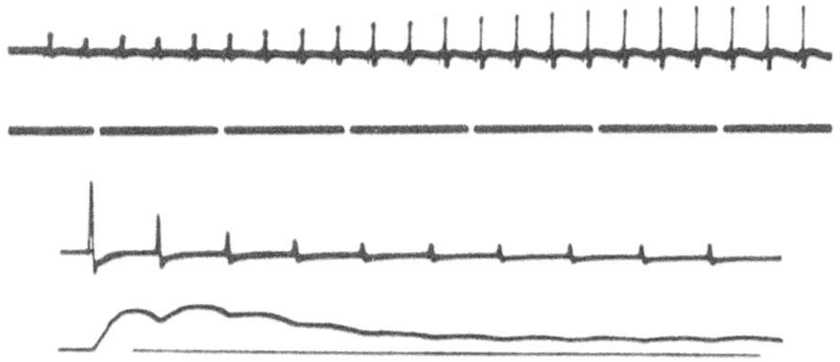

Abb. 1. Crescendo- und Decrescendo-Reaktion bei Myotonie (oben) und Myasthenie (unten) unter submaximaler niederfrequenter (oben) und supramaximaler (unten) Elektrostimulation

Myotonie ein solcher Transmitterstoff im Übermaß produziert bzw. zu langsam abgebaut wird.

Das Elektromyogramm des Myotonikers weist in der Tat eine Reihe weiterer Besonderheiten auf, die als Konträrverhalten zum Myasthenie-EMG imponieren. Ich glaube aber nicht, daß diese Fakten allein ausreichen, eine so einfache „Plus-Minus-Beziehung" zu beweisen.

Wie man weiß, ist die Diagnose einer myotonischen Störung mit Hilfe des Elektromyographen nicht schwer, obwohl es nur *ein* im engeren Sinne *pathognomonisches* Kriterium gibt: die sogenannte Nachaktivität, oder *after-activity*. Der gesunde Muskel stellt gleichzeitig mit dem Ende der Willkürinnervation schlagartig seine elektrische Aktivität ein. Bei myotonischen Störungen kommt es bei Beendigung der Willkürinnervation zu einem sehr raschen, oft augenblicklichen Absinken der Potentialspannung, doch bleibt ein dichtes Interferenzmuster bestehen, das über viele Sekunden bis einige Minuten anhalten kann. Es mündet dann langsam, zunächst durch weitere Amplitudenminderung, später auch durch Frequenzreduktion, diminuendo in die isoelektrische Linie des ruhenden Muskels ein [*22*].

Andere elektromyographische Besonderheiten des myotonisch veränderten Skeletmuskels sind nur *relativ* typisch, finden sich also — wenn auch seltener — auch bei anderen Erkrankungen des neuromuskulären Systems:

Der ruhende, weder willkürlich innervierte noch mechanisch oder elektrisch gereizte Muskel des Myotonikers läßt wie der des Gesunden keine Spontanaktivität erkennen. Schon das Einstechen der Nadelelektrode kann aber zur Entladung niedergespannter hochfrequenter Potentialserien Anlaß geben. Diese besondere Form einer pathologischen Insertionsaktivität finden wir auch dann, wenn der Muskel auf andere Weise, etwa durch leichtes Beklopfen oder durch Kneifen oder Verschieben der Haut, mechanisch gereizt wird. Es handelt sich um provozierte Potentialschauer, -schwärme oder -salven. Sie sind übrigens häufig auch dann elektromyographisch nachweisbar, wenn keine Wulstbildung zu sehen ist, während nicht bei jeder sichtbaren Wulstbildung derartige Potentialsalven zu registrieren sind. Zuweilen sind gleichartige pathologische Entladungen auch in das Willküraktivitätsmuster eingestreut, das sie dann, deutlich erkennbar bleibend, überlagern. Ferner können Salven am Ende einer Willkürinnervation den Beginn der Nachaktivität einleiten.

In jedem Falle wurden sie durch mechanische Reizung der Muskelfibrillen hervorgerufen.

Konstante Beziehungen zwischen Amplituden und Frequenz scheinen diese myotonischen Salven zunächst nicht aufzuweisen, doch ergab die Analyse von 105 Einzelableitungen an 18 Patienten, daß im wesentlichen drei Typen (in verschiedener Häufigkeit) auftreten.

Typ I fanden wir in 60% der registrierten Schauer. Bei ihm steht Frequenzsteigerung einem Decrescendo der Amplituden gegenüber (Abb. 2).

In etwa einem Viertel der registrierten Myotoniesalven war Typ II erkennbar, bei dem die Entladungen zunächst hochfrequent, dann langsamer abzulaufen scheinen, die Amplituden zunächst gleich bleiben und erst bei verlangsamter Frequenz abzufallen scheinen (Abb. 3).

Etwa 15% der registrierten Salven zeigten Mischformen. Der häufigste Typ I zeigt stets ein gegensätzliches Verhältnis zwischen Frequenz und Amplituden: Frequenz zunehmend, Amplituden abfallend. Es spricht vieles für die Annahme, daß alle anderen scheinbar von diesem Verhalten abweichenden Schauer durch Superposition zweier oder mehrerer Salven von temporärer Dispersion entstanden sind. Dies scheint im Blick auf pathogenetische Fragen nicht ohne Bedeutung.

Ob es echte *Spontanschauer* bei der Myotonia congenita gibt, muß bezweifelt werden. „*Spontaneität*" kann hier jedenfalls nur ein relativer Begriff sein. Wenn in unmittelbarem Zusammenhang mit Nadelbewegungen und anderen mechanischen Reizen die typischen Salven aufgezeichnet werden können und der Lautsprecher das bekannte Heulgeräusch wiedergibt und die gleichen optischen und akustischen Merkmale auch einmal ohne intendierte Fremdreizung auftreten, so werden hierfür latente, dem Untersucher nicht ohne weiteres erkennbare mechanische Reize zumindest stark in Erwägung gezogen werden müssen, etwa minimale Nadelverlagerungen durch unbewußte Bewegungen, durch Pulsation nadelnaher Gefäße und anderes mehr.

Läßt man einen Myopathiepatienten nach längerer Ruhigstellung mit sehr geringer Kraftanwendung rhythmisch innervieren und zeichnet das sich ergebende Aktivitätsmuster von der ersten Innervation an elektromyographisch auf, dann kann es auch gelingen, die typische *Startschwierigkeit* am *crescendo der Potentialspannung* und an der zunehmenden Gruppendauer kenntlich zu machen, insbesondere bei leichten myotonischen Störungen ohne Unterschiede der Ätiologie.

In leichteren Fällen wird schon nach wenigen Kontraktionen, in schweren erst nach Minuten die Maximalspannung erreicht. Dann verschwindet auch die Nachaktivität bei Dauerinnervation oder verringert sich zumindest graduell erheblich. Damit läßt sich auch der bekannte *Übungseffekt* [*16*] elektromyographisch dokumentieren.

Wird von Anfang an sehr kräftig innerviert, gelten insofern andere Gesetze, als dann *sofort* Lösungsschwierigkeiten durch starke Nachaktivität eintreten.

Es ist ferner bemerkenswert, daß von Beginn an, auch bei geringer Kraftentwicklung, jede Willkürinnervation zu einem dichten Interferenzmuster mit Frequenzen um und über 250 Hz führt.

Die Registrierung des adäquat ausgelösten phasischen Eigenreflexes läßt — ebenso wie die des H-Reflexes — ein Reflexpotential mit durchaus normalen Parametern erkennen. Auffällig ist dagegen eine regelmäßig stark *verkürzte*, mitunter nahezu *aufgehobene postreflektorische Hemmungsphase*.

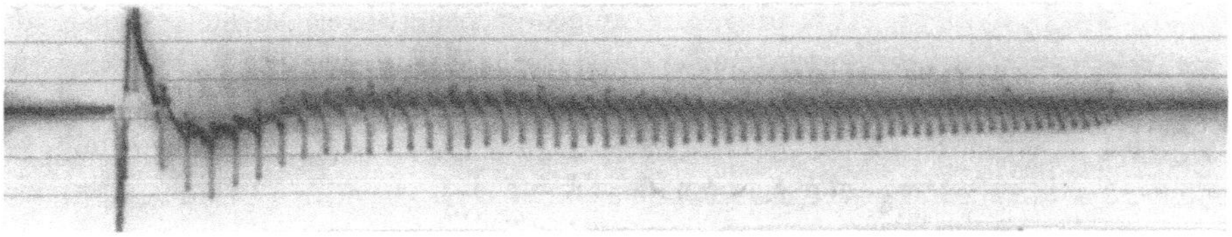

Abb. 2. Myotonischer Potential-„Schauer" im Gefolge einer mechanischen Reizung. Crescendo der Frequenz, Decrescendo der Spannung

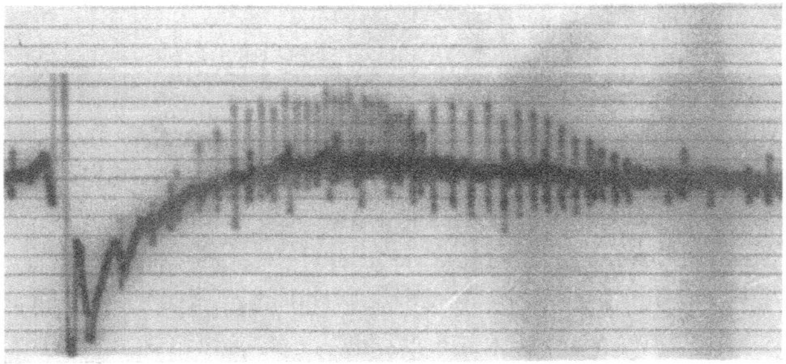

Abb. 3. Superposition zweier „fibrillogener" myotonischer Salven (nach mechanischer Reizung) als Ausdruck temporärer Dispersion

Die während der Willkürinnervation nach erreichtem Übungseffekt aufgezeichneten *Potentiale der motorischen Einheit* weisen bei der Myotonia congenita normale Durationen auf und verlaufen bi- oder triphasisch. Leichte Verlängerung der Duration kommt vor, grob pathologische Durationsverlängerung konnten wir — in Übereinstimmung mit Floyd [*11*] — nicht finden. Angaben über Durationsverlängerung, die auf Untersuchungen mit Oberflächenelektroden beruhen, sind nicht verwertbar, weil hierbei Summation zu künstlichen „Supereinheiten" die Regel ist.

Dystrophische Myotonien sind natürlich durch die zusätzlichen elektromyographischen Kriterien der Myopathie als solche erkennbar, d. h., wir finden bei ihnen regelmäßig deutlich verkürzte Potentialdauer, meist auch vermehrte Polyphasie [*22*]. Einzelne Mitteilungen über Potentialverkürzung bei kongenitaler Myotonie könnten auf Untersuchungsergebnissen bei latent dystrophischen Myotonikern beruhen. Amplitudenminderung auf Werte um 400 uV habe ich auch bei Thomsenscher Krankheit gesehen, maximale Reduktion wie bei Myositiden und Kollagenosen kommt aber offenbar nicht vor.

Im übrigen sind die speziell *myotonischen EMG-Veränderungen* bei der Curschmann-Steinertschen Erkrankung die gleichen wie bei der *kongenitalen Myotonie*.

Beim Versuch einer *pathogenetischen Deutung* der geschilderten EMG-Kriterien der Myotonie wurde die typische *Nachaktivität der myotonischen Muskelkontraktion* von Denny-Brown und Nevin [*9*] als Ausdruck eines „reflex spasm of the prime movers and synergists" aufgefaßt. Das käme einer pathologischen Liberation zentraler, normalerweise gehemmter Bahnungsimpulse gleich. Die after-activity des Myotonikers unterscheidet sich aber sehr deutlich vom Überdauerungseffekt [*22*] des Spastikers, der erst nach einem rebound einsetzt, sehr viel kürzer andauert, geringere Frequenzen und unregelmäßigere Reduktion der Amplituden aufweist. Beim Überdauerungs- oder outlasting effect treten nicht selten auch klonusähnliche Gruppenbildungen auf, die der myotonen Nachentladung fremd sind.

Auch die *verkürzte silent period* des myotonisch gestörten Muskels vermag die zentrale, reflektorische Genese der Erkrankung *nicht* zu beweisen. Sie ist zwar *auch* ein Zeichen erhöhter Gammaaktivität (so bei der Spastik), *kann* aber offenbar auch auf andere Weise entstehen, gewissermaßen „fibrillogen" sein, da wir sie auch bei eindeutig peripher angreifenden Erkrankungen, z. B. bei der *Dermatomyositis* und anderen Myositiden fast regelmäßig feststellen.

Die *isoelektrische Ruhelinie* des nicht innervierten und nicht (auch nicht diskret) fremdstimulierten Myotoniemuskels gibt den Hinweis darauf, daß es sich weder um eine Degeneration oder eine Hyperexzitabilität des peripheren Nerven noch um eine Parabiose des peripheren Neuron handelt. In beiden Fällen wären spontane Fibrillations- oder Fascikulationspotentiale zu erwarten.

Die schon auf kleinste Reize ansprechende Hyperexzitabilität der myotonischen Muskelfaser gleicht aber mitunter ganz jener, die wir bei Myositiden und Kollagenosen zu sehen gewöhnt sind. Die Besonderheit der *myotonischen Hyperexzitabilität* liegt in der Salvenentladung. Diese Form der Reizbeantwortung zeichnet sich dadurch aus, daß es nicht zu einer interferierenden Potentialentladung zahlreicher Fibrillen kommt, sondern nur ganz wenige, oft nur ein einziges Faserpotential iterativ entlädt, dabei das geschilderte *crescendo-decrescendo-Verhältnis zwischen Frequenz und Amplitude* erkennen läßt.

Registrierung mit schnellem Filmvorschub — etwa mit 1 m/sec — läßt die *Bestimmung der Duration* zu. Sie beträgt etwa 1,5 m/sec, das entspricht dem Potential *einer* Faser.

Die EMG-Befunde sprechen somit durchweg für eine originär fibrillogene Hyperexzitabilität. Der periphere Sitz der myotonischen Störung wurde auch dadurch erwiesen, daß — wie Buchthal und Clemmesen [*3*] zeigten — die Provozierbarkeit von Spontanschauern nach Novokaininfiltration des Muskels erlischt, bei Vorderwurzel- und Spinalnervblockade sowie bei Lumbalanästhesie (Grund [*15*]) erhalten bleibt.

Die Tatsache, daß trotz des peripheren Angriffspunktes der myotonischen Störung keine wesentliche Veränderung der *Parameter der Potentiale der motorischen Einheit* eintritt, fügt sich den histologischen Befunden ein [*20*] und weist der kongenitalen Myotonie den Rang einer *funktionellen*, unter bestimmten Bedingungen kompensierbaren *Kontraktionsanomalie* zu. Ob diese wahrscheinlich stoffwechselbedingte Störung der Dynamik des Skeletmuskels allein die Muskelfibrille selbst oder auch — wie es Buchthal [*3*] für möglich hält — den curareunempfindlicheren muskulären Endplattenabschnitt betrifft, vermögen die bislang bekannten neurophysiologischen Befunde nicht zu entscheiden. Die eingangs apostrophierten Myasthenie-Myotonie-Polaritäten nähren die Vorstellung einer Endplattenbeteiligung.

Ohne den zahlreichen Theorien eine weitere hinzufügen zu wollen, seien abschließend einige Befunde genannt, die einiges Licht in die im übrigen noch dunklen Zusammenhänge der als Ursache myotonischer Störungen anzunehmenden *genbedingten Enzymstörung* (KUHN [*17*]) werfen können:

Nach NORRIS fanden sich erhöhte Kaliumwerte. SCHÖNTHAL, STEIN, KUHN et al. sahen bei AT-10-Überdosierung mit Ca-Erhöhung auf 13,6 mg-% und Kaliumabfall auf 3 mval die myotone Störung verschwinden. BROWN und HARVEY [*6*] stellten fest, daß der Myotoniemuskel empfindlicher gegen Kalium ist, dadurch wiederum besonders empfindlich gegenüber tetanischer Stimulation. Der Acethylcholineffekt wird durch Kaliumfreisetzung verstärkt [*23*]. Der Muskelacethylcholingehalt ist nach MINZ und PASSOUANT bei Myotonie erhöht, Adrenalin hebt nach LAMBERT und BECKETT die myotonische Reizantwort vorübergehend auf. Nach Acethylcholininjektion verstärken und verlängern sich die Myotoniesalven. Eserin verstärkt gleichfalls die Myotonie, Veratrin sensibilisiert den Muskel gegenüber Kaliumionen. Die elektromyographischen Befunde der cholinergischen Krise decken sich nicht mit denen der Myotonie.

Eine *Bilanz* dieser hier stichwortartig wiedergegebenen Befunde erlaubt im Blick auf die Myotoniegenese die Feststellung, daß die letztlich noch ungeklärte Störung des für die normale Muskelkontraktion notwendigen Enzymsystems u. a. eine Hyperexzitabilität der Fasermembran durch Veränderungen der Kaliumkonzentration sowie ein vermehrtes Angebot oder einen verringerten Abbau von Acethylcholin herbeiführt, das durch Quantenwirkung iterative Entladungen einzelner Fibrillen fördert. Die Mehrzahl elektromyographischer EMG-Befunde lassen sich durch diese Veränderungen erklären, ohne daß dadurch eine verlängerte Depolarisation durch Rezeptoraktivierung erwiesen oder das originäre Primat der Acethylcholin- und Kaliumveränderungen für die Pathogenese der Myotonie bewiesen wäre.

Literatur

1. BECKER, P. E.: Neues zur Genetik primärer Myopathien. In Myopathien, S. 20. Stuttgart: Thieme 1965.
2. BERGAMINI, V., S. BROGLIA e L. RAVIZZA: Sperimentazione terapeutica con amide procainica nella miotonica di Thomsen. Boll. Soc. ital. Biol. sper. **33**, 298 (1952).
3. BUCHTHAL, F., and S. CLEMMESEN: Electromyographical observations in congenital myotonia. Acta psychiat. (Kbh.) **16**, 389 (1941).
4. —, P. ROSENFALCK, and F. ERMINIO: Motor unit territory and fiber density in myopathies. Neurology (Minneap.) **10**, 398 (1960).
5. BÜSSOW, A.: Elektrophysiologische Studien über die myotonische Reaktion. Mschr. Psychiat. Neurol. **89**, 1 (1934).
6. BROWN, G. L., and A. L. HARVEY: Congenital myotonia in the goat. Brain **62**, 341 (1939).
7. COERS, C.: La dystrophie myotonique. Acta clin. belg. **7**, 407 (1952).
8. CURSCHMANN, H.: Über familiäre atrophische Myotonie. Dtsch. Z. Nervenheilk. **45**, 161 (1912).
9. DENNY-BROWN, D., and S. NEVIN: The phenomenon of myotonia. Brain **64**, 1 (1941).
10. ERB, W.: Die Thomsensche Krankheit. Leipzig: F. W. Vogel 1886.
11. FLOYD, F. W., P. KENT, and F. PAGE: An electromyographic study of myotonia. EEG, Clin. Neurophysiol. **7**, 621 (1955).
12. FRANKL-HOCHWARDT, L.: Die Thomsensche Krankheit. Dtsch. Klinik XX. Jahrh. **1**, 764 (1906).
13. GESCHWIND, N., and J. A. SIMPSON: Procain amide in the treatment of myotonia. Brain **78**, 81 (1955).

14. Goodgold, J., and K. C. Archibald: Occurence of so-called "myotonic discharges" in electromyography. Arch. phys. Med. **39**, 20 (1958),
15. Grund, H.: Über myokymische Kontraktur. Dtsch. Z. Nervenheilk. **64**, 109 (1919).
16. Kuhn, E.: Die myotonische Dystrophie, S. 40. In Myopathien. Stuttgart: Thieme 1965.
17. — Studien zur Pathogenese der myotonischen Dystrophie. Berlin-Göttingen-Heidelberg: Springer 1961.
18. Landau, W. M.: The essential mechanism in myotonia. An electromyographic study. Neurology (Minneap.) **2**, 369 (1952).
19. McIntyre, A. R., A. L. Bennet, and J. S. Brodkey: Muscle dystrophy in mice of the Bar Harbor Strain. Arch. Neurol. Psychiat. **81**, 678 (1959).
20. Mumenthaler, M.: Histologische Diagnostik der Myopathien, S. 73. In Myopathien. Stuttgart: Thieme 1965.
21. Schäffer, H.: Zur Analyse der myotonischen Bewegungsstörung. Dtsch. Z. Nervenheilk. **67**, 25 (1921).
22. Steinbrecher, W.: Elektromyographie in Klinik und Praxis. Stuttgart: Thieme 1965.
23. Struppler, A.: Sonderformen der Myopathien unter besonderer Berücksichtigung der Myasthenie, S. 54. In Myopathien. Stuttgart: Thieme 1965.

Elektrophysiologische Differenzierung der Spontanaktivität bei neuromuskulären Erkrankungen und Myotonien *

A. Prill

Schnell repitierende Spontanentladungen sind ebenso wie bei der Myotonie auch bei neuromuskulären Erkrankungen durch Schädigung des zweiten motorischen Neurons ableitbar. Weitere Gemeinsamkeiten ergeben sich durch den jeweils myogenen Ursprung der Entladungssalven (Brown and Harvey, 1939; Denny-Brown and Nevin, 1941). Demnach wird u. a. nach der Ähnlichkeit der elektrobiologischen Phänomene mitunter von myotonischen Symptomen nicht nur bei anderen Myopathien, z. B. der progressiven Muskeldystrophie (Walton, 1962) oder der Polymyositis (Walton and Adams, 1958), sondern auch bei Neuropathien, z. B. bei Polyneuritiden (Worster-Drought and Sargent, 1952), gesprochen.

Da sich gegenüber den Myotonien jedoch wesentliche Differenzen in der Art und Abfolge der Spontanentladungen ergeben, bleibt deren gegenseitige Abgrenzung unseres Erachtens nach wie vor erforderlich. Bei Auswertung unserer bei etwa 1500 Patienten durchgeführten Elektromyographien waren bei etwa 20 Myotonien auch nach oraler und intravenöser Kaliumapplikation trotz der hierdurch bedingten Provozierung der charakteristischen Salvenentladungen in keinem Falle Denervationszeichen erfaßbar, es sei denn, es ergab sich das Muster der myotonischen Dystrophie, wie es auch bei rezessiver Myotonie (Becker, 1963) in der distalen Armmuskulatur ableitbar war. — Gegenüber den teils regelmäßig mit Frequenzen bis etwa 10 Hz, teils unregelmäßig mit höheren Frequenzen abfolgenden Fibrillationen bei Neuro-

* Die Abhandlung ist — entsprechend der Konzeption des Symposiums — auf das Phänomen der myotonischen und pseudomyotonischen Entladung begrenzt. Es soll auch nicht von der veränderten musculären Erregbarkeit bei Hypothyreosen (s. Beitrag von F. H. Tyler) die Rede sein, sondern über ein elektrophysiologisches Phänomen gesprochen werden, das zwar der myotonen Reaktion ähnlich, nicht jedoch aber mit dieser identisch ist.

pathien im Denervationszustand finden wir für die *myotone Entladungssalve* neben dem ihr eigenen rhythmischen Frequenzgang mit gelegentlich erst ansteigender, dann maximaler, schließlich nachlassender Entladungsfolge zwei für unsere Betrachtungen wesentliche Besonderheiten: 1. die stets erreichten *Maximalfrequenzen um 100 Hz*, gelegentlich bis 140 Hz und 2. eine *fortschreitende Amplitudenreduzierung* der Einzelpotentiale mit Abklingen des myotonen Schauers (Abb. 1). — Wir grenzen hiervon schnell repitierende Spontanserien mit zwar prinzipiell *gleichem Frequenzgang*, aber *Maximalfrequenzen von nur 40 bis 60 Hz* und *ohne fortschreitende Amplitudenreduzierung* ab und bezeichnen diese als *pseudomyotone Entladungen*, wie wir sie etwa 100mal in der Filmregistrierung auswerten konnten (Abb. 1). In unserem Beobachtungsgut finden wir diese nur bei Neuropathien und außerdem stets nur in Kombination mit anderen Denervationszeichen. Voraussetzung für pseudomyotone Serienentladungen ist nach unserer Erfahrung demnach ein Denervationszustand der entladenden Muskelfasern, der sich zudem im subakuten oder chronischen Stadium befindet. Dementsprechend haben wir dieses Entladungsmuster ganz vorwiegend bei neuralen Muskelatrophien und bei über Monate hin bestehenden (traumatischen) Denervationen gesehen, nicht jedoch in akuten Stadien neuromuskulärer Affektionen.

Es liegt nahe, *unterschiedliche Bedingungen der Membranerregbarkeit myotoner und denervierter Muskelzellen* für diese Differenzen verantwortlich zu machen. Von entscheidendem Wert sind hier offenbar die Differenzen der *absoluten Werte der Membranruhepotentiale*, die bei *Myotonien* im *Normbereich* liegen (BRYANT, 1962; NORRIS, 1962; RIECKER et al., 1964), im *Denervationszustand* (bei Warmblütern) jedoch significant *erniedrigt* gefunden werden (LÜLLMANN und PRACHT, 1957; LÜLLMANN, 1960; THESLEFF, 1963).

Dieser Sprung der Ruhepotentialhöhe ist offenbar entscheidend für die Bereitschaft der denervierten Muskelzelle zur Spontanentladung. Er kann auf das aktuelle K-, Na- und Cl-Konzentrationsgefälle durch die Membran im Verhältnis zu deren Leitfähigkeit für diese Ionen zurückgeführt werden. Es ist hierbei wesentlich, daß der im denervierten im Verhältnis zum innervierten Muskel erhöhte Na- und Cl-Gehalt (u. a. FISCHER, 1949; EICHELBERGER et al., 1956; DRAHOTA, 1959) *relativ* ist und allein auf die Verminderung der intrazellulären Phase der denervierten (atrophischen) Muskulatur zurückzuführen ist (DRAHOTA, 1962). Ebenso *relativ* ist die K-Verarmung des denervierten Warmblütermuskels (u. a. FISCHER, 1949; HUMOLLER et al., 1950; DRAHOTA, 1957), die sich aus der relativen Zunahme des K-armen Bindegewebes gegenüber der Reduzierung des Muskelfaserparenchyms ergibt. Bleiben somit *die absoluten Ionenkonzentrationen in der denervierten Muskulatur erhalten*, so steht dem jedoch die nach wenigen Tagen der Denervation einsetzende *verminderte Cl- und K-Leitfähigkeit der Zellmembran* gegenüber (u. a. FISCHER et al., 1950; DRAHOTA and HUDLICKA, 1960; KLAUS et al., 1960; THESLEFF, 1963).

Der Herabsetzung des Ruhepotentials der Zellmembran auf einen kritischen Wert, z. B. durch das innervationsbedingte Endplattengeneratorpotential, folgt als Aktionspotential eine weitere spontane Depolarisation (u. a. HODGKIN and KATZ, 1949; HODGKIN, 1951; MURALT, 1958; ECCLES, 1964a, b). Das Ruhepotential der denervierten Muskelzelle ist jedoch bereits spontan gegenüber dem Potentialwert der innervierten Zelle von etwa —85 mV (JOHNS, 1958; ELMQVIST et al., 1960; CREUTZFELD, 1962; CREUTZFELD et al., 1963; BOLTE et al., 1963) um etwa 15 mV reduziert (LÜLLMANN, 1960; THESLEFF, 1963). Wegen des unveränderten K-, Na- und Cl-Konzentrationsgefälles (s. oben) kann diese Erniedrigung des Ruhepotentials also

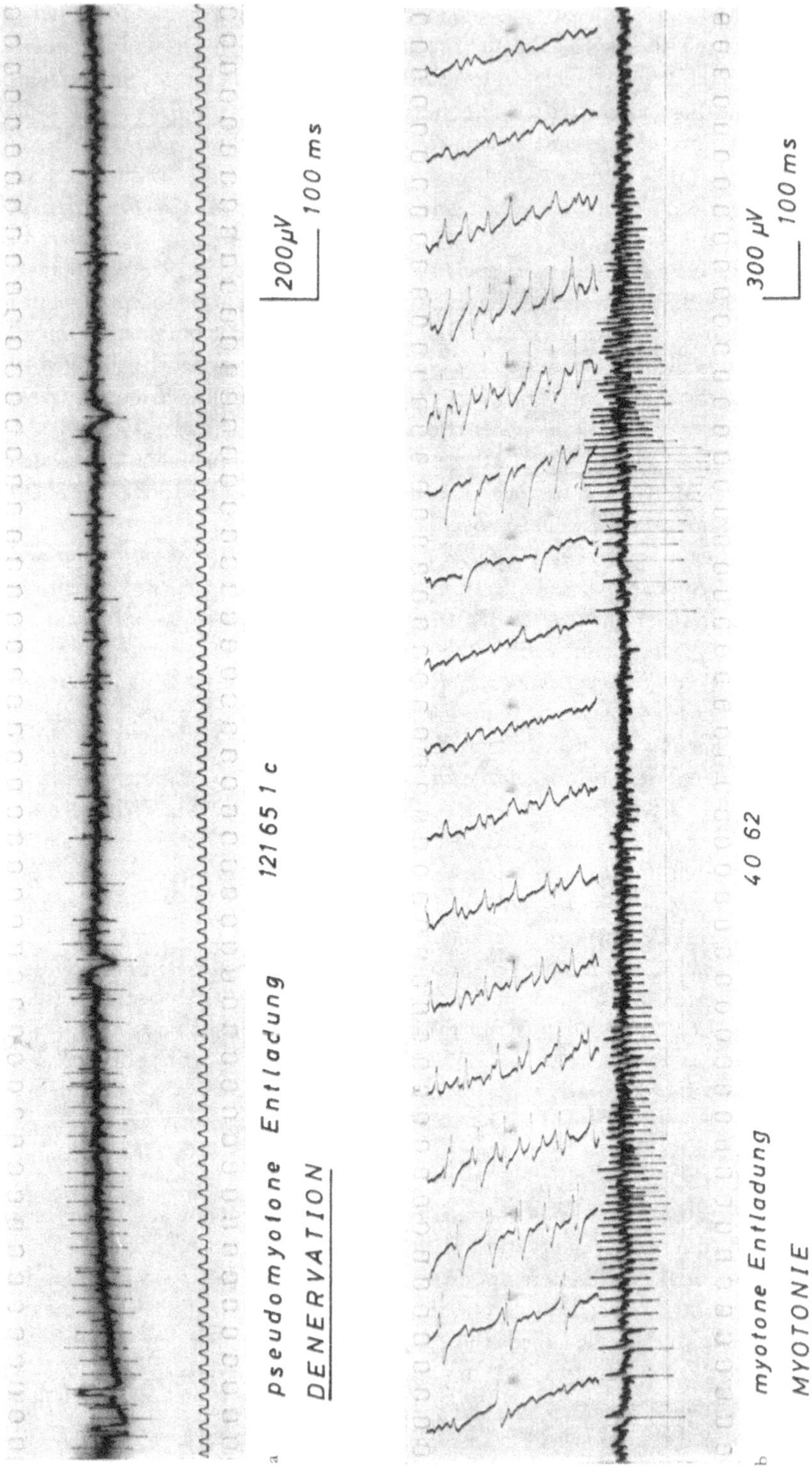

Abb. 1. Pseudomyotone und myotone Entladungsserien

nur durch die Verminderung der relativen Permeabilität der K- und Cl-Ionen durch die Zellmembran bedingt sein, wie es sich aus der durch HODGKIN und KATZ (1949) modifizierten Goldmann-Gleichung (1944)

$$E_M = \frac{RT}{F} \, \mathrm{Cl} \, \frac{P_K\,[K^+]_i + P_{Na}\,[Na^+]_i + P_{Cl}\,[Cl^-]_e}{P_K\,[K^+]_e + P_{Na}\,[Na^+]_e + P_{Cl}\,[Cl^-]_i}$$ [1]

ergibt. Diese Verschiebung des Membranpotentials in Richtung des Na-Gleichgewichtspotentials entspricht dem pathophysiologischen Befund des verkleinerten Ruhepotentials der denervierten Muskelfaser (Abb. 2). Dieses jetzt eingestellte instabile Potentialniveau ist nach LI et al., 1957, LI, 1961, und LÜLLMANN, 1960, die Basis zur spontanen Depolarisation der Fasermembran, die als „Denervationsfibril-

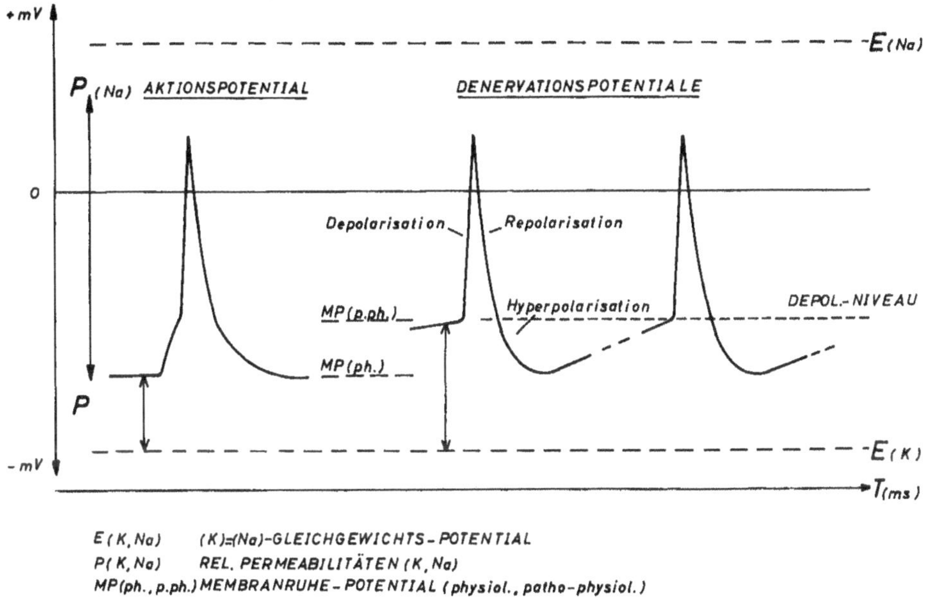

Abb. 2. Membranpotentiale der innervierten und denervierten Muskelzelle

lieren“ in Form eines Spike-Potentials oscillographisch registrierbar ist. — Das *Aktionspotential* geht unter Innervationsbedingungen mit einer *Repolarisation der Membran bis zum Niveau des ursprünglichen Ruhepotentials* einher. Demgegenüber ist das spontane Denervationspotential durch eine überschießende Repolarisation, die sog. *postexzitatorische Hyperpolarisation*, gekennzeichnet. Die Grundlage hierfür bildet neben dem vergrößerten Abstand des Ruhepotentials vom K-Gleichgewichtspotential die in der Repolarisationsphase — anhand eines erniedrigten elektrischen Membranwiderstandes sich abzeichnende — nunmehr *vorübergehend erhöhte K-Permeabilität* (THESLEFF, 1963) bei unverändertem K-Konzentrationsgradienten gegenüber Innervationsbedingungen. Während der Hyperpolarisation ist die Membran vermindert erregbar. Da nun aber die denervierte Muskelfaser im Ruhezustand eine gegenüber der Norm verminderte K-Permeabilität besitzt, muß folglich die eingestellte Hyper-

[1] E_M Membranpotential; $P_{K,\,Na,\,Cl}$ relative Permeabilitäten $_{K,\,Na,\,Cl}$; R Gaskonstante; T absolute Temperatur; F Faradaysche Konstante.

polarisation entsprechend den Bedingungen der Goldmann-Gleichung durch eine nachfolgende Depolarisation durch Anhebung des Ruhepotentials in Richtung des Na-Gleichgewichtspotentials wieder ausgeglichen werden. Erreicht diese Depolarisation bis zur Ebene des Ruhepotentials der denervierten Muskelfaser analog der Erregungsbildung im Herzen (u. a. DUDEL und TRAUTWEIN, 1958; BLEICHERT, 1963; PEIPER, 1964; LUEKEN, 1964) eine ausreichende Steilheit, so kann sie als Generatorpotential einer weiteren Spontanentladung wirken.

Sehen wir in diesem Prozeß die pathophysiologische Grundlage der im Denervationszustand mitunter auftretenden neurogenen pseudomyotonischen Entladungsserien, so wird deren oberste Grenzfrequenz demnach durch die kürzeste Dauer der Hyperpolarisationsphasen von etwa 20 msec bestimmt. Diese Interpretation deckt sich mit unserer Beobachtung, daß pseudomyotone Entladungen keine höheren Frequenzen als etwa 40 bis 60 Hz bei stets gleichbleibender Potentialhöhe der Einzelspikes zeigen. Den hiervon elektromyographisch abgrenzbaren myotonen Entladungssalven mit Maximalfrequenzen von etwa 100 bis 140 Hz und fortschreitender Amplitudenerniedrigung der Einzelentladungen bei gleichzeitiger Frequenzreduzierung muß demnach auch ein anderer pathophysiologischer Prozeß zugrunde liegen, der z. B. bereits darin kenntlich wird, daß das Ruhepotential der Muskelmembran gegenüber der Norm nicht vermindert ist (BRYANT, 1962; RIECKER et al., 1964).

Literatur

BECKER, P. E.: Internist **4**, 384 (1963).
BLEICHERT, A.: Hippokrates **34**, 763 (1963).
BOLTE, H. D., G. RIECKER und D. RÖHL: Klin. Wschr. **41**, 356 (1963).
BROWN, G. L., and A. M. HARVEY: Brain **62**, 341 (1939).
BRYANT, S. H.: Fed. Proc. **21**, 312 (1962).
CREUTZFELD, O. D.: Naturwissenschaften **49**, 284 (1962).
—, B. C. ABBOTT, W. M. FOWLER, and C. M. PEARSON: Electroenceph. clin. Neurophysiol. **15**, 508 (1963).
DENNY-BROWN, D., and J. M. FOLEY: Trans. Ass. Amer. Phycns **62**, 187 (1949).
—, and S. NEVIN: Brain **64**, 1 (1941).
DRAHOTA, Z.: Physiol. bohemoslov **3**, 501 (1959).
— In The denervated Muscle (Ed by E. GUTMANN). Prague: Publishing House of the Czechoslovak Academy of Science 1962.
—, and O. HUDLICKA: Nature (Lond.) **186**, 4722 (1960).
DUDEL, J., u. W. TRAUTWEIN: Pflügers Arch. ges. Physiol. **267**, 553 (1958).
ECCLES, J. C.: The physiology of synapses. Berlin-Göttingen-Heidelberg: Springer 1964.
— Nova Acta Leopoldina Nr. 169, Bd. 28. Leipzig: Barth 1964.
EICHELBERGER, L., W. H. AKESON, and M. ROMA: Amer. J. Physiol. **185**, 287 (1956).
ELMQVIST, D., and S. THESLEFF: Acta pharmacol. (Kbh.) **17**, 84 (1960).
—, T. R. JOHNS, and S. THESLEFF: J. Physiol. (Lond.) **154**, 602 (1960).
FISCHER, E.: Arch. phys. Med. **30**, 375 (1949).
—, J. W. MOORE, H. V. SKOWLUND, N. J. RYLAND, and N. J. COPENHAVER: Arch. phys. Med. **31**, 429 (1950).
HODGKIN, A. L.: Biol. Rev. **26**, 339 (1951).
—, and B. KATZ: J. Physiol. (Lond.) **108**, 37 (1949).
HUMOLLER, F. L., B. GRISWOLD, and A. R. MCINTYRE: J. gen. Physiol. **33**, 723 (1950).
JOHNS, R. J.: Res. Publ. Ass. nerv. ment. Dis. **38**, 704 (1958).
KLAUS, W., H. LÜLLMANN und E. MUSCHOLL: Pflügers. Arch. ges. Physiol. **271**, 761 (1960).
LI, C. L.: Amer. Ass. Electromyography Electrodiagnosis **8**, 7 (1961).
—, G. M. SHY, and J. WELLS: J. Neurophysiol. **135**, 522 (1957).
LUEKEN, B.: Nova Acta Leopoldina Nr. 169, Bd. 28. Leipzig: Barth 1964.

LÜLLMANN, H.: Pflügers Arch. ges. Physiol. **267**, 188 (1958).
— Klin. Wschr. **38**, 1169 (1960).
—, u. W. PRACHT: Experientia (Basel) **13**, 288 (1957).
MURALT, A. VON: Neue Ergebnisse der Nervenphysiologie. Berlin-Göttingen-Heidelberg: Springer 1958.
NORRIS, F. H.: Electroenceph. clin. Neurophysiol. **14**, 197 (1962).
PEIPER, U.: Med. Welt **1964**, 594.
RIECKER, G., H. DOBBELSTEIN, D. RÖHL und H. D. BOLTE: Klin. Wschr. **42**, 519 (1964).
THESLEFF, S.: In The Effekt of Use and Disuse on Neuromuscular Functions (Ed. by GUTMANN, E., and P. HNIK). Amsterdam: Elsevier 1963.
WALTON, J. N.: In Muscular Dystrophy in Man and Animals (Ed. by BOURNE, G. H., and N. GOLARZ). Basel-New York: Karger 1962.
— In Disorders of Voluntary Muscle (Ed. by WALTON, J. N.). London: Churchill 1964.
—, and R. D. ADAMS: Polymyositis. Edinburgh: Livingstone 1952.
WORSTER-DROUGHT, C., and F. SARGENT: Brain **75**, 595 (1952).

Membranpotentiale einzelner Skeletmuskelzellen bei Myotonia congenita (Thomsen)*

G. RIECKER, H. DOBBELSTEIN, D. RÖHL und H. D. BOLTE

Messungen des Membranruhepotentials quergestreifter Muskelzellen wurden seit der Entwicklung der Mikroelektroden (LING und GERARD, 1949) in zahlreichen tierexperimentellen Untersuchungen durchgeführt. Am Menschen versuchten einzelne Autoren durch operative Freilegung der zu untersuchenden Muskelpartie Einzelfaserpotentiale zu registrieren. Auf diese Weise beobachtete NORRIS (1962) eine Instabilität des Ruhepotentials bei einem Patienten mit Myotonia congenita und faßte sie als Ursache der repetitiven Membranentladung auf. In jüngster Zeit entwickelten BERANEK (1961) sowie RIECKER, BOLTE und VON BUBNOFF (1963) Punktionsmethoden, die eine routinemäßige Messung von Einzelfaserpotentialen menschlicher Muskelzellen ohne operativen Eingriff gestatten.

Bezüglich des technischen Vorgehens und der elektrischen Meßanordnung sei auf die vorgenannten Mitteilungen verwiesen. Im Prinzip wird dabei so vorgegangen, daß mit Hilfe eines speziellen Punktionsstativs eine Stahlkanüle durch einen anästhesierten Hautbezirk in das Muskelgewebe eingestochen wird, durch die dann die Mikroelektrode mit Mikrometertrieb langsam vorgeschoben wird bis Potentialsprünge auf dem Registrierinstrument das Eindringen der Elektrode in eine Zelle anzeigen.

Das Membranpotential menschlicher Skeletmuskelzellen kommt dem nach der modifizierten Goldman-Gleichung berechenbaren Wert aus dem Quotienten der intra-extrazellulären Kaliumkonzentration sehr nahe (Abb. 1) und stimmt mit den experimentell ermittelten Werten an Muskelzellen anderer Warmblüter praktisch überein. Bei 19 gesunden Personen betrug das mittlere Membranpotential der quergestreiften Muskelzellen des Vorderarmes 87,2 ($s = \pm 5{,}2$) mV (Messungen an 200 Muskelzellen; BOLTE, RIECKER und RÖHL, 1963).

Bei fünf Patienten mit den klinischen und elektromyographischen Symptomen einer Myotonia congenita (THOMSEN) (untersucht von Prof. STRUPPLER und Dr.

* Mit Unterstützung der Deutschen Forschungsgemeinschaft.

DOBBELSTEIN) konnten wir keine verwertbaren Abweichungen des Membranpoten als von der normalen Streubreite erkennen. Der Mittelwert betrug hier 86,8 mV (s = ± 3,3 mV) bei insgesamt 54 ausgewerteten Messungen und einer mittleren Serumkaliumkonzentration von 3,7 mval/l. Aus der Abb. 1 ist zu ersehen, daß die Meßpunkte der physiologischen Beziehung zwischen Membranpotential und extrazellulärer Kaliumkonzentration entsprechen. In allen untersuchten Fällen stellte sich das Membranpotential auf einen konstanten Endwert ein; Oscillationen oder eine langsam fortschreitende Depolarisation beobachteten wir nicht. Häufig traten die typischen Salvenentladungen in Erscheinung.

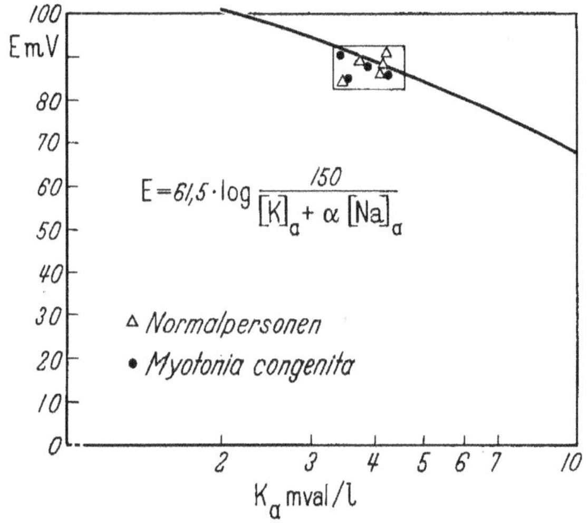

Abb. 1. Beziehung zwischen Membranpotential einzelner Muskelzellen und Serumkaliumkonzentration bei gesunden Personen (△) und bei Patienten mit Myotonia congenita (●). Die durchgezogene Linie entspricht der theoretischen Beziehung der modifizierten Goldman-Gleichung. Das Areal umschließt die 2 s-Grenzen von Membranpotential bzw. Serumkaliumkonzentration gesunder Personen (aus RIECKER, DOBBELSTEIN, RÖHL und BOLTE, 1964)

Nach unseren Untersuchungsergebnissen lassen sich bei der Myotonia congenita keine Störungen des Membranpotentials von Skeletmuskelzellen erkennen, was mit Messungen von BRYANT (1962) an der hereditären Myotonie der Ziege übereinstimmt. Ausführliche Diskussion s. RIECKER, DOBBELSTEIN, RÖHL und BOLTE (1964).

Literatur

BERANEK, R.: Physiol. bohemoslov. **10**, 94 (1961).
BOLTE, H. D., G. RIECKER und D. RÖHL: Klin. Wschr. **41**, 356 (1963).
BRYANT, S. H.: Fed. Proc. **21**, 312 (1962).
LING, G., and R. W. GERARD: J. cell. comp. Physiol. **34**, 383 (1949).
NORRIS, F. H.: Electroenceph. clin. Neurophysiol. **14**, 197 (1962).
RIECKER, G., H. D. BOLTE und M. v. BUBNOFF: Pflügers Arch. ges. Physiol. **277**, 231 (1963).
—, H. DOBBELSTEIN, D. RÖHL und H. D. BOLTE: Klin. Wschr. **42**, 519 (1964).

Myotonia congenita und Dystrophia myotonica*

(Klinik und Biochemie)

E. KUHN

Einleitung

Dieser Bericht will quasi als Bestandsaufnahme Rechenschaft ablegen, was seit 1886, dem Jahr, in dem WILHELM ERB seine Monographie „Die Thomsensche Krankheit (Myotonia congenita)“ [*1*] vorlegte, an neuen Gesichtspunkten gewonnen wurde. Er kann nur Meilensteine ansteuern und sich nicht mit allen Einzelheiten auseinandersetzen, die zwischenzeitlich publiziert wurden, was unserem Geburtstagskind freilich 1886 mit der ihm eigenen Gründlichkeit noch möglich war.

Im wesentlichen hatten schon LEYDEN 1874 [*2*] und THOMSEN [*3*] und SEELIGMÜLLER [*4*] 1876 die Symptome der 1881 von STRÜMPELL [*5*] so bezeichneten Myotonia congenita beschrieben; nämlich: Auftreten von Steifheit und verzögerter Erschlaffung der willkürlichen Muskulatur in frühester Jugend, Besserung durch mehrfache Bewegung (Übungseffekt) und Verschlimmerung durch Kälte, um kurz die für die Diagnose entscheidende klinische Symptomatik zu nennen.

Welche neuen Gesichtspunkte wurden seitdem gewonnen? Als wichtigsten möchte ich zuerst die Abgrenzung der Dystrophia myotonica herausstellen. Der erste, der sehr wahrscheinlich eine myotonische Dystrophie beschrieben hat, war DANA [*6*] in Amerika 1888, also 2 Jahre nach dem Erscheinen der Erbschen Monographie. Die 1891 von DELPRAT [*7*] beschriebene holländische Familie litt sehr wahrscheinlich ebenfalls an Dystrophia myotonica. NOGUÈS und SIROL [*8*] in Frankreich und J. HOFFMANN [*9*] in Deutschland gaben entsprechende Beschreibungen noch vor der Jahrhundertwende. BATTEN und GIBB [*10*] und STEINERT [*11*] haben dann das Krankheitsbild aus der Taufe gehoben, indem sie die besondere Lokalisation der Muskeldystrophie herausstellten. Katarakt (GREENFIELD [*12*], KENNEDY und OBERNDORF [*13*] und ORMOND [*14*]) und Hodenatrophie (STEINERT [*11*] und vorher GAUPP [*15*]) gesellten sich als weitere Kardinalsymptome hinzu und wurden nicht nur für pathogenetische Betrachtungen, sondern auch für die Zuordnung mancher Grenzfälle bedeutsam. H. CURSCHMANNS Verdienste um dieses Krankheitsbild — die Herausarbeitung der Besonderheiten — dürfen an dieser Stelle nicht unerwähnt bleiben [*16*, *17*, *18*].

Wenn sich die Heterogenie der Myotonia congenita (P. E. BECKER [*19*]) beweisen läßt, kommt dieser Entdeckung gleiche Bedeutung zu. Wir kommen auf dieses Problem später noch einmal zurück.

Über die Frage der Eigenständigkeit einer Myotonia levior wird Herr Dr. DE JONG hier selbst reden.

Gehen wir jedoch chronologisch vor, so müssen wir die Ableitung von Aktionsströmen bei aktiver myotoner Reaktion — 1913 durch GREGOR und SCHILDER [*20*] und GILDEMEISTER [*21*] — auf unserem Wege beachten. LINDSLEY und CURNEN [*22*], BROWN und HARVEY [*23*], BUCHTHAL und CLEMMESEN [*24*], DENNY-BROWN und

* Teilweise unterstützt durch die Deutsche Forschungsgemeinschaft.

NEVIN [25] und LEFEBURE u. Mitarb. [26] sollen als Pioniere auf diesem Gebiet genannt werden.

Die Auslösung der myotonen Reaktion durch Kälte in nachprüfbarer Weise, die von MAX BÜRGER und SCHELLONG [27] beschrieben wurde, darf als weiterer bedeutsamer Schritt gelten, wenngleich auch schon THOMSEN [2] die Verschlechterung der Myotonie durch Kälte am eigenen Leibe erfahren und mitgeteilt hatte.

Monographien haben LANARI [28], THOMASEN [29], DE JONG [30], KLEIN [31] publiziert. Die sorgfältig sortierende Hand von JULIA BELL [32] bei ihren genetischen Untersuchungen darf ebensowenig vergessen werden, wie die auf einer großen Zahl eigener Untersuchungen aufbauende, neue Gesichtspunkte darstellende Bearbeitung von P. E. BECKER im Handbuch der Humangenetik [33].

Für die myotonische Dystrophie speziell möchte ich ADIE und GREENFIELD [34], ROUQUÈS [35], MAAS u. Mitarb. [36, 37, 38, 39, 40, 41, 42 u. a.), RAVIN und WARING [43 u. a.] und CAUGHEY und MYRIANTHOPOULOS [44] hier anfügen.

Im weiteren möchte ich nun über eigene Untersuchungen berichten, die größtenteils im Anschluß an unsere monographische Studie zur Pathogenese der myotonischen Dystrophie [45] durchgeführt wurden.

Da die **Dystrophia myotonica** ohne Zweifel die häufigere und für die Patienten schwerere Erkrankung ist, und wir infolgedessen mehr Patienten mit diesem Leiden untersucht haben, beginne ich mit diesem — historisch gesehen — Ableger der Myotonia congenita.

Klinische Untersuchungen

Bezüglich der bekannten, rein *klinischen Muskelsymptomatik* (Myotonie, Dystrophie der Gesichtsmuskulatur, der Mm. sternocleidomastoidei und der distalen Extremitätenmuskeln), der buntschillernden Linsentrübung, der Glatzenbildung und der Hyperostosis am Schädel haben wir keine neuen Gesichtspunkte gewonnen.

Auch bezüglich der *Befunde von Seiten des Herzmuskels* kann im wesentlichen auf die schon bekannten Befunde verwiesen werden (Abweichung der Herzachse nach links, flache P-Wellen, atrio-ventriculäre Überleitungsstörungen verschiedener Ausprägung bis zum totalen a-v-Block, intraventriculäre Leitungsstörungen bis zur Blockbildung, seltener Störung der Errungsrückbildung, leiser I. Herzton, Verlängerung der Anspannungszeit). Herauszustellen wäre nach unserer Erfahrung vielleicht nur, daß wir zunehmend mehr Patienten mit Dystrophia myotonica finden, die vorwiegend mit cardiologischen Befunden zu uns kommen.

Über *endokrinologische Untersuchungsergebnisse* bei diesem Leiden berichtet Herr Professor DECOURT. Auf einige diesbezügliche Ergebnisse, die wir in Ergänzung zu unseren früher mitgeteilten Ergebnissen [45] in der letzten Zeit bei unseren Patienten erheben konnten, wird Herr Dr. WINKLER in der Diskussion eingehen.

Etwas mehr Zeit möchte ich auf die Befunde verwenden, die wir gemeinsam mit SCHAAF, WENZ, STEIN, NÖLLER und WAGNER [46, 47] bei unseren *Untersuchungen am Verdauungstrakt* gefunden haben.

Sie dienten einmal der Frage, ob auch die *glatte Muskulatur* am Krankheitsprozeß beteiligt ist und zum anderen, ob Störungen der Sekretion im Bereich des Magens und Resorptionsstörungen, z. B. ähnlich denen bei Sprue, vorliegen, was ja immer wieder einmal zur Diskussion stand und steht (ERBSLÖH [48], KAUFMANN und HECKERT [49], KOCH u. Mitarb. [50], LUPS [51] u. a.). Hier sei vorweggenommen, daß wir weder einen sicheren Hinweis für gröbere Veränderungen der Salzsäureproduktion noch für Resorptionsstörungen im Sinne einer Sprue fanden.

Beweise für eine Beteiligung der glatten Muskulatur konnten wir nicht erbringen, wenn auch eine ganze Anzahl von Befunden eine solche vermuten läßt. Dabei

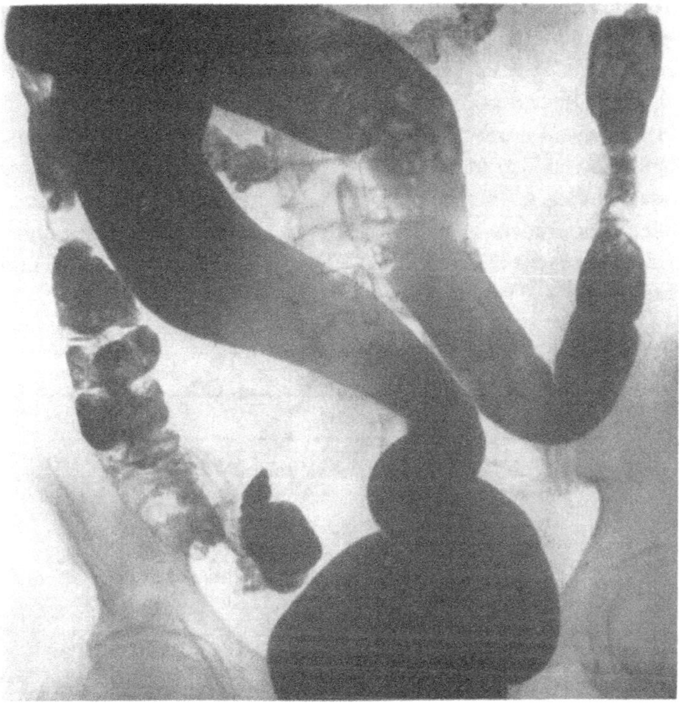

Abb. 1. Sigma elongatum bei einem Patienten mit Dystrophia myotonica

Tabelle 1. *Untersuchungsbefunde am Magen-Darmtrakt und der Gallenblase bei Patienten mit Dystrophia myotonica*

<table>
<tr><th>Untersuchungsart</th><th>Zahl der untersuchten Patienten</th><th>Normalbefunde</th><th colspan="3">Anormale bzw. pathologische Veränderungen</th></tr>
<tr><td>Oesophagus</td><td>13</td><td>8</td><td colspan="3">5</td></tr>
<tr><td>Magen Polygramm</td><td>26</td><td>15</td><td colspan="2">Erniedr. Perist.ampl. 8</td><td>Sehr flache Perist.ampl. 3</td></tr>
<tr><td>Magen-Darm-Passage</td><td>20</td><td>15</td><td colspan="2">Verlängert 3</td><td>Verkürzt 2</td></tr>
<tr><td>Colon per Klysma</td><td>21</td><td>7</td><td colspan="2">Sigma elong. 12</td><td>Ptose 4</td></tr>
<tr><td>Cholecystographie</td><td>23</td><td>12</td><td>Lithiasis 9</td><td>Chole-cystekt. 1</td><td>negat. Chol.gr. 1</td></tr>
</table>

möchten wir besonders die Veränderungen am Ösophagus, am Colon (Abb. 1) und den häufigen Befall mit Gallensteinen im jugendlichen Alter herausstellen (Tab. 1).

Nun zu den Ergebnissen, die wir gemeinsam mit Schönthal und Schaaf [*52*] bei der *Untersuchung des Respirationssystems* gewonnen haben. Caughey u. Mitarb. [*53*] u. a. hatten auf Zwerchfellhochstand aufmerksam gemacht und bei einem Patienten auch Dystrophie der Zwerchfellmuskulatur histologisch nachgewiesen. Kilburn u. Mitarb. [*54*] u. a. berichten über gestörte Lungenfunktion.

Wir sahen bei unseren 23 Patienten nur einmal einen geringfügigen linksseitigen Zwerchfellhochstand und konnten auch durch Zwerchfellkymographie nur bei zwei Patienten Hinweise auf gestörte Zwerchfellfunktion gewinnen. Mit klinischen Untersuchungsmethoden ist also meines Erachtens nur relativ selten eine Zwerchfellbeteiligung wahrscheinlich zu machen. Das mag mit elektromyographischer und histologischer Methodik anders aussehen. Eine größere Anzahl diesbezüglicher Untersuchungen sind mir nicht bekannt, was bei der Schwierigkeit dieser Untersuchungen am Zwerchfell durchaus verständlich ist.

Tabelle 2. *Durchschnittswerte aller untersuchten Patienten mit Dystrophia myotonica* ($n = 24$)

Soll	Ist	
3609 ml	2940 ml	Vitalkapazität
107940 ml	79400 ml	Atemgrenzwert
216 ml	246 ml	O_2-Aufnahme/min
6279 ml	7055 ml	Atemminutenvolumen
75—85 %	78,4 %	Sekundenkapazität
	1355 ml	Residualvolumen
	33,2 %	Anteil des Residualvolumens an der Totalkapazität

Tabelle 3. *Durchschnittswerte der intelligenteren Patienten mit Dystrophia myotonica* ($n = 6$)

Soll	Ist	
3398 ml	3088 ml	Vitalkapazität
101666 ml	86850 ml	Atemgrenzwert
Durchschnittswerte der weniger intelligenten Patienten		
3550 ml	2707 ml	Vitalkapazität
108222 ml	73590 ml	Atemgrenzwert

Die Lungenfunktionsprüfungen ließen bei der Mehrzahl der Patienten Abweichungen erkennen. Die Vitalkapazität und der Atemgrenzwert sind herabgesetzt, meist aber nicht erheblich (Tab. 2). Neben einer wahrscheinlich muskulären Ursache scheinen andere Komponenten mitverantwortlich, so die eingeschränkte Mitarbeit infolge mangelnder Initiative, wie uns Tab. 3 zeigt.

Weitere, besonders atemmechanische Untersuchungen sind nötig, um ein bißchen mehr Licht auf dieses Problem zu werfen.

Nun möchten wir Sie noch mit einem Befund vertraut machen, den wir gemeinsam mit Ey [*55*] erhoben haben, auf die *Innenohrschwerhörigkeit.* Er ist von erheblicher

Wichtigkeit, wurde er doch mit Regelmäßigkeit bei der myotonischen Dystrophie gefunden, bei der Myotonia congenita aber nicht, soweit die kleine Zahl der untersuchten Personen mit Myotonia congenita — wir konnten drei Patienten untersuchen — diese Aussage erlaubt. Wir müssen hier einflechten, daß wir ihn auch bei allen untersuchten Formen der progressiven Muskeldystrophie gefunden haben. Die folgenden Diapositive spiegeln unsere audiometrisch gewonnenen Ergebnisse wider (Abb. 2 und 3).

Wie dieser Befund im einzelnen zustande kommt, ist schon deshalb nicht sicher zu sagen, weil wir weder die Einzelvorgänge der Funktion am Cortischen Organ, wo er seine Ursache hat, wie wir aus Untersuchungen bei gleichen Befunden aus

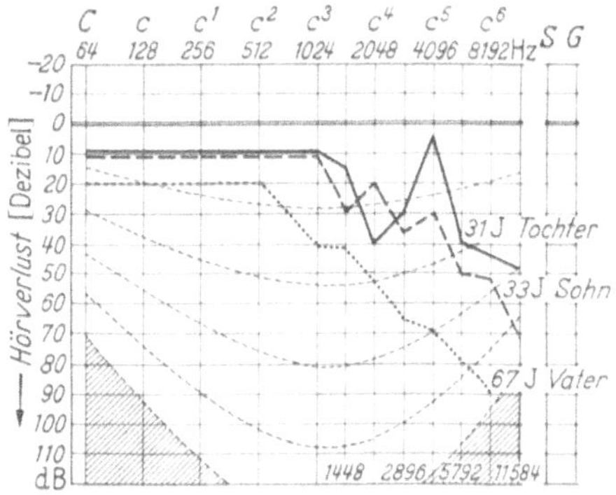

Abb. 2

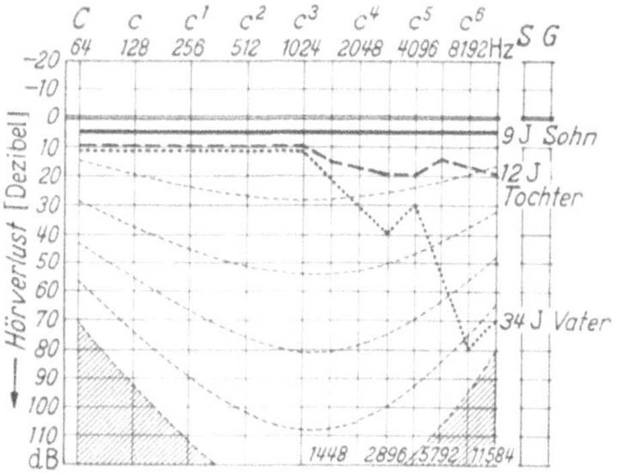

Abb. 3

Abb. 2. Tongehörschwellen von Vater, Sohn und Tochter, die alle an Dystrophia myotonica leiden

Abb. 3. Tongehörschwellen bei Vater, Sohn und Tochter. Der 9jährige Sohn zeigt bisher keine Symptome der Erkrankung. Vater und Tochter sind an Dystrophia myotonica erkrankt

anderer Genese wissen, genauer kennen, noch über die Einzelvorgänge bei der Entstehung der myotonischen Dystrophie genauere Kenntnisse haben. Er dürfte aber in unserem Fall ebenfalls vererbt werden, wie uns die beiden Abb. 2 und 3 zeigen. Vieles deutet auf die Membran und die elektromechanische bzw. mechanoelektrische Koppelung als Störungsfeld hin. Liegt der Schaden aber dort selbst oder ist er primär anderen Ortes z. B. intrazellulär lokalisiert und ändert die Funktion der Membran und des Koppelungsmechanismus nur sekundär, bleibt vorerst eine offene Frage.

Biochemische Untersuchungen

1. Enzyme

Es sei hier nur kurz auf die Enzymuntersuchungen im Serum eingegangen, da die Ergebnisse schon früher publiziert wurden [*56*, *57*, *58*, *59*]. Die Abb. 4 faßt sie für die Dystrophia myotonica zusammen. Sie stehen im Einklang mit den Ergebnissen anderer Autoren [*60*, *61*, *62*, *63*].

Bei den Patienten mit Myotonia congenita fanden wir nur bei einem eine geringfügige Zunahme der Aktivität der CPK im Serum, während die beiden anderen keine Abweichung von der Norm zeigten. Aldolase-, Glutamat-Oxalacetat-Transaminase (GOT)- und Glutamat-Pyruvat-Transaminase (GPT)-Aktivität im Serum lagen im Bereich der Norm. Andere Autoren fanden geringe Erhöhungen [*64*, *65*].

Wir haben die CPK, GOT, GPT, LDH und MDH im Muskel bei Dystrophia myotonica untersucht. Die Werte haben eine erhebliche Streubreite. Am ehesten läßt sich aus unseren Untersuchungen noch eine geringgradige Erhöhung der CPK und GOT im Muskel bei Dystrophia myotonica vermuten. Eine gesicherte Aussage ist aber nicht möglich.

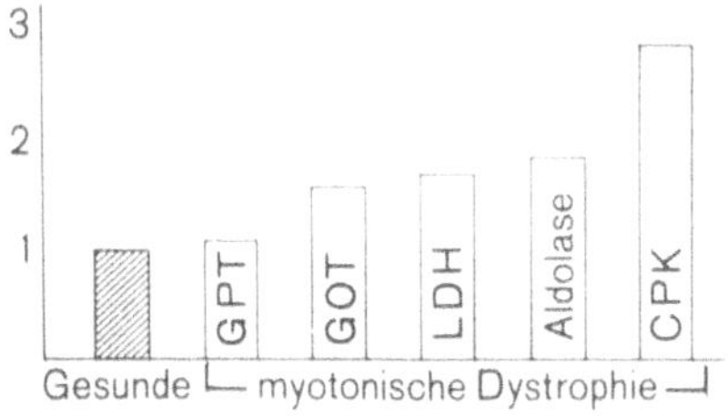

Abb. 4. Mittelwerte der Enzymaktivität im Serum bei 28 Patienten mit Dystrophia myotonica — angegeben als Vielfaches des unter gleichen Umständen bestimmten Mittelwertes bei Gesunden —

2. *Energiereiche Phosphate und Metaboliten der Glykolyse*

Aus den Untersuchungen, die wir im Blut [*66*] und in der Muskulatur bei Dystrophia myotonica (vorerst drei Patienten) durchführten, sind bisher keine überzeugenden Unterschiede im Vergleich mit den Untersuchungen bei Gesunden zu gewinnen. Lediglich bei zwei Patienten (Mutter und Sohn) konnten wir geringe Erhöhung des Adenosintriphosphates im Blut feststellen. Auch die α-Ketoglutarsäure war bei diesen beiden Patienten im Blut gering erhöht [*67*]. Beide hatten erniedrigte Blutzuckerwerte. Weitere Untersuchungen, besonders im Muskel, sind im Hinblick auf die Tatsache nötig, daß wir bei 2,4-Dichlorphenoxyacetat (2,4-D) bedingter Myotonie bei der Ratte eine Erhöhung der Glykolysemetaboliten und der Atmung, also einen Hypermetabolismus, gefunden haben, der möglicherweise durch fehlerhafte Energieverwertung am Ort der Myotonieentstehung zustandekommt [*68*, *69*].

3. *Calciumaufnahmegeschwindigkeit durch die Vesikel des sarkoplasmatischen Retikulums*

Unter 2,4-D war uns eine Verlangsamung der Calciumaufnahmegeschwindigkeit in die Vesikel des sarkoplasmatischen Retikulums aus Kaninchenmuskulatur (präpariert nach Nagai, Makinose und Hasselbach [*70*]) aufgefallen. Wir haben darüber auf dem Internationalen Neurologenkongreß in Wien berichtet [*71*]. In letzter Zeit haben wir nun in gleicher Weise Vesikel des sarkoplasmatischen Retikulums aus der Oberschenkelmuskulatur oder aus dem M. gastrocnemicus von drei Patienten mit Dystrophia myotonica und vier „Muskelgesunden" (Gewinnung der Muskulatur während eines chirurgischen Eingriffes am Oberschenkel) präpariert und die Calciumaufnahmegeschwindigkeit gemessen. Die Abb. 5 zeigt die Ergebnisse.

Wenn uns auch klar war, daß einige Befunde der Myotonie (z. B. die Nachentladungen im Elektromyogramm) unwahrscheinlich mit dieser Verlangsamung der Calciumaufnahmegeschwindigkeit in die Vesikel des sarkoplasmatischen Retikulums, die wir unter 2,4-D beobachten konnten, ihre Erklärung finden können, hatten wir aber doch gehofft, bei der menschlichen myotonen Muskulatur auf eine Störung in der Vesikelfunktion des sarkoplasmatischen Retikulums zu treffen, die der unter 2,4-D gleicht. Sie ist aber nach den bisher von uns erhobenen Befunden zumindest für die Myotonie der myotonischen Dystrophie nicht erkennbar.

4. *Mineralien*

Daß sie für die Myotonie bedeutsam sind, steht außer Zweifel [*73*, *74*, *75*, *76* u. a.). Kaliumerhöhung in der extrazellulären Flüssigkeit verstärkt die myotone Reaktion, Kaliumerniedrigung schwächt sie ab. Für das Calcium liegen die Verhältnisse umgekehrt. Wir fanden dies bei einer Patientin mit myotonischer Dystrophie erneut bestätigt, die wir 1964 gemeinsam mit SCHÖNTHAL, STEIN, PFISTERER und KRUSE [77] untersucht haben. Die Patientin stand seit vielen Jahren wegen ihrer myotonischen Dystrophie (weitere Angehörige der Sippe sind erkrankt) in unserer Behandlung. Da sich ein Malignom der Schilddrüse entwickelte, mußte eine Strumektomie durchgeführt werden. Danach kam es zu tetanischen Anfällen, die eine Behandlung mit AT 10 (Dihydrotachysterin) erforderlich machten. Da die Patientin eigenmächtig die Dosis erhöhte, kam es zu einer Hypercalcämie (6,8 mäqu/l) und Hypokaliämie (3 mäqu/l). Die Myotonie verschwand klinisch und elektromyographisch vollkommen und trat nach Normalisierung des Calciumspiegels wieder auf, als der Kaliumspiegel noch gering unter der Norm lag.

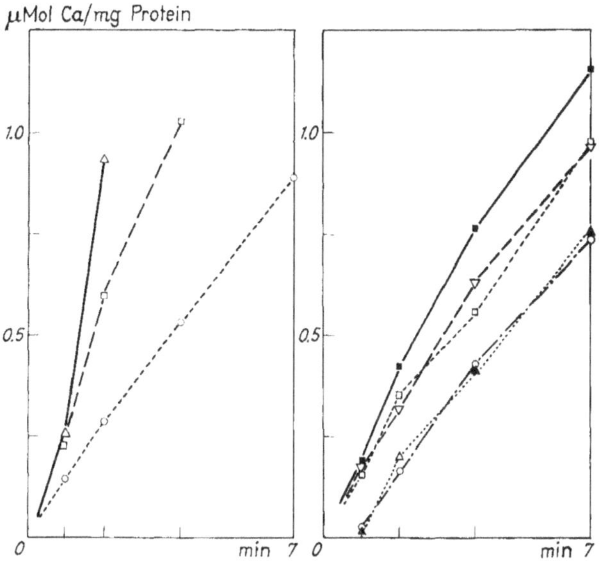

Abb. 5. Calciumaufnahmegeschwindigkeit in die Vesikel des sarkoplasmatischen Retikulums aus der befallenen Muskulatur von 3 Patienten mit Dystrophia myotonica und aus gesunder Muskulatur

5. *Eiweiß- und Lipoidstoffwechsel*

Die Tab. 4 und 5 zeigen unsere Ergebnisse bei 14 Patienten mit Dystrophia myotonica. Sie wurden einer gemeinsam mit WEICKER durchgeführten Untersuchung entnommen [78]. Andere Autoren [79, 80, 81 u. a.] kamen zum gleichen Ergebnis. Der wesentliche Befund ist die häufiger gefundene γ-Globulinverminderung. Die β-Globuline waren bei wenigen Patienten geringgradig vermehrt. Das Cholesterin im Serum war nur vereinzelt gering erhöht, meist lag es im oberen Grenzbereich. Dementsprechend verhielten sich die β-Lipoproteine.

In diesem Zusammenhang sei auf Untersuchungen von WINER u. Mitarb. [82] hingewiesen, die Patienten wegen ihrer Hypercholesterinämie mit 20,25 Diazacholesterin behandelten, das das Cholesterin senkt. Dabei trat Myotonie auf, die wieder verschwand, wenn das Mittel abgesetzt wurde. Herr Dr. ENGEL hat auf gleiche Untersuchungen in seinem Vortrag hingewiesen. Offensichtlich stört 20,25 Diazacholesterin die Bildung von Cholesterin aus seiner Vorstufe.

Tabelle 4. *Elektrophoretisch gewonnene Serumeiweißfraktionen bei 14 Patienten mit myotonischer Dystrophie*

Name Alter	Ges.-E. in g %	Albumine		Globuline							
				α_1		α_2		β		γ	
		g %	rel. %	g %	rel. %	g %	rel. %	g %	rel. %	g %	rel. %
H. A.	7,1	3,9	55,1	0,3	4,3	0,8	11,4	1,0	14,5	1,1	14,7
38	6,7	4,4	63,0	0,2	3,7	0,5	7,9	0,9	14,1	0,7	11,3
R. E.	7,4	4,2	57,4	0,4	5,9	0,7	9,0	1,3	16,7	0,8	11,0
19	7,3	4,0	54,9	0,4	5,4	1,0	13,7	1,0	13,7	0,9	12,3
	6,7	4,7	70,6	0,3	4,0	0,45	6,7	0,67	10,0	0,58	8,7
Sch. K.	7,4	3,8	53,1	0,5	6,4	0,7	9,1	1,0	13,0	1,4	18,4
48	7,7	4,3	57,6	0,6	5,8	0,6	8,0	0,9	11,4	1,3	17,2
	7,5	4,8	64,5	0,2	2,4	0,5	6,2	0,8	10,3	1,2	16,6
	6,5	3,82	58,9	0,51	7,8	0,62	9,5	0,85	13,0	0,7	10,8
	7,9	3,56	45,0	0,47	6,0	0,82	10,4	1,25	15,8	1,80	22,8
	6,3	3,53	56,0	0,28	4,4	0,44	7,0	0,86	13,7	1,19	18
E. R.	7,3	4,0	54,9	0,4	5,4	0,9	12,3	0,9	12,3	1,1	15,1
53											
D. W.	6,6	3,62	54,8	0,33	5,0	0,76	11,5	0,87	13,3	1,02	15,4
22	6,0	3,32	55,3	0,42	7,0	0,67	11,2	0,69	11,5	0,90	15,0
	5,0	3,37	67,5	0,24	4,8	0,37	7,4	0,49	9,8	0,53	10,5
W. H.	6,6	3,53	53,5	0,39	5,9	0,67	10,2	0,93	14,1	1,08	16,3
29											
H. G.	7,0	3,84	55,0	0,42	6,0	0,67	9,5	1,04	14,8	1,03	14,7
25											
Sch. H.	7,2	3,27	45,5	0,37	5,1	0,45	6,2	1,15	16,0	1,96	27,2
52											
L. P.	5,7	3,6	63,1	0,4	7,2	0,5	8,7	0,6	10,5	0,6	10,5
35											
A. H.	7,0	4,3	61,5	0,3	4,3	0,6	8,6	1,0	14,3	0,8	11,4
29	6,2	3,12	50,4	0,29	4,7	0,61	9,8	0,83	13,4	1,35	21,7
A. R.	7,2	4,3	59,8	0,3	4,1	0,6	8,3	1,1	15,3	0,9	12,5
24											
St. A.	6,5	2,96	45,5	0,44	6,8	0,87	13,4	0,96	14,8	1,27	19,5
55	6,9	3,28	47,5	0,48	7,0	0,76	11,0	0,98	14,2	1,40	20,3
N. E.	6,9	3,35	48,5	0,45	6,5	1,01	14,6	0,86	12,6	1,23	17,8
28	7,1	3,78	53,3	0,47	6,6	1,16	16,3	0,97	13,6	0,72	10,2
G. E.	7,8	4,50	57,7	0,38	4,9	0,55	7,0	1,02	13,1	1,35	17,3
44	6,7	2,67	40,0	0,39	5,8	0,73	10,9	1,04	15,5	1,87	27,8
Normal-werte	6,5 bis 7,5	4 bis 4,5	55 bis 65	0,2 bis 0,5	3 bis 5	0,6 bis 0,8	5 bis 9	0,8 bis 1,2	8 bis 12	1,2 bis 1,6	12 bis 18

Tabelle 5. *Blutkörperchensenkungsgeschwindigkeit, β-Globuline und Lipoide bei sieben Patienten mit myotonischer Dystrophie*

Myotonische Dystrophie	An-zahl	β Glob.	BKS	Gesamtlipoproteine			Acetonunlösliche Lipoproteine			Anteil der acetonunlöslichen Lipoproteine			Anteil der acetonunlöslichen Lipoproteine an der Gesamtfläche	Gesamtcholesterin in mg %	Frei	Ester in mg-%	Phosphatide in mg-%	Acetonunlösliche Doppelbanden in-%
				Alb. α_1	β	R	Alb. α_1	β	R	Alb. α_1	β	R						
St. A.		14,2	17/34	14	75	11	25	65	10	67	34	34	39	217	—	—	272	∅
A. H.		13,4	6/15	25	58	17	45	41	14	70	27	32	39	143	45	98	210	∅
D. W.		11,5	4/6	18	57	25	20	56	24	59	53	50	53	208	62	146	212	∅
Sch. K.		15,8	2/4	18	57	25	31	43	26	50	22	29	28	183	49	134	202	∅
G. E.		15,5	13/26	9	72	19	29	59	12	95	24	17	29	181	65	116	193	+
H. G.		14,8	—	14	63	23	28	68	4	28	15	2	14	199	79	120	208	+
N. E.		13,6	14/31	8	57	35	13	55	32	44	26	24	27	293	—	—	—	+
Mittelwerte: Myotonische Dystrophie	7	14,1	9/19	15	63	22	27	55	18	60	28	26	32	203	60	123	216	40%
Stoffwechselgesunde 20—40 Jahre	50	12	—	21	51	28	41	37	21	70	30	30	40	140 bis 180			160 bis 200	∅

Nun zur **Myotonia congenita:** Für sie speziell hat sich leider seit 1886 klinisch und auch biochemisch bis auf die eben erwähnten Zufallsbefunde von Winer u. Mitarb. nichts Bedeutendes ergeben. Dies und die Notwendigkeit, dem Genetiker für die Klärung der Frage der Heterogenie auch in ihren Einzelheiten zu helfen, fordert eine Intensivierung der Forschung auf diesem Gebiet. Ich möchte deshalb den Entwurf eines Untersuchungsprogramms (Tab. 6 u. 7) hier demonstrieren, das vielleicht als Grundlage gemeinsamer Bemühungen dienen kann.

Bei der Entwicklung dieses Untersuchungsprogrammes hat ein Gespräch Pate gestanden, das wir vor einiger Zeit in Göttingen gemeinsam mit Herrn Professor H. Bauer und Herrn Professor P. E. Becker und ihren Mitarbeitern führten.

Tabelle 6

A. *Beeinflussung der Myotonie durch*
  1. wiederholte Bewegung bestimmter Muskeln (Übungseffekt)
  2. Kälte und Wärme
  3. körperliche Anstrengung
  4. psychische Belastung
  5. Alkohol
  6. Pubertät, Menstruation, Schwangerschaft
  7. Kalium
  8. Calcium
  9. Wasserzufuhr oder -entzug
  10. Chinin
  11. Procainamid
  12. Cortison und ähnlich wirkende Präparate

B. *Beginn der Erkrankung*

C. *In welchen Körperregionen begonnen und bevorzugt vorhanden*

D. *Nachlassen oder Zunahme der Myotonie im Laufe des Lebens*

E. *Begleitende Muskelschwäche*

F. *Muskelsteifigkeit auch in Ruhe*

G. *Besonderheiten der Myotonie bei*
  1. aktiver Auslösung
  2. mechanischer Auslösung
  3. elektrischer Auslösung
  4. Elektromyographie

H. *Histologie*

Die folgende Tab. 7 zeigt eine Aufstellung von speziellen Untersuchungen, die wohl nur von bestimmten Arbeitskreisen ausgeführt werden können, aber für die Klärung der Pathogenese überhaupt und für die Frage der Heterogenie im besonderen Fortschritte versprechen.

Tabelle 7. *Spezielle Untersuchungen*

1. Histochemie, Cytochemie, Ultrastruktur
2. Enzyme, Mineralien im Serum } vor und nach Belastung, bei Kälte und Wärme
3. Pyruvat und Laktat im Blut } vor und nach Belastung, bei Kälte und Wärme
4. Enzyme im Muskel
5. Weitere biochemische Untersuchungen in der Muskulatur (z. B. energiereiche Phosphate, Stoffwechselschritte der Glykolyse und des oxydativen Stoffwechsels, Kontraktions- und Strukturproteine)
6. Gezielte biochemische Untersuchungen der Membran und des sarkoplasmatischen Retikulums (z. B. Sterine usw.)
7. Regulationsmechanismen der Kontraktion und Erschlaffung der Muskulatur

Pathogenese

Der Vorgang, der zur Myotonie führt, ist im einzelnen noch unklar. Immerhin ist bekannt, daß die „Sterine in den differenzierten Zellen nicht statistisch verteilt sind, sondern sich bevorzugt an der cytoplasmatischen Membran und ihren endoplasmatischen Erweiterungen befinden. Die Bildung von Strukturen, die mit Membranen versehen sind und spezielle Funktionen haben, gilt heute als ein Meilenstein in der evolutionären Differenzierung [*83*], und es scheint, daß die parallele Entwicklung der Sterin-Biosynthese ein biochemischer Ausdruck der morphologischen Veränderungen ist. Wir wissen noch nicht, warum und zu welchem Zweck die Sterine in der Evolution der Organismen entstanden sind. Möglicherweise bieten sie mit der Stabilität, Ebenheit und hydrophoben Natur ihres Molekülgerüstes eine Kombination von Eigenschaften, die sie ganz besonders zur Stabilisierung der empfindlichen Membranen höher entwickelter Zellen geeignet sein ließ.“ (Bloch, Nobel-Vortrag am 11. Dezember 1964, zitiert aus [*84*].) Diese Stabilisierung der Membran ist bei der Myotonie aber offensichtlich nicht vollkommen erreicht. Dabei braucht die primäre Störung, die diese mangelhafte Stabilisierung bedingt und sich als Myotonie klinisch manifestiert, nicht immer die gleiche zu sein. Myotonie ist eben keine Krankheit, sondern ein Symptom.

Ich möchte hier noch eine Überlegung zur Diskussion stellen, die für die Entstehung der Dystrophia myotonica eventuell bedeutsam ist. Jede theoretische Überlegung zur Aufklärung der Pathogenese der Dystrophia myotonica muß die Entstehung ihrer Kardinalsymptome (Myotonie, Muskeldystrophie, Katarakt, Glatze, Hodenatrophie und vielleicht darf ich nach dem vorhin Gesagten Innenohrschwerhörigkeit hinzufügen) berücksichtigen. 20,25 Diazacholesterin verursacht Myotonie. Es ist aber nichts Sicheres darüber bekannt und offensichtlich nicht aufgefallen, daß es die übrigen Kardinalsymptome der Dystrophia myotonica hervorrufen kann. Vielleicht geben die Angaben von Anderson und Matt [*85*], daß bei einigen ihrer so behandelten Patienten Muskelschwäche gepaart mit Kreatinurie auftrat, Hinweise auf einen beginnenden muskeldystrophischen Prozeß. Wir wissen nun aber von einem anderen Stoff (Triparanol), der in den Cholesterinstoffwechsel eingreift, daß er progressive Alopezie und Katarakt verursachen kann, aber keine Myotonie. Natürlich ist es reine Spekulation, wenn ich überlege, ob wir uns beim kombinierten Angriffspunkt dieser beiden Stoffe (20,25 Diazacholesterin und Triparanol) beim Menschen nicht im Störungsfeld der Dystrophia myotonica befinden. Gelegentlich hilft aber eine nicht ganz aus der Luft gegriffene Spekulation für den nächsten Schritt einer Aufklärung mehr als ein schlechtes Experiment.

Ich muß leider trotz einiger Lichtblicke und Ansatzpunkte mit dem Schlußsatz aus der Monographie von Wilhelm Erb nach 79 Jahren auch heute vollgültig schließen: „Und erst nach mancherlei weiteren Forschungen auf dieser Grundlage wird es uns vergönnt sein, in das eigentliche Wesen dieser merkwürdigen und eigenartigen Erkrankungsform — heute vielleicht besser Erkrankungsformen — einen tieferen Einblick zu erhalten.“

Literatur

1. Erb, W.: Die Thomsensche Krankheit (Myotonia congenita). Leipzig: F. C. W. Vogel 1886.
2. Leyden, E.: Klinik der Rückenmarkskrankheiten. Berlin 1874.

3. THOMSEN, J.: Arch. Psychiat. Nervenkr. **6**, 702 (1876).
4. SEELIGMÜLLER, A.: Dtsch. med. Wschr. **2**, 389 (1876).
5. STRÜMPELL, A.: Berl. klin. Wschr. **18**, 119 (1881).
6. DANA, C. L.: Med. Rec. (N.Y.) **33**, 433 (1888).
7. DELPRAT, C. C.: Ned. T. Geneesk **2**, 585 (1891).
8. NOGUÈS, E., et J. SIROL: Nouv. Iconogr. Salpet. **12**, 15 (1899).
9. HOFFMANN, J.: Dtsch. Z. Nervenheilk. **9**, 272 (1896).
10. BATTEN, F. E., and H. P. GIBB: Brain **32**, 187 (1909).
11. STEINERT, H.: Dtsch. Z. Nervenheilk. **37**, 58 (1909).
12. GREENFIELD, J. G.: Rev. Neurol. Psychiat. **9**, 169 (1911).
13. KENNEDY, F., and C. P. OBERNDORF: J. Amer. med. Ass. **57**, 1117 (1911).
14. ORMOND, A. W.: Trans. ophthal. Soc. U.K. **31**, 214 (1911).
15. GAUPP, L.: Zbl. Ges. Neurol. Psychiat. **23**, 65 (1900).
16. CURSCHMANN, H.: Dtsch. Z. Nervenheilk. **45**, 161 (1912).
17. — Dtsch. Z. Nervenheilk. **53**, 114 (1915).
18. — Dtsch. Arch. klin. Med. **149**, 125 (1925).
19. BECKER, P. E.: Nervenarzt **28**, 455 (1957).
20. GREGOR, A., u. P. SCHILDER: Z. ges. Neurol. Psychiat. **17**, 206 (1913).
21. GILDEMEISTER, M.: Arch. Psychiat. Nervenkr. **52**, 843 (1913).
22. LINDSLEY, D. B., and E. C. CURNEN: Arch. Neurol. Psychiat. (Chic.) **35**, 253 (1936).
23. BROWN, G. L., and A. M. HARVEY: Brain **62**, 341 (1939).
24. BUCHTHAL, F., u. S. CLEMMESEN: Acta psychiat. (Kbh.) **16**, 389 (1941).
25. DENNY-BROWN, D., and S. NEVIN: Brain **64**, 1 (1941).
26. LEFEBURE, J., J. LERIQUÉ, P. DESCLAUX, et F. CHAMBELLAND: Rev. neurol. **79**, 180 (1947).
27. BÜRGER, M., u. F. SCHELLONG: Z. ges. exp. Med. **31**, 82 (1923).
28. LANARI, A.: Miotonias. Buenos Aires: El Ateneo 1942.
29. THOMASEN, E.: Myotonia: Thomsen's disease. Paramyotonia, Dystrophia myotonica. Aarhus: Universitetsforlaget 1948.
30. DE JONG, J. G. Y.: Dystrophia myotonica, Paramyotonia and Myotonia congenita. Assen: van Gorcum 1955.
31. KLEIN, D.: La dystrophie myotonique (STEINERT) et la myotonie congénitale (THOMSEN) en Suisse. Etude clinique, génétique et démographique. J. Génét. hum. **7**, Suppl. 1 (1958).
32. BELL, J.: The treasury of human inheritance, Volume IV, Part V, Dystrophia myotonica and allied diseases. London: Cambridge University Press 1947.
33. BECKER, P. E.: Myopathien in Handbuch der Humangenetik, Bd. III/1. Stuttgart: Thieme 1964.
34. ADIE, W. J., and J. G. GREENFIELD: Brain **46**, 73 (1923).
35. ROUQUÈS, L.: La myotonie atrophique. Thèse, Paris 1931.
36. MAAS, O., u. H. ZONDEK: Z. ges. Neurol. Psychiat. **59**, 323 (1920).
37. —, u. E. HAASE: Z. ges. Neurol. Psychiat. **111**, 223 (1927).
38. — Brain **60**, 498 (1937).
39. — Brain **61**, 449 (1938).
40. —, and A. S. PATERSON: Lancet **1937**, **232**, 21.
41. — — Brain **66**, 55 (1943).
42. — — Mschr. Psychiat. Neurol. **113**, 79 (1947).
43. RAVIN, A., and J. WARING: Amer. J. med. Sci. **197**, 593 (1939).
44. CAUGHEY, J. E., and N. C. MYRIANTHOPOULOS: Dystrophia myotonica and related disorders. Springfield: Charles C. Thomas 1963.
45. KUHN, E.: Studien zur Pathogenese der myotonischen Dystrophie. Berlin-Göttingen-Heidelberg: Springer 1961.
46. —, J. SCHAAF, W. WENZ und W. STEIN: Schweiz. med. Wschr. **95**, 1263 (1965).
47. —, H. G. NÖLLER und W. STEIN: Klin. Wschr. **44**, 53 (1996).
48. ERBSLÖH, F.: Arch. Psychiat. Nervenkr. **201**, 648 (1961).
49. KAUFMANN, K. K., and E. W. HECKERT: Amer. J. Med. **16**, 614 (1954).
50. KOCH, E., M. TAUBERT und H. J. WACHTEL: Medizinische 40, **1421**, (1959).
51. LUPS, S.: Acta med. scand. **106**, 557 (1941).

52. KUHN, E., H. SCHÖNTHAL und J. SCHAAF: Schweiz. med. Wschr. **96,** 281 (1966).
53. CAUGHEY, J. E., and N. PACHOMOV: J. Neurol. Neurosurg. Psychiat. **22,** 311 (1950).
54. KILBURN, K. H., J. T. EAGEN, and A. HEYMAN: Amer. J. Med. **26,** 929 (1959).
55. KUHN, E., u. W. EY: Dtsch. med. Wschr. **91,** 947 (1966).
56. — Klin. Wschr. **37,** 236 (1959).
57. —, u. W. WÖRNER: Z. klin. Med. **155,** 544 (1959).
58. —, H. G. STEHLIN und W. STEIN: Klin. Wschr. **40,** 744 (1962).
59. — — — Klin. Wschr. **42,** 189 (1964).
60. EVANS, J. H., and R. W. R. BAKER: Brain **80,** 557 (1957).
61. SALVI, G., U. AMBANELLI, G. ROSATI, M. CARRETAS e F. MIRONI: Riv. Pat. nerv. ment. **80,** 1 (1959).
62. THOMSON, W. H. S., P. LEYBURN, and J. N. WALTON: Brit. med. J. II, **1276,** (1960).
63. COLOMBO, J. P., R. RICHTERICH und E. ROSSI: Klin. Wschr. **40,** 37 (1962).
64. THOMSON, H. W. S.: Advanc. clin. Chem. **7,** 137 (1964).
65. MERTENS, H. G.: Dtsch. med. Wschr. **90,** 1177 (1965).
66. WÖRNER, W., u. E. KUHN: Schweiz. med. Wschr. **89,** 400 (1959).
67. KUHN, E., u. W. WÖRNER: Nervenarzt **32,** 182 (1961).
68. —, u. W. STEIN: Klin. Wschr. **42,** 1215 (1964).
69. — — Klin. Wschr. **43,** 673 (1965).
70. NAGAI, T., M. MAKINOSE, and W. HASSELBACH: Biochem. biophys. Acta (Amst.) **43,** 223 (1960).
71. KUHN, E., u. W. STEIN: 8. Internationaler Kongreß für Neurologie, Vienna 5.—10. IX. 1965, Proceedings Tom. IV, S.165.
72. HASSELBACH, W.: Naturwissenschaften **50,** 249 (1963).
73. RUSSEL, W. R., and E. STEDMAN: Lancet **1936,** II, 742.
74. KENNEDY, F., and A. WOLF: Arch. Neurol. Psychiat. (Chic.) **37,** 68 (1937).
75. MERTENS, H. G., u. R. GRÜTNER: Klin. Wschr. **33,** 593 (1955).
76. EL GHOLMI, A., Y. W. ABOUL-DAHAB, and K. ZAKI: J. Egypt. med. Ass. **47,** 141 (1964).
77. SCHÖNTHAL, H., W. STEIN, E. KUHN, H. PFISTERER und R. KRUSE: Schweiz. med. Wschr. **94,** 1164 (1964).
78. KUHN, E., u. H. WEICKER: Schweiz. med. Wschr. **87,** 460 (1957).
80. LÖWENTHAL, H., et M. VAN SANDE: Rev. franç. Ětud. clin. biol. **1,** 765 (1956).
79. — — Acta neurol. belg. **11,** 864 (1954).
81. ZINNEMAN, H. H., and J. ROTSTEIN: J. Lab. clin. Med. **47,** 907 (1956).
82. WINER, N., J. M. MARTT, J. E. SOMERS, L. WALCOTT, H. E. DALE, and T. W. BURNS: J. Lab. clin. med. **66,** 758 (1965).
83. STANIER, R. Y., u. C. B. VAN NIEL: Arch. Mikrobiol. **42,** 17 (1962).
84. BLOCH, K.: Angew. Chem. **77,** 944 (1965).
85. ANDERSON, P. C., and J. M. MARTT: Arch. Derm. **92,** 181 (1965).

Zur Genetik der Myotonien

P. E. BECKER

Die Myotonien sind ein unterentwickeltes Gebiet, in dem die Abgrenzung genetischer Einheiten umstritten ist. Auch heute noch wird gelegentlich die Ansicht vertreten, daß die drei seit längerem bekannten myotonischen Krankheiten Myotonia congenita (THOMSEN), Paramyotonia congenita (EULENBURG) und Dystrophia myotonica (CURSCHMANN-STEINERT) nur Varianten einer und derselben Myotoniekrankheit seien. Sie ist unhaltbar. Vielmehr sind nicht nur die drei genannten Krankheiten genetisch unabhängig voneinander, sondern es gibt noch mehrere weitere erbliche Typen mit Myotonie. Myotonie ist ein Symptom und keine Krankheit.

In den letzten Jahren habe ich in der Bundesrepublik Deutschland rund 500 Probanden mit der Diagnose myotonische Dystrophie und rund 240 Probanden mit nicht dystrophischer Myotonie, von denen die allermeisten als Thomsensche Krankheit diagnostiziert worden waren, sammeln können. Von den letzteren sind bisher rund die Hälfte mit ihren Familien untersucht worden.[1]

In diesen Familien habe ich keinen Kranken mit Myotoniekatarakt oder mit dystrophischen Veränderungen wie sie für Dystrophia myotonica typisch sind, finden kön-

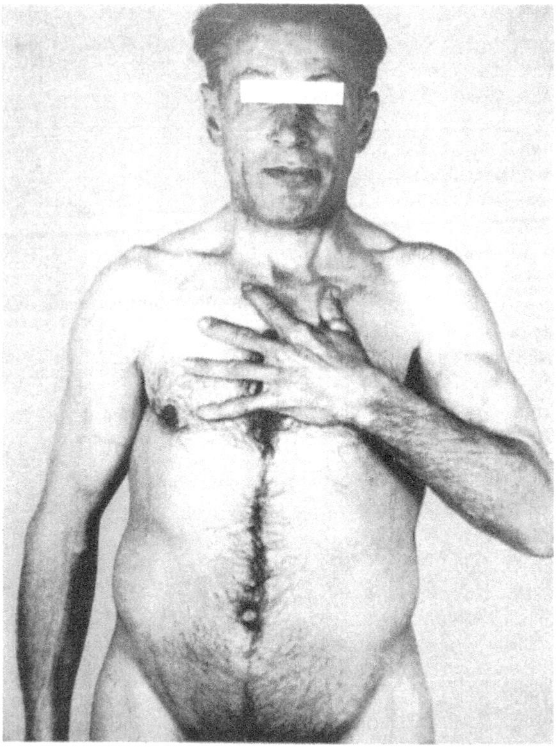

Abb. 1

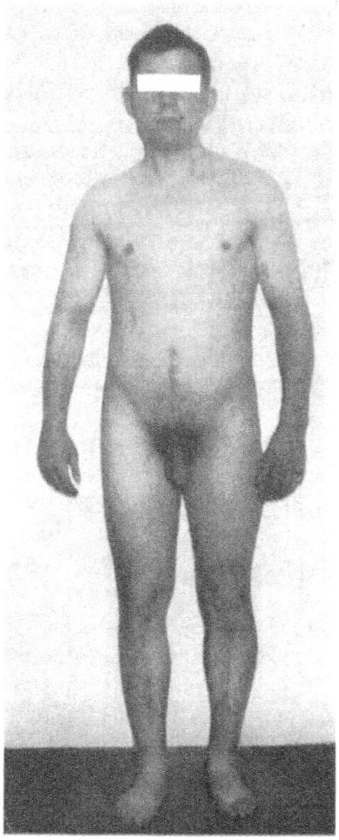

Abb. 2

nen. Andererseits kommt in den rund 50 Familien von Probanden mit myotonischer Dystrophie, die ich untersucht habe, kein Angehöriger mit Thomsenscher Myotonia congenita vor. Im Einzelfall allerdings kann die Diagnose auf Anhieb schwierig sein. Dafür ein Beispiel: Der Kranke auf Abb. 1 kam wegen Kinderlosigkeit zu mir. Man könnte ihn dem Anschein nach für einen Thomsen-Kranken halten, jedoch die Hodenatrophie mit Oligospermie und die beginnende Myotoniekatarakt korrigierten diese Diagnose. Andererseits kommt bei Thomsenscher Krankheit vereinzelt leichter Muskelschwund vor, und zwar können die Sternocleidomastoidei, Unterarm- und kleinen Handmuskeln betroffen sein (Abb. 2). Im übrigen aber haben derartige Kranke meist gut entwickelte oder hypertrophische Muskeln und weder Katarakt noch Hodenatrophie. Übergangsfälle zur myotonischen Dystrophie sind das nicht.

[1] Mit Unterstützung der Deutschen Forschungsgemeinschaft und der Fritz-Behrens-Stiftung.

Die myotonische Dystrophie bietet noch viele interessante genetische Probleme, auf die ich nicht eingehe. Sie sind von mir im Handbuch der Humangenetik dargestellt. Nur beiläufig möchte ich erwähnen, daß keine chromosomale Anomalie vorliegt. FITZGERALD hatte in Leukozytenkulturen von mehreren Kranken mit myotonischer Dystrophie ein zusätzliches kleines akrozentrisches Chromosom in einer Häufigkeit bis zu 10% der Zellen gefunden. Mein Mitarbeiter Dr. EBERLE hat diese Befunde nicht bestätigen können. Die zehn Kranken, die wir untersucht haben, hatten ein normales Karyogramm.

Die Myotonia congenita oder die *Thomsensche Krankheit* hat ihren Namen nach der Familie des Dr. THOMSEN, in der bis heute 66 Kranke bekannt sind. Der dominante

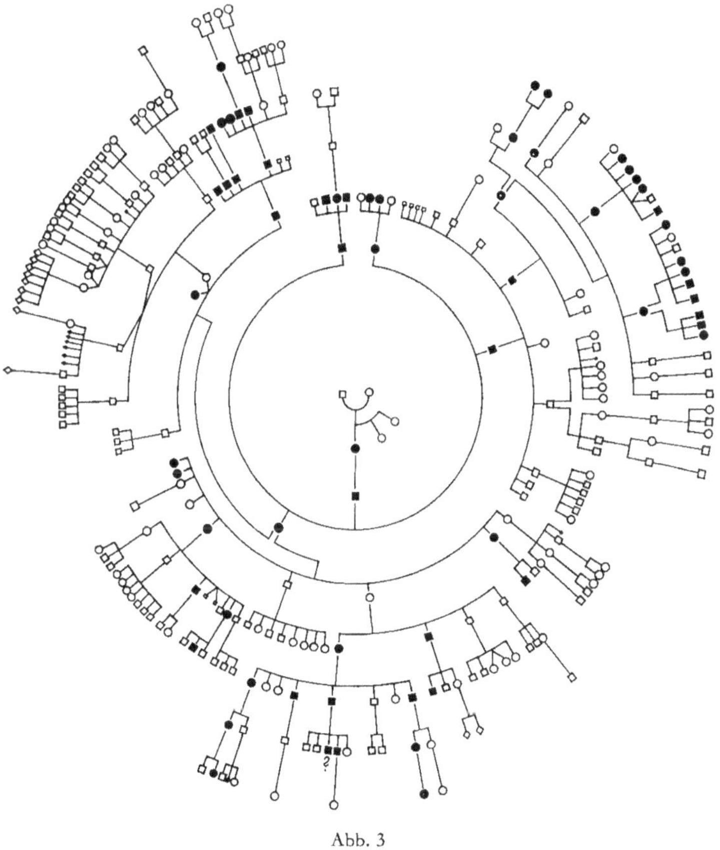

Abb. 3

Erbgang ist deutlich zu erkennen (Abb. 3). Beide Geschlechter sind gleich häufig betroffen. Ich konnte bisher in Westdeutschland 13 Sippen untersuchen. Unter den Kindern von Kranken sind 100 gleichfalls krank und 104 gesund, was dem bei regelmäßiger Dominanz zu erwartenden Verhältnis von 1:1 in guter Annäherung entspricht. Das Leiden ist, wie der Name sagt, angeboren und wird schon in der frühen Kindheit bemerkt. Die myotonische Störung ist oft generalisiert, manchmal aber auch nur gering ausgeprägt. Kälte verstärkt die Myotonie, die sich nach wiederholter

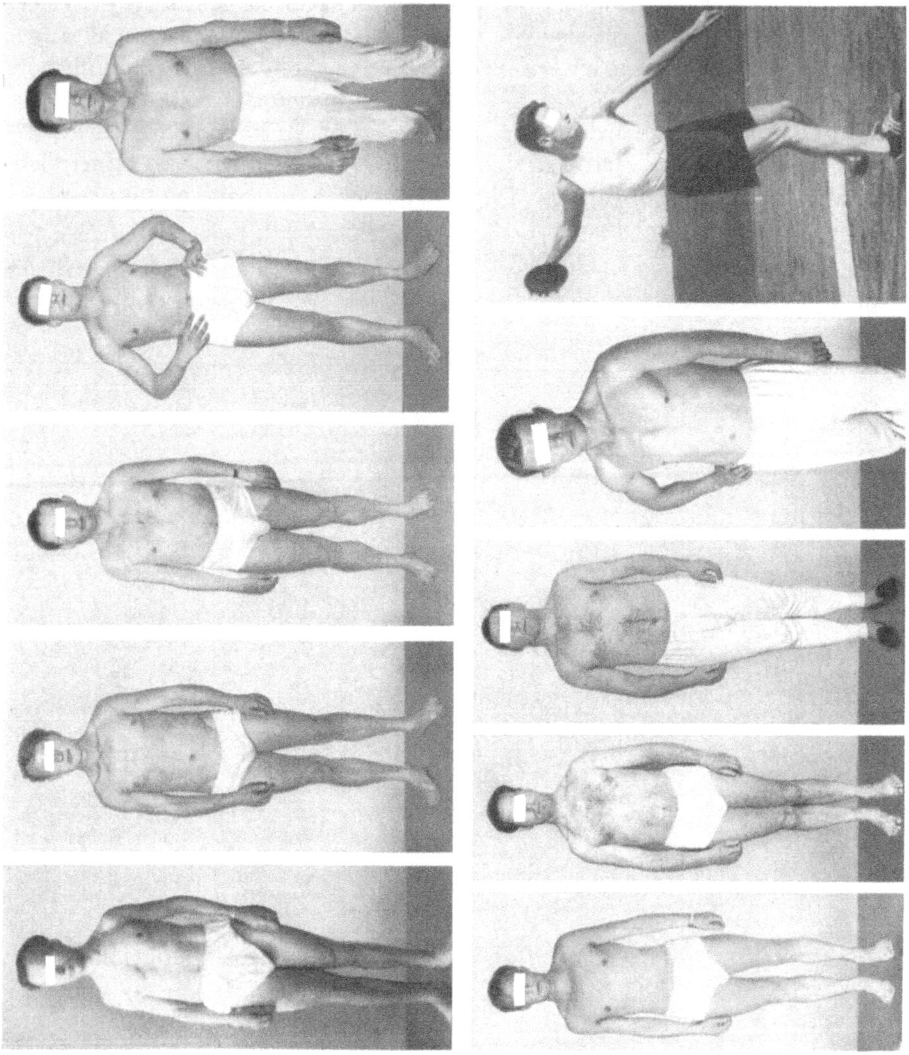

Abb. 4

Muskelaktion allmählich löst. Eine stark ausgeprägte Muskelhypertrophie ist seltener als man nach den Abbildungen der Lehr- und Handbücher erwartet. Abb. 4 zeigt die Probanden meiner dominanten Sippen. Die Muskulatur ist gut entwickelt, jedoch nicht eigentlich hypertrophisch.

de Jong aus Heerlen hat in Holland eine Sippe mit dominanter Myotonie untersucht, die bei allen Betroffenen nur in geringer Ausprägung vorhanden war. In vielen Fällen war nur eine mechanische myotonische Reaktion an der Zunge und eine leichte Behinderung der Fingerstreckung nach festem Faustschluß festzustellen. de Jong spricht von *Myotonia levior* und ist der Ansicht, daß es sich hier um einen genetisch selbständigen Typ handelt, der sich von Thomsenscher Myotonia congenita unterscheidet. Auch ich habe eine derart leichte Ausprägung von Myotonie gelegentlich gesehen, aber bei den Angehörigen von schwerer Betroffenen, so daß ich nicht sicher bin, ob es eine Myotonia levior als genetisch selbständigen von Thomsenscher Myotonie unabhängigen Typ gibt.

Die Sippen mit dominant erblicher Thomsenscher Krankheit machen in meinem Material nur einen verhältnismäßig kleinen Teil aus. Die überwiegende Mehrzahl der Probanden mit generalisierter nicht dystrophischer Myotonie, bei denen die Diagnose Thomsensche Krankheit gestellt worden war, sind sporadisch oder es sind außer den Probanden nur noch Geschwister betroffen, während in der Aszendenz und Deszendenz keine Kranken vorkommen. Unter den bisher untersuchten Probanden sind 45 sporadische und 24 Geschwisterfälle. Es leuchtet ohne weiteres ein, daß nicht sämtliche sporadische Kranke neue Mutanten der Thomsenschen Krankheit sein können. Auch bedürfen die Geschwisterfälle einer Erklärung, denn in der großen Sippe des Dr. THOMSEN ist der Erbgang regelmäßig dominant, d. h. Kranke stammen von einem kranken Elter ab, während hier bei den Geschwisterfällen die Eltern gesund sind. Die relativ große Zahl sporadischer und Geschwisterfälle läßt sich mit Dominanz nicht in Einklang bringen. Deshalb liegt die Vermutung nahe, daß die generalisierte nicht dystrophische Myotonie, die üblicherweise als Thomsensche Krankheit diagnostiziert wird, heterogen ist, und daß neben der echten dominant erblichen Thomsenschen Krankheit eine *rezessive generalisierte Myotonie* existiert, die bisher als solche nicht bekannt war. Für Rezessivität spricht, daß 12% der Ehen, aus denen Kranke hervorgegangen sind, Blutsverwandtenehen sind. (8 von 69, darunter vier Vetter-Basenehen). Diese Zahl liegt weit über dem Bevölkerungsdurchschnitt. Die Auszählung in der Geschwisterschaft hat nach der Weinbergschen Probandenmethode und nach dem Maximum-likelyhood-Verfahren unter der Voraussetzung der Probandenauslese *17 ∓ 2,7%* und nach der Geschwistermethode *28 ∓ 2,6%* ergeben, was mit der Erwartung von 25% bei Rezessivität übereinstimmt.

Nachdem die genetischen Verhältnisse für zwei verschiedene Typen von „Thomsenscher Krankheit" sprechen, könnte man eventuell auch klinische Unterschiede erwarten. Soweit ich sehe, ist die rezessive Myotonie nicht angeboren wie die echte Thomsensche Krankheit, sondern sie tritt meistens erst um das 6. Lebensjahr, gelegentlich noch später auf. Die rezessive Myotonie ist durchschnittlich schwerer ausgeprägt als die dominant erbliche Thomsensche Krankheit und die Muskelhypertrophie ist bei ersterer stärker ausgeprägt. (Abb. 5). Die grobe Kraft der Muskeln ist oft beträchtlich herabgesetzt, und die myotonische Kontraktion löst sich auch nach wiederholter Muskelaktion meist nicht vollständig und die Muskeln fühlen sich selbst im entspannten Zustand ungewöhnlich fest an. Das EMG zeigt keine Unterschiede gegenüber der echten Thomsenschen Myotonia congenita.

Aber das Geschlechtsverhältnis der Kranken ist bei rezessiver Myotonia ein anderes als bei echter Thomsenscher Krankheit. Während es hier annähernd 1:1 beträgt, überwiegt bei der rezessiven Myotonie das männliche Geschlecht im Verhältnis von 70:33 (67%:33 ∓ 4,6%).

Vielen rezessiven Leiden liegt ein Stoffwechseldefekt zugrunde, der sich auch im heterozygoten Zustand in geringerem Grade oder bei Belastung manifestiert. Ein solcher Stoffwechseldefekt ist bei rezessiver Myotonie bisher nicht bekannt; deshalb kann man auch noch nicht nach einer biochemischen Heterozygotenmanifestation suchen. Ich habe aber bei der Untersuchung der Familien bei Angehörigen gelegentlich eine kurz dauernde, flüchtige Dellenbildung beim Beklopfen der Zunge mit dem

Reflexhammer finden können, wie sie sich sonst bei Gesunden in der Durchschnittsbevölkerung nicht erzielen läßt. Es könnte sein, daß einzelne heterozygote Genträger auf diese Weise zu erkennen sind.

Die rezessive Myotonie ist viel häufiger als die dominante Thomsensche Krankheit, sie kommt annähernd gleichmäßig über ganz Westdeutschland verteilt vor.

Das Vorkommen zweier sehr ähnlicher Krankheiten mit generalisierter Myotonie ohne sonstige Störungen ist bemerkenswert, da sie verschiedenen Erbgängen folgen. Das spricht dafür, daß es sich um verschiedenartige zugrunde liegende genetische Defekte handelt. Rezessive Leiden beruhen häufig auf einem Enzymdefekt. Denn erst

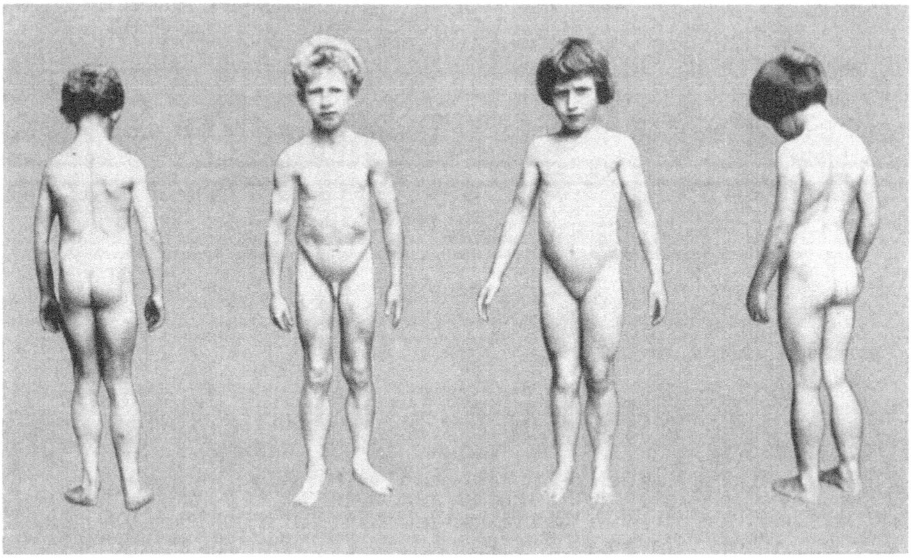

Abb. 5

bei homozygotem Vorhandensein des mutierten Gens fällt das Enzym aus, im heterozygoten Zustand ist die Enzymproduktion meist noch ausreichend, um den normalen Ablauf des Lebensprozesses zu gewährleisten. Dominanten Erbleiden dagegen liegen häufig Anomalien der Gewebestruktur zugrunde. Man könnte sich vorstellen, daß das abnorme Genprodukt neben dem normalen als Baustoff in die Gewebe eingefügt wird (Lenz). Ein gutes Beispiel ist die Methämoglobinämie, die als rezessiver und dominanter Typ vorkommt. Bei rezessiver Methämoglobinämie (Typ I) handelt es sich bekanntlich um einen Enzymdefekt (Diaphorase-I-Mangel), so daß die Reduktion von Methämoglobin zu Hämoglobin gestört ist. Beim Typ II dagegen liegt eine strukturelle Störung des Globinanteils vor, und zwar ist beim Hämoglobin Mb Histidin in Stellung 58 der Alphakette durch Tyrosin ersetzt. Dieses Beispiel der Methämoglobinämie läßt daran denken, daß auch bei den beiden Myotonien ganz verschiedenartige genabhängige Defekte vorliegen könnten, beim dominanten Typ etwa eine Störung im Aufbau von Membranen, im rezessiven ein Enzymdefekt. Leider ist darüber bisher noch nichts bekannt.

Ein weiterer dominant erblicher Typ ist von Eulenburg *als Paramyotonia congenita* bezeichnet worden. Im Unterschied zur Thomsenschen Krankheit kommt es nur bei Kälteeinwirkung zu myotonischen Erscheinungen. Im allgemeinen sind nur die

Gesichtsmuskeln und die Hände betroffen. In der Kälte erstarrt die Mimik, die Finger gehen in Beugestellung und können aktiv nicht mehr gestreckt werden. In der Wärme löst sich die Kontraktion der mimischen Muskeln meist rasch — in Minuten —, während die normale Beweglichkeit der Finger oft erst nach Stunden wiederhergestellt ist.

Ich konnte *15 Sippen* mit Paramyotonia congenita ermitteln, von denen die meisten in der Umgebung von Bielefeld in Westfalen ansässig sind. Das spricht dafür, daß zumindest ein Teil der Sippen in Westdeutschland auf ein und dieselbe Mutation zurückgehen. Von den insgesamt 142 Kranken sind 77 männlichen und 64 weiblichen Geschlechts. Unter den Kindern von Kranken habe ich 124 Kranke und 123 Gesunde gezählt.

Das klinische Bild ist im Grade der Ausprägung wechselnd. Gelegentlich ist die Manifestation geringfügig: Bei Kälte kommt es nur zu einer leichten Verkleinerung der Lidspalten und zu einem leichten Kräuseln der Kinnhaut. Dagegen sind in einzelnen Fällen mit schwerer Ausprägung die Beine bei stärkerer Abkühlung beteiligt. Die Elektrolytwerte im Serum sind normal. Bei einem sehr schwer betroffenen jungen Mann konnten wir nach Kaliumbelastung einen Anstieg des Serumkaliums auf 6,3 mval. mit einer Verstärkung der Paramyotonie erzielen. Nach einem kalten Vollbad von 15° sank nach einer Viertelstunde das Serumkalium auf 3,6 mval. und Arme und Beine waren ähnlich wie im paroxysmalen Lähmungsanfall gelähmt (Prof. Bauer, Neurologische Klinik der Universität Göttingen). Von nur zwei unter rund 70 untersuchten Kranken ist mir berichtet worden, daß sie je einmal eine Art Lähmung der Gliedmaßen nach schwerer körperlicher Anstrengung verbunden mit länger dauernder Abkühlung erlebt hatten.

Außer der Eulenburgschen Paramyotonie, die ich eben geschildert habe, gibt es vermutlich einen weiteren Typ von *Paramyotonie, aber ohne Kältelähmung*. Er ist von de Jong in Holland in einer Sippe bei 37 Kranken beobachtet worden. Ich selbst sah in Schleswig-Holstein eine Sippe mit sieben Kranken. Der Erbgang ist dominant. Auch hier kommt es bei Abkühlung zu Kontraktionen besonders der mimischen Muskeln, die sich durch wiederholte Muskelaktion nicht lösen, sondern verstärken und meist erst in der Wärme nachlassen. Ähnlich können sich auch die Hände verhalten, jedoch fehlt die bei Eulenburgscher Paramyotonie übliche nachdauernde Kaltparese der Hände. Die Muskeln der Beine sind bei stärkerer Kälte gelegentlich gleichfalls paramyotonisch betroffen.

Ein weiterer Typ mit Paramyotonie und Myotonie ist durch die Kombination mit anfallsweise auftretenden Lähmungs- oder Schwächezuständen gekennzeichnet. Im Unterschied zur Paramyotonie treten hier die Lähmungsanfälle ohne vorhergehende Abkühlung und bevorzugt an den Beinen auf. Die paramyotonieähnliche Kontraktion der mimischen Muskeln tritt gleichfalls in der Wärme — also unabhängig von Abkühlung — nach kräftiger Innervation auf. Schon in der frühen Kindheit verkrampft sich beim Lachen oder Weinen die mimische Muskulatur, um sich erst nach einer halben bis 3 Minuten zu lösen (Abb. 6). Beim Faustschluß ist gleichfalls manchmal eine anhaltende Kontraktion festzustellen. Im Unterschied zur Paramyotonie ist beides — wie gesagt — von Kälte oder Abkühlung unabhängig, und im Unterschied zur Myotonie kommt es auch nach wiederholter Aktion nicht zur Lösung der Kontraktion. Die Schwäche- oder Lähmungsanfälle können erstmals schon in der frühen Kindheit auftreten. Sie stellen sich in größeren zeitlichen Abständen — meistens nachts gegen morgen — ein und können je nach dem Schweregrad Stunden bis Tage dauern. Die mimischen Muskeln sind im Anfall nicht gelähmt. Der Kaliumspiegel ist im Anfall nicht herabgesetzt.

Mir sind zwei derartige Familien bekannt. In der einen konnte ich vier, in der anderen sieben Kranke feststellen. Der Erbgang ist dominant. Die eine Familie lebt in Süddeutschland, die andere in Norddeutschland, beide stammen aus der Gegend von Landsberg an der Warte in Ostdeutschland.

Es sind in der Literatur mehrere Sippen mit dem gleichen Krankheitsbild beschrieben worden, beide Geschlechter sind annähernd gleich häufig betroffen. Es

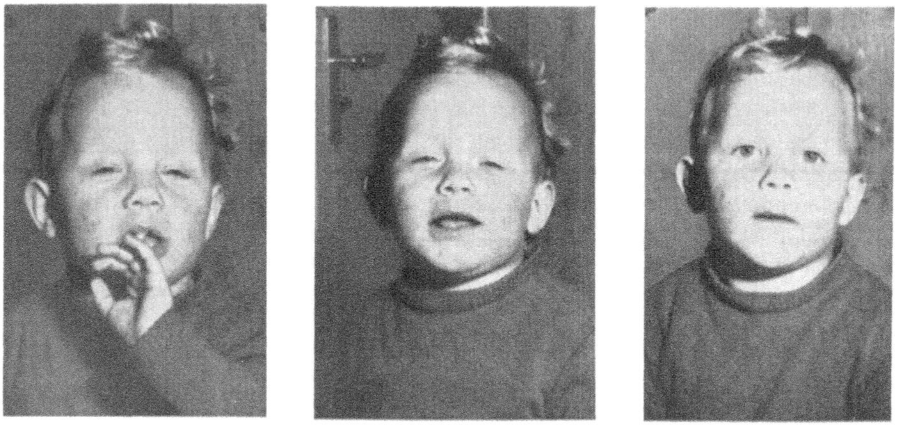

Abb. 6

handelt sich um einen selbständigen genetischen Typ, der sich von den Paramyotonien und von den Periodischen Lähmungen deutlich unterscheidet. Man könnte ihn *Paralysis periodica paramyotonica* nennen.

Auch bei *Adynamia episcodica hereditaria* oder periodischer Lähmung mit Hyperkaliämie können myotonische Zeichen beobachtet werden, die sich jedoch meist auf eine reaktive Myotonie beim Beklopfen der Zunge, auf ein Zurückbleiben des Oberlids bei Blicksenkung und auf eine selten vorkommende leichte Steifigkeit der Finger beschränken. Gegenüber der Andynamia episodica hereditaria stellt die von mir so genannte Paralysis periodica paramyotonica ein selbständiges Krankheitsbild dar.

Die verschiedenen dominant erblichen Typen mit Myotonie lassen sich symptomatisch in einer Reihe anordnen:

Myotonia congenita,
Paramyotonie ohne Kältelähmung,
Paramyotonia congenita Eulenburg,
Paralysis periodica paramyotonica,
periodische Lähmungen (hypo-, hyper-, normokaliämischer Typ).

Von oben nach unten in dieser Reihe gehen die myotonischen Erscheinungen allmählich in paramyotonische über, Lähmungen kommen hinzu, die schließlich das Bild beherrschen. Die Krankheiten in dieser Reihe hängen zusammen wie die Glieder einer Kette, aber nur in klinischer, symptomatologischer Hinsicht. Für den Genetiker gibt es zwischen den einzelnen Typen weder „Übergänge“ noch „Verwandtschaft“

noch „Beziehungen". Trotz symptomatologischer Ähnlichkeiten könnten die zugrunde liegenden unmittelbar genabhängigen Defekte sehr verschiedener Art sein.

Ich komme zum Schluß: Die Myotonien sind heterogen. Mindestens sechs verschiedene unabhängige genetische Typen lassen sich unterscheiden. Ihre formale Genetik ist geklärt, jedoch ist über die molekulare Genetik der verschiedenen Myotonien nichts bekannt. Wenn die unmittelbare genabhängige Störung bei diesen erblichen Myotonien aufgeklärt sein wird, wird man vermutlich noch weitere Typen differenzieren können.

Myotonia levior

J. G. Y. de Jong

In seinem Buche „Die Thomsensche Krankheit" (Myotonia congenita) schreibt Erb im Jahre 1886 (S. 5): „Es erscheint mir zweckmäßig, *vorläufig* einmal den Begriff der Thomsenschen Krankheit möglichst genau und scharf zu umgrenzen und zunächst nur die ganz damit übereinstimmenden Fälle hierzu zu rechnen . . ." Und weiter sagt er: „Dieses Verfahren, zunächst nur einmal die ganz typischen Fälle einer Krankheitsform zusammenzustellen und genauer zu studieren, hat uns in der Nervenpathologie schon so viel gute Dienste geleistet, daß es immer wieder Anwendung verdient." Mit genialem Scharfblick hat Erb dann das Krankheitsbild der Myotonia congenita unter Verwendung von Thomsens erster Skizze gezeichnet. Doch „glücklicherweise" hat er nicht sofort alles gesehen, was zu sehen war. So glaube ich, daß B. und M., die Erb in seiner Arbeit 1889 beschreibt, höchstwahrscheinlich zu einer Familie mit Dystrophia myotonica gehören. Es heißt dort z. B.: „Blasser, langaufgeschossener Mensch; stupider Gesichtsausdruck, dicke Lippen, offenstehender Mund, etwas vorstehende Zähne", oder bei der Schwester: „vorspringender Unterkiefer, schlechte vorstehende Zähne, schwache Stimme, Anämie".

Inzwischen ist es an der Zeit, die bisher beschriebenen atypischen Fälle zu inventarisieren, um zu sehen, welche davon sich als eigenständig behaupten werden. Ist es doch nicht nur wissenschaftlich interessant, diese Formen zu unterscheiden. Wir leben jetzt in einer Ära eines weiteren Vordringens in die Tiefe der Probleme: biochemisch, enzymologisch, histochemisch, neurophysiologisch und auf noch unbekannte Weise.

Aus Beckers großartig angelegten genetischen Untersuchungen ergibt sich folgendes Schema (Tab. 1).

Tabelle 1

Typus	Vorgestellt von	Erblichkeit
1. Myotonia congenita		Dominant, autosomal
2. Myotonia congenita	P. E. Becker	Rezessiv, autosomal
3. Dystrophia myotonica		Dominant, autosomal
4. Paramyotonia congenita		
a) mit „Kältelähmung"		
b) ohne „Kältelähmung"		
c) Kältelähmung mit Schwellung der Muskeln	Rich	
5. Paralysis periodica paramyotonica	P. E. Becker	Dominant, autosomal
6. Myotonia levior		Dominant, autosomal?

Ich werde mich jetzt auf die Myotonia levior beschränken. 1957 habe ich eine Familie beschrieben mit einer ganz leichten Form von Myotonie. Im Schrifttum habe ich keine ähnlichen Fälle gefunden. Differential-diagnostisch konnte das Bild abgegrenzt werden von der Myotonia congenita, der Dystrophia myotonica und der Paramyotonie. Weil das Bild interessante theoretische Möglichkeiten eröffnete und somit Aufmerksamkeit verdiente, schlug ich den Namen: „Myotonia levior", die leichtere Form der Myotonie vor.

Die Untersuchung wurde 1964 noch einmal wiederholt und erweitert. Die Patienten wohnten in der Nähe von Roermond in der holländischen Provinz Limburg und in den angrenzenden Bezirken Deutschlands.

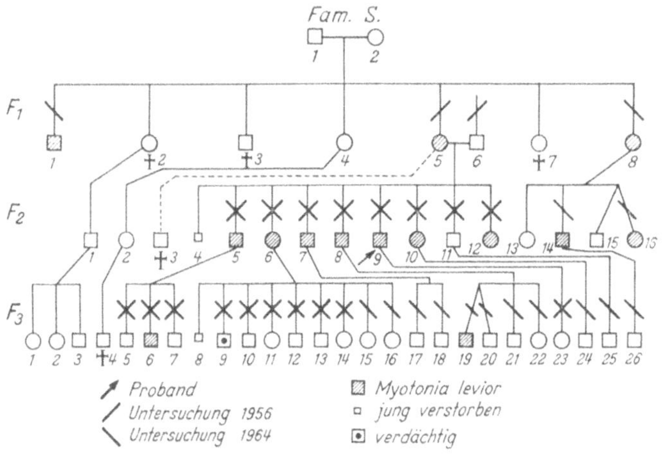

Abb. 1

Es gelang mir, einige Patienten in Deutschland zu untersuchen, nachdem ich nicht mehr von leichter Muskelkrankheit, sondern mehr „von einer gewissen Muskelbegabung" in der Familie sprach:

Der Stammbaum sieht wie folgt aus (Abb. 1):

Der Proband war am 29. Juli 1929 geboren. Seit 1956 Arbeiter in einer Eisengießerei. Als Kind hatte er Anfälle. Er konnte in der Schule nicht gut lernen. Er war immer gesund gewesen. Seit $1^1/_2$ Jahren klagte er über Schmerzen im Nacken, in den Schultern und in den Armen. Er führte sie auf kalten Luftzug am Arbeitsplatz zurück. 1964 fand er andere Arbeit beim Straßenbau. An kalten Tagen hatte er Beschwerden beim Öffnen und Schließen der Hände, ohne daß die Kraft vermindert war.

Der Proband hatte 1956 schon eine leichte Stirnglatze. Er war 1,79 m groß, sehr muskulös, sein Antlitz schildförmig. Es bestand eine positive mechanische Myotonie in der linken Hand. Ich fand eine mechanische Myotonie an den Schultermuskeln, am Biceps, Triceps, Unterarmstrecker, Thenar und Hypothenar. Das Elektrokardiogramm war normal. Ein Elektroencephalogramm zeigte einige Regulationsstörungen in tieferen Strukturen.

1964 hatte er eine starke mechanische Myotonie der Zunge, die in den anderen Muskeln nicht nachweisbar war. Es bestanden keine Atrophien. Die Testikel waren kräftig entwickelt. Der Augenarzt van der Eerden fand 1956 und 1964 keine Katarakt.

Mein Kollege Kemp fand 1964 bei der Elektromyographie eine myotone Salve in den Thenarmuskeln. Der Blutkaliumgehalt wurde 1956 mit 5,4 maeq/l gefunden, 1964 etwas niedrig mit 3,9 maeq/l. Andere Werte waren normal, auch der Gehalt an SGOT, SGPT, Aldolase und Kreatinphosphokinase.

F_1 5: Die Mutter Agnes war am 20. Mai 1899 geboren. Sie klagte dann und wann über Starrheit der Muskeln. Wenn sie eine Treppe hinaufstieg, mußte sie öfters auf halbem Wege stehenbleiben. Sie hatte öfters Schmerzen im Rücken. Während der Schwangerschaften hatte sie vermehrt Muskelkrämpfe. Kälte hatte keinen Einfluß. Sie hatte ein schildförmiges Antlitz und war etwas zu dick (73 kg bei 1,59 m). Der Blutdruck betrug R.R. 130/70. Sie hatte nur einmal eine mechanische Myotonie. Blutuntersuchung verweigerte sie. Der Augenarzt VAN DER EERDEN fand keine Katarakt. Die Patientin verstarb 1962 an Leberkrebs.

F_1 6: Johannes S., geboren am 21. Juni 1894, Vater des Probanden. Er war 1956 gesund, hatte keine Krämpfe und keine Myotoniesymptome. Kollege VAN DER EERDEN fand kleine Trübungen im vorderen und hinteren Linsenpol, nicht typisch für Myotoniekatarakt. Es bestand eine Syndaktylie der zweiten und dritten Zehe. 1963 verstarb er an Lungenkrebs.

Wenn wir uns den Stammbaum noch einmal anschauen, so umfaßt die F_1-Generation zwei Männer: hiervon konnte einer untersucht werden. Diese Nr. 1, geboren 1891, hatte niemals Krämpfe oder Beschwerden bei Kälte. Es bestand eine mechanische Myotonie der Zungenmuskeln und eine starke mechanische Reizbarkeit der Beinmuskeln.

Die F_1-Generation umfaßte fünf Frauen; zwei davon konnten untersucht werden, die soeben genannte Mutter des Probanden und ihre Schwester Adele. Es bestand ein hoher Blutdruck R.R. 220/110 und eine starke mechanische Myotonie der Zunge.

Die F_2-Generation umfaßte 16 Personen, 14 davon sind am Leben. Sechs von acht männlichen Personen konnten untersucht werden, fünf davon hatten kleine Symptome.

F_2 5: Willem 1923. 1956 mechanische Myotonie der Zunge und der Mm. gastrocnemii; 1964 nur der Zunge.

F_2 7: Johannes 1927. In beiden Jahren nur mechanische Myotonie der Zunge.

F_2 8: Pierre 1928. In beiden Jahren mechanische Myotonie der Zunge.

F_2 9: der Proband.

F_2 14: geboren 1938, 1964 untersucht. Es bestand eine mechanische Myotonie der Zunge und hoher Blutdruck.

Von den sechs weiblichen Personen der F_2-Generation konnten vier untersucht werden. Alle vier hatten Symptome.

F_2 6: Anna, geboren 21. Juni 1925. Sie klagte 1956 über Muskelkrämpfe während der Gravidität. Die Finger fühlten sich klamm an. 1964 waren noch zwei Kinder dazugekommen. Während der Schwangerschaft waren die Hände steif. Wenn sie die Hände fest zumachte, konnte sie diese nur langsam öffnen. Dieses nahm zu, wenn sie sich beeilen wollte. Kälte hatte keinen Einfluß.

1956 hatte sie keine myotonen Symptome. 1964 bestand keine mechanische Myotonie der Zunge, wohl aber in den Thenarmuskeln. Es fand sich eine leichte aktive Myotonie der Hände. 1956 und 1964 fand der Augenarzt VAN DER EERDEN nur vereinzelte punktförmige Trübungen in der Rinde der Linse, aber keine irisierenden Kristalle. 1964 wurde ausführlich blutchemisch und serologisch untersucht. Die BSG war auf 40/72 mm erhöht, ebenso der AST auf 1,250 E. SGOT, SGPT, Aldolase, Kreatinphosphokinase und Natrium- und Kaliumwerte waren normal. Die Bluteiweißelektrophorese ergab eine Verminderung der Albumine und eine Vermehrung von α_2-, β- und γ-Globulin.

F_2 10: Maria, geboren 1932. 1956 bestand nur eine mechanische Myotonie der Zunge. 1964 war sie symptomfrei. Der Augenarzt fand beide Male keine Karatakt.

F_2 12: Adele, geboren 1936. 1956 bestand eine mechanische Myotonie der Zunge. 1964 Gravidität, subjektiv häufig Krämpfe. Kein objektiver Befund. November 1965 kam sie zufällig wieder. Sie hätte eine Tochter. Diese sei gesund, doch litte sie unter Ekzemen. Die Patientin selbst klagte über Anfälle von Schiefhals und Krämpfe in der Unterschenkelmuskulatur. Sie hatte nur eine leichte mechanische Myotonie der Zunge. Biochemisch wurden keine Abweichungen gefunden. Auf den Schädelübersichtsaufnahmen sah man Plexuscalcificationen. Kollege KEMP fand bei der Elektromyographie keine Abweichungen. Die Spaltlampenuntersuchung der Augen ergab keinen Anhalt für eine Katarakt.

F_2 16: Waltraut, geboren 1945. 1964 bestand eine mechanische Myotonie der Zunge und der Thenarmuskeln.

Die F_3-Generation bestand aus 26 Personen, 2 davon waren verstorben. Von 16 männlichen Personen konnten 15 untersucht werden. 3 davon hatten leichte Erscheinungen.

F_3 6: Willie, geboren 1949. 1956 bestand eine leichte aktive Myotonie der Hände, 1964 nur eine mechanische Myotonie im Deltoideus.

F_3 9: Jan, geboren 1946. Anamnestisch wurden myotone Beschwerden angegeben. Es bestand nur ein positiver Chvostek und ein positives Ulnarisphänomen. Biochemisch und elektromyographisch war alles normal.

F_3 19: Johannes S., geboren 1959. Er hat braune Augen und dunkle Haarfarbe. Es bestand eine mechanische Myotonie der Zunge. Sein Zwillingsbruder hat blaue Augen, blondes Haar und keine Symptome.

Von den acht weiblichen Personen konnten sechs untersucht werden. Es konnten keine Symptome festgestellt werden.

Wir haben hier also eine Familie mit ganz leichten Myotonieerscheinungen, welche in drei Generationen verfolgt werden konnte. Bei dem Probanden, der sehr oft untersucht wurde, fand ich einmal eine aktive Myotonie der Hände; auch einmal bei seiner Schwester und einmal bei F_3 6, Willie. Sonst wurde meistens nur eine mechanische Myotonie der Zunge gefunden.

Der Augenarzt VAN DER EERDEN fand in sieben Fällen keine Katarakt. Fünf Fälle wurden vom Kollegen KEMP elektromyographisch untersucht. Nur beim Probanden wurde eine myotone Entladung gefunden. Biochemisch wurden sechs Fälle untersucht. Der Proband hatte einmal einen etwas niedrigen Blutkaliumgehalt.

Wie gesagt, fand ich eine derartige Familie bisher nicht beschrieben, nicht bei ERB, nicht bei THOMSEN, nicht bei THOMASEN, nicht bei KLEIN und nicht bei SIIRALA. THOMSEN beschreibt wohl leichte Fälle in seiner Familie, doch gab es stark Betroffene ebenfalls.

PELZ hat 1907 über atypische Formen der Thomsenschen Krankheit geschrieben. Doch auch bei ihm findet man keine vergleichbaren Fälle.

Die Myotonia levior ist nicht wirklich congenital. Nur der Proband spürte einen Einfluß der Kälte, und es kamen keine Paresen vor wie bei den paramyotonen Formen. Es gab keine dystrophischen Symptome, und es sind auch keine aufgetreten in der 11jährigen Beobachtungsperiode.

Man kann nun in verschiedener Richtung über das Bild theoretisieren. Man könnte sagen, es wäre eine ganz geringe Mutation, die nach Generationen plötzlich noch weiter mutieren könnte und dann zu einem schwereren Bilde führen würde.

BECKER hat auf die Möglichkeit hingewiesen, daß diese Familie Genträger sein könnte, im Sinne der von ihm postulierten rezessiven Form der Myotonia congenita, und wenn unter solchen Bedingungen eine Ehe mit einem anderen Träger des rezessiven Gens zustande käme, würde die Thomsensche Krankheit voll ausgeprägt erscheinen.

Man sollte nun wenigstens in der Aszendenz von bekannten Fällen nach sogenannten neuen Mutationen von Myotonia congenita, besonders nach diesen leichten Myotonieformen suchen, doch ebenso auch in der Deszendenz. Eine Schwierigkeit in der Annahme einer Manifestation eines rezessiven Gens ist wohl die, daß man sie in mehreren Familien erwarten müßte. In vielen Jahren ist es mir aber nicht gelungen, eine weitere zu finden.

Literatur

BECKER, P. E.: Zur Frage der Heterogenie der erblichen Myotonien. Nervenarzt **28**, 455 (1957).
— Die Heterogenie der Myotonien. Proc. of the sec. Intern. Congress of Human Genetics. III, 1547 (1961).
— Zur Genetik der Myotonien. Internist (Berl.) **4**, 384 (1963).
— Myopathien. Humangenetik Band III/1, Myotonie 468—512. Stuttgart: Thieme 1964.
BELL, JULIA: The treasury of human inheritance. Vol. IV, Cambridge: University Press 1943.
BETHLEM, J.: Dystrophia myotonica. Amsterdam: D. B. Centen 1955.
ERB, W.: Tonische Krämpfe in willkürlich beweglichen Muskeln. Handbuch der Krankheiten des Nervensystems I, zweite Hälfte. Leipzig: Vogel 1878.
— Die Thomsensche Krankheit (Myotonia Congenita). Leipzig: Vogel 1886.
— Über die Thomsensche Krankheit (Myotonia Congenita). Dtsch. Arch. klin. Med. **45**, 529 (1889).
GAMSTORP INGRID, and G. WOHLFART: A. syndrome characterized by Myokymia, Myotonia, Muscular Wasting and increased perspiration. Acta psychiat. scand. **34**, 181 (1959).
— Adynamia episodica hereditaria and Myotonia. Acta neurol. scand. **39**, 41 (1963).
DE JONG, J. G. Y.: Dystrophia myotonica, Paramyotonia and Myotonia congenita. Assen: Van Gorcum & Comp. 1955.
— Een familie met een bijzondere vorm van myotonie. Ned. T. Geneesk. **102** II, 890 (1958).
— Myotonia Levior. Proc. 8th. International congress of Neurology. Tom. II Neuromuscular Diseases. 639—646 (1965).
KLEIN, D.: La dystrophie myotonique et la myotonie congénitale en Suisse. Genève: Ed. Médicine et Hygiène 1958.
— La Dystrofia Miotonica e il Problema delle Miotonie da un Punto di Vista Clinico et Genetico. Proc. of the second Intern. Congress of Human Genetics III, 1576 (1961).
PELZ, A.: Über atypische Formen der Thomsenschen Krankheit (Myotonia Congenita). Arch. Psychiat. **42**, 704 (1907).
SIIRALA, M.: Myotonia congenita. Helsinki: Suomalain en Tiedeakatemia 1949.
THOMASEN, E.: Myotonia, Thomsen's disease, Paramyotonia, Distrophia Myotonica. Kobenhavn: Ejnar Munksgaard 1948.
THOMSEN, J.: Tonische Krämpfe in willkürlich beweglichen Muskeln infolge von ererbter psychischer Disposition (Ataxia muscularis?). Arch. Psychiat. Nervenkr. IV, 702/18 (1876).
— Nachträgliche Bemerkungen über Myotonia congenita (STRUMPELL), Thomsensche Krankheit (WESTPHAL). Arch. Psychiat. **24**, 918 (1892).
WALTON, J. N.: Disorders of voluntary Muscle. London: Churchill 1964.

Paramyotonia Congenita

ARTHUR J. HUDSON

In 1886 two notable contributions were made in the study of myotonia. One of these was a monograph entitled "Die Thomsen'sche Krankheit (Myotonia Congenita)" by WILHELM ERB in which the author gave the first description of the pathology of muscles affected by myotonia, and described the effect of electrical stimulation. The other was a paper published by A. EULENBURG, in which the author gave the first account of a disorder that he named "Paramyotonia". As distinguished from Thomsen's disease he noted that the myotonic phenomenon occurred only on exposure to cold and mechanical stimulation of an affected muscle produced no response. With return to a warm environment the patient recovered completely or experienced marked weakness that persisted for some time.

Eulenburg also cited the similar features of paramyotonia and myotonia congenita. He observed that the pattern of inheritance and congenital appearance were the same and that they had some symptoms in common. He also noted that the unfavourable effect of cold, the beneficial effect of warmth, meals, warm drinks etc. and the effect of galvanic stimulation, were similar in paramyotonia and myotonia congenita.

In 1892 Delprat described two cases of myotonia congenita in a family with paramyotonia and concluded that the two disorders were related. Other authors have also described typical features of myotonia congenita, such as symptomatic and mechanical myotonia occurring in a warm environment and muscular hypertrophy, in some members of families with paramyotonia (Covernton and Draper, 1947; Hudson, 1963). Both paramyotonia and myotonia congenita show autosomal dominant inheritance.

The feature of paramyotonia as described by Eulenburg that most clearly distinguishes it from myotonia congenita is the marked weakness which may follow exposure to cold. Episodic weakness may occur in paramyotonia without antecedant exposure to cold as reported by French and Kilpatrick (1957) and may be the most prominent feature as described in members of the family reported by Drager, Hammill and Shy (1958). The weakness occurring in paramyotonia is clinically indistinguishable from paresis that occurs in periodic paralysis and therefore the possibility arises as to a relationship between these two disorders.

There are now numerous reports in the literature of myotonia occurring in association with high serum potassium (hyperkalemic) periodic paralysis or, as it was originally referred to by Gamstorp (1956), adynamia episodica hereditaria; in a single family some individuals may show a predominance of myotonia whereas other members may have periodic paralysis with only slight myotonia (Allsop, Goulston, Johnston, Kelly and Rail, 1964). Members of families with Gamstorp's disorder that have a marked degree of myotonia are clinically indistinguishable from cases of paramyotonia. Turpin et al. (1964) reported a family in which the periodic paralysis described by Gamstorp was observed in some members whereas others had the appearance of Eulenburg's paramyotonia.

Thus, paramyotonia bears a clinical resemblance to both myotonia congenita and high serum potassium periodic paralysis such that distinction from one or other of these two disorders may be difficult or impossible. Families with paramyotonia reported in the literature differ with some showing a predominance of myotonia whereas others are mostly affected by periodic weakness. All three disorders are similar in the occurrence or enhancement of symptoms with an elevated serum potassium. A reduction in the serum potassium in the three disorders causes a diminution or disappearance of symptoms. Myotonia congenita and high serum potassium periodic paralysis do not resemble each other clinically and it is therefore of interest that, in addition to the relationship of symptoms to an elevation of the serum potassium there are, in both, reports of a reduced muscle potassium; concommitantly, both are reported as showing a reverse change in the serum and muscle sodium (Allsop, Goulston, Johnston, Kelly and Rail, 1964; El-Gholmi, Aboul-Dahab and Zaki, 1964). However, there is some uncertainty about the electrolyte behaviour in muscle in these disorders and further study is required in order to understand the intracellular and extracellular relationships of sodium, potassium and other electrolytes.

In the type of periodic paralysis that occurs with a low serum potassium (hypokalemia) it is now well recognized that symptoms of paralysis disappear with the administration of potassium. KREINDLER et al. (1964), observed an increased uptake of K^{42} in muscle occurring in association with insulin precipitated paralytic attacks with one exception that will be mentioned shortly. Although there are clinical differences such as age of onset, incidence and duration of attacks, the actual paralysis is similar to the weakness that occurs in high serum potassium periodic paralysis and paramyotonia. A third type of familial periodic paralysis occurring with a normal serum potassium (normokalemia) and unresponsive to the administration of potassium has, in the various families described, clinical, biochemical and pathological features of both of the other two forms of periodic paralysis. All three forms of periodic paralysis show the same histopathological features with the principal feature being vacuolization due to dilatation of the sarcoplasmic reticulum (SHY, WANKO, ROWLEY and ENGEL, 1961; PEARSON, 1964). The significance of the vacuolar changes in the development of permanent weakness and wasting has recently been discussed by PEARSON (1964). The three types of familial periodic paralysis show autosomal dominant inheritance but penetrance is incomplete in periodic paralysis occurring with a low serum potassium. Thus, there is evidence, particularly in those cases of paralysis that occur with a normal serum potassium, that the three familial periodic paralytic disorders are related.

From the foregoing discussion a series of relationships can be postulated that ranges from familial low serum potassium periodic paralysis to myotonia congenita and includes normal and high serum potassium periodic paralysis and paramyotonia (Tab. 1). Of the series only classical low serum potassium periodic paralysis and myotonia congenita have features that are not, in some way, a combination of both disorders. Conceivably, the inherited defects producing myotonia congenita and low serum potassium periodic paralysis may, by occurring in combination, produce an infinite series of clinical entities that are intermediate in type. At least, no precise boundary seems to separate these disorders if all affected families are considered although the features in any one family may be fairly consistent. Paramyotonia would, therefore, constitute an intermediate disorder with some families manifesting a predominance of myotonia and others, periodic paralysis. Normal and high serum potassium periodic paralysis manifest similar variability respective to their relative location in the series.

If this concept is correct then myotonia, as an inherited disorder and low serum potassium periodic paralysis could not be associated without each showing some modification of character. KREINDLER et al. (1964) described myotonia, hypertrophy and myopathic changes in the posterior musculature of the legs in a case of familial low serum potassium periodic paralysis. It is of interest that this patient, unlike other members of the family that had periodic paralysis, showed no change rather than an increased uptake of radioactive potassium (K^{42}) in biceps muscle in association with a paralytic attack. As PAOLOZZI et al. (1963) have recently emphasized, the myotonic phenomenon can occur in diverse pathological conditions of muscle and therefore the significance of this finding in the case of KREINDLER et al. is debatable.

Finally, it is recognized that the features of myotonia dystrophica may be observed in paramyotonia (FRENCH and KILPATRICK, 1957) and degenerative disorder of the nervous system has been described in both paramyotonia and periodic paralysis

(Holtzapple, 1905; Stevens, 1954; Hudson, 1963). Caughey and Myrianthopoulos (1963) have stated that, as in the familial spino-cerebellar degenerative disorders, "the myotonias may be part of a clinical-genetic continuum". It is conceivable that the dystrophic features of myotonia dystrophica are due to a genetic defect or a group of defects that is closely associated with the defect producing myotonia congenita, since myotonia and the dystrophic features tend to be associated clinically.

Table 1. *Familial Myotonic and Periodic Paralytic Disorders*

Low serum potassium (hypokalemic) periodic paralysis.
— Normal serum potassium (normokalemic) periodic paralysis.
— High serum potassium (hyperkalemic) periodic paralysis.
— Paramyotonia congenita.
Myotonia congenita.
— Myotonia dystrophica.
Dystrophic features of myotonia dystrophica.

Thus, three principal inherited disorders can be postulated: myotonia, periodic paralysis and the dystrophic features of myotonia dystrophica. Independently, these produce (respectively) the clinical entities of myotonia congenita, low serum potassium periodic paralysis and myotonia dystrophica *sine* myotonia. However, they may also occur in combination such that *myotonia* may be associated with the *dystrophic features* producing myotonia dystrophica or with *periodic paralysis* yielding paramyotonia and the normal and high serum potassium types of periodic paralysis (Tab. 1). Myotonia may be combined with either the dystrophic features or periodic paralysis but rarely with both. The clinical expression of combined defect, peculiar to any one family, would be determined by modifying factors[1].

Conclusion

A question involving much debate has been whether Eulenburg's paramyotonia is a distinct clinical entity or related to other disease. A study, that has included the examination of a family with paramyotonia (Hudson, 1963) and a review of the recent literature, has been made in an attempt to resolve this question.

There is indication that a genetic relationship exists between paramyotonia and the different forms of periodic paralysis and myotonia congenita. It is postulated that paramyotonia may be due to the association of two inherited defects, one of which causes myotonia and the other periodic paralysis. Modifying factors would determine clinical expression peculiar to any one family.

References

Allsop, J. L., K. Goulston, C. Johnston, D. Kelly, and L. Rail: Familial hyperkalemic periodic paralysis. Aust. Ann. Med. **13**, 55 (1964).

Caughey, J. E., and N. C. Myrianthopoulos: Dystrophia Myotonica and Related Disorders. Springfield, Ill.: Charles C. Thomas 1963.

Covernton, J. S., and M. H. Draper: A study of myotonia with special reference to paramyotonia. Med. J. Aust. **2**, 161 (1947).

[1] For example: in periodic paralysis and paramyotonia the onset of attacks of paralysis some years after birth and their decreased incidence in later life suggests that factors identified even with age have a modifying effect.

DELPRAT, C. C.: Thomsensche Krankheit in einer paramyotonischen Familie. Dtsch. med. Wschr. **18**, 158 (1892).
DRAGER, G. A., J. F. HAMMILL, and G. M. SHY: Paramyotonia congenita. Arch. Neurol. Psychiat. (Chic.) **80**, 1 (1958).
EL-GHOLMI, A., Y. W. ABOUL-DAHAB, and K. ZAKI: Serum and muscle potassium, sodium, magnesium, and calcium in myotonia congenita. J. Egypt. med. Ass. **47**, 141 (1964).
ERB, W.: Die Thomsensche Krankheit (Myotonia Congenita). Leipzig 1886.
EULENBURG, A.: Über eine familiäre, durch sechs Generationen verfolgbare Form congenitaler Paramyotonie. Neurol. Centralbl. **5**, 265 (1886).
FRENCH, E. B., and R. KILPATRICK: A variety of paramyotonia congenita. J. Neurol. Neurosurg. Psychiat. **20**, 40 (1957).
GAMSTORP, L.: Adynamia episodica hereditaria. Acta paediat. (Uppsala) supp. **108**, 1 (1956).
HOLTZAPPLE, G. E.: Periodic Paralysis. J. Amer. med. Ass. **45**, 1224 (1905).
HUDSON, A. J.: Progressive neurological disorder and myotonia congenita associated with paramyotonia. Brain **86**, 811 (1963).
KREINDLER, A., V. IONOSESCO, I. PETROVICI, AR. PETRESCO et G. COLCOIANU: Etudes cliniques et de laboratoire dans la paralysie périodique familiale avec hypokaliémie. Rev. neurol. **110**, 377 (1964).
PAOLOZZI, C., B. D'ARRIGO e C. COLUCCI: Il fenomeno miotonico genesi e significato considerazioni cliniche, istopatologiche elettrofisiologiche e statistiche su 122 casi di miopatie primitive e secondarie. Acta neurol. (Napoli) **18**, 852 (1963).
PEARSON, C. M.: The periodic paralyses: differential features and pathological observations in permanent myopathic weakness. Brain **87**, 341 (1964).
SHY, G. M., T. WANKO, P. T. ROWLEY, and A. G. ENGEL: Studies in familial periodic paralysis. Exp. Neurol. **3**, 53 (1961).
STEVENS, J. R.: Familial periodic paralysis, myotonia, progressive amyotrophy and pes cavus in members of a single family. Arch. Neurol. Psychiat. (Chic.) **72**, 726 (1954).
TURPIN, R., B. CAILLE, J. LAFOURCADE, M. BÉBE, M. MALAFOSSE, P. NAYRAC, P. WAROT, P. FOSSATI, G. MILBLED et S. MEIGNIE: Maladie familiale prenant chez certains sujets l'aspect d'une paramyotonie d'Eulenburg et rappelant chez d'autres l'adynamia épisodique héréditaire. Presse méd. **72**, 3179 (1964).

Is there possibly a Myotonia acquisita?

E. THOMASEN

The symptom myotonia is according to BUCHTHAL and ROSENFALCK (1963) characterized by specific electromyographic features. They are: 1. Afteractivity following voluntary effort becoming less pronounced with repetition, 2. mechanical myotonia with sustained discharge with bursts of increasing and decreasing frequency, 3. spontaneous bursts of the same type, and 4. spontaneous action potentials of short duration.

Up till now these characteristics have only been found in the hereditary diseases Thomsen's disease, dystrophia myotonica, paramyotonia Eulenburg and sometimes in the hyperkalemic periodic paralysis.

BUCHTHAL and CLEMMESEN (1941) found no difference in the myotonic features in myotonia congenita Thomsen and dystrophia myotonica. According to GAMSTORP (1963) the myotonia in the four mentioned hereditary muscle diseases is the same.

TALMA (1892) introduced the term myotonia acquisita to designate a special myotonic syndrome without heredity and with acute manifestation at adult age in opposition to the hereditary myotonia congenita.

In 1948 I discussed the 35 cases published under the diagnosis myotonia acquisita reviewed by KRABBE in 1934. Krabbe's own case had what I called Hoffmann's syndrome, myxedema with fatigue and pain in the swollen muscles, slow contraction and protracted relaxation. By electromyography no signs of myotonia was found.

None of the other 34 cases had been examined by electromyography, and after a critical discussion I came to the conclusion that there was not a sufficient basis for a special syndrome with the name myotonia acquisita.

By electromyography there have in other muscles diseases been found some special patterns of activity named pseudomyotonia.

BUCHTHAL and ROSENFALCK (1963) have given a survey of the electromyographic changes in different types of myopathy. They have recorded spontaneous muscle action potentials with repetitive discharges of short duration in about half the muscles examined, and in many different types of myopathia excluding dystrophia myotonica was recorded trains of high and relative constant frequency beginning and ending abruptly but sometimes of long duration. These bursts may be called pseudomyotonic, but have not the characteristic increasing and decreasing frequency as is found in myotonia.

Similar recordings are made of WALTON and ADAMS (1958), LAMBERT et al. (1954), O'LEARY et al. (1955), and PEARSON (1964) in cases of polymyositis.

In hypothyreosis with Hoffmann's syndrome the different reports of electromyographic findings differ.

In my own case BUCHTHAL and CLEMMESEN found no electromyographic myotonia. The same is recorded by LAMBERT et al. (1951), WALDSTEIN et al. (1958), WILSON and WALTON (1959), and ÅSTRÖM et al. (1961).

POINSO et al. (1961) recorded bursts of high frequency during rest and after voluntary effort of pseudomyotonic type.

PIPBERGER et al. (1955) recorded activity after percussion beginning with high frequency and decreasing during 0.46 sec but no real myotonic discharge.

In hypothyroidectomized animals HOFFMANN and HOLMGREN (1953) recorded in rats prolonged contraction and often repetitive muscle action potentials, and LAMBERT and SAYRE (1955) found in rabbits pseudomyotonic trains by insertion of the needle.

WORSTER-DROUGHT and SARGENT (1952) reported a case of polyneuritis where they demonstrated a temporary reactive myotonia in the extensors of the forearm, but they did not examine the muscles by electromyography.

Case 40442 (1954) had symptoms of a progressive spinal paralysis, possibly amyotrophic lateral sclerosis. The patient got spasms in the muscles, sometimes painful. By electromyography by surface electrodes fasciculations were recorded, and when the patient was told to relax he was unable to do so for 18 sec. WALTON discussed the case and did not believe in real myotonia, but was inclined to call it symptomatic myotonia.

These reports show by electromyography pseudomyotonic activity in different affections of the muscles with or without clinical manifestations resembling myotonia.

As far as I can see it must be concluded that the specific symptom myotonia has a genetic cause, and there still should be no basis for the term myotonia acquisita.

References

ÅSTRÖM, K. E., E. KUGELBERG, and R. MÜLLER: Arch. Neurol. Psychiat. (Chic.) **5**, 472 (1961).
BUCHTHAL, F., and S. CLEMMESEN: Acta psychiat. scand. **16**, 389 (1941).
—, and P. ROSENFALCK: BOURNE, GEOFFREY, H., and MA. NELLY GOLARZ: Muscular dystrophy in man and animals, p. 193. Basel-New York: Karger 1963.
CASE, 40442: New Engl. J. Med. **251**, 786 (1954).
GAMSTORP, I.: Acta neurol. scand. **39**, 41 (1963).
HOFFMANN, F., and B. HOLMGREN: Acta physiol. lat.-amer. **3**, 25 (1953), zit. WALDSTEIN S. S.
KRABBE, K.: Brain **57**, 184 (1934).
LAMBERT, E. H., L. O. UNDERDAHL, S. BECKETT, and L. O. MEDEROS: J. clin. Endocr. **11**, 1186 (1951).
—, G. P. SAYRE, and L. M. EATON: Trans. Amer. neurol. Ass. **79**, 64 (1954), zit. BUCHTHAL, and ROSENFALCK.
— — Amer. J. Physiol. **183**, 636 (1955).
O'LEARY, P. H., E. H. LAMBERT, and G. P. SAYRE: J. invest. Derm. **24**, 301 (1955), zit. BUCHTHAL, and ROSENFALCK.
PEARSON, CARL M.: Disorders of voluntary muscle, p. 316. London: J. N. Walton 1964.
PIPBERGER, H., R. KÄHN und T. WEGMANN: Schweiz. med. Wschr. **85**, 420 (1955).
POINSO, R., P. BERNARD, H. REGIS et A. MONNERON: Bull. Soc. Méd. Hôp. Paris **77**, 479 (1961), zit. BUCHTHAL, et ROSENFALCK.
TALMA, S.: Dtsch. Z. Nervenheilk. **2**, 210 (1892).
THOMASEN, E.: Myotonia. Arhus: Universitetsforlaget 1948.
WALDSTEIN, S. S., D. BRONSKY, H. B. SCHRIFTER, and Y. T. OESTER: Arch. intern. Med. **101**, 97 (1958).
WALTON, J. N., and R. D. ADAMS: Polymyositis. Edinburgh and London 1958.
WILSON, J., and J. N. WALTON: J. Neurol. Neurosurg. Psychiat. **22**, 320 (1959).
WORSTER-DROUGHT, C., and T. SARGENT: Brain **75**, 595 (1952).

Les troubles endocriniens de la dystrophie myotonique (Maladie de Steinert)

J. DECOURT

Il y a moins d'un mois que le professeur KUHN m'a fait le grand honneur de me demander cet exposé sur les troubles endocriniens de la dystrophie myotonique. Il m'était donc matériellement impossible, en un délai aussi bref, de préparer un véritable rapport, faisant état de la bibliographie récente. Il y a aussi très peu de temps que j'ai pris connaissance de l'importante monographie que le professeur KUHN lui-même a consacrée, en 1961, à cette affection. On y trouve une abondante documentation, avec laquelle je ne puis rivaliser.

Je me contenterai donc de présenter ici quelques commentaires à propos de mes propres observations, qui figurent déjà en grande partie dans des publications antérieures [*10*, *11*], et que complètent seulement quelques cas inédits, avec quelques notions nouvelles.

A une époque où l'Endocrinologie était beaucoup moins avancée, la constatation de troubles endocriniens au cours de la dystrophie myotonique avait pu donner l'espoir que l'on trouverait dans des troubles hormonaux l'origine même de la maladie ou, tout au moins, de certaines de ses manifestations. On peut dire que cet espoir a été déçu, au fur et à mesure que s'est approfondie la connaissance des maladies proprement endocriniennes et que se sont perfectionnés nos moyens d'investigation dans ce domaine.

Il n'en reste pas moins que certains troubles endocriniens existent réellement dans la maladie, et que leur nature mérite d'être précisée.

Troubles testiculaires

1. Etude clinique

Les altérations testiculaires sont si fréquentes qu'on peut les classer parmi les signes cardinaux de la maladie. Sie elles peuvent faire totalement défaut dans un certain nombre de cas, c'est habituellement dans des formes d'évolution assez récente. Elles sont pratiquement constantes dans les formes anciennes et graves. Mais, dès maintenant, leur apparition habituellement tardive et leur progression au cours de l'évolution des troubles musculaires méritent d'être soulignées.

Le signe clinique le plus net est *l'atrophie testiculaire*, déjà notée par STEINERT dans 4 de ses 6 observations, et qui est retrouvée dans 81% des cas. Elle reste pourtant assez modérée; les glandes, peu diminuées de volume, perdant surtout de leur fermeté et de leur sensibilité à la pression. La verge peut subir aussi une légère atrophie.

Mais les *caractères sexuels secondaires* sont peu modifiés. Tous les auteurs insistent sur ce fait. Tout au plus peut-on noter, inconstamment, une discrète régression du système pileux. L'apparition d'une *gynécomastie* n'a été qu'exceptionnellement signalée (ZIERLER, NADLER, un de nos cas).

Il est important de souligner, d'autre part, que les sujets ne présentent pratiquement jamais le syndrome morphologique de l'eunuchoïdisme (c'est ce que montre notamment notre pratique des morphogrammes). Le fait est dû simplement à ce que les altérations testiculaires ne se manifestent guère qu'à l'âge adulte.

La *diminution de la libido* ou *l'impuissance sexuelle* complète sont habituelles, parfois précoces, plus souvent tardives. Nous avons fait observer que le déficit fonctionnel n'est pas nécessairement en rapport avec l'ancienneté de la maladie, ni même avec le degré de l'atteinte testiculaire. Dans un de nos cas très ancien, où le début des troubles musculaires remontait à 32 ans, où l'atrophie testiculaire était très marquée et le taux des 17 CS particulièrement bas, l'impuissance n'était complète que depuis 1 an. Dans 2 cas, au contraire, elle s'était manifestée dès le début clinique de la dystrophie musculaire. Dans l'un d'eux, au moment de l'examen, les testicules ne paraissaient pas atrophiés, et le taux des 17 CS urinaires était normal (16,3 mg/24 h). Nous reviendrons plus loin sur l'intérêt de cette notion.

Le caractère tardif des lésions testiculaires est encore attesté par le fait, bien connu, que les sujets ont généralement eu une vie sexuelle normale avant l'installation de leur maladie. La plupart de ceux qui ont été mariés (85%) ont pu avoir des enfants. C'est ainsi que la maladie peut se transmettre à la descendance.

La *stérilité* secondaire peut cependant être précoce. Elle s'explique par une oligospermie progressive, pouvant aboutir à l'azoospermie totale. A vrai dire, peu de spermogrammes ont été étudiés. Leur intérêt est de montrer que l'altération de la spermatogenèse précède généralement le déficit de la fonction endocrine.

La nature et la progression des altérations testiculaires sont mieux précisées par l'étude biologique et les biopsies de la glande.

2. Etude biologique

L'élimination urinaire des 17 cétostéroïdes est généralement abaissée (Tab. 1). Les taux les plus communs se situent entre 4 et 8 mg par 24 heures (6,7 mg en moyenne dans nos cas, pour un âge moyen de 40 ans). Mais des chiffres normaux peuvent être rencontrés (de l'ordre de 12 à 16 mg); et, inversement, des chiffres beaucoup plus faibles (compris entre 1 et 2 mg). Mais dans le taux global des 17 CS il importe de distinguer ce qui revient aux gonades et aux surrénales. En fait, comme on le verra plus loin, l'insuffisance cortico-surrénale manque généralement. Sauf dans les cas extrêmes, la baisse des 17 CS urinaires semble donc essentiellement liée à l'insuffisance testiculaire.

Tableau 1. *Fonction testiculaire ; taux des 17 CS et de FSH dans 14 cas de myopathie myotonique*

CAS	Age	Ancienneté de la mal.	Atrophie testicul.	Fonctions sexuelles	17 CS mg/24 h	FSH US	Enfants
I. DUB ...	49	32 ans	++	0	1,6	5 —	3
II. ROU ...	48	12 ans	+	très réduites	5,7	5 + 50 —	
III. BRU ...	31	9 ans	+	réduites	10,4—12	25 + 50 —	
IV. CAU ...	28	8 ans	±	N	7	5 + 50 —	
V. Q. P. ...	41	7 ans	++	0	5	5 + 50 —	
VI. COU ...	32	7 ans	++	0	4,7—6,5	100 +	
VII. D. L. ...	43	6 ans	++	très réduites	6,6	25 + 50 —	
VIII. B. F.	47	3 ans	+	très réduites	6,4	= 5	1
IX. LE. G ..	38	1 ans	0	0	16.3	= 5	
X. BRA ...	37	2 ans	0	N	4.2	5 —	
XI. LAH ...	37	7 ans	0 (mous)	N	12,5	5 + 25 + 50 —	2
XII. BOU ...	43	6 ans	++ (gynécomastie discrète)	réduites	1,5	5 + 25 —	
XIII. LOU ...	51	18 ans		N	4	50 + (limite)	
XIV. ABB. R.	28	?	+	?		5 + 25 —	

Le fractionnement chromatographique des 17 CS a été pratiqué par KUHN dans 6 cas comportant des taux faibles des 17 CS. Il n'y avait pas d'anomalies dans la proportion des diverses fractions.

Chez 7 sujets nous avons pratiqué une *épreuve de stimulation des testicules par la gonadotrophine chorionique* (injection intramusculaire de 5.000 ou 10.000 unités pendant 3 jours consécutifs). Dans 3 de ces cas, l'épreuve a été pratiquée sous freinage des surrénales par la dexaméthasone (voir Tab. 2 et 3).

Trois de ces sujets présentaient, au départ, des taux sensiblement normaux de 17 CS; l'administration de HGC a provoqué chez 2 d'entre eux une augmentation des 17 CS d'amplitude normale (75 à 77%) mais sans augmentation significative des oestrogènes. (C'est un fait que nous observons communément dans des oligoasthénospermies «idiopathiques».) Dans le 3ème cas, la réponse a été rigoureusement normale; il est à noter que ce sujet avait également un spermogramme tout à fait satisfaisant.

Tableau 2. *Epreuve de stimulation testiculaire par la Gonadotrophine Chorionique dans 4 cas de myopathie myotonique*

CAS	Creatinine (g/24 h)	17 CS (mg/24 h)	Phenolsteroides (µg/24 h)	P.G. (mg/24 h)
III BR	1,26	12	10	
Avant				
Après Gon. Chor.	1,41	16	20	
VI COU. ...				
Avant	1,14	6,5	20	0,8
Après Gon. Chor.	1,12	6,5	25	0,8
VIII B F.				
Avant	1,35	6,4	20	0,5
Après Gon. Chor.	1,89	11,7	25	
IX LE G. ...				
Avant	1,41	16,3	20	
Après Gon. Chor.	1,80	21	25	

Tableau 3. *Epreuve de stimulation testiculaire par la gonadotrophine chorionique, sous freinage des surrénales par la dexaméthasone, dans 3 cas de myopathie myotonique*

Cas	Créat. (g)	17 CS (mg)	Androst. + Etioch. (mg)	Oestriol (µg)	Oestrone + Oestradiol (µg)	17 OHCS (mg)
XI. LAH..., 37 ans						
Base	1,5	12,5	6,3	11	10	10
DXM	1,22	—	3	16	6	0,3
HGC + DXM	1,4	—	6,4	20	20	0,7
XII. BOU... P, 43 ans						
Base	0,52	1,5	—	5	5	3,5
DXM	0,47	traces	—	—	—	traces
HGC + DXM	0,80	traces	0,4	5	5	0,5
XIII. LOU...D, 51 ans						
Base	0,73	6	3,4	20	10	5,5
DXM	0,57	—	1,5	—	—	0,9
HGC + DXM	0,64	—	3	5	5	1

Chez 4 autres sujets, l'élimination de base des 17 CS était franchement inférieure à la normale (entre 1,5 et 6,5 mg). Deux ont présenté après la stimulation une faible augmentation des 17 CS; deux autres n'ont pas répondu à celle-ci. Dans aucun cas il n'y a eu d'augmentation significative des oestrogènes.

Hutchinson et Longson ont exploré 4 malades en injectant 3000 unités de HGC pendant 7 jours. Deux cas ont répondu de façon satisfaisante par une augmentation des 17 CS et des oestrogènes, malgré l'existence de testicules de consistance molle et la constatation, sur les biopsies testiculaires, d'un certain degré de sclérose tubulaire. Dans les 2 autres cas, il n'y eut pas de réponse des testicules à la gonadotrophine: l'un des sujets avait des testicules de taille normale, l'autre des testicules petits et mous.

Dans l'ensemble, le déficit de la réponse testiculaire à la gonadotrophine chorionique semble donc s'affirmer au prorata de l'atteinte gonadique. Mais, comme le notent Hutchinson et Longson, la régression des tubes séminaux, jugée sur l'atrophie et la mollesse des testicules, peut précéder la défaillance des cellules de Leydig.

L'étude de *l'élimination urinaire des gonadotrophines* hypophysaires a été largement faite. Elle fournit des résultats disparates, dont nous aurons à discuter plus loin la signification. Nos résultats, sur 14 sujets masculins, fournissent une assez bonne image de ceux que l'on retrouve dans l'ensemble de la littérature (Tab. 1). La majorité (8 cas) présentent des taux normaux, supérieurs à 5 ou même à 25 unités, inférieurs à 50. Dans 2 cas le taux est à la limite inférieure de la normale (5 unités), et dans 2 cas au dessous de 5 unités. Chez 2 sujets, au contraire, le chiffre est supérieur à la normale, égal à 50 unités dans 1 cas, supérieur à 100 unités dans l'autre. Précisons que, dans ce dernier cas, le test chromatinien de Barr s'est montré négatif. Nous reviendrons plus loin sur l'intérêt de ce fait.

Les chiffres fournis par d'autres auteurs sont également dispersés et, en somme, très comparables aux nôtres. Réunissant 9 cas personnels et 65 autres cas de la littérature, Drücker et coll. (1963) comptent 57% de taux normaux, 27% de taux subnormaux et 16% de taux élevés.

Chez 2 malades Clarke et Coll. ont dosé *l'hormone lutéinisante* (ICSH) par le test de l'augmentation pondérale de la prostate ventrale chez le Rat mâle hypophysectomisé. Le taux a été trouvé augmenté, entre 24 et 48 UR dans 1 cas, entre 12 et 24 UR dans l'autre, alors qu'il est normalement inférieur à 12 UR. Chez ces sujets, le taux de FSH était normal, celui des 17 CS bas. La biopsie testiculaire montrait une atrophie tubulaire associée à des cellules interstitielles normales ou augmentées.

3. Données anatomiques

L'étude anatomique des testicules a été faite soit à l'occasion d'autopsies, soit sur des biopsies testiculaires. Celles-ci seules méritent d'être retenues, en raison des altérations qui pourraient être imputées à des altérations cadavériques ou aux circonstances de la mort.

Nous ne disposons personnellement que de 2 biopsies, mais assez exemplaires. La maladie évoluait depuis 9 ans chez l'un des sujets, depuis 6 ans chez l'autre. Tous deux conservaient une activité sexuelle, mais très diminuée. Dans le premier cas (Fig. 1), l'atrophie testiculaire était discrète et le taux des 17 CS à la limite inférieure de la normale (entre 10 et 12 mg/24 h). L'examen histologique montre des altérations tubulaires importantes, mais très inégales. Certains tubes sont transformés en blocs hyalins; d'autres présentent dans leur lumière des cellules de Sertoli et des éléments germinaux ne dépassant pas le stade de spermatogonie. La topographie des lésions est très particulière, les altérations se trouvent groupées en bandes comportant, les unes, les tubes hyalinisés, les autres, les tubes à lumière persistante. Le tissu interstitiel est d'apparence normale.

Dans le second cas l'atrophie testiculaire était très marquée et le taux des 17 CS abaissé à 6,6 mg/24 h. L'examen histologique montre aussi une inégalité flagrante des tubes séminifères. La plupart sont hyalinisés, réduits à des blocs hyalins. D'autres comprennent des éléments sertoliens et une sclérose hyaline pariétale importante. Quelques uns sont relativement normaux. Il n'a pas été trouvé de tissu leydigien sur le fragment biopsié.

Tous les auteurs insistent sur le défaut d'homogénéité des lésions et certains soulignent le contraste entre l'importance des altérations tubulaires et l'intégrité ou

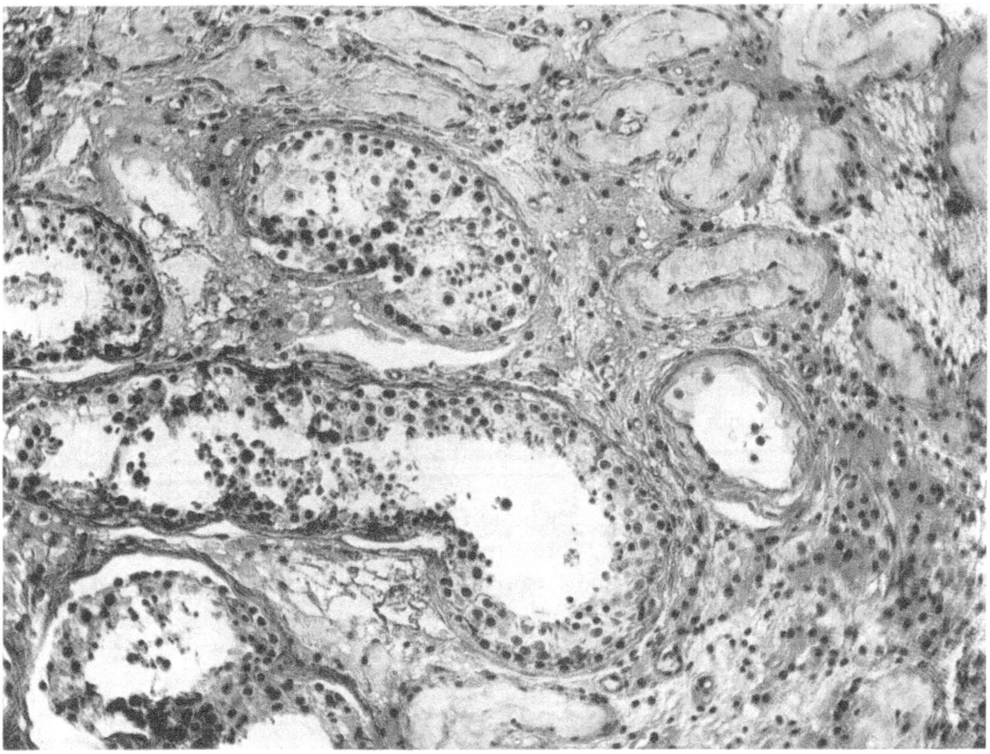

Fig. 1

même l'apparente hyperplasie des cellules de LEYDIG (LEDWITH; MARSHALL; NADLER; MERTENS). Plusieurs auteurs (HENI; GILBERT-DREYFUS; ROOS; NADLER; KLOTZ) ont insisté, dans leurs observations, sur les analogies que présentent les lésions testiculaires avec celles du syndrome de KLINEFELTER, l'atrophie tubulaire, inégalement répartie, s'associant à une hypertrophie leydigienne de type pseudo-adénomateux.

4. Etude de la chromatine sexuelle nucléaire

GRUMBACH et coll. ont constaté, par la méthode de BARR, dans 1 cas de dystrophie myotonique, un test chromatinien positif. DRÜCKER et coll. citent un cas analogue, chez un sujet qui présentait une gynécomastie et dont les testicules, étaient très atrophiés et durs, au lieu d'être mous comme dans les cas habituels. Ces cas représentaient sans doute une association fortuite d'un syndrome de KLINEFELTER et d'une dystrophie myotonique (nous reviendrons plus loin sur ce point).

Dans tous les autres cas où le test chromatinien de BARR a été fait, il s'est montré négatif: 8 cas personnels, 19 cas de MARSHALL, 4 cas de CAÏNO, 6 cas de RAMELLI, 17 cas de DRÜCKER et coll., 1 cas de LEDWITH, 1 cas de KLOTZ. Dans ce dernier le caryotype a été établi par Mlle GAUTIER; il était strictement normal: 44 A + XY.

Troubles ovariens

Bien que la fréquence de la maladie soit à peu près la même dans les deux sexes, nous ne possédons personnellement que 3 cas féminins contre 14 cas masculins.

Les importantes statistiques de Klein, de Kuhn, indiquent l'existence d'anomalies des fonctions sexuelles dans 47% des cas: hypoménorrhée ou plus rarement hyperménorrhée, spanioménorrhée, aménorrhée, avortements, stérilité, frigidité. Klein, sur 96 femmes, trouve 6 cas d'ovariectomies faites pour kystes ovariens, 9 myomes et 1 cas de kystome ovarien étendu du cul de sac de Douglas jusqu' au voisinage de l'ombilic. Mertens et Nowakowsky notent dans 1 cas un myome utérin et de petits kystes folliculaires, dans l'autre une atrophie ovarienne sévère, mais associée à une atrophie scléreuse de l'hypophyse de nature vaisemblablement tuberculeuse.

Nadler rapporte le cas d'une femme qui ne fut jamais réglée et chez laquelle on ne palpait pas l'utérus.

Une de nos malades (Tab. 4) présentait de volumineux kystes ovariens, soulevant la paroi abdominale amincie. Elle avait eu un enfant mort-né à 7 mois 1/2, 2 avortements à 5 et 3 mois et un dernier enfant, né à 7 mois 1/2 avec malformations génitales, qui ne vécut que quelques jours.

Tableau 4. *3 femmes atteintes de dystrophie myotonique*

	Age	Age du début apparent	Cas familiaux	MB %	Cataracte	Menstruation	FSH (US)	Grossesses
BOUT...M	56	49 ans	père 1 frère	—59	+	N de 13 à 40 ans. Ménopause brusque à 40 ans. Volumineux kystes des 2 ovaires.		1 enfant mort-né à 7 mois 1/2 2 avortements à 5 et 3 mois. 1 enfant né à 7 mois 1/2 avec malformations génitales, n'a vécu que quelques jours.
BOUL....J	41	30 ans	1 tante		0	Premières règles à 9 ans. Spanioménorrhée.	5 + 25 —	2 avortements à $3^1/_2$ et 2 mois; 1 accouchement au 7ème mois d'un enfant mort.
LEB......J	27	18 ans	père 1 soeur	— 8	+	Premières règles à 10 ans $^1/_3$. Normales	5 —	1 enfant vivant (césarienne) 1 enfant mort-né

Une autre malade disait avoir été réglée à 9 ans, mais toujours irrégulièrement, avec des retards ou des avances. Mariée à 24 ans, elle avait fait 2 fausses couches spontanées de 3 mois 1/2 et 2 mois, puis avait accouché à 40 ans d'un enfant mort au 7ème mois. Le taux des gonadostimulines était normal chez elle (entre 5 et 25 US). Son exploration ovarienne figure dans le Tab. 5. Elle a été pratiquée après un an d'aménorrhée. Elle montre un déficit grave des oestrogènes et du pregnandiol, même après stimulation par la gonadotrophine chorionique. Mais il s'agissait d'une malade profondément cachectique, alcoolique, dont les fonctions cortico-surrénales étaient profondément déficientes. Il est pourtant intéressant de noter que l'élimination des gonadostimulines (mesurée par le test de l'utérus de souris impubère) n'était pas abolie, comme c'est souvent le cas dans les aménorrhées hypothalamiques.

Tableau 5. *Mme BOU... J, 41 ans. — Premières règles à 9 ans. Toujours irrègulières, avec avances ou retards de 2 à 3 mois — 2 avortements spontanès à 3 mois 1/2 et 2 mois. — 1 accouchement prèmaturé au 7 ème mois d'un enfant mort-né. Amènorrhèe depuis 1 an. Myopathie myotonique èvoluant depuis au moins 11 ans. Alcoolisme-Cachexie — Pas de cataracte — Une tante amternelle atteinte de M. M avec cataracte opérée à 40 ans. FSH 5 + 25 —*

	Base	Apres HGC (5000 U × 3) + Dexaméthasone	Apres ACTH (perf. I.V.)
Vol. urin. (cc)..........	900	900	900
Créatinine (g)..........	0,24	0,21	0,25
17 CS (mg)..........	2	—	4
Androst. + Etioch. (mg)..........	0,1	0,1	—
Oestriol (μg)..........	—	6	—
Oestrone + Oestradiol (μg)..........	—	3	—
Prégnandiol (mg)..........	—	traces	—
Pregnanetriol (mg)..........	—	traces	—
17 OHCS (mg)..........	1,5	0,5	3,5

Une troisième malade, enfin, observée à l'âge de 27 ans, était réglée depuis l'âge de 10 ans 1/2, de façon tout à fait normale. Son élimination de FSH était cependant basse, au dessous de 5 US. Mais ses règles apparurent quelques jours après le dosage, précédées d'une élévation thermique d'une durée de 5 jours. Cette malade avait eu 2 grossesses. La première avait nécessité une césarienne mais avait abouti à la naissance d'un enfant vivant, en bonne santé apparente. La seconde s'était terminée par la naissance à terme d'un enfant mort-né.

La fertilité dans les 2 sexes a été étudiée par D. KLEIN sur 251 cas. Il note que 47% des sujets étaient célibataires à plus de 30 ans. Chez les sujets mariés, 36% n'eurent pas d'enfants. Dans les ménages ayant eu des enfants, le nombre moyen de ceux-ci était de 1,9 (contre 2,5, chiffre moyen en Suisse). L'auteur note encore qu'il y a plus d'enfants dans les ménages où c'est le père qui est atteint de la maladie, que dans ceux où c'est la mère.

Il est connu enfin que la maladie peut être transmise par des sujets indemnes.

Surrenales

On ne saurait guère tabler sur les lésions surrénaliennes très variées, mais inconstantes, qui ont été trouvées à l'autopsie. Il est plus sûr de s'adresser, du vivant des malades, aux méthodes d'exploration modernes des fonctions cortico-surrénales. On trouvera à cet égard de nombreuses données dans la belle monographie de E. KUHN.

Il en résulte que le dosage des *électrolytes sanguins* (sodium, chlore, potassium) ne fournit guère de modifications significatives. C'est également ce que nous avons constaté dans nos cas. On a vu que, chez l'homme, *les 17 CS* sont souvent abaissés, mais sans que leur fractionnement présente d'anomalies significatives dans le pourcentage de leurs diverses fractions (E. KUHN). Voici les notions qui se dégagent de nos propres observations concernant 8 hommes (Tab. 6) et 2 femmes (Tab. 7). Les *17 hydroxycorticostéroïdes*, mesurés par la réaction de PORTER et SILBER, sont généralement normaux, même dans des cas où l'abaissement des 17 CS est assez important (comme le montrent, par exemple, dans le Tab. 6, les cas 6 et 12, dans le Tab. 7 le cas LEB.). Ils ne sont véritablement très abaissés que dans 2 cas.

Tableau 6. *Fonction cortico-surrénale dans 8 cas de myopathie myotonique avec épreuve de stimulation par l'ACTH dans 4 cas (25 unités en perfusion I.V. lente durant 8 heures), et épreuve de la Métopirone dans 2 cas*

Cas	Creatinine (g)	17 CS (mg)	17 OHCS (mg)
III — BR...			
Avant	1,03	10,4	6,5
Après ACTH	1,04	21,4	27,5
VI — COU...			
Avant	0,90	4,7	5,3
Après ACTH	0,97	10,5	26
VIII — B.F....			
Avant	1,35	6,4	6
IX — LE G ...			
Avant	1,41	16,3	5
X — BRA...			
Avant	1,08	4,2	3,3
Après ACTH	1,06	9,2	9,2
XI — LAH...			
Avant	1,50	12,5	10
Après ACTH	1,29	17,5	35
XII — BOU... P			
Avant	0,52	1,5	3,5
Après Metopirone	0,51	2,5	21
XIII — LOU... D			
Avant	0,46	4	9,5
Après Mètopirone	0,74	9,5	29

Tableau 7. *Fonction Cortico-Surrenale Chez 2 femmes Atteintes de myopathie myotonique*

	Avant	Apres ACTH (perf. I.V.)
Mme LEB... J. 27 ans		
17 CS (mg)	1,4	2,6
17 OHCS (mg)	6,3	27
Mme BOU... J. 41 ans		
17 CS (mg)	2	4
17 OHCS (mg)	1,5	3,5

L'épreuve de stimulation par le perfusion intraveineuse d'ACTH a été faite chez 6 de nos malades. Elle a toujours été positive, et généralement d'amplitude normale, tant pour les 17 CS que pour les 17 OHCS. Un seul cas, concernant une malade profondément cachectique et dénutrie, a fourni une réponse faible, à partir de taux de base eux-mêmes très réduits. Encore cette réponse a-t-elle été significative, doublant les valeurs de base; et l'altération de l'état général était sans doute à l'origine de cette situation plus que la dystrophie myotonique elle-même. Dosant dans 6 cas les *corticoïdes plasmatiques*, avant et après administration d'ACTH, Drücker et coll. ont obtenu des taux de base normaux et des réponses normales à la stimulation.

On peut encore faire valoir en faveur de la réactivité normale des surrénales les résultats du *test à la métopirone*, effectué dans 2 de nos cas où les valeurs de base des 17 CS et des 17 OHCS étaient très faibles (Tab. 6). La réponse des surrénales fut franchement positive, et particulièrement brillante en ce qui concerne les 17 OHCS. Il apparait bien, dans ces cas, que l'hypocorticisme de ces malades ne relevait pas d'altérations propres des glandes surrénales, mais d'un défaut de stimulation d'origine hypothalamo-hypophysaire, d'ailleurs réactivable.

Thyroïde

La présence d'un goitre, déjà signalée par Steinert, est notée dans un assez grand nombre de cas (2 cas sur 17, parmi nos propres observations, 6 sur 43 dans une série de Thomasen). Il s'agit habituellement de goitres colloïdes, sans troubles notables des fonctions thyroïdiennes. De rares cas seulement de D.M. semblaient comporter une insuffisance thyroïdienne (Waring, Stanbury), 1 seul cas une thyrotoxicose (Berkman).

Le métabolisme basal est généralement abaissé (au dessous de —10% dans 61% des observations). Mais ce n'est pas nécessairement l'indice d'une insuffisance thyroïdienne. La réduction de la masse musculaire peut en rendre compte, ainsi que, chez plusieurs de nos sujets, un état de dénutrition générale liée aux conditions sociales. Tous les auteurs qui ont pratiqué des *épreuves au radio-iode* les ont trouvées normales. Le Tab. 8 indique nos résultats dans 7 cas. Le taux de fixation est habituellement normal, parfois un peu augmenté, comme dans les goitres simples dits «avides d'iode». L'hormonosécretion parait satisfaisante, si l'on en juge par les valeurs des activités plasmatiques et du rapport H/P. Dans les 2 cas où *l'épreuve de stimulation par la TSH* a été faite, l'élévation de la fixation et l'abaissement du rapport H/P se sont faits avec une amplitude normale. Le taux de *l'iode protidique du plasma* a été trouvé, dans 1 cas à la limite supérieure, dans l'autre, à la limite inférieure de la normale, coïncidant avec une fixation élevée de l'I 131 dans le premier cas, avec une fixation faible dans le second. Sauf dans les rares cas de myxoedème associé, l'extrait thyroïdien est sans influence sur la myotonie.

Tableau 8. *Exploration de la fonction thyroidienne par l'iode 131 dans 7 cas de myopathie myotonique, avec épreuve de stimulation par la TSH dans 2 cas*

Cas	Sexe	Age	M.B. (%)	Chol. (%)	Fix. Thyr. I 131% 3—6—24—48 ème h	Rapport H/P aux 3—24—48 èh	I. prot (μg-%)
BR...	M	31	— 6	1,74	Av. TSH: 24—34—49—51 Ap. TSH: 47—55—71—70	0,60—0,54—0,50 0,60—0,18—0,12	
COU...	M	32	— 24	1,78	Av. TSH: 10—14—20—23 Ap. TSH: 25—45—64—67	0,66—0,61—0,48 0,46—0,22—0,22	
B. F....	M	47	— 11	2,57	30—40—58—58	...0,43—0,41	
LE G..	M	38	+ 6	2.57	43—51—68—66	0,60—0,45—0,37	
BRA...	M	37	+ 1	1,61	31—40—58—57		
LOU...	M	51	— 25		28—45—60—59 (corps thyr. un peu gros)	...0,40—0,12	7,5
LEB...	F	27	— 8	1,60	14—20—30—30		4

Hypophyse

Les fonctions antéhypophysaires peuvent être considérées comme normales dans les cas, les plus fréquents, où les taux des gonadostimulines (FSH et éventuellement ICSH) sont normaux ou élevés, et où, d'autre part, on ne note aucun déficit thyroïdien ni cortico-surrénal.

Tout au plus pourrait-on suspecter un hypopituitarisme dans les cas où le taux de FSH est abaissé ou nul, où la fonction androgénique des testicules se montre réactivable par la gonadotrophine chorionique, et dans les cas, plus rares, où le cortex surrénal parait peu actif, quoique capable de répondre à la stimulation par l'ACTH.

Mais l'hypopituitarisme est rarement profond, et l'on a vu que les taux de FSH et de 17 OHCS étaient le plus souvent normaux; on verra même encore plus loin que l'atteinte testiculaire est vraisemblablement primitive. Enfin, dans deux de nos cas nasculins où des taux particulièrement bas de 17 CS et de 17 OHCS pouvaient le mieux faire suspecter un hypopituitarisme sévère, *l'épreuve de la métopirone* (SU 48—85) fournit une réponse surrénalienne tout à fait satisfaisante, ce qui nous parait éliminer l'hypothèse d'une atteinte anatomique sevère de l'hypophyse. Tout au plus pourrait-on parler, d'insuffisance antéhypophysaire fonctionnelle, comme on en voit dans les états de misère physiologique et de dénutrition. Il est important de noter, d'ailleurs que, dans l'un de ces cas, le taux de FSH dans l'urine était normal, entre 5 et 25 US, et que, dans l'autre, il était même supérieur à la normale (positif-limite à 50 US).

Autres glandes endocrines

Il y a peu à dire des autres glandes endocrines.

Parathyroïdes

Bien que la cataracte fréquemment associée ait pu faire suspecter l'existence d'une insuffisance parathyroïdienne, aucun argument de valeur n'a pu être, en réalité, fourni en faveur de cette hypothèse. Comme Kuhn, Jacobson, nous avons à peu près constamment trouvé, chez nos malades, des taux de calcium et de phosphore sanguins compris dans les limites de la normale. Rouquès n'a pas noté d'action de la parathormone.

Pancréas

La glycémie et la glycorégulation sont le plus souvent normales; c'est seulement dans de rares cas qu'ont pu être notées soit une glycosurie, soit une hypoglycémie. Les examens anatomiques pratiqués n'ont pas révélé de lésions significatives des ilôts de Langerhans.

Médullo-surrénale

Kuhn a dosé dans quelques cas l'adrénaline et la noradrénaline: les taux étaient normaux. Il signale d'autre part que l'administration de ces hormones n'a pas provoqué d'améliorations appréciables.

Commentaires

De toutes les altérations endocriniennes éventuellement rencontrées au cours des dystrophies myotoniques, seule l'atteinte des gonades semble donc devoir être retenue comme un fait assez fréquent pour se situer au rang même des symptomes cardinaux de la maladie. Il reste à en préciser la signification.

Bien que la maladie soit d'origine génétique, les altérations gonadiques apparaissent de façon plus ou moins tardive, comme les lésions musculaires elle-mêmes et la cataracte. C'est ainsi que de nombreux malades ont pu avoir des enfants; ce qui permet la transmission directe de la maladie. Chez les femmes, il n'est pas facile d'interpréter les faits. Il est frappant de noter que, dans les stades précoces de l'affection, la stérilité absolue est moins commune que les grossesses anormales, terminées par un avortement, un accouchement prématuré ou la naissance d'enfants mort-nés. Il nous semble que ces faits incitent à suspecter des altérations propres du produit de conception ou du placenta, plutôt que des anomalies dans l'équilibre endocrinien de la mère.

Chez l'homme, les lésions testiculaires deviennent d'autant plus fréquentes et plus importantes que la maladie est plus ancienne et plus grave. On a vu que les sujets ne présentent pratiquement jamais une morphologie eunuchoïde et conservent généralement un système pileux assez bien développé, ce qui n'est guère le fait des hypopituitarismes, ni des insuffisances leydigiennes sévères. Tous les auteurs, en effet, notent la prédominance manifeste des lésions tubulaires, se traduisant par une atrophie testiculaire modérée et une oligospermie progressive pouvant aboutir à l'azoospermie. L'état du tissu interstitiel est variable. Il peut disparaitre entièrement, comme dans un de nos cas et dans un cas de Benda. Il est souvent normal. Il peut même être hyperplasique. Ainsi s'expliquent les variations notées dans l'élimination urinaire des 17 CS.

Les lésions testiculaires semblent bien primitives, et non secondaires à un déficit antéhypophysaire. Leur aspect histologique le laisse déjà supposer, en montrant leur répartition très inégale, la conservation fréquente et même l'hyperplasie du tissu leydigien, aspect bien différent de l'involution homogène du tissu testiculaire observée dans les hypopituitarismes. L'étude de l'élimination urinaire des gonadostimulines est encore plus significative, cette élimination étant rarement diminuée, le plus souvent normale, parfois franchement augmentée comme dans l'eunuchoïdisme, le syndrome de Klinefelter ou chez les castrés. Mais l'insuffisance leydigienne est rarement complète. En effet, dans la majorité des cas, le testicule reste stimulable par la gonadotrophine chorionique, qui augmente au moins la production des androgènes, car celle des oestrogènes n'est généralement pas accrue. Parmi nos observations, l'un des cas où les testicules ne répondirent absolument pas à la stimulation par HGC présentait un taux de FSH supérieur à 100 US. Cette formule est typiquement celle d'un hypogonadisme primaire.

Quelques auteurs ont voulu assimiler les lésions testiculaires de la dystrophie myotonique à celles du syndrome de Klinefelter. Cette suggestion a été faite par Nadler à propos de 2 cas avec gynécomastie discrète, FSH normale ou augmentée, et reprise par Gilbert-Dreyfus à propos de deux observations semblables, comportant également un excès de FSH et une atrophie des tubes séminifères avec hyperplasie leydigienne. Bien plus, dans 2 observations publiées, l'une par Grumbach et Barr, l'autre par Drücker et coll, le test chromatinien de Barr se montra positif. Mais ces cas concernaient très vraisemblablement l'association fortuite d'une maladie de Steinert et d'un syndrome de Klinefelter. Il est possible que, du point de vue statistique, cette association de deux maladies rares ne soit pas absolument l'effet du hasard. Il appartiendra aux généticiens de préciser si des liens peuvent unir les deux affections. Mais, même associées, elles gardent évidement, chacune, leur autonomie: il existe, dans le domaine des maladies génétiques, bien d'autres exemples d'associations morbides qui n'impliquent pas une interférence sur le plan physiopathologique. Il est certain que, mises à part les deux exceptions précitées, la maladie de Steinert ne comporte pas les anomalies des chromosomes sexuels qui caractérisent le syndrome de Klinefelter: le test de Barr y est négatif, et dans le cas de Klotz étudié par Melle Gautier, le caryotype établi sur des cultures s'est montr é tout à fait normal: 44 A + XY.

Bien d'autres différences opposent d'ailleurs les deux syndromes. Les lésions testiculaires du syndrome de Klinefelter réprésentent une dysgénésie gonadique congénitale, au lieu de traduire des lésions dégénératives tardives comme dans la maladie de Steinert. L'atrophie testiculaire est beaucoup plus marquée; elle apparait dès la puberté, ainsi que l'azoospermie, alors que, dans la maladie de Steinert, les sujets peuvent se montrer féconds avant le développement du syndrome musculaire. On a vu, d'autre part, que l'excès de FSH, qui est un élément fondamental du syndrome de Klinefelter manque le plus souvent dans la myopathie myotonique. Enfin l'hyperplasie leydigienne s'y montre également très inconstante. En somme, en dépit de quelques analogies d'ordre morphologique ou biologique, les deux affections doivent être considérées comme fondamentalement distinctes.

Quant au mécanisme des lésions testiculaires, il reste fort obscur, comme celui des lésions musculaires elles-mêmes. On ne peut encore, à ce propos, que formuler des hypothèses.

Une conception pathogénique formulée en 1921 par Curschmann tendait à attribuer tous les symptomes de la dystrophie myotonique — ses troubles musculaires comme ses troubles endocriniens — à une altération des centres neuro-végétatifs du diencéphale. A vrai dire, les lésions anatomiques décrites par certains auteurs sont controversées et n'autorisent aucune conclusion ferme (Trelles). Dans un de nos cas personnels, dont l'examen anatomique soigneux fut fait par Ivan Bertrand, aucune altération appréciable du cerveau n'a pu être décelée: on ne notait en particulier rien d'anormal dans la région infundibulaire sur les préparations au Nissl et au Loyez.

Il est à noter toutefois que la production de lésions testiculaires par des altérations nerveuses centrales, indépendamment même du relais hypophysaire, est possible. A et M. C. Soulairac ont montré que des lésions hypothalamiques postérieures comportant la destruction bilatérale des noyaux mamillaires, entrainent, chez le Rat mâle, une disparition presque immédiate du comportement sexuel, puis d'importantes altérations testiculaires, portant principalement sur les tubes séminifères, qui subissent une involution atrophique, avec épaississement considérable de la vitrée et disparition des stades évolutifs. Le tissu interstitiel n'est pas aussi constamment perturbé; mais il est fréquent de voir apparaitre des altérations profondes des cellules de Leydig. Fait important, ces lésions testiculaires semblent se faire indépendamment de tout relais hypophysaire, car, chez beaucoup de ces animaux, l'hypophyse reste normale. En outre, l'administration successive de gonadotrophines et de testostérone ne rétablit pas le comportement sexuel, et, loin de faire régresser les lésions testiculaires, les aggrave, entrainant l'hyalinisation massive des tubes, la disparition de toute structure cellulaire organisée et un épaississement plus considérable encore de la membrane peritubulaire. On note une certaine augmentation du nombre des cellules de Leydig, mais celles-ci conservent leurs altérations structurelles. Les lésions testiculaires ainsi réalisées ne peuvent donc pas s'expliquer par une simple insuffisance antéhypophysaire. Tout se pose comme si le testicule, privé des influx nerveux hypothalamiques, devenait incapable de maintenir sa structure fonctionnelle et de répondre aux gonadostimulines ou aux androgènes (exogènes ou endogènes), qui assurent normalement sa régulation. Le fait que, chez certains de nos malades, la perte du comportement sexuel ait pu se manifester avant l'installation de lésions testiculaires appréciables pourrait plaider aussi en faveur de lésions hypothalamiques primitives.

Bien entendu, il n'est nullement démontré qu'un mécanisme nerveux central analogue soit responsable des lésions testiculaires de la D.M. Mais la chose est au moins plausible et doit inciter à reprendre, avec des méthodes perfectionnées, l'étude des structures nerveuses de l'hypothalamus et du rhin encéphale dans la maladie de Steinert.

Notons enfin que le temps n'est plus où l'on pensait pouvoir invoquer tel ou tel dérèglement endocrinien à l'origine des troubles musculaires ou de la cataracte de la D.M. En particulier la myotonie ne saurait être assimilée à la pseudo-myotonie observée dans le myxoedème et qui régresse parfaitement sous l'influence de l'hormonothérapie thyroïdienne. On a vu, d'ailleurs, que toute insuffisance thyroïdienne manque habituellement dans la maladie de Steinert, et que la myotonie n'est pas modifiée par le traitement thyroïdien. Il importe de rappeler aussi que les altérations endocriniennes, éventuellement notées au cours de cette affection, n'apparaissent généralement qu'à une phase déjà très avancée de la dystrophie musculaire.

References

On trouvera des références beaucoup plus étendues dans la monographie de E. Kuhn [*27*]. Nous ne mentionnerons ici que les principales publications dont il a été fait état pour la rédaction du présent travail.

1. Benda, C. E., and E. M. Bixby: Urinary excretion of 17-cetosteroids in various conditions of oligophrenia correlated with some autopsy observations. J. clin. Endocr. **7**, 503 (1947).
2. Caino, L. V., A. Catarou, N. O. Bianchi y D. Hermida: Distrofia miotonica. Estudio endocrinologico. Sem. med. (B. Aires) **65**, 136 (1958).
3. Caughey, J. E., and J. Brown: Distrophia myotonica: an endocrine study. Quart. J. Med. **19**, 303 (1950).
4. Christy, N. P., W. Blanc, W. Drucker, K. Sterling, and L. P. Rowland: Endocrine studies in myotonic muscular dystrophy (Steinert's disease) with particular emphasis upon the testis and the adrenal cortex. Acta endocr. (Kbh.) (supp. 51), **35**, 1347 (1960).
5. —, W. D. Drucker, and W. A. Blanc: The testis in myotonic dystrophy (Steinert's disease). Abstracts of the 42nd annual meeting of the endocrine Society, p. 47, Juin 1960.
6. Clarke, B. G., S. Shapiro, and R. G. Mouroc: Myotonia atrophia: urinary excretion of interstitial-cell-stimulating hormone, androgens and 17 cetosteroids. J. clin. Endocr. **16**, 1235 (1956).
7. Curschmann, H.: Zur Nosologie und Symptomatologie der myotonischen Dystrophie. Dtsch. Arch. klin. Med. **149**, 129 (1925).
8. Decourt, J.: L'orchidodystrophie polygonosomique (Syndrome dit de Klinefelter). A propos de 21 observations. Sem. Hôp. Paris **38**, 1249 (1962).

9. —, M. F. Jayle, J. P. Michard et M. Drosdowsky: Etude de la fonction leydigienne du testicule dans 12 cas de syndrome de Klinefelter. Ann. Endocr. (Paris) **22**, 974 (1961).
10. —, J. P. Michard, J. Louchart et O. Mantel: Les troubles endocriniens de la myopathie myotonique. A propos de 10 observations. Rev. neurol. **101**, 597 (1959).
11. — —, et J. P. Ghnassia: Les altérations testiculaires de la myopathie myotonique. Path. et Biol. **11**, 1294 (1963).
12. Drucker, N. D., L. P. Rowland, K. Sterling, and N. P. Christy: On the fonction of the endocrine glands in myotonic muscular dystrophy. Amer. J. Med. **31**, 941 (1961).
13. —, W. A. Blanc, L. P. Rowland, M. M. Grumbach, andN. P. Christy: The testis in myotonic muscular distrophy. J. clin. Endocr. **23**, 59 (1963).
14. Gilbert-Dreyfus, M. Zara, J. C. Savoie et P. Lumbroso: Analogie de l'insuffisance testiculaire dans la myotonie atrophique et dans le syndrome de Klinefelter. Ann. Endocr. (Paris) **15**, 477 (1954).
15. Grumbach, M. M., W. A. Blanc, and E. T. Engle: Sex chromatin pattern in seminiferous tubule dysgenesis: relationship to true hermaphrodism and to Klinefelter syndrome. J. clin. Endocr. **17**, 703 (1957).
16. Hadorn, W.: Considerationes sobre los problemas de las atrofias musculares. Relaciones entre el sindrome de Klinefelter y la distrofia miotonica. Rev. clin. esp. **2**, 137 (1957).
17. Holland, C. M., and S. R. Hill: Myotonia dystrophica. Report of six cases in one family with an analysis of the metabolic defects. Ann. intern. Med. **44**, 338 (1956).
18. Howard, R. P., R. C. Sniffen, F. A. Simmons, and F. Albright: Testicular deficiency. A clinical and pathologic study. J. clin. Endocr. **10**, 121 (1956).
19. Hutchinson, E. C., and D. Longson: Testicular failure in dystrophia myotonica. Acta endocr. (Kbh.) **22**, 264 (1956).
20. Jacobson, W. E., A. L. Schultz, and J. Anderson: Endocrine studies in 8 patients with dystrophia myotonica. J. clin. Endocr. **15**, 801 (1955).
21. Jager, W. A., and den Hartog: Clinical and pathological findings in a case of dystrophia myotonica. Arch. Neurol. Psychiat. (Chic.) **66**, 178 (1951).
22. Kappas, A., A. T. Milhorat, C. P. Rhoads, and T. F. Gallagher: A study of adrenocortical and testicular physiology in dystrophia myotonica. A preliminary report. Amer. J. phys. Med. **34**, 303 (1955).
23. Klein, D.: La dystrophie myotonique et la myotonie congénitale. J. Génét. hum., supplément au vol. **7**, 1 vol. 328 p. Méd. et Hyg. (Genève) (1958).
24. Klotz, H. P., H. Chimenes et Chourai: Caryotype normal et histologie de type klinefelterein dans l'atrophie testiculaire de la maladie de Steinert. Sem. Hôp. Paris **38**, 3198 (1962).
25. Kuhn, E., u. H. Standinger: 17 Ketosteroides und ihre Fraktionen bei myotonischer Dystrophie. Klin. Wschr. **38**, 327 (1960).
26. — Endokrinologische Untersuchungen bei myotonischer Dystrophie. Endokrinologie **41**, 153 (1961).
27. — Studien zur Pathogenese der myotonischen Dystrophie. Monogr. aus dem Gesamtgebiete der Neurologie und Psychiatrie, 90 p. Berlin-Göttingen-Heidelberg: Springer 1961.
28. Ledwith, J. W., and R. J. Whipple: Myotonica dystrophica: a case report with sex chromatin studies. Ann. intern. Med. **54**, 113 (1961).
29. Marshall, J.: Observations on endocrine function in dystrophia myotonica. Brain **82**, 221 (1959).
30. —, and P. F. Thomas: The nuclear sex chromatin pattern in dystrophia myotonica. Lancet **1958, II,** 1209.
31. Martin, J. R., and C. J. Pattee: Myotonica dystrophica: a metabolic study. Canad. med. Ass. J. **70**, 72 (1954).
32. Mertens, K. G., u. H. Nowakowski: Die endokrinen Drüsen bei den Myotonen. Dtsch. Z. Nervenheilk. **172**, 128 (1954)..
33. Nadler, C. S., W. A. Steiger, M. Tronceletti, and T. M. Durant: Dystrophia myotonica, with special reference to endocrine function (Klinefelter's syndrome). J. clin. Endocr. **10**, 630 (1950).

34. Ramelli, E.: Sexe chromosomique dans 6 cas de dystrophie myotonique. Act. Genet. med. (Roma) **9**, 92 (1960).
35. —, e G. Taraschil: Contributo alla conoscenza dei disturbi endocrini della distrofia miotonica. Sist. nerv. **12**, 99 (1960).
36. Ross, B.: Zur pathologischen Histologie der endokrinen Organe bei Dystrophia myotonica Steinert. Abgrenzung gegen das echte Klinefelter-Syndrom. Schweiz. med. Wschr. **87**, 672 (1957).
37. Rouques, L.: La myotonie atrophique (Maladie de Steinert). Thèse 1930. Amédée Legrand Edit. Paris, 1 vol, 229 p.
38. Rowland, L. P.: Muscular dystrophia, polymyositis and other myopathies. J. chron. Dis. **8**, 510 (1958).
39. Soulairac, A., et M. L. Soulairac: Sur le rôle du système nerveux central dans le contrôle de la fonction spermatogénétique. Colloque sur la fonction spermatogénétique du testicule, p. 73. Paris: Masson 1958.
40. — — Effets de lésions hypothalamiques sur le comportement sexuel et le tractus génital du Rat mâle. Ann. endocr. (Kbh.) **17**, 731 (1956).
41. Stanbury, J. B., R. R. Goldsmith, and M. Gillis: Myotonic dystrophy associated with thyroid disease. J. clin. Endocr. **14**, 1437 (1954).
42. Thomasen, E.: Myotonia: Thomsen's disease. Paramyotonia, Dystrophia myotonica. Aarhus (Danemark) 1948.
43. Trelles, J. O., C. Gutierrez, A. Aranibar y L. Paolomino: Estudio anatomico-clinico de la enfermedad de Steinert. Rev. neuro.-psiquiat. **19**, 139 (1956).
44. Vague, J., P. Bernard, R. Pache, J. Coulomb, R. Muratore, C. Delboy et G. Venaud: Les dégénérescences neurogerminales. Sem. Hôp. Paris **21**, 1348 (1960).
45. Waring, J. J., A. Ravin, and C. E. Walker: Studies in dystrophia myotonica. II Clinical features and treatment. Arch. intern. Med. **65**, 763 (1940).
46. Wrage, I., u. H. G. Mertens: Zur pathologischen Anatomie und Pathophysiologie der endokrinen Organe bei dystrophischer Myotonie. Frankf. Z. Path. **66**, 376 (1955).
47. Zierler, F. L., J. L. Lilienthal, M. Glass, and M. Jaffe: Sodium loss in man induced by desoxycorticosterone acetate. A Study in a subject with myotonic dystrophy. Amer. J. Med. **4**, 186 (1948).

Transitional forms between Myotonia congenita Dystrophia myotonica and Paramyotonia congenita

J. E. Caughey

Introduction

Following the early accounts of myotonia Erb (1886) whom we honour today, published a monograph which created general interest in the subject, and in the papers that followed, there were reports of some atypical cases in which muscle atrophy was associated with myotonia. It is true to say, that ever since there has been wide variance of opinion as to the relationship of myotonia congenita and dystrophia myotonica. Clinically they appear to be distinct disease entities, differing in many essential details, yet having in common, myotonia, and a common mode of inheritance. Batten and Gibb (1909) maintained they were distinct disease entities and in the same year Steinert (1909) stated they belonged in the same disease category. Adie and Greenfield (1935) supported the "theory of distinct diseases" whereas Guillain et al. (1932) and later Maas and Paterson (1939) were the great protagonists of the "one disease theory". Thomasen (1948) likewise supported this latter theory.

There can be no doubt that myotonia congenita and dystrophia myotonica, and less often paramyotonia congenita, have occurred in the same family or in the same individual. BOETERS (1935) published the first series of such families, and this is amply supported by reports of WILLIAMSON (1950), SEALE (1956), BECKER (1957) and WHITE and POSER (1957). MYRIANTHOPOULOS, in a personal communication, maintains the strongest evidence for the one disease theory is seen in observation of cases of myotonia congenita which in time develop dystrophic features, as reported by ROUQUÈS et al. (1947), BERGONZI and AZZI (1949), WALTON and NATTRASS (1954) and CAUGHEY (1958).

In our paper we maintained it is helpful to consider the myotonic dystrophies and related disorders as a broad disease spectrum. At the one end of the spectrum is myotonia congenita and at the other end, periodic familial paralysis. Between these extremes there are the well defined clinical entities, dystrophia myotonica and paramyotonia congenita. Most families which have been reported, fall naturally into one of these four main categories and it is clinically convenient to retain these as separate clinical entities. Between these four main groups, however, there are records of occasional atypical families, which seem to provide a link between the main groups and thus appear to unite the group into a single clinical disease entity. It is likely that transitional families breed true and according to their own genetic complement.

Some authors accept the facts of these linking families and use this as an argument supporting the contention that the different aspects of the myotonic disease spectrum form a single disease entity. Other authors appear to discount, or else ignore, the clinical facts, and in an effort to compress all families into their conception of the state of affairs, stoutly maintain the purity of the four diseases.

If we consider now myotonia congenita and dystrophia myotonica we find that some authors have maintained individual clinical features may be distinguishing. For instance THOMASEN (1948) contended that the age of onset of myotonia serves to differentiate the two diseases. However, the recent studies of dystrophia myotonica in childhood by DODGE et al. (1964), clearly show that myotonia may be evident at birth in dystrophia myotonica as in myotonia congenita.

Cataract too, has been cited as a distinguishing feature, occuring as it does so frequently in dystrophia myotonica, but MAAS and PATERSON (1939) point out that slit lamp examination was unknown when THOMSEN described his cases and THOMASEN, who examined with a slit lamp eight cases with myotonia congenita, three of whom were in the original Thomsen family, found four with lenticular opacities.

Finally, gonadal atrophy and the pathology of the muscles have been held to be pathognomic of dystrophia myotonica, but even these are now challenged. SAPER et al. (1960) examined testicular biopsies of two cases of myotonia congenita and found gonadal atrophy, and WOHLFAHRT (1950), observed that muscle changes in myotonia congenita, are of the same order as are those seen in the early stages of dystrophia myotonica.

Today, most investigators consider that myotonia congenita and paramyotonia congenita are essentially the same disease. DRAGER et al. (1958) go to some length to prove that Gamstorp's cases of adynamia episodica hereditaria (1956), are, in fact, cases of paramyotonia congenita but contend, on clinical grounds, that paramyotonia congenita must be separated from myotonia congenita if we are to follow the criteria as laid down by EULENBURG (1886) in his original description. In this area of the spectrum too, atypical transitional families occur. DE JONG (1957) described such a family with paramyotonia, in which some members had well-marked hypertrophy.

AITKEN et al. (1937) demonstrated that the attacks of weakness in familial periodic paralysis were associated with hypokalaemia, and this focussed attention on the potassium status of cells and serum in this and related diseases. CONN et al. (1957) suggested that increased output of aldosterone, by the adrenal cortex, was the primary cause of weakness in periodic familial paralysis. Subsequently JONES et al. (1959) described a case in which there was neither serum retention or aldosterone increase and TYLER et al. (1951) reported a family with attacks of periodic paralysis in the presence of normal serum potassium. Later Gamstorp's report of adynamia episodica hereditaria confirmed this state of affairs. On harking back to Eulenburg's account of paramyotonia congenita it is apparent that there was myotonia, associated with attacks of periodic weakness. This then focussed attention on the association of myotonia with intermittent paralysis.

DRAGER et al. (1958) in a study of a family with paramyotonia congenita found hyperkalaemia and suggested that their cases were similar to Gamstorp's family. VAN DER MEULEN et al. (1961) reported a family with familial hyperkalaemia paralysis with myotonia, which they consider formed links between paramyotonia congenita and Gamstorp's cases. Again it can be said there are linking families which appear to unite the diseases at the right hand end of the myotonic diseases spectrum.

Genetic aspects of Dystrophia myotonica:

Having restated in brief, the clinical features of the myotonic diseases, it is clear that, for an answer to the problem, we must turn to the geneticist and the enzymatic chemist. All the myotonias are inherited in autosomal dominant fashion with complete or near complete penetrance. In dystrophia myotonica, which shows considerable variation, PENROSE (1948) has suggested the variation in the age of onset, the degree of myotonia, wasting and endocrine dysfunction is due to the modification of the effect of the pathological dominant gene, by another allele of the same locus.

Apart from one report of a single case all workers have found the sex chromatin pattern in both sexes to be normal.

Likewise, most chromosomal studies have shown a normal complement. In a previous report we have discussed the incidence of congenital physical and mental defects in children born of mothers with dystrophia myotonica. This and the high incidence of miscarriages suggest a lethal gene must be operating. On this basis we decided to do further chromosomal studies including some in members of the third generation, that is in children of parents with dystrophia myotonica (FITZGERALD and CAUGHEY 1962).

Chromosome studies of leucocytes from peripheral blood after short term culture, were made in 7 cases of dystrophia myotonica. Three having associated physical and mental defects. All showed a marked modal number of 46 chromosomes. In 5 of the cases a small number of cells also showed an additional small acrocentric chromosome which was similar to chromosomes 21; 22 and the "y" chromosome. Besides this additional chromosome, these cells all had normal chromosome complements. The frequency of cells showing the additional chromosome ranged in different cases from 0 cells out of 52 to a maximum of 7 cells out of 65. Although the additional chromosomes were present at low frequency, 5 of the cases suggest that they might be supernumerary chromosomes which are related to the disorder. These additional chromosomes are similar in size to other possible supernumerary chromosomes reported in man and several of their features are consistent with the known behaviour of supernumerary chromosomes. Their low frequency in peripheral blood leucocytes could be explained by somatic elimination which results from the frequent nondisjunction of supernumerary chromosomes in somatic mitosis, and a more accurate indication of their presence might be anticipated in gonadal tissue. The frequency of the additional chromosome was about five times greater in cells from three cases born of mothers with fully developed dystrophia myotonica. These three cases showed, in general, greater physical and mental defects.

Subsequent studies by EBERLE and BECKER (1964) and JACKSON (1965) have failed to substantiate our findings. However, these workers studied patients with the fully developed disorder in the "second generation", and on this account we believe their cases are not strictly comparable with ours. Further investigation of our additional chromosome is limited by the shortage of suitable third generation cases, and up to now its occurence has not been checked in cases comparable with ours. It is tempting to suggest that the increased physical and mental defects in members of the "third generation" is due to increased frequency of an additional chromosome.

Biochemical genetic aspects:

Biochemical genetics have progressed to the extent that it is now possible in certain circumstances to pin-point the exact function of a given gene. Disturbances of muscular activity and endocrine function are the basic lesions of the myotonic disorders, and it is logical to assume that they have a metabolic basis and to search for the inheritable error at the molecular level. The error is likely to be caused by a rare mutation which occurs in a very few individuals. The whole myotonic disease spectrum, no doubt, comes about on account of slight disturbance of the normal genes arranged along the chromosomes. Differences of locus will account for the different clinical pictures and the minor clinical differences, as we see in the transitional families and could be due to the presence of modifiers and genes at adjacent loci, which alter the environmental milieu as suggested by MYRIANTHOPOULOS (1964).

The endocrine status in dystrophia myotonica suggests a point at which the problem may be biochemically accessible. The evidence is, that the basic endocrine lesion is a selective failure of the androgenic function of the gonads and the adrenal cortices. The metabolism of the glucocorticoids and of aldosterone is not disturbed. A block in the metabolism of the androgens could be genetically significant (CAUGHEY and BROWN, 1950; CAUGHEY and SAUCIER, 1962).

Finally VAN DER MEULEN et al. (1965), have likewise suggested that the inheritance of myotonia and intermittent muscle weakness of muscles could be accounted for by the action of an aberrant gene, associated with the potassium pump which leads to the production of a chemical mediator which causes the myotonia.

To summarise: We should think in terms of a myotonic disease spectrum which includes myotonia congenita, dystrophia myotonica, paramyotonia congenita and periodic familial paralysis. These clinical groups are best maintained for clinical classification but between them are certain transitional families which unite them into a composite whole. It is likely these linking families do in fact breed true and according to their own genetic complement and their environnental milieu. The final answer to the problem must be with the geneticist and the enzymatic chemist.

References

ADIE, W. J., and J. G. GREENFIELD: Dystrophia Myotonica. Brain **46**, 73 (1923).

AITKEN, R. S., E. N. ALLOTT, L. I. M. CASTLEDEN, and M. WALKER: Observations on a case of Familial Periodic Paralysis. Clin. Sci. **3**, 47 (1937).

BATTEN, F. E., and H. P. GIBB: Myotonia Atrophica. Brain **32**, 414 (1909).

BECKER, P. E.: Zur Frage der Heterogenie der erblichen Myotonien. Nervenarzt **28**, 455 (1957).

BERGONZI, M., e E. AZZI: Sulla Distrophie Miotonica etc. **38**, 632 (1949), Rass. Studi psichiat.

BOETERS, H.: Über Myotonie. Klinische und Erbpathologische Beiträge. Leipzig 1935.

CAUGHEY, J. E.: Relationship of Dystrophia Myotonica and Myotonia congenita. Neurology (Minneap.) **8**, 469 (1958).

—, and J. BARCLAY: Dystrophia Myotonica and the occurence of congenital physical defects in affected families. Aust. Ann. Med. **3**, 165 (1954).

—, and J. BROWN: Dystrophia Myotonica — An endocrine study. Quart. J. Med. **19**, 303 (1950).

—, and MYRIANTHOPOLUS: Dystrophia Myotonica and related disorders. Springfield Ill.: Thomas 1963.

—, and G. SAUCIER: Endocrine aspects of Dystrophia Myotonica. Brain vol. 85 Part. IV 711—732. 1962.

CONN, J. W., L. H. LOUIS, S. S. FRYANS, D. H. P. STREETER, and R. L. JOHNSON: Lancet **1957 I**, 302.

DELEAGE, F.: Étude Clinique sur la Maladie Thomsen. Paris 1890.

DODGE, P. R., I. GAMSTORP, R. K. BYERS, and P. RUSSELL: Pediatrics, part I, 35, No I (1965).

DRAGER, G. A., F. J. HAMILL, and G. M. SHY: Paramyotonia Congenita. Arch. Neurol. Psychiat. (Chic.) **80**, I (1958).

EBERLE, P.: Dystrophia myotonica associated with a supernumerary chromosome. N.Z. Med. J. **63**, 325 (1964).

ERB, W.: Die Thomsensche Krankheit. Leipzig 1886.

EULENBURG, A.: Neurol. Centralb. **5**, 265 (1886).

FITZGERALD, P. H., and J. E. CAUGHEY: Chromosome and sex chromosome studies in cases of Dystrophia Myotonica. N.Z. Med. J. **61**, 410 (1962).

GAMSTORP, I.: Adynania Episodica Hereditaria. Acta paediat. (Uppsala) **45**, Suppl. **1**, 126 (1956).

GUILLAM, G., I. BERTRAND et L. ROUQUES: Les Lesions de la Myotonie Atrophique. Ann. Méd. **31**, 180 (1932).

JACKSON, J. F.: Chromosomes in Dystrophia Myotonica. Lancet **1965, 1**, 1225.

JONES, R. V., R. R. MCSWINEY, and R. V. BROOK: Lancet **1959, 1**, 177.

DE JONG, J. G. Y.: Dystrophia Myotonica, Paramyotonia and Myotonia Congenita. Acta genet. (Basel) **7**, 310 (1957).

MAAS, O., and A. S. PATERSON: The identity of Myotonia Congenita, Dystrophia Myotonica and Paramyotonia Congenita. Brain **62**, 198 (1939).

MYRIANTHOPOULOS, N.: Pers. Communication. 1965.

PENROSE, L. S.: The Problem of Anticipation in Pedigrees of Dystrophia Myotonica. Ann. Eugen. (Lond.) **14**, 125 (1948).

ROUQUES, L., P. GUILLY, J. PAUTRAT, and J. LAPRESLE: Special intermediary type between Thomsen's disease and the Myopathies. Rev. neurol. **79**, 481 (1947).

SAPER, J., J. TETER, Z. JANCZEWSKI, and J. NADWORNY: Endocrinologie resemblance of Myotonia Congenita and Myotonic Dystrophy (Pol.)

Neurol. Neurochir. Psychiat. pol. **10**, 2,777 (1947).

SEALE, J. R.: Myotonia. R.A.M.C.J. **10**, 2, 247 (1956).

STEINERT, H.: Myopathologische Beiträge. Dtsch. Z. Nervenheilk. **37**, 58 (1909).

Thomasen, E.: Myotonia. Kopenhagen 1948.
Tyler, F. H., F. E. Stephens, F. N. Gunn, and G. T. Perkoff: Studies in disorders of muscle. J. clin. Invest. **30**, 492 (1951).
Van der Meulen, J. P., G. J. Gilbert, and C. A. Kane: Familial hyperkalaemie paralysis with myotonia. New Engl. J. Med. **264**, 1 (1961).
Walton, J. N., and F. J. Nattrass: On the classification natural history and treatment of the myopathies. Brain **77**, 169 (1954).
White, H. H., and C. M. Poser: Report of a case in transition between myotonia congenita and dystrophia myotonica. J. Kans. med. Soc. **58**, 293.
Williamson, D. A. J.: Two families with Myotonia. Proc. roy. Soc. Med. **43**, 238 (1950).
Wohlfart, G.: Dystrophia myotonica and myotonia congenita .J. Neurol. path. exp. Neurol. **10**, 109 (1950).

Myotonie im Kindesalter

I. Gamstorp

Myotonie, d. h. die Unfähigkeit, den Muskel schnell nach einer Kontraktion erschlaffen zu lassen, ist bei Erwachsenen durch verschiedene klinische Verfahren nachweisbar. Die aktive Myotonie kann man z. B. beim Händedruck finden. Perkussionsmyotonie kann man an Muskeln, die nicht durch zu viel Fett bedeckt sind, am besten an der Zunge, nachweisen. Diese Methoden kann man aber nicht bei Kleinkindern und Säuglingen benutzen.

Im jüngsten Alter sucht man die Myotonie an Gesichtsmuskeln und besonders um die Augen herum, z. B. indem man durch einen starken Lichtreiz das Zusammenkneifen der Augen provoziert. Mütter, die selbst Myotonie haben und ihre Säuglinge gut beobachten, können dieses Symptom bemerken, schon wenn das Kind nur einige Tage oder vielleicht einige Wochen alt ist. Die aktive Myotonie beim Händedruck kann man erst dann feststellen, wenn das Kind reif genug ist, einen Gegenstand loszulassen und absichtlich wegzustellen, d. h. im 2. Lebensjahr. Die Säuglinge haben kleine Muskeln mit einer dicken und festen Fettschicht bedeckt, darum ist es gewöhnlich unmöglich, Perkussionsmyotonie an Extremitätenmuskeln im 1. und oft auch im 2. Lebensjahre festzustellen. Die meisten Kinder müssen wenigstens 4 oder 5 Jahre alt sein, ehe sie eine Untersuchung auf Perkussionsmyotonie an der Zunge erlauben.

Elektromyographie ist die beste Methode, Myotonie nachzuweisen und kann in jedem Alter benutzt werden. Das jüngste Kind, bei dem ich selbst Myotonie elektromyographisch gefunden habe, war 3 Wochen alt. Man muß aber bewußt nach Myotonie suchen, sonst wird man sie übersehen, und vielleicht das Ende der myotonischen Entladung als Fibrillationspotentiale mißdeuten.

Myotonie ist keine Krankheit, sondern ein Symptom, das bei vielen verschiedenen Krankheiten vorkommen kann. Sehr geringe Myotonie, nachweisbar nur durch Elektromyographie und unmöglich durch klinische Untersuchung zu finden, ist von vereinzelten Untersuchern bei praktisch jeder primären Muskelkrankheit oder jedem Denervationszustande bei vereinzelten Patienten beschrieben worden. Hier beschränke ich mich aber auf solche Muskelkrankheiten, bei welchen Myotonie ein klinisch nachweisbares Symptom sein kann. Sie können in zwei Gruppen zusammengefaßt werden. Die erste Gruppe umfaßt Myotonia congenita Thomsen, Paramyotonia congenita von Eulenburg und Adynamia episodica hereditaria. Die zweite

Gruppe besteht nur aus der Dystrophia myotonica. Es gibt noch verschiedene Formen, besonders die, die von Herrn Professor Becker beschrieben worden sind, aber ich habe diese noch nicht bei Kindern gesehen und lasse sie darum hier weg.

Myotonia congenita Thomsen ist eine autosomal dominant vererbliche Krankheit mit vollständiger Penetranz, die im jüngsten Lebensalter beginnt. Bei Kindern mit dieser Krankheit kann schon in den ersten Lebenswochen Myotonie in den Gesichtsmuskeln und besonders um die Augen herum beobachtet werden. Die psychomotorische Entwicklung dieser Kinder ist normal, und gewöhnlich lernen sie mit einem Jahre laufen. Dann kann man die für Erwachsene mit Myotonie typische Schwierigkeit, nach Ruhe wieder in Gang zu kommen, beobachten. Wenn das Kind eine Weile still gesessen hat und danach aufsteht, ist es starr und steif, stolpert und fällt leicht um. Diese Schwierigkeiten unterscheiden sich ganz von der Unsicherheit, die man normalerweise bei Kindern findet, die gerade laufen gelernt haben. Ein wenig später kann man die aktive Myotonie beim Händedruck beobachten und noch später die Perkussionsmyotonie. Die Myotonie ist bei Thomsens Krankheit ziemlich schwer und immer nachweisbar. Durch Kälte wird sie ein wenig verschlimmert.

Viele, aber nicht alle älteren Kinder mit Thomsens Krankheit haben auch hypertrophische Muskeln. Neben der Myotonie und der bisweilen vorkommenden Muskelhypertrophie haben diese Kinder keine Symptome. Sie entwickeln weder Muskelschwäche noch kardiale oder psychische Symptome. Sie haben keine periodischen Lähmungen und sind auch nicht besonders kaliumempfindlich. Durch die Zufuhr einer kleinen Menge Kalium kann man vielleicht die Myotonie verschlechtern, aber keine Muskellähmungen hervorrufen.

Obwohl die Myotonie eine Hemmung für die Beweglichkeit der Kinder bedeutet, ist sie nach meiner Erfahrung nicht störend genug, um eine symptomatische Behandlung im Kindesalter notwendig zu machen.

Paramyotonia congenita von Eulenburg ist eine Variante, deren Selbständigkeit umstritten ist. Die Myotonie ist gering und bei manchen Patienten klinisch erst nach Abkühlung nachweisbar. Von Eulenburg hat auch eine durch Kälte hervorgerufene Klammheit in den Muskeln beschrieben. Der Vererbungsgang ist autosomal dominant mit vollständiger Penetranz.

Wir haben in Lund eine Familie beobachtet, die mit von Eulenburgs ursprünglicher Schilderung genau übereinstimmt. Myotonie an den Gesichtsmuskeln wurde oftmals schon in den ersten Lebenswochen beobachtet und immer nach Abkühlung, z. B. wenn das Gesicht des Kindes mit kaltem Wasser gewaschen wurde. Die älteren Kinder klagen darüber, daß sie draußen bei Kälte nicht lachen können, denn das Gesicht erstarrt dann in einer Grimasse. Wenn sie Eis essen, bekommen sie Schluckbeschwerden. Kälte ruft nicht nur Myotonie, sondern auch Klammheit hervor, so daß die kalten Hände ganz schwach werden. Bei der Untersuchung erscheinen sie schlaff. Gründliche Abkühlung, z. B. beim Schwimmen im kalten Wasser, kann einen Lähmungsanfall verursachen, der besonders die proximalen Muskeln betrifft. Diese Lähmungsanfälle können bei normaler Temperatur nicht hervorgerufen werden, weder durch Ruhe nach einer körperlichen Anstrengung, noch durch Zufuhr von Kalium. Der Kaliumspiegel im Blutserum ist während der Lähmungsanfälle normal.

Damit kommen wir zur Adynamia episodica hereditaria. Hauptsymptom dieser Krankheit sind Lähmungsanfälle, die durch Ruhe nach einer körperlichen Anstrengung oder durch Kaliumzufuhr hervorgerufen werden und von einem erhöhten

Kaliumspiegel im Blutserum begleitet sind. Auch diese Krankheit ist autosomal dominant vererblich mit vollständiger Penetranz. Die Lähmungsanfälle fangen in früher Kindheit an. Das Erkrankungsalter wird gewöhnlicherweise zwischen dem 2. und 7. Lebensjahre angegeben. Einige Mütter haben Lähmungsanfälle bei ihren Säuglingen schon im Alter von einigen Monaten beobachtet.

Die zwei zuerst beschriebenen Familien mit Adynamia episodica hereditaria hatten keine Myotonie, auch nicht nach Abkühlung. Viele andere Familien ohne Myotonie sind bekannt. Doch gibt es Familien, die zusammen mit diesen Lähmungsanfällen auch Myotonie von wechselnder Intensität haben. Die Myotonie kann sehr gering und schwer zu entdecken sein, aber sie kann auch so stark sein, daß die Myotonie und nicht die Lähmungsanfälle den Patienten zum Arzt führen. Myotonie kann also bei Adynamia episodica hereditaria vorkommen, aber sie ist kein obligatorisches Symptom.

Vom klinischen Gesichtspunkt aus kann man die Krankheiten der ersten Gruppe als eine Kette betrachten. Das eine Ende bildet die klassische Myotonia congenita Thomsen ohne Kaliumempfindlichkeit und Lähmungsanfälle, das andere die Adynamia episodica hereditaria ohne Myotonie. Dazwischen kommen Myotonie und kaliumprovozierbare Lähmungsanfälle in wechselndem Verhältnis vor. Bis jetzt habe ich nur Unterschiede zwischen den einzelnen Familien gesehen, aber nicht zwischen Mitgliedern derselben Familie. Das spricht dafür, daß die verschiedenen Typen genetisch verschieden sind.

Vom klinischen Standpunkt aus ist es bedeutungsvoll, allen Patienten mit abnormer Kaliumempfindlichkeit und kaliumprovozierbaren Lähmungsanfällen die Diagnose Adynamia episodica hereditaria zu geben, unabhängig davon, ob sie außerdem auch Myotonie haben oder nicht. Kein Patient wird an Myotonie sterben. Aber wenn man den Namen Myotonie oder Paramyotonie einer Krankheit gibt, bei welcher viele Patienten keine oder sehr geringe Myotonie haben, dann läuft man Gefahr, daß das Krankheitsbild als periodische Lähmung mißgedeutet wird und der Patient mit Kalium behandelt wird, was ernsthafte Folgen haben kann.

Damit gehe ich auf die zweite Gruppe über. Dystrophia myotonica ist eine Form von Muskeldystrophie, die häufig zwischen 12 und 20 Jahren anfängt, Symptome zu machen. Die Krankheit kommt aber auch im jüngsten Alter vor. Dies wurde zum ersten Male 1959 von Vanier beschrieben. Zusammen mit amerikanischen Kollegen habe ich einige Falle in Boston gefunden und danach auch ein paar in Lund. Diese Kinder waren früher untersucht worden und hatten verschiedene Diagnosen bekommen. Man hatte in diesem Alter einfach nicht an Dystrophia myotonica gedacht.

Die meisten der mir bekannten Fälle von Dystrophia myotonica im Kindesalter hatten schon als Neugeborene gewisse Symptome. Sie waren allgemein schwach und sehr schlaff, hatten Cyanoseanfälle und waren schwierig zu füttern. Die Symptome sind, wie immer in der Neugeborenenperiode, ziemlich unspezifisch und sie werden oft als Ausdruck eines Gehirnschadens gedeutet. Wenn man aber die Kinder genau untersucht, findet man, daß die Schwierigkeiten beim Füttern durch Schwäche der Gesichtsmuskeln verursacht sind, so daß die Kinder nicht saugen können. Gewöhnlich können sie auch die Augen nicht fest schließen. Es ist schwierig, klinisch Myotonie bei diesen Kindern zu entdecken, weil die schwachen Gesichtsmuskeln die für Säuglingsmyotonie typische Reaktion nicht geben.

Die Dystrophia myotonica bei Säuglingen bessert sich allmählich. Wenn die Kinder aus einer Tasse trinken lernen und essen können, dann hemmt die Schwäche der Gesichtsmuskeln nicht mehr die Nahrungsaufnahme, und die Schwierigkeiten beim Füttern verschwinden. Die Schlaffheit der Kinder läßt nach. Sie lernen zu sitzen und zu stehen. Da sich die Schlaffheit dieser Säuglinge bessert, hat man oft den Zustand gutartige kongenitale Hypotonie genannt. Dystrophia myotonica muß in Betracht gezogen werden, wenn man die möglichen Ursachen einer Muskelhypotonie bei Neugeborenen und Säuglingen erwägt. Ein myopathisches Gesicht spricht für diese Diagnose.

Auch ältere Kinder mit Dystrophia myotonica haben Facies myopathica und sehr oft geifern sie. Auch die Extremitätenmuskeln — nicht nur die distalen Muskelgruppen wie bei Erwachsenen, sondern auch die proximalen — sind schwach. Der Musculus sternocleidomastoideus ist bei Kindern noch nicht befallen.

Die Elektromyographie zeigt neben Myotonie kurze Potentiale der motorischen Einheiten, wie man es bei einer primären Muskelkrankheit erwarten kann. Die Enzymaktivität im Serum war bei den untersuchten Kindern normal. Die histologische Untersuchung einer Muskelbiopsie zeigte entweder einen normalen Befund oder das typische Bild einer primären Muskelkrankheit, mit Reihen von zentralen Kernen und wechselndem Kaliber der Muskelfibern.

Dystrophia myotonica befällt früh den Herzmuskel. Die meisten der Kinder zeigen schon elektrokardiographische Veränderungen. Ophthalmologische und endokrinologische Untersuchungen geben im Kindesalter normale Befunde. Die psychische Entwicklung ist beinahe ausnahmslos verspätet.

Manchmal kann die Dystrophia myotonica im Kindesalter auch als reine Myotonie anfangen, was in der Literatur beschrieben ist. Wir haben nur ein Kind gesehen, bei dem dies in Frage kommt. Dieses Kind hatte schon mit einigen Wochen deutliche Myotonie und mit einem Jahre eine Atrophie der Temporalismuskeln, aber sonst keine Zeichen von Dystrophia myotonica. Es ist noch nicht möglich, bestimmt zu sagen, ob dieses Kind Myotonia congenita Thomsen oder Dystrophia myotonica hat. Wenn die Dystrophia myotonica auch mit reiner Myotonie anfangen kann, ist meiner Erfahrung nach das schlaffe Kind mit Facies myopathica eine viel häufigere klinische Verlaufsform.

Dystrophia myotonica ist autosomal dominant vererblich mit unvollständiger Penetranz, was auch mit unseren Erfahrungen übereinstimmt. Es wurde mehrmals in der ursprünglichen Krankengeschichte angegeben, daß keine Krankheiten in der Familie vorkämen. Hatte man aber Gelegenheit, beide Eltern zu untersuchen, war es einfach, einen leichten, aber typischen Fall von Dystrophia myotonica bei einem von diesen festzustellen. Ich glaube nicht, daß man mich absichtlich belogen hat, denn ein Patient mit leichter Dystrophia myotonica ist sich nicht immer darüber klar, daß seine leichten Bewegungsschwierigkeiten durch eine Krankheit verursacht sind, die erblich ist. Deshalb ist es eine große diagnostische Hilfe, wenn man Gelegenheit hat, beide Eltern des Kindes zu untersuchen oder ihnen wenigstens die Hände zu drücken.

The Differentiation of Myotonia and Pseudomyotonia

FRANK H. TYLER

Introduction

The description of the muscular manifestations of thyroid deficiency was made by KOCHER [1] and by HOFFMAN [2] shortly after the recognition of myotonia by ERB [3] and others. The differentiation of these two syndromes is sometimes difficult and the two may coexist. My purpose in this report is to compare the two syndromes and to describe in some detail the phenomenon of delay in muscle contraction and relaxation which is characteristic of hypothyroidism. We call this phenomenon pseudomyotonia because it resembles true myotonia although it appears to have an entirely different mechanism.

Characteristics of Myotonia and Pseudomyotonia

I have listed in Tab. 1 some of the clinical characteristics of these disorders, particularly those which help in the differentiation of the two syndromes.

Table 1

Hypothyroidism	Myotonia	
Percussion Myotonia	Occasional	Usual
Grasp Myotonia	Rare	Usual
Stiffness	Common	Common
"Warm-Up"	Absent	Usual
Muscle Enlargement	Occasional	Common
Delay in Relaxation after Tendon Reflex	Characteristic	Rare
Response to Quinine and Procaine Amide	None	Usual
Electromyography	Irritability	Repetitive Firing

The muscular contraction which is elicited by direct percussion of the muscle is nearly always strikingly prolonged in patients who have hereditary myotonia and is called percussion myotonia. The persistent contraction results from repetitive asynchronous firing of muscle fibers entirely similar to that which occurs following voluntary contraction or repetitive electrical stimulation in these patients. In contrast percussion usually results in only a brief contraction in patients with hypothyroidism. Although the contraction is probably longer than in normal muscle, delay of relaxation comparable to that seen in myotonic muscle is unusual. I know of no quantitative studies of the problem. Occasionally the contraction persists for more than a second in patients with myxedema. In such subjects the delay in relaxation is probably a reflection of irritability of the muscle as well as the delay in mechanical contraction and relaxation which characterizes these muscles.

Grasp myotonia is a characteristic manifestion of true myotonia. It is best elicited by firm and relatively prolonged flexion of the fingers voluntarily. It may last for many seconds and is nearly always present in patients who have myotonia congenita or myotonic dystrophy. In myxedema a similar phenomenon does not occur. Stiffness and slowness of both contraction and relaxation are common but the obvious delay in relaxation and need for strong contraction of the extensors to open the grasp which characterize myotonia is not observed. The actual strength of the grasp is less in the hypothyroid patient but there may be apparent weakness in myotonia even when muscle hypertrophy is present. This apparent weakness of grasp and sometimes other muscle groups is probably produced by myotonia of the antagonists. After several repetitive movements the delay in relaxation and the weakness tend to disappear in the myotonic while rapidity of relaxation is unchanged and the weakness becomes progressively greater in myxedema. This phenomenon of disappearance of myotonia with repetitive activity is frequently called "warm-up".

Enlargement of muscle is common in severely affected patients with myotonia congenita. It is associated with good or increased strength when the myotonia has been relieved pharmacologically or by sustained activity. An occasional patient with myxedema also has strikingly enlarged muscle bulk. Such muscle is firm and doughy in consistency. In spite of the enlargement rather marked weakness of the muscle is present. Histologically, the fibers appear to be hypertrophied. Sometimes an obvious excess of interstitial fluid is present which has the appearance of myxedema fluid in other tissues. An occasional report has described degenerating and regenerating fibers in muscle biopsies from such patients but these findings are not common.

The most characteristic feature of pseudomyotonia is the delay in relaxation of the reflex contraction induced by a single tap of the tendon with a reflex hammer. The delay is sufficiently prolonged and characteristic that it can be used at the bedside as a diagnostic sign of hypothyroidism. It appears to be a mechanical characteristic of the muscle fibers themselves and not related to muscle irritability or repetitive firing. The tendon reflexes in true myotonia are usually normal unless reduced by dystrophic atrophy. After a single tendon tap relaxation is not prolonged in most patients. Little or none of the repetitive fixing observed after strong voluntary contraction or percussion of the muscle is found electromyographically. Some delay in relaxation may be observed after rapid repetitive tapping of the tendon. It would appear that this results in myotonic after-potentials in the muscle fiber which are not produced in significant number by a single reflex contraction.

There is also a contrast between the response of the two conditions to pharmacologic agents. Quinine or procaine amide will relieve myotonia in most patientes. These drugs have no effect on pseudomyotonia although the leg cramps which some patients with myxedema experience may be relieved. Adrenal corticoids will also relieve myotonia after several days of administration at doses above the physiologic level. They have no effect on pseudomyotonia. On the other hand thyroxine or desiccated thyroid extract in physiologic dosage will relieve the pseudomyotonia after several days of administration at physiologic dosage or below. The effect of thyroid medication on real myotonia has been somewhat controversial. Certain authors have reported no effect and others that the myotonia became worse [*4*]. There is an occasional report of improvement but these are probably instances in which myotonia and hypothyroidism have existed together but the thyroid deficiency was not recognized. We will return to this problem below.

Electromyography will usually distinguish the two phenomena well. The typical afterpotentials of myotonia have been described and their mechanism discussed elsewhere in this symposium. In hypothyroidism the electrical response to voluntary contraction and reflex firing is essentially normal although minimal time delay in nerve transmission may be demonstrated if very careful records are made. The muscle is hyperirritable to trauma and when intramuscular electrodes are used the greatest care must be taken not to confuse potentials resulting from mechanical irritation caused by the movement of the needle by the muscular contraction with myotonic after-potentials [5].

From the description of the clinical manifestations of myotonia and pseudomyotonia it is apparent that they are unrelated but have sufficient features in common that they are frequently confused with each other.

Quantitative Recording of Pseudomyotonia

Some years ago LAMBERT and his colleagues [6] at the Mayo Clinic expanded the previous studies of CHANEY [7] by the use of a device which measured the strength and duration of isometric contraction during the tendon reflex.

Fig. 1 is a diagram of the response curve constructed from the average of Lambert's data from normal subjects and patients with hypothyroidism. Note the characteristic pattern with a delay of 35 msec from the beginning of the percussion artefact to the start of the electrical potential as recorded by a surface electrode. The electrical potential is of short duration, about 17 msec. Tension in the muscle begins to develop at about 50 msec and reaches its peak at 195 msec. Relaxation is more prolonged, requiring about 400 msec before the tension reaches baseline again. LAMBERT found the time from the tap to half relaxation of the reflex contraction to be the most satisfactory time to measure in evaluating his curves.

In patients with myxedema only insignificant delay in the time from tap to onset of the electrical potential was found. The electrical potential was also slightly prolonged. These delays, however, averaged only 2 msec together (Fig. 1) and individual values overlapped considerably. Both the contraction phase and relaxation phase in the muscle were prolonged significantly as shown in the diagram. Most of the delay is present during the phase of maximal contraction which probably accounts for the ease with which pseudomyotonia can be identified clinically. The average time from tap to half relaxation was nearly twice that of the normal.

Contraction time shortened to normal when the patients became euthyroid on desiccated thyroid (Fig. 2); and abnormally short when they were artificially made hyperthyroid. Similarly brief contraction times were observed in spontaneous hyperthyroidism. The measurements were quite reproducible in individual subjects. Shortening of contraction time was very consistent after treatment of hypothyroidism. Unfortunately in a series of subjects considerable overlap between normal and both hyperthyroid and hypothyroid data was observed.

Several other mechanisms for measuring either isometric or isotonic contraction have been developed subsequently. Most of these are recorded electronically in such a fashion that the first derivative of the curve shown here is recorded. Most such studies have used the time from maximal acceleration of the upswing to the most rapid phase of relaxation as the best index of the duration of muscular contraction. The resulting data are entirely similar to LAMBERT's.

Because of these observations and the relative ease of performance of the test a number of authors have used this technique as a diagnostic test for assessing the state of thyroid function [8]. Reports of its efficiency vary considerably. The majority are quite consistent with Lambert's original findings and show considerable overlap between normals and hyperthyroid subjects but less between normals and hypothyroid patients. In general the procedure is of limited usefulness in identifying hyperthyroidism where protein bound iodine level in plasma and related tests are

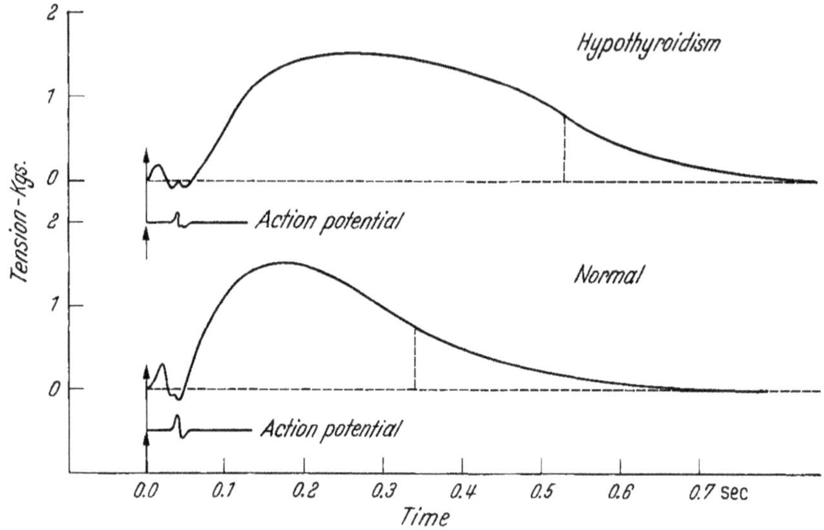

Fig. 1. Diagrammatic curves constructed from data of LAMBERT et al. [6] to show duration of reflex muscular contraction in muscle of normal and hypothyroidism

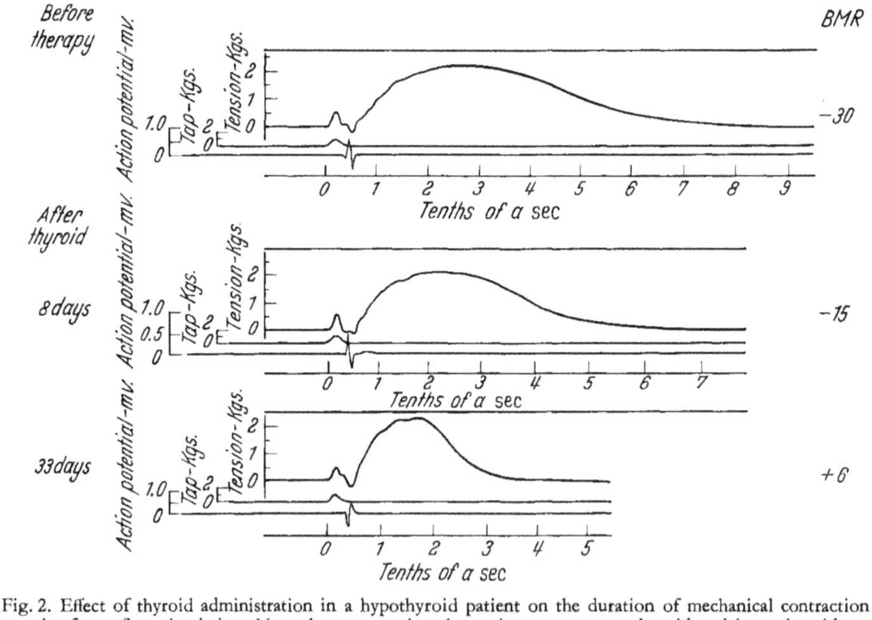

Fig. 2. Effect of thyroid administration in a hypothyroid patient on the duration of mechanical contraction of muscle after reflex stimulation. Note that progressive shortening occurs at euthyroid and hyperthyroid states. Reproduced from LAMBERT et al. [6]

very effective and superior. However, in hypothyroidism when doubt exists with other testing techniques it is sometimes extremely useful. It is one of the few tests which is directly related to metabolic effect of administered thyroid medication and is occasionally useful in assessing the effectiveness of therapy in the individual patient if control tracings are available. It should be noted that rigid control of the mechanics of performance of the test is required. Its apparent simplicity may lead to its performance in an inadequate fashion resulting in unreliable data.

Pathophysiology of Pseudomyotonia

The reason for the delay in muscle relaxation is still not entirely clear. Several studies have demonstrated that the delay is mechanical and not the result of repetitive firing as occurs in true myotonia. LAMBERT considered the possibility that the lower body temperature, particularly peripherally, in hypothyroidism accounted for the delay in relaxation. Prolongation of muscular contraction is produced by chilling in normal muscle [*6*]. The resultant curve is different from that observed in hypothyroidism. Delay was observed in all phases of the reflex response including the latent period and the action potential of the muscle. The cooled muscle contracted more slowly and did not stay at its peak contraction as long as did the muscle in hypothyroid patients. The degree of chilling required to produce similar prolongation to half or full relaxation was much greater in normal muscle than the degree of temperature alteration in the myxedematous muscle. Thus temperature has a real effect but does not account for the pseudomyotonia.

Like many other processes in the hypothyroid patient muscle contraction is slowed. Speculation concerning its relation to the altered energy requirements and production, or physico-chemical alteration of the contractile mechanism itself is useless without better data than exist at present. Solution of this problem poses a fascinating area for further investigation of the mechanism of muscle contraction.

Effect of Hypothyroidism on True Myotonia

Several authors have described patients in whom myotonia was present as well as hypothyroidism [*9*, *10*, *11*]. In some of these patients after treatment of the hypothyroidism all clinical manifestations of the myotonia have disappeared. When other members of the family were not known to have myotonia, some of these reports have concluded that the true myotonia had been produced by the hypothyroidism. Some years ago we had the opportunity of studying such a subject who developed hypothyroidism with pseudomyotonia and true myotonia after a thyroidectomy [*12*]. Incidentally, she also had tetany from hypoparathyroidism which had appeared some weeks earlier and was incompletely controlled. The problems were sorted out by demonstrating typical myotonic discharges in the EMG and by subsequent demonstration that several members of her family also have myotonia, even though this was repeatedly denied initially.

This patient has obtained complete relief under treatment with thyroxine and calciferol. Myotonia cannot be demonstrated on most of her outpatient visits at the present time. Sometimes percussion myotonia of mild degree is present and a few but typical myotonic discharges are seen electromyographically after voluntary contraction. If we had not identified its hereditary character and persistent electrical abnormality, we also might well have been misled to the conclusion that the hypothyroidism produced the myotonia.

It is difficult to be certain that this same situation applies in all of the other instances of myotonia in hypothyroid patients. All have been greatly helped by treatment of their hypothyroidism and in several no residual evidence of myotonia have been found. In no instance has typical electrical myotonia been demonstrated before therapy and not found afterward. A recent case [*11*] had many myotonialike manifestations clinically and a normal electromyogram after therapy but no tracing was made while the patient was hypothyroid.

I am inclined to conclude (as did THOMASON some years ago [*4*]) that these are two entirely independent processes which may coexist. When they do, the myotonia is made much worse and may become obvious in subjects who have not had signiticant symptomatic difficulty previously. In such a patient the myotonia is more or less completely relieved by thyroid replacement therapy and the conclusion is drawn that the hypothyroidism caused the myotonia. Until such a subject is shown to have typical myotonic afterpotentials which completely disappear after therapy, and careful clinical and electromyographic examination of parents and other family members shows them to be free of myotonia, I do not believe that we can accept the thesis that hypothyroidism causes true myotonia.

Summary

Myotonia and pseudomyotonia are independent phenomena. Myotonia is made worse by hypothyroidism and pseudomyotonia is caused by the hypothyroidism. Confusion may result unless care is taken in their differentiation by clinical and electromyographic examination.

References

1. KOCHER, T.: Zur Verhütung der Cretinismus und cretinoider Zustände nach neuen Forschungen. Dtsch. Z. Chir. **26**, 556 (1892).
2. HOFFMANN, J.: Dtsch. Z. Nervenheilk. **89**, 278 (1896).
3. ERB, W.: Die Thomsensche Krankheit (myotonia congenita). (128 pp.), (12, 25, 42, 43, 92). Leipzig 1886.
4. THOMASEN, E.: Myotonia: Thomsen's Disease (Myotonia Congenita), Paramyotonia, and dystrophia Myotonica. Aarhus, Denmark: Universitetsforlaget 1948.
5. WALDSTEIN, S. S., D. BRONSKY, H. B. SHRIFTER, and Y. T. OESTER: The electromyogram in myxedema. Arch. intern. Med. **101**, 97 (1958).
6. LAMBERT, E. H., L. O. UNDERDAHL, S. BECKETT, and L. O. MEDEROS: A study of the ankle jerk in myxedema. J. clin. Endocr. **11**, 1186 (1951).
7. CHANEY, W. C.: Tendon reflexes in myxedema: A valuable aid in diagnosis. J. Amer. med. Ass. **82**, 2013 (1924).
8. NUTTALL, F. Q., and R. P. DOE: The Achilles reflex in thyroid disorders. Ann. intern. Med. **61**, 269 (1964).
9. GOLDSTONE, H., and F. R. FORD: Severe myotonia as a complication of postoperative thyroid deficiency. Bull. Johns Hop. Hosp. **97**, 53 (1955).
10. WADE, A. F.: A case of myotonia congenita with hypothyroidism. Brit. med. J. **1**, 1223 (1957).
11. SISSON, J. C., W. H. BEIERWALTES, G. H. KOEPKE, and K. R. MAGEE: "Myotonia" of the orbicularis oculi with myxedema. Arch. intern. Med. **110**, 323 (1962).
12. JARCHO, L. W., and F. H. TYLER: Myxedema, pseudomyotonia and myotonia congenita. Arch. intern. Med. **102**, 357 (1958).

Das Neuromyotonie-Syndrom

H.-G. MERTENS

Das Neuromyotonie-Syndrom wurde von uns im vergangenen Jahr auf dem Deutschen Neurologenkongreß in Düsseldorf, und in diesem Jahr auf dem Inter-

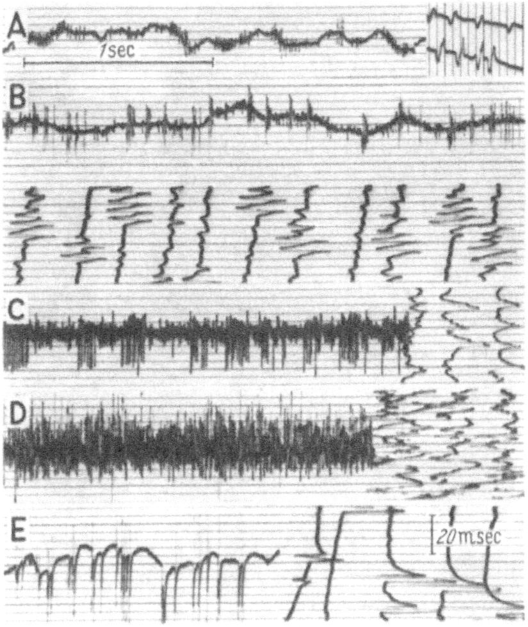

a

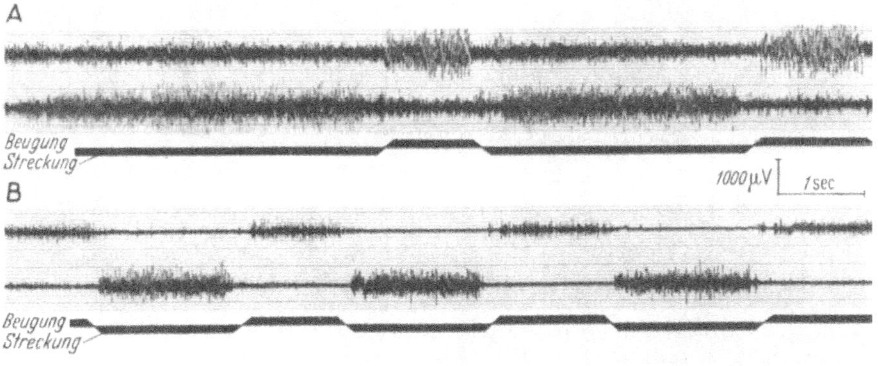

b

Abb. 1. *Elektromyogramm bei Neuromyotonie.* a) Die Analyse der Spontanaktivität zeigt kurze Gruppen von Aktionspotentialen mit hoher Entladungsfolge von 80 bis 180/sec. Die unterschiedlichen Parameter der Aktionspotentiale lassen erkennen, daß sie nicht nur von ganzen motorischen Einheiten, sondern auch von Untereinheiten, vielleicht auch Einzelfasern ausgehen. b) Bei aktivem Beugen und Strecken im Ellenbogengelenk und Ableitung von Bizeps und Trizeps bleibt trotz der Antagonistenhemmung eine dichte Spontanaktivität im entspannten Muskel bestehen (A). Sie nimmt nach mehrfachen Bewegungen ab. Gleichzeitig lichtet sich aber auch das Muster des willkürlich innervierten Muskels (B)

nationalen Kongreß in Wien vorgestellt. Auf Wunsch des Veranstalters wage ich noch einmal darauf zurückzukommen.

Der Begriff „*Myotonie*" weist auf eine abnorme, „tonische", d. h. langanhaltende Muskelverspannung, die im Gegensatz zur Kontraktur von Muskelaktionspotentialen begleitet wird. Bei den bisher besprochenen Formen der Myotonie nimmt die abnorme Erregung ihren Ausgang von der Muskelfasermembran, evtl. vom muskulären Anteil der Endplatte; bei dem jetzt zu besprechenden Syndrom dagegen von

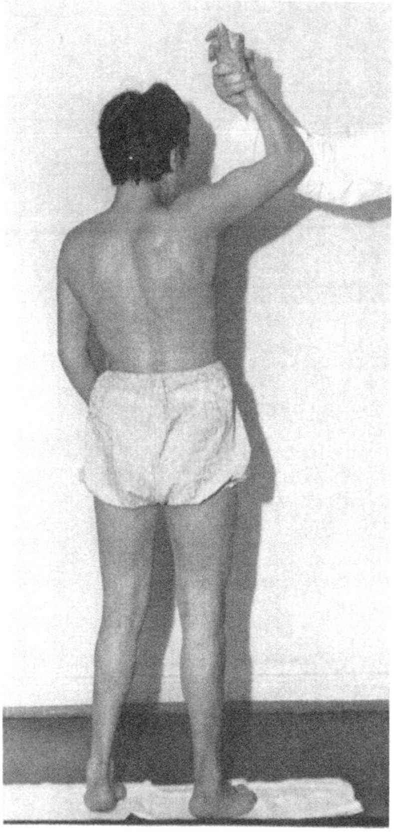

a

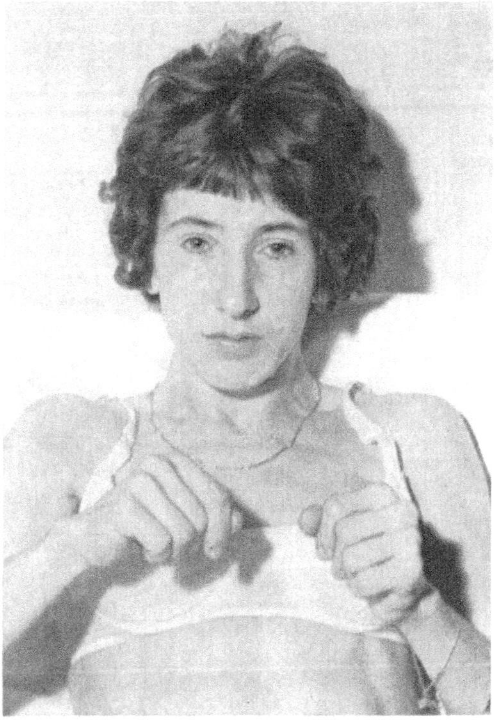

b

Abb. 2. a) 23jährige Patientin mit Neuromyotonie nach 11jährigem Krankheitsverlauf. Hochgradige Verspannung der gesamten Skeletmuskulatur in Beugehaltung fixiert. Patientin kann nur wenige Schritte mit Unterstützung gehen. Durch fehlendes Fettgewebe tritt das Muskelrelief hervor. b) 3 Jahre später: Pat. bettlägerig. Hände können aktiv nicht geöffnet werden, maskenartig verkrampfte Gesichtszüge. c) Weitgehend freie Bewegungen und lockere Mimik unter Tegretal-Behandlung

den peripheren Anteilen des motorischen Nerven. Die Bezeichnung „Neuromyotonie" ist rein descriptiv. Sie soll auf die Ähnlichkeit des Syndroms mit den myogenen Myotonien und gleichzeitig auf seinen andersartigen Ursprungsort hinweisen.

Von unseren drei Patienten bemerkte eine Friseuse mit 24 Jahren zuerst die Verspannung in den Händen bei der Berufsausübung. Bei den beiden anderen Patienten zeigte sich die Behinderung mit 5 bzw. 12 Jahren zuerst in den Beinen. Sie verstärkte sich teils schubförmig, teils chronisch-progressiv generalisierend und erstreckte sich zuletzt praktisch auf die gesamte quergestreifte Muskulatur. Die beiden weiblichen Patienten hatten in den ersten Jahren monate- bzw. 2 Jahre anhaltende Remissionen, die von schwereren Krankheitsphasen abgelöst wurden. Eine familiäre Belastung fehlte. In Anbetracht des Verlaufs stellten wir zunächst die Diagnose „Myotonia acquisita".

Wie bei den myogenen Myotonien sind bei diesem neurogenen Syndrom die Bewegungen zu Anfang am stärksten gehemmt. Die Verkrampfung nimmt während der ersten Bewegungen noch weiter zu. Erst durch mehrfach wiederholte Übungen wird schließlich eine mäßige Lockerung erreicht. Der Bewegungsablauf bleibt jedoch verlangsamt, zähflüssig und wird nie so frei und zügig wie bei den bisher bekannten Myotonien. Die anhaltende Hemmung jeder Bewegung durch die überdauernde Verspannung der Antagonisten erschöpfte unsere Patienten so, daß sie nur kurze Strecken gehen und kaum Handarbeit verrichten konnten. Auch die Verkrampfung der Schlund- und Atemmuskeln, insbesondere des Zwerchfells — beim Husten während der Durchleuchtung gut erkennbar — wies auf ein andersartiges Syndrom. Durch plötzliche Bewegungen, z. B. beim Erschrecken, Gähnen, heftigem Husten oder Verschlucken, steigerte sich die Spannung abrupt derartig, daß es zu Erstickungszuständen mit tiefer Zyanose kam. Im Unterschied zu Kranken mit generalisierten myogenen Myotonien entspannte sich die Muskulatur unserer Patienten weder im Schlaf noch in tiefer Narkose. Sie blieb tastbar verhärtet, ihr Dehnungswiderstand erhöht. Mitunter huschte ein feines, unregelmäßiges Faszikulieren über wechselnde Partien des hervortretenden Muskelreliefs wie ein Kälteschauer. Die Reflexe fehlten. Bei Beklopfen eines Muskels bildete sich kein idiomuskulärer Wulst, keine anhaltende „myotonische" Delle. Die Verkürzung der gespannten Muskeln führte durch Überwiegen der Beuger zu einer charakteristischen Prädilektionshaltung mit Pfötchen oder Faustellung der gebeugten Hände, angewinkelten Ellenbogen, leicht gebeugten Hüft- und Kniegelenken, Equinovarusstellung der Füße, Verstärkung der physiologischen Wirbelsäulenkrümmungen. Die Mimik wirkte maskenhaft starr.

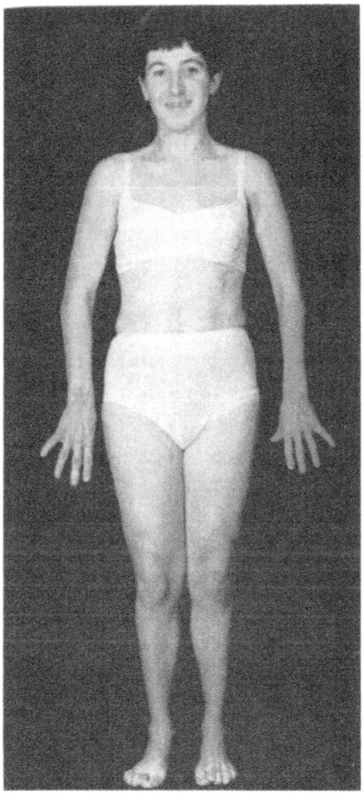

c

Bei den zusammen mit Herrn Zschocke durchgeführten elektromyographischen Untersuchungen zeigte sich in der Ruhe bei bestmöglicher Entspannung eine Daueraktivität von periodisch wechselnder Intensität. Sie variiert von lockerer Tätigkeit bis zur dichten Interferenz. Die Analyse der Einzelpotentiale zeigt eine erhebliche

Schwankungsbreite zwischen langer, kurzer und sehr kurzer Dauer. Schmale Potentiale, die von sogenannten Subeinheiten ausgehen und sehr schmale, die der Erregung einzelner Muskelfasern entsprechen, stehen im Vordergrund. Sie treten mit einer Frequenz von 80 bis 180/sec in Gruppen oder kurzen Serien auf; wie bei Tetanie finden sich Doubletten und Multipletten. Nach kräftiger Muskelanspannung überdauert beim Versuch zur Entspannung eine besonders dichte Aktivität, die sich erst nach 20 bis 30 sec lichtet. Nach einer kurzen Pause relativer elektrischer Ruhe von etwa 10 sec setzt wieder die übliche Daueraktivität ein.

Bei abwechselndem Beugen und Strecken im Ellenbogengelenk mit gleichzeitiger Ableitung von Bizeps und Trizeps zeigt sich eindrucksvoll, daß die Antagonistenhemmung die spontane Aktivität nicht unterdrücken kann. Diese lichtet sich erst nach mehrfacher willkürlicher Muskelanspannung. Eine Gegenüberstellung mit den schauerartigen Entladungen myogener Myotonien zeigt den Unterschied. Bei diesen handelt es sich nur um Einzelfaserentladungen von gleichmäßig zunehmender oder auch abnehmender Frequenz und Amplitude. Die Serien sind fast durchweg länger. Beim Vergleich mit anderen neurogenen Serienentladungen, z. B. beim Facialis- und Masseter-Spasmus oder bei der Tetanie, springt die Ähnlichkeit zu den neuromyotonen repetitiven Entladungen ins Auge: Kurze Serien gleichbleibender Frequenz und Amplitude. Nur bei der Neuromyotonie zeigen die Einzelpotentiale solcher Gruppen so vielgestaltig wechselnde Parameter.

Überlegungen zum Pathomechanismus der Erkrankung müssen berücksichtigen, daß die pathologische Erregung nicht — wie bei den Tetanien — vom Axon des Nerven ausgeht, sondern von seinen Endverzweigungen, da die Parameter der Aktionspotentiale nicht auf Erregungen kompletter motorischer Einheiten hinweisen, sondern auf Entladung einzelner Fasern oder kleiner Fasergruppen. Dieser Eindruck läßt sich experimentell bestätigen. Die Daueraktivität der Muskulatur wird nicht unterbrochen, wenn die Impulse des Zentralnervensystems und der proximalen Anteile der Motoneurone durch Lumbalanästhesie ausgeschaltet sind. Die abnorme Aktivität blieb auch bei Novokainblockade peripherer Nerven dicht vor dem Eintritt in den Muskel bestehen. Andererseits kann diese Erregung aber auch nicht ihren Ausgang von der Muskelfaser oder dem muskulären Anteil der Endplatte nehmen, da sie — im Gegensatz zu den bekannten Myotonien — nach Curarisierung verschwindet.

Diese pathogenetischen Vorstellungen werden weiter durch unsere sehr günstigen therapeutischen Erfahrungen unterbaut. Nachdem wir unsere Patienten mit dem ganzen Arsenal der bei myogenen Myotonien wirksamen Medikamente: Novocamid, Cortisone, Saldiuretica, Ionenaustauscher, vergeblich zu behandeln versucht hatten, gaben wir schließlich Mittel, die sich bei Epilepsie und Trigeminusneuralgie bewährt haben. Bei allen Patienten gelang es, mit Diphenylhydantoin (zwei Injektionen von 250 mg Epanutin i.v. im Abstand von 60 min) die Verspannungen und Bewegungshemmungen in allen Muskeln in 2 bis 4 Stunden weitgehend zu beseitigen. Der erstaunliche Effekt ließ sich mit Zentropil (3 bis 5 Tabletten = 0,3 bis 0,5 g/Tag) aufrecht erhalten. Nach Absetzen der Medikation kehren die Störungen in 6 bis 8 Stunden wieder zurück. Carbamyl-Dibenzoazepin (Tegretal 1 g/die) wirkt ebenso günstig. Ferner besteht eine deutliche Abhängigkeit der Störungen von der H-Ionenkonzentration im Serum. Bei Alkalose im Hyperventilationsversuch exazerbieren die Verkrampfungen, während sie durch Ansäuerung etwa mit dem Carboanhydrasehemmer

Diamox gelindert werden können. Im Gegensatz zur Tetanie blieben aber Calzium und Magnesium intravenös ohne Wirkung.

Das Syndrom ist wahrscheinlich gar nicht so selten. Kurz nachdem unsere Arbeit erschienen war, teilten mir Kollegen zwei weitere Fälle mit. Wahrscheinlich wurden im älteren Schrifttum entsprechende Fälle unter sehr verschiedenen Diagnosen wie:

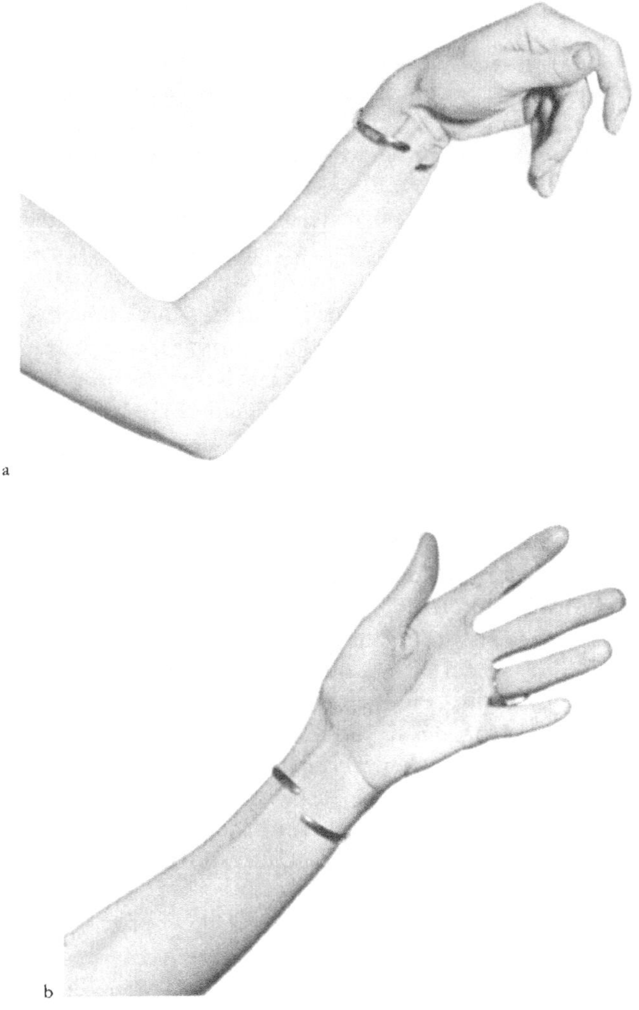

Abb. 3. a) Typische Arm- und Fingerstellung beim Versuch die Hand zu öffnen. 25jährige Pat., 4 Jahre nach Krankheitsbeginn. b) Freie Fingerbewegung 4 Std nach 500 mg Epanutin i.v.

Chronischer Tetanus, Myotonia acquisita, Brett-Syndrom usw. mitgeteilt. Auf dem letzten Internationalen Neurologenkongreß in Wien wurde je ein Patient von Drechsler u. Mitarb. aus Prag sowie von Dupelj u. Mitarb. aus Zagreb unter der Diagnose „Stiff-man"-Syndrom ausführlich mitgeteilt, bei denen es sich wohl ebenfalls um das Neuromyotonie-Syndrom handelt. Dieses läßt sich von dem „Stiff-man"-Syndrom der Mayoklinik, das 1956 von Moersch und Woltman beschrieben wurde, eindeutig trennen. Der Grundumsatz ist bei der Neuromyotonie wegen der Daueraktivität z. B. stark erhöht, beim „Stiff-man"-Syndrom normal, da die Versteifungen durch Kontrakturen verursacht werden, bzw. eine Entspannung möglich ist. Gut mit unserem Syndrom übereinstimmende Beschreibungen wurden zuerst — soweit ich sehe — von GAMSTORP und WOHLFART 1959 unter der Bezeichnung „Syndrom von Myokymie, Myotonie, Muskelschwund und starkem Schwitzen" sowie von ISAACS 1961 unter der Bezeichnung „Syndrom kontinuierlicher Muskelfaseraktivität" publiziert.

In Zukunft wird es durch die erwähnten pharmakologischen Teste sowie durch den charakteristischen elektromyographischen Befund leicht möglich sein, die Diagnose abzusichern.

Die Ätiologie ist unbekannt. Bemerkenswerterweise fanden wir gegen Skeletmuskeleiweiß gerichtete Antikörper bei zwei Patienten teils mit dem indirekten Immunfluoreszenztest, teils mit dem Boyden-Test. Bei der dritten Patientin fanden sich schwache Reaktionen im antinucleären Immunfluoreszenztest sowie im Antithyreoglobulin-Test. Entsprechende Befunde wurden von anderen und auch von uns nur bei Myasthenie gefunden, bei der es sich ja ebenfalls nicht um eine eigentliche Muskelerkrankung, sondern um eine Störung der neuromuskulären Synapse handelt, und die auch in ihrem Verlauf gewisse Parallelen zur Neuromyotonie erkennen läßt. Die Deutung der Pathogenese im Sinne einer Autoimmunerkrankung wäre aber bei beiden Syndromen verfrüht.

Summary

Report on 3 patients in a state of continuous muscular activity showing incessant involuntary muscular tension. Following an insidious and subacute onset of the illness and a chronic progressively generalising course, a considerable curtailment of movement, respiratory discomfort and contructures, partly irreversible, develop.

Although similarities exist, the disturbance show significant differences from myogenic myotonies on the one hand and the so-called "stiff-man syndrome" on the other. The myotonic continuous activity was neurogenic in our patients. The terminal stretch of the motoneuron must be taken into consideration as site of origin of the abnormous irritability and pathological discharges.

After the failure of drugs which are effective in myogenic myotonies drugs inhibiting the irretability of nervous elements (carboanhydrase inhibitors, diphenylhydantoine, carbamyldibenzoazepine) proved effective in the described neuromyotonic syndrome.

Literatur

BEHREND, R.-CH.: Zur Frage der erworbenen Myotonie. Dtsch. Z. Nervenheilk. **160**, 22 (1949).

BONDUELLE, M., P. BOUYGUES, P. CHAUMONT et L. STRIGLIONI: Fibrillations géneralisées et myoclonies évoluant depui plus d'un an, sans autre manifestation. Le syndrom fibrillaire. Rev. neurol. **103**, 160 (1960).

BRUCKNER, W. J.: "Stiff-man-Syndrome". Progressive fluctuating muscular rigidity and spasm. Calif. Med. **87**, 336 (1957).

DRECHSLER, B., O. NEVSIMAL, M. SUTA, and M. TUHACEK: "Stiff-man"-Syndrom, Neuromuscular Diseases. Proceedings Tom II. 8. International Congress of Neurology, Vienna 1965.

DUPELJ, M., N. GREVIC, and N. PUSKARIC-HAMMEL: Das "Stiff-Man"-Syndrom, Neuromuscular Diseases. Proceedings Tom II., 8. International Congress of Neurology, Vienna 1965.

Fischer, K., H. G. Mertens und K. Schirmigk: Ein Beitrag zur Immunpathologie bei myasthenia gravis. Dtsch. med. Wschr. **90**, 1760 (1965).
Gamstorp, I., and G. Wohlfart: A syndrome characerized bei myokymia myotonia, muscular wasting and increased perspiration. Acta psychiat. scand. **34**, 181 (1959).
Grund, G.: Über genetische Beziehungen zwischen Myotonie, Muskelkrämpfen und Myokymie. Dtsch. Z. Nervenheilk. **146**, 3 (1938).
Harman, J. B., and At. Richardson: Generalised myokymia in thyreotoxicosis. Report of a case. Lancet **1954 I**, 473.
Huhnstock, K., R. Brock und E. Kuhn: Über das Stiff-man-Syndrom. Dtsch. med. Wschr. **87**, 1388 (1962).
Isaacs, H.: A syndrome of continous muscle-fibre, activity. J. Neurol. Psychiat. **24**, 319 (1961).
Mertens, H. G.: Das Syndrom „kontinuierlicher Muskelfaseraktivität", von Isaacs als Modell einer gestörten Synapsenfunktion. Zbl. Neurol. **180**, 220—221 (1965).
—, u. St. Zschocke: Neuromyotonie. Klin. Wschr. **43**, 918 (1965).
Moersch, F. P., and H. J. Woltman: Progressive fluctuating muscular rigidity and spasm („Stiff-man"-Syndrome): Report of a case and some observations in 13 other cases. Proc. Mayo Clin. **31**, 421 (1956).
Trethowan, W. H., J. L. Allsop, and B. Turner: The „Stiff-man"-Syndrome. A report of two further cases. Arch. Neurol. Psychiat. (Chic.) **3**, 448 (1960).

Gespräch über die Therapie der Myotonie

(Leitung: S. Refsum)

The subject of this round table conference is the symptomatic treatment of myotonia.

While dystrophia myotonica is rather common in Norway, myotonia congenita is very rare. Since 1950, we have seen 65 patients with dystrophia myotonia in the Department of Neurology, Rikshospitalet in Oslo. During the same period we have seen only 3 patients with myotonia congenita, and in one of the 3 patients the diagnosis was somewhat questionable as he had a slight weakness and atrophy of his sternomastoid muscles.

Many of our patients with dystrophia myotonica are not much troubled by their myotonia, the muscular weakness is their problem. As Professor Caughey puts it in his monograph: "The relief of the myotonia may give satisfaction to the physician, but is not usually of much concern to the patient, and on this account patients often fail to persevere with therapy."

Personally I have not had patients who have been taking anti-myotonia preparations consistently over a long period of time. My experience in this field is very limited. I am therefore looking very much forward to hearing about the experiences of others. — We are very fortunate to have at this table today colleagues with extensive experience in the treatment of myotonia.

J. E. Caughey

Owing to our lack of knowledge of the fundamental disorder underlying the myotonic dystrophies, no specific therapy is available. Treatment then must be directed to the relief of symptoms. In the past attempts to influence the creatine metabolism by giving glycine or alphatocopherol were without demonstrable effect.

Various drugs and hormones have been found which effectively relieve myotonia. The most important of these are quinine, procaine amide and prednisone.

It is our experience that in dystrophia myotonica, myotonia is seldom a cause of serious disability and patients usually develop methods of coping with it.

There is often a disinclination on the part of the patient to persevere with therapy.

It is important to recall that cases of habituation to quinine and to prednisone have been reported and also the recent reports of disseminated lupus erythematosis induced by procaine amide should make us careful in the use of this drug.

The suppressive action of prednisone on the adrenal cortex must be considered and ACTH should be given once or twice weekly to prevent this.

If myotonia is disabling we advise using prednisone and/or quinine.

Endocrine aspects:

In these patients who have evidence of the usual selective failure of the androgenic function of the gonads and adrenals, long acting "primotestone depot" may be given at intervals of 6 to 8 weeks. Likewise investigations of thyroid function may indicate a need for thyroxine. However, inspite of evidence of severe end organ failure, results of therapy are very unsatisfactory.

Finally, management must be in accord with acceptable principles of muscular disorders. Moderate daily exercise is important, but overfatigue has to be avoided. Daily stretching and supervision will help to avoid disabling contractures. Splints may be worn at night when foot drop develops and toe springs assist in walking.

J. N. Walton

The first point that I would like to make is that few patients with dystrophia myotonia are disabled by their myotonia; most of them are more troubled by muscular weakness due to the dystrophic process. However, in occasional cases and more particularly in myotonia congenita relief of myotonia is helpful. Some years ago Dr. Leyburn and I carried out a controlled trial using quinine, procaine amide and prednisone and found procaine amide to be the best — just superior to prednisone. Now because of risks of using procaine amide I am inclined to use prednisone as a routine when necessary, but often 20 mg daily is the minimum which will relieve the myotonia. We also carried out another trial using a potassium-binding ion-exchange resin but this form of treatment was much less successful and inconsistent in its effects though it did relieve myotonia slightly in some cases.

J. A. Simpson

When I made the first suggestion that procaine amide may control the myotonic phenomenon it was to test a hypothesis that myotonia was due to an unstable membrane. I pointed out that the dose of quinine used clinically was too small to cause neuromuscular block but would be capable of causing membrane stabilisation and procaine amide had similar properties. I agree with previous speakers that the majority of patients do not require treatment but I give procaine amide to cricket players or others who require to change position suddenly during games and to athletes in cold environments, such as swimmers if they suffer from myotonia.

There is no evidence that the muscle cell is hyperpolarized or that the balance of potassium across the membrane is abnormal. For this reason I do not believe that it is rational to treat myotonia with ion-exchange resin or steroids as the reduced cellular excitability can only be obtained at the price of making the muscle fibre a less efficient machine.

H. G. MERTENS

In der Nachbarschaft von Schleswig, der Heimatstadt des Kreisphysicus Dr. THOMSEN, der die nach ihm benannte Krankheit aus persönlicher Erfahrung am eigenen Leibe und in der eigenen Familie erstmalig 1876 beschrieb, scheint die Krankheit relativ häufig vorzukommen, jedenfalls konnten wir in Hamburg in den letzten 10 Jahren 30 Kranke mit Myotonia congenita behandeln.

Chinin und seine Derivate sind wegen der Nebenwirkungen und des raschen Wirkungsabfalles kaum noch indiziert, jedenfalls nahm keiner unserer Patienten das verordnete Chinin länger als einige Wochen, höchstens Monate.

Seit der Arbeit von GESCHWIND und SIMPSON (1955) testeten wir unsere Patienten regelmäßig mit Novocamid. Der Effekt zeigte sich bei langsamer intravenöser Injektion (bis zu 10 ml einer 10%igen Lösung von Novocamid) in wenigen Minuten. Bei oraler Aufnahme setzte die Wirkung nach einer halben Stunde ein und erreichte ihren Höhepunkt etwa nach 1 Std, um nach 3 bis 4 Std allmählich wieder abzuklingen. Die Beseitigung der myotonen Hemmung gelang bei zwei Drittel unserer Fälle von Myotonia congenita nahezu vollständig, bei den anderen blieb eine geringe Bewegungsbehinderung bestehen. Die Percussionsmyotonie wurde zwar auch verringert, verschwand aber nicht. Bei einigen Fällen war selbst im Elektromyogramm nach Bewegungen und Muskelanspannungen eine myotone Reaktion nicht mehr zu erkennen. Um eine gleichmäßige Wirkung über den ganzen Tag zu erhalten, mußten vier Einzeldosen genommen werden von jeweils 75 bis 125 mg. Die Dosis stand in keinem erkennbaren Verhältnis zu Alter, Geschlecht, Körpergewicht oder Art und Schwere der Erkrankung. Ein Wirkungsverlust durch Gewöhnung, wie wir ihn stets bei Chininmedikationen sahen, wurde nach Novocamid nicht beobachtet. Als Nebenwirkungen wurden von den Kranken nicht selten Kopfschmerzen, mitunter auch Übelkeit und Brechreiz geklagt. Diese Beschwerden verschwanden nicht immer bei Fortführung der Behandlung. Herz- oder Kreislaufsensationen, insbesondere Kollapserscheinungen, wurden bei oraler Medikation dagegen nicht beobachtet.

Der Nachteil der Behandlung liegt in der jeweils kurzen Wirksamkeit und in der Magenbelastung durch die große Dosis. Die ungleichmäßige und von Stunde zu Stunde wechselnde Hemmwirkung auf die myotone Störung erlaubt den Kranken keine gleichbleibende Einstellung auf ihre Bewegungsbehinderung. Die Domäne dieser Behandlung ist daher weniger die Dauertherapie als die zuverlässige Hilfe und Sicherung bei besonderer körperlicher Beanspruchung, etwa beim Tanzen oder Schwimmen.

Eine gleichmäßige und anhaltende Besserung der myotonen Muskelfunktionsstörungen läßt sich, soweit ich sehe, nur auf zwei Wegen erreichen: 1. durch Einnahme von Glucocorticoiden, 2. durch Herbeiführung eines chronischen Kaliummangelzustandes.

Angeregt durch tierexperimentelle Untersuchungen von BROWN und HARWEY (1939), welche zeigten, daß die Muskeln myotoner Ziegen gegen Kalium überempfindlich sind, untersuchten wir seit 1953 das Verhalten der Muskelfunktionsstörungen bei Myotoniekranken in der Kaliummangelsituation. Da eine kaliumarme

Diät praktisch nicht durchzuführen ist, entzogen wir sechs Patienten mit Myotonia congenita Kalium auf enteralem Wege durch Behandlung mit Kationenaustauschern. Hinsichtlich der Einzelheiten dieser Behandlung kann auf unsere Arbeit 1955 verwiesen werden. Bei Einnahme von 60 bis 80 g der reinen Ammoniumform der Polystyrolsulfonsäure, verteilt auf drei oder vier Portionen zu den Hauptmahlzeiten, begann der Serumkaliumspiegel vom 3. bis 8. Tage der Behandlung an zu sinken und fiel innerhalb der ersten 3 Wochen stetig ab. Gleichzeitig verminderte sich auch die Kaliumausscheidung im Urin von normaler Weise 2 bis 4 g auf durchschnittlich 0,5 bis 0,3 g. Obwohl auch Natrium durch die Austauscher im Stuhl abgeführt wird, nahm die Natriumausscheidung im Urin in den ersten Tagen eher noch zu, später nahm sie geringfügiger und in wechselndem Umfange ab. Das Körpergewicht sank zu Beginn der Behandlung durch überschießende Diurese ab und blieb dann stationär. Die eindrucksvolle Besserung der Myotonien ging weitgehend der Senkung des Serumkaliumspiegels parallel. Als Maß für die Schwere der myotonen Störungen wurde die Zeitdauer gewählt, die gebraucht wurde, um bei möglichst schnellen und kräftigen Bewegungen die myotone Hemmung zu beseitigen. Sank der Serumkaliumspiegel auf Werte zwischen 3,5 und 2,5 mäq/l, so verschwanden die myotonen Störungen weitgehend. Die ursprünglich nur zur experimentellen Klarstellung des Zusammenhangs der Myotonie mit dem Kaliumhaushalt gedachten Untersuchungen führten bei vier Kranken zu einer Dauerbehandlung über Jahre. Die Kranken nahmen die nicht unerheblichen Kosten dieser Behandlung sowie die Belästigung durch die Einnahme von 20 g der Ionenaustauscher zu jeder Mahlzeit in Kauf, um sich freier bewegen zu können. Unsere anfänglichen Bedenken, ob ein chronischer Kaliummangelzustand längere Zeit ohne Komplikationen beibehalten werden könnte, wurden durch die Erfahrung bisher nicht bestätigt. In den letzten Jahren konnten wir bei fünf weiteren Kranken denselben Effekt mit Hilfe von Saliuretica (Chlorotiacide; „Chlotride“ 1,5 g/die) durch erhöhte renale Kaliumverluste erzielen. Die bisherigen über 6 Jahre durchgeführten Kontrollen zeigen, daß die ausgleichende Wirkung der Hypokaliämie auf die myotone Störung nicht nachläßt. Bei einigen Patienten zeigte sich eine Kombination der Behandlung mit Saluretica und mit Glucocorticoiden als praktisch.

Bei einer ausreichend hoch-dosierten Behandlung mit Prednison (es sind im allgemeinen 10 bis 25 mg täglich oral erforderlich) gelingt es immer, die Myotonie weitgehend zu bessern oder zumindest subjektiv zu beseitigen, ohne daß dabei eine wesentliche Änderung des Serumkaliumspiegels auftritt. Eine solche Behandlung führt nach einer Latenz von 3 bis 4 Tagen zur Besserung der Bewegungsstörungen, die über 3 bis 4 Tage fortschritt. Der Effekt einer solchen Behandlung überdauert das Absetzen der Therapie ebenfalls einige Tage. Bei den besonders stark beeinträchtigten Patienten fiel es schwer, diese Behandlung wieder abzusetzen, andererseits war die Linderung der Funktionsstörungen schon bei einer Tagesdosis von 7,5 bis 10 mg so erheblich, daß sich die Patienten zufrieden gaben. Bei anderen zeigte sich eine Kombination der Behandlung mit Chlotriden und Prednison als praktikabel. Wir rieten den Patienten außerdem, die Glucocorticoidbehandlung alle 6 Wochen um eine Woche zu unterbrechen. Obwohl man gegen eine solche Dauerbehandlung nach wie vor erhebliche Bedenken geltend machen muß, wird man sie Kranken mit besonders erheblicher Behinderung unter Umständen nicht vorenthalten können. Zur Illustration eine Krankengeschichte mit Diagramm (Abb. 1).

Pat. B. R., geb. 13. Juni 1946, Krankenblatt Nr. 12706/1955. In der Familie sind keine Erkrankungen bekannt. Im Alter von 4 bis 5 Jahren fiel den Eltern auf, daß das Kind ungeschickte Bewegungen machte, die eigentümlich steif waren, wobei es leicht stürzte.

Befund: 9jähriger Junge mit besonders kräftigem Muskelrelief. Nach einer Initialbewegung bleibt eine Muskelkontraktur 30 bis 40 sec bestehen. Bei Wiederholung der Bewegungen werden die Hemmungen immer kürzer und sind schließlich nicht mehr zu erkennen.

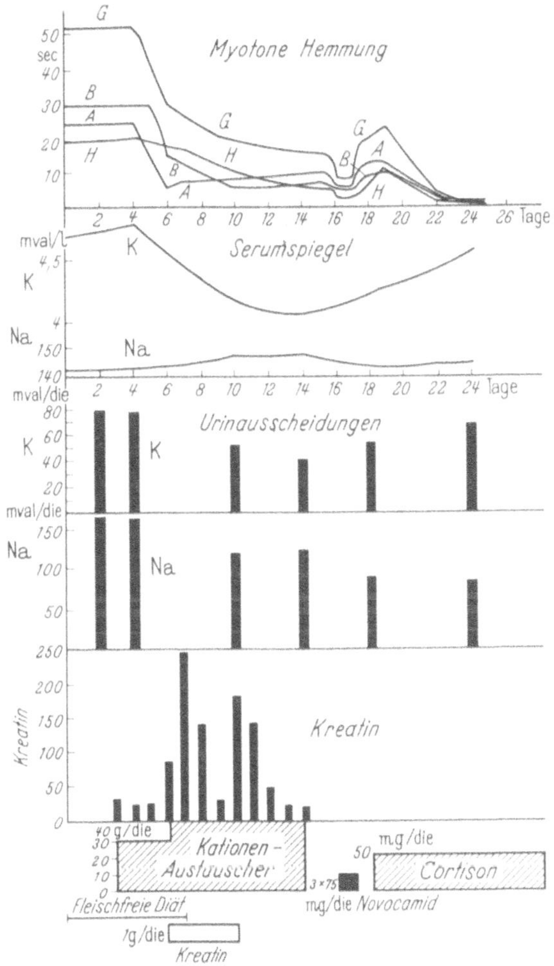

Abb. 1. Behandlungsverlauf bei Patient BR. — 9jähriger Junge, Myotonia congenita. Die Hemmungszeiten in Sekunden wurden beim Treppensteigen (G), bei Kniebeugen (B), bei Strecken und Beugen im Ellenbogengelenk (A) und beim Öffnen und Schließen der Faust (H) täglich nach jeweils 5 min Ruhepause gestoppt. Einzelheiten des Behandlungsverlaufs unter Gabe von Kationenaustauschern mit Novocamid und Cortison s. Casuistik

Eine kurze Pause genügt, um sie wieder hervorzurufen. Bei Beklopfen der Muskulatur zeigen sich am ganzen Körper anhaltende myotone Dellen- und Wulstbildungen. Stärkste Behinderung ist beim Aufstehen nach längerem Sitzen zu bemerken. Sie ist am lästigsten beim Laufen, Springen, Treppensteigen und Gehen. Abgesehen von der Muskelerkrankung finden sich keine Störungen. Insbesondere keine dystrophischen Veränderungen.

Behandlung: (Vgl. Abb. 8). Bei täglicher Einnahme von 40 g der Ionenaustauscher kam es zu einer Senkung des Serum-K-Spiegels von 18,2 auf 16,1 mg-%, während gleichzeitig die myotone Störung weitgehend zurückging. Eine relativ geringe und praktisch wenig belangvolle Behinderung blieb aber bestehen. Nach 14 Tagen wurde die Behandlung abgebrochen und stattdessen 75 mg Novocamid dreimal täglich oral verabreicht. Darunter besserten sich die myotonen Hemmungen deutlich weiter, blieben aber noch erkennbar. Die Wirkung einer Einzeldosis hielt jeweils nur 3 bis 5 Std an, während der Effekt der Austauscherbehandlung das Absetzen des Medikamentes 3 bis 4 Tage überdauerte. Dann verschlechterten sich die myotonen Störungen rasch. In diesem Stadium wurde Cortison 50 mg/die per os gegeben. 3 Tage nach Beginn der Behandlung zeigte sich eine Rückbildung der Störungen, die innerhalb von 5 Tagen völlig verschwanden. Selbst durch Perkussion ließ sich nur noch eine geringe Dellenbildung hervorrufen, die nicht mehr sicher über eine idiomuskuläre Wulstbildung hinausgingen. Untersuchungen der Kreatinausscheidungen ergaben bei fleischfreier Kost nur geringe Ausscheidungen im Urin. Bei Belastungen durch

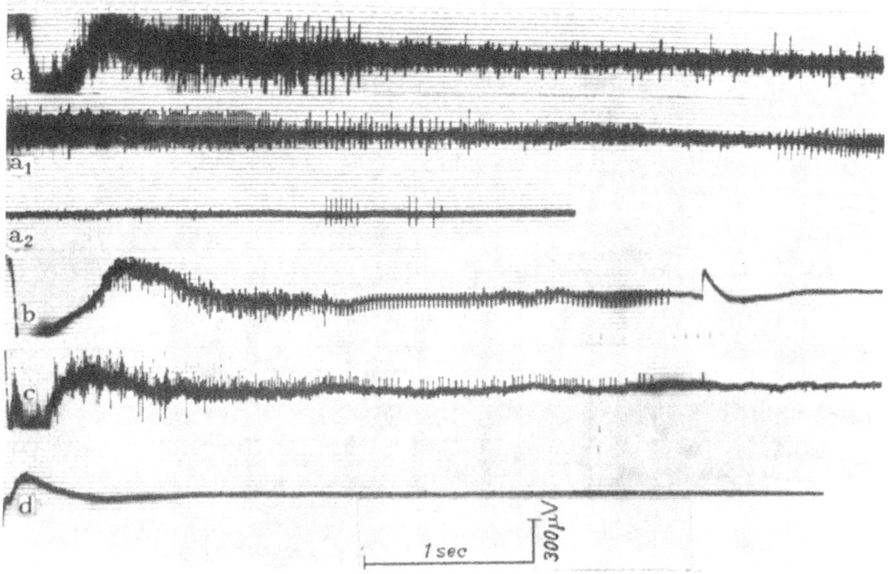

Abb. 2. Elektromyogramm nach Perkussion des Daumenballens bei Pat. O. F. Myotonia dystrophica. a—a_2 Ausschnitte aus der myotonen Reaktion vor der Behandlung (Dauer 25 sec). b 1 Std nach Einnahme von 0,75 g Novor camid, c 14 Tage nach Behandlung mit Depot-ACTH 40 E/die. Obwohl äußerlich keine myotone Reaktion mehnachweisbar ist, besteht im Myogramm nach beiden Behandlungsarten noch eine 5 sec anhaltende elektrische Aktivität von geringerer Amplitude, langsamerer Frequenz und ohne myotone „Schauer". d Myotone Reaktion nach Perkussion des Quadriceps femoris (ohne Behandlung). Obwohl äußerlich an Rumpf- und Beinmuskeln keine Myotonie erkennbar ist, kann durch Perkussion auch in diesen Muskeln eine geringe elektrische Aktivität hervorgerufen werden.

orale Zufuhr von 1 g Kreatin/die stieg die Kreatinausscheidung auf 250 mg an. Sie normalisierte sich erst 3 Tage nach Absetzen des Kreatins. In späteren Jahren wurde wiederholt viele Monate Prednison 10 bis 15 mg oral/die mit vorzüglichem Erfolg, d. h. weitgehender Besserung der myotonen Störungen eingenommen, ohne daß ungünstige Nebenwirkungen festgestellt werden konnten.

Bei Dystrophia myotonica lassen sich die myotonischen Muskelfunktionsstörungen durch dieselben Behandlungsmaßnahmen beeinflussen, wie das Elektromyogramm nach Perkussion des Daumenballens vor und nach Behandlung mit Novocamid und Depot-ACTH demonstrieren kann (Abb. 2).

Bei dieser Krankheit ist jedoch meist eine Behandlung der Myotonie nicht notwendig.

A. T. MILHORAT

I should like to ask whether anyone here has attempted to treat myotonia by limiting the fluid intake of the patient. HEGYELI and SZENT-GYORGI showed that myotonia occurring as a hereditary disease in goats could be completely abolished during periods when fluid was completely withheld. We limited the fluid intake in a patient with myotonia congenita. For about a week, myotonia appeared to be moderately reduced, but thereafter, the symptom was about the same as when fluid intake was normal. It would be interesting to study the effect of a dry diet without fluid for a number of days.

The patient gives a history that illustrates graphically the effect of activity. His myotonia is readily increased by rest. Several years ago he had a job as a driver of a bus for school children. As long as he drove the old bus that shook violently and kept the driver and occupants in a continual state of physical agitation, he experienced no difficulty. However, when the old bus was replaced by a new one that was silent and almost without vibration he had trouble. One day his myotonia was such that he was unable to take his foot off the gasoline pedal and put it on the brake pedal. As a result, he lost his job as driver of the school bus.

Experimentelle Myotonie*

W. STEIN

Die Zeichen der Myotonie lassen sich im Experiment hervorrufen. Bekannt ist die myotonisch verlängerte Reizantwort der Skelettmuskulatur unter bestimmten Veratrinalkaloiden [*5*]. Die gleichen Veränderungen wurden nach 2,4-Dichlorphenoxyacetat (2,4-D) von EYZAGUIRRE u. Mitarb. beschrieben [*2*], die ein typisch myotonisches Bild am Rattengastrocnemius unter 2,4-D zeigen konnten. Auch in vitro am isolierten Rattenzwerchfellpräparat ruft eine 2,4-D-haltige Inkubationslösung Myotonie hervor, wie die Abb. 1 zeigt. Die der angeborenen Myotonie zugrunde liegende Störung ist bislang unbekannt. Die zumindest formale Gleichheit des 2,4-D-Effektes mit der angeborenen Myotonie gestattet uns diesen 2,4-D-Effekt im Experiment als Modell einer Myotonie zu benutzen, wobei wir im Bewußtsein behalten wollen, daß die angeborene Myotonie und die 2,4-D-Myotonie auf voneinander verschiedenen Mechanismen beruhen können. Im folgenden soll nun von der Wirkung des 2,4-D auf verschiedene Muskelfunktionen, die mit dem Entstehen einer Myotonie in Zusammenhang stehen können, berichtet werden. Eine Versuchsreihe galt der Suche nach 2,4-D bedingten Calciumaustauschstörungen, da doch die Bedeutung des Calciumions als intrazellulärem Überträgerstoff für die Regulation von Kontraktion und Erschlaffung des Muskels durch zahlreiche Befunde gestützt wird (Übersicht bei [*3*]). Danach aktivieren Erhöhungen des myoplasmatischen Calciumspiegels das kontraktile System. Auch für die myotonisch verlängerte Erschlaffungsphase dürfen wir mit der Wirksamkeit dieser Aktivierung rechnen. Und es schien uns sinnvoll, zu prüfen, ob die kontraktionsverlängernde Wirkung des 2,4-D mit einer vermehrten Calciumaufnahme in den Muskel parallel ginge. Zur Beantwortung dieser Frage diente eine

* Unterstützt durch die Deutsche Forschungsgemeinschaft.

Versuchsserie, bei der die Aufnahme des radioaktiven Calcium[47] in Rattenzwerchfelle gemessen wurde. Herr Doz. Dr. Haas stellte uns dafür in dankenswerter Weise seine Laboreinrichtungen zur Verfügung. Wir konnten so mit und ohne 2,4-D in der Tyrodelösung, im Ruhezustand und unter Reiz die Calciumaufnahme des Zwerch-

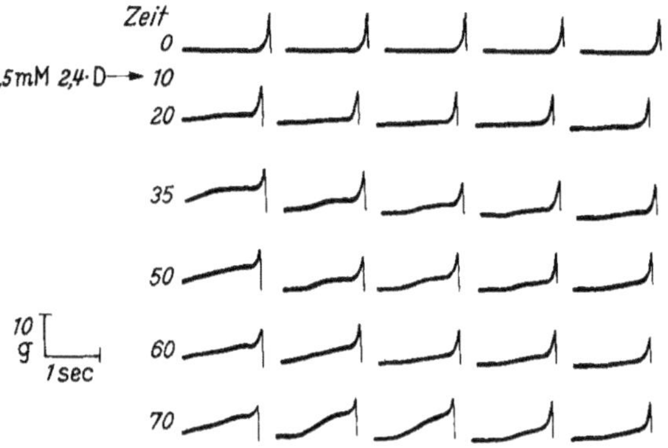

Abb. 1. Zwerchfellphrenicuspräparat der Ratte in Tyrodelösung, K = 5,4 mM, Ca = 1,8 mM, 37 °C, Reiz indirekt 5 ms, 20/min, jede Zuckung ist von rechts nach links geschrieben, bei 10 min Wechsel gegen 2,4-D-haltige Tyrode

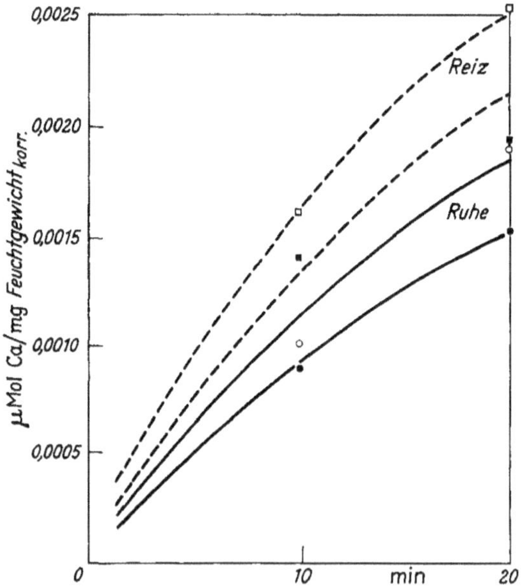

Abb. 2. Calciumaufnahme ruhender und direkt gereizter (20/min) Rattenzwerchfellstreifen, Tyrodelösung K = 5,4 mM, Ca = 1,8 mM, 35 °C, ausgefüllte Symbole = 2,5 mM 2,4-D. Zur Berechnung wurde ein Extrazellulärraum von 30% des Feuchtgewichtes angenommen

fellmuskels bestimmen. Das Ergebnis dieser Influxversuche ist auf der Abb. 2 aufgezeichnet. Die Aktivität steigert wie zu erwarten [1] den Calciuminflux. 2,4-D vermindert den Calciuminflux am ruhenden wie am gereizten Präparat. Diese Verminderung des Calciuminfluxes ließ sich zwar statistisch nicht sichern. Bedeutsamer im Zusammenhang mit der Myotonie erscheint aber die Tatsache, daß kein Hinweis auf eine Influxsteigerung besteht. Es ist auch das Ausmaß der Calciuminfluxsteigerung durch Muskelaktivität beim unvergifteten wie beim 2,4-D-vergifteten Muskel gleich. 2,4-D bewirkt also keinen Calciumextrainflux während der Aktivität. Somit haben wir, da auch der Calciumefflux durch 2,4-D nicht verändert wird, keinen Hinweis für durch 2,4-D gestörte Calciumaustauschvorgänge durch die Zellmembran, die mit dem Entstehen der Myotonie in Zusammenhang stehen können.

Wenn bei der 2,4-D-Myotonie keine extra- zu intrazellulären Calciumverschiebungen beteiligt sind, stellt sich die Frage, wie 2,4-D die intrazelluläre Calciumverteilung in Richtung eines erhöhten myoplasmatischen Calciumspiegels verändern kann. Wir können am sarkoplasmatischen Retikulum, das an der intrazellulären Calciumverteilung beteiligt ist, Störungen vermuten, die mit der Myotonie in Zusammenhang stehen. Einmal könnte während der myotonen Erschlaffung über verlängerte Zeit Calcium aus dem sarkoplasmatischen Retikulum freigesetzt werden, z. B. durch fortlaufende Stimulierung von der Membran her. Zweitens besteht die Möglichkeit, daß das regelrecht freigesetzte Calcium nur verzögert in das sarkoplasmatische Retikulum wieder aufgenommen wird und somit eine verzögerte Erschlaffung verursacht. Diesem letzten Punkt wollten wir uns zuwenden. Wie bekannt ist, haben die Vesikel des sarkoplasmatischen Retikulum — eine durch Zentrifugierung gewonnene Muskelfraktion — auch in vitro noch die Eigenschaft Calcium aus der umgebenden Lösung unter ATP-Verbrauch zu akkumulieren [*4*]. Die Wirksamkeit von 2,4-D auf diesen Prozeß prüfen zu können, war uns durch das Entgegenkommen von Herrn Prof. HASSELBACH und Herrn Dr. MAKINOSE möglich. Zuerst interessierte die Frage, ob 2,4-D die in die Vesikel aufnehmbare Calciummenge vermindert. Das ist nicht der Fall, wie die Abb. 3 zeigt; mit und ohne 2,4-D wird dasselbe Plateau der Calciumaufnahme erreicht. Die mit der Calciumaufnahme verbundene ATP-Spaltung zeigt unter 2,4-D aber Veränderungen. Bei unveränderter Calciumgesamtaufnahme erreicht unter 2,4-D die ATP-Spaltung höhere Werte. Das kann bedeuten, daß die Koppelung zwischen Calciumaufnahme und ATPase Aktivität unter 2,4-D gelockert wird und eine Entkoppelung dieser beiden Prozesse voneinander eintritt. Wie steht es aber mit der Calciumaufnahmegeschwindigkeit? In den üblichen oxalathaltigen Versuchsansätzen läuft die Calciumaufnahme in die Vesikel so schnell ab, daß die Kinetik dieses Prozesses schlecht beurteilbar wird. Hemmende Einflüsse kommen bei der maximalen Stimulierung des aufnehmenden Systems weniger zur Auswirkung. So galt es in einem modifizierten Versuchsansatz zu prüfen, ob die in der Abb. 3 angedeutete Verminderung der Calciumaufnahmegeschwindigkeit unter 2,4-D zu bestätigen war. Senkt man in einen Versuchsansatz die freie Calciumkonzentration mit Hilfe eines Calciumpuffers, so wird die oxalatbedingte Stimulierung der Calciumaufnahmegeschwindigkeit gemildert. In solchen Versuchsansätzen mit einer Anfangskonzentration an freien Calciumionen von $5 \cdot 10^{-8}$ M untersuchten wir die Wirkung des 2,4-D auf die Calciumaufnahmegeschwindigkeit in die Vesikel. Abhängig von der 2,4-D-Konzentration fanden wir die Aufnahmegeschwindigkeit deutlich vermindert. Die Abb. 4 zeigt den Verlauf der Calciumaufnahme eines solchen Versuches. Die Tab. 1 läßt die Geschwindigkeitsverminderung in Abhängigkeit von der 2,4-D-Konzentration erkennen. Bei Zunahme der 2,4-D-Konzentration wird zunehmend die Aufnahmegeschwindigkeit in die Vesikel verlangsamt. Neben diesem Befund erscheint ein weiteres Ergebnis bedeutsam, daß die freie Calciumkonzentration, die sich nach dem Einwirken der Vesikel in einem Calciumpuffersystem einstellt, durch 2,4-D angehoben wird. Die Vesikel können unter 2,4-D nicht mehr so tiefe

Tabelle 1. *Calciumaufnahme nach 15 min Inkubation (Ansatz wie in Abb. 4) unter verschiedenen 2,4-D Konzentrationen*

2,4-D mM	Calciumaufnahme in % des Kontrollwertes
0,0	100,0
1,0	96,7
2,5	92,7
5,0	74,1

Tabelle 2. *Calciumkonzentrationsfähigkeit isolierter Vesikel Ansatz wie in Abb. 4 nur EGTA = 0,4 mM*

2,4-D mM	$Ca^{2+} \cdot 10^{-9}$ M (frei)
0,0	1,90
1,0	2,21
2,5	3,35
5,0	4,46

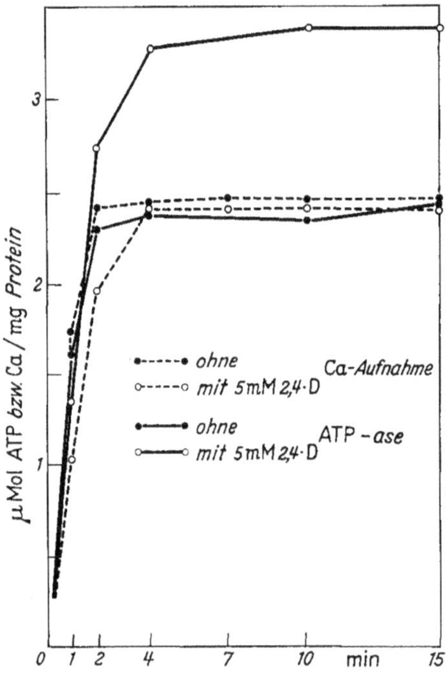

Abb. 3

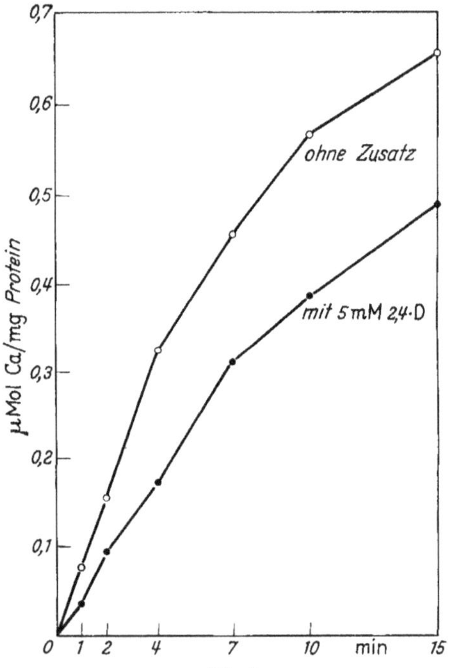

Abb. 4

Abb. 3. Calciumaufnahme und Extraspaltung von ATP durch isolierte Vesikel des sarkoplasmatischen Retikulums des Kaninchens ohne und mit 2,4-D. Histidin 0,02 m, pH 7, ATP = Mg = Oxalat = 5 mM, $Ca^{45}Cl_2$ = 0,125 mM, Zimmertemperatur

Abb 4. Calciumaufnahmegeschwindigkeit durch Vesikel ohne und mit 2,4-D, Ansatz wie in Abb. 3 nur Ca = 0,1 mM und zusätzlich EGTA = 0,5 mM als Calciumpuffer

Calciumkonzentrationswerte erzielen, wie ohne 2,4-D. Die Tab. 2 führt die entsprechenden Zahlen an.

Eine verzögerte Calciumaufnahmegeschwindigkeit in die Vesikel des sarkoplasmatischen Retikulums und eine erhöhte freie Calciumkonzentration außerhalb der

Vesikel sind Veränderungen durch 2,4-D, die durchaus bei dem Entstehen einer Myotonie eine Rolle spielen können. Ebenso läßt sich die erhöhte ATP-Spaltung durch die Vesikel unter 2,4-D mit den 2,4-D-bedingten Stoffwechselveränderungen in Übereinstimmung bringen. Diese äußern sich in einem erhöhten Energieumsatz des Muskels unter 2,4-D. Nach 2,4-D steigen in der Muskulatur die Gehalte an Glycolysemetaboliten an, die des Kreatinphosphates fallen ab (Abb. 5). In dieser Beziehung bietet der 2,4-D-vergiftete Muskel das gleiche Bild wie der unvergiftete

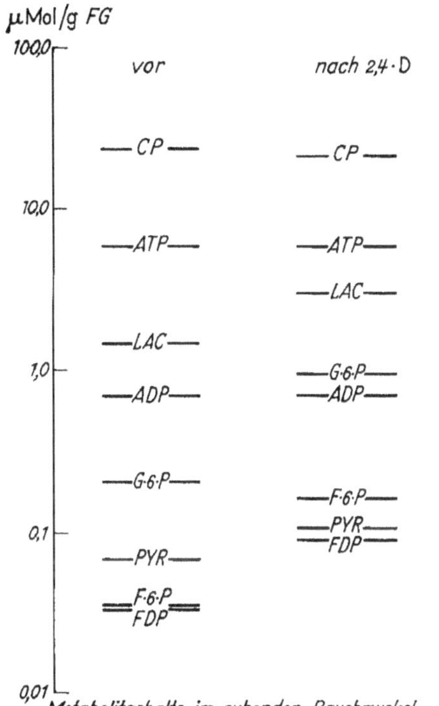

Metabolitgehalte im ruhenden Bauchmuskel der Ratte vor u. nach 200 mg 2,4-D/kg KG i.p.

Abb. 5

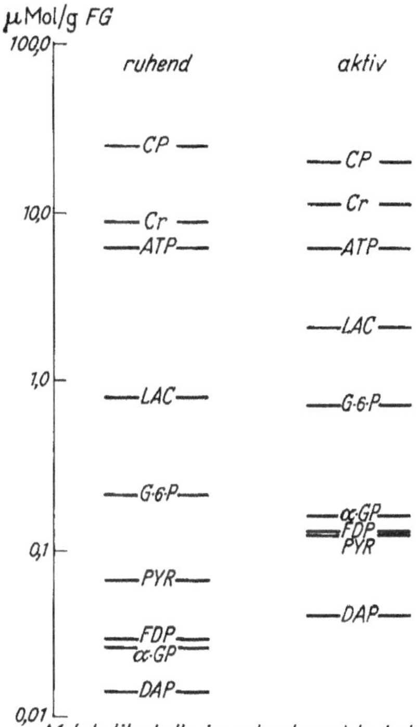

Metabolitgehalte im ruhenden u. tetanisch gereizten Bauchmuskel der Ratte

Abb. 6

Muskel in Aktivität (Abb. 6). Entsprechend diesen Befunden am Muskel in situ steigen Atmung und Laktatproduktion des in vitro mit 5 mM 2,4-D-inkubierten Zwerchfellpräparates auf 122% bzw. 262% des Kontrollwertes an [*6*]. Ob diese Stoffwechselveränderungen unter 2,4-D tatsächlich von einer gestörten Vesikel-ATPase induziert werden oder anderer Ursache sind, können wir nicht entscheiden. Ebenso ist noch nicht bewiesen, daß die an der isolierten Vesikelfraktion erhobenen Befunde auch für den intakten Muskel gelten. Auch findet das elektrische Verhalten der Membran bei der Myotonie keine Erklärung durch die dargelegten Versuche. Zum Verständnis aller zur 2,4-D-Myotonie gehörenden Erscheinungen genügt also die alleinige Wirksamkeit des 2,4-D am sarkoplasmatischen Retikulum nicht.

Literatur

1. Bianchi, C. P., and A. M. Shanes: Calcium influx in skeletal muscle at rest, during activity and during potassium contracture. J. gen. Physiol. **42**, 803 (1959).

2. EYZAGUIRRE, C., B. P. FOLK, K. L. ZIERLER, and J. L. LILIENTHAL jr.: Experimental myotonia and repetitive phenomena: the veratrinic effect of 2,4-Dichlorphenoxyacetat (2,4-D) in the rat. Amer. J. Physiol. **155**, 69 (1948).
3. HASSELBACH, W.: Mechanismen der Muskelkontraktion und ihre intrazelluläre Steuerung. Naturwissenschaften **50**, 249 (1963).
4. —, u. M. MAKINOSE: Über den Mechanismus des Calciumtransportes durch die Membranen des sarkoplasmatischen Retikulums. Biochem. Z. **339**, 94 (1963).
5. KRAYER, O., and G. H. ACHESON: The Pharmacology of the Veratrum alkaloids. Physiol. Rev. **26**, 383 (1946).
6. KUHN, E., u. W. STEIN: Modellmyotonie nach 2,4-Dichlorphenoxyacetat bei der Ratte. In-vitro- und in-vivo-Untersuchungen über den Einfluß von 2,4-D auf den Energiestoffwechsel des Muskels. Klin. Wschr. **43**, 673 (1965).

Congenital Myotonia in Animals

ANDREW HEGYELI

Cases of congenital myotonia have been reported in two animal species: goats and horses. The latter case will be referred to only briefly since it differs somewhat from the myotonia in goats. The earliest account of "nervous", "stiff legged", or "fainting" goats was made in 1909 by WHITE and PLASKETT. Since then veterinary and medical literature contains surprisingly few references commenting on these animals. Descriptions of the goats were given by LUSH in 1930, CLARK, LUTEN, and CUTLER in 1932, and LEVIN in 1934. The disease was alternately called periodic paralysis, paroxysmal hypertonia and myotonia congenita. It was KOLB who in 1938 came to the conclusion that these animals were suffering from a disease closely related to myotonia congenita or Thomsen's disease in man.

The myotonic goats in the U.S. are thought to be the descendents of a small flock brought to Tennessee in 1880 from the Middle East. Similar animals were observed by WHITE in Syria in 1929. He saw a whole flock fall to the ground at the sound of a train whistle. The diseased animals are now scattered throughout the states of Kentucky, Alabama, and Texas. Their tough, red meat makes them undesirable for breeders, and consequently their number is diminishing. Some farmers like them, since they are readily immobilized and easy to catch. HERZOG reported in 1961 that he obtained his experimental goats from a farmer who kept a herd of 300 animals.

The goats of the original flock were snow white in color, but those available now have been crossed with Angora and other strains, and have black or brown markings. The myotonia is inherited through successive generations. Careful genetic studies have not been made. In a mixed flock of goats where normal and myotonic goats are kept together, the incidence and severity of the disease tends to diminish in successive generations. The animals appear perfectly normal when quiet, but sudden exertion immobilizes them. If startled they become rigid in all four extremities and remain motionless for a period of 10 to 20 sec. In more severe cases the animals may fall to the ground. After a couple of seconds they stand up, but if they try to run off immediately the hind legs may remain stiff for the first few leaps. After the stiffness has subsided, there is a refractory period of twenty to thirty minutes before another attack can be induced. The myotonic symptoms disappear during pregnancy and do not appear in the kids before the age of one month.

I would like to trace the development of our knowledge of this disease in animals in chronological order. The work by Kolb, Brown, Harvey and Herzog will be commented on briefly.

Studies on Myotonia by Kolb

Kolb, at Johns Hopkins University, was the first scientist to make a systematic study of myotonia in goats. He utilized methods such as mechanical and electrical stimulation, histological techniques and drug administration.

Mechanical Stimulation of Muscle

When the muscles of the hind legs of myotonic goats were mechanically stimulated by tapping, pinching, or striking with a percussion hammer a prolonged contraction of the muscle was evoked, instead of the rapid muscular twitch occurring in a normal muscle. This local response of the muscle to mechanical stimulus is also characteristic of myotonia in man.

Electrical Stimulation of Muscle

The myotonic reaction in man, or *Erb's reaction*, is characterized by a prolonged contraction of the muscle during the flow of a galvanic current. Following faradic stimulation there is a period of delayed contracture after the flow of current has been interrupted. With his experimental method Kolb failed to demonstrate any difference between diseased and normal animals following stimulation with either galvanic or faradic current.

Biopsy Studies

Kolb came to the conclusion that no readily detectable histological abnormality exists in myotonic animals. However, an examination of his illustrations shows rounding of muscle fibers and central nuclei, suggestive of dystrophy. He describes the macroscopic appearance of the muscles as being unusually red and tough. These findings are in agreement with the pathology seen in humans.

Pharmacological Reactions

Quinine dihydrochloride obliterated the rigidity completely. A number of drugs were found to have an action on myotonia in goats and caused remissions lasting up to two hours. Prostigmine on the other hand enhanced the myotonic reaction and directly antagonized the therapeutic effect of quinine. It also induced rigidity in kids where myotonus was not clearly apparent.

Studies of Myotonic Animals by Brown and Harvey

Brown and Harvey, two British scientists, obtained myotonic goats from the U.S. They repeated Kolb's experiments and introduced new techniques using electromyography in combination with anaesthesia. The response of the muscle of a myotonic anaesthetized goat to mechanical stimulus was strikingly different from that of normal animals. An abnormal, repetitive, prolonged discharge was recorded. Isolation of the muscle from the nervous system did not alter the myotonic response to mechanical stimulation.

The electrical behavior of the muscle was examined by inserting concentric needle electrodes. With this improved method BROWN and HARVEY were able to elicit Erb's reaction as in human myotonic muscle. They also found that acetyl choline causes a contraction in myotonic muscle which is 30 times longer than that in normal muscle. The myotonic muscle was extremely sensitive to injection of KCl whereas similar administration of NaCl gave no response. Blocking neuro-muscular transmission with curarine, denervation, or degeneration of motor nerve endings did not at any stage modify the characteristic responses of the myotonic muscle. The known curative effect of quinine (SANTESSON, 1892; WOLF, 1936) on myotonia was shown by the loss of myotonic response in quinine-treated denervated muscle.

On the strength of their experimental data BROWN and HARVEY concluded that myotonia in goats is a disease of the muscle itself and not of the central nervous system, and that myographically and electrically it is indistinguishable from Thomsen's disease in man. Because of this close similarity myotonic goats provide valuable means to study this disease.

Water Dreprivation Experiments

I started my experiments on myotonic goats in 1957 at the Institute for Muscle Research, Woods Hole, Massachusetts[1]. At that time our small flock of myotonic goats consisted of a billy, four nannies, and a male kid. The billy was white with black spots, one nanny was white, and the others were white with brown markings. The animals showed myotonic symptoms of different severity. Three normal goats were used for controls. The white nanny was crossed with the billy. During her pregnancy the symptoms gradually disappeared, only to recur following the delivery. The same observation was made on another pregnant nanny. This is in agreement with Kolb's and Herzog's findings. The nanny delivered twins and the kids did not show any stiffness until 3 to 4 weeks after the delivery.

Experimental method

The myotonic goats were used for experiments to evaluate the possible beneficial effect of thymus extracts on this disease. The suspension method described by BROWN and HARVEY was used with minor modifications. Since the degree of stiffness was used to evaluate the activity of the extracts, the experimental conditions had to be rigidly controlled. The animal must be protected from any disturbance for at least 30 min prior to the experiment. The experimenter should be hidden from the view of the goats since the reaction time may be significantly altered if the animal sees you. We kept our animals on a farm, far away from the traffic noise of the highway. The goats were housed in a barn with a small observation window and a wide door-opening. A suspending frame, Fig. 1, was constructed inside the barn. The horizontal bar used by BROWN and HARVEY was in our case suspended on ballbearings so that it could rotate freely. Two hooks were welded to the horizontal bar, to hold the two webbing straps on which the animals were suspended. The ends of the straps were attached to the hooks of the horizontal bar. This bar was fixed in position with a pin which could be removed from the outside of the barn, without the experimenter

[1] This research was sponsored by grants from the Muscular Dystrophy Associations of America and the Commonwealth Fund.

being noticed by the animal. When the pin was pulled out the horizontal bar swung around, due to the weight of the animal, and the straps slipped from the hooks, dropping the animal to the ground. Prior to the experiment the animals were suspended with their feet 5 to 6 cm off the ground. After a period of 30 min the goats were dropped. The released animals were watched from the observation window. They immediately made attempts to leap out from the barn to get to the food and to the rest of the flock. In all cases the animals were unable to run off, stiffened up and became immobilized for periods up to 65 sec. In severe cases they rolled over. We expressed the severity of the symptoms in two ways. The stiffness was graded one to five. Grade one stiffness was recorded when only the hind legs were involved in moderate stiffness. When the animal rolled over and was immobilized the severity was rated Grade 5. The grade of severity was multiplied by the number of seconds it took the animal to reach the food. The animals were fed dry food with molasses, and water was given to them ad lib.

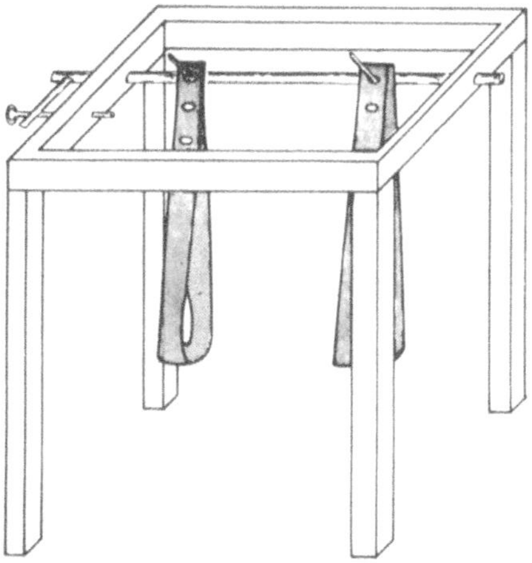

Fig. 1. Frame for suspending the goats

Results

The evaluation of our data with thymus extracts was frustrated for a long time by the great variability in symptoms found in one and the same animal without any

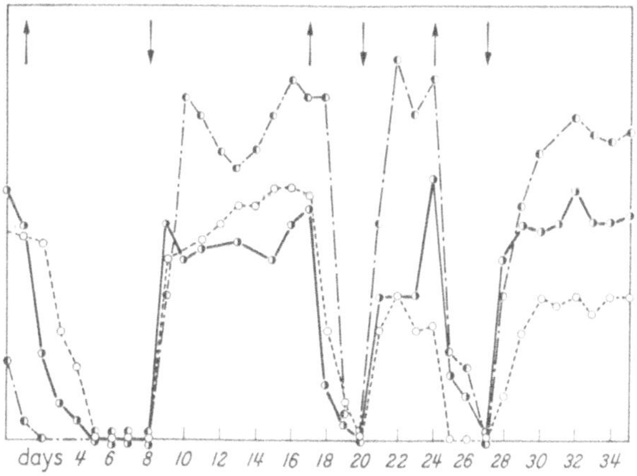

Fig. 2. Effect of water consumption on myotonic symtoms in goats

treatment. Our efforts to correlate these variations with metereological changes, food, exercise, and other variable failed. In 1960 I found that the gravity of the symptoms was related to the water intake. To investigate this further three myotonic goats were kept on mixed dry food, only very limited grazing being allowed. Water was withheld for periods of 3 to 7 days, after which water was offered ad lib. On withholding water, the myotonic symptoms disappeared completely within 3 days and returned with full gravity after 2 to 3 days when water was given. The results are illustrated in Fig. 2. The time is recorded along the abscissa, and the gravity of the symptoms along the ordinate. Upward arrows indicate withholding of water, downward arrows administration of water. The experiments were repeated several times with the same results.

Electrophysiological Studies

The electrophysiology and pharmacology of myotonic goat muscle was reported on in 1962 by HERZOG. His results support my finding of the importance of water in myotonia. He measured the accommodation constants of myotonic and normal muscle and found a correlation between the degree of myotonia, and this parameter. In tissues which fire repetitively as myotonic muscle does, the accommodation is decreased and this expressed by a higher accommodation constant. In HERZOG's experiments there was a decrease in the clinical symptoms and accommodation constant for a period of 10 days following an experiment. Since the goats lost approximately one liter of fluid during the experiment, HERZOG refers to our dehydration experiments and concludes that the lessening of myotonic symptoms may be related to the loss of water.

Myotonia in a Horse

So far I have dealt only with myotonia in goats. STEINBERG and BOTELHO reported in 1962 on a case of myotonia congenita in a "lame" horse. The electromyographic studies showed characteristic myotonic responses with one exception: neuromuscular block resulted in a change of the recording. The frequency of the spikes decreased by a factor of four. Congenital myotonia in man and goats is inherited and nonprogressive. The myotonia in the horse is said to have increased with age, and there is no record of inheritance. In view of these differences it is possible that the myotonia in the horse is of another type than that in goats.

A similar case was reported by COVERTON and DRAPER in 1947. In this case the symptoms increased with age as well.

Discussion

During my six years' study of myotonia in goats I observed a decrease of symptoms in two physiological states: water deprivation and pregnancy. I like to discuss the possible mechanisms underlying these remissions.

I want to emphasize the uniqueness of the goat as an experimental animal and specifically its value in the study of myotonia. Contrary to human beings, it can live for long periods of time without water. It uses the moisture in the food and the water from metabolic processes to keep alive. This is not unusual in the animal world. The camel for instance can live in the desert on water derived from its hump, which is largely composed of fat. The fat is a good source of water since it yields about twice as much water as an equal amount of protein or carbohydrate. At the end of seven days of water deprivation the goats used in my experiments showed decreased myotonia but no symptoms of dehydration. The ruminant stomach of the goat has four compartments with a great capacity for storage of water. The horse on the other hand has a very small stomach in relation to its size. It drinks on an average 12 gallons of water a day. STEINBERG did not observe any diminution of myotonic symptoms in the horse on water deprivation. This might be explained on the basis of a species difference. On the other hand the myotonia of the "lame" horse might be of another type than congenital myotonia in goats.

A number of possible explanations may be offered for the observed remissions of the disease during water deprivation and pregnancy. The first concerns the muscle cell membrane. It is selectively permeable to inorganic ions. Potassium is the chief intracellular ion, and its concentration is maintained at a level 23 times higher than in the extracellular fluid. Experimental evidence suggests that K^+ may have two important roles in muscle contraction: 1. it may be concerned with neuro-muscular transmission 2. the resting potential and the excitability of the muscle may depend mainly on the relative concentration of K^+ within and without the muscle fiber (WILSON and WRITE, 1936; BROWN, 1937; FEIN, 1940). If the intracellular potassium ion concentration increases relative to the extracellular, an abnormally high resting potential is produced (GROB, LILJESTRAND, and JOHNS, 1957; GROB, 1961). This results in decreased reactivity to acetylcholine (FATT, 1954; NACHMANSON, 1940; SHANES, 1958). It has been postulated that the defect in myotonia may be found in a changed permeability of the cell membrane with respect to K^+ ions. The myotonic muscle is abnormally sensitive to increases in potassium ion concentration (BROWN and HARVEY, 1939). A lowering of the extracellular K^+ level by ion exchangers causes decreased myotonic symptoms in man (MERTENS and GRUTTNER, 1955). Similar results were obtained by STERN in 1936 on 2,4-dichlotrophenoxyacetic acid induced myotonia in rats. The remission with decreased water intake may be due to a redistribution of K^+ ions between the intra- and extracellular compartments. The improvement of myotonia in pregnancy may be due to the increased production of progesterone and its effect on the permeability of the muscle membrane.

WINER (1964) suggested that myotonia may be a manifestation of altered lipid composition of the muscle cell membrane. In drug-induced myotonia of goats he noted accumulation of desmosterol, a precursor of cholesterol, in the muscle and decreased cholesterol in the serum. However, increased desmosterol by itself does not induce myotonia. We have not carried out any studies on the composition of the muscle before and after water deprivation. If the defect of myotonia is indeed in the muscle membrane, the effect of decreased dietary water may be brought about in at least two ways: decreased formation of a particular lipid or a change in the structure of the lipids in the membrane. Little exact information is available as to the physiological role of the cholesterol in the cell membrane. It is known that starvation results in a decrease of serum cholesterol. This change may be associated with a corresponding decrease in the cholesterol in the cell membrane. The composition of the depot fat in pigs may be changed at will from unsaturated soft fat to saturated hard fat through the simple step of starvation (ELLIS and ZELLER, 1930). Dehydration may change the lipid components of the membrane in a similar fashion.

During discussions of this paper my colleague RUTH JOHNSSON pointed out that the experiments on denervated myotonic muscle, reported in the literature, have all been carried out on preparations *in vivo*. These muscles are still connected to their blood supply. Hence any consideration of the etiology of this disease must take into account at least two variables: The muscle itself, and the blood carrying a continuous supply of body chemicals into the muscle. Any muscle exercised for any length of time requires an extremely good blood supply to furnish fuel and oxygen, to dissipate the heat, and to carry away the waste products of metabolism. Contrary to smooth muscle, striated muscle has a very rich blood supply. Several capillaries abut on each muscle fiber. Unlike smooth muscle each striated muscle fiber or cell is enclosed by a thin membrane, the sarcolemma. Interchange of dissolved substances between the sarcolemma and the capillaries is thought to be facilitated by a gelled amorphous intercellular substance.

Dystrophica myotonia, a disorder thought to be related to myotonia congenita (MAAS and PATERSON, 1939, 1958) is associated with endocrine disorders and is suspected to be a generalized disease due to steroid disturbance (MAAS and PATERSON, 1947). The urinary excretion of 17-ketosteroids is greatly diminished in the adults with this disease (CAUGHEY and SAUCIER, 1962). The role of steroids in the selective permeability of cell membranes has been studied recently by BANGHAM (1965) on model membrane systems composed of bimolecular phospholipid lamellae. His data support the hypothesis that the membrane action of biologically active steroids results from their direct interaction with lipid, independent of polysaccharide, protein, or active cell metabolism.

Azasterols are structural analogues of cholesterol, some of which modify the synthesis of cholesterol in animals (ELDER, 1964). Winer showed that 20,25-diazacholesterol caused reversible myotonia in normal goats and worsened the congenital myotonia. A similar drug, 20,25-diazacholestenol caused reversible myotonia in normal humans and keratoderma resembling that of the climacterium (ANDERSON, 1965). The authors speculate that the drug alters the sterol composition of the muscle cell membrane, thereby affecting permeability and potassium transport.

Three kinds of circumstantial evidence point to the possibility of a sterol defect underlying myotonia congenita: 1. suspected steroid disturbance in a related disease, myotonia dystrophica, 2. the role of steroids in the selective permeability of membranes (Bangham), 3. the reversible myotonia induced by inhibitors of steroid synthesis in normal goats. With Dr. RUTH JOHNSSON I would like to suggest that further investigations be carried out to determine whether the changed permeability of the muscle membrane (KUHN, 1961) is a primary event or secondary to a systemic steroid disturbance, mediated through the blood supply. Since remission can be achieved through such relatively simple means as water deprivation and pregnancy, myotonic goats provide a unique opportunity for investigators interested in the histology and biochemistry of normal and myotonic muscle.

References

ADAMS, R. D., D. DENNY-BROWN, and C. M. PEARSON: Diseases of Muscle. Paul B. Hoeber, Inc. 1962.
ANDERSON, P. C., and J. M. MARTT: Arch. Dermat Syph. (Chicago) **92**, 181 (1965).
BANGHAM, A. D., M. M. STANDISH, and G. WEISSMANN: J. Mo. Biol. **13**, 253 (1965).
BROWN, G. L.: J. Physiol. (Lond.) **91**, 4 P (1937).
—, and A. M. HARVEY: Brain **62**, 341 (1939).
— — J. Physiol. (Lond.) **96**, **11** P (1939).
CAUGHEY, J. E., and N. C. MYRIANTHOPOULOS: Distrophia Myotonica and Related disorders. C. C. Thomas (ed) 1963.
CLARK, S. L., F. H. LUTEN, and J. T. CUTLER: Supp.-Anat. Rec. **55,** 12 (1932).

COVERTON, J. S., and M. H. DRAPER: Med. J. Aust. **2**, 161 (1947).
DENNY-BROWN, D., and J. M. FOLEY: Brain **64**, 1 (1941).
DEXLER, H.: Berl. tierärztl. Wschr. **1908**, 970.
ELDER, W. H.: Wildlife Manage **28**, 556 (1964).
ERB, W. H.: Die Thomsensche Krankheit, Leipzig 1886. Dtsch. Arch. klin. Med. **34**, 467 (1884).
ELLIS, N. R., and J. H. ZELLER: J. biol. Chem. **89**, 185 (1930).
FATT, P.: Physiol. Rev. **34**, 674 (1950); **34**, 674 (1954).
—, and B. KATZ: J. Physiol. (Lond.) **120**, 171 (1953).
FENN, W. O.: Physiol. Rev. **20**, 377 (1940).
GROB, D., A. LILJESTRAND, and J. JOHNS: Amer. J. Med. **23**, 340 (1957).
— Bull. N.Y. Acad. Med. **37**, 809 (1961).
HEGYELI, A., and A. SZENT GYORGYI: Science **133**, 809 (1961).
HILL, A. V.: Proc. roy. Soc. B. **119**, 305 (1936).
HERZOG, W. H.: 1962, PhD. Thesis. Univ. Cincinnati, Univ. Microfilms, Ann Arbor, Michigan **62**, 4784.
HOOPER, J. J.: Science **43**, 571 (1916).
KENNERY, F., and A. WOLF: J. Amer. med. Ass. **110**, 189 (1938).
KOLB, L. C.: Bull. Johns Hop. Hosp. **63**, 221 (1938).
—, A. M. HARVEY, and R. WHITEHILL: Bull. Johns Hop. Hosp. **62**, 188 (1938).
KUHN, E.: Klin. Wschr. **37**, 236 (1959).
—, Ärztl. Fortschr. **15**, 6 (1961).
LEVIN, M.: Arch. Neurol. Psychiat. (Chic.) **32**, 1286 (1934).
LUSH, J. L.: J. Hered. **21**, 243 (1930).
MERTENS, G., u. R. GRÜTTNER: Klin. Wschr. **1955**, 593.
MAAS, O., and A. S. PATERSON: Brain **62**, 198 (1939).
— — Mschr. Phsychiat. Neurol. **113**, 79 (1939).
— — Brain **73**, 318 (1950).
NACHMANSOHN, D.: Structure and Function of Muscle. Vol. II., G. H. Bourne, ed., New York: Acad Press 1960.
SANTESSON, C. G.: Arch. exp. Pharmakol. **30**, 411 (1892).
SHANES, A. M.: Pharmacol. Rev. **10**, 165 (1958).
STEINBERG, A., and S. BOTELHO: Science **137**, 979 (1961).
STERN, P.: Arch. int. Pharmacodyn. **123**, 319 (1959).
THOMSEN, J.: Arch. Psychiat. Nervenkr. **6**, 706 (1875).
WILSON, D. W., and S. WRIGHT: Quart. J. exp. Physiol. **26**, 127 (1936).
WINER, N., J. M. MARTT, J. E. SOMERS, L. WOLCOTT, H. E. DALE, and T. W. BURNS: J. Lab. clin. Med. **64**, (6) 1019 (1964).
WHITE, J. B., and J. PLASKETT: Amer. vet. Rev. **28**, 556 (1904).
WOLF, A.: Arch. Neurol. Psychiat. (Chic.) **36**, 382 (1936).

Diskussion

H. Honegger: Bei dieser Gelegenheit erinnere ich Sie an die Arbeit von KUHN und PIESBERGEN (Klin. Mbl. Augenheilk. *130*, 229—235 [1957]). Es ist dies eine Untersuchung über die Cataract bei myotonischer Dystrophie aus der Medizinischen Univ.-Poliklinik und Augenklinik Heidelberg. Entgegen früheren Behauptungen wurde festgestellt, daß die Cataract ein häufiges, aber keineswegs obligates Symptom der Myotonia dystrophica darstellt. Von 22 Fällen hatten 6 zum Zeitpunkt der Erkennung keine Cataracta myotonica.

Es scheint uns auch heute noch nicht gesichert, ob eine Cataract schon im Beginn der myotonisch-dystrophischen Symptomatik vorhanden sein kann; nur wenige Patienten werden in einem so frühen Zeitpunkt erfaßt.

Wegen der Frage, ob eine Cataract in jedem Falle eintritt, wurde ein Teil der Patienten nachuntersucht. Bei vier Patienten fand diese Kontrolle nach 7 bis 9 Jahren erneut statt, und es war auch zu diesem Zeitpunkt noch keine typische Cataract vorhanden. Es scheint also, daß die myotonische Dystrophie in wenigen Fällen auch ohne Cataractbildung verlaufen kann. Die Cataract ist also ein wichtiges, aber kein obligates Krankheitssymptom.

G. Winkler: Die pathogenetische Bedeutung einer Nebennierenrindenfunktionsstörung beim Krankheitsbild der myotonischen Dystrophie ist noch weitgehend ungeklärt. Wir haben nun versucht, an fünf Patienten mit myotonischer Dystrophie die Schwankungen des Plasmacorticoidspiegels unter definierten Belastungen zu verfolgen, weil wir zusätzliche Informationen über die endokrine Funktion des Hypo-

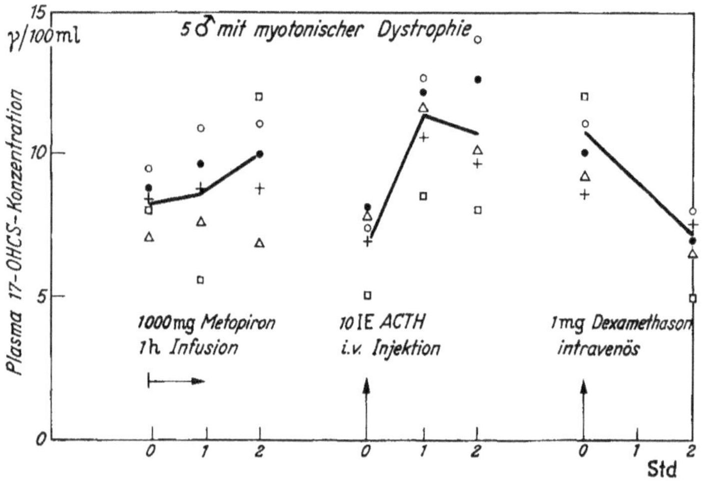

physennebennierenrindensystems gewinnen wollten. Zunächst wurde der Metopiron-Test in einer intravenösen Modifikation angewandt, wobei nach Kontrolle des Nüchternplasmacorticoidspiegels 1000 mg Metopiron (SU-4885 Ciba) pro 70 kg Körpergewicht innerhalb einer Stunde intravenös infundiert wurden. Die Plasmacorticosteroidkonzentration wurde mittels der Methode von Peterson, Karrer und Guerra bestimmt. Wie der erste Teil unseres Diagramms zeigt, kommt es bei fast allen unseren untersuchten Patienten nach 1 Std zu einem Anstieg, der meist beim Gesunden erst nach 2 Std beobachtet wird. Dieser Befund ist mit der Annahme einer verzögerten Leistungsbereitschaft der Hypophyse nicht in Einklang zu bringen. Im zweiten Teil der Abbildung sind die Ergebnisse einer kurzdauernden ACTH-Stimulation dargestellt. Der Anstieg des Plasmacorticoidspiegels ist bei allen unseren Patienten nach 10 I.E. ACTH (Synacthen Ciba) mit dem bei Normalpersonen beobachteten vergleichbar. Auf Grund des steilen Abfalls nach 1 mg Dexamethason intravenös ist auf eine gute Ansprechbarkeit der zentralen Zügelung des „Feed-back"-Systems zu schließen. Zusammenfassend ist demnach in Übereinstimmung mit der Ansicht von Kuhn (Springer 1961) eine Nebennierenrindenfunktionsstörung, wie wir sie von den typischen Krankheitsbildern her kennen, unwahrscheinlich. Es ist allerdings zu diskutieren, ob die beobachteten Veränderungen vielleicht im Sinne einer zentralen Irritation aufzufassen sind, die durch den Versuch des Organismus zur Kompensation einer enzymatisch-metabolischen Störung außerhalb des homöostatischen Regulationssystems entsteht.

F. Erbslöh: Dr. Adams hat auf die Hypertrophie von Muskelfasern bei der myotonischen Dystrophie hingewiesen. Eigene planimetrische Untersuchungen haben ergeben, daß kein gesicherter Unterschied zwischen den planimetrischen Histogrammen bei der progressiven Muskeldystrophie und der myotonischen Dystrophie besteht. Höchstens bei fortgeschrittener myogener Atrophie zeigt sich bei der myotonischen Dystrophie doch in der Regel die Atrophie, d. h. die Verminderung der Faserquerschnittsfläche sehr viel deutlicher als bei der progressiven Muskeldystrophie mit ihrem stärkeren lipomatös-sklerotischen Umbau.

Man muß meines Erachtens bei den planimetrischen Untersuchungen sehr sorgfältig vermeiden, degenerierte und dadurch aufgequollene Fasern mitzumessen. Die myopathische Aufquellung ist von der Anpassungshypertrophie in ihrer Feinstruktur erhaltener Fasern streng zu unterscheiden.

Wir haben polarographische intrazelluläre pO_2-Messungen mit der Platinelektrode nach Kunze (5 μ Durchmesser) im Muskelgewebe durchgeführt. Die Versuchsanordnung ist der von Herrn Riecker ähnlich, nur daß an Stelle der Kapillarelektrode eine Platin-Nadelelektrode benutzt wird. Gemessen wird der absolute Sauerstoffdruck; der mit der Elektrode gemessene Strom liegt in der Größenordnung bis 1 mA. Die Eichung der Elektroden vor und nach den Versuchen ergab eine befriedigende Stabilität. Die ersten Messungen bei gesunden Versuchspersonen zeigen, daß intrazellulär in der Muskulatur Tiefstwerte des Sauerstoffpartialdruckes 2 bis 3 Torr herrschen. Die Versuchsanordnung bietet die Möglichkeit, das verschiedene Verhalten des extra- und intrazellulären pO_2 nach definierter Ischämie der Extremität zu überprüfen. Daraus lassen sich Schlüsse auf den oxydativen Stoffwechsel im gesunden und kranken Muskel ziehen. Paralleluntersuchungen mit der Glaselektrode zur Messung des intrazellulären Ruhepotentiales neben dem intrazellulären pO_2 sind möglich. Derartige Mikromethoden sollten auch bei der Myotonie über die Routine-Neurophysiologie und Elektromyographie hinaus angewandt werden. Wir versprechen uns davon weiterhin eine Klärung der Frage, unter welchen pathophysiologischen Bedingungen es zu den segmentalen Myolysen und Nekrosen in der Muskelzelle bei zahlreichen exogenen und endogenen Myopathien kommt.

H. G. Mertens: Elektrische Reizversuche bei den Myotonien zeigten uns regelmäßig eindrucksvolle „myasthenische Reaktionen“. Bei supramaximaler elektrischer Reizung des Nervus ulnaris am Ellenbogen und Ableitung mit Oberflächenelektroden vom Kleinfingerballen zeigte sich uns bei zehn Patienten mit Myotonia congenita unter einer Reizfrequenz von 50 sec ein rascherer Potentialverlust, als wir ihn im allgemeinen bei Myasthenie fanden. Bei sechs Patienten mit dystrophischer Myotonie nahm die Amplitude der Aktionspotentiale ebenfalls abnorm rasch ab, jedoch weniger ausgesprochen als bei Myotonia congenita. Bei einer Reizfrequenz von 25 sec fand sich bei den Myotonien ebenfalls ein abnormer Initialabfall. Dagegen ließ sich bei noch langsameren Frequenzen ein initialer Potentialverlust bei den Myotonien weniger deutlich erkennen als bei Myasthenia gravis. Insgesamt waren die myasthenischen Reaktionen auf frequente elektrische Reize bei den Myotonien regelmäßiger ausgeprägt als bei den Myasthenien, bei denen sie sogar fehlen können. Bemerkenswert ist, daß gleichartige Phänomene einer gestörten neuromuskulären Übertragung bei den in mancher Hinsicht fast entgegengesetzten Funktionsstörungen des Muskels auftreten.

J. G. Y. de Jong: Mit Bezug auf Ihren Vortrag Herr Prof. Kuhn, zeige ich hier ein Bild betreffs Untersuchungen von Lungenfunktion bei einigen Myopathien durch Mitglieder unserer Gruppe, die Lungenärzte H. Buytendyk und Maesen. Die Lungenfunktion war meistens normal. Nur stellte es sich heraus, daß die Ausatmung zu schnell und plötzlich verlief. Die „Elastance" war erhöht (Tab. 1 — nächste Seite —).

Ich möchte Sie ferner fragen, ob Sie bei der Durchleuchtung auch Erweiterungen des Oesophagus gefunden haben, wie unsere Gruppe es öfters sah.

E. Kuhn: Wir haben bei knapp der Hälfte unserer Patienten Veränderungen im Bereich des unteren Oesophagus gesehen. Das Kontrastmittel fiel bei manchen Patienten praktisch der Schwere nach in Richtung Kardia, wo es entweder eine weit offenstehende Kardia passierte, oder bis zu einer halben Minute zurückgehalten wurde, ehe sich die Kardia öffnete. Die sog. „Einschluckstörungen", also Veränderungen im Bereich des oberen Oesophagus, sind noch wesentlich häufiger. Die Veränderungen wurden in einem kurzen Film demonstriert.

G. Schaltenbrand: In Franken gibt es fast keine echte Myotonie, dafür um so mehr myotonische Dystrophiker. Im Laufe der letzten Jahrzehnte habe ich darunter eine Reihe von Patienten gesehen, bei denen das klassische Krankheitsbild mit den Symptomen einer neuralen Muskelatrophie kombiniert erschien: Es bestanden sehr erhebliche distale Atrophien an den Beinen mit Aufhebung der Achillesreflexe mit Sensibilitätsstörungen. Ich bin überrascht, daß die Kombination mit derartigen Störungen heute garnicht diskutiert worden ist. Ich hätte gerne gehört, ob unsere Genetiker der Auffassung sind, daß es sich hier um eine Kombination zweier Krankheiten oder um eine erbliche Mischform dieses Leidens handelt.

J. G. Y. de Jong: Rohrer, Curschmann und Moos haben Störungen der Sensibilität bei Dystrophia Myotonica beschrieben. Ich selbst beschrieb Sensibilitätsstörungen im Gebiete des Trigeminusnerven. Auch klagen die Patienten häufig über ein taubes Gefühl an den Händen.

K. Weingarten: Wir konnten in Wien zwei Familien mit der Kombination Dystrophia myotonica und syringomyelisches Syndrom beobachten. Die von anderer Seite geäußerte Meinung, es könnte sich um eine Paramyloidose handeln, wird eher abgelehnt, da es sich nicht um Glaskörpertrübung, sondern um Katarakte und nicht um eine polyneuritische, sondern um eine dissoziierte, segmentale, also intraspinale Sensibilitätsstörung gehandelt hat.

Tabelle 1. *Lungfunction in 16 patients with diseases of muscle*

Name	G. S.	A. S.	A. S.	W. S.	H. G.	G.	Sn.	M.	M.	v. H.	B.	Y.	V. U.	D.	H.	G.
Age	35	41	46	55	24	45	45	16	41	12	35	37	58	22	52	47
Sex	♂	♂	♂	♂	♀	♀	♀	♂	♂	♂	♀	♂	♀	♂	♂	♀
Years since first symptoms	25	21	25	26	15	20	20	2	11	6	6	4	53	19	36	28
Dystr. Myotonica	+	+	+	+	+	+	+	+	+	+	+	+				
Paramyotonia													+			
Progr. Musc: Dystr.														+	+	
Peroneal Musc. Dystr.																+
Vital capacity predicted	4 L	3,95 L	3,9 L	3,85 L	3,05 L	2,75 L	2,85 L	4,3 L	4,05 L	4,2 L	3,2 L	3,05 L	2,1 L	4,1 L		2,7 L
Vital capacity	3,05 L	3,55 L	4,15 L	3,1 L	2,3 L	2,2 L	2,25 L	3,2 L	4,1 L ↗	2,7 L	3,05 L	4,7 L ↗	2,3 L	3,8 L	1,35 L	3,9 L ↗
Spirometry One minute tidal Volume. Tiffeneau	72%	76%	52%	56%	79% ↗	76% ↗	66%	85% ↗	78% ↗	86% ↗	69%	65%	63%	74% ↗	72%	52%
Max. respiratory minute volume	43,2 L	80 L	66 L	49 L	36 L	39 L	42 L	65 L	52 L	57 L	42 L	57 L	42 L	60 L	21,6 L	63 L
Effect (70—80%)	52%	73%	< 100%	80%	62%	70% ↗	59%	61%	39%	79% ↗	58%	75% ↗	> 100%	65%	60%	87% ↗
Katapherometry alveolar < 5,5	4,7%	4,5%	7,2% ↗	5,3%	4,8%	4,2%	4,4%	4%	2,5% ↗	—	4,4%	5,2%	3,6%	2,8%	6%	4,3%
O_2 (92—98 L)	—	94%	95%	91,5% ↗	—	—	—	—	96%	—	96%	95%	—	94%	94%	94%
Arterial blood p.CO_2 (40 mm Hg)	—	31,5	28,5%	33	—	—	—	—	33	—	35,5	34,5	—	38	40	34,5
pH (7,36—7,38)	—	7,38	7,34	7,414 ↗	—	—	—	—	7,378	—	7,365	7,37	—	7,41 ↗	7,338	7,37
Stand. bicarbonate	—	20,9	18,9 ↗	22,4	—	—	—	—	21,4	—	20,5	20,7	—	23,8	20,7	20,6
Elastance (4—6 cm H_2O/500 cc)	—	4,6	1,7	—	—	—	6,1 ↗	—	3,2	—	3,6	1,9	3,2	—	18! ↗	2,72
Non elastic work (1—3 gr cm/cc)	—	> 1 low	> 1 low	—	—	—	3,3	—	1,3 low	—	1,8	> 1 low	1,48 low	—	12,5 high ↗	3,12

Myasthenie

Introduction

P. Castaigne

Il est à peine utile de dire, en ouvrant cette journée consacrée à l'étude de la myasthénie à la présidence de laquelle les Organisateurs de ce Congrès m'ont fait le grand honneur de m'appeler, que la description de la myasthénie est une des pièces maîtresses de l'oeuvre de Wilhelm Heinrich Erb.

Nous savons tous cependant qu'aucune découverte n'est jamais absolument originale et que Thomas Willis en 1672 avait déjà donné de la fatigabilité très particulière de certains malades une description qui ne laisse aucun doute sur le fait qu'il avait reconnu comme très spécial un cas qui était certainement ce que nous appellerions aujourd'hui une myasthénie. De même Samuel Wilks en 1877 avait décrit un cas incontestable de myasthénie. Erb ignorait l'une et l'autre de ces publications lorsqu'en 1879 il fit paraître le mémoire célèbre dans lequel il décrit le cas de trois malades, deux hommes et une femme, qui les uns et les autres présentaient des symptômes qui lui permettaient d'une part de montrer l'importance de l'atteinte des territoires musculaires inervés par les nerfs bulbaires et d'autre part les partic ularités sémiologiques et évolutives grâce auxquelles il pouvait affirmer qu'il ne s'agissait pas d'une paralysie bulbaire analogue à celle qu'il avait coutume d'observer. Il est inutile d'insister sur la fortune qu'eut cette description. Ce fut surtout en Allemagne que les observations publiées se multiplièrent, d'abord isolées comme celle de Eisenlohr, Oppenheim, Bernhardt, Hoppe (qui bien qu'américain étudia son cas dans la Clinique Neurologique de Berlin). Puis vinrent ensuite les publications de séries de cas: celle de Remak d'abord, puis le célèbre travail de Goldflam tellement important que la maladie a souvent reçu le nom de maladie d'Erb Goldflam. C'est en effet à Goldflam que nous devons une description synthétique et complète de la sémiologie et du diagnostic différentiel de la maladie à laquelle il n'y a pas beaucoup à rajouter aujourd'hui. Če fut enfin Jolly qui en 1895 donna à cette maladie maintenant bien isolée non seulement un nouveau symptôme sous la forme de la réaction électrique qui porte son nom mais aussi son acte de baptême en la qualifiant de myasthénie grave.

Les cas jusqu'alors connus étaient uniquement allemands, et anglosaxons; très vite Charcot et Marinesco en France, Murri en Italie, Kojewnikoff à Moscou, Berkley aux Etats-Unis, puis bien d'autres, montrèrent que la maladie était répandue dans le monde entier.

Mon intention n'étant pas de faire l'historique de la myasthénie je m'en tiendrai là mais je veux toutefois revenir sur un pcint très particulier du travail d'Erb qui semble ne pas avoir retenu suffisamment l'attention. Sa publication en effet date de 1879, or son premier malade fut observé en 1868, son deuxième malade en 1870 et son 3ème malade en 1871. C'est donc pendant une période de huit à onze ans que Erb garda par devers lui ses constatations et il ne consentit à en faire part qu'après avoir longuement comparé les symptômes observés chez des malades qu'il avait perdus de vue avec ceux qu'il pouvait quotidiennement observer chez d'autres malades atteints de symptômes bulbaires. Cette longue maturation d'une idée qui était incontestablement géniale me parait d'une extrême valeur au point de vue scientifique. Depuis plus d'un demi siècle nous avons vu paraitre sur la myasthénie une masse considérable de travaux abordant les aspects les plus différents de la maladie: sa symptomatologie clinique, ses associations avec d'autres maladies, son potentiel évolutif, son pronostic, son traitement, sa physiopathologie, ses relations avec les tumeurs thymiques, et enfin l'existence éventuelle de phénomènes immunologiques susceptibles de l'expliquer. Si tous les auteurs qui sont à l'origine de ces travaux, dont beaucoup ont une très grande valeur, avaient tous observé la même prudence que Wilhelm Heinrich Erb et soumis à la critique du temps leurs constatations premières, il est probable que notre documentation actuelle serait moins volumineuse mais peut-être aussi d'une plus grande valeur.

Les débats qui vont se poursuivre durant cette journée ne nous conduiront probablement pas à la solution définitive des problèmes passionnants que soulève la myasthénie grave mais ils auront du moins l'avantage de nous permettre de faire le point sur l'état actuel des connaissances des plus remarquables spécialistes venus du monde entier pour participer à cette journée.

Les altérations du tissu musculaire et de son innervation dans la myasthénie*

C. Coërs

Avec la collaboration de A. Joffroy, J. Hildebrand et R. Malevez

Pendant longtemps, la seule altération histologique décrite dans les muscles myathéniques fut la présence d'infiltrats lymphocytaires [*44*] que Buzzard [*7*] nomma «lymphorrhages». L'atteinte du tussu contractile proprement dit, occasionnellement mentionnée [*1*, *2*, *19*], fut analysée par Russel [*33*] qui détaille trois types de lésions histologiques allant de l'atrophie simple de certaines fibres musculaires isolées ou groupées (type III) à la nécrose focale avec phagocytose de fibres isolées (type I), pouvant aboutir à la formation d'un lymphorrhage (type II).

Quant à l'innervation musculaire, elle avait généralement été considérée comme exempte de lésions histologiques. L'application aux biopsies musculaires de la coloration vitale par le bleu de méthylène et de la méthode histochimique de Koelle [*8*, *16*] démontra l'existence d'anomalies morphologiques limitées à la zone de jonction neuromusculaire dans la plupart des cas de myasthénie examinés.

* Travail effectué avec l'aide du Fonds de la Recherche Scientifique Médicale, des Muscular Dystrophy Associations of America et du Muscular Dystrophy group of Great Britain.

Modifications histologiques de l'innervation motrice

La première indication d'une anomalie de la jonction neuromusculaire dans la myasthénie fut obtenue en 1954, chez une enfant de six ans atteinte d'une forme apparemment congénitale de la maladie [*15*]. Plus de la moitié des arborisations motrices présentaient un aspect allongé inhabituel, par défaut de ramification de l'axone terminal. Cette anomalie jonctionnelle se reflétait dans la structure des appareils sous-neuraux dont les éléments constitutifs se disposaient en file, et montraient une tendance à fusionner les uns avec les autres, donnant parfois aux appareils sous-neuraux un aspect filamenteux ou rubanné très particulier.

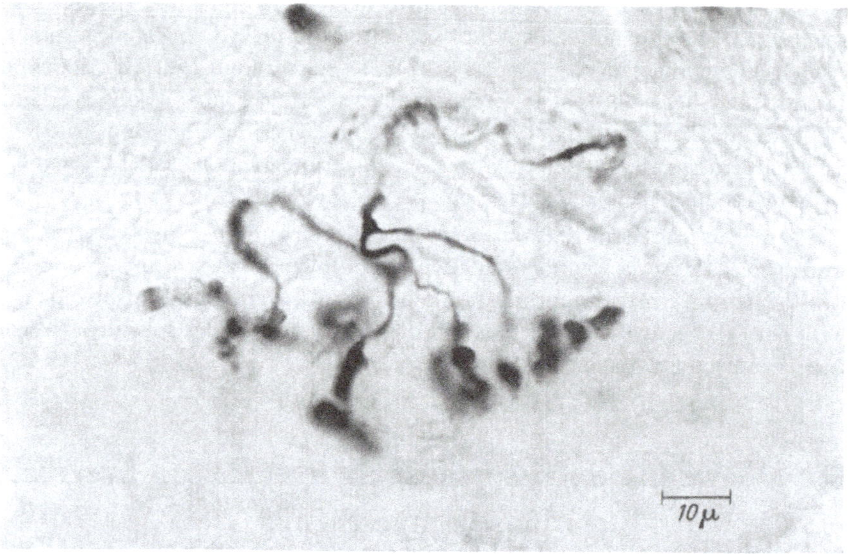

Fig. 1. Cas 560 — Arborisation motrice hypertrophiée. (coloration au Bleu de méthylène)

Les observations ultérieures [*4*, *11*, *16*, *30*, *46*] confirmèrent l'existence d'altérations fréquentes de la jonction neuromusculaire dans la myasthénie et permirent de reconnaitre deux sortes de modifications. La première résulte d'une ramification exagérée de la portion terminale des axones moteurs, aboutissant à la formation de plaques motrices très étalées, de structure irrégulière, comportant souvent plusieurs arborisations distinctes sur la même fibre musculaire (Fig. 1, 2). Ctte modification non spécifique se rencontre dans la plupart des affections neuromusculaires, aussi bien dans les atteintes neurales que dans les maladies musculaires primitives. Le second type d'altération est l'allongement de la zone jonctionnelle décrit plus haut (Fig. 3). Ces plaques motrices allongées étaient présentes dans quatre des six cas étudiés par Coërs et Desmedt [*11*] dans la proportion de 5 à 45%. Dans la série étudiée par Fardeau [*20*], une proportion de 4 à 15% de ces plaques motrices était présente dans 5 des 8 biopsies examinées. Soulignons la nature hautement caractéristique des plaques motrices allongées qui, en dehors de la myasthénie, n'ont été rencontrées que 15 fois dans une série de 175 biopsies [*10*], le plus souvent dans une proportion inférieure à 1%. Une proportion atteignant 2% et par conséquent com-

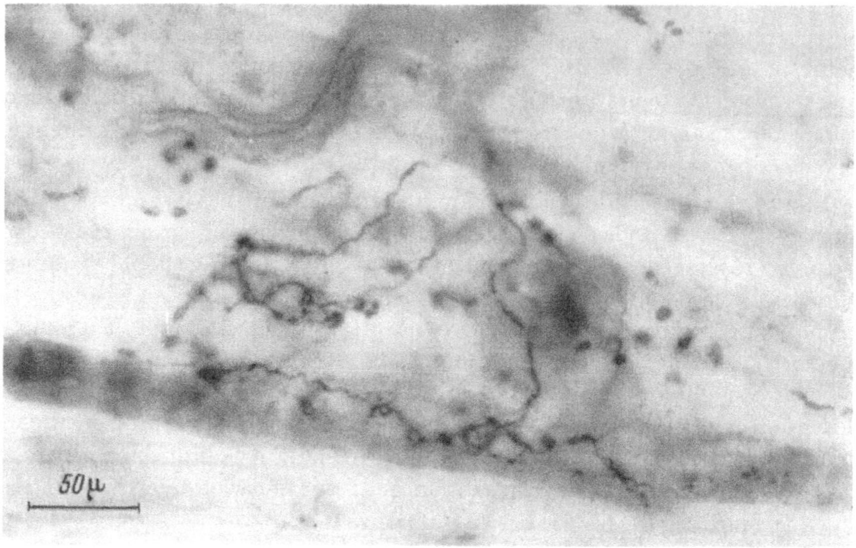

Fig. 2. Cas 650 — Arborisations terminales très étendues et de structure complexe (coloration vitale au Bleu de méthylene)

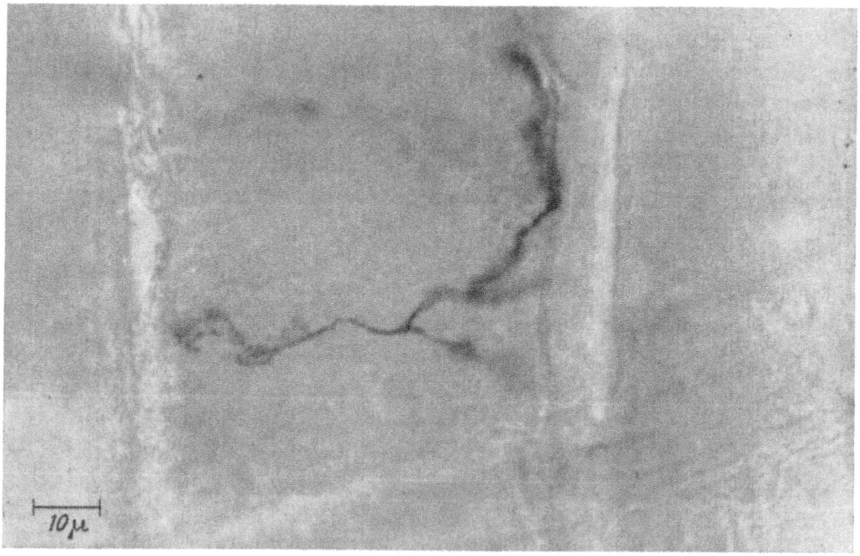

Fig. 3. Cas 511 — Arborisation terminale allongée (coloration vitale au Bleu de méthylene)

parable aux taux les plus bas rencontrés dans la myasthénie n'a été notée que dans trois cas.

Lésions musculaires

Des altérations interstitielles et parenchymateuses du tissu musculaire ne sont observées que dans un nombre relativement faible de sujets myasthéniques, le plus souvent dans des formes sévères ou ayant eu une longue évolution, et dans des muscles présentant de l'atrophie *[42]*.

Un seul des six malades de notre première série [*11*] présentait des altérations musculaires évidentes: dispersion anormale des diamètres des fibres musculaires indiquant un processus d'atrophie hétérogène, et présence de quelques fibres nécrotiques envahies par des phagocytes (dégénérescence floculaire). Il s'agissait d'un homme de 55 ans, atteint d'une forme grave et généralisée de myasthénie, rebelle au traitement par la prostigmine.

Selon Fenichel et Shy [*21*], si la nécrose de fibres isolées et l'infiltration interstitielle (type I et II de Russel) est compatible avec un processus myopathique, l'atrophie hétérogène (type III de Russel) est le témoignage d'une dénervation partielle. En effet les fibres atrophiées ont tendance à se grouper en faisceaux. Cette atrophie fasciculaire est relativement fréquente dans les cas ayant eu une longue évolution, alors que les aspects inflammatoires et nécrotiques, plus rares, sont aussi plus précoces. Le développement tardif d'une atteinte neurale dans la myasthénie également envisagé par Steidl et coll. [*38*] s'est trouvé récemment confirmé par Brody et Engel [*6*] par la démonstration de modifications histochimiques caractéristiques d'un processus de dénervation dans les fibres atrophiées d'un muscle myasthénique.

Apports du microscope électronique

La jonction neuromusculaire a pu être étudiée dans un petit nombre de cas de myasthénie par Bickerstaff, Evans et Woolf [*5*] et par Zacks, Bauer et Blumberg [*48*]. Dans la première étude, les auteurs furent incapables de mettre en évidence des anomalies ultramicroscopiques dans les deux cas étudiés. Dans le travail de Zacks et coll., par contre, deux types de lésions sont décrits: le premier type, trouvé chez deux patients souffrant d'une forme chronique et moyennement grave de myasthénie, consiste en un affaiblissement discontinu de la densité électronique de la membrane sarcoplasmique limitant les fentes synaptiques secondaires. Le second type de lésions fut observé chez trois patients, soit dans une myasthénie à évolution rapide, soit au cours d'une phase d'exacerbation aiguë d'une forme chronique. Dans ces cas, il existait des altérations des terminaisons axoniques et de l'appareil subsynaptique, celles-ci consistant essentiellement en un élargissement irrégulier des fentes synaptiques primaires et secondaires, et parfois en une désorganisation de ces fentes.

Ces images suggèrent l'existence dans la myasthénie de lésions pré- et post-synaptiques. Elles ne fournissent pas d'indications précises concernant l'hypothèse selon laquelle le bloc myasthénique serait du à un déficit de libération d'acetylcholine à partir des terminaisons motrices. Thesleff [*39*] signale que l'examen au microscope électronique des terminaisons motrices myasthéniques, dans lesquelles il avait démontré une forte réduction de l'amplitude des potentiels miniatures de plaque motrice, n'a pas révélé d'anomalie significative, et que le nombre et la taille des vésicules synaptiques de ces terminaisons étaient dans les limites normales. C'est également ce que Woolf et coll. [*46*] ont constaté.

Il convient encore de rester très prudent dans l'interprétation des micrographies électroniques. Nous avons insisté [*9*] sur le polymorphisme des aspects ultramicroscopiques de la jonction neuromusculaire humaine, et sur le danger des artefacts. Il n'est évidemment pas impossible que les remaniements importants de l'innervation motrice terminale, démontrés en microscopie optique par la coloration vitale et histo-

chimique, puissent être détectés au microscope électronique, et il se peut que les aspects décrits par ZACKS et coll. soient la traduction de ces remaniements.

De nombreuses observations, et surtout la comparaison avec d'autres conditions pouvant modifier l'ultrastructure de la jonction neuromusculaire, seront nécessaires avant que l'on puisse établir s'il existe au microscope électronique des aspects spécifiques de la myasthénie, et si ces aspects sont de nature à fournir des informations concernant le mécanisme du bloc neuromusculaire réversible qui caractérise cette maladie.

Etude d'une nouvelle série de malades

Depuis 1960, nous avons pu soumettre 16 nouveaux cas de myasthénie à une étude électromyographique et histologique approfondie. Nous rapporterons ici les observations histologiques effectuées sur le tissu musculaire et son innervation. Nous nous sommes efforcés d'établir les données morphologiques sur des bases quantitatives [*12*]. Les modifications volumétriques des fibres musculaires ont été évaluées par la mesure planimétrique de leur surface en section transversale. Leur valeur moyenne a été calculée, et la dispersion des valeurs individuelles a été représentée par la déviation standard. Nous avons également effectué une numération des noyaux musculaires centraux qui, dans les muscles normaux, n'excèdent pas trois pour cent fibres musculaires [*23*]. L'étude quantitative de l'innervation motrice a porté sur le rapport d'innervation terminale (RIT): nombre de fibres musculaires innervées par un nombre donné d'axones terminaux, et sur la surface synaptique: aire de dispersion des appareils sous-neuraux, exprimant quantitativement la ramification terminale des axones. La valeur moyenne et la déviation standard ont été calculées. Nous avons également établi le pourcentage de plaques motrices allongées dans chaque biopsie.

Ces diverses données morphologiques ont été rassemblées sur le Tab. 1. L'étude électromyographique de notre matériel ne sera pas détaillée ici. A titre indicatif, nous avons brièvement résumé certaines données concernant l'évolution de l'amplitude des potentiels évoqués au cours de diverses modalités de stimulation. Les modifications d'amplitude par rapport au premier choc ont été exprimées de la façon suivante: de 0 à 10%, $\pm$; de 10 à 20%, $+$; de 20 à 50%, $++$, au dessus de 50%, $+++$. Nous avons également noté les vitesses de conduction nerveuse. Toutes les explorations ont été effectuées dans la préparation nerf médian-court abducteur du pouce. Au point de vue clinique, les patients ont été classés de la façon suivante:

1. formes frustes ou légères intéressant principalement la musculature dépendant des noyaux bulbo-protubéranciels (10 cas),
2. forme classique grave (2 cas),
3. myasthénie associée à une hyperthyroïdie (2 cas),
4. myasthénie associée à un cancer pulmonaire (2 cas).

Tous les prélèvements neuromusculaires ont été effectués dans le muscle petit palmaire (palmaris longus) ou grand palmaire (flexor carpi radialis), sauf chez le patient 477 où le deltoïde fut utilisé.

L'étude de cette série de biopsies souligne la rareté et la discrétion des altérations qualitatives du tissu musculaire, qui avaient déjà été notées dans notre première série [*11*]. Paradoxalement, c'est dans un des cas les plus bénins (481), où les symptômes

Tableau 1

Cas	Sexe	AGE	E.M.G. Depr 5e Pot. 3/sec	Stim. à rythme rapide D	Stim. à rythme rapide F (a)	Facilit. Post-tet.	Epuis. Post-tet.	V.C. (b) m/sec	HISTOLOGIE Tissu musculaire Surf. Moy. μ^2	Dev. Stand.	Noy. Centr. P. 100 F	Innervation RIT (c)	ASN Surf. Moy. μ^2	Dev. Stand.	PM (d) All %
Formes frustes ou légères, a predominance bulbo-protubérancielle															
600	F	40	0	+	0	+	—	52	3605	955	0 [1]	—	—	—	—
412	F	45	0	0	0	0	—	—	2275	773	0	1,02/1	—	—	0
650	F	29	+	0	+++	+++	±	59	3270	1488	1,0	1,13/1	142	40	0
511	F	27	+	+	±	+	+	43	2760	762	0	1,12/1	370	87	30,7
378	F	53	0	0	0	0	—	—	1595	554	0,5	1,25/1	137	42	0
357	F	47	+	—	—	—	—	—	1727	977	0	1,12/1	187	59	6,0
481	M	33	±	+	0	±	+	49	3580	1264	14,0[2]	1,20/1	337	145	2,0
656	M	70	++	++	±	++	0	48	2595	968	0,5	1,20/1	219	61	0,5
337	M	55	0	0	0	—	—	—	2420	898	0	1,19/1	122	50	2,5
560	M	37	++	±	+	++	+	56	3300	1162	0	1,07/1	186	117	29,0
Formes classiques graves															
319	F	30	+	—	—	—	—	—	1260	414	0	1,04/1	166	58	18,0
491	F	19	+	+	0	+	+	44	2270	712	0,5	1,09/1	285	97	12,0
Association avec hyperthyroidie															
577	F	45	±	0	+	0	±	50	2635	681	0	1,10/1	218	58	0,5
454	F	47	+	—	±	—	—	—	1890	539	3[3]	1,13/1	312	96	5,2
Association avec cancer bronchique															
477	M	59	+	++	0	±	0	44	4230	1388	5	1,34/1	354	145	0
545	M	56	+	0	++	+	0	50	3565	625	2	1,07/1	146	42	0
								Valeurs normales	2249	449	3	1,27/1	271	91	1

[1] [2] [3] Alterations qualitatives. Voir texte. (a) D = depression, F = facilitation. (b) V.C. = Vitesse de conduction. (c) RIT = rapport d'innervation terminale. (d) Plaques motrices allongées.

se limitaient à des parésies oculo-motrices intermittentes, que de minimes altérations myopathiques furent observées: forte centralisation des noyaux musculaires, présence d'une fibre en état de dégénérescence floculaire et en voie de macrophagie (Fig. 4), fibre présentant un anneau myofibrillaire. De petits infiltrats lymphocytaires ne furent rencontrés que dans deux autres cas (454, 600). En ce qui concerne les

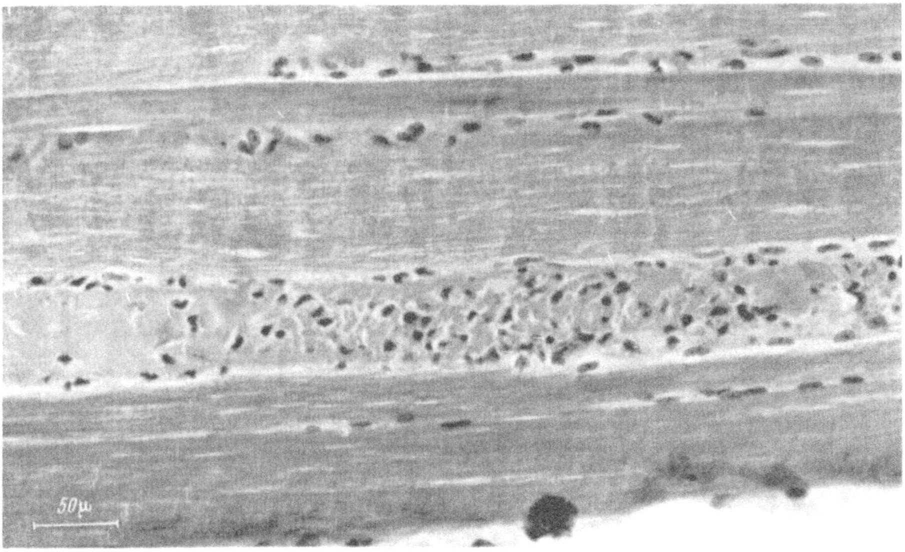

Fig. 4. Cas 481 — Fibre nécrotique en état dedégénérescence hyaline et floculaire, avec macrophagie. (Hématoxyline-acide phosphotungstique)

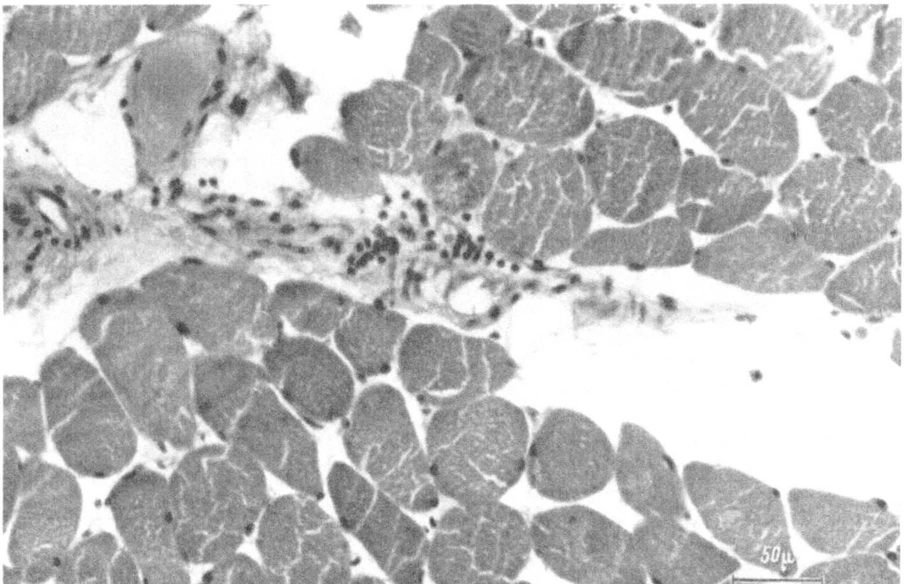

Fig. 5. Cas 454 — Discrète accumulation de lymphocytes au voisinage d'un vaisseau. Fibres musculaires de structure normale. (Hématoxyline- acide phosphotungstique)

variations volumétriques des fibres musculaires, elles dépassent nettement les limites normales dans la plupart des cas et souvent les valeurs moyennes sont trop basses ou

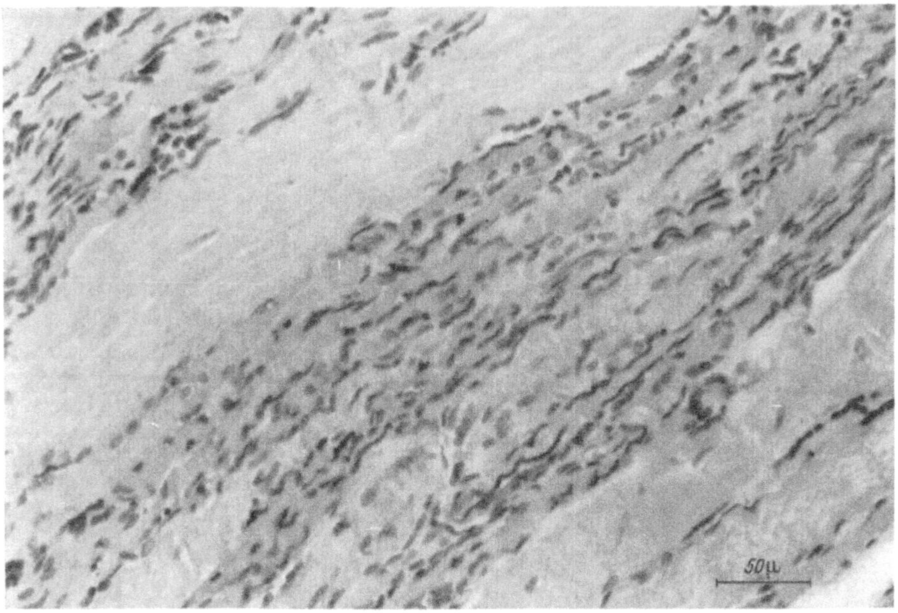

Fig. 6. Cas 155 — Atrophie fasciculaire. (Hématoxyline-acide phosphotungstique)

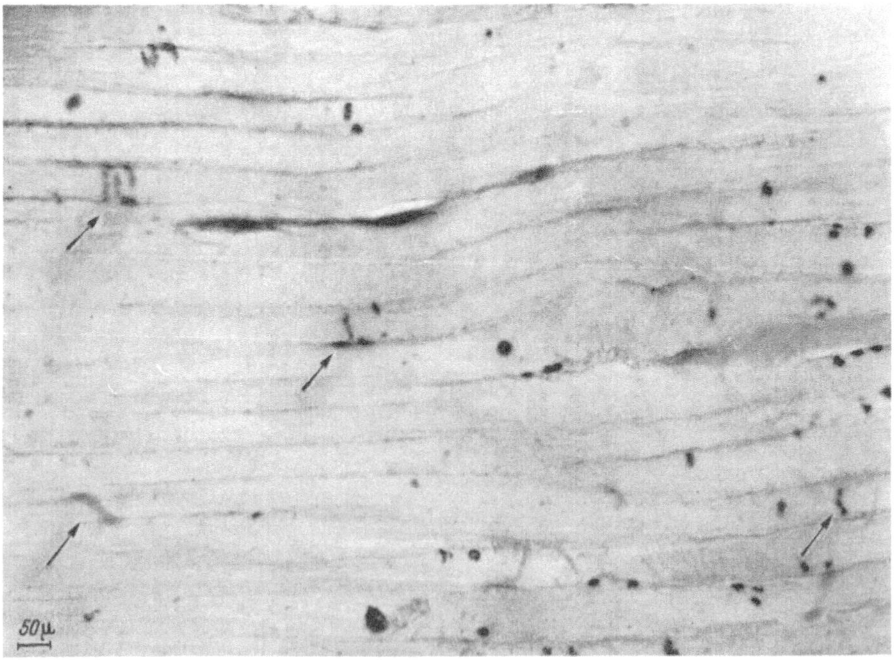

Fig. 7. Cas 560 — Allongement caractéristique de plusieurs appareils sous-neuraux (flèches). (Méthode à la thiocholine)

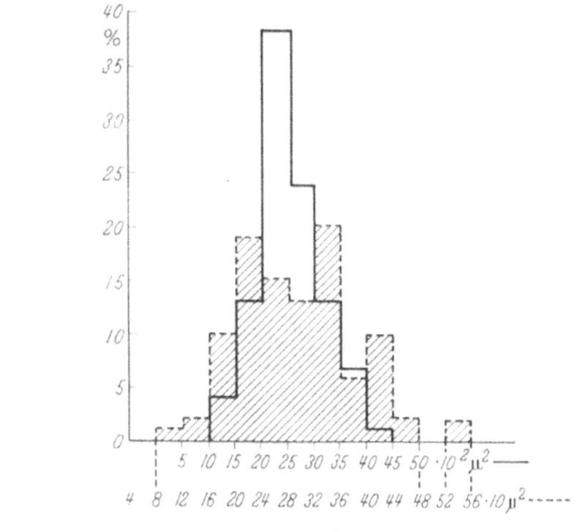

A

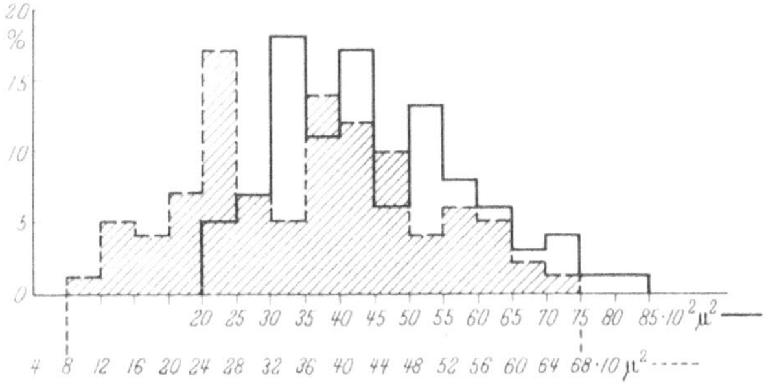

B

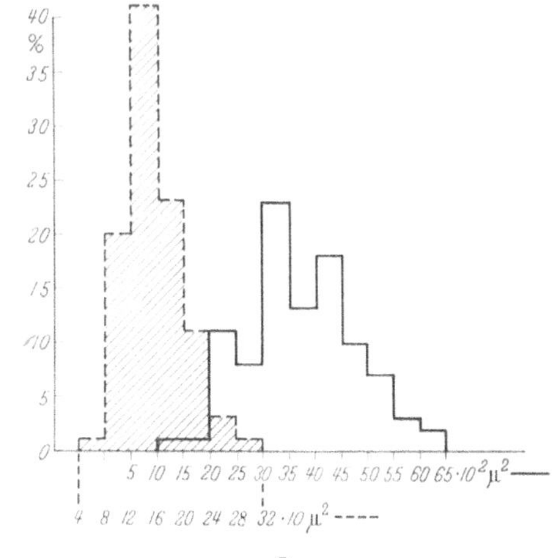

C

Fig. 8. Superposition des histogrammes des diamètres des fibres musculaires (traits pleins) et des appareils sous-neuraux (traits pointillés). A. (Cas 491) — Dispersion normale pour les fibres musculaires, exagérée pour les appareils sous-neuraux. B. (Cas 477) — Dispersion anormale des valeurs individuelles pour les fibres musculaires et les appareils sous-neuraux. C. (Cas 545) — Etalement modéré de l'histogramme des fibres musculaires: Déplacement vers les valeurs basses de celui des appareils sous-neuraux

trop élevées, témoignant de l'existence d'un processus d'atrophie et d'hypertrophie des éléments contractiles. Seules les biopsies 491 et 454 peuvent être considérées comme normales. Dans le cas 319 il s'agit d'atrophie homogène. Dans tous les autres cas, on est en présence d'un processus d'atrophie hétérogène qu'exprime une augmentation significative de la déviation standard. On n'a cependant rencontré dans aucune des biopsies de groupement fasciculaire des fibres de petit calibre.

L'examen des préparations colorées au bleu de méthylène montre fréquemment une exagération de la ramification terminale donnant naissance à des arborisations motrices hypertrophiées, dont les expansions terminales sont souvent dispersées et de taille irrégulière. Cette prolifération distale peut se traduire par des variations anormales des valeurs individuelles des surfaces synaptiques et par une valeur élevée de la déviation standard (cas 481, 477 et 560). Dans d'autres cas, la dispersion des unités des appareils sous-neuraux est telle qu'il est difficile de délimiter chaque plaque motrice sur les préparations histochimiques, ce qui explique les valeurs anormalement basses observées dans les cas 337, 545 et 650, où la valeur moyenne des surfaces des fibres musculaires n'est pas réduite en proportion (Fig. 8C), comme dans les biopsies 357 et 378. La comparaison des courbes de distribution des dimensions individuelles des fibres musculaires et des appareils sous-neuraux souligne la discordance fréquente entre les variations de taille des éléments contractiles et celles des terminaisons motrices (Fig. 8A). Seuls les cas 481, 560 et 477 montrent un parallélisme entre la dispersion des valeurs individuelles des surfaces des fibres musculaires et celles des appareils sous-neuraux (Fig. 8B).

Une proportion de plaques motrices allongées dépassant 1% et pouvant atteindre 30,2% se rencontre dans la moitié des cas (Fig. 7). Il n'existe aucune relation évidente entre la fréquence de ces éléments et les autres critères étudiées: morphologie du tissu musculaire, ramification terminale des axones. On ne décèle pas non plus de corrélation avec les données fonctionnelles: gravité de la maladie et caractéristiques de l'électromyogramme. Le seul point que l'on peut souligner est l'absence de terminaisons allongées dans les deux cas de myasthénie associée à un cancer bronchique.

Commentaires

L'étude d'une nouvelle série de biopsies neuromusculaires prélevées chez des sujets myasthéniques confirme la présence d'importantes anomalies de la jonction neuromusculaire pouvant exister en l'absence de toute lésion du tissu contractile. Ces anomalies sont de deux types. L'une résulte d'une prolifération terminale des fibres nerveuses produisant des arborisations motrices étalées et irrégulières semblables à celles que l'on observe dans diverses maladies neuromusculaires. Cette anomalie a, dans la myasthénie, la particularité d'exister non seulement dans les muscles présentant des signes histologiques de myopathie (cas 481, cas 2 [He] de Coërs et Desmedt [*11*], cas rapporté par Woolf et coll. [*46*]), mais également dans des muscles exempts de toute lésion. On ne peut donc pas les considérer comme nécessairement secondaires à un processus dégénératif ou inflammatoire du tissu musculaire.

L'autre anomalie consiste en une élongation de l'arborisation terminale, dont la quasi-spécificité est maintenant bien établie. Il est important de souligner que ces terminaisons motrices peuvent être présentes dans des muscles cliniquement normaux et, inversément, être absents de muscles manifestement atteints. C'est apparemment le cas des syndromes myasthéniques associés à des cancers bronchiques étudiés jusqu'à présent [*28*, *45*] et de nos cas 477 et 545.

Avec Woolf et Desmedt, nous avions considéré les plaques motrices allongées comme une malformation primitive de la jonction neuro-musculaire, une «dysplasie» pouvant représenter un des facteurs responsables d'une transmission synaptique déficiente. Woolf [*47*] envisage maintenant une autre interprétation et considère cette malformation comme secondaire au déficit synaptique. Celui-ci, dit-il, pourrait réaliser une condition comparable à la dénervation et, comme elle, serait capable de susciter une croissance axonique. C'est le maintien d'une continuité entre le nerf et le muscle dans les jonctions déficientes de la myasthénie qui expliquerait leur allongement. On peut étendre cette interprétation à la ramification terminale profuse se produisant en l'absence d'altérations musculaires ou axoniques et la considérer comme la conséquence de cette *dénervation fonctionnelle* que réalise peut-être le bloc myasthénique. D'un point de vue finaliste, l'allongement de la surface jonctionnelle et la prolifération terminale des axones pourraient être interprétés comme une tentative d'améliorer la transmission neuro-musculaire. Elle représenterait un phénomène de compensation, au même titre que la ramification collatérale des axones dans les dénervations partielles. On peut rapprocher cette interprétation d'expériences réalisées par Hofmann, Thesleff et Zelena [*26*]. Un muscle localement intoxiqué par la toxine botulinique peut accepter une nouvelle innervation à partir d'un nerf implanté et peut aussi être réinnervé par de nouvelles terminaisons motrices issues de fibres régénérées après l'écrasement du nerf au voisinage de son entrée dans le muscle [*40*]. D'autre part, les fibres musculaires intoxiquées acquièrent les propriétés de fibres dénervées; leur membrane devient uniformément sensible à l'acétylcholine, elles sont le siège de fibrillations et elles subissent une atrophie semblable à celle qui suit la dénervation. Sans vouloir assimiler le bloc neuro-musculaire du botulisme à celui de la myasthénie, on peut se demander si ce dernier n'est pas capable, comme la toxine botulinique, de compromettre l'action «trophique» du nerf sur le muscle, ce qui expliquerait les remaniements distaux précoces de l'innervation motrice et l'atrophie fasciculaire de type neurogénique observés dans certains muscles de patients souffrant depuis longtemps de myasthénie [*6*, *21*]. Notons à ce propos que la plupart des muscles de notre série montraient des variations exagérées du calibre des unités contractiles, indiquant un processus d'atrophie et une hypertrophie concomitante. Les fibres atrophiées n'étaient pas rassemblées en faisceaux mais on sait que ce groupement n'est pas un critère obligé de l'atrophie d'origine neurale et qu'une atrophie par fibres isolées, dépendant de la dégénérescence distale de certaines fibres nerveuses, peut se voir dans le stade initial de certaines neuropathies chroniques [*12*]. Cette modalité d'atrophie est parfaitement compatible avec l'hypothèse d'une dénervation fonctionnelle au niveau jonctionnel.

Il est donc possible de rendre compte des altérations terminales précoces des axones moteurs et de l'atrophie fasciculaire tardive à partir d'un déficit fonctionnel, de nature indéterminée, de la transmission neuro-musculaire, qui peut en outre causer d'emblée l'atrophie de fibres isolées, comme le montre clairement l'analyse de notre matériel.

Quant aux lésions musculaires d'allure myopathique, leur interprétation est plus malaisée. On pourrait faire valoir que des fibres nécrotiques et des infiltrats lymphocytaires se rencontrent en dehors des maladies neuro-musculaires dans une grande variété de conditions pathologiques [*41*b] et n'ont donc pas de relation spécifique avec la myasthénie, si l'on tient compte de leur rareté et de leur discrétion habituelle dans cette maladie. Il est cependant des cas où l'importance des lésions musculaires parenchymateuses et interstitielles est telle que l'on peut à bon droit parler de «Myopathie myasthénique» [*34*, *42*]. Ceci nous amène à la question difficile de l'individualité de la myasthénie et de ses limites nosologiques.

Plusieurs auteurs ont souligné que certains cas indubitables de dermato- myosite ou de polymyosite présentaient une fatigabilité musculaire de type myasthénique qui pouvait être améliorée de façon spectaculaire et durable par l'administration régulière de prostigmine [*3*, *17*]. D'autre part, certains cas de myasthénie développent, après une longue évolution, d'importantes amyotrophies ayant souvent une topographie proximale [*42*]. La fatigabilité fait place à des paralysies permanentes et non améliorées par la prostigmine. C'est le «stade myopathique» de la myasthénie [*18*, *35*]. Il est en outre d'observation courante qu'un état de parésie irréversible, mal corrigé par les anticholinestérasiques, est souvent présent dans certains muscles, même au début de l'affection, et sans qu'il s'agisse nécessairement d'une forme grave. On le voit, ni la clinique, ni l'histologie du tissu musculaire, ni même l'epreuve pharmacologique aux anticholinestérasiques [*32*] ne permettent de définir avec certitude la myasthénie et n'assurent sa distinction avec certaines myopathies. De même l'électromyographie de stimulation n'est pas toujours capable d'isoler la myasthénie parmi divers syndromes myasthéniformes. C'est ainsi que la facilitation des potentiels évoqués par stimulation répétitive à rythme rapide, considérée comme spécifique du syndrome myasthénique parfois associé au cancer bronchique [*22*, *45*] («Myopathic-Myasthenic syndrom» de Henson [*24*]), peut manquer dans cette condition (cas 545 de notre série) et en revanche, se rencontrer dans des cas de myasthénie habituelle (cas 650 et 560), et dans la myasthénie associée à l'hyperthyroïdie (cas 577). Simpson [*37*] insiste sur ce point, et signale qu'il a observé cette facilitation dans des myopathies acquises non associées à un carcinome. Nous l'avons rencontrée d'une manière extrêmement nette dans un cas de myopathie facio-scapulo-humérale [*14*] qui, d'autre part, montrait une décroissance de type myasthénique des potentiels à 3 par seconde et un épuisement post-tétanique tardif. De telles observations, s'ajoutant à l'ambiguité anatomo-clinique des «myasthénies myopathiques», indiquent que si la myasthénie vraie peut, pour des raisons indéterminées, s'associer à des altérations musculaires de type myopathique, l'atteinte primitive du tissu musculaire peut engendrer une «fatigabilité» indistingable de celle de la myasthénie, aussi bien par les épreuves pharmacologiques que par l'exploration électromyographique.

Si nous revenons maintenant à la distinction entre myasthénie et neuropathie, nous retrouvons la même difficulté de tracer une frontière entre ces deux conditions. Nous avons démontré l'atrophie hétérogène par fibres dans de nombreux cas et nous avons rappelé qu'on pouvait rencontrer des modifications histochimiques suggestives d'une dénervation dans la myasthénie de longue durée [*6*]. Nous n'avons observé qu'une fois l'atrophie fasciculaire décrite par Fenichel et Shy [*21*] (Fig. 6). Il s'agissait d'une femme de 50 ans qui, deux ans après l'ablation d'un cancer mammaire, avait développé une myasthénie typique, à localisation bulbo-protubérancielle prédominante, réagissant de façon spectaculaire à la prostigmine, mais s'étant rapidement compliquée d'importantes amyotrophies à prédominance proximale. Une étude approfondie de ce cas n'ayant pu être réalisée, il nous est impossible de préciser s'il s'agissait d'une «myasthénie-myopathique» carcinomateuse, d'une myasthénie grave ayant coïncidé fortuitement avec un cancer, ou d'une forme particulière de neuropathie paranéoplasique[2].

Il est bien établi actuellement qu'une dépression des potentiels répétitifs évoqués peut se rencontrer dans diverses atteintes neurales: poliomyélite [*25*], sclérose latérale amyotrophique [*31*], polyneuropathies chroniques [*13*]. Nous avons même observé, dans un cas de polynévrite chronique sévère avec dissociation albumino-cytologique un épuisement post-tétanique très important [*14*], épuisement que Desmedt [*19*] considère comme spécifique de la myasthénie. Il n'est donc pas inconcevable que, au même titre que les myopathies, les neuropathies puissent se traduire occasionnellement par un syndrome myasthénique avec amyotrophie. Une telle éventualité peut certainement être envisagée dans notre cas 477 où l'atteinte neurale est suggérée par un ralentissement modéré de la vitesse de conduction nerveuse et par une ramification collatérale exagérée des axones intramusculaires.

Pour compléter l'exposé des données du problème posé par les relations entre myasthénie et dénervation, notons le ralentissement significatif de la vitesse de conduction obtenu dans les cas 511 et 491 qui suggère une perturbation fonctionnelle débordant largement les limites de la jonction neuromusculaire.

Il est hors de doute que la myasthénie a été enfermée dans un cadre trop rigide, aussi bien sur le plan clinique que physiopathologique. Les conceptions pathogéniques fondées sur l'action restitutive de la prostigmine et sur des analogies entre le phénomène myasthénique et le bloc neuromusculaire produit par divers agents pharmacologiques, se sont montrées incapables à rendre compte de toutes les particularités cliniques de la maladie. Comme le font remarquer Lambert et coll. [*27*], la transmission neuromusculaire comporte de multiples étapes et la perturbation intermittente de chacune d'entre elles peut causer un déficit comparable à la myasthénie: défaut de conduction dans les branches terminales de l'axone, défaut de transmission neuromusculaire, absence de réponse de la fibre musculaire à la dépolarisation de la plaque motrice, chacune de ces perturbations pouvant elle-même dépendre de causes variées. D'autres facteurs pourraient encore intervenir. On sait que la taille des plaques motrices est proportionnelle au calibre des fibres musculaires [*1*b, *8*]. Il est d'autre part vraisemblable que la quantité d'acétylcholine nécessaire à exciter une fibre musculaire est proportionnelle au diamètre de cette fibre [*41*]. On peut dès lors supposer que toutes les conditions créant une réduction du rapport entre les dimensions de la terminaison motrice et celles de la cellule musculaire pourrait, en dehors de toute autre perturbation, causer un déficit de transmission neuromusculaire, par insuffisance relative de médiateur. Ce facteur pourrait expliquer les anomalies électromyographiques de type myasthénique rencontrées dans certaines polyneuropathies où l'on observe initialement une réduction de taille des plaques motrices [*12*]. Il se peut enfin que l'on établisse un jour que le bloc myasthénique résulte de la présence d'anticorps spécifiques contre les protéïnes musculaires de la plaque motrice, et que l'identification immunologique de la maladie [*36*] puisse pallier les incertitudes de sa définition clinique, électromyographique et pharmacologique.

[2] Cas 155, mentionné dans [*8 b* et *9*.]

Conclusion

Les altérations histologiques du tissu musculaire ne fournissent pas de critères spécifiques de la myasthénie. Ni les infiltrats lymphocytaires, ni les lésions nécrotiques ou l'atrophie des fibres musculaires ne permettent d'isoler une forme idiopathique de la maladie, parmi des formes secondaires à une myopathie ou à une neuropathie.

Par contre, l'étude de l'innervation motrice terminale démontre une anomalie quasi-spécifique représentée par un allongement caractéristique des arborisations terminales et des appareils sous-neuraux. Qu'il s'agisse d'une malformation constitutionnelle ou d'une modification secondaire au déficit de transmission synaptique, on peut formuler l'hypothèse que cette anomalie définit histologiquement la myasthénie idiopathique. En effet, les plaques motrices allongées n'ont pas été trouvées dans les syndromes myasthéniques associés à des carcinomes et dans les autres myopathies myasthéniformes étudiées jusqu'à présent.

Il serait très important de déterminer si l'allongement de la zone de jonction neuro-musculaire peut devenir un critère de sélection des cas susceptibles de bénéficier de la thymectomie. L'intérêt pratique de cette corrélation justifierait l'étude sur une grande échelle de l'innervation motrice terminale des patients atteints de myasthénie.

Conclusion

The histological changes occuring in muscle tissue in myasthenia are not specific. Neither lymphocytic infiltration (lymphorrages) nor necrotic lesions and atrophy of the muscle fibres permit to recognize an idiopathic form of the disease, amongst myasthenic conditions secondary to myopathy or neuropathy.

Nevertheless, the study of terminal motor innervation discloses an almost specific change represented by a characteristic elongation of the motor endings and subneural apparatuses.

However, elongated end-plates have not been found in myasthenic syndromes associated with carcinoma and in other myasthenic myopathies so far examined. Therefore, we may assume that this junctional abnormality, wether a primary malformation or a secondary change due to impared neuro-muscular transmission, provides an histological criterion to identify idiopathic myasthenia gravis. It should be worth while to determine wether the elongation of myo-neural junction can provide a clue to select cases which could benefit from thymectomy. The practical interest of this correlation would justify a large scale histologic investigation of the terminal motor innervation in myasthenic patients.

Bibliographie

1. ALAJOUANINE, T., T. HORNET, R. THUREL et R. ANDRÉ: Rev. neurol. **65**, 552 (1936).
1b. ANZENBACHER, H., u. W. ZENKER: Z. Zellforsch. **60**, 860 (1963).
2. BARTON, F. E., and C. F. BRANCH: J. Amer. med. Ass. **109**, 2044 (1937).
3. BENEDEK, L.: Mschr. Psychiat. Neurol. **109**, 93 (1944).
4. BICKERSTAFF, E. R., and A. L. WOOLF: Brain **83**, 10 (1960).
5. —, J. V. EVANS, and A. L. WOOLF: Brain **83**, 638 (1960).
6. BRODY, I. A., and W. K. ENGEL: Arch. Neurol. Psychiat. (Chic.) **11**, 350 (1964).
7. BUZZARD, E. F.: Brain **28**, 438 (1905).
8. COËRS, C.: Acta neurol. belg. **55**, 741 (1955).
8b. — Rev. belge Path. **25**, 369 (1956).
9. — Mem. Acad. roy. Méd. Belg. **4**, 69 (1961).

10. — Proc. 2nd Intern. Congress Neuropathology 1962, Vol. II., p. 7.
11. —, et J. E. DESMEDT: Acta neurol. belg. **59**, 539 (1959).
12. —, and J. HILDEBRAND: Neurology (Minneap.) **15**, 19 (1965).
13. —, A. JOFFROY, A. CAPON, J. HILDEBRAND et F. CARBONE: Proc. 8e. congres intern. de Neurologie. 1965, T. II, 443.
14. — — Faits non publiés.
15. —, et A. L. WOOLF: C. R. Congrès des médecins aliénistes et neurologistes de langue francaise. 1964, p 19
16. — — The innervation of muscle. A biopsy study. Oxford: Blackwell 1959.
17. CHRISTENSEN, E., and H. LEVISON: Acta psychiat. (Kbh.) **25**, 137 (1950).
18. CHURCHILL-DAVIDSON, H. C.: Amer. J. phys. Med. **38**, 119 (1959).
19. DESMEDT, J. E.: Nature (Lond.) **179**, 156 (1957).
20. FARDEAU, M.: Path. et Biol. **9**, 1141 (1961).
21. FENICHEL, G. M., and G. M. SHY: Arch. Neurol. Psychiat. (Chic.) **9**, 237 (1963).
22. EATON, L. M., and E. H. LAMBERT: J. Amer. med. Ass. **163**, 1117 (1957).
23. GREENFIELD, J. G., G. M. SHY, E. C. ALVORD, and L. BERG: An atlas of muscle pathology in neuromuscular diseases. Williams et Wilkins. Co. Livingstone Ltd. 1957.
24. HENSON, R. A.: In „Disorders of voluntary muscles". Ed. by WALTON, J. N., p. 405. Churchill Ltd. 1964.
25. HODES, R.: Arch. Neurol. Psychiat. (Chic.) **60**, 457 (1948).
26. HOFMANN, W. W., S. THESLEFF et J. ZELENA: J. Physiol. (Paris) **169**, 12. P (1964).
27. LAMBERT, E. H., M. OKIHIRO, and E. P. ROOKE: In Muscle, p. 487. Pergamon Press 1964
28. — Communication personnelle.
29. MARINESCO, G.: Presse méd. **80**, 1265 (1928).
30. McDERMOT, V.: Brain **83**, 24 (1960).
31. MULDER, D. W., E. H. LAMBERT, and L. M. EATON: Neurology (Minneap.) 97, 62 (1959).
32. ROWLAND, L. P.: Neurology (Minneap.) **5**, 612 (1955).
33. RUSSEL, D. S.: J. Path. Bact. **65**, 279 (1953).
34. SANDIFER, P. H.: Proc. roy. Soc. Med. **48**, 186 (1955).
35. SIMPSON, J. A.: Proc. Réunion d'information électromyographique. Strasbourg 1960.
36. — Scot. med. J. **5**, 419 (1960).
37. — In Disorders of voluntary muscles. Ed. by WALTON, J. N., p. 336. Churchill Ltd. 1964.
38. STEIDL, R., A. OSWALD, and F. KOTTKE: Arch. Neurol. Psychiat. (Chic.) **6**, 451 (1962).
39. THESLEFF, S.: In Muscle, discussion, p. 387. Pergamon Press 1964.
40. —, J. ZELENA, and W. W. HOFMANN: Proc. Soc. exp. Biol. (N.Y.) **116**, 19 (1964).
41. — Communication personnelle.
41b. WALLACE, S. L., R. LATTES, and C. RAGAN: Amer. J. Med. **25**, 600 (1958).
42. WALTON, J. N., and R. D. ADAMS: Polyomyositis. Edinburg, London: Livingstone Ltd. 1958.
43. —, and NATTRASS: Brain **77**, 169 (1954).
44. WEIGERT, C.: Neurol. Zbl. **20**, 597 (1962).
45. WISE, R. P., and V. MACDERMOT: J. Neurol. Neurosurg. Psychiat. **25**, 31 (1962).
46. WOOLF, A. L., BAGNALL, P. BAUWENS et E. R. BICKERSTAFF: J. Pathol. Biol. **71**, 173 (1956).
47. — In Disorders of voluntary muscles, ed. by WALTON, J. N. p. 163, Churchill Ltd. 1964.
48. ZACKS, S. I., W. C. BAUER, and J. M. BLUMBERG: J. Neuropath. exp. Neurol. **21**, 335 (1962).

The Biochemistry of Myasthenia Gravis

JOHN A. SIMPSON

It is a signal honour to be invited to discuss myasthenia gravis in Heidelberg. Though earlier physicians may have described cases we now recognize as myasthenia gravis, there is no doubt that ERB (1879) gave the first clear account of the disease and differentiated it from other causes of bulbar palsy, and his name will ever be linked with it and honoured wherever myasthenia gravis is studied. None will dispute that the selection of subjects for research in medicine depends on the contemporary view of disease. For this reason there has been little study of the biochemical state of the myasthenic patient since interest has been focussed on the neuromuscular junction.

Biochemistry of Muscle

Analysis of muscle tissue has been particularly neglected. NEVIN (1934) found no abnormality of bound phosphorus compounds such as creatine phosphoric acid and adenosine triphosphoric acid which are known to play a role in the contraction of muscle. CUMINGS (1939) found a high potassium content in a biopsy specimen of myasthenic muscle. The work was done at a time when the importance was not realised of referring all estimations of tissue constituents to the level of non-collagen nitrogen, to eliminate discrepancies due to the large amount of connective tissue in muscle. He subsequently conducted potassium balance studies which appeared to demonstrate that neostigmine caused liberation of potassium into the blood-stream which returned to the muscle as weakness reappeared, though the urinary excretion of potassium was not increased (CUMINGS, 1940, 1941). These results have not been confirmed.

Numerous studies of the metabolism of carbohydrate, nitrogen, creatine, creatinine, calcium and magnesium were reviewed and shown to be contradictory by ADAMS et al. (1936). They made personal studies of these items and also of sodium, potassium, phosphorus, sugar, urea, amino acids and uric acid. Their results were within normal limits. Since no later authors have shown significantly abnormal results and personal studies of creatine and electrolytes have been uniformly negative, it is not proposed to review the literature further. Creatinuria may be found, especially in women, but the incidence is no greater than in other diseases associated with difficulty in taking food or with muscular wasting. MILHORAT and WOLFF (1936) showed that creatinuria in myasthenic patients was increased when the disease was rapidly progressive and this has been the writer's experience.

In recent years interest in the chemistry of muscle has centred on the enzymes which may escape from damaged muscle and appear in greater concentration than normal in the blood. The serum levels of glutamic pyruvic transaminase (GPT), glutamic oxalacetic transaminase (GOT), aldolase, and creatine phosphokinase showed no significant elevation in 22 myasthenic patients studied by the author. It may be concluded that myolysis is not a regular feature of myasthenia gravis although there is pathological and electromyographic evidence of a minor degree of polymyositis (SIMPSON, 1960). A former theory that the defect of neuromuscular transmission in myasthenia gravis might be due to a pathologically high level of cholinesterase ("true" or "pseudo") in the blood was abandoned when it was shown that the serum level was low (STEDMAN and RUSSELL, 1937) or normal (WILSON and STONER, 1944). The amount of cholinesterase in muscle is also normal (GOODMAN et al., 1939). The author has not carried out personal studies since histochemical methods support this conclusion.

Chemical aspects of junctional transmission with possible relevance to myasthenia gravis have recently been reviewed by MCARDLE (1964). It is unlikely that current biochemical techniques have anything to contribute with regard to the fundamental nature of the disorder of neuromuscular function in myasthenia gravis such as defective synthesis of acetylcholine. Nevertheless a biochemical study may throw some light on the pathogenesis of the disease.

Serum Protein Abnormalities

In a paper drawing attention to the occurrence of pathological changes in organs other than muscle in myasthenia gravis, the writer mentioned that hyperglobulinaemia was found in 4 cases and the protein was raised in the cerebrospinal fluid (C.S.F.) of 9 others in a series of 440 cases (Simpson, 1960). The series, consisting of cases from the National Hospital for Nervous Diseases, London, the neurological unit of the Northern General Hospital, Edinburgh, and the Western Infirmary,

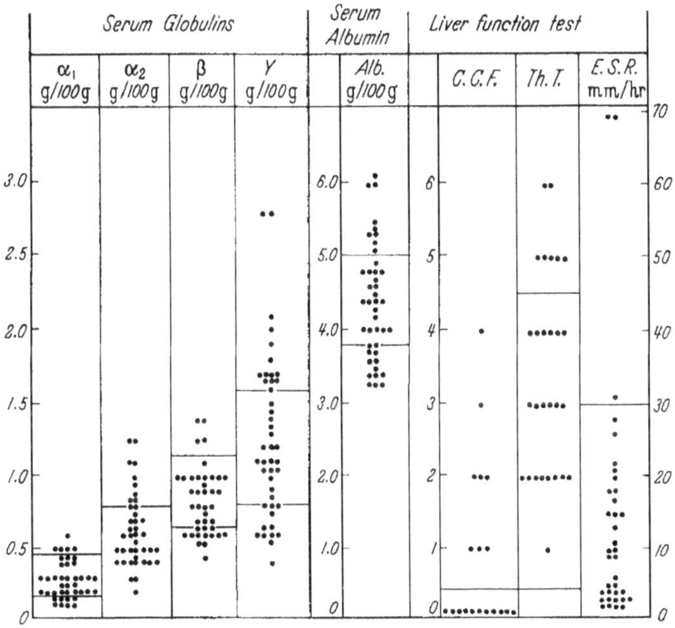

Fig. 1. Serum proteins in myasthenia gravis. *C.C.F.* cephalin-cholesterol flocculation. *Th.T.* thymol-turbidity (Maclagan units). *E.S.R.* erythrocyte sedimentation rate (Westergren)

Glasgow, has now been extended to 500 cases. This paper reports results of some studies on plasma proteins in 55 cases. It is unfortunate that some of the tests were omitted in various cases. The available data are tabulated in Tab. 1 and Fig. 1.

For the present purposes the upper limits of normal levels for serum globulins were taken as: —α_1 0.5 g; α_2 0.8 g; β 1.15 g; γ 1.6 g/100 ml serum. These figures exceed the upper limits usually adopted for the electrophoretic method of estimation so that it is safe to assume that higher levels are pathological.

Definite hyper-γ-globulinaemia was found in 12 of 55 cases (including the 4 previously reported by Simpson, 1960) and in 5 others the electrophoretic profile showed a prominent peak in the α_2- or β-globulin bands.

Three cases had 2.0 gm/100 ml or more of γ-globulin. Cases MN 2327 and MN 7390 had Hashimoto's disease complicating myasthenia gravis (Simpson, 1964a).

Table 1. *Serum Proteins, and Associated Disorders*

Case.	Total Protein g/100 g	Albumin g/100 g	Total Globulin g/100 g	Globulins α_1 g/100 g	α_2 g/100 g	β g/100 g	γ g/100 g	Ceph-Chol. Flocc.	Thymol Turbidity	E.S.R. mm 1st. Hr.	Associated disorders
MN 294	6.75	3.5	3.25	0.15	0.6	0.8	1.7	—	5	18	'Rheumatoid' Arthritis
MN 2143	7.9	4.5	3.4	0.2	0.6	0.95	1.65	1	5	15	
MN 2257	6.9	3.4	3.5	0.5	0.7	1.0	1.3	—	—	3	Thymoma. Hashimoto's disease
MN 2327	8.4	4.0	4.4	0.4	1.1	0.9	2.0	—	—	28	Hashimoto's disease
MN 3054	7.0	5.1	1.9	0.2	0.3	0.65	0.75	—	—	15	Non-toxic goitre
MN 3451	6.75	3.8	2.95	0.25	0.5	0.7	1.5	—	—	—	
MN 4084	6.5	—	—	—	—	—	—	0	2	20	
MN 4301	6.75	4.2	2.55	—	—	—	—	0	3—6	6	
MN 4536	6.75	4.8	1.95	0.4	0.4	0.1	1.05	—	—	2	
MN 4585	8.25	6.1	2.15	0.3	0.5	0.55	0.8	—	—	3	
MN 4586	7.75	6.0	1.75	0.3	0.4	0.45	0.6	—	—	10	
MN 4603	7.25	4.4	2.85	0.3	0.5	1.0	1.05	3	4	22	Lymphadenopathy
MN 4611	7.75	4.7	3.05	0.2	0.55	0.65	1.65	—	4	11	
MN 4636	8.25	4.6	3.65	0.45	0.6	0.9	1.7	—	3	31	Thyroid antibody in serum
MN 4649	6.25	4.0	2.25	0.15	0.7	0.6	0.8	—	2	4	Raised C.S.F. protein
MN 4656	7.75	4.4	3.35	0.2	0.8	1.25	1.1	—	—	15	
MN 4786	8.25	4.75	3.5	0.3	0.75	1.0	1.45	0	3	9	
MN 4977	6.75	3.25	3.5	0.25	0.65	1.0	1.6	—	—	5	
MN 5095	6.75	4.0	2.75	0.2	0.4	0.8	1.35	4	4	75	Thymoma. Megaloblastic & haemolytic anaemia
MN 5315	7.25	4.9	2.35	0.1	0.47	0.68	1.1	—	—	4	
MN 5409	7.25	5.45	1.8	0.1	0.4	0.65	0.65	0	2	—	Addison's disease
MN 5503	6.75	5.3	1.45	0.1	0.2	0.6	0.55	—	—	26	Pernicious anaemia. Hashimoto's disease
MN 5625	7.25	4.85	2.4	0.5	0.5	0.8	0.6	—	—	18	Goitre
MN 5652	6.5	3.4	3.1	0.3	0.8	0.6	1.4	0	4	9	Previous thyrotoxicosis
MN 6289	5.7	3.55	2.15	0.2	0.4	0.7	0.85	—	—	—	
MN 6476	6.75	3.8	2.95	0.3	0.95	0.6	1.1	—	—	5	Thymoma
MN 6481	5.5	—	—	—	—	—	—	2	5	10	Hepatitis. Antinuclear factor +.
MN 6503	8.0	—	—	—	—	—	—	—	2	4	Antinuclear factor +.

to be continued Table 1. *Serum Proteins, and Associated Disorders*

Case.	Total Protein g/100 g	Albumin g/100 g	Total Globulin g/100 g	Globulins α_1 g/100 g	α_2 g/100 g	β g/100 g	γ g/100 g	Ceph-Chol. Flocc.	Thymol Turbidity	E.S.R. mm 1st. Hr.	Associated disorders
MN 6522	8.0	4.0	4.0	0.2	1.1	1.0	1.7	—	—	—	Thymoma
MN 6780	8.0	4.3	3.7	0.4	0.6	1.0	1.7	—	3	2	
MN 6807	8.0	6.0	2.0	0.3	0.3	0.75	0.65	—	—	—	
MN 6933	7.1	5.2	1.9	0.3	0.4	0.8	0.4	—	3	—	
MN 7345	7.25	5.3	1.95	0.25	0.5	0.6	0.6	0	3	—	
MN 7390	8.2	3.3	4.9	0.2	0.5	1.4	2.8	1	5	72	Hashimoto's disease
MN 7476	7.25	4.35	2.9	0.15	0.65	0.9	1.2	—	—	13	
MN 7543	—	—	—	—	—	—	—	1	4	3	Thyrotoxicosis. Antinuclear factor +
MN 7550	8.75	3.45	5.3	0.5	0.9	1.1	2.8	0	4	—	
MN 7587	7.0	4.75	2.25	0.2	0.5	0.55	1.0	0	3	2	
MN 7720	6.75	—	—	—	—	—	—	0	6	3	Antinuclear factor +
MN 7780	5.6	3.3	2.3	0.1	0.4	0.6	1.2	—	—	21	Pernicious anaemia
MN 7781	8.75	5.4	3.35	—	—	—	—	—	2	17	Thyrotoxicosis later
MN 7788	9.1	4.4	4.7	0.6	1.0	1.0	2.1	—	—	—	
MN 8088	8.7	—	—	—	—	—	—	2	5	3	
MN 8092	8.5	3.7	4.8	0.5	1.25	1.25	1.8	0	1	3	
MN 8170	7.25	3.6	3.65	0.3	0.85	0.6	1.9	0	2	2	
MN 8414	6.75	3.65	3.1	0.4	0.7	0.9	1.1	—	—	—	Carcinoma of colon (late)
MN 8530	7.75	4.65	3.1	0.2	0.8	0.9	1.2	—	—	—	Previous arthropathy. Antinuclear factor ++
MN 8546	8.75	4.05	4.7	0.4	1.3	1.4	1.6	2	2	—	Previous arthropathy. Antinuclear factor +
WIG 109312	7.9	4.7	3.2	—	—	—	+	—	—	28	
WIG 113938	8.0	5.3	2.7	—	—	—	—	—	—	10	
WIG 153614	8.4	—	—	—	—	—	—	—	—	—	
WIG 166295	7.0	4.1	2.9	—	—	—	—	—	—	—	
WIG 237242	7.2	5.1	2.1	—	—	—	—	—	—	—	
WIG 279713	7.2	5.2	2.0	—	—	—	—	—	—	—	
Rh 000177	7.6	3.3	4.3	—	—	—	++	—	9	20	Rheumatoid arthritis, Sjögren's syndrome, Hashimoto's disease, gastric antibody

Abnormal cephalin-cholesterol flocculation and thymol-turbidity tests were found in 10 of the cases. Some of these had electrophoretic patterns within normal limits but these tests may indicate the presence of specific though unidentified proteins.

The plasma proteins in cases of myasthenia gravis were investigated by Thévenard and Mende (1955). In 5 of their cases there was considered to be a decrease of γ-globulin and in one case this fraction was increased. Their work was criticised on technical grounds by Lowenthal and van Sande (1956) who pointed out the necessity to use absolute values rather than percentages. These authors found raised γ-globulin and lowered albumin in the serum of 12 of 16 myasthenic patients. (The albumin change was less constant and should be ignored as it alters secondarily to changes in the globulins.)

Single cases of myasthenia gravis with hyperglobulinaemia are included in the reports of Castaigne et al. (1961), Steidl et al. (1962) and Oosterhuis (1963). The latter author and his collaborators have recently reported three patients with myasthenia gravis and hyper-γ-globulinaemia (Oosterhuis et al., 1964). On the other hand Osserman (1958) and Corridori (1960) found no change in the electrophoretic pattern. Kornfeld (1964) found no electrophoretic abnormality in 61 cases of myasthenia gravis but he excluded all those with associated diseases which might affect serum proteins and does not present absolute values.

These results are not necessarily contradictory since both hyperglobulinaemia and a-γ-globulinaemia may be associated with thymic tumours. The patient with hyperglobulinaemia reported by Castaigne et al. (1961) had a thymoma and aplastic anaemia. Oosterhuis et al. (1964) found hyperglobulinaemia in 3 of 15 patients investigated and two of these had a thymoma. In the present series of cases there were four known to have thymic tumours.

Case MN 2257 was found at autopsy to have Hashimoto's disease (illustrated in Simpson, 1966). The electrophoretic pattern was within normal limits (see Tab. 1 for the values in this and succeeding cases).

Case MN 5095 had a partial removal of a thymoma 15 years before the protein analysis. In the terminal stage he developed megaloblastic and haemolytic anaemia. The cephalin-cholesterol and thymol turbidity tests were abnormal and there was a high erythrocyte sedimentation rate but the absolute concentrations of the serum globulin fractions were normal.

Case MN 6476 had a slight increase of the α_2-globulin fraction only.

Case MN 6522 had slight increase of the α_2- and γ-globulin fractions. The abnormalities in these cases with a thymoma were slight and of doubtful significance. The first two cases were complicated by Hashimoto's disease or megaloblastic haemolytic anaemia. On the other hand significant hyper-γ-globulinaemia was found in four cases without tumours (Tab. 1).

Case MN 2327, with 2.0 g of γ-globulin per 100 ml serum, had Hashimoto's disease.

Case MN 7390, with 2.8 g of γ-globulin per 100 ml serum also had Hashimoto's disease.

Case MN 7550 had 2.8 g of γ-globulin per 100 ml serum but no complicating immunological disorder has been detected up to the time of reporting.

Case MN 7788 with a γ-globulin level of 2.1 g per 100 ml has no obvious complication either.

Case Rh 000177 has myasthenia gravis complicated by rheumatoid arthritis, Sjögren's syndrome and myxoedema and has high titres of serum antibodies against thyroid and stomach with positive Rose-Waaler, Coomb's, antinuclear factor and Sjögren's antibody. The total globulin level is raised (4.3 g/100 ml) and the laboratory reported "increased γ-globulin fraction" but unfortunately no measurements were made.

With regard to the two cases without clinical explanation of the hyper-γ-globulinaemia it should be observed that Hashimoto's disease was not detected until post-mortem examination in cases MN 2257 and MN 2327 (Simpson, 1964a, 1966). Inspection of the tables shows that hyperglobulinaemia or alterations of the cephalin-cholesterol flocculation or thymol turbidity tests are often associated with a history of goitre, lymphadenopathy, "rheumatoid" arthritis, or megaloblastic anaemia.

The erythrocyte sedimentation rate was usually normal but showed a tendency to be raised in association with Hashimoto's disease (MN 2327, MN 5503, MN 7390), pernicious anaemia and haemolytic anaemia (MN 5095, MN 5503, MN 7780) but not with uncomplicated thymoma. Case MN 4636 had a borderline level of γ-globulin and a raised ESR (Tab. 1). Her serum also contained antibodies against thyroid cells in a titre of 1 in 16 and there was a previous history of thyrotoxicosis. She may have unrecognised thyroiditis though the protein-bound iodine level in her blood is at present within normal limits (5.1 μg/100 ml).

These correlations suggest that the increased globulins are associated with the production of auto-antibodies rather than with a thymoma per se and the cases of Oosterhuis et al. (1964) support this proposition.

Protein of cerebrospinal fluid

Few patients of this series have had analysis of the C.S.F. as lumbar puncture is rarely carried out in myasthenia gravis. For this reason it is impossible to comment on the frequency with which the protein content is raised. Nevertheless, 10 of the patients in whom this investigation was carried out showed a protein level of 50 mg/100 ml or more (Tab. 2).

Table 2. *Cerebrospinal fluid*

Case	Protein mg/100 ml.	Pandy Test	Lange Curve	Other Disorders
NH/PS/JF ..	125	+	000000000	Acroparaesthesia
NH/MC/AW	50	±	000000000	Raynaud's syndrome; Minor fits
NH/PM/WB	80	+	000000000	Diabetes mellitus
NH 61127 ..	220			Non-toxic goitre; G-B syndrome after 16 years myasthenia
NH 61423 ..	60	+	000000000	Thyrotoxicosis; Nystagmus
NH 61491 ..	80	+	000112110	
NH 62044 ..	80	+	000000000	
MN 675	55		000000000	Arthropathy; Prominent eyes
MN 4649 ...	100		554421000	
MN 7778 ...	56	—	000000000	

This series includes the 9 cases reported previously (Simpson, 1960). In all of these cases a positive neostigmine test justified the diagnosis of myasthenia gravis. There was often an associated condition (shown in Tab. 2) which might have been related to the abnormal C.S.F. and it is possible that these cases were only incidentally associated with myasthenia gravis. A possibility which was not considered when the earlier data were obtained is that a raised level of protein in the C.S.F. may be associated with myxoedema. This can certainly be excluded in the last three cases in Tab. 2.

Previous references to the C.S.F. in myasthenia gravis have usually described normal protein levels, but 1 of 32 patients with myasthenia gravis reported by Kennedy and Moersch (1937) had a high level of protein in the C.S.F. A case described by de Haene and Roussel (1955) also had hyperglobulinaemia. One of the cases of thymoma with myasthenia gravis, hyperglobulinaemia, and multiple serum antibodies reported by Oosterhuis et al. (1964) had 80 mg/100 ml of protein in the C.S.F. with abnormal colloidal reactions. One may reach the same conclusions as with the serum proteins, viz. that most cases of myasthenia gravis have no abnormality of C.S.F. protein content but that increased globulin may be found in the presence of associated disease which may be of immunological type.

Disorders of Endocrine Function

There is a high incidence of clinically recognisable disorders of endocrine function in myasthenic patients. The question that now arises is whether these are the cause of the neuromuscular condition, as has been suggested in the past, or related entities as suggested by Simpson (1960, 1964b). If an endocrinological or other biochemical lesion were causative it would be present in the majority of cases though frequently in a subclinical degree. For economy of space and since no regular abnormality was found the results are presented as a diagram (Fig. 2).

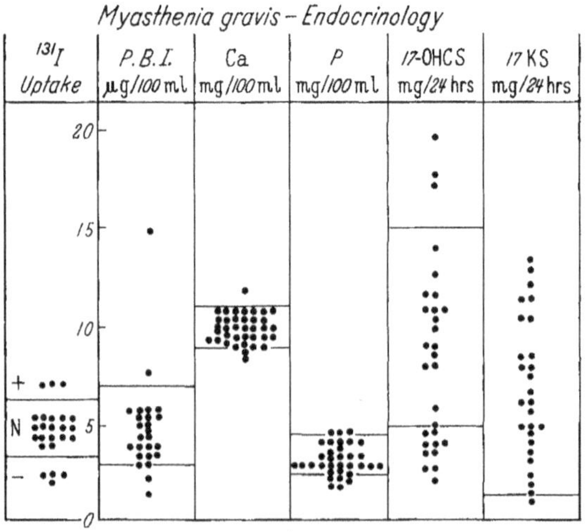

Fig. 2. Endocrinological tests. ^{131}I uptake. N = normal, + = increased, — = decreased. P.B.I. = protein-bound iodine in blood. Ca = serum calcium. P = serum inorganic phosphate. 17-OHCS = 17-hydroxycorticosteroids in urine. 17-KS = 17-ketosteroids in urine. The scale in column 2 also refers to columns 3—6

Thyroid function

Thyroid function tests were carried out on 35 cases. As the technique of radioiodine uptake and clearance tests varied in the different hospitals with which the author has been associated, the results are charted according to the interpretation of the laboratory. Normal values were recorded in 26 cases and there was evidence of hyperthyroidism in 4 cases. Some of the patients who had normal tests of thyroid function had a previous history of goitre or of possible hyperthyroidism. Hypothyroidism was found in 5 cases. The first two have been described elsewhere (SIMPSON, 1964a).

Case MN 5503 had myasthenia gravis and pernicious anaemia. She also had low uptake of ^{131}I and the blood protein-bound iodine was subnormal (2.4 μg/100 ml). The basal metabolic rate was —8%. Hashimoto's disease was revealed at autopsy (SIMPSON, 1964a).

Case MN 7390 developed Hashimoto's disease five years after thymectomy for myasthenia gravis of 12 years' duration. A radioiodine uptake test gave a T.P.I. of 1.6 and the protein-bound iodine in the blood was 1.4 μg per 100 ml.

Case MN 6476 had a thymoma. Although there was no clinical evidence of myxoedema there was reduced uptake of ^{131}I. The protein-bound iodine level was 3.8 μg/100 ml. He died in another hospital and no post-mortem examination was made.

Case WIG 153614 has had myasthenia gravis for more than 20 years. She now complains of tiredness of a different type and has a low uptake of radioiodine. This case is currently under investigation.

Case Rh 000177 has a protein-bound iodine level of 1.3 μg/100 ml. This is the patient described above with rheumatoid arthritis and multiple antibodies including antithyroid.

These results show that there is a high incidence of disorders of thyroid function in patients with myasthenia gravis, but as this may be either hyperfunction or hypofunction and as the majority of cases have normal thyroid function it must be concluded that these are para-phenomena rather than causative of the neuromuscular disorder. Hashimoto's disease may be a frequent complication.

Glucose Tolerance

The same comment may be made on carbohydrate metabolism as measured by the standard glucose tolerance test. Prior to the introduction of neostigmine, many authors reported that there was glycosuria and abnormal sugar tolerance in a high proportion of cases of myasthenia (WILLIAMS and DYKE, 1922; COHEN and KING, 1932). In the author's series 3% of myasthenic patients have had glycosuria and eight patients have had confirmed diabetes mellitus (SIMPSON, 1960, 1964b). OSSERMAN (1958) found the same incidence and FRENKEL (1963) has recently reported abnormal glucose tolerance in 9 of 11 myasthenic patients. In the present series there was pathological reduction of glucose tolerance in 8 of 35 cases though only 1 of these had clinical symptoms of diabetes mellitus. A further 6 had a family history of diabetes (SIMPSON, 1960).

Parathyroid Function

The serum levels of calcium and inorganic phosphate showed no significant deviation from normal in 39 cases. It is concluded that the parathyroid glands function normally in myasthenia gravis. There was no confirmation of the report by Schwarz et al. (1953) of a persistent elevation of the fasting serum phosphate level.

Adrenocortical Function

There are some reports of adrenocortical insufficiency in myasthenia gravis (Thiodet et al., 1961). Only one case of Addison's disease occurred in the present series (case MN 5409) and this was shown at autopsy to have been caused by tuberculosis of the adrenal glands. The excretion of 17-hydroxy-corticosteroids (17-OHCS) and 17-ketosteroids (17-KS) was estimated in 34 cases. It will be seen from Fig. 2 that most of the results are within the normal range. High values are evidently due to stress. There is, however, an unexplained group of subnormal values. These patients showed no clinical evidence of Addison's disease but no water-loading or salt-deprivation tests were carried out so their significance is unknown. Grashchenkov and Perelman (1965) have reported adrenal insufficiency in myasthenia gravis but do not give details of their findings. In view of the occurrence of thymic hyperplasia in Addison's disease and the immunological basis of some cases of adrenal insufficiency (Anderson et al., 1957) it is suggested that more attention should be paid to adrenal function in the future. Nevertheless it seems clear that any association with myasthenia gravis is likely to be secondary, and possibly analogous with thyroiditis (Simpson, 1964b).

Gonadal Function

The well known effects of menstruation and pregnancy on the strength of myasthenic patients has caused many workers to investigate ovarian function. Schrire (1959) reported an unusually low recovery of pregnanediol from the urine of female patients. Dr. K. Fotherby of the Medical Research Council Clinical Endocrinology Unit in Edinburgh kindly carried out some investigations on the author's patients. He studied four women during different phases of the menstrual cycle, one pregnant woman, and one male patient. In every case he considered that the pregnanediol excretion was normal for the appropriate condition. He also tested the response to injections of ACTH and of progesterone, again with normal findings.

Conclusions

From these results it may be concluded:

1. There is no evidence of gross myopathic disease.

2. There is a high incidence of disorders of plasma and cerebrospinal fluid protein fractions, associated with disorders of other systems, and consistent with an immunological disorder.

3. There is no regular disorder of endocrine function, but many cases show evidence of clinical or subclinical disturbance of thyroid function or of carbohydrate metabolism. Low rates of excretion of steroids are reported but the significance is uncertain.

The nature of the relationship between myasthenia and endocrine disease is obscure. Some of the endocrinopathies are probably due to immunological damage but other considerations suggest a common genetic factor (SIMPSON, 1960, 1964a, b). If this expresses itself through a hypothalamo-pituitary-thymic mechanism, as the author has previously suggested, it would reconcile the autoimmune hypothesis with the work of GRASHCHENKOV whose recent death has prevented him from contributing to this symposium. His gentle courtesy will be missed.

Acknowledgements

I am grateful to the Medical Committee of the National Hospital, Queen Square, London and colleagues in Edinburgh and Glasgow for permission to study their cases: Biochemical studies were carried out in several laboratories but most of the work was done under the direction of Dr. S. L. TOMPSETT at the Northern General Hospital, Edinburgh, to whom I express my sincere thanks.

References

ADAMS, M., M. H. POWER, and W. M. BOOTHBY: Ann. intern. Med. **9**, 823 (1936).
ANDERSON, J. R., R. B. GOUDIE, K. G. GRAY, and G. C. TIMBURY: Lancet I, 1123 (1957.
CASTAIGNE, P., F. LHERMITTE, R. ESCOUROLLE, MM. MARTIN et J. L. BRUET: Rev. neurol. **105**, 373 (1961).
COHEN, S. J., and F. H. KING: Arch. Neurol. Psychiat. (Chic.) **28**, 1338 (1932).
CORRIDORI, F.: Riv. sper. Freniat. **84**, 52 (1960).
CUMINGS, J. N.: Brain **62**, 153 (1939).
— J. Neurol. Neurosurg. Psychiat. **3**, 115 (1940); **4**, 235 (1941).
ERB, W.: Arch. Psychiat. **9**, 336 (1879).
FRENKEL, M.: Arch. Neurol. **9**, 447 (1963).
GOODMAN, L., R. L. CARLSON, and A. GILMAN: J. Pharm. Pharmacol. **66**, 15 (1939).
GRASHCHENKOV, N. I., and L. B. PERELMAN: Ann. N.Y. Acad. Sci. **135**, 398 (1966).
HAENE, A. de, et J. ROUSSEL: Acta neurol. belg. **55**, 364 (1955).
KENNEDY, F. S., and F. P. MOERSCH: Canad. med. Ass. J. **37**, 216 (1937).
KORNFELD, P.: J. Amer. med. Ass. **190**, 463 (1964).
LOWENTHAL, A., et M. VAN SANDE: Rev. franç. Étud. clin. biol. **1**, 765 (1956).
McARDLE, B.: In Biochemical Aspects of Neurological Disorders. Second Series. Edit. CUMINGS, J. N., and M. KREMER, Oxford: Blackwells 1965.
MILHORAT, A. T., and H. G. WOLFF: Ann. intern. Med. **9**, 834 (1936).
NEVIN, S.: Brain **57**, 239 (1934).
OOSTERHUIS, H. J. G. H.: Een Bijdrage tot de Kliniek en de Pathophysiologie van de Myasthenia Gravis. Amsterdam: Koenders 1963.
—, H. VAN DER GELD, T. E. W. FELTKAMP, and F. PEETOOM: J. Neurol. Neurosurg. Psychiat. **27**, 345 (1964).
OSSERMAN, K. E.: Myasthenia Gravis. New York: Grune and Stratton 1958.
SCHRIRE, I.: Quart. J. Med., N.S. **28**, 59 (1959).
SCHWARZ, H., M. PRICE, and C. A. ODELL: Metabolism **2**, 261 (1953).
SIMPSON, J. A.: Scot. med. J. **5**, 419 (1960).
— J. Neurol. Neurosurg. Psychiat. **27**, 485 (1964a).
— Myasthenia Gravis. M. D. Thesis, University of Glasgow 1964b.
— Ann. N.Y. Acad. Med. **135**, 506 (1966).
STEDMAN, E., and W. R. RUSSELL: Biochem. J. **31**, 1987 (1937).
STEIDL, R. M., A. J. OSWALD, and F. J. KOTTKE: Arch. Neurol. **6**, 451 (1962).
THÉVENARD, A., et D. MENDE: Rev. neurol. **92**, 143 (1955).
THIODET, J., A. FOURRIER, H. ARROYA et Y. SUDRE: Bull. Mém. Soc. Med. Hôp. Paris **77**, 289 (1961).
WILLIAMS, B. W., and S. C. DYKE: Quart. J. Med. **15**, 269 (1922).
WILSON, A., and H. B. STONER: Quart. J. Med., N.S. **13**, 1 (1944).

Zur Immunpathogenese der Myasthenia gravis pseudoparalytica*

DIETER RICKEN

Auf der Suche nach einem Faktor im Serum von Myasthenia gravis-Patienten, welche die motorische neuromuskuläre Reizübertragung inhibieren würde, fanden STRUPPLER sowie NASTUK u. Mitarb., daß einige Seren von Myasthenie-Patienten in der Lage waren, die Kontraktion tierischer Skeletmuskelfasern im Nerv-Muskelpräparat zu hemmen oder zu vermindern. Auf der anderen Seite haben sowohl MARSHALL u. Mitarb. als auch SIMPSON 1960 darauf aufmerksam gemacht, daß die häufige Vergesellschaftung der Myasthenia gravis mit Thymomen oder Thymus-

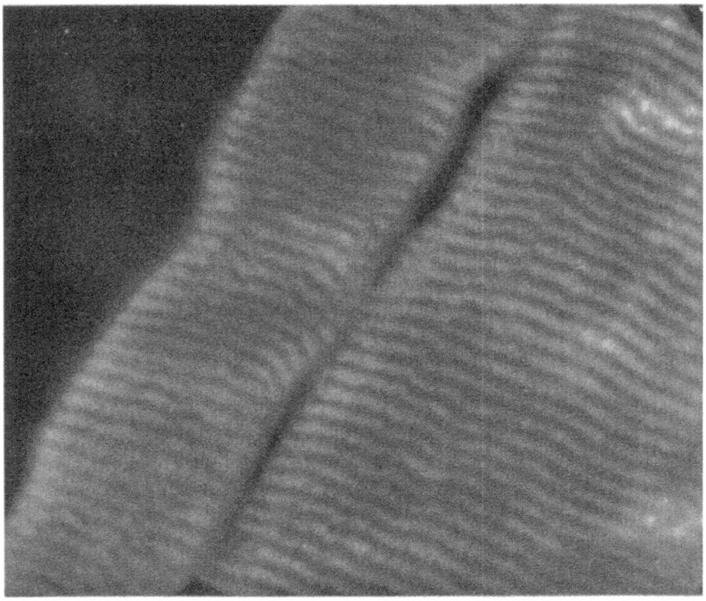

Abb. 1. Reaktion eines Myasthenieserums mit Querstreifen autologer menschlicher Skeletmuskulatur im indirekten Immunofluoreszenztest. Ort der Antikörperbindung durch entsprechende Fluoreszenz gekennzeichnet

hyperplasien ein Hinweis für ein bei dieser Krankheit ablaufendes Autoimmungeschehen sein könne. Manchmal beobachtete Kombinationen der Krankheit mit Lupus erythematodes, Arthritiden und mit Schilddrüsenaffektionen (ROWLAND u. Mitarb., SCHIMRIGK u. Mitarb.) sowie mit antinukleären Faktoren, Antikörpern gegen Schilddrüsenglobuline oder mit dem Rheumafaktor unterstützen diese Hypothese. 1960 wiesen STRAUSS u. Mitarb. dann nach, daß bei Myasthenia gravis-Patienten ein Serumfaktor vorhanden sein kann, welcher sich an die Querstreifen menschlicher Skeletmuskulatur bindet. Dieser Serumfaktor kommt in der 7-S-γ-Globulinfraktion des Serums vor (BEUTNER u. Mitarb., STRAUSS u. Mitarb., GROB u. Mitarb.). Es handelt sich bei ihm sehr wahrscheinlich um einen Antikörper, da dieser Faktor sich mit verschiedenen serologischen Testen, wie sie für den Antikörpernachweis gebraucht

* Mit Unterstützung der Deutschen Forschungsgemeinschaft.

werden, nachweisen läßt und da er Komplement bindet. Er reagiert jedoch nicht nur mit Querstreifen menschlicher Skeletmuskulatur (Abb. 1) sondern auch mit Querstreifen der Skeletmuskulatur anderer Säugetierspezies (BEUTNER u. Mitarb., v. D. GELD u. Mitarb.). Auch mit Herzmuskelquerstreifen werden zeitweilig Reaktionen beobachtet. In vitro konnte der mutmaßliche Antikörper auch an die Querstreifen der Skeletmuskulatur des Patienten, von welchem das antikörperhaltige Serum stammte, gebunden werden, woraus die Autoantikörper-Eigenschaft dieses Serumfaktors hervorgeht (BEUTNER u. Mitarb., RICKEN u. Mitarb.). STRAUSS u. Mitarb. haben schließlich wahrscheinlich machen können, daß sich der Antikörper an die A-Streifen der Skeletmuskulatur bindet. Hier setzen unsere weiteren Untersuchungen an.

Methoden

Aus menschlicher Skeletmuskulatur wurde mit ionenstarken Pufferlösungen nach der Methode von MOMMAERTS und PARRISH sowie SZENT-GYÖRGYI Myosin, Aktomyosin und Aktin gewonnen. Diese Skeletmuskelproteine wurden als Antigene bei verschiedenen immunologischen Testverfahren (Komplementbindungsreaktion, Boyden-Test, Agargel-Doppeldiffusionstest) benutzt, mit welchem sowohl die Seren von Myasthenia gravis Patienten als auch die Seren von mit menschlicher Skeletmuskulatur immunisierten Kaninchen untersucht wurden.

In einem anderen Versuch wurden Kaninchen mit eigener Skeletmuskulatur immunisiert, die Seren dieser Kaninchen nach mehrmaliger Immunisierung auf das Vorhandensein von Antikörpern gegen autologe und heterologe Skeletmuskelproteine geprüft.

Befunde

Abb. 2a zeigt, daß die Seren der mit menschlicher Skeletmuskulatur immunisierten Kaninchen mit menschlicher Myosin- oder Aktomyosinfraktion im Agargel-Test unter Bildung einer oder mehrerer antigendepotnaher Präzipitationslinien reagieren. Zusätzlich formen sie eine oder zwei antigendepotferne Präzipitationslinien. Weitere Untersuchungen zeigten, daß in den antigendepotnahen Präzipitationsbanden Antigene der Myosinfraktion präzipitiert werden, während das Aktin als schneller wanderndes Molekül von den polyvalenten Kaninchen-Antimuskelseren mehr in Nähe des Serumdepots ausgefällt wird. Eine andere, oftmals beobachtete antigendepotferne Linie repräsentiert ein an dieser Stelle präzipitiertes menschliches Kernprotein (Abb. 2a). Bedeutungsvoll für die im folgenden beschriebenen Untersuchungen ist aber, daß diese „Kernproteinlinien" nicht mit den „Myosinlinien" identisch sind, sondern auf Grund ihrer unterschiedlichen Lokalisation und fehlender Übergänge deutlich voneinander unterschieden werden können (Abb. 2a).

Bei der Untersuchung der uns zur Verfügung stehenden Seren von 33 Myasthenie-Patienten — meistens handelte es sich um generalisierte Myasthenien —, mit Hilfe der Komplementbindungsreaktion, des Boyden-Testes (passive Hämagglutination) und der Agargel-Doppeldiffusion fand sich, daß 19 dieser Seren in mindestens einem der genannten Teste mit menschlicher Skeletmuskelmyosin- und Aktomyosinfraktion, nicht aber mit Aktinfraktion reagierten (Tab. 1). In der Komplementbindungsreaktion und im Boyden-Test besaßen die positiven Seren gegen Myosin doppelt so hohe Titer wie gegen Aktomyosin. Im Agargel-Test erfolgte die Reaktion mit Myosin bzw. Aktomyosin unter Bildung einer oder mehrerer antigendepotnaher Präzipitationslinien (Abb. 2b, c), also in ähnlicher Form, wie sie auch mit Antihumanskeletmuskelseren der Kaninchen beobachtet wurden. Im Gegensatz zur Myasthenia gravis ließen sich in den Seren anderer Skeletmuskelkrankheiten, zentralnervöser Krankheiten, Organ- und Infektionskrankheiten keine Antikörper gegen Skeletmuskelproteine nachweisen — mit Ausnahme der amyotrophischen Lateralsklerose. Bei zwei von vier Patienten mit dieser Erkrankung konnten im Agargeltest ebenfalls

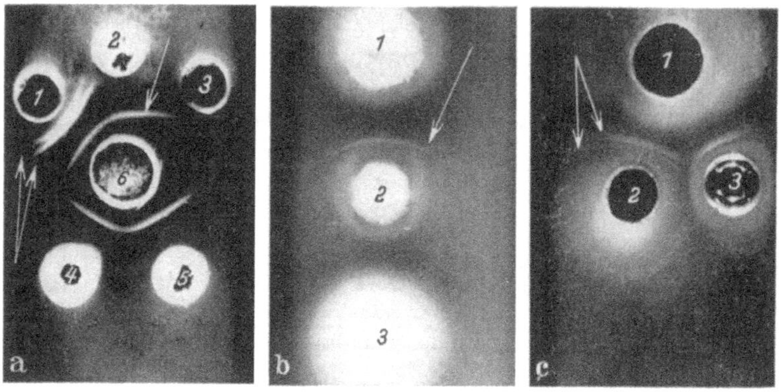

Abb. 2. a) Kaninchen-Antihumanskeletmuskelmyosin-Serum K 13 b (6) gegen Human-Skeletmuskelmyosinfraktion (1), Leberzell- und Kernfraktionen des Menschen (2, 4, 5) und gegen den Überstand der Leberzellkernfraktion nach Zentrifugieren bei 50000 r.p.m. (3). Mit Myosinfraktion zwei antigendepotnahe (⇉) Präzipitationslinien. Antigendepotferne Präzipitationslinien entsprechen präzipitierten Kernproteinen (⟶). b) Diffusion eines positiven Myasthenieserums Mi.S. (1) und eines negativen Myasthenieserums Da.E. (2) gegen menschliche Skeletmuskelmyosinfraktion (3). Antigendepotnahe Präzipitationslinie zwischen 1 und 3. (⟶). c) Myasthenia gravis Serum Sch.R. in 1. Human-Skelet-Muskelmyosinfraktion in 2, — Aktomyosinfraktion in 3. 3 antigendepotnahe, ineinander übergehende Präzipitationslinien (⇉) mit Myosin — und Aktomyosin

Tabelle 1. *Ergebnisse der Komplementbindungsreaktion und Agargelteste, durchgeführt mit Seren von 33 Myasthenia gravis Patienten und insgesamt 177 Seren von Patienten mit anderen Skeletmuskel- und Organkrankheiten sowie mit Infektionskrankheiten. Als Antigen wurde Skeletmuskelmyosinfraktion des Menschen gebraucht*

	Zahl der Patienten	humorale Antikörper gegen Humanskeletmuskelmyosin-Fraktion		
		komplementbindende Antikörper	präzipitierende Antikörper	keine Antikörper
Myasthenia gravis	33	9	16	14
muskuläre Dystrophie	16	1 (?)	0	15
Myotonia congenita	3	0	0	3
„neurale Muskelatrophie“	6	0	0	6
ungeklärte Myopathie	7	0	0	7
Myositis	6	0	0	6
Dermatomyositis	4	0	0	4
amyotr. Lateralsklerose	4	2	2	2
Multiple Sklerose	11	0	0	11
Polyneuritis	6	0	0	6
Encephalitis	3	0	0	3
Poliomyelitis (chronica)	3	0	0	3
Meningitis	12	0	0	12
Hepatitis	20	0	0	20
Lebercirrhose	15	0	0	15
Carcinom	14	0	0	14
Viruspneumonie	13	0	0	13
Influenza A-2	25	0	0	25
Hyperthyreose	9	0	0	9

präzipitierende Antikörper gegen Skeletmuskelproteine demonstriert werden (Tab. 1), welche wie die Antikörper bei Myasthenia gravis mit Myosin- und Aktomyosinfraktion, nicht aber mit Aktinfraktion reagierten. Die Präzipitationslinien befanden sich auch hier in Nähe des Antigendepots.

Weitere Untersuchungen, welche durch Absorptionsversuche unterstützt wurden, demonstrierten, daß die mit Myasthenia gravis-Seren reagierenden Skeletmuskelproteine des Menschen vornehmlich zur Myosinfraktion gehören (RICKEN). Ihre Präzipitation in unmittelbarer Nähe des Antigendepots weist darauf hin, daß es sich um im Agargel langsam diffundierende und offensichtlich großmolekulare Antigene handelt, unter Umständen um Myosin selbst. Da aber im allgemeinen nicht nur eine, sondern mehrere Präzipitationslinien an dieser Stelle gebildet werden (Abb. 2c), ist nicht auszuschließen, daß auch in der Myosinfraktion enthaltene Enzymproteine ausgefällt werden. Im Gegensatz zu den polyvalenten Kaninchenseren zeigten die uns zur Verfügung stehenden Myasthenia gravis-Seren keine Reaktion mit menschlichen Kernfraktionen.

Tabelle 2. *Nachweis von Autoantikörpern mit Hilfe der passiven Hämagglutination in Serum von Kaninchen, welche mit eigener Skeletmuskulatur mehrmals immunisiert wurden.* ∅ = *Seren vor Beginn der Immunisierung; a, b, usw. = Seren nach 4., 5, usw. Immunisierung; n.d. = Test nicht durchgeführt*

	∅	a	b	c	d	e
K 5	0	n.d.	1:1280	1:640	—	—
K 6	0	n.d.	0	0	0	—
K 7 (280)...	0	0	0	0	0	0
K 8 (284)...	0	1:640	1:1280	1:320	1:160	n.d.
K 9 (299)...	0	0	1:40	1:320	1:320	1:80

Nach mehrmaliger Immunisierung mit eigener Skeletmuskulatur (zusammen mit Freund-Adiuvans) sind eine Reihe von Kaninchen in der Lage, Autoantikörper gegen eigene Skeletmuskelproteine zu bilden, welche sowohl mit Hilfe der Komplementbindungsreaktion als auch mit Hilfe der passiven Hämaglutination (Boyden-Test), nicht aber im Agargel-Test demonstriert werden können (Tab. 2). Mit den Autoantikörpern des Myasthenikers haben sie aber insofern Ähnlichkeit, als sie ebenfalls organspezifisch, jedoch nicht spezies-spezifisch reagieren. Trotz nachweisbarer Autoantikörper gegen Skeletmuskelmyosinfraktion waren aber bei den immunisierten Kaninchen keine myasthenischen Symptome zu entdecken.

Diskussion

Die in Myasthenieseren nachweisbaren Antikörper gegen Skeletmuskulatur reagieren mit Proteinen der Myosinfraktion, welche — wendet man den Agargel-Test an — in Form charakteristischer Linien in Nähe des Antigendepots präzipitiert werden. Unsere bisherigen Untersuchungen lassen die Aussage zu, daß es sich hierbei um mehrere, in der Myosinfraktion menschlicher Skeletmuskulatur vorhandene Proteine handelt, wobei jedoch Nucleoproteide immunologisch weitgehend ausgeschlossen werden können (RICKEN). Auf Grund der langsamen Wanderungsgeschwindigkeit im Agargel ist anzunehmen, daß es große Moleküle sind. Vergleicht man die mit tierischen Myosinen und entsprechenden Antiseren im Agargel-Test erhaltenen Präzipitationslinien (FURMINGER, FINK) mit unseren Befunden, so fällt die ähnliche Lokalisation dieser Linien in Nähe des Antigendepots auf. Es ist also nicht ausgeschlossen, daß es sich um menschliches Skeletmuskelmyosin selbst handelt, welches sowohl mit Myasthenieseren als auch mit den Anti-Humanskeletmuskelseren der immunisierten Kaninchen reagiert. Da Myosin vornehmlich in den A-Bändern der Skeletmuskelfasern vorkommt (WEBER u. Mitarb., HUXLEY), würde es sich bei den Querstreifen, welche immunofluoreszenzserologisch mit den Antikörpern des Myasthenikers reagieren, um eben diese Bänder handeln, was schon von STRAUSS u. Mitarb. auf Grund kombinierter Phasen kontrastmikroskopischer und fluoreszenzserologischer Untersuchungen vermutet wurde. Es ist jedoch darauf hinzuweisen, daß nicht nur mit den Anti-Humanskelettmuskelseren der Kaninchen, sondern auch mit den Myasthenia gravis-Seren oft mehrere nahe beieinander liegende, antigendepotnahe Linien beobachtet werden, was deutlich macht, daß auch noch andere Proteine der Myosinfraktion abgebunden werden, evtl. Enzymproteine. Weitere Untersuchungen sind zur Klärung dieser Frage notwendig.

Der Befund, daß Kaninchen zur Produktion von Autoantikörpern gegen eigene Skeletmuskelproteine angeregt werden können, bildet eine experimentelle Stütze der Autoantikörperbefunde beim Myastheniker. Obwohl aber diese Autoantikörper bei einer großen Zahl von Myasthenikern (50 bis 60%) mit verschiedenen serologischen Methoden nachgewiesen werden können (STRAUSS u. Mitarb., BEUTNER u. Mitarb., v. D. GELD u. Mitarb., OSSERMAN u. Mitarb.) und obwohl sie organspezifisch mit Proteinen der Myosinfraktion reagieren, finden sich vorläufig jedoch nur spärliche Anhaltspunkte dafür, daß sie auch intra vitam eine Bindung mit Skeletmuskelproteinen eingehen (BEUTNER u. Mitarb., GORDON u. Mitarb.). Im Gegensatz zur Autoimmunthyreoiditis oder Aspermatogenese fehlen also bei Myasthenie noch schlüssige Beweise, daß es sich um eine Autoaggressionskrankheit handelt. Unsere Erfahrung, daß Kaninchen, welche gegen heterologe und autologe Skeletmuskulatur immunisiert wurden, keine myasthenischen Symptome aufweisen, deutet im Gegenteil darauf hin, daß die humoralen Antikörper allein nicht genügen, eine zur Muskelermüdung führende Schädigung der Muskelfasern hervorzurufen — schon deshalb nicht, weil Antikörper normalerweise nicht in der Lage sind, intakte Zellmembranen zu durchdringen.

Auf der anderen Seite kann aber das Vorhandensein der humoralen Antikörper bei Myasthenikern dahingehend interpretiert werden, daß im Verlaufe der Krankheit eine Schädigung der Muskelfaser eintritt, durch welche Skeletmuskelantigene für die antikörperbildenden Zellen des Patienten zugänglich gemacht werden. Oft scheint aber das Antigenangebot beim Myastheniker nicht nur die Proteine der Myosinfraktion, sondern auch Kernantigene und Schilddrüsenglobuline zu umfassen, wie das zeitweilige Vorkommen entsprechender Antikörper deutlich macht (ADNER u. Mitarb., FISCHER u. Mitarb.). Wir selbst konnten bei drei Myasthenie-Patienten sogar Antikörper gegen Markscheiden des peripheren und zentralen Nervensystems beobachten. Das Immungeschehen bei Myasthenia gravis kann also unter Umständen sehr breit sein, und es ist deshalb möglich, daß die Myasthenie lediglich eine von vielen Ausdrucksformen einer krankhaften, funktionellen und immunologischen Entgleisung des Organismus ist.

Es besteht eine Reihe von Anhaltspunkten dafür, daß die Thymusdrüse, welche ja gerade bei Myasthenie, aber auch bei anderen Autoimmunkrankheiten hyperplastisch oder tumorös verändert ist, als Wirtsorgan immunologisch kompetenter Zellen (MILLER, MARSHALL u. Mitarb., WAKSMAN u. Mitarb., EHRLICH u. Mitarb.) in diesem Geschehen eine induzierende (?) Funktion hat, zumal sie bei Myasthenie eine normalerweise nicht beobachtete Veränderung, nämlich die Ausbildung von Reaktionszentren zeigt (CASTLEMAN u. Mitarb.). Letztere können im Tierversuch dann reproduziert werden, wenn Thymuszellen direkt mit einem Antigen in Kontakt gebracht werden (MARSHALL u. Mitarb., SVET-MOLDAVSKII u. Mitarb.). Unter diesen Aspekten ist zu untersuchen, ob die Zellen der Thymusdrüse (Thymocyten, epitheloide Zellen) unter pathologischen Bedingungen nicht Träger einer zellulären Immunität werden können, welche sich im Falle der Myasthenie gegen Skeletmuskelproteine richtet. Die bis jetzt immer wieder nachgewiesenen humoralen Antikörper gegen Skeletmuskelproteine würden dann lediglich dahingehend zu verstehen sein, daß sie dieses zellgebundene Autoimmungeschehen begleiten. Die bei Myasthenie oft vorhandene Trias „Hyperplasie der Keimzentren des Thymus — intramuskuläre, herdförmige lymphocytäre Infiltrate — humorale, organspezifische Antikörper gegen Proteine der Skeletmuskelmyosinfraktion" bildet eine Ausgangsbasis für derartige weitere Untersuchungen.

Literatur

ADNER, M. M., J. D. SHERMAN, C. ISÉ, R. S. SCHWAB, and W. DAMESHEK: An immunologic study of 48 patients with myasthenia gravis. New Engl. J. Med. **271**, 1327 (1964).

BEUTNER, E. H., E. WITEBSKY, and I. L. LEFF: Autoimmune response in myasthenia gravis. Observations on S- and SH-antigens, on species specifity and on in vivo reactions. Fed. Proc. **22**, 217 (1963).

— —, D. RICKEN, and R. ADLER: Studies on autoantibodies in myasthenia gravis. J. Amer. med. Ass. **182**, 46 (1962).

—, I. L. LEFF, G. FAZEKAS, and E. WITEBSKY: Immunologic studies in fatal myasthenia gravis. J. Amer. med. Ass. **191**, 461 (1965).

CASTLEMAN, B.: Atlas of tumor pathology, Sect. V., Fasc. 19, 1955 Tumors of the thymus gland.

EHRICH, W. E., u. K. KÜCHEMANN: Keimzentren im Thymus. Zbl. allg. Path. path. Anat. **108**, 322 (1965).

FINK, H.: Immunochemical studies on myosin. IV. Immunochemical comparison of rabbit and chicken sceletal myosin. Biochim. biophys. Acta (Amst.) **111**, 239 (1965).

FISCHER, K., H. G. MERTENS und K. SCHIMRIGK: Ein Beitrag zur Immunpathologie bei Myasthenia gravis. Dtsch. med. Wschr. **90**, 1760 (1965).

FURMINGER, J. G. S.: The antigenic constituents of myosin preparations. Biochim. biophys. Acta (Amst.) **90**, 521 (1964).

GORDON, S. V., J. W. HESS, and B. J. FREDERIC: Myasthenia gravis. Studies on in vivo binding of gamma-globulin to muscle. Arch. intern. Med. **115**, 405 (1965).

GROB, D., and T. NAMBA: In vitro reaction of human sceletal muscle with neuromuscular agents. Fed. Proc. **22**, 328 (1963).

HUXLEY, H. E., and J. HANSON: The molecular basis of contraction in cross-striated muscle. Structure and Function of Muscle **1**, 183 New York: Acad. Press, 1960.

MARSHALL, A. H. E., and R. G. WHITE: Experimental thymic lesions resembling those of myasthenia gravis. Lancett **1961, II**, 1030.

MILLER, J. F. A. P. (II): Immunity and the thymus. Lancet **1963, I**, 43.

MOMMAERTS, W. F. H. M., and R. G. PARRISH: I. Preparation and criteria of purity. J. biol. Chem. **188**, 545 (1951). Studies on myosin.

NASTUK, W. L., A. J. L. STRAUSS, and K. E. OSSERMANN: Search for a neuromuscular blocking agent in the blood of patients with myasthenia gravis. Amer. J. Med. **26**, 394 (1959).

OSSERMANN, K. E., and L. B. WEINER: Correlation of antibody-immunofluorescence with clinical course. New Engl. J. Med. **273**, 15 (1965). Studies in myasthenia gravis.

Ricken, D.: Humorale Antikörper gegen Human-Skelettmuskelmyosinfraktionen bei Myasthenia pseudoparalytica. Klin. Wschr. **43**, 954 (1965).
— Myasthenia gravis und humorale Antikörper gegen menschliche Skelettmuskelproteine. Dtsch. med. Wschr. **90**, 1717 (1965).
—, E. H. Beutner und E. Witebsky: Antikörper gegen Skelett- und Herzmuskelquerstreifen bei Myasthenia gravis. Verh. VII. Int. Kongr. inn. Med. **I**, 94 (1962).
Rowland, L. P., H. Aranow, and P. F. A. Hoefer: Current concepts of the pathogenesis of myasthenia gravis. Int. J. Neurol. (Montevideo) **2**, 207 (1961).
Schimrigk, K., K. Fischer und H. G. Mertens: Über Schilddrüsenfunktion und Immunreaktion im Verlauf der Myasthenia gravis. Verh. 8. Int. Kongress Neurologie, Wien 1965. Excerpta Med. (Amst.) **95**, D 94 (1965).
Simpson, J. A.: Myasthenia gravis. A new hypothesis. Scot. med. J. **5**, 419 (1960).
Strauss, A. J. L., A. Deitsch, and H. Hsu: Further observations on the localization of a muscle binding, complement fixing serum globulin fraction in myasthenia gravis. Fed. Proc. **1961**, 38.
—, B. C. Seegal, H. C. Hsu, P. M. Burkholder, W. L. Nastuk, and K. E. Ossermann: Immunofluorescence demonstration of a muscle binding, complement fixing serum globulin fraction in myasthenia gravis. Proc. Soc. exp. Biol. (N.Y.) **105**, 184 (1960).
—, H. van der Geld, P. Kemp jr., E. Exum, and H. Goodman: Reactivity of myasthenia gravis serum gamma globulin with sceletal muscle A — bands: incidence, specifity, certain clinical and serological correlations.
Fed. Proc. **1965**, 22.
Struppler, A.: Experimentelle Untersuchungen zur Pathogenese der Myasthenie. Z. ges. exp. Med. **125**, 244 (1955).
Svet-Moldavskii, G. Ya., N. M. Spektor, and L. I. Ravkina: Experimentally induced myasthenia like syndrome and thymomas. Fed. Proc. **24**, T 709 (1965).
Szent-Györgyi, A. G.: Chemistry of muscle contraction. New York: Acad Press Inc. 1951.
van der Geld, H., T. E. W. Feltkamp, D. J. van Loghem, H. J. G. H. Osterhuis, and A. Bremond: Multiple antibody production in myasthenia gravis. Lancet **1963, II**, 373.
Waksman, B. H., B. G. Arnason, and B. D. Jankovic: Role of the thymus in immune reactions in rats. III. Changes in the lymphoid organs of thymectomized rats. J. exp. Med. **116**, 187 (1962).
Weber, H., and H. Portzehl: Muscle contraction and fibrous muscle proteins. Advanc. Protein Chem. **7**, 161 (1952).

Klinische Neurophysiologie der Myasthenie

A. Struppler

Rasche Ermüdbarkeit und verzögerte Erholungsfähigkeit der Skelettmuskulatur sind die klinischen Characteristica des Myastheniesyndroms. Im Gegensatz zur Adynamie, z. B. bei einer Elektrolytstoffwechselstörung, ist bei der Myasthenie die Muskelleistung zunächst relativ gut, der Patient ermüdet dann aber ungewöhnlich rasch und die Erholungszeit, bis er z. B. wieder ein Gewicht halten kann, ist hochgradig verlängert.

An welcher Stelle im neuromusculären System haben wir uns die Störung bei der Myasthenie vorzustellen?

Dieses „wo" im neuromusculären System hat W. Erb seinerzeit so sehr beschäftigt, daß er von einem „unfertigen Material" sprach, nach dem er mit den ihm zur Verfügung stehenden Methoden diese Frage nicht beantworten konnte!

Um einen exakten Einblick in diese Funktionsstörung zu bekommen, stimulieren wir den Muskelnerven repetetiv supramaximal und registrieren simultan das EMG (Summationspotential) und das Dynamogramm sowie die Antworten des Nerven

(Neurogramm). Dadurch können wir selectiv eine Funktionsstörung im Bereich des Nerven von einer Funktionsstörung an der neuromusculären Übertragungsstelle, bzw. im kontraktilen System unterscheiden. Dabei lassen sich zwei wesentliche Befunde erheben:

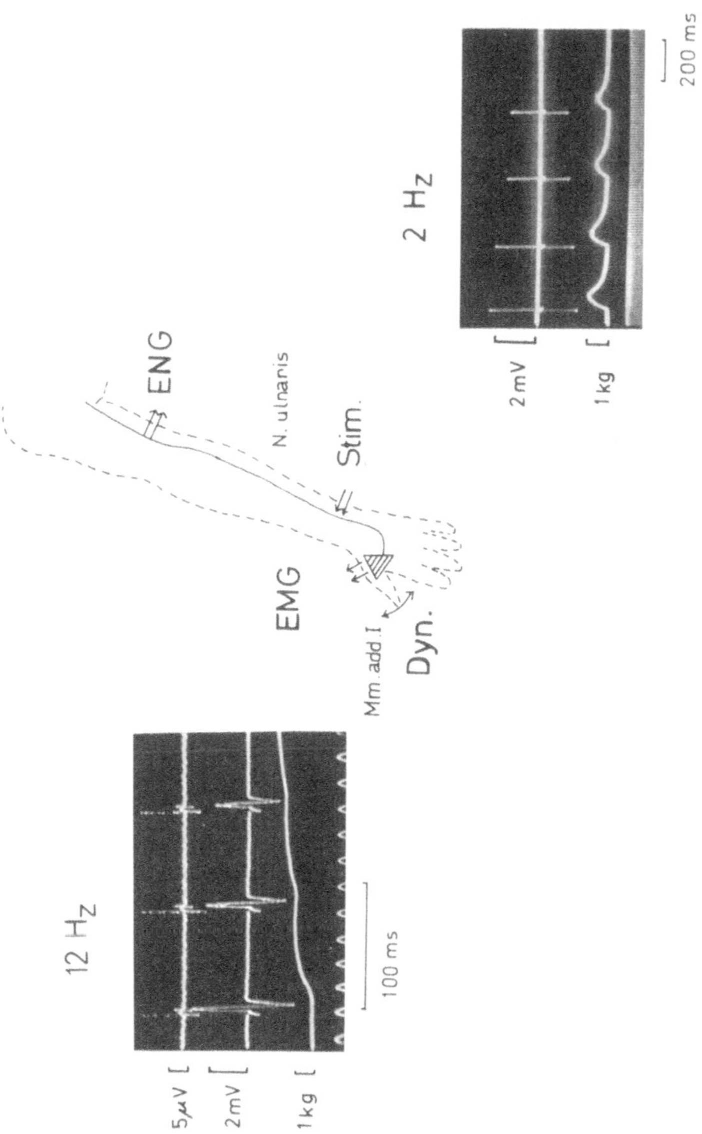

Abb. 1

1. Während die erste Reizantwort (EMG und Dynamogramm) im Vergleich zum Gesunden relativ normal ist, nehmen bei den weiteren Reizen EMG und Dynamogramm successiv ab.

2. Dagegen bleibt die Antwort des Nerven bei allen Reizen konstant (ENG des N. ulnaris am Ellenbogen bei supramaximalem Reiz am Handgelenk, also orthodrome

und antidrome Welle, Alajouanine et al. 1957); auch die Leitgeschwindigkeit des Nerven ist unverändert (Desmedt, 1961a). Daraus können wir schließen, daß die myasthenische Reaktion, d. h. die successive Abnahme der Muskelantworten

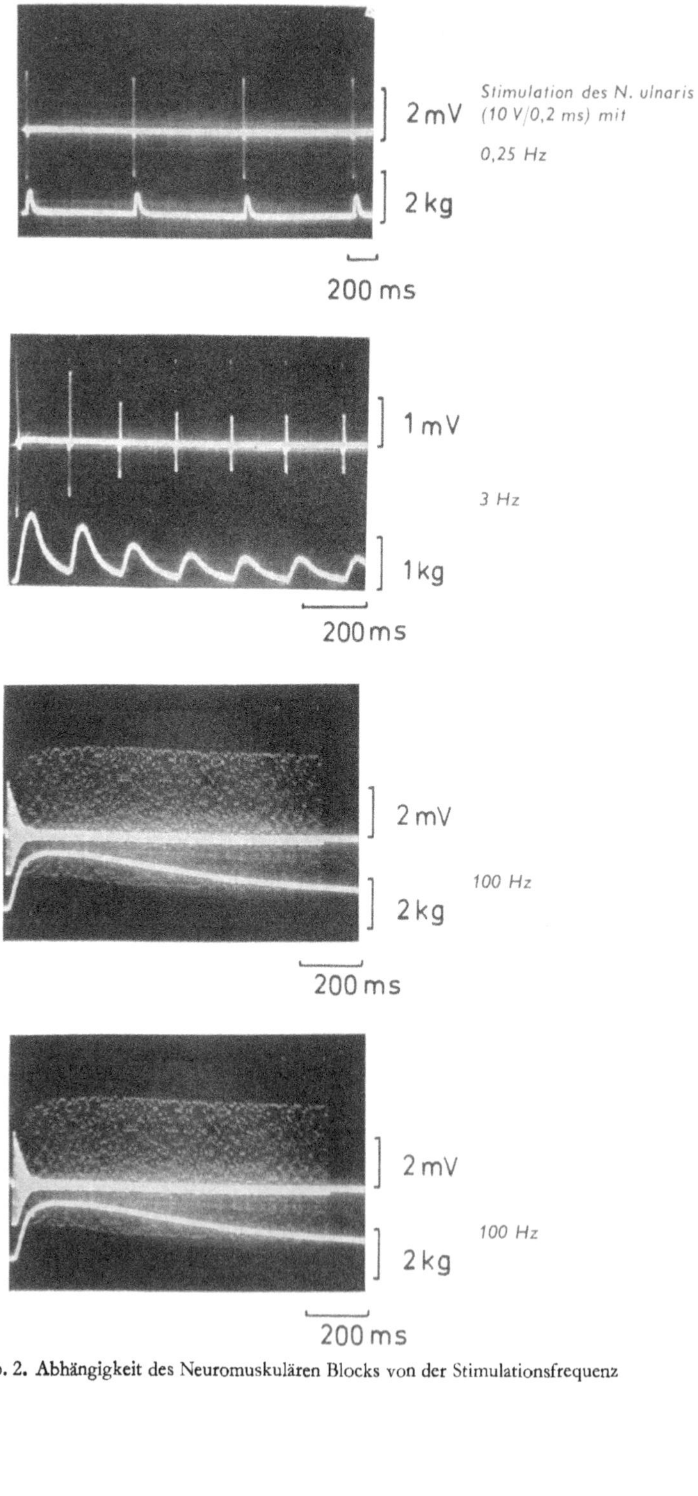

Abb. 2. Abhängigkeit des Neuromuskulären Blocks von der Stimulationsfrequenz

auf repetetive Nervenreize nicht auf einer Funktionsstörung im Neuriten und auch nicht im kontraktilen System der Muskelfaser beruhen kann, da EMG und Dynamogramm sich ja gleichsinnig verhalten. Das schwächste Glied in der Kette der synaptischen Impulsübertragung muß an der neuromusculären Übertragungsstelle liegen. Ein weiterer Beweis für die Funktionsstörung im Bereich der motorischen Endplatte ist die Tatsache, daß alle ACh stabilisierenden Drogen das Myastheniesyndrom kompensieren können.

Es muß sich also bei der Myasthenie um eine Blockierung der Impulsübertragung vom Nerven auf die Muskelfaser handeln und wir haben zu prüfen, was sich zwischen der Ankunft des Nervenimpulses (NAP) im präterminalen Axon und dem Ausklinken des Muskelaktionspotentials (MAP) auf der angeschlossenen Muskelfaser ereignet.

Welche Characteristica hat nun die Myasthenieraktion im EMG-Test?

Es ist typisch für das Myastheniesyndrom, daß der neuromusculäre Block um so größer ist, je kürzer die Intervalle zwischen den einzelnen Reizen sind, d. h. je höher die Reizfrequenz ist. Solange die Impulsfrequenz niedriger bleibt als bei der Willkür- oder Reflexaktivierung motorischer Einheiten, tritt im allgemeinen nur eine kurze Anfangsdepression auf; sie ist klinisch latent und kann nur elektromyographisch objektiviert werden.

An einem Test einer unserer Patienten, wie wir ihn in unserem Labor routinemäßig durchführen, sollen die entscheidenden Punkte veranschaulicht werden: Bei *niedrigen* Reizfrequenzen, also bei relativ großen Intervallen, bleiben die Amplituden praktisch unverändert.

Etwas *höhere* Reizfrequenzen erzeugen eine kurzfristige kumulative Depression, die bei einer leichten Myasthenie im allgemeinen rasch wieder abklingt, da sie noch ausreichend kompensiert werden kann und klinisch latent bleibt. *Noch höhere* Frequenzen (10 bis 50/sec) bewirken nach einer kurzen Sofortdepression eine Facilitierung; diese Bahnung der synaptischen Übertragung nach kurzer Aktivierung (klassische posttetanische Potenzierung) kann aber auf die *Dauer nicht* den dominierenden Block kompensieren, so daß es bei Frequenzen jenseits von 50/sec im allgemeinen rasch zu einem totalen Block kommt, der nun klinisch als langdauernde Erschöpfung (post activation exhaustion) manifest wird. Die Größe des neuromusculären Blockes hängt nicht nur von der Reizfrequenz ab, sondern auch davon, ob und wie stark der Muskel vor dem Test aktiviert war, d. h. von der momentanen Situation des Stoffwechsels an den Synapsen. Das bedeutet für die klinische EMG, daß die Quantifizierung der neuromusculären Übertragung (sog. Titration nach DESMEDT, 1963) standardisiert durchgeführt werden muß; sind die Bedingungen, unter denen der Test erfolgt (vor bzw. nach Arbeit) konstant, dann läßt sich der neuromusculäre Block für Vergleichsuntersuchungen sehr genau quantitativ erfassen.

Die für die Myasthenie pathognomonische klinisch manifeste Erschöpfungsphase nach Aktivierung zeigt einen interessanten typischen Verlauf und ermöglicht nach DESMEDT (1958) die Differenzierung gegenüber einem Curareblock. Während beim partiell curarisierten Gesunden nach kurzer Aktivierung nur ein neuromusculärer Block auftritt, kommt es bei der Myasthenie vorher noch zu einer kurzen posttetanischen Potenzierung. Auch nach relativ kurzer Willküraktivität läßt sich die posttetanische Erschöpfung nachweisen. Dieser von DESMEDT (1957) erhobene Befund scheint uns das Analogon zu unseren Ergebnissen zu sein, die wir beim sog. Drosselungstest an

23 Myasthenien erhoben (STRUPPLER 1953). Hier zeigte sich praktisch der gleiche Zeitverlauf der Postaktivierungserschöpfung nach Öffnen der Drosselung. Die rasche Zunahme des neuromusculären Blocks nach Willküraktivierung, bzw. nach Fara-

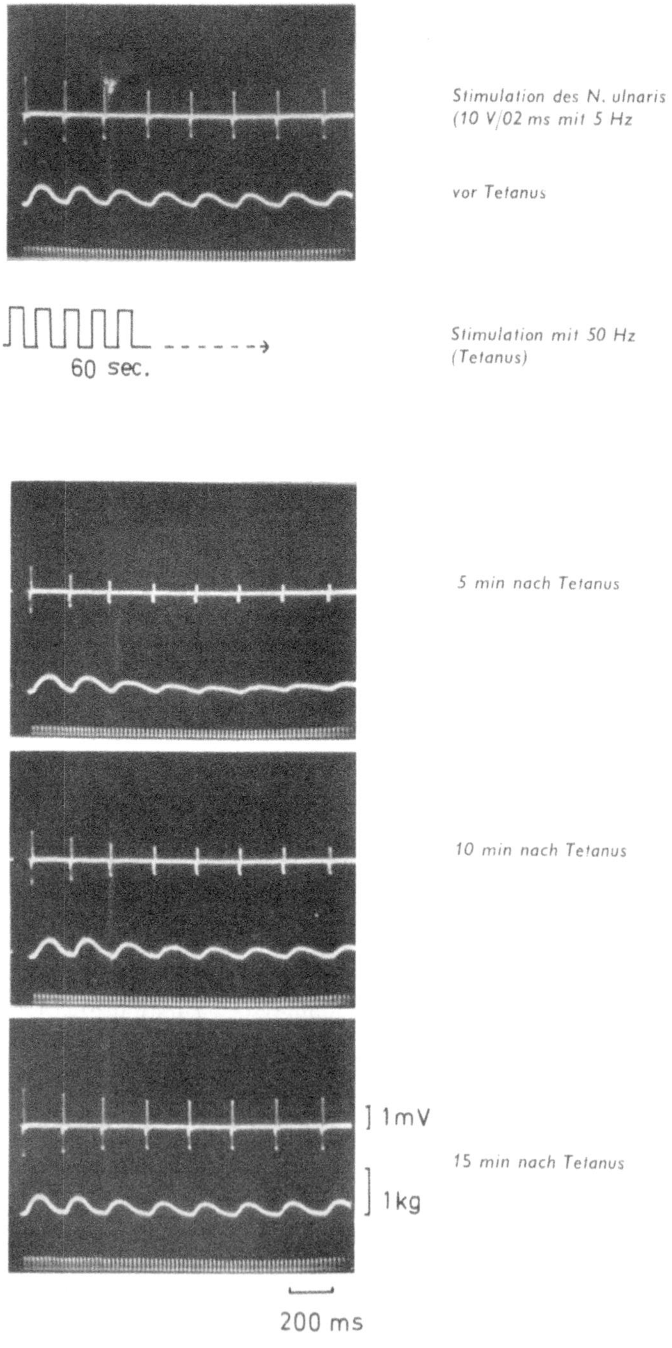

Abb. 3. Posttetanische Erschöpfung

disation ist die unmittelbare Ursache für die verzögerte Erholungsfähigkeit der Myasthenie.

Auch beim Eaton-Lambert-Syndrom, das sich häufig beim kleinzelligen Bronchial-Ca findet, besteht eine Myastheniereaktion, aber die elektrophysiologische Analyse läßt klar die wesentlichen Unterschiede gegenüber dem Morbus Erb-Goldflam erkennen. Wie Sie aus dem EMG einer meiner Patienten ersehen, sind die anfänglichen Reizantworten relativ klein, dagegen findet sich eine hochgradige posttetanische Potenzierung auch noch bei so hohen Frequenzen, bei denen bei der Myasthenie schon längst ein kompletter Block aufgetreten wäre. Es muß sich also hier um eine andere Ursache des neuromusculären Blocks handeln wie bei der Myasthenie.

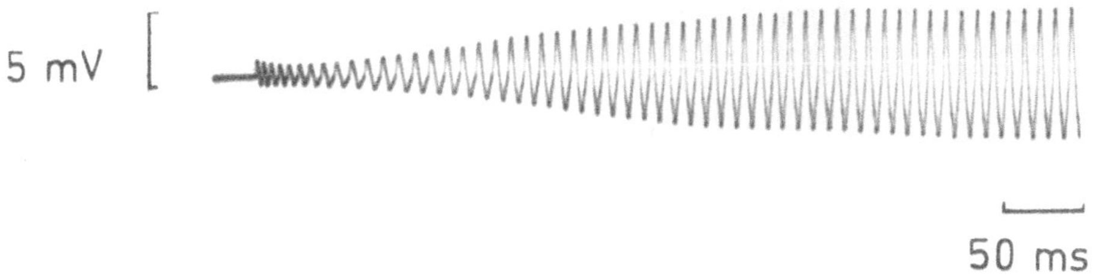

Abb. 4

Das Myastheniesyndrom ist nicht spezifisch, es kann auch bei Neuromyopathien vorkommen, wie z. B. bei Denervierungsvorgängen mit besonders ausgeprägter kollateraler Restitution, wie bei der Myatrophischen Lateralsklerose (Lambert, 1957), aber auch bei Myopathien, wie z. B. einer Dermatomyositis oder Myotonie (Mertens, 1961). Die Myastheniereaktion bei chronischen Denervierungsvorgängen beruht wahrscheinlich auf einer Störung im ACh-Stoffwechsel in den ausgesproßten dünnen myelinarmen Nervenendaufzweigungen. Hier ist allerdings nicht nur die neuromusculäre Übertragung gestört, sondern — im Gegensatz zur Myasthenie — auch die Weiterleitung des Nervenimpulses verzögert, da die ausgesproßten Endaufzweigungen myelinärmer sind und mehr Internodien vom Nervenimpuls übersprungen werden müssen.

Was wissen wir heute über die neuromusculäre Impulsübertragung?

Ich darf Ihnen an einem Schema die prinzipiellen Vorgänge schildern, die sich zwischen dem Auftreten eines Impulses in den präterminalen Nervenfasern und dem Start eines MAP mit anschließender Kontraktion der zugehörigen Muskelfasern abspielen. Goepfert und Schaefer (1938) konnten nach Nervenreiz an der motorischen Endplatte ein oberflächen-negatives Potential ableiten, das sog. *Endplattenpotential* (EPP). Buchthal und Lindhart hatten 1937 gefunden, daß die Applikation von ACh an der motorischen EP eine Erregung auslöst. Wir wissen heute, daß das EPP nicht unmittelbar durch ein NAP zustande kommt, sondern durch die Freisetzung eines Überträgerstoffes, des ACh. Ableitungen mit Mikroelektrodentechnik (Graham und Gerard, 1946) und iontophoretische Mikroapplikation von ACh und anderen Stoffen (Nastuk, 1953) bestätigen diese Vorstellung.

Aber nicht nur nach Nervenimpuls, sondern auch in Ruhe werden an der motorischen Endplatte *spontane* Entladungen, sog. Miniaturendplattenpotentiale (MEPP) ausgelöst; ihre Ruhefrequenz liegt bei etwa 1/sec. Steigt die extracelluläre K-Konzentration an, so nimmt auch die Zahl der MEPP zu. *Im präsynaptischen Teil der neuromusculären Synapse* finden ACh-*Synthese*, -*Speicherung* und -*Freisetzung* statt. Die Synthese setzt einen dauernden Nachschub von Cholin und Glukose in Gegenwart von Cholinacetylase voraus. Die Speicherung erfolgt in den sog. synaptischen Bläschen, im mikrotubulären System der präsynaptischen Membran nach Birks und Macintosh (1961).

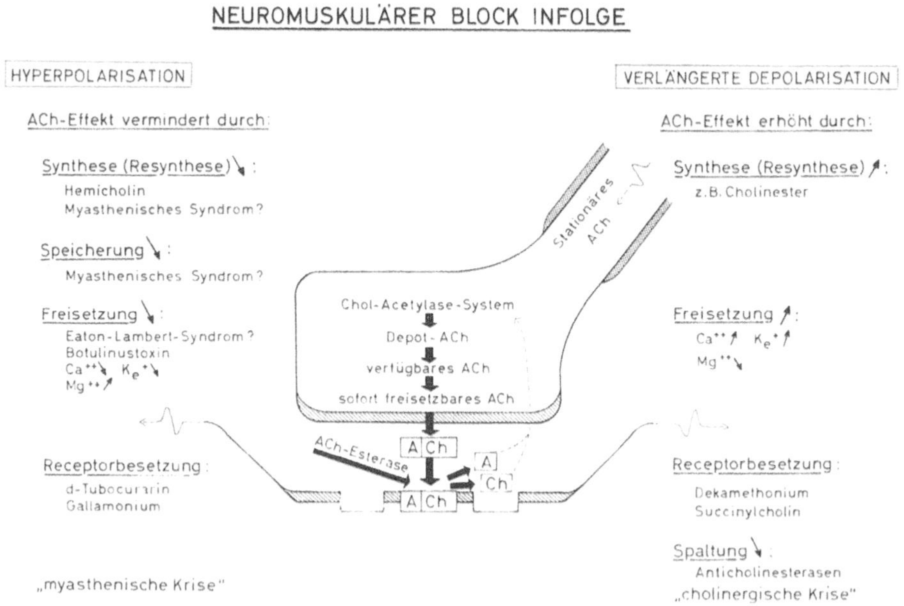

Abb. 5

Wir können heute *zwei wesentliche Fraktionen* des ACh unterscheiden: das *stationäre* im Bereich der Nerven*faser* und das *Depot*-ACh. Da das NAP die Freigabe von 100 Quanten ACh in nur 1 ms triggert, können in dieser kurzen Zeit nur die ACh-Pakete entleert werden, die unmittelbar an der Oberfläche der präsynaptischen Membran angehäuft liegen (most readily releasable ACh nach ECCLES), wie Sie an meinem Schema sehen. Die Nervenendigungen können nur dann weiterhin den Überträgerstoff freisetzen, wenn genügend Transmitter in den Speicher hinein *mobilisiert* wird. Die Mobilisierung wird begrenzt durch die Verarmung an unmittelbar verfügbarem ACh sowie durch die Frequenz der Stimulation (d. h. Innervation). Bei repetetiver Stimulation mit höheren Frequenzen (Tetanus oder Willkür) werden die Speicher erschöpft. Wir können daher sagen, daß die kinetischen Vorgänge an den neuromusculären Synapsen durch dynamische Verbindungen zwischen ACh-Ausschüttung, Mobilisation von verfügbarem ACh aus der Reserve und der Synthese von neuem ACh, das die Speicher wieder auffüllt, bestimmt werden.

Die Ergebnisse der letzten Jahre bei Microableitungen an Myastheniemuskeln sind eine wertvolle Ergänzung zu den klinischen EMG-Befunden. Durch Registrierung des EPP und der Muskelantwort nach Stimulation motorischer Endaufzweigungen lassen sich Rückschlüsse auf den Gehalt der ACh-Quanten an Transmittersubstanz einerseits und auf die Chemosensitivität der postsynaptischen Membran andererseits ziehen, wodurch präsynaptische von postsynaptischen Faktoren differenziert werden können. ELMQUIST et al. (1964) zeigten an isolierten Intercostalmuskeln von Myasthenikern, daß bei repetetiver Reizung motorischer Endaufzweigungen mit Frequenzen von über 1/sec nur die ersten Impulse Muskelkontraktionen auslösten; danach konnten nur mehr unterschwellige EPP's registriert werden. Die mittlere Ruhefrequenz der EPP entsprach mit 0,2/sec der Norm, während die mittlere Amplitude mit 0,2 microVolt nur ein Fünftel der normalen Kontrollwerte betrug. Die Höhe der EPP hängt ja davon ab, wie groß die ACh-Menge im Quantum ist. Bei längerer Reizung sinken die EP-Amplituden infolge Erschöpfung des Transmitterreservoirs ab. (Intensive K-Reizung bewirkt eine vollkommene Entleerung an ACh, die Quantenfreisetzung wird völlig gestoppt.) Da die postsynaptische Chemosensitivität gegenüber Carbachol und Decamethonium nicht verändert war, ebenso wie der Eingangswiderstand (0,5 MΩ) und das Membranpotential, wird vermutet, daß der Defekt bei der Myasthenie im präsynaptischen Bereich liegt, nämlich im verminderten ACh-Gehalt der freigesetzten Quanten. LUSCHNAT konnte kürzlich (1964/65) in Microableitungen am Tibialis-Lumbricalis-Präparat von Goldhamstern zeigen, daß unter der Einwirkung von Myasthenieserum die MEPP zuerst abnahmen und nach Auswaschen des Serums wieder an Amplitude zunahmen. Seine vorläufigen Ergebnisse, die noch weiterer Kontrolle bedürfen, würden unsere experimentellen Befunde (STRUPPLER, 1955), daß der neuromusculäre Block der Myasthenie *auch* durch einen Serumfaktor übertragen werden kann, bestätigen. Diese blockierende Substanz würde aber nicht, wie wir früher vermuteten, im postsynaptischen Bereich durch kompetetiven Antagonismus am Rc-Protein wirksam werden, sondern eine präsynaptische Hemmung auslösen.

Was dürfen wir hieraus schließen?

Sollten diese Befunde bestätigt werden, dann dürfen wir annehmen, daß die synaptische Facilitierung, speziell die bei der Myasthenie auftretende posttetanische Potenzierung, ebenso wie die Depression auf einer Zunahme, bzw. einer Abnahme der Anzahl der Transmitterpakete beruhen, die durch den präsynaptischen Impuls freigesetzt werden. Der für die Myasthenie typische successive Amplitudenabfall nach repetetiver Reizung, die Myasthenicreaktion im EMG, wird durch die Abnahme der überschwelligen EPP's verursacht. Es fehlt bei der Myasthenie der hohe Sicherheitsfaktor des Gesunden, so daß bei weiterer Innervation die nachfolgenden EPP's zu stark reduziert werden, um fortgeleitete MAP's auszulösen. Die Myasthenie befindet sich also immer im Gefahrenbereich der neuromusculären Blockade; es ist daher verständlich, daß hier nicht nur die hemmenden, sondern auch die bahnenden Einflüsse, wie etwa die posttetanische Potenzierung, viel deutlicher zum Ausdruck kommen als beim Gesunden; eine zusätzliche Freisetzung von ACh kann beim Gesunden, der sich ja im überschwelligen Bereich befindet, weitere Muskelfasern nicht mehr aktivieren.

Die *Cholinesterasehemmer* lassen den Transmitter länger und in größerer Konzentration an der EP einwirken. Der therapeutische (kompensatorische) Effekt kommt also dadurch zustande, daß die EPP an Amplitude zunehmen und sich ähnlich wie bei der tetanischen Reizung addieren. Ist dieser Effekt zu intensiv, dann kommt es an der postsynaptischen Membran zu einer verlängerten Depolarisation (cholinergische Krise), wobei jetzt die Muskelfaser genauso unerregbar geworden ist, wie in der myasthenischen Krise. Die Überempfindlichkeit der Myasthenie gegenüber *Curare* beruht darauf, daß das Rc-Protein der postsynaptischen Membran durch Curare zum Teil besetzt ist; dann kann das verminderte ACh die Membran nicht mehr genügend depolarisieren und die EPP's bleiben unterschwellig für die Auslösung einer Muskelfaserkontraktion. Da bei der Myasthenie infolge ACh-Mangel zu wenig Membranen depolarisiert werden, ist die Myasthenie im Vergleich zum Gesunden gegen die depolarisierenden Substanzen wie *Decamethonium* und *Succinylcholin* weniger empfindlich.

Meine Damen und Herren!

Neurophysiologische Untersuchungsmethoden ermöglichen uns heute das Myastheniesyndrom recht genau zu erfassen und zu lokalisieren. Die Elektrophysiologie hat uns relativ gut informiert über den unmittelbaren Mechanismus dieser Störung, so daß wir heute wenigstens „die Spitze des Eisbergs" erkennen können; was darunter liegt wird aber erst klarer, wenn der Biochemiker und der Immunologe — so, wie es und vor 5 Jahren Simpson gezeigt hat — hierbei mithelfen.

Literatur

Alajouanine, T., J. Scherrer et A. Bourguignon: Enregistrement simultané de la résponse electrique du nerf et du muscle dans la myasthénie. Rev. neurol. **100**, 238 (1959).

Birks, R., and F. C. Mac Intosh: Acetylcholine metabolism of a sympathetic ganglion. Canad. J. Biochem. **39**, 787 (1961).

Buchthal, F., and J. Lindhard: Direct application of acteylcholine to motor and plates of voluntary muscle fibres. J. Physiol. (Lond.) **90**, 82 (1937).

Desmedt, J. E.: Neuromuscular defect in Myasthenia gravis: electrophysiological and histopathological evidence. In Myasth. gravis. Ed., Viets, H. R., 150. Springfield, Ill.: Thomas 1961.

— Praesynaptic mechanism in myathenia gravis III. Intern. Symposion on Myaathen. gravis. New York 1965.

—, V. La Grutta, and B. Schanzer: Separability of long-term exhaustion and facilitation components in the post-activation cycle of myasthenic neuromuscular junctions. Abstract, Intern. Meeting on EMG, p. 72. Copenhagen 1963.

Eccles, J. C.: The physiology of synapses, pp. 316. Berlin-Göttingen-Heidelberg: Springer 1964.

Elmquist, D.: Neuromuscular transmission with special reference to myasthenia gravis. Acta physiol. scand. **64**, Suppl. 249, 5 (1965).

Göpfert, H., u. H. Schaefer: Über den direkt und indirekt erregten Aktionsstrom und die Funktion der motorischen Endplatte. Pflüg. Arch. ges. Physiol. **239**, 597 (1938).

Graham, J., and R. W. Gerard: Membrane potentials and excitation of impaled single muscle fibres. J. cell. comp. Physiol. **28**, 99 (1946).

Lambert, E. H., L. M. Eaton, and E. D. Rooke: Defect of neuromuscular conduction associated with malignant neoplasms. Amer. J. Physiol. **187**, 612 (1956).

—, and D. W. Mulder: Electromyographic studies in amyatrophic lateral sclerosis. Proc. Mayo Clin. **32**, 441 (1957).

Luschnat, K. D., u. P. Kruckenberg: Praesynaptische Hemmung bei Myasthe. 6. Intern. Congr. EEG and clin. Neurophysiol. Wien 1965.

Mertens, H. G.: Elektromyographische Untersuchungen bei elektrischer Nervenreizung. 1. Frequenzbelastbarkeit des neuromusculären Übergangs bei Myopathien. Dtsch. Zschr. Nervenheilk. **182**, 577 (1961).

Nastuk, W. L.: Membrane potential changes at a single muscle end-plate produced by transitory application of acetylcholine with an electrically microjet. Fed. Proc. **12**, 102 (1953).

Struppler, A.: Vorläufige Ergebnisse experim. Untersuchungen über das myasth. Syndrom Dtsch. klin. Wschr. **31**, 115 (1953).

— Experimentelle Untersuchungen zur Pathogenese der Myasthenie. Z. ges. exp. Med. **125**, 244 (1955).

The Myasthenic Reactions

George Preswick

The most familiar of all electrophysiological findings in Myasthenia Gravis is the fall in amplitude of successive motor responses during repetitive stimulation (Fig. 1). This decremental response may repair initially, but the progress is towards extinction as stimulation is continued at high frequencies. Following a tetanus, a short period of facilitation is observed and this is followed by a longer period of exhaustion, during which the neuromuscular transmission defect is enhanced. The significance of these reactions may be interpreted differently and even now, the site of the primary anatomical defect is not fully established. Recent physiological (Dahlback et al., 1961; Hofmann and Stemmer, 1963) and pathological (Fenichel and Shy, 1963;

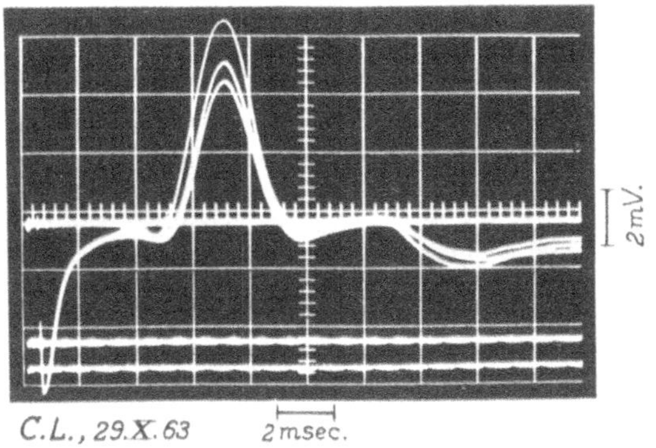

Fig. 1. Myasthenic patient showing a fall in the amplitude of successive responses during stimulation at 1 i.p.s.

Brody and King Engel, 1964) findings stress the importance of presynaptic abnormalities, and I propose to submit further evidence that the basic defect involves the motor nerve terminals.

When a tetanus is applied to normal subjects, a progressive increase in the motor latency is observed as the stimulating frequency and duration is increased (Fig. 2). This change, which is usually slight, is enhanced by cooling of the limb as well as by ischaemia (Fig. 3), and is presumed to be due to a lengthening of the refractory period of the small terminal motor nerves during repetitive activity. A lesser degree of slowing of conduction also occurs in large nerve trunks during a tetanus (Fig. 4). In myasthenic subjects with limb weakness, the increase in motor latency during a tetanus may be quite striking, particularly when the limb is cold distally, as is often the case in anxious patients (Fig. 5). This change may occur without any alteration in the magnitude of the motor response (Fig. 6) and an increase of up to 3.8 msec has been recorded at the end of 15 sec of stimulation at 30 i.p.s. The magnitude of this increase in latency indicates that it is largely the result of slowing in conduction of the terminal motor fibres rather than the result of a delay in the release of an adequate amount of acetylcholine. This view is supported by the finding that the administration of edrophonium chloride does not prevent the increase in motor latency, although the rate of decline in amplitude of successive motor responses may be slowed (Fig. 7). The frequency and duration of the stimulating train is of greater importance in determining the extent of these changes than the total number of stimulating pulses employed (Fig. 8). Since the abnormal reactions described above indicate a limited functional capacity of the terminal motor nerves during sustained repetitive activity, the usual finding of partial recovery of transmission during a tetanus suggests that a proportion of these nerves may fail completely and subsequently resume activity during the tetanus (KRNJEVIC and MILEDI, 1959).

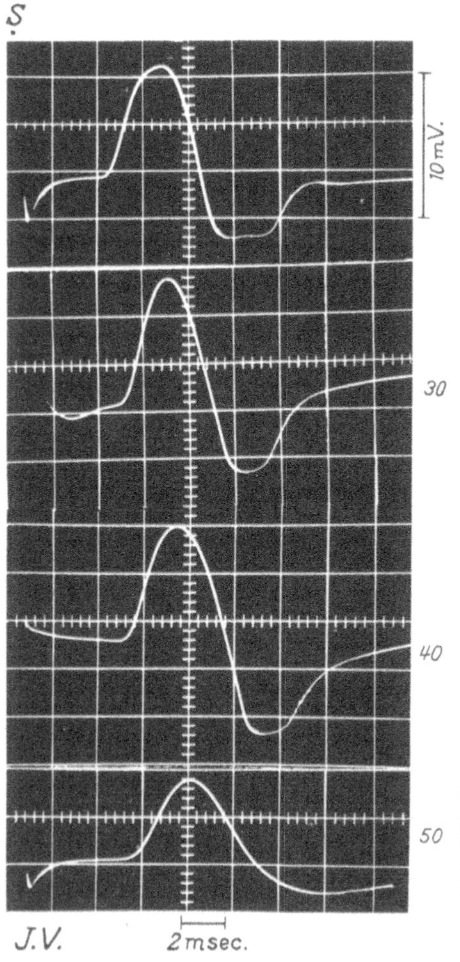

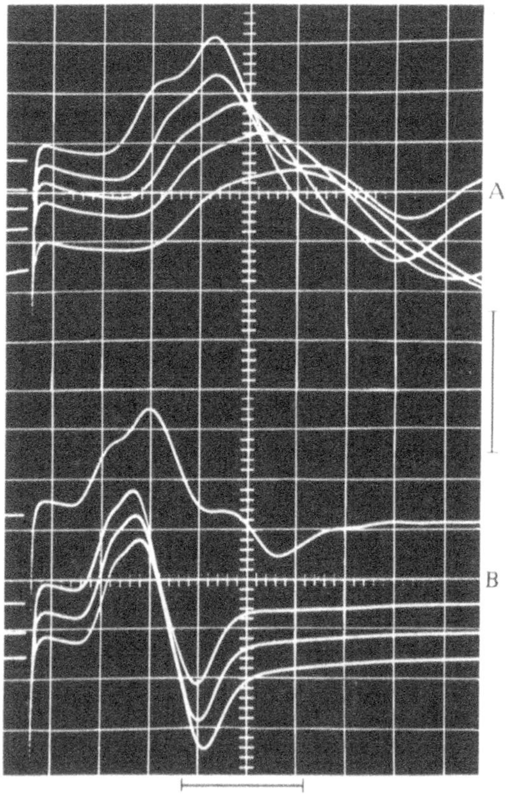

Abb. 2 Abb. 3

Fig. 2. Normal subject showing progressive increase in motor latency and decline in amplitude at the end of a 15 sec. train at 30, 40 and 50 i.p.s.

Fig. 3. Normal subject: responses recorded at 5 sec. intervals during a tetanic train at 30 i.p.s. In (A), the limb had been ischaemic for 32 min. and the intra-muscular temperature at the site of recording was 25.4 °C. In (B), the limb circulation was unobstructed and the intra-muscular temperature at the site of recording was 35.5 °C. Calibration: 5 msec and 10 mV

One effect of low intra-muscular temperature has already been mentioned: when the intra-muscular temperature is raised to central body temperature by means of an anaesthetic block of the nerve trunk proximally, thus producing maximal peripheral vasodilatation, consistent changes are noted in normal subjects, the degree of which

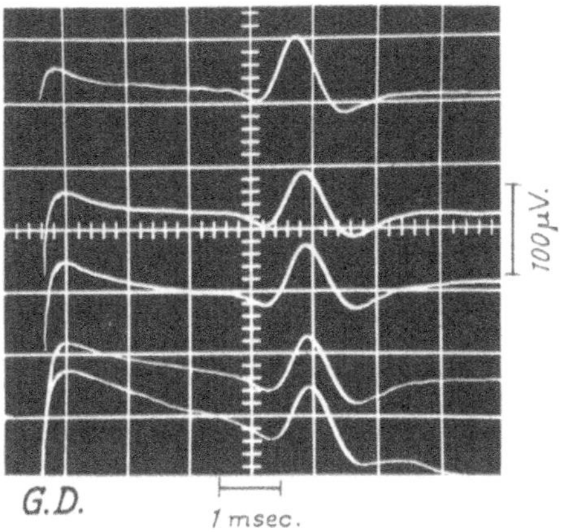

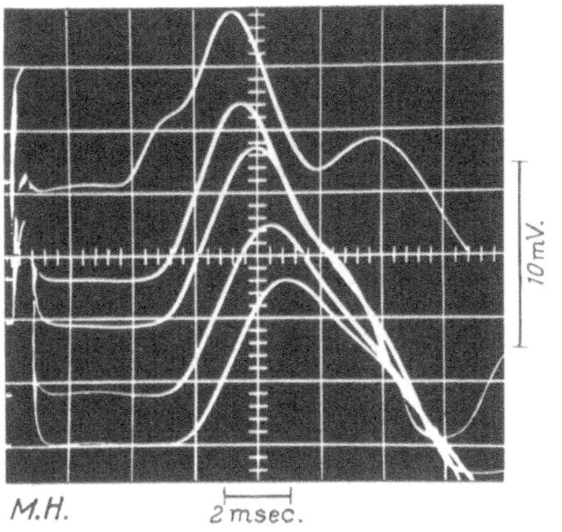

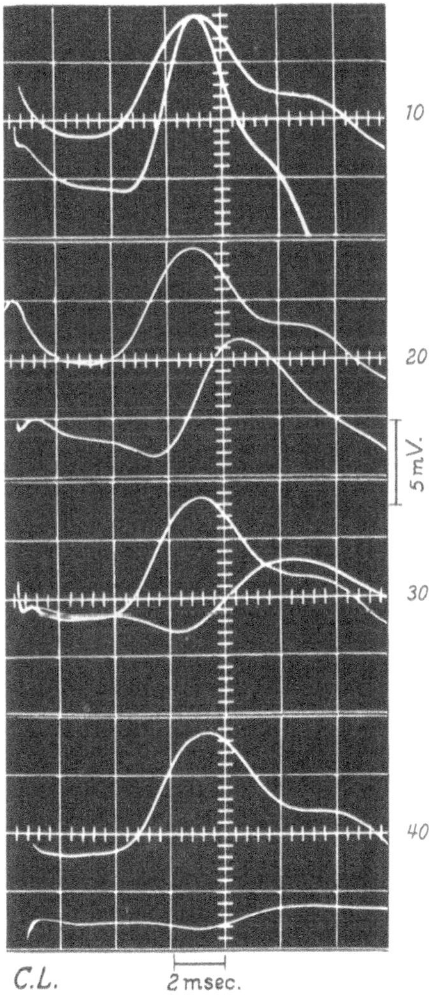

Fig. 4. Normal subject showing the effect of a tetanising train (20 sec. at 40 i.p.s.) on the mixed nerve action potential recorded over the median nerve trunk at the elbow following stimulation at the wrist. Serial responses recorded at 5 sec. intervals during stimulation show an increase in latency and slight fall in amplitude

Fig. 5. Myasthenic patient showing the progresisve increase in motor latency during repetitive stimulation. Responses recorded at the end of a 15 sec. train at 10, 20, 30 and 40 i.p.s. "Facilitation" occurs during stimulation at 10 i.p.s. The motor response is virtually extinguished at 40 i.p.s. The initial response is shown in each series

Fig. 6. Myasthenic patient showing progressive increase in motor latency during a 20 sec. train at 30 i.p.s. There is no significant decline in amplitude

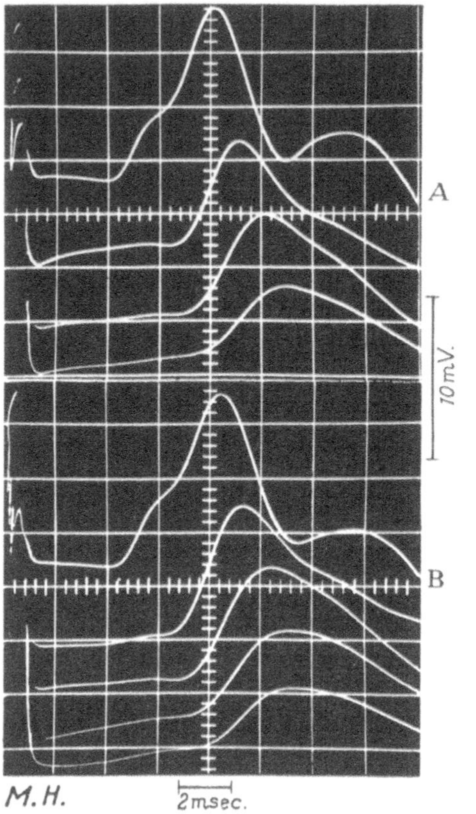

Fig. 7. Myasthenic patient showing the progressive increase in motor latency before (A) and after (B) 10 mg. Edrophonium chloride during a tetanus at 40 i.p.s. The decline in amplitude is less marked in (B) but the changes in latency are identical. Responses recorded at 5 sec. intervals during the tetanus

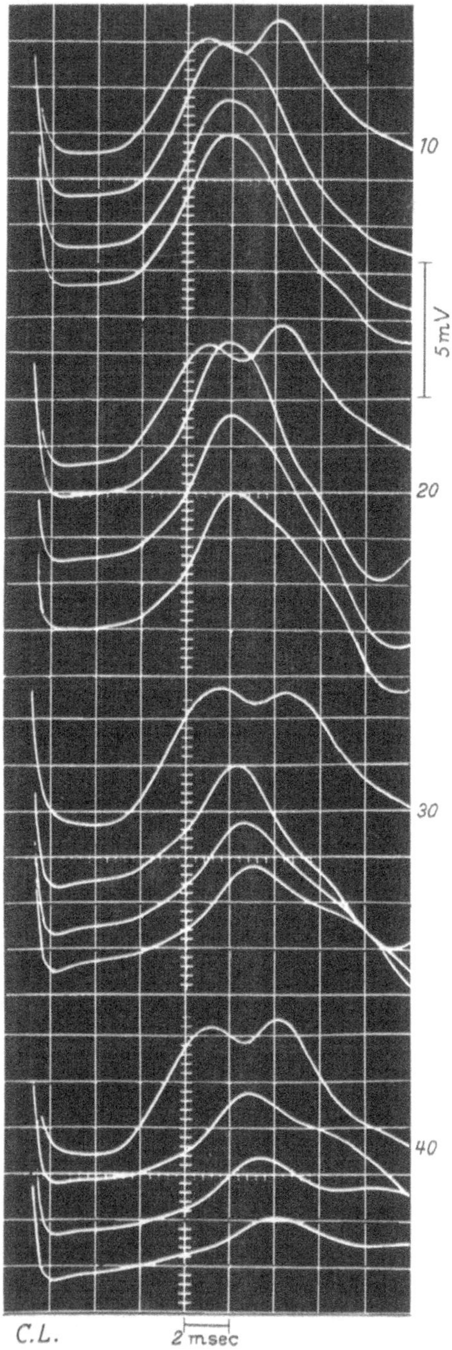

Fig. 8. Myasthenic patient showing that the effect of frequency and duration of stimulation on the latency and amplitude of the motor responses is greater than that of the total number of shocks employed. Responses are recorded at 5 sec. intervals during stimulating trains at 10, 20, 30 and 40 i.p.s. →

is determined by the magnitude of change in temperature. The changes consist of a shortening in the motor latency and duration of the motor responses and a fall in amplitude of the integrated motor response associated with a variable degree of

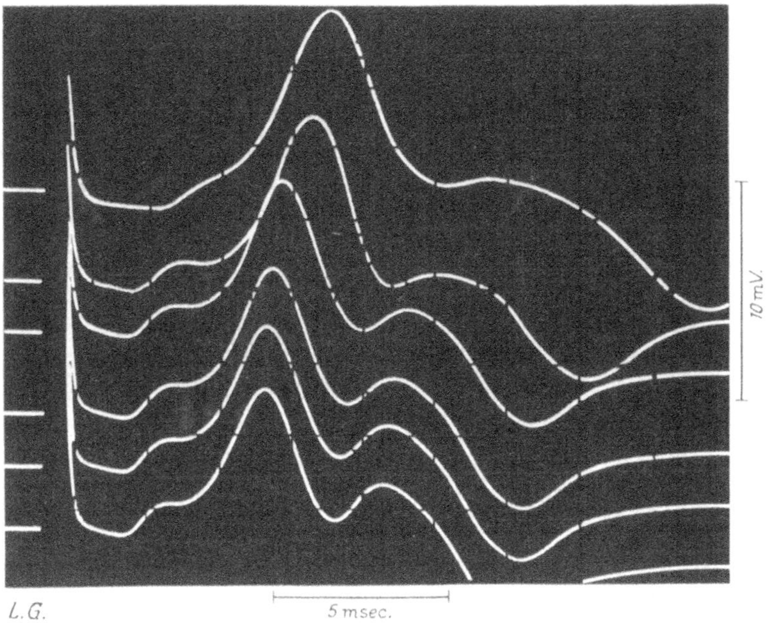

Fig. 9. Motor responses recorded in a normal subject before (top trace) and at 5 min. intervals after a regional nerve block was performed at the elbow and shocks delivered at the wrist. A steady level is reached, at which time the amplitude, duration and latency of the motor response is less than before the nerve block. These changes are consequent to the increase in intramuscular temperature

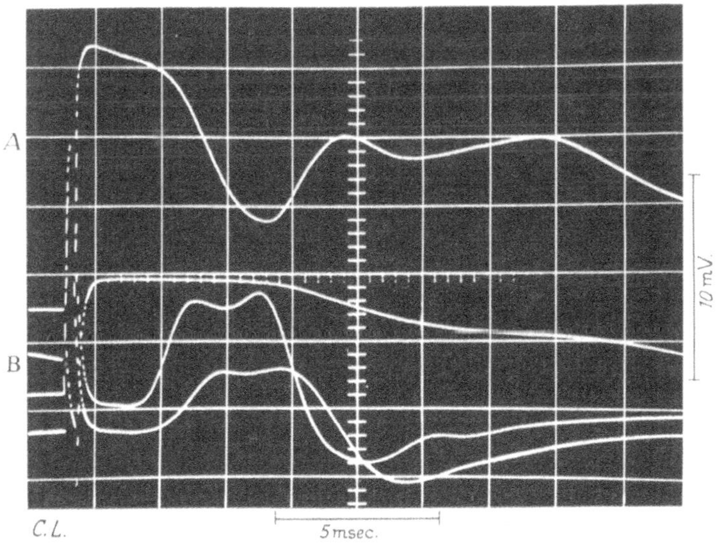

Fig. 10. Myasthenic patient: motor responses recorded at the beginning and at the end of a 20 sec. train at 30 i.p.s. A regional block of the ulnar nerve at the elbow was performed on one side (B) prior to the test. The recording polarity is reversed in (A)

desynchronisation (Fig. 9). These effects are due to the increased propagation velocity of the muscle action potential at higher temperature. When a tetanic train is then applied, little change in motor latency occurs and the amplitude of successive

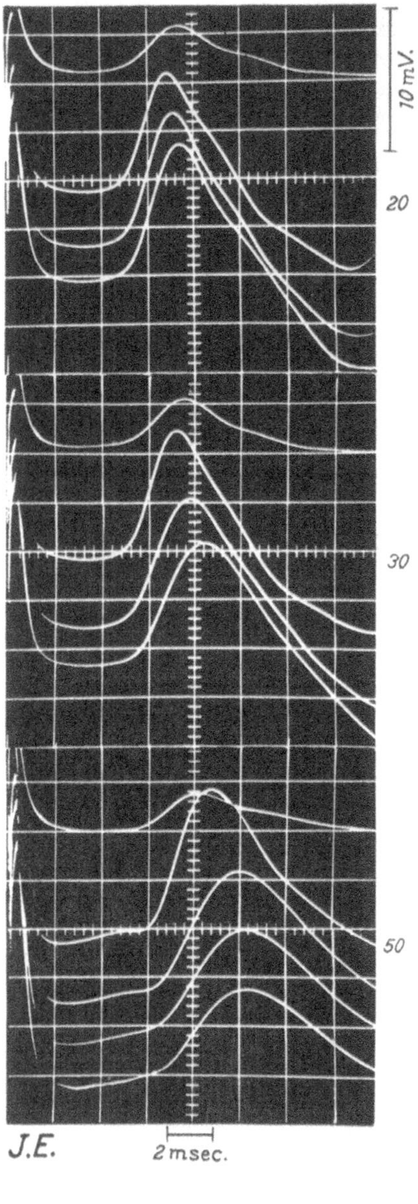

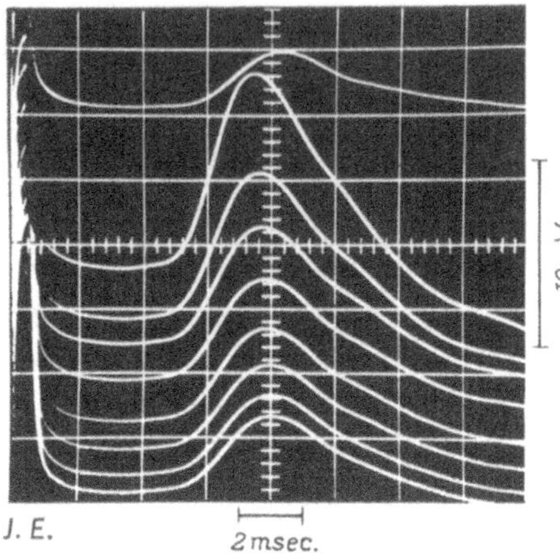

Fig. 12. Myasthenic patient showing marked post-tetanic facilitation. Responses recorded at 10 sec. intervals after the end of a 15 sec. tetanic train at 30 i.p.s.

← Fig. 11. Myasthenic patient showing marked facilitation during repetitive stimulation at 20, 30 and 50 i.p.s. Records taken at 5 sec. intervals during period of stimulation. Later responses show a progressive decline at 50 i.p.s.

motor responses is identical (Fig. 3). In myasthenic subjects, neuromuscular transmission fails less readily during a tetanus on the side of the nerve block than in the cooler limb (Fig. 10). This favourable effect of higher limb temperature may be the result of a greater synthesis-release capacity of motor nerve terminals at higher environmental temperatures (Takeuchi, 1958).

Neuromuscular transmission usually proceeds unaltered in normal subjects when the limb is rendered ischaemic for up to 30 min. Although there may be a slight fall in the amplitude of successive motor responses, the total muscle fibre contribution

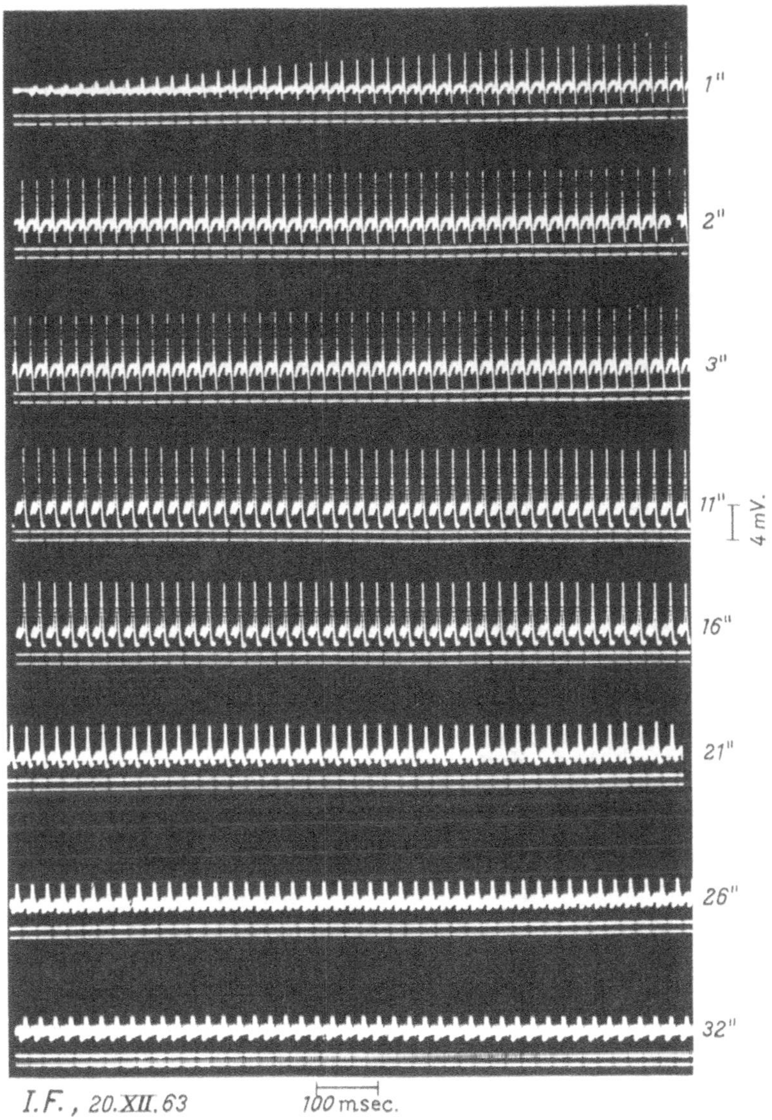

Fig. 13. Myasthenic syndrome associated with carcinoma of the lung. An initial facilitation precedes the later decline to a steady level during stimulation at 40 i.p.s. Representative records taken at the intervals indicated

does not decrease since under these circumstances, the duration of the motor responses also increases and the area subtended by the negative phase remains unaltered. In myasthenic patients, an unique susceptibility to ischaemia has long been recognised. Depending on the severity of the disorder, transmission may fail after 15 to 20 min of ischaemia. If, however, the intra-muscular temperature is raised by means of a nerve block, the effect of an initial tetanus is less pronounced than in the cooler limb, but subsequent activity leads to extinction more readily and the effects are longer lasting following the relief of ischaemia. This suggests that the higher limb

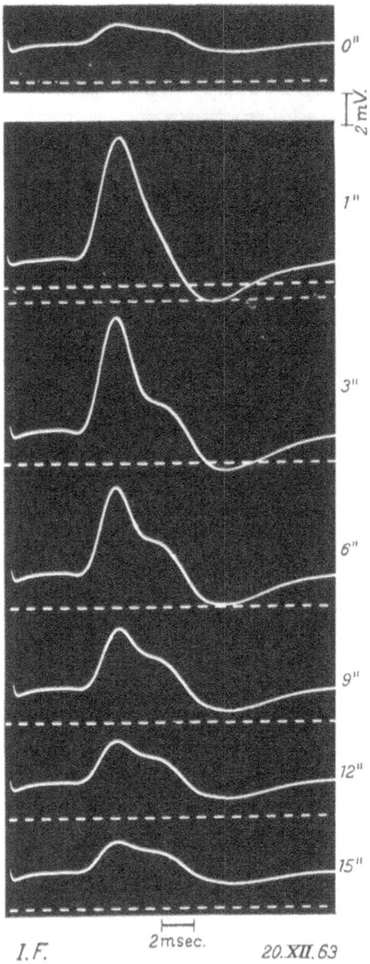

Fig. 14. Persisting facilitation following the end of the tetanus recorded in Fig. 13

temperature allows a more ready exhaustion of the stores of acetylcholine, which cannot be readily compensated for under ischaemic conditions.

On rare occasions, repetitive stimulation may produce a dramatic facilitation in cases where the motor response to single shocks is of abnormally low amplitude (Fig. 11). If high frequency stimulation is continued, a progressive decremental response eventually occurs and this is indistinguishable from that found in other cases of myasthenia gravis. Following the end of a tetanic train, facilitation persists to a lessening extent for a variable period (Fig. 12). This seemingly paradoxical effect has been described previously (HARVEY et al., 1941; SIMPSON, 1960), but is a more characteristic finding in the myasthenic syndrome associated with carcinoma of the lung (ROOKE et al., 1960). A typical response during and following the cessation of the tetanic train from such a case is illustrated in Figs. 13 and 14. The basis of these reactions is probably similar to that responsible for the decremental reaction, since the response differences are purely quantitative (LAMBERT et al., 1961). Guanidine increases the amplitude of motor responses elicited at slow rates of stimulation (LAMBERT, 1965), suggesting that the mechanism of acetylcholine release is particularly defective in these cases, which could account for the limited clinical effectiveness of anticholinesterases.

References

BRODY, I. A., and W. KING ENGEL: Denervation of Muscle in Myasthenia Gravis. Arch. Neurol. Psychiat. (Chic.) **11**, 350 (1964).

DAHLBACK, O., D. ELMQUIST, T. R. JOHNS, S. RADNER, and S. THESLEFF: An Electrophysiologic study of the Neuromuscular Junction in Myasthenia Gravis. J. Physiol. (Lond.) **156**, 336 (1961).

FENICHEL, G. M., and G. M. SHY: Muscle Biopsy Experience in Myasthenia Gravis. Arch. Neurol. Psychiat. (Chic.) **9**, 237 (1963).

HARVEY, A. M., J. L. LILIENTHAL jr., and S. A. TALBOT: Observations On The Nature of Myasthenia Gravis. The Phenomena of Facilitation and Depression of Neuromuscular Transmission. Bull. Johns Hopk. Hosp. **69**, 547 (1941).

HOFMANN, W. W., and E. A. STEMMER: Subthreshold activity at normal and myasthenic end plates. Neurology (Minneap.) **13**, 227 (1963).

Krnjevic, K., and R. Miledi: Presynaptic Failure of Neuromuscular Propagation in Rats. J. Physiol. (Lond.) **149**, 1 (1959).
Lambert, E. H.: Personal Communication 1965.
—, E. D. Rooke, L. M. Eaton, and C. H. Hodgson: Myasthenic Syndrome Occasionally Associated with Bronchial Neoplasm: Neurophysiologic Studies in Myasthenia Gravis: The Second International Symposium Proceedings, p. 362. Springfield, Ill.: Charles C. Thomas 1961.
Rooke, D. E., L. M. Eaton, E. H. Lambert, and C. H. Hodgson: Myasthenia and Malignant Intrathoracic Tumor. Med. Clin. N. Amer. **44**, 977 (1960).
Simpson, J. A.: Myasthenia Gravis: A New Hypothesis. Scot. med. J. **5**, 419 (1960).
Takeuchi, N.: The Effect of Temperature on the Neuromuscular Junction of the Frog. Jap. J. Physiol. **8**, 391 (1958).

Contribution au diagnostic de la myasthenie dans la pratique neurologique

H. P. Cathala

Bien souvent, c'est parce qu'il y pense que le clinicien est amené à envisager le diagnostic de Myasthénie. Dans le pratique d'un laboratoire d'exploration fonctionnelle du système nerveux, en milieu hospitalier, il s'agit donc de confirmer ou d'infirmer une hypothèse car fréquemment la sémiologie clinique n'apporte qu'une présomption. On a alors recours à des épreuves pharmacologiques et à un examen électrique.

Malheureusement les limites étiologiques et physiopathologiques de l'affection sont encore très imprécises. De plus en plus on a tendance à admettre que la myasthénie se présente comme un syndrome caractérisé par le bloc de la transmission neuro-musculaire et pouvant relever de causes diverses. Qu'on ne s'étonne pas des difficultés pratiques, puisqu'il est à peine exagéré de dire qu'on demande la preuve d'une affection dont la sémiologie est incertaine, l'étiologie inconnue et la physiopathologie probablement multiple.

Le groupe des malades qui présentent une fatigabilité anormale n'en demeure pas moins et c'est lui que nous avons à explorer. Mal satisfaits des épreuves proposées jusqu'alors, nous avons entrepris depuis bientôt trois ans, l'étude plus systématique des réponses musculaires de ces malades au cours de la tétanisation nerveuse, en mettant plus spécialement l'accent sur les modifications de leurs latences. Nos premiers résultats ont été publiés à la Société Française de Neurologie (Castaigne et coll., 1964); notre expérience actuelle porte sur 180 examens. Récemment Preswick (1965) a rapporté des résultats très comparables aux nôtres.

I Position du probleme

La myasthénie grave, ou Maladie de Erb et Goldflamm, revêt, dans certains cas un aspect tout-à-fait typique par son groupement séméiologique, par son allure évolutive et par l'effet thérapeutique spectaculaire des substances anticholinestérasiques. Mais on sait le nombre croissant des formes frustes ou atypiques, et il ne semble plus possible de réunir dans un seul cadre séméiologique et physiopathologique tous les états qui s'accompagnent d'une fatigabilité musculaire excessive.

A coté de la fatigue provoquée par un exercice musculaire intense, on a reconnu une fatigue particulière engendrée par l'ischémie, et nous avons pu nous-mêmes constater sur l'homme que l'hyperémie consécutive à un arrêt circulatoire de trente à quarante minutes, s'accompagne de signes électriques qui peuvent faire penser à un bloc neuro-musculaire (Castaigne et coll.). De tels faits laissent à penser que l'épreuve de Mary Walker, de travail sous garrot, proposée pour le diagnostic de myasthénie, exteriorise en réalité la majoration d'un phénomène qui se retrouve chez les sujets normaux. Il n'est pas impossible que des variations de température puissent entrainer une fatigabilité de même ordre. Il existe également des blocs neuro-musculaires dont personne ne songe à dire qu'ils sont myasthéniques, parce qu'il est possible de leur reconnaitre une étiologie précise: c'est le cas des hypocalcies graves, des hypokalièmies, du botulisme. Certains cas ont pu autoriser un rapprochement avec la maladie d'Erb-Goldflamm, encore que des particularités pharmacologiques ou électriques viennent s'opposer à une simple assimilation: tels, le syndrome myasthéniforme au cours des affections du corps thyroïde, ou les troubles neuromusculaires paranéoplasiques décrits par Eaton et Lambert (1957) et Wise et MacDermot (1962). On commence à connaitre un assez grand nombre de substances, aux propriétés pharmacologiques variées, qui sont susceptibles d'entrainer un bloc neuromusculaire: telles les hydantoïnes, les corticoïdes, la colchicine. On sait que les avis restent partagés sur l'identité des blocs myasthéniques et curariques; Grob, Johns et Harvey (1956) semblent l'admettre alors que Desmedt (1960—1961) la rejette formellement.

Cette diversisté étio-pathogénique des syndromes myasthéniformes se retrouve sur le plan physio-pathologique. Théoriquement le bloc de la plaque motrice peut résulter d'une défaillance en n'importe quel point de la chaine des mécanismes synaptiques:

a) Insuffisance ou malformation du médiateur chimique, l'acetylcholine, au niveau de la terminaison nerveuse. C'est le cas du bloc expériemental par l'hémicholinium (HC 3), qui, pour Desmedt (1961) est tout-à-fait comparable au bloc myasthénique.

b) Obstacle à la mobilisation des vésicules d'acetylcholine et à leur libération au niveau de la membrane presynaptique; il en serait ainsi dans le botulisme et dans les hypocalcies graves.

c) Destruction enzymatique trop rapide de l'acetylcholine.

d) Compétition avec une autre substance qui vient «masquer» les récepteurs de la membrane post-synaptique. C'est ce qui se passe pour le curare; ce serait pour Grob et coll. (1956) la mécanisme de la Myasthénie.

e) Perturbation de la réceptivité post-synaptique, soit par un mécanisme de «désensibilisation», soit par une altération de la polarisation électrique de la membrane. Grob (1956) en donne un exemple expérimental par injection intra-artérielle d'acetylcholine en excès.

Il serait très souhaitable que les épreuves pharmacologiques et électriques donnent un reflet satisfaisant de ces différents mécanismes. Cet objectif n'est encore malheureusement, que très partiellement atteint.

II Modalites de l'examen electrique

1. E.M.G. et Ergomètrie.

Lindsley le premier, (1935) a utilisé l'enregistrement par aiguille coaxiale de Bronk, dans l'étude de la myasthénie. D'autres auteurs y ont eu recours; en France, nous citerons Thiebaut et coll. (1953) et Passouant (1961). On a cru pouvoir décrire, au cours d'une contractation musculaire soutenue, une diminution de l'amplitude moyenne des potentiels d'unités motrices. Notre expérience personnelle, tant sur les muscles des membres, que sur les muscles extrinsèques de l'oeil, ne nous a pas permis de retrouver une telle évolution de façon régulière; nous voyons plutôt, sous l'effet de la fatigue, une tendance à la fragmentation du tracé qui est entrecoupé de courtes pauses de silence électrique, et l'amplitude des potentiels nous parait surtout instable. Nous ne croyons pas possible de tirer du simple examen de l'E.M.G. des arguments de certitude pour le diagnosticde la myasthénie. Mais il nous apparait que chez des malades présentant des formes tout-à-fait typiques de la maladie, il n'est pas exceptionnel de trouver des anomalies dicrètes du tracé, suggérant l'existence d'un syndrome myogène, en particulier des groupements de potentiels brefs, polyphasiques et de faible amplitude. Scherrer et Bourguignon (1961) ont associé l'étude de l'E.M.G. détecté par voie externe, et celle de l'ergométrie permettant de juger de la performance mécanique. Ils établissent ainsi une distinction entre la fatigabilité myasthénique et la fatigue d'effort chez un sujet normal.

Desmedt, lui aussi, (1961—62) a utilisé des enregistrements ergométriques, mais associés à une épreuve de tétanisation.

2. Réponse électrique du muscle à des stimulations du nerf par des chocs simples ou doubles.

a) La réponse musculaire à un choc isolé d'intensité supramaximale est pour Harvey et Masland (1941) normale chez le myasthénique, en amplitude et en durée, alors que Johns et coll. (1955), trouvent une diminution de l'amplitude moyenne statistiquement significative.

b) Wagman et Feldman (1961) ont étudié les modifications de la réponse musculaire à un deuxième choc, en fonction de l'intervalle séparant les deux stimulations; ils mettent ainsi en évidence une *phase de dépression* particulière chez les myasthéniques, dont la durée est d'ailleurs discutée. La dépression maximum s'observe pour des intervalles compris entre 15 millisecondes et 1 seconde. Pour Harvey, Lilienthal et Talbot (1941) cette phase de dépression masque plus ou moins une phase de facilitation entre la dixième et la centième millisecondes.

c) Il serait tentant d'étudier chez les myasthéniques ce qu'on appelle le *temps résiduel*: compte-tenu de la vitesse de conduction des fibres nerveuse, on cherche à apprécier dans la latence d'une réponse musculaire le temps qui correspond à la conduction; le reste de la latence peut être considéré comme assez représentatif du délai synaptique. Il s'agit en fait d'une mesure très infidèle: d'une part il faut tenir compte du ralentissement périphérique de la vitesse de conduction; d'autre part la distance séparant le point de stimulation du point de détection ne peut être appréciée qu'avec une importante marge d'erreur. Nous n'avons pu pour notre part, obtenir aucune conclusion satisfaisante par cette méthode.

3. Réponse électrique du muscle à des tétanisations du nerf.

C'est là la méthode qui a semblé la plus prometteuse à la plupart des auteurs, car elle reproduit la réaction de Jolly. Le fait fondamental, constaté depuis longtemps, est que, chez l'homme normal, une tétanisation brève à une fréquence égale ou inférieure à 50 par seconde n'entraine pas de modification de l'amplitude de la réponse musculaire. Chez les myasthéniques, cette diminution d'amplitude est nette même pour des fréquences faibles, 10 à 15 par seconde. JOHNS et coll. (1955) ont de plus montré qu'il existe une *facilitation post-tétanique* marquée par une augmentation de l'amplitude de la réponse musculaire à une stimulation isolée survenant après arrêt de la tétanisation.

DESMEDT (1961) a proposé un protocole original, comportant l'immobilisation du segment de membre intéressé, et un effort volontaire de 10 secondes précédant des séries de stimulations répétitives à 6 par seconde pendant 3 secondes et renouvelées de 10 secondes en 10 secondes. La stimulation effectuée immédiatement après l'effort volontaire fait apparaitre une *facilitation de post-activation*; plus tard on constate un *épuisement de post-activation* qui est maximum trois minutes après l'effort volontaire. Cet épuisement serait caractéristique de la myasthénie, mais manque au cours de l'exploration d'un muscle normal curarisé. C'est ce qui a conduit DESMEDT à penser que blocs myasthéniques et curariques sont différents, et à proposer l'hypothèse que le bloc myasthénique est pré-synaptique, comparable à celui que provoque chez le chat l'hémicholinium HC3.

Nous croyons, quant à nous que la méthode de DESMEDT apporte une beaucoup plus grande précision dans le diagnostic de la myasthénie et nous croyons qu'il ne faudrait pas renoncer à suivre l'évolution de l'amplitude de la réponse musculaire au cours des épreuves de tétanisation. On peut même en attendre des renseignements sur le type physiopathologique du bloc musculaire étudié; EATON et LAMBERT (1957), WISE et MAC DERMOT (1962) ont montré que le bloc des syndromes para-néoplastiques s'accompagnent d'une augmentation très importante de l'amplitude de la réponse musculaire au début de la tétanisation. Mais la seule appréciation des variations d'amplitude des réponses ne nous satisfait pas: pour des stimulations à des fréquences de l'ordre de 20 à 30 par seconde on trouve des diminutions, chez des sujets normaux, au cours de certains syndromes myogènes et même pour des affections neurogènes. Ces constatations nous ont amené à étudier plus systématiquement les variations des latences (CASTAIGNE et coll., 1964).

III Resultats personnels

1. Méthode

Nous avons effectué à ce jour, selon un protocole comparable 180 examens chez des sujets atteints d'affections diverses ou normaux.

En pratique nous stimulons, soit le nerf cubital, soit le nerf facial, par des chocs brefs, de 100 à 200 microsecondes, sous une intensité légèrement supra-maximale. Des essais de tétanisation à des fréquences variables, 5-10-20-30-50-100 par seconde, nous ont conduits à utiliser de façon préférentielle la tétanisation à 30 par seconde, pendant une durée de une minute. Cette épreuve est parfaitement supportée par les sujets examinés, et pour cette fréquence on a une immobilisation complète du muscle étudié.

Nous détectons la réponse musculaire, soit sur l'adducteur du pouce, soit sur l'orbiculaire de la paupière, par électrodes externes. Pour obtenir une image claire de l'artefact de stimulation et de la réponse nous utilisons une vitesse de balayage de l'oscillographe de 30 millisecondes. On enregistre d'abord 3 ou 4 réponses à des chocs simples, puis, au cours de la tétanisation et après son arrêt, des superpositions toutes les 5 ou 10 secondes.

Après développement du film, on peut, par projection au moyen d'un agrandisseur, apprécier les latences, mesurées depuis le choc artefact, jusqu'au début de la réponse musculaire, avec une approximation de l'ordre du 1/10e de milliseconde.

2. Résultats.

a) Chez le sujet normal, il n'est pas exceptionnel de constater une diminution notable de l'amplitude de la réponse à la fin de l'épreuve; elle peut atteindre plus de 50 pour cent de la valeur initiale. La latence de la réponse musculaire s'allonge au cours de la tétanisation. Reprenant une technique employée par ALAJOUANINE et coll.

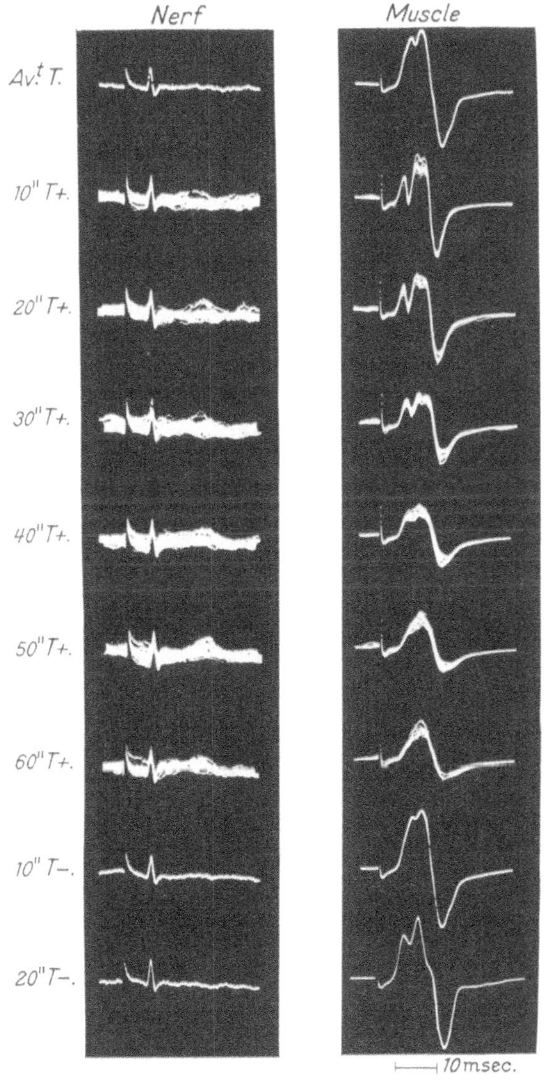

Fig. 1. Effects, chez un myasthénique, de la tétanisation du nerf cubital stimulé au poignet, à 30 par seconde, pendant une minute. A gauche, réponse du nerf au coude; à droite réponse du muscle adducteur du pouce. Noter qu'il n'y a aucun changement sur le potentiel de nerf, alors que pour le muscle, l'amplitude s'abaisse modérément et que la latence s'allonge

(1959), nous avons pu vérifier que la tétanisation n'entraine pratiquement pas d'allongement de la latence du potentiel de nerf (Fig. 1). On peut en conclure que la conduction dans les troncs nerveux n'est que peu influencée par notre épreuve, et que les allongements observés pour les réponses musculaires sont dus à une modification dans la zône de transmission neuromusculaire; on peut donc les mesurer en valeur absolue. Chez les sujets normaux, nous trouvons comme valeurs moyennes des allongements (Fig. 2):

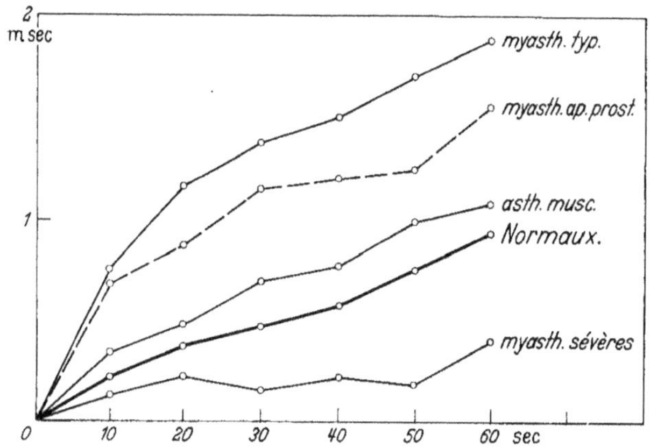

Fig. 2. Courbes des moyennes d'allongement des latences de réponses musculaires, au cours de la tétanisation

0,22	msec	après	10	secondes	de	tétanisation
0,37	,,	,,	20	,,	,,	,,
0,47	,,	,,	30	,,	,,	,,
0,57	,,	,,	40	,,	,,	,,
0,75	,,	,,	50	,,	,,	,,
0,92	,,	,,	60	,,	,,	,,

b) Dans le groupe des malades présentant une myasthénie typique, selon la séméiologie clinique, l'évolution et les tests pharmacologiques, on constate que la tétanisation entraîne le plus souvent une diminution importante de l'amplitude de la réponse musculaire, mais ce n'est pas une règle absolue, et parfois cette diminution ne dépasse pas 20 à 30 pour cent de la valeur initiale. Assez fréquemment, il y a une nette potentiation après l'arrêt de la tétanisation (Fig. 1). L'allongement des latences est notablement plus rapide et en général plus important que chez les sujets normaux (Fig. 2): on trouve des allongements moyens de:

0,75	msec	après	10	secondes	de	tétanisation
1,16	,,	,,	20	,,	,,	,,
1,35	,,	,,	30	,,	,,	,,
1,49	,,	,,	40	,,	,,	,,
1,68	,,	,,	50	,,	,,	,,
1,85	,,	,,	60	,,	,,	,,

Après prostigmine ou edrophonium, la courbe d'allongement des latences tend à se rapprocher de celle des sujets normaux, moins toutefois que ne le laisserait supposer l'amélioration clinique (Fig. 3).

Il existe deux groupes de myasthéniques typiques qui ne suivent pas absolument cette courbe d'allongement des latences: certains, après un allongement rapide au début de la tétanisation, voient leur latence musculaire se stabiliser dans la deuxième moitié de l'épreuve. D'autres ne présentent pas ce phénomène d'allongement et tout

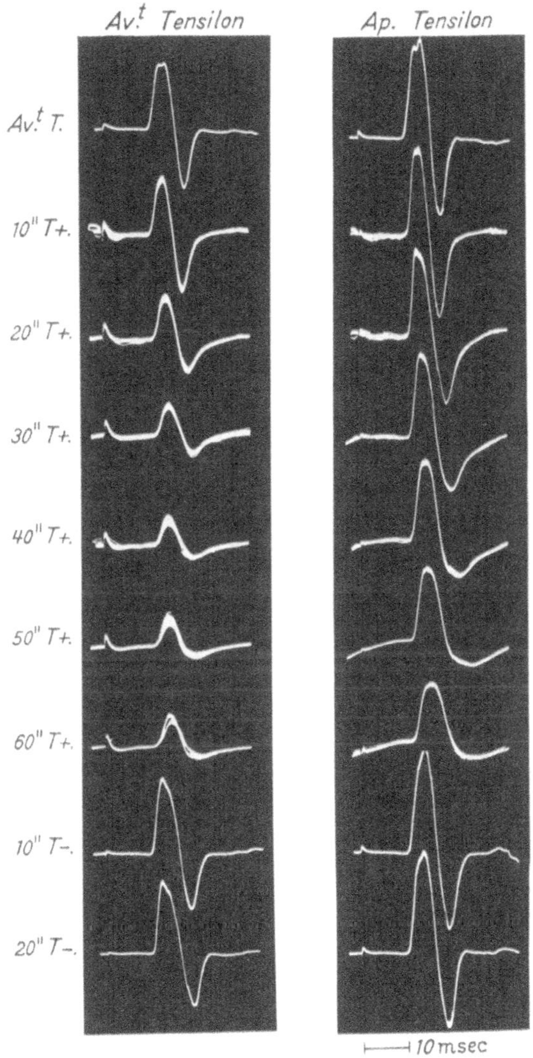

Fig. 3. Evolution de la réponse musculaire au cours de la tétanisation du nerf, chez un myasthénique, avant et après l'épreuve à l'edrophonium (tensilon)

au long de la tétanisation la latence musculaire reste stationnaire. Cette absence d'allongement ne se voit jamais chez les sujets normaux; chez les myasthéniques c'est le cas des malades présentant une atteinte sévère, ancienne ou difficilement contrôlable par la thérapeutique.

c) Nous avons pratiqué la même épreuve au cours d'affections diverses:

— *Botulisme*: Trois cas, avec atteinte peu intense, dont l'un a donné lieu à une publication (Castaigne et coll., 1965). Les courbes d'allongement des latences musculaires sont très comparables à celles des myasthéniques atteints de formes moyennes.

— *Hypokaliémie sévère*, en phase paralytique: deux cas.

La tétanisation n'entraine aucun allongement des latences.

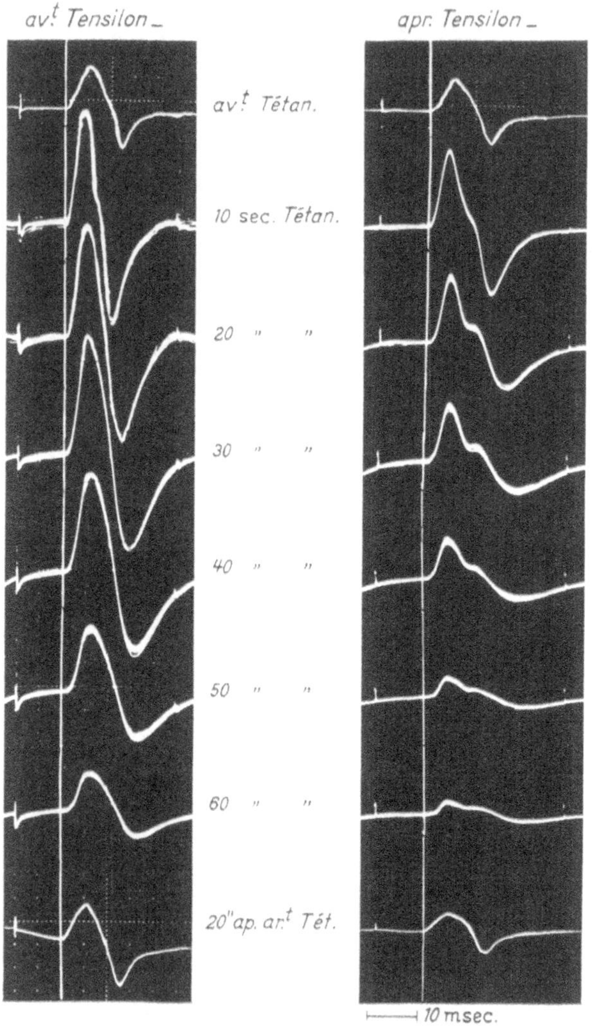

Fig. 4. Epreuve de tétanisation chez un malade pour lequel a été évoqué la possibilité d'un bloc „cholinergique". Noter l'aggravation du syndrome après tensilon

— *Syndrome paranéoplasique*: six cas. Nous retrouvons le phénomène de potentiation au début de la tétanisation. L'allongement des latences est comme chez les myasthéniques courants; les anti-cholinestérasiques sont peu efficaces.

— *Intoxication par les corticoides*: un cas, au décours d'une néphrose lipoïdique, chez une jeune fille. Nous avons obtenu un allongement précoce des latences, mais qui ne s'est pas poursuivi en fin de tétanisation.

— *Maladie de Basedow, avec atteinte musculaire*: deux cas. L'allongement des latences au cours de la tétanisation reste peu important, nettement inférieur à la normale.

— *Neuropathies*: deux cas, l'une diabétique, l'autre éthylique: nous n'avons constaté aucune anomalie sous tétanisation.

— Il reste un cas, difficile, que nous croyons devoir rapporter: celui d'un homme d'une quarantaine d'années, présentant un état général gravement atteint, une anémie, et une grande fatigabilité musculaire. On a pensé à un syndrome paranéoplasique, dont on n'a pas pu apporter la preuve. L'épreuve de tétanisation avait été normale, sauf une potentiation initiale. Après injection intra-veineuse d'edrophonium, nous avons vu apparaitre les signes d'un bloc neuro-musculaire: baisse d'amplitude et allongement rapide des latences. Un tel cas pourrait faire évoquer une physiopathologie cholinergique ou par hyperdépolarisation (Fig. 4).

Conclusion

Il nous semble beaucoup trop tôt pour juger de la valeur des modifications de latences au cours de l'épreuve de tétanisation. Nous avons été heureux de voir Preswick (1965) rapporter des résultats très comparables aux nôtres. De toute façon nous ne pensons pas que ce genre d'épreuve satisfasse pleinement à notre désir d'avoir un moyen d'analyse des différents types physiopathologiques de blocs neuromusculaires. Nous croyons que les progrès à cet égard, peuvent venir de l'emploi systématique de protocoles d'épreuve variés et comparés entre eux, et qu'il faut certainement associer les examens électriques aux tests pharmacologiques. Nous voudrions dire l'extrême intérêt des examens électriques sur le plan doctrinal, mais aussi leur difficulté d'interprétation et leur complexité, en ce qui concerne la myasthénie. Celle-ci a des limites séméiologiques et pathogéniques encore très incertaines; nous pensons assister, actuellement à un début de démembrement du syndrome myasthénique, au profit de troubles d'étiologie et de physiopathologie différentes.

Bibliographie

Alajouanine, Th., J. Scherrer et A. Bourguignon: Enregistrement simultané de la réponse électrique du nerf et du muscle dans la myasthénie. Rev. neurol. **100**, 238 (1959).

Castaigne, P., H.-P. Cathala et J. Dry: Etude electrique du bloc neuromusculaire de la myasthénie. In Journées de Réanimation Respiratoire (dir. Prof. Mollaret). Arnette edit., p. 185. Paris 1965.

— — —, et P. Damamme: Effects de la tétanisation du nerf sur la latence de la réponse musculaire. (Note préliminaire). Application au diagnostic de la myasthénie. Rev. neurol. **111**, 438 (1964).

— —, D. Laplane, J. Dry et J.-N. Degos: Etude électrologique d'un cas de botulisme. Evolution du bloc neuromusculaire. Rev. neurol. **112**, 349 (1965).

— —, C. Mastropaolo, J. Dry et E. Melle Gras: Les réponses de nerfs et de muscles à des stimulations électriques au cours d'une épreuve de garrot ischémique chez l'homme normal. Rev. franc. Etud. clin. biol. **XI**, n° 4, 373 (1966).

Desmedt, J. E.: Le bloc neuromusculaire dans la myasthénie humaine. Arch. int. Pharmacodyn. **125**, 224 (1960).

— Les phénomènes de facilitation et d'équisement de post-activation dans la myasthénie grave et leur signification physio-pathologique. Pathol. Biol. **9**, 1149 (1961).

— Données récentes sur la pathogénie de la myasthénie grave. Bull. Acad. roy. Méd. Belg. **7**, 213 (1962).

Eaton, L. M., and E. H. Lambert: Electromyography and electric stimulation of nerves in diseases of motor unit; observation on myasthenic syndrom associated with malignant tumors. J. Amer. med. Ass. **163**, 1117 (1957).

Elmqvist, D.: Neuromuscular transmission with special reference to myasthenia gravis. Acta. physiol. scand. **64**, Sup. 249, 34 (1965).
Grob, D., R. J. Johns, and A. M. Harvey: Study on neuromuscular function. (5 articles). Bull. Johns Hopk. Hosp. **99**, 115 (1956).
Harvey, A. M., and R. L. Masland: A method for the study of neuromuscular transmission in human subjects. Bull. Johns Hopk. Hosp. **68**, 81 (1941).
— — The electromyogram in myasthenia gravis. Bull. Johns Hopk. Hosp. **69**, 1 (1941).
Johns, R. J., D. Grob, and A. M. Harvey: Electromyographic changes in myasthenia gravis. Amer. J. Med. **19**, 679 (1955).
Lindsley, D. B.: Myographic and electromyographic studies of myasthenia gravis. Brain **58**, 470 (1935).
Passouant, P., H. Viallefont, E. Lete et J. Costeau: Indications apportées par l'électromyographie des muscles oculaires au cours des ophtalmoplégies myasthéniques. Rev. neurol. **104**, 147 (1961).
Preswick, G.: The myasthenic reactions. Proc. 8th. Intern. Congress of Neurol. Vienna, 1965, T II, 525.
Thiebaut, F., F. Isch et Mme. C. Isch-Treussard: Diagnostic électromyographique de la myasthénie. Rev. neurol. **88**, 3 (1953).
Scherrer, J., et A. Bourguignon: Aspects ergométriques, dynamographiques et électromyographiques de la myasthénie. Path. et Biol. **9**, 1119 (1961).
Wagman, I. H., and D. S. Feldman: Some electrical manifestations of facilitation and inhibition in the neuromuscular system of man. In Myasthenia Gravis. ch. 3, 42. Viets. edit. Springfield: Thomas. Publ. 1961.
Wise, R. P., and V. MacDermot: A myasthenic syndrome associated with bronchial carcinoma. J. Neurol. Neurosurg. Psychiat. **25**, 31 (1962).

Besonderheiten der myasthenischen Krisen

G. Rabending und W. Röse

Die Notfallsbehandlung der verschiedenen Krisensituationen, die im Verlaufe der myasthenischen Erkrankung auftreten können, ist im wesentlichen zu einer Aufgabe des Anästhesiologen geworden. Zwei Aspekte der Krisen verbleiben im Bereich des Neurologen:

1. Die Beurteilung der *psychologisch-psychiatrischen Faktoren* im Bedingungsgefüge der Krisen sowie die sich daraus ergebenden Konsequenzen für die Psychoprophylaxe.

2. Die therapeutische Führung der krisengefährdeten Patienten im krisenfreien Intervall und im Anschluß an die Krisen. Dabei müssen mögliche *Schwierigkeiten in der Differentialdiagnose des Funktionszustandes der neuromuskulären Synapse* berücksichtigt werden.

Der Beitrag soll sich auf diese beiden Fragen beschränken.

Auffällige psychische Befunde bei Patienten mit Myasthenie sind seit Oppenheim bekannt. Die Hinweise beziehen sich häufig auf die Aussage, daß die Myasthenie durch Emotionen verschlechtert wird (Osserman, Foldes und McNall; Brolley und Hollender). Oosterhuis und Wilde fanden an ihrem relativ großen Krankengut, daß die Myasthenie bei zwei Dritteln der Patienten nach emotionalen Belastungen exazerbiert. Eine psychasthenische Konstitution könne bereits bei der prämörbiden Persönlichkeit nachgewiesen werden, indes bezweifeln Abel und Kohlmeyer diese Befunde. Kennedy und Moersch beschrieben das Vorkommen depressiver Zustände.

Es lassen sich vier mögliche Verbindungen psychischer Symptome mit der Myasthenie erkennen:

1. Das gemeinsame Vorkommen der Myasthenie mit psychasthenischen Persönlichkeitsmerkmalen.

2. Psychische Symptome als Reaktion auf die motorische Behinderung und gegebenenfalls auf das zum Teil zunächst nur subjektiv bestehende Krankheitsgefühl und dadurch bedingte Mißverständnisse auf seiten der Umgebung des Kranken.

3. Die Beeinflussung des Krankheitsverlaufes durch von der Myasthenie unabhängige psychische Belastungen.

4. Das von Abel und Kohlmeyer herausgestellte „cholinergische Psychosyndrom", eine Form des toxischen exogenen Reaktionstyps infolge hochdosierter Medikation mit Cholinesterasehemmern.

Im Laufe der letzten 3 Jahre konnten wir unter unseren Patienten mit Myasthenie 4 schwere, generalisierende, durch Krisen komplizierte Verläufe beobachten. Bei diesen Patienten traten 5 myasthenische Krisen auf, von denen 3 nur anamnestisch erfaßt werden konnten, ferner 2 Krisen mit insensitivem Block als Folge zu hoher Dosierung mit Pyridostigmin und 6 cholinergische Krisen. Zwei Patienten wurden insgesamt siebenmal maschinell beatmet. Außerdem wurden cholinergische Reaktionen als Ausdruck der muskarinähnlichen Wirkung der Cholinesterasehemmer beobachtet. Die Krisenzustände traten bei unseren Patienten ausnahmslos nach psychischen Belastungen auf, wobei die Zusammenhänge besonders bei zwei Patienten eindrucksvoll waren.

Der erste Patient war ein 52jähriger Maurermeister mit einer generalisierten, atrophisierenden Form der Myasthenie. Er geriet 10 Wochen nach dem Beginn der Krankheit in der Neujahrsnacht 1963/64 in die erste Krise mit einem insensitiven Block bei einer oralen Dosis von 1,5 g Pyridostigmin. Dem Kranken konnte am Tage zuvor der Wunsch, über die Neujahrstage beurlaubt zu werden, nicht erfüllt werden. Wie er uns später berichtete, erinnerte ihn der Lärm der Feuerwerkskörper in der Neujahrsnacht daran, daß seine Familie ohne ihn Neujahr feiern könnte. Er geriet darüber in einen Erregungszustand und gegen 1 h in eine respiratorische Krise, die Tracheotomie, maschinelle Beatmung und wegen der Restatmung Curarisierung mit Gallamin notwendig machte. Eine weitere Krise mit insensitivem Block trat zu Ostern 1964 auf, wiederum nachdem ihm der Hausurlaub verweigert werden mußte; zwei primär cholinergische Krisen wurden ebenfalls im Anschluß an belanglose Wünsche, die ihm versagt wurden, beobachtet. — Bereits wenige Tage nach dem Beginn der maschinellen Beatmung hatte sich der Patient auf bestimmte Schwestern und Ärzte der Anästhesieabteilung eingestellt. Der Einfluß des jeweiligen Personals auf den Zustand des Patienten war am Befinden, der Muskelkraft und dem Atemminutenvolumen zu verfolgen.

Die zweite Patientin ist eine 28jährige Lehrerin, die seit 1959 an einer Myasthenie erkrankt ist. Die Diagnose wurde erst 1964 gestellt. Die erste Krise trat 1 Jahr nach Beginn der Beschwerden mit Dyspnoe und Muskelschwäche während der Lehrerprüfung auf. Ehe die Therapie mit Cholinesterasehemmern begonnen wurde, kam es noch zweimal zu myasthenischen Krisen, einmal im Anschluß an eine belanglose Auseinandersetzung in der Familie, das zweite Mal während eines überraschenden Besuches. Unter der Behandlung traten bisher insgesamt vier respiratorische Krisen mit cholinergischen Symptomen auf. Der schwerste Krisenzustand entstand im Anschluß an eine Nachhilfestunde, als sie erkannte, daß die Mühe, die sie trotz der schweren körperlichen Behinderung aufwendete, weder von dem Schüler, noch von dessen Eltern anerkannt wurde. Die Patientin hängt außerordentlich an ihrem Beruf, und sie empfindet weniger die körperliche Schwäche als die erzwungene

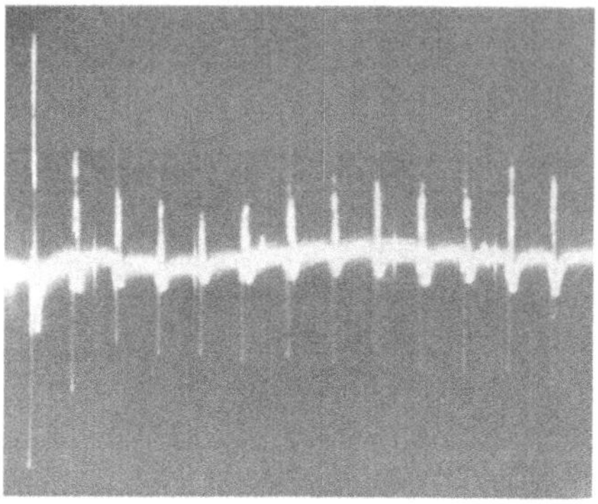

60 min nach 1 mg Neostigmin i.v. — Muskelkraft läßt wieder nach, Arme werden aus dem Liegen etwa 45 Grad erhoben.

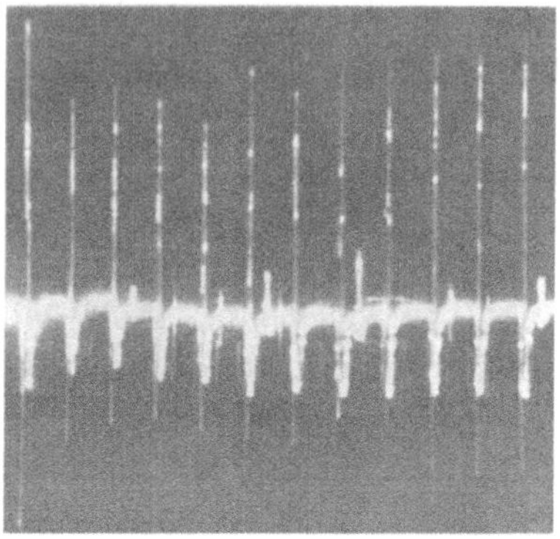

90 sec nach 10 mg Edrophonium i.v. — Arme werden im Liegen bis zur Senkrechten erhoben.

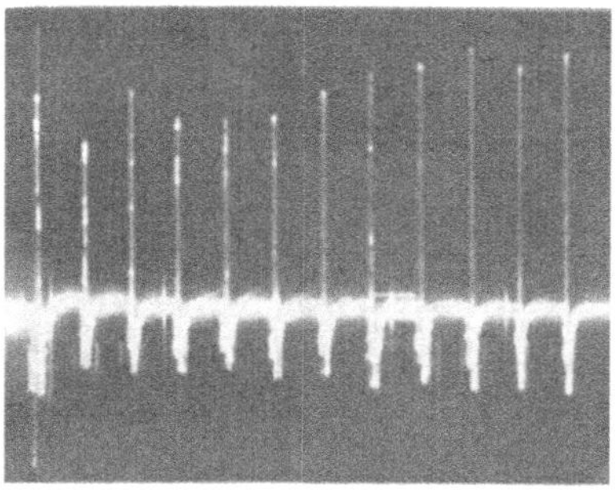

22 min nach 1 mg Neostigmin i.v. — Wohlbefinden, Arme werden im Liegen bis zur Senkrechten erhoben.

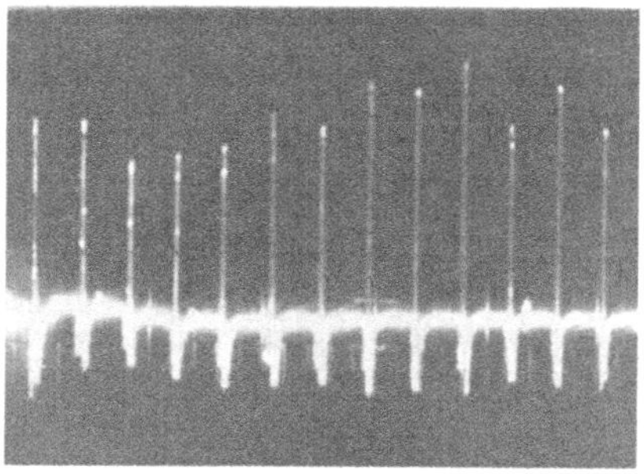

27 min nach 1 mg Neostigmin i.v., 4 min nach 10 mg Pyridostigmin i.v. — Subjektiv Muskelschwäche, Unbehagen.

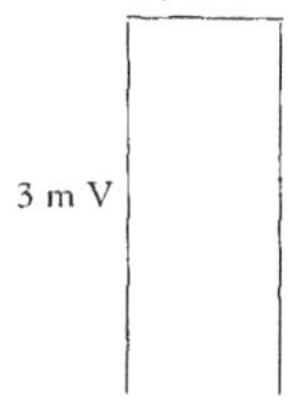

berufliche Untätigkeit als psychische Belastung. Freude und Schreck führen gleichermaßen zu Krisenzuständen, wenn sie sich nicht darauf vorbereiten kann. Hat sie jedoch Zeit, um sich auf ein Ereignis einzustellen, traten ungünstige Wirkungen auf das Befinden bisher nicht auf. Während der Hochzeit ihrer Schwester z. B. fühlte sie sich wohl und war imstande zu tanzen und bis nach Mitternacht aufzubleiben, was jahrelang vorher nicht gelungen war.

Es erscheint uns dabei wesentlich festzustellen, daß psychische Faktoren gleichermaßen Einfluß auf alle Krisensituationen, unabhängig vom Zustand des neuromuskulären Übergangs nehmen können. Übereinstimmend gaben unsere vier Krisenpatienten an, daß sie Emotionen gegenüber vermindert einstellungsfähig seien, daß sich belastende Ereignisse besonders ungünstig auswirken, je mehr sie unmittelbare aktuelle persönliche Bedeutung haben und daß Frustrationserlebnisse regelmäßig zu einer Verschlimmerung des Befindens und teilweise zu Krisen führen.

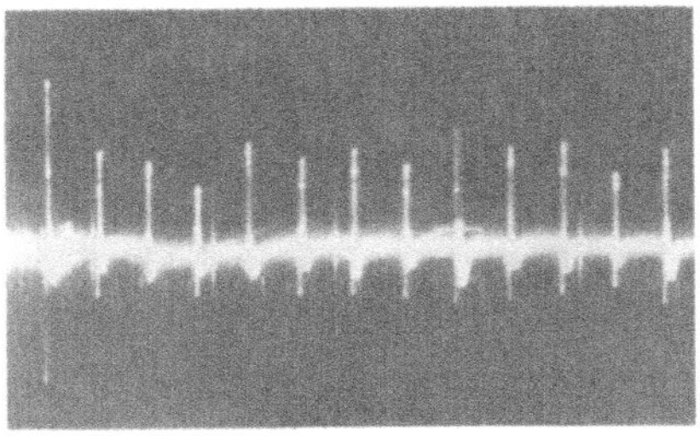

10 min nach 10 mg Pyridostigmin i. v. — Unruhe, Speichelfluß, Muskelfibrillieren; Arme werden aus dem Liegen max. etwa 45 Grad erhoben.

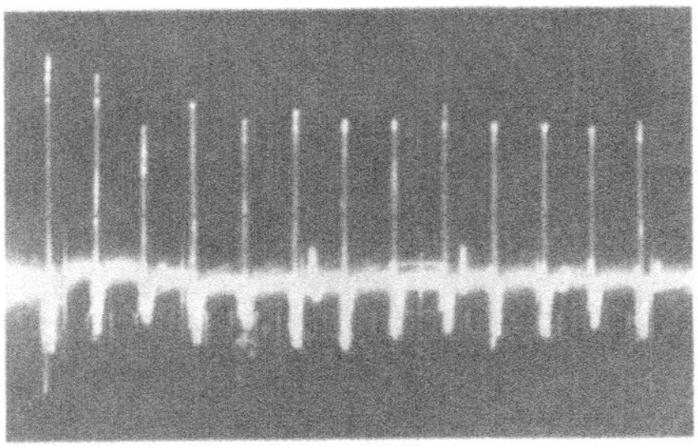

20 min nach 10 mg Pyridostigmin i.v. — Keine cholinergischen Beschwerden mehr, subjektiv Erleichterung, hebt Arm aus dem Liegen bis zur Senkrechten.

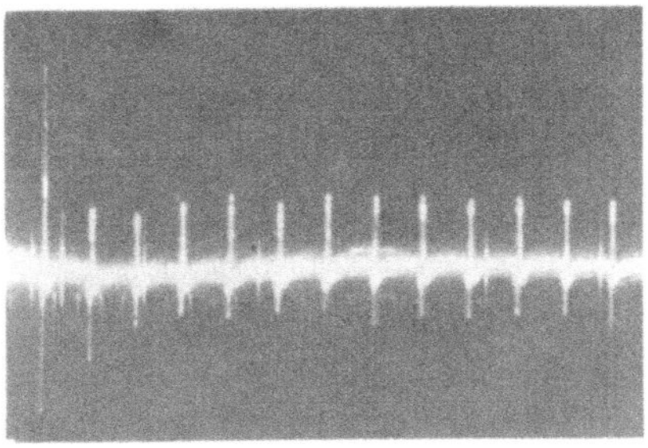

31 min nach 10 mg Pyridostigmin i.v. — Muskelkraft läßt wieder nach, die Unterarme werden im Liegen etwa 45 Grad erhoben.

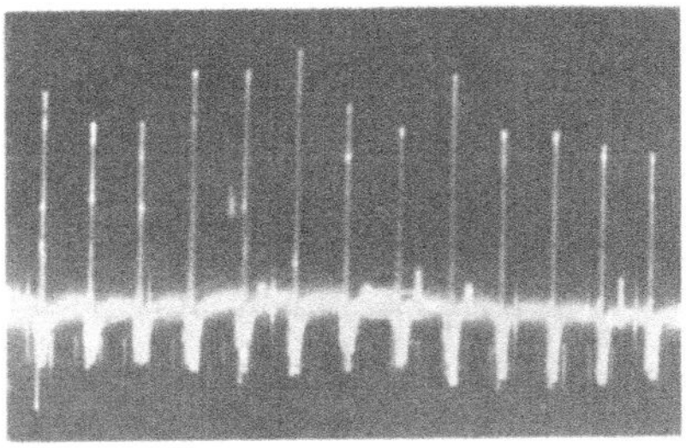

90 sec nach 10 mg Edophonium i.v. (33 min nach 10 mg Pyridostigmin i.v.) — Arme werden im Liegen wieder zur Senkrechten erhoben. Die Wirkung dauert nach 15 min noch an.

Aus der Kenntnis und der Bedeutung dieser Zusammenhänge ergeben sich Hinweise für die ärztliche Führung der Patienten (s. auch OSSERMAN).

1. Grundlage der Prophylaxe von psychisch provozierten Verschlimmerungen der Myasthenie ist die Rationalisierung der eingeschränkten Bewegungsfreiheit, verbunden mit einer weitgehenden Aufklärung der Kranken über die Myasthenie, über deren Behandlung und mögliche Gefahren. Die Familie und die Umgebung des Kranken sollte in das psychagogische Regime einbezogen werden, mit dem Ziel, die bereits erwähnten psychischen Belastungen zu eliminieren. Die Kranken wünschen keine übertriebene Rücksichtnahme, sondern einen ihrer Leistungsbreite entsprechenden Aufgabenbereich.

2. Der Kranke muß die Gewißheit haben, daß er zu jeder Zeit die Hilfe „seines" Neurologen oder Anästhesisten in Anspruch nehmen kann. Zu diesem Zweck erhalten die Patienten eine Karte, auf der Diagnose und Therapie sowie die Dienst- und Privattelefonnummer der beiden Ärzte vermerkt sind. Es ist bei uns bisher nicht vorgekommen, daß die Ärzte von Myastheniepatienten unnötig alarmiert wurden.

3. Da sich die Therapie bei krisengefährdeten Myasthenikern zum Teil an der oberen Toleranzgrenze bewegt, müssen die Patienten aktiv in den Therapieplan einbezogen werden. Bei einer Reihe von Patienten gelingt es auf diese Weise, das Interesse an einer vernünftigen Dosierung der Cholinesterasehemmer zu wecken und die Dosis so gering wie möglich zu halten, cholinergische Zustände durch eigenmächtige Überdosierung zu vermeiden und damit auch dem bereits erwähnten toxischen Psychosyndrom entgegenzuwirken.

Während der Krisen im Verlaufe einer Myasthenie sind die Beziehungen zwischen *Dosis* der verabreichten Cholinesterasehemmer und ihrer *Wirkung* auf den elektromyographischen und klinischen Befund zum Teil verändert. Bei vorher unbehandelten Kranken und bei einwandfreier Unterdosierung läßt sich auch in der Krise meist eine Verbesserung der muskulären Leistung durch Cholinesterasehemmer erreichen. Bei denjenigen Patienten jedoch, die aus einer zunächst stabilen medikamentösen Einstellung unter Mitwirkung von somatischen oder psychischen Faktoren in eine Krisensituation geraten, nimmt die therapeutische Breite der Cholinesterasehemmer rasch ab, ebenso wie nach einer cholinergischen Krise, wenn keine medikamentfreie Karenz eingehalten wurde. Bei den vier Patienten unseres Krankengutes der letzten 3 Jahre, die wiederholte Krisen durchmachten, konnten während der Krisen die folgenden Befunde erhoben werden:

1. Im Elektromyogramm myasthenische Reaktion, im Tensilontest fehlende Wirkung auf Atemminutenvolumen, Muskelkraft und Elektromyogramm; keine cholinergischen Beschwerden.

2. Im Elektromyogramm myasthenische Reaktion, im Tensilontest keine Wirkung auf Muskelkraft und Atemminutenvolumen oder Verschlechterung, keine Veränderung des Elektromyogramms; dazu cholinergische Beschwerden.

3. Ausgeprägte myasthenische Reaktion; nach Tensilon prompte Zunahme des Atemminutenvolumens und der Muskelkraft sowie Abnahme der myasthenischen Reaktion.

4. Während der Rückbildung einer cholinergischen Krise transitorische Zunahme des Atemminutenvolumens und der Muskelkraft bei fehlender oder nur geringer myasthenischer Reaktion.

Diese Befunde entsprechen dem myasthenischen kompetitiven, dem insensitiven und dem cholinergischen Block von Grob. Die *Symptomatologie* der verschiedenen Krisensituationen wird jedoch vom neuromuskulären Block unterschiedlich bestimmt. In der Krise mit insensitivem Block z. B. können je nach Dosierung der Cholinesterasehemmer muskarinartige Wirkungen auftreten und das Bild komplizieren, sie können jedoch auch fehlen.

Das geschilderte klinische und elektromyographische Verhalten läßt sich zum Teil an einer Reihe von Befunden erkennen, die 16 Tage nach dem Beginn einer Krise mit zunächst insensitivem Block aufgenommen wurden. Der Patient mußte zu dieser Zeit noch maschinell beatmet werden (Abbildung).

Die Befunde zeigen, daß das Elektromyogramm den Funktionszustand des neuromuskulären Übergangs nicht immer in einer klinisch relevanten Weise zu deuten erlaubt. Abgesehen davon, daß regionale Differenzen in der Funktion des neuromuskulären Übergangs bestehen können, ist es zweckmäßig, in und nach der Krise Elektromyogramm und Tensilontest nebeneinander auszuführen, wie das kürzlich auch von Erbslöh und L'Allemand für den kombinierten elektromyographischen und spirometrischen Tensilontest angegeben wurde.

Über die gezeigten Befunde hinaus ist es möglich, daß im cholinergischen oder auch im insensitiven Blockzustand bereits das erste Muskelpotential ebenso niedrig ist, wie die folgenden Potentiale entsprechend den von Grob mitgeteilten Befunden. Wir haben dieses Verhalten auch bei den schweren Krisen mit ausgeprägten cholinergischen Symptomen nicht beobachten können.

Zur Ergänzung soll noch erwähnt werden, daß in der Krise auch der Tensilonerfolg nicht immer ein Maß für die Therapierbarkeit des Zustandes mit Neostigmin oder Pyridostigmin gibt.

Außerdem konnten wir in und nach der Krise auch einen verlängerten Tensiloneffekt beobachten, wenn das Medikament verabreicht wurde, während die Wirkung eines vorher applizierten, länger wirkenden Präparates abklang. Dieser Befund konnte nur bei einem Patienten, hier allerdings mehrfach, festgestellt werden (s. Abb.).

Zusammenfassung

Zwei Besonderheiten der myasthenischen Krisensituationen werden besprochen: die psychischen Faktoren im Bedingungsgefüge der Krisen und die Schwierigkeiten in der Differentialdiagnose des Zustandes der neuromuskulären Synapse während der Krisen.

Literatur

ABEL, M., u. K. KOHLMEYER: Über das cholinergische Psychosyndrom behandelter Myasthenien. Unveröff. Befunde.

BROLLEY, M., and M. H. HOLLENDER: Psychological problems in patients, with myasthenia gravis. J. nerv. ment. Dis. **122**, 178 (1955).

ERBSLÖH, F., u. H. L'ALLEMAND: Die Thymektomie im Therapieplan schwerer krisengefährdeter Myasthenien. Dtsch. med. Wschr. **1965**, 800.

FOLDES, F. F., and P. G. MCNALL: Myasthenia gravis: a guide for anesthesiologists. Anesthesiology **23**, 837 (1962).

GROB, D.: Therapy of myasthenia gravis. In HEFFTER-HEUBNER, Handb. Exper. Pharm. XV, S. 1028. Berlin-Göttingen-Heidelberg: Springer 1963.

KENNEDY, F. S., and F. P. MOERSCH: Myasthenia gravis, a clinical review of 87 cases. observed between 1915 and the early part of 1932. Canad. med. Ass. J. **37**, 216 (1937).

OOSTERHUIS, H. J. G. H., and G. J. S. WILDE: Psychiatric aspects of myasthenia gravis. Psychiat. Neurol. Neurochir. (Amst.) **67**, 484 (1964).

OPPENHEIM, H.: Die Myasthenische Paralyse (Bulbärparalyse ohne anatomischen Befund). Berlin: Karger 1901.

OSSERMAN, K.: Myasthenia gravis. New York and London: Grune u. Stratton 1958.

Die oculäre Myasthenie. Elektromyographische Untersuchungen an Augenmuskeln

ERLO ESSLEN

Nach einer Reihe von Statistiken beginnt mehr als die Hälfte aller Myastheniefälle mit oculären Zeichen, und bis zu 90% aller Myastheniker zeigen im Verlaufe ihrer Krankheit Augenmotilitätsstörungen.

Die Erfahrung lehrt, daß die Aufklärung der myasthenischen Natur von Augenmotilitätsstörungen oft unangemessen lange dauert, daß viele unnötige diagnostische und therapeutische Maßnahmen ergriffen werden, und daß gelegentlich erst nach Jahren die richtige Diagnose gestellt wird. Bei der Aufklärung schwieriger Fälle hat sich die elektromyographische Ableitung von Augenmuskeln in Kombination mit dem Tensilontest besonders bewährt. Mit diesen diagnostischen Hilfsmitteln lassen sich nicht nur die ungelösten Problemfälle aufklären. Bei den vielen Fällen, in denen die klinische Verdachtsdiagnose einer oculären Myasthenie bereits gestellt ist, kann man nunmehr zur Gewißheit gelangen. Ich möchte mich im folgenden auf die Darstellung dieses diagnostischen Vorgehens sowie auf die Erörterung einiger pathophysiologischer Besonderheiten der Augenmuskeln beschränken. Abb. 1 zeigt ein normales EMG der Augenmuskeln.

Es ist besonders zu beachten, daß bereits beim Geradeaussehen (linker Bildrand) eine beträchtliche „Ruheinnervation" der Augenmuskeln besteht. Beim Blick nach rechts (Bildmitte) Aktivierung der Synergisten, Hemmung der Antagonisten, beim Blick nach links Innervationsumkehr.

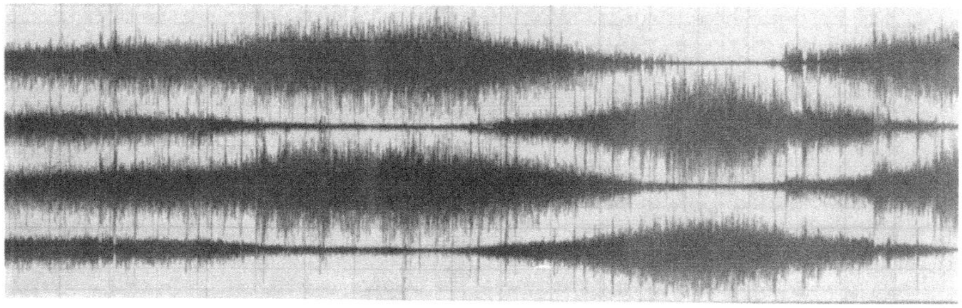

Abb. 1. a) M. rectus ext. rechts; b) M. rectus int. rechts; c) M. rectus int. links; d) M. rectus ext. links. Linker Bildrand: Ruhestellung, Bildmitte: Blick nach rechts, dann Blick nach links

Zunächst seien ganz kurz drei Fälle demonstriert:

Fall 1 (K. P.). Bei diesem 60jährigen Mann traten 2 Jahre vor der Diagnosestellung erstmals Doppeltsehen und später Ptosis beidseits auf. In einer Univ.-Augenklinik wurde die Verdachtsdiagnose einer oculären Myasthenie gestellt. Mestinon-Therapie bis zu 500 mg pro die über längere Zeit blieb ohne Wirkung. Nach 2 Jahren erneut Einweisung in ein städti-

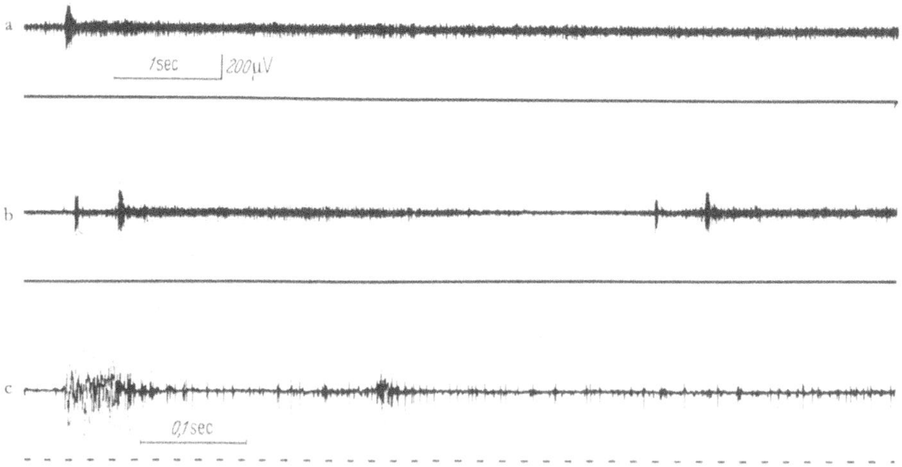

sches Krankenhaus. Dort Liquoruntersuchung, die normale Werte ergibt. Diagnose des dortigen neurologischen Konsiliarius: „Pathologischer Prozeß im Bereiche des Mittelhirns, Encephalitis localisata, ev. cerebro-vasculäre Störung oder Hirntumor". Deswegen Verlegung auf eine neurochirurgische Univ.-Klinik. Dort erneute Liquoruntersuchung mit wiederum normalem Befund. Schließlich Überweisung zur Elektromyographie der Augenmuskeln. Befund: Starke Ptosis beidseits. Vollständige Parese für die Elevation der Bulbi und die Adduktion. Deutliche Abduktionsparese beidseits. Einschränkung der Bulbussenkung beidseits. Übriger neurologischer Befund regelrecht.

EMG des M. rectus internus rechts (Abb. 2a): In Ruhestellung sind nur wenige motorische Einheiten aktiv. Bei dem Versuch, das Auge in Adduktionsstellung zu führen, kommt es zu einem kurzen Innervationsstoß von 50 bis 60 msec Dauer. Damit ist die verfügbare Innervationsleistung auch schon erschöpft. Trotz aller

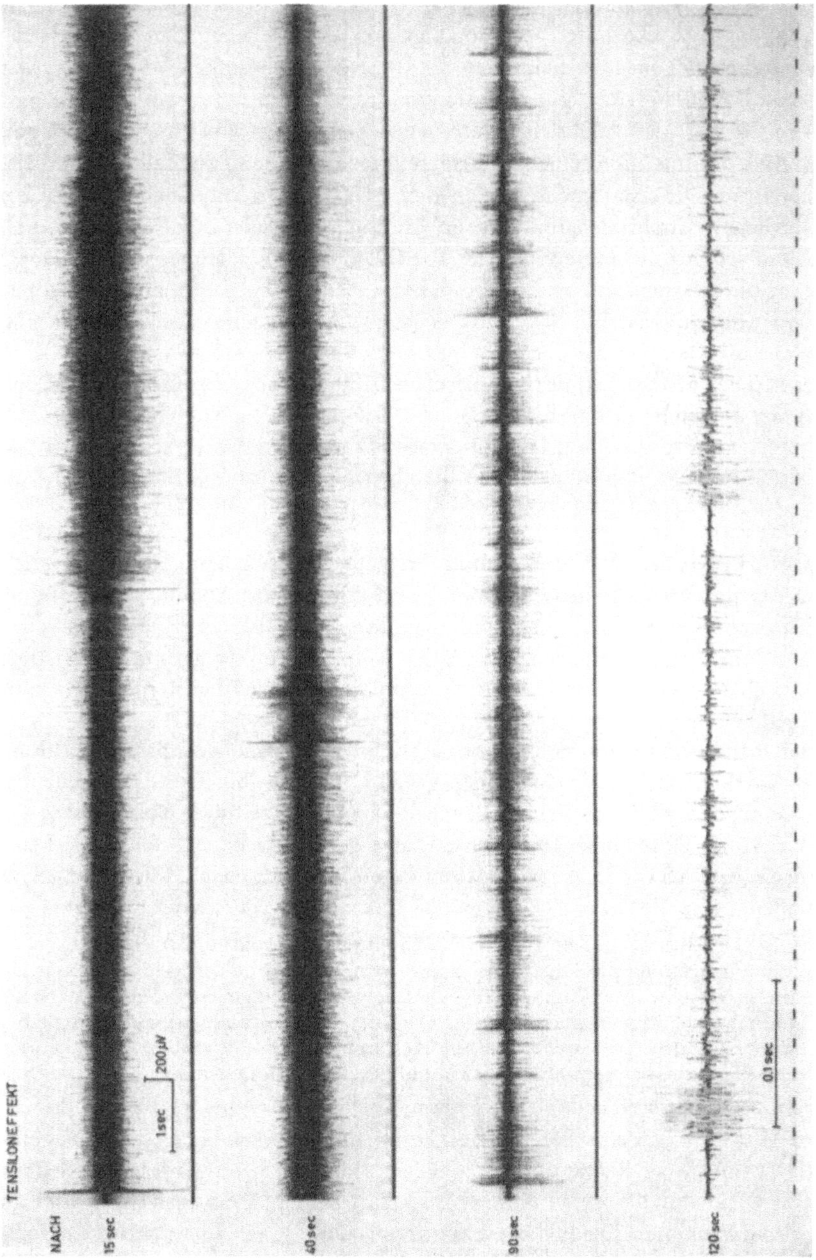

Abb. 2d

Anstrengung sinkt die Innervationsleistung auf ein Niveau, das sehr wenig über demjenigen der Ruheinnervation liegt. Ein erkennbarer Bewegungseffekt am Augapfel ist damit nicht verbunden. Die durchschnittliche Amplitude liegt bei 80 Mikrovolt, d. h. etwa einem Zehntel des Normalwertes.

Recht charakteristisch ist auch ein Innervationsverhalten wie es die Kurve b zeigt. Der Patient versucht in kurzen Intervallen immer wieder erneut, die Innervationsintensität zu steigern, erreicht aber nie mehr als einen kurzen, wirkungslosen Innervationsstoß. Die untere Kurve zeigt (c) dasselbe bei zehnfacher Registriergeschwindigkeit (50 cm/sec). Bei dieser Registriergeschwindigkeit lassen sich auch die einzelnen Potentialformen gut analysieren.

Abb. 2d zeigt den Effekt einer intravenösen Injektion von 7 mg Tensilon. 20 bis 25 sec nach der Injektion setzt eine ausgeprägte Aktivierung zusätzlicher motorischer Einheiten ein. Die Amplituden erreichen fast 1000 Mikrovolt. Nach 40 sec ist bereits ein deutlicher Amplitudenabfall erkennbar. Nach 90 sec ist der Ausfall motorischer Einheiten schon sehr ausgeprägt, der Patient unternimmt immer neue Anläufe, die Innervation zu steigern, produziert dabei aber nur kurze Innervationsstöße mit raschem Amplitudenabfall. Nach 120 sec ist das Ausgangsniveau wieder erreicht.

Bemerkenswert bei diesem Fall einer schweren oculären Myasthenie ist die Tatsache, daß der größte Teil der motorischen Einheiten schon primär ausgefallen und überhaupt gar nicht aktivierbar ist.

Fall 2 (H.P.). Bei einer 54jährigen Frau fiel $1^1/_2$ Jahre vor der Aufklärung der Diagnose eine leichte Differenz der Lidspalten auf. Ein Jahr später begann sie über Doppeltsehen zu klagen. Die Untersuchung ergibt eine leichte Ptosis rechts und eine leichte Parese des rechten Rectus superior.

Abb. 3a zeigt das EMG des rechten M. rectus superior beim Ermüdungstest. Im Gegensatz zum ersten Patienten (Abb. 2a) erfolgt hier der Amplitudenabfall und der Ausfall der motorischen Einheiten viel langsamer, ist aber am Ende doch sehr ausgeprägt. Kurze Innervationspausen (Abb. 3b) bewirken jeweils eine kurzfristige Erholung, charakterisiert durch Amplitudenanstieg und vermehrten Einsatz motorischer Einheiten.

Der dritte Kurvenabschnitt (Abb. 3c) zeigt den Effekt von 5 mg Tensilon, der vierte Abschnitt (Abb. 3d) denjenigen von 10 mg Tensilon. Die Aktivitätszunahme ist bei 10 mg Tensilon deutlich größer als bei 5 mg, der zeitliche Ablauf aber ziemlich ähnlich: 15 bis 20 sec nach Injektionsende ist der Effekt bereits deutlich erkennbar, er erreicht nach 25 bis 35 sec sein Maximum und beginnt nach 60 sec bereits deutlich abzufallen. Nach 100 bzw. 160 sec ist das Ausgangsniveau wieder erreicht.

Fall 3 (H. Sch.). Bei diesem 70jährigen Mann traten ein Jahr vor der diagnostischen Aufklärung durch uns multiple Augenmuskelparesen auf. Er wurde wiederholt zur Klärung der Diagnose in verschiedene Kliniken eingewiesen, wo eine eingehende cerebrale Diagnostik einschließlich Arteriographie durchgeführt wurde. In den differentialdiagnostischen Ausführungen erwähnen die betreffenden Kliniken immer, daß eine oculäre Myasthenie nicht in Betracht komme, da die Mestinonbehandlung keinen Erfolg zeitigte.

Befund: Beim Versuch, so weit als möglich nach rechts zu blicken, bietet der rechte M. rectus ext. eine Parese mäßigen bis mittelstarken Grades. Der zugehörige Synergist, der linke Rectus int., ist dagegen paralytisch (Abb. 4a). Auf dem zugehörigen Elektromyogramm (Abb. 4b) erkennt man nur etwa zwei bis drei aktive motorische Einheiten. Die Pfeile markieren jeweils eine neue Innervationsanstrengung des Patienten, die jedoch nur zur kurzfristigen Erhöhung der Innervationsrate einer

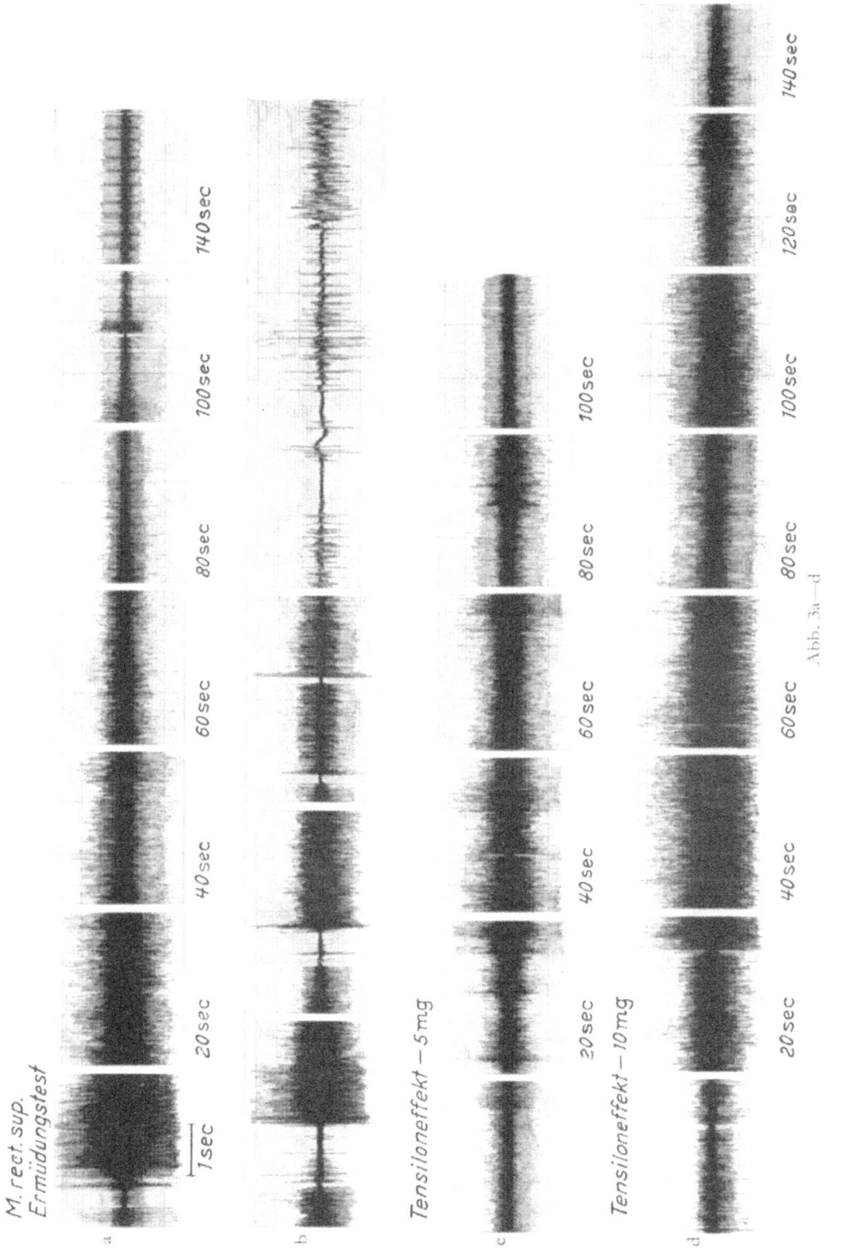

Abb. 3a—d

Einheit führt. Dabei kommt es regelmäßig zum Amplitudenabfall, d. h. die erhöhte Innervationsrate wird bezahlt mit der Blockierung eines Teiles der Endplatten der zu dieser Einheit gehörenden Muskelfasern. Man kann daraus folgern, daß die Erhöhung der Innervationsrate in diesem Falle keineswegs die Kontraktionsleistung dieser Einheit erhöht, da die stärkere Kontraktionsleistung von weniger Muskelfasern nicht die schwächere Kontraktionsleistung von mehr Muskelfasern übersteigt.

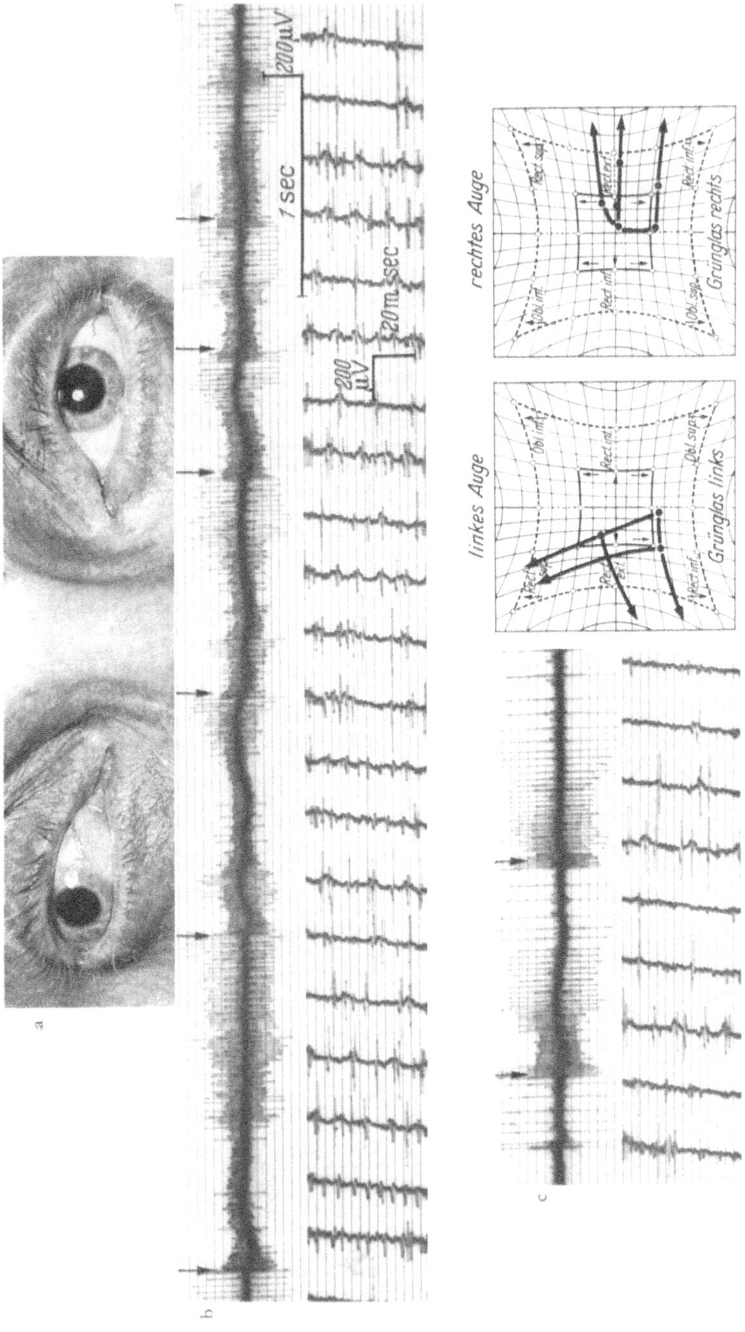

Abb. 4a—c

Nach Injektion von 10 mg Tensilon erkennt man im Elektromyogramm (Abb. 4d) eine eindeutige, wenngleich nicht sehr starke Aktivitätszunahme. Interessant ist nun der Vergleich mit der in der Photographie sichtbaren Änderung der Augenmotilität (Abb. 4c). Unter Tensilon verstärkt sich die Abduktionsleistung des rechten Externus geringfügig. Dagegen kommt es nicht zu einer erkennbaren Adduktionsbewegung des linken Auges. Die wenigen, durch das Tensilon aktivierten motorischen Einheiten reichen hierzu offenbar nicht aus. Es ist lediglich eine geringfügige unbeabsichtigte Aufwärtsrollung des linken Bulbus zu erkennen. Diese kommt offenbar dadurch zustande, daß bei den Aufwärtswendern des Auges der neuromusculäre Block durch das Tensilon etwas besser beeinflußt wird als bei den Abwärtswendern.

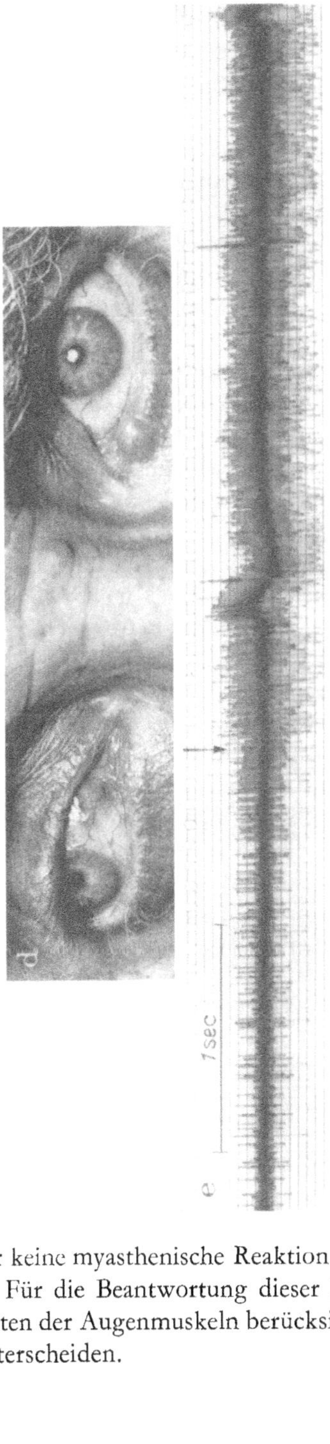

Abb. d—e

Dieser Fall ist deshalb besonders lehrreich, weil er veranschaulicht, daß in einigen Fällen die nur klinische Beobachtung des Tensiloneffektes nicht ausreicht für eine verläßliche Beurteilung. Die Erfahrung lehrt ja übrigens auch, daß Urteile mehrerer Beobachter über das positive oder negative Resultat des Tensilontestes durchaus verschieden ausfallen können. Der Vorzug der elektromyographischen Registrierung des Tensiloneffektes liegt aber nicht nur darin, daß sie innerhalb kurzer Zeit zweifelsfreie Ergebnisse zeitigt, sondern daß die Kurve ein über lange Zeit verfügbares Dokument darstellt, das immer dann, wenn zu einer späteren Zeit und an einem andern Ort Zweifel an der Richtigkeit der gestellten Diagnose auftreten, zur Verfügung steht.

Der Fall lehrt aber noch ein anderes: Es ist nicht statthaft, aus der mangelhaften Wirkung einer Mestinonbehandlung auf Augenmuskelparesen den Schluß zu ziehen, daß eine oculäre Myasthenie nicht vorliegen könne.

Warum ist aber die Wirkung von Cholinesterasehemmern auf die Augenmuskeln häufig so ungenügend? Warum manifestiert sich der myasthenische Block so häufig zuerst an den Augenmuskeln? Warum kann der neuromusculäre Block hier so stark ausgeprägt sein, daß die Mehrzahl der Einheiten überhaupt nicht mehr aktiviert werden kann, während im Bereiche der übrigen Muskeln nur eine geringe oder gar keine myasthenische Reaktion nachweisbar ist?

Für die Beantwortung dieser Frage muß man einige physiologische Besonderheiten der Augenmuskeln berücksichtigen, die diese von den übrigen Skeletmuskeln unterscheiden.

1. Die Innervationsrate der motorischen Einheiten liegt etwa fünf- bis sechsmal höher als bei den Skelettmuskeln. Während bei diesen die Höchstwerte etwa 50 Impulse/sec betragen, kann man in Augenmuskeln bis zu 300 Impulsen/sec und darüber beobachten. Nun hat die neurophysiologische Untersuchung des neuromusculären Überganges gezeigt, daß der myasthenische Block um so rascher und nachhaltiger eintritt, je höher die Reizfrequenz ist. Man muß daraus folgern, daß die höhere Innervationsrate der Augenmuskeln auch zur rascheren Blockierung des neuromusculären Übergangs führt.

2. Kein Skelettmuskel unterliegt im Wachzustand einer so andauernd starken Ruheinnervation wie die Augenmuskeln. Nur bei maximaler Aktion seines Antagonisten sistiert die Innervation eines Augenmuskels weitgehend oder vollständig. In der sogenannten Ruhestellung der Augen sind die Augenmuskeln dagegen ständig in einem beträchtlichen Ausmaß innerviert. Wir müssen annehmen, daß diese Dauerinnervation ebenfalls ein den myasthenischen Block begünstigendes Moment darstellt.

3. Die Differenz zwischen Gebrauchsleistung und Höchstleistung ist beim Skelettmuskel wesentlich größer als bei den Augenmuskeln. Höchstleistungen werden von den Augenmuskeln nicht gefordert. Es kommt unter physiologischen Bedingungen auf kurze, rasche Folge- oder Orientierungsbewegungen an, nicht auf extreme, lang durchgehaltene Blickwendungen. Wir alle wissen, daß die forcierte Fixation eines Objektes, insbesondere bei Nahfixation, die mit starker Konvergenz einhergeht, sehr rasch zu Ermüdung führt. Wegen seiner größeren Differenz von Gebrauchsleistung und Höchstleistung kann der Skelettmuskel viel länger eine krankhafte Funktionseinbuße kompensieren, ehe sie der Mehrzahl der Betroffenen bewußt wird.

4. Die Kompensationsmöglichkeiten der Augenmuskeln sind aber noch aus einem anderen, wahrscheinlich noch wirksameren Grund sehr eng begrenzt, und zwar infolge einer Eigentümlichkeit ihrer Innervation, die durch das Heringsche Gesetz formuliert wird. Dieses Gesetz sagt, daß den Muskeln beider Augen gleich starke Innervationsimpulse zufließen. Beim Blick nach rechts z. B. fließen dem linken Rectus internus und dem rechten Rectus externus genau gleich viele Impulse zu. Fallen nun beispielsweise auf dem Weg zum rechten Rectus externus auf Grund irgend einer Störung 10% der Impulse aus, so resultiert daraus ein Defizit an Kontraktionsleistung dieses Muskels, und der Betroffene sieht doppelt. Der Rectus externus kann nun dieses 10%ige Innervationsdefizit nicht isoliert kompensieren, denn nach dem Heringschen Gesetz würde eine Erhöhung der Innervationsleistung des gestörten rechten Externus unweigerlich auch eine erhöhte Innervation des intakten linken Internus mitbewirken, und die Differenz der effektiven Innervationsstärke beider Muskeln bliebe erhalten. Aus diesem Grunde kann schon eine geringe Augenmuskelparese das Symptom „Doppeltsehen“ bewirken.

Eine ähnliche Limitierung der Kompensationsmöglichkeit ist mir von keiner anderen Muskelgruppe bekannt. Meines Erachtens bedarf es in der Mehrzahl der Fälle eines erheblichen Funktionsausfalles — ich möchte schätzen mehr als 30% des Ausgangswertes —, bis den Patienten das Symptom „Muskelschwäche“ ins Bewußtsein gelangt. Sehr aufschlußreich ist in diesem Zusammenhang die Erfahrung, die wir bei Patienten machten, bei denen wegen einer starken Hyperkinese im Gesichtsbereich beidseits mehr als die Hälfte der Facialisfasern durchschnitten wurde. Solange die erhalten gebliebene Restinnervation beidseits symmetrisch war, wurde der postoperative Zustand von den Patienten nicht als Parese erlebt.

5. Zuletzt sei noch eine weitere Besonderheit der Augenmuskeln angeführt: die Kleinheit der motorischen Einheiten. Diese zählen nur zwischen vier bis zwölf Muskelfasern, während beim Skelettmuskel mehrere hundert Fasern von einem Axon innerviert werden. Die zu einer motorischen Einheit gehörenden Endplatten sind bei einem Myastheniker wohl sicher nicht alle gleich stark blockiert. Nun kann man sagen, daß die statistische Wahrscheinlichkeit, daß alle vier bis zwölf Endplatten einer motorischen Einheit eines Augenmuskels blockiert sind, größer ist, als daß alle 4 oder 600 Endplatten einer Einheit eines Skelettmuskels durch Blockierung ausgefallen sind. Dieser Umstand könnte erklären, warum das elektromyographische Bild einer oculären Myasthenie viel stärker durch Ausfall motorischer Einheiten charakterisiert ist, als das beim Skelettmuskel der Fall ist.

Die Frage, ob es eine rein oculäre Form der Myasthenie gibt, hängt letzten Endes von der Feinheit der Nachweismethoden einer myasthenischen Reaktion ab. Die neurophysiologische Prüfung des neuromusculären Übergangs zeigt, daß bei etwa der Hälfte der Fälle, die klinisch als rein oculäre Myasthenie imponieren, auch eine leichte myasthenische Reaktion in anderen Muskeln nachweisbar ist.

Zum Abschluß sei noch eine Differentialdiagnose erwähnt, die zwar wohl nur selten von praktischer Bedeutung sein dürfte, die aber doch von großem theoretischen Interesse ist: die Augenmuskelparese beim Botulismus.

Das EMG sieht demjenigen einer oculären Myasthenie sehr ähnlich. Man kann auch deutlich einen leichten Tensiloneffekt nachweisen. Dies widerlegt die Behauptung, die aus einigen tierexperimentellen Arbeiten abgeleitet wurde, daß die Blockierung der Acetylcholinausschüttung an den Nervenendigungen beim Botulismus nicht durch Cholinesterasehemmer verbessert werden könne. Wahrscheinlich ist das eine Frage der Toxindosis. Ist die Acetylcholinausschüttung durch das Botulinustoxin vollständig blockiert, so richten natürlich auch Cholinesterasehemmer nichts mehr aus. Die Blockierung der Acetylcholinausschüttung an den Nervenendigungen erfolgt aber offenbar nicht nach einem Alles-oder-Nichts-Modus. Ist die Blockierung nur partiell, so daß nur unterschwellige Acetylcholinquanta ausgeschüttet werden, so kann ein Cholinesterasehemmer wirksam werden.

Literatur

ESSLEN, E., u. W. PAPST: Die elektromyographische Analyse von Augenmotilitätsstörungen. Basel-New York: Karger 1961.

Myasthenische Syndrome bei Muskelkrankheiten

K. WEINGARTEN

Wenn ich zur Frage der myasthenischen Reaktion bei Muskelkrankheiten sprechen soll, möchte ich gleich einleitend bemerken, daß ich als klinischer Neurologe in erster Linie über Syndrome berichten werde, die ich am Krankenbett beobachten konnte. Dadurch wird die Darstellung keineswegs erschöpfend sein und sich vorwiegend auf die klinische Symptomatik beziehen. In allen diesen Krankheitsbildern ist zwar das myasthenische Syndrom deutlich erkennbar, aber keineswegs immer das neurologische Leitsymptom. Zur Erleichterung der Übersicht würde ich folgende Einteilung vorschlagen (s. Tab. 1).

Tabelle 1. *Myasthenische Syndrome*

I. Endogene Myopathie	II. Exogene Myopathien	III. Entzündliche Muskelerkrankungen
a) frühkindliche benigne Formen	a) Hyperthyreose	a) Polymyositis Dermatomyositis
b) juvenile Formen	b) maligne Tumoren	b) Lupus erythematodes diss.
	c) nach Encephalitis lethargica	c) Chagaskrankheit

Die Fälle der ersten Gruppe sind die seltensten Muskelkrankheiten mit myasthenischer Symptomatologie. Je mehr man bei einem vermutlichen M. Erb myasthenische Zeichen findet, umso mehr sollte man an eine exogene Myopathie denken. Trotzdem scheinen kongenitale oder frühkindliche benigne Fälle hierher zu gehören, die neben myasthenischen Zeichen ein amyoton-myopathisches Leitsymptom zeigen, die sog. „myasthenische Myopathie" Waltons. Eine andere Gruppe von Myopathien im jugendlichen Alter ebenfalls von benignem Charakter (u. a. Alajouanine u. Mitarb.) ist durch eine gewisse Periodizität im Verlauf gekennzeichnet. Diese Fälle zeigen besonders in den proximalen Extremitätenpartien, stärker im Quadrizeps als in den oberen Extremitäten, Schwäche und Atrophien mit dem typischen Hinaufklettern beim Aufstehen und Schwierigkeiten beim Stiegensteigen. Die Reflexe bleiben erhalten. Schmerzen besonders in späteren Stadien fehlen. Die myasthenischen Zeichen können sowohl vor, als auch nach den myopathischen in Erscheinung treten und bestehen in einer pathologischen Ermüdbarkeit der Muskulatur, Ptose, Doppelbildern mit besonderer Bevorzugung der Heber, dysphagischen Symptomen. Die Prostigmin- und Curarereaktion ist in diesen Fällen oft wechselnd stark positiv, wenn auch nicht von maximaler Intensität wie bei einer echten Myasthenie und wirkt eher auf die Augensymptome als auf die Kraft der Extremitätenmuskulatur. Die Biopsie zeigt Zeichen einer Myopathie, die elektrische Erregbarkeit ist normal oder quantitativ herabgesetzt. Weder eine EAR noch eine ausgeprägte Jollysche Reaktion werden gefunden. Eine Kreatinurie findet sich öfters, allerdings wird auch bei echten Myasthenien dieses Symptom manchmal festgestellt.

Retrospektiv betrachtet gehört vielleicht ein Teil dieser Fälle in die Gruppe der Myositiden mit myasthenischen Zeichen, so würde sich auch die günstige Prognose mancher dieser Fälle erklären.

Die Kombination von Hyperthyreoidismus mit den sog. chronisch-toxischen Myopathien ist seit langem bekannt, wobei die Myopathien mit myasthenischen Zeichen auch längere Zeit der Hyperthyreose vorangehen können. Es neigen eher unbehandelte, langdauernde Hyperthyreosefälle, insbesondere bei Frauen, zu diesem Syndrom. Die Häufigkeit des Zusammentreffens beider Krankheitsbilder beträgt nach verschiedenen Angaben der Autoren 3 bis 8%, wobei einerseits die myasthenischen Syndrome bei Hyperthyreoidismus, andererseits aber auch die Kombination einer echten Myasthenie mit Hyperthyreoidismus eingeschlossen sind. Dies letztere ist häufiger als einer bloß zufälligen Kombination entsprechen könnte. Die Differentialdiagnose stützt sich auf den Grad der myasthenischen Symptomatik, auf den quantitativen Effekt der Prostigminwirkung, auf den Verlauf, wobei das Sekundärsyndrom mit Besserung der Hauptkrankheit sich gleichfalls bessern wird, während dies bei den echten Kombinationsbildern nur begrenzt der Fall ist, auch wird die Prognose bei der Kombination mit der echten Myasthenie wesentlich schlechter sein. Keineswegs scheint die früher angenommene „See-saw" Relation (Schaukeleffekt) in der Therapie zu bestehen, — sicher ist jedoch die Prognose ungünstiger, wenn beide Syndrome gemeinsam vorliegen. Sowohl bei der echten Myasthenie kombiniert mit Hyperthyreose, als auch beim myasthenischen Syndrom bei Hyperthyreose, kann sich eine Kreatinurie, Thymusanomalien, Lymphocytosen finden. Der Prostigmin- und Curaretest geben wechselnd positive Resultate, der Decamethoniumtest kann manchmal zur Klärung beitragen. Die Biopsie zeigt neben dem Myopathiemuster auch Lymporrhagien wie bei den echten Myasthenien und wie manchmal allerdings beim Hyperthyreoidismus auch ohne myasthenische Zeichen.

Die Ursachen der thyreotoxischen Myastheniesyndrome und der Kombination zwischen Myasthenie und Hyperthyreoidismus sind ungeklärt, vielleicht bewirkt ein dauernd hoher Thyroxinspiegel eine ungenügende Produktion oder rasche Destruktion des Acethylcholins an der neuromuskulären Endplatte, vielleicht spielen auch die Störungen der Thymusfunktion die primäre Rolle. Die Fälle von euthyreoten, myopathisch-myasthenischen Syndromen werden mit Störungen der thyreotropen Stimulierung infolge funktioneller Veränderungen im Hypophysenzwischenhirnsystem erklärt (Seitz, Mertens und Seitz, Zondek und Ticho).

Es ist allgemein bekannt, daß Myopathien und Neuromyopathien bei jeder malignen Erkrankung auftreten können, daß aber myasthenische Symptome fast ausschließlich nur beim kleinzelligen Bronchus-Ca. vorkommen. Auch hier treten die myasthenischen Zeichen Monate bis wenige Jahre vor den Symptomen des Bronchus-Ca. auf. Der schubweise Verlauf, die Symptomatik, die starke Curarereaktion, ähneln der Myasthenie, die Prostigminreaktion ist unausgiebiger wie bei dieser, die therapeutische Wirkung von Anticholinesterasen ist aber in vielen Fällen markant, so daß bei der Schwierigkeit der Diagnose von kleinen Bronchuskarzinomen, manche Fälle bis zum Tode unter der Diagnose Myasthenie laufen. Bekannt ist die Remission der myasthenisch-myopathischen Zeichen nach Radikaloperation des Ca., es sind allerdings auch Fälle bekannt, die Symptome erst Monate nach der Operation bekamen. Der Decamethoniumtest zeigt im Gegensatz zur Myasthenie oft eine hochgradige Sensibilität, es entsteht ein Block mit maximalen Abfall der Potentialhöhe im EMG, allerdings ist dieser Block wie bei der Myasthenie auf Tensilon oft reversibel. In der Literatur sind meines Wissens drei Fälle von Lungen-Ca. bekannt, die im Decamethoniumtest eine Resistenz ähnlich wie echte Myastheniefälle aufwiesen. Wegen der Decamethonium-Reaktion und starke Curaresensibilität ist es bei diesen Fällen außerordentlich gefährlich, bei der Bronchoskopie oder Operation Muskelrelaxantien zu verwenden. Bei manchen Fällen von Bronchus-Ca. ist das myasthenische Syndrom erstmalig nach einem solchen Eingriff aufgetreten. Vielleicht beruht auf einem ähnlichen Mechanismus auch die Verschlimmerung der myasthenischen Symptomatik bei den Fällen von Schilddrüsenoperation der Hyperthyreose, wo dann irrtümlicherweise eine „See-saw-Relation" angenommen wurde.

Das EMG zeigt initial ein Muster von niedrigen kurzdauernden Potentialen ähnlich der Myopathie und im Gegensatz zur Myasthenie. Bei elektrischer Reizung mit höheren Frequenzen konnte eine deutliche posttetanische Bahnung unterschiedlich zur Myasthenie, bei willkürlicher Innervation derselbe Effekt beobachtet werden (Eaton und Lambert).

Die Pathogenese der myopathisch-myasthenischen Reaktion bei Bronchus-Ca. ist ungeklärt. Es werden toxische Schädigungen durch Zerfallsprodukte des Tumors, Stoffwechselstörungen, endokrine Faktoren, pathologische Antigen-Antikörperreaktionen und Störungen in der Korrelation wichtiger Enzymprozesse als ursächliche Faktoren herangezogen. Aus diesem letzteren Grunde gehört vielleicht das von Denny-Brown beschriebene myasthenische Syndrom bei Fällen von Unterernährung (Gerliersches Syndrom) ebenfalls in die durch Stoffwechselstörungen hervorgerufene Gruppe.

Im Rahmen der myasthenischen Syndrome bei einer Myopathie möchte ich ein Krankheitsbild in Erinnerung bringen, das in Wien vor etwa 40 Jahren von Economo beschrieben wurde, aber in letzter Zeit in Vergessenheit geraten ist. Es handelt sich hierbei um das Syndrom einer Muskelatrophie proximal und distal in den Extremitäten mit Paresen und manchmal auch Spastizitätszeichen in den unteren Extremitäten. Diese Fälle traten nach den hyperkinetischen Formen der Encephalitis lethargica des Jahres 1920 auf. Im akuten Stadium zeigten diese Fälle Myorhythmien, choreatische Zukkungen und eine psychomotorische Unruhe. Die Atrophien traten entweder sofort im Anschluß an die Encephalitis oder nach einem Intervall, das Wochen bis Monate, nach späteren Publikationen auch einige Jahre gedauert hat. Die Evolution des Prozesses war langsam, manchmal in Schüben mit Remissionen, später ein stationäres Bild. Der klinische und histologische Befund zeigte ähnliche, aber nicht identische Bilder einerseits wie bei neuromuskulären Erkrankungen, andererseits wie bei der progressiven Muskeldystrophie. Ein Fall vom letzten Typus wurde ebenfalls von der Wiener Klinik von Schilder und Weissmann veröffentlicht. Im Jahre 1953 habe ich einen Fall mit einem neuromuskulären Syndrom beschrieben, in letzter Zeit hatte ich Gelegenheit, eine 62jährige Patientin mit einem myopathischen Syndrom, die aber auch myasthenische Zeichen aufwies, zu beobachten. 1921 Kopfgrippe mit Delirien, anschließend Anfälle von affektivem Tonusverlust und narkoleptische Zustände, die bis heute bestehen. Etwa 3 Jahre nach der Kopfgrippe Schwäche in den Armen und Beinen, besonders in der Schultergürtel- und Oberschenkelmuskulatur, geringer in den Händen. Im Beginn der Erkrankung war die Schmerzhaftigkeit der Muskulatur, später die Atrophien im Vordergrund. Beträchtliche Zunahme des Fettgewebes in der Beckengegend. Die Schwäche in den Extremitäten ist abhängig von der Ermüdung, demzufolge auch von der Tageszeit. Verschlucken am Ende der Mahlzeit, nasale Sprache nach längerem Sprechen. Seit dem Jahre 1950 ist dieses Krankheitsbild stationär. Organneurologisch besteht Konvergenzschwäche der Bulbi, beträchtliche Atrophie der Schultergürtel-, Becken- und Oberschenkelmuskulatur, geringer der kleinen Handmuskel, schlaffe Paresen proximal mehr als distal, kein Fasciculieren, keine sensible Störung, herabgesetzte Reflexe. Der Gang ist watschelnd, Hochklettern beim Aufstehen. Alle diese Symptome nach wiederholten Bewegungen wesentlich schlechter, das Heben des Gaumensegels beim wiederholten Phonieren kaum mehr durchführbar. Wegen der Kürze der Zeit nur die wichtigsten Befunde: EEG: Beiderseits fronto-temporal Theta- und Betavermehrung mit leichter Rechtsbetonung. Im elektrischen Befund galvanisch normale, faradisch herabgesetzte Erregbarkeit, eine myasthenische Reaktion elektrisch nicht nachweisbar. Im EMG (Doz. Dr. Pateisky, Universitätsnervenklinik): diffuse myogene Zeichen, kurzdauernde und auch normale Potentiale, die einen polyzyklischen Charakter aufweisen, zum Teil auch sehr niedrige Potentiale. In den kleinen Handmuskeln einzelne Fibrillationspotentiale (entweder Spontantätigkeit wie bei neuronal-axonaler Veränderung oder als Veränderungen zu betrachten, wie man sie nach Beschreibung vieler Autoren bei Myositiden findet). Der histologische Befund (Prof. Dr. SEITELBERGER, Neurologisches Institut der Universität Wien): Mehr im Oberschenkel als in der Schulter degenerativer Muskelprozeß im Sinne einer Myopathie mit zum Teil erheblichen Parenchymverlust und vorwiegend fettigem Muskelumbau. Mächtige Anhäufungen von meist kleinen dunklen Sarcolemmkernen. Nur einzelne kleinrundzellige Infiltrate und kleinrundzellige Phlebitis an einer mittelstarken Vene. Diagnose: Fortgeschrittene Myopathie, keine Zeichen einer neurogenen Läsion (Abb. 1—4). Der Tensilontest war deutlich positiv, auch sprach die Patientin sehr gut auf Mestinon und Prostigmin therapeutisch an. Es handelte sich also um eine Myopathie mit myasthenischen Symptomen, aufgetreten nach einer Enzephalitis lethargica, die bis vor einigen Jahren mit Anfällen von affektivem Tonusverlust einherging und jetzt von narkoleptischen Anfällen begleitet ist. Das myopathisch-myasthenische Bild war durch Jahre progredient, in den letzten Jahren stationär, eine gute Tensilonreaktion und therapeutische Ansprechbarkeit auf Mestinon und Prostigmin sind vorhanden.

Welche Kriterien sind nun maßgebend dafür, um aus der großen Gruppe der atypischen Systemerkrankungen und Myopathien jene hervorheben zu können, die mit einer gewissen Wahrscheinlichkeit auf Zusammenhänge zwischen beiden Krankheitsbildern hinweisen? Erstens Fälle, die sich direkt an die Encephalitis anschließen und zwar scheinen gerade die hyperkinetischen Formen eine Neigung zur Lokalisation der Noxe in verschiedenen Systemen des neuromuskulären Apparates zu haben; zweitens solche, die zwar erst nach einem kürzeren oder längeren Intervall nach der Encephalitis auftreten, die aber gleichzeitig mit den neuromuskulären Symptomen sonstige typische postenzephalitische Symptome aufweisen und die auch irgendwelche Brückensymptome bis zum Auftreten des vollen Syndromes darbieten, wie z. B. Schwäche einer Extremität, leichte Atrophien oder bulbäre Zeichen.

Bezüglich Ätiologie dieser Fälle kann nur mit äußerster Vorsicht etwas ausgesagt werden. Die Rolle des ZN bei Myopathien und Myasthenien ist wiederholt diskutiert worden. Ich will hierbei nur auf die Arbeiten aus der Schule GRASCHENKOWS hinweisen, bezüglich des hypothylamisch-reticulären Systems als zentraler Regulator in der Entstehung und Verlauf von neuromuskulären und myasthenischen Erkrankungen. Als Beweis für die Wichtigkeit dieser zentralen Mechanismen in der Pathogenese der Myasthenie soll der Effekt der Hypophysenzwischenhirnbestrahlung, der Effekt der Denervation des Sinus caroticus, die engen Zusammenhänge mit endokrinen metabolischen Störungen in Erinnerung gebracht werden. Es sollen wieder die Fälle von Myopathie mit myasthenischen Zügen, entstanden durch das thyreotrope Hormon, ohne Zeichen einer Hyperthyreose erwähnt werden. MCKENDREE und WOLF beschrieben einen Fall von Myasthenie und Hyperthyreose bei dem Zeichen einer früheren Encephalitis histologisch nachgewiesen werden konnten. ECONOMO sprach vor Jahren über chronische Stadien einer Encephalitis epidemica, SCHILDER u. Mitarb. und STRÄUSSLER, der Muskelatrophien nach Fleckfieber beschrieb, dachten an zentrale trophische Zwischenhirnstörungen als Ursache dieser Symptome. Im Gegensatz zu dieser Auffassung soll aber auch die minimale entzündliche Komponente der jetzt schon außerordentlich chronischen Muskelläsion im histologischen Bild meines Falles

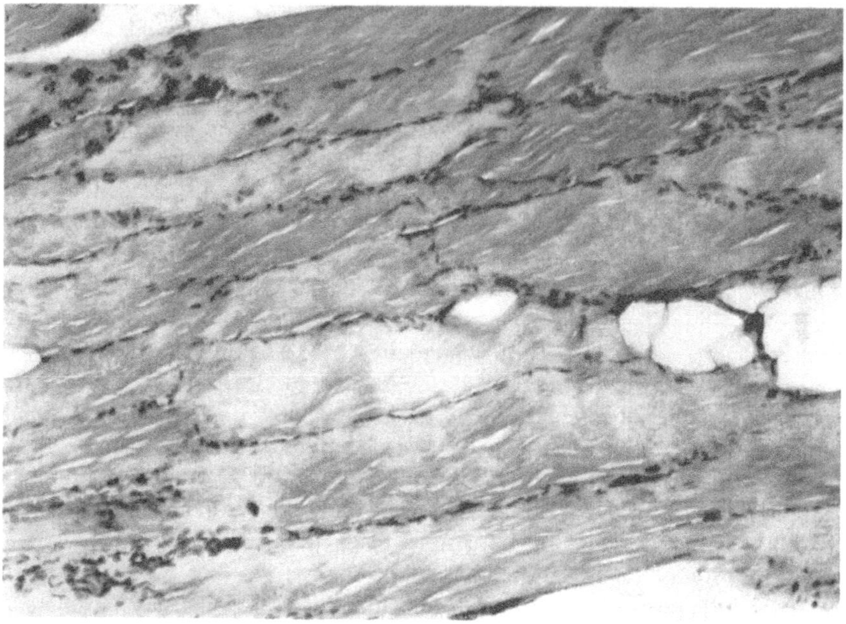

Abb. 1. Homogenisierte Muskelfasern, zahlreiche Sarkolemmkerne, fettige Degeneration (Oberschenkelmuskulatur)

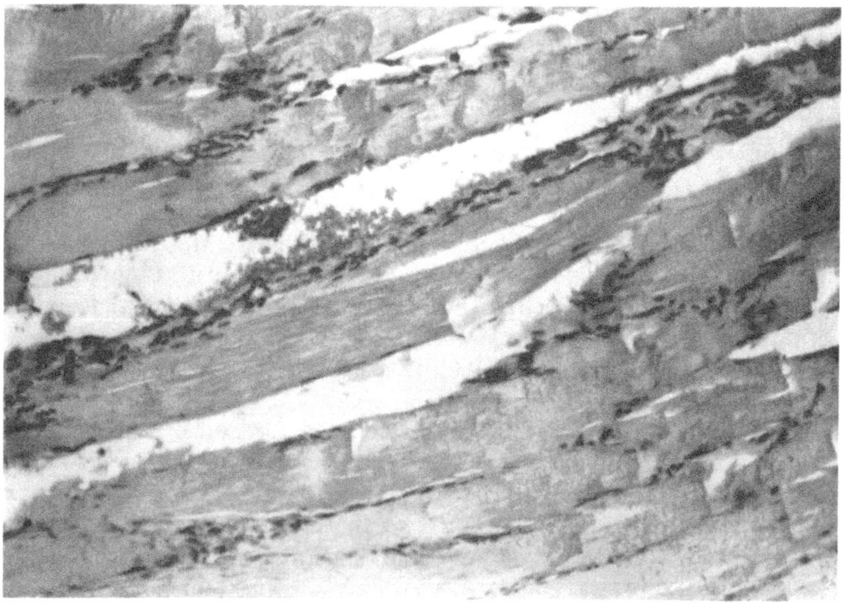

Abb. 2. Dünner Sarkolemmschlauch mit Kernreihen (Oberschenkelmuskulatur)

und die im Beginn bestandene Schmerzhaftigkeit der Muskulatur erwähnt werden. Eventuell könnte man auch den EMG-Befund im Sinne einer kombinierten myopathisch-myositischen Läsion verwerten. Ich möchte mich also keineswegs festlegen

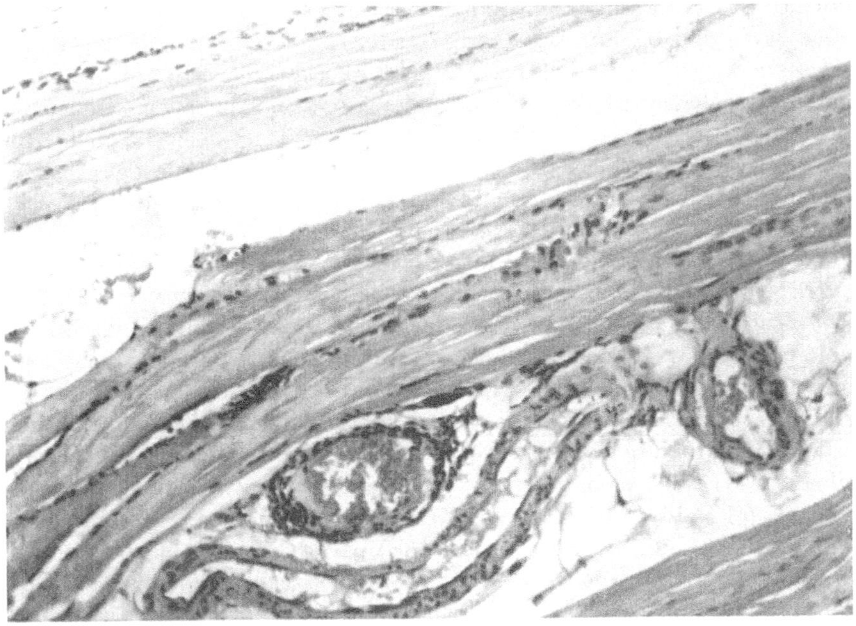

Abb. 3. Entzündungszeichen um eine Vene, degenerierte Muskelfasern mit Sarkolemmkernwucherung, fettige Degeneration (Schultermuskulatur)

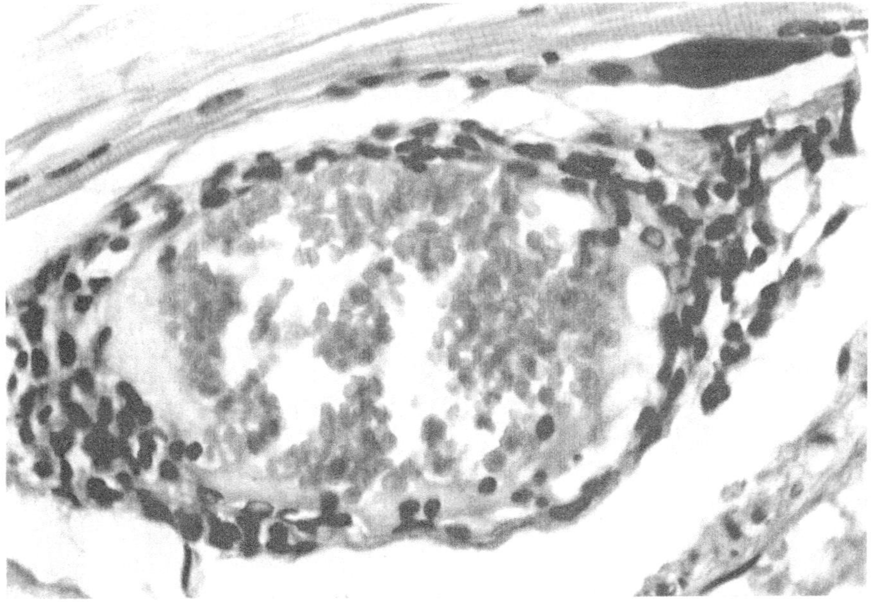

ob es sich hier um eine reine myasthenische Myopathie oder eventuell um eine myasthenische Myositis handelt. In diesem letzteren Falle wären die entzündlichen zentralen *und* myositischen Zeichen infolge derselben Noxe entstanden.

Myasthenische Syndrome im Rahmen der Myositis, Dermatomyositis, Sklerodermie usw., sind öfters beschrieben (GARCIN, BONDUELLE u. Mitarb., WALTON, ERBSLÖH usw.). Diese entzündlichen Muskelkrankheiten können in jedem Alter vorkommen, der Verlauf ist akut, subakut oder chronisch, insbesondere letztere Fälle sind dann äußerst schwer zu diagnostizieren, da hier der Schmerz, Steifheit und Härte der Muskulatur, Lymphdrüsenschwellungen, Fieber und sonstige Allgemeinsymptome nicht mehr nachweisbar sind. Das Fehlen der neurologischen Symptomatik (normale Reflexe, normale Sensibilität) wird verursachen, daß diese Fälle selten zum Neurologen kommen. Eine an Myasthenie erinnernde Ermüdungsreaktion kann so stark sein, daß bestimmte wiederholt erfolgte Bewegungen nach einer Zeit überhaupt nicht mehr ausgeführt werden können. Die Stärke des myasthenischen Symptoms wechselt pro Tag und pro Tageszeit. Augensymptome mit Ptose und Doppelbildern, nasale Sprache und Schluckstörungen werden besonders abends beobachtet werden. Bezüglich Muskelatrophien können die chronischen Fälle täuschend ähnlich den Muskeldystrophien vom Typus Erb sein. Der Prostigmineffekt und die Anticholinesterasetherapie sind bei vielen Fällen ausgezeichnet, bei anderen weniger effektvoll. Auch das EMG zeigt eine Verkürzung der mittleren Aktionspotentialdauer, noch deutlicher ausgeprägt als bei den Muskeldystrophien, in manchen Fällen auch Fibrillationspotentiale. An sonstigen Befunden ist bei den akuten Fällen die hohe Senkung, manchmal erhöhte Werte von Muskelfermenten im Serum, pathologische Serumglobulinwerte, sowie Kreatinurie beschrieben. Den wichtigsten Nachweis der myositischen Erkrankung liefert neben der Klinik die Biopsie, die neben Zeichen einer Myopathie, entzündliche Zeichen mit lymphozytären Infiltraten zeigt. Diese Entzündungszeichen sind unspezifisch und bei jeder Kollagenkrankheit möglich. Je akuter das Zustandsbild und jugendlicher der Patient, desto schlechter die Prognose. Die Erfolgsaussichten sind seit der Einführung der Cortisontherapie wesentlich besser. Eine Parallelität zwischen der Schwere der Muskel- und der Hautbeteiligung scheint in den Fällen von Dermatomyositis nicht zu bestehen. Alle Fälle von Myasthenie mit Atrophien und Schmerzen sind auf Myositis verdächtig und sollen diesbezüglich durchuntersucht werden. Allerdings sind weder der histologische Befund noch das EMG für die endgültige Diagnose maßgebend, die Polymyositis kann nur im Rahmen des gesamten klinischen Befundes diagnostiziert werden. Nochmals sei erwähnt, daß wahrscheinlich ein Großteil der früher als Myopathien beschriebenen atypischen Fälle mit Spontanremissionen und sogar Heilungen, in diese Gruppe gehören dürften.

Wenn auch im neurologischen Zustandsbild des LED zentralnervöse Symptome im Vordergrund stehen, sind LE-Fälle mit Myopathien und myasthenischen Zeichen häufig beschrieben. ERBSLÖH hat in 16 LE-Fällen zwölfmal, ich in einer früheren Mitteilung in acht Fällen zweimal Mitbeteiligung des muskulären Apparates feststellen können. Allerdings sind nach der klinischen Erfahrung die Neuritiden, Myopathien und Myasthenien, ebenso die mannigfaltigen psychiatrischen Bilder als vorübergehende Symptomatik im Rahmen des LED publiziert, währenddem die zentrale Symptomatik eher dem nicht reversiblen, neurologischen Symptomenbild zukommt. Die Hauptsymptome der Muskelbeteiligung beim LE sind identisch mit dem klinischen Symptomenbild der Myositis, nämlich Schmerz, Muskelkrämpfe, Muskelverhärtungen, manchmal auch diffuse Atrophie. Die Fälle mit ausgesprochenen myasthenischen Zeichen weisen auch Augensymptome, Ermüdungszeichen, Tages-schwankungen der Symptomatik auf, der Chinin- und Tensilontest ist wechselnd stark positiv. Auch in diesen Fällen sind die myasthenischen Symptome, den Symptomen des LED vorangegangen, Harvey u. Mitarb. teilten sogar Intervalle von 2 Jahren mit. Die bioptischen Befunde sind identisch mit denen der Myositis; in manchen Fällen finden sich hyaline Nekrosen und degenerative Symptome an den Muskelfasern. Pearson und Jamazaki haben eine vacuoläre Myopathie bei LE gefunden. Das EMG ist identisch mit dem Befund bei Myositiden und soll sich auch nach Besserung des Zustandsbildes nach Cortison nicht ändern. Die Verkürzung der mittleren Potentialdauer ist nach Erbslöh u. Mitarb. desto ausgeprägter, je älter der Prozeß ist. Bezüglich Therapie reagieren die Fälle besonders gut auf die Kombination von Prednison und Prostigmin.

Bei mehreren Fällen von LED ist eine Thymushyperplasie bzw. Thymom gefunden worden. Hyper-γ-globulinämien und antinucleäre Faktoren wurden im Serum von Myasthenikern mehrfach nachgewiesen. Man hat auch sog. Keimzentren im Thymus von Myasthenikern festgestellt (White u. Mitarb., Oosterhuis u. Mitarb., Simpson, Larsson, Beutner u. Mitarb., Strauss u. Mitarb., Nastuk u. Mitarb., Ossermann u. Mitarb.). Burnet nimmt an, daß Thymektomien in früheren Stadien die Weiterentwicklung von autoimmunen Krankheiten verhindern können. Gegen diese Meinung sprechen aber die Fälle von Alarcon-Segovia u. Mitarb., bei denen wegen myasthenischer Symptomatik eine Thymektomie vorgenomme wurde, nach weiteren Jahren trat allerdings der LED auf, ohne Exacerbation der myasthenischen Symptomatik. Es ist bekannt, daß beim LED eine breitbasig angelegte Autoimmunisierung auftritt. Eine Autoimmunisierung gegen Proteine der Muskelendplatten könnte einem ausgeprägten LE vorangehen. Normalerweise findet man Keimzentren mit Entwicklungsreihen der Plasmazellen, in Lymphknoten oder Milz. Bei Fällen von Myasthenie lassen sich derartige Keimzentren auch im Thymus beobachten. Es könnte sein, daß von dort aus, eine pathogen wirkende Autoimmunantwort erfolgt. Ob es berechtigt ist, aus diesen Tatsachen auch bei der Myasthenie eine Autoaggressionskrankheit als alleinige Krankheitsgenese anzunehmen, soll hier nicht diskutiert werden. Wichtig erscheint aber für unsere Problemstellung, daß nach den letzten Arbeiten von Ossermann und Weiner der Nachweis der Bildung von Antikörpern durch die Immunofluoreszenzmethode in der Gruppe der myasthenischen Syndrome mit Muskelatrophie wesentlich seltener gelingt, als in den Fällen der echten Myasthenie ohne Muskelatrophie. Dies trotzdem die anderen Bedingungen wie Durchführung der Untersuchung innerhalb der ersten 2 Jahre nach Beginn der Erkrankung und in der Periode der Exacerbation der myasthenischen Symptome, genau eingehalten wurden. Auch dies würde dafür sprechen, daß bei der Kombination myasthenischer und muskelatrophischer Symptome es sich um myasthenische Reaktionen und nicht um echte Myasthenien handelt.

Der persönlichen Mitteilung eines argentinischen Fachkollegen verdanke ich die Kenntnis, daß er im Norden von Argentinien im Rahmen der Chagas-Krankheit in etwa 15 Fällen myasthenische Syndrome mit Doppelbildern, Schluckstörungen usw. beobachten konnte. Gleichzeitig bestanden die typischen Symptome der Trypanosomiasis. Interessant erscheint, daß bei dieser parasitären Erkrankung ähnlich der Encephalitis lethargica ein Wechsel von langdauernden Schlafzuständen mit Erregungszuständen, Schwindel und epileptischen Manifestationen, also cerebrale, insbesondere Zwischen-Mittelhirnzeichen entzündlicher Genese vorhanden sind. Die

Tabelle 2. *Klinik*

	Myasthenie	Endogene Myopathien	Myopathie bei Hyperthyreose	Myopathie bei malignen Prozessen	Myopathie nach Enceph. Economo	Polymyositis LED
Alter	jedes	kongenital frühkindlich selten juvenil	jedes	hohes	jedes	jedes
Parese der Extremitäten	Diffus, gering im Beginn	Extremitäten proximal	Extremitäten proximal UE mehr als OE	Extremitäten proximal UE mehr	Extremitäten prox. und dist. Arm = Bein	Extremitäten proximal, bei LE eher distal
Atrophien	—	+++	+	+	++	+++ bei LE +
Muskel-schmerzen	—	—	+—	+—	+	+++
Reflexe	+	+—	+	+—	+—	+
Augenmuskel und bulbäre Störungen	+++	+	++	++	+	++
Verlauf	Zunächst oft Remission, dann Progredienz bis Exitus	Oft stationär sogar nennenswerte Besserung. Myasthenische Zeichen sowohl vor als auch nach den myopathischen Veränderungen	Bei echter Kombination schlecht, sonst gut. Myasthenische Zeichen können lange Zeit der Hyperthyreose vorangehen	Bei Radikalop. gut, sonst infaust. Myasthenische Symptome können lange Zeit vor dem Ca. auftreten	Progredient, dann absolut stationär. Myasthenische Symptome anschließend an die Encephalitis oder nach Intervall	Progredient, auch in Schüben, oft Remission, auch bei LE. Myasthenische Symptome gleichzeitig oder nach der Myositis, bei LED können myasthenische Symptome vorangehen
Prognose	schlecht	gut	Kombination schlechter als Einzelsyndrom	schlecht	quoad vitam gut, quoad sanationem schlecht	je nach Schwere wechselnd, bei LE schlecht
Biopsie	Lymphorrhagien, Atrophie und Nekrose der Muskelfaser, Veränderung der Muskelendplatte und deren Kerne	Atrophie der Muskelfasern unregelmäßig verteilt, fettiger Muskelumbau, Vermehrung der Sarcolemmkerne	Faseratrophien, diffuse oder focale Vermehrung der Sarcolemmkerne, manchmal Lymphorrhagien	Faseratrophien, Einzelfasernekrosen. Manchmal geringe Entzündungszeichen	Myopathiezeichen. Geringe Entzündungszeichen?	Myopathiezeichen, außerdem insbes. in den acuten Fällen beträchtliche interstitielle lymphozytäre Infiltrate, oft perivasculär. LE: Fasernekrosen

Tabelle 3. *Diagnostische Hilfsbefunde*

	Normal	Myasthenie	myasthenisches Syndrom
Prostigmin-Test	Keine Reaktion	+++	+ bis ++
Curare-Test	Minimale Lähmungszeichen	+++ Kompetitiver Block durch Tensilon reversibel	+ bis +++ Besonders starke Reaktion bei Carcinommyopathien (Kompetitiver Block)
Reaktion auf Decamethonium	Sehr empfindlich, Depolarisationsblock, durch Tensilon nicht reversibel	Resistenz, bei schwerer My. kompetitiver Block, reversibel durch Tensilon	Sehr empfindlich, Kompetitiver Block durch Tensilon reversibel
Elektrische Reaktion		Jollysche Reaktion	Quantitative Herabsetzung der Erregbarkeit. Keine EAR, keine oder angedeutete myasthenische Reaktion
EMG		Initial normale hohe Aktionspotentiale, dann Abnahme der Höhe der Aktionspotentiale. Keine posttetanische Bahnung nennenswerten Ausmaßes	Schon initial Dauer und Amplitude der Potentiale vermindert, auch polyphasische Formen, dichte Aktivität. Oft posttetanische Bahnung nach initialem Spannungsabfall der Aktionspotentiale. Bei Myositis polyphasische Potentiale häufiger, oft Fibrillieren

pathologischen Veränderungen bei dieser Erkrankung sind im Muskel und Gehirn. Histologisch besteht eine disseminierte focale Polymyositis, Myocarditis und Encephalomyelitis.

Bei der Besprechung der myasthenischen Reaktionen bei primären und sekundären Muskelkrankheiten, wurde mit Absicht das myasthenische Syndrom bei neuromuskulären Systemerkrankungen, wie amyotrophische Lateralsklerose und Poliomyelitis nicht behandelt.

Zusammenfassend schließlich, meiner Meinung nach die wichtigsten Problemstellungen: Handelt es sich hier um myasthenische Syndrome bei bestimmten primären und sekundären Muskelaffektionen oder besteht eine Myasthenia gravis in einer pathogenetischen Kombination mit einer myogenen Krankheit auf der Basis z. B. einer endokrinen Störung, eines Bronchuskarzinoms, einer Kollagenose? Die zweite Problemstellung wäre, ob man eine halbwegs sichere Differentialdiagnose zwischen diesen beiden Möglichkeiten treffen kann. Vorbedingung ist die absolute Bejahung der Frage, daß eine positive Prostigmin- bzw. Tensilonreaktion nicht unbedingt eine echte Myasthenie bedeuten muß (Rowland). Trotz der Schwierigkeiten besonders in der Beurteilung der Muskelbiopsien und sonstigen Hilfsbefunde, muß man versuchen, durch die Klinik und Befunde gewisse Kriterien zu finden, die den Unterschied zwischen echter Myasthenie und myasthenischem Syndrom klarstellen können. In den folgenden zwei Tabellen habe ich dies versucht (Tab. 2 und 3). Feststeht, daß wir derzeit die incipienten Myasthenien klinisch und mit Hilfsuntersuchungen genauer bezüglich einer eventuellen Grundkrankheit untersuchen müssen, um die myasthenischen Syndrome, die eine völlig andere Therapie benötigen und andere Prognosen haben, nicht zu übersehen.

Die Muskelkrankheiten gewinnen für den Neurologen immer mehr Interesse, und van Bogaerts Besorgnis vor einigen Jahren, die Neurologen würden die Muskelpathologie ignorieren, trifft derzeit sicher nicht mehr zu. In einer Zeit, in der die Neurologie immer mehr zur Neurochirurgie tendiert, ist ein Arbeitsfeld gemeinsam mit den Internisten, wie es die Muskelpathologie ist, außerordentlich willkommen. Es war mir eine Ehre, in diesem Kreise über Syndrome berichten zu können, die bei gerichteter Aufmerksamkeit sicher noch bei vielen anderen internen Krankheitsbildern gemeinsam mit Myopathien beobachtet werden können.

Literatur

Adams, R. D., D. Denny-Brown, and C. M. Pearson: Disease of muscle. A study in pathology. New York: Harper 1962.

Alajouanine, Th., R. Thurel et L. Durupt: Myasthenie avec atrophie musculaire et react. de degenerescence. Rev. neurol. **76**, 203 (1944).

—, A. Lamaire et A. Bourguignon: Sur un syndrome myasthenique et myalgique realisant une pseudomyopathie a evolution periodique. Rev. neurol. **90**, 1 (1954).

Alarcon-Segovia, D., R. F. Galbraith, J. Maldonado, and F. M. Howard: Systemic lupus eryth. following thymectomy for myasth. gravis. Lancet **1963**, II, 662.

Anderson, H. J., H. C. Churchill-Davidson, and A. T. Richardson: Bronchial neoplasm with myasthenia. Lancet **1953**, **II**, 1291.

Beckmann, R.: Myopathien. Stuttgart: Thieme 1965.

—, E. Moelbert, M. Axmann und W. Kuenzer: Zur pseudomyopathischen Polymyositis. Arch. Kinderheilk. **76**, 170 (1964).

Beutner, E. E. Witebsky, and A. Djanian: Serologic studies of myasthenia gravis. Ann. N.Y. Acad. Sci. **124**, 170 (1965).

van Bogaert, L., et M. H. Radermecker: De quelques affections musc. prim. en dehors de myopathies. Acta neurol. belg. **54**, 1 (1954).

Bonduelle, M., F. Bordet, B. Bouygues et F. Charles: Un cas de polymyosite avec thymone. Rev. neurol. **92**, 551 (1955).

—, P. Bouygues et J. Coulon: Le syndome myasthenique des polymiosites. Rev. neurol. **92**, 546 (1955).

Brain, S. R., and R. A. Henson: Neurological syndromes associated with carcinoma. Lancet **1958 II**, 971.

Brody, J. A., and W. King Engel: Denervation of muscle in myasthenia gravis. Neurology (Minneap.) **11**, 350 (1964).

Burnet, F. M.: Autoimmune disease. Proc. roy. Soc. Med. **55**, 619 (1962).

—, and J. R. Mackay: Lymphoepithelial structures and autoimmune disease. Lancet **1962**, **II**, 1030.

Croft, P. B.: Abnormal responses to muscle relaxants in carcin. neuropathy. Brit. med. J. **1958**, **I**, 1. 181.

—, and M. Wilkinson: The incidence of carcinom. neuromyopathie in patients with various types of carcinoma. Brain **88**, 427 (1965).

Cohen, R. D., and S. J. Zacks: Myasthenia gravis. Amer. J. Pathol. **35**, 399 (1959).

Dayan, D., P. B. Croft, and M. Wilkinson: Association of carcin. neuropathy with different histol. types of carcinoma of the lung. Brain **88**, 435 (1965).

Desmedt, J. E.: Nature of the defect of neuromuscul. transmission in myasthenic patients. Nature (Lond.) **179**, 156 (1957).

Eaton, L. M.: The perspective of neurology in regard to polymyositis. Neurology (Minneap.) **4**, 245 (1954).

—, and E. H. LAMBERT: Electromyography and electric stimul. of nerves in diseases of motor unit. J. Amer. med. Ass. **163, II**, 1117 (1957).
ECONOMO, C. VON: Encephalitis lethargica. Wien: Urban und Schwarzenberg 1929.
ENGEL, A.: Thyreoid function and myasthenia gravis. Arch. Neurol. Psychiat. (Chic.) **4**, 663 (1961).
ENGEL, W. K.: Muscle target fibres, a newly recognized sign of denervation. Nature (Lond.) **191**, 389 (1961).
ERBSLÖH, F.: Über exogene Spätmyopathien. Arch. Psychiat. Nervenkr. **199**, 215 (1959).
— Beteiligung von Nervensystem und Muskulatur an den „Kollagenkrankheiten". Internist **2**, 201 (1961).
—, u. W. D. BAEDEKER: Lupusmyopathie. Dtsch. med. Wschr. **87**, 2464 (1962).
FEINBERG, W. D., L. O. UNDERDAHL, and L. M. EATON: Myasthenia gravis and myxoedem. Proc. Mayo Clin. **32**, 299 (1957).
FENICHEL, G. M., and G. MILTON SHY: Muscle biopsy experience in myasth. gravis, Arch. Neurol. Psychiat. (Chic.) **9**, 237 (1963).
FURTADO, D., et F. ALVIM: Sur une forme pseudomyopathique de la polymyosite. Encéphale **37**, 162 (1948).
GARCIN, R., J. LAPRESLE, J. GRUNER et J. SCHERRER: Les polymyosites Rev. neurol. **92**, 465 (1955).
GEHT, B. M., u. E. A. KOLOMENSKAYA: Some questions of the clinic and treatment of myasthenia disorders. Ber. 8. int. Kongress fuer Neurol., Bd. 2, 529. Wien 1965.
GELD, H. VAN DER, T. E. W. FELTKAMP, J. J. VAN LOGHEM, H. J. OOSTERHUIS, and A. BIEMOND: Multiple Antibody Production in myasthenia gravis. Lancet **1963, I**, 373
GERSTENBRAND, F., K. PATEISKY und K. WEINGARTEN: Zur Frage der oculären Myopathie. Wien Z. Nervenheilk. **19**, 443 (1962).
GOEBELL, H.: Differentialdiagnost. Probleme der Muskeldystrophie. Nervenarzt **34**, 23 (1963).
GRASCHENKOV, N. I., u. L. B. PERELMAN: Pathogenesis, diagnostics and treatment of myasthenia. Ber. 8. int. Kongr. f. Neurol. Band 2, 537. Wien 1965.
— — Nervous and humoral mechanisms in the development and compensation of myasth. disorders. Ber. 8. int. Kongr. f. Neurol., Bd. 2, 121. Wien 1965.
GROB, D.: Therapy of myasthenia gravis. Im Handbuch der exper. Pharmakologie. Ergänzungswerk Bd. XV, S. 1028. Berlin-Göttingen-Heidelberg: Springer 1963.
GUILLAIN, G., et TH. ALAJOUANINE: Sclerose laterale amiotrophique. Discussion de son étiologie encéphalitique. Rev. neurol. **1926, I**, 337.
HARVEY, M. G., L. E. SCHULMANN, P. A. TUMULTY, E. L. CONLEY, and E. H. SCHOENRICH: Medicine (Baltimore) **33**, 291 (1954).
HEATHFIELD, K. W., and J. B. WILLIAMS: Peripheral neuropathy and myopathy associated with bronchogenic carcinoma. Brain **77**, 122 (1954).
HENSON, R. A., D. S. RUSSEL, and M. WILKINSON: Carcinomatous neuropathy and myopathy. A clinical and pathological study. Brain **77**, 82 (1954).
HOSOTTE, A.: Myasthenie avec atrophies de type myopathique. Presse méd. **59**, 1146 (1951).
LARUELLE, L., et L. MASSON-VERNIORY: Action de prostigmine dans un cas de myasthenie à forme de dystrophie musc. progr. J. Neurol. (Brux.) **37**, 376 (1937).
L'HERMITTE, L., TIBAULT et AJURIAGUERRA: Syndrome de sclerose laterale amyotrophique d'origine encephalitique. Rev. neurol. **69**, 372 (1938).
MACLEAN, B., and J. A. C. WILSON: „See — saw" relationship between hyperthyroidism and myasthenia gravis. Lancet **1954, I**, 950.
MATTHEWS, W. B., and J. C. BURNE: The neurological aspects of dermatomyositis. J. Neurol. Neurosurg. Psychiat. **16**, 49 (1953).
MCDERMOT, V.: The changes in the motor endplate in myasthenia gravis. Brain **83**, 24 (1960).
MCEACHERN, D.: Diseases and disorders of muscle function Bull. N.Y. Acad. Med. **1951**, 27.
—, and W. D. ROSS: Chronic thyreotoxic myopathy. Brain **65**, 181 (1942).
MCKENDREE, and WOLF, zit. nach ROWLAND, HOEFER, ARANOW, and MERRITT: Neurology (Minneap.) **6**, 307 (1956).
MERTENS, H. G.: Fortschritte in der Erforschung der Muskelkrankheiten. Internist **2**, 190 (1961).
— Schilddrüse und Muskelkrankheiten. Verh. dtsch. Ges. inn. Med. **70**, 912 (1964).

MERTENS, H. G., y D. SEITZ: Miopatias del climaterio y sus relaciones con los afecciones parareumaticas.Folia. clin. int. (Barcelona) **1962**, 12.
MILLIKAN, C. H., and S. F. HAINES: The thyroid gland in relation to neuromuscular diseases. Arch. intern. Med. **92**, 5 (1953).
MUMENTHALER, M.: Bedeutung der Muskelbiopsie für die Diagnostik neuromuskulärer Erkrankungen. Schweiz. med. Wschr. **92**, 1586 (1962).
NATTRASS, F. J.: Recovery from „Muscular dystrophy". Brain **77**, 549 (1954).
OOSTERHUIS, H. J., H. VAN DER GELD, T. E. W. FELTKAMP, and F. PEETOONI: Myasthenia gravis with hypergammaglobulinaemia and antibodies. J. Neurol. Neurosurg. Psychiat. **27**, 345 (1964).
OSSERMANN, K. E., and S. SILVER: In Advances in thyroid research. General Edition: R. Pitt-Rivers. Pergamon Press 1961.
—, and L. B. WEINER: Studies in myasthenia gravis. Ann. N.Y. Acad. Sci. **124**, 730 (1956).
PATEISKY, K.: Zur Behandlung der Myasthenia gravis pseudoparalytica. Wien. Z. Nervenheilk. **17**, 53 (1959).
ROWLAND, L. P.: Prostigmin responsivness and the diagnosis of myasthenia gravis. Neurology (Minneap.) **5**, 612 (1955).
—, H. ARANOW, and P. F. A. HOEFER: Myasthenia gravis appearing after the removal of thymoma. Neurology (Minneap.) **7**, 584 (1957).
—, and A. N. ESKENAZI: Myasthenia gravis with features resembling muscular dystrophy. Neurology (Minneap.) **6**, 667 (1956).
—, P. F. A. HOEFER, H. ARANOW, and H. HOUSTON MERRITT: Fatalities in myasthenia gravis. Neurology (Minneap.) **6**, 307 (1956).
RUSSELL, D. S.: Histological changes in the striped muscles in myasthenia gravis. J. Path. Bact. **65**, 279 (1953).
SANDIFER, P. H.: The differential diagnosis of flaccid paralysis. Proc. roy. Soc. Med. **48**, 186 (1955).
SCHILDER, P., u. M. WEISSMANN: Muskeldystrophie bei postencephalitischer Zwischenhirnerkrankung. Med. Klin. **1929**, **I**, 25, 726.
SCHWAB, R. S.: Concepts in therapy in myasthenia gravis. New Engl. J. Med. **1963**, 596, 717.
SEITZ, D.: Die Bedeutung der Muskelbiopsie für die Diagnose und Therapie chronischer neuromuskulärer Prozesse. Dtsch. Z. Nervenheilk. **187**, 166 (1965).
SHY, G. M., and K. R. MAGEE: A new congenital non progressive myopathy. Brain **79**, 610 (1956).
SIMPSON, J. A.: Immunological disturbances in myasthenia gravis with a report of Hashimoto's disease developing after thymectomy. J. Neurol. Neurosurg. Psychiat. **27**, 485 (1964).
STEIDL, R. M., A. J. OSWALD, and F. J. KOTTKE: Myasthenic syndrom with associat. neuropathy. Arch. Neurol. Psychiat. (Chic.) **6**, 451 (1962).
STRÄUSSLER, E.: Muskeldystrophie und choreiform-myoklonische Bewegungsstörung. Wien. klin. Wschr. **1927**, 36.
STRUPPLER, A.: Sonderformen der Myopathien unter besonderer Berücksichtigung der Myasthenie. In Myopathien, Symposion, hrsg. v. R. BECKMANN. Stuttgart: Thieme 1964.
— Myasthenisches Syndrom bei progressiver Muskeldystrophie. Nervenarzt **26**, 398 (1955).
— Elektrodiagnostik. In Differentialdiagnose neurologischer Krankheitsbilder. G. BODECHTEL, S. 1963. Stuttgart: Thieme 1963.
THEVENARD, A.: Les effets de l'enervation sinu-carotidienne sur la myasthenie. Rev. neurol. **90**, 107 (1954).
THORN, S. W., and N. A. TIERNEY: Myasthenia gravis complicated by thyreotoxicosis. Creatine studies. Bull. Johns Hopk. Hosp. **69**, 469 (1941).
TSCHABITSCHER, H., u. H. P. HEVES: Neuro-Myopathien bei Bronchuscarcinom. Wien. klin. Wschr. **77**, 614 (1965).
WALTON, J. N.: Polymyositis. Ber. 8. internat. Kongress f. Neurol. Wien 1965, Bd. 2, 127.
—, and R. D. ADAMS: Polyomyositis. Edinburgh and London: E. & S. Livingstone LTD 1958.
—, N. GSCHWIND, and J. A. SIMPSON: Benign congenital myopathy with myasthen. features. J. Neurol. Neurosurg. Psychiat. **19**, 224 (1956).

—, and F. J. Nattrass: On the classification, natural history and treatment of the myopathies. Brain **77**, 169 (1954).
Weingarten, K.: Zur Problematik eines seltenen postencephalitischen Zustandsbildes. Wien. Z. Nervenheilk. **VII**, 75 (1953).
—, u. H. Braunsteiner: Der Lupus erythematodes dissem. in neurologischer Sicht. Wien. kli. Wschr. **74**, 709 (1962).
Werner, S. C. (edited by): The Thyreoid. Sec. Edition. 1962. Harper and Row Publishers.
White, R. G., and A. H. E. Marshall: The autoimmune response in myasthenia gravis. Lancet **1962, II**, 120.
Wimmer, A., and A. v. Neel: Les amyotrophies systemisées dans l'encephalite epidemique chronique. Acta psychiat. (Kbh.) **3**, 319 (1928).
Wise, R. P., and V. Mc. Dermot: A myasthenic syndrom associated with bronchial carcinoma. J. Neurol. Neurosurg. Psychiat. **25**, 31 (1962).
Zbinden, J.: Myasthenisches Syndrom, eine bes. Erscheinungsform der Neuromyopathien bei Lungencarcinom. Schweiz. med. Wschr. **41**, 90 (1960).
Zondek, H., and A. Ticho: Myasthenia gravis and malignant exophthalmos. Lancet **1951, II**, 261, 1018.
Symposium on myasthenia gravis. Amer. J. Med. **19**, 655 (1955).

Myasthenisches Syndrom bei Tumoren, die nicht mit der Thymusdrüse in Zusammenhang stehen

A. Beickert

In den letzten Jahren ist wiederholt auf eigentümliche myasthenische Erscheinungen hingewiesen worden, die bei Patienten mit bösartigen Tumoren auftreten können. Es handelt sich hierbei nicht um Fälle von echter Myasthenie bei Vorliegen eines malignen Thymoms, sondern um myasthenische Syndrome bei Malignomen anderer Lokalisation. Die ersten Beobachtungen dieser Art stammen von Anderson u. Mitarb. [*1*] sowie von Henson [*15*] aus dem Jahre 1953, nachdem Gray und Halton [*11*] bereits 1948 auf eine abnorme Überempfindlichkeit mancher Patienten mit Bronchialkarzinom auf Gaben von Muskelrelaxantien aufmerksam gemacht hatten. In der Folge waren es vor allem englische Autoren, die ähnliche Beobachtungen mitteilten, und schließlich kamen bestätigende Berichte aus der ganzen Welt [*2*, *18*, *29*, *30*, *16*, *7*, *10*, *25*, *26*, *5*, *37*, *19*, *20*, *36*, *22*, *24*, *6*].

Eaton und Lambert [*10*] sowie Rooke, Lambert und Thomas [*26*] von der Mayo-Klinik kommt das Verdienst zu, die Besonderheiten dieses myasthenischen Syndroms, das zunächst vielfach für echte Myasthenie gehalten wurde, herausgearbeitet und der Myasthenia gravis gegenübergestellt zu haben.

Die Patienten, die an dieser Erkrankung leiden, sind meistens Männer in den mittleren oder höheren Jahren, die den Arzt wegen einer langsam zunehmenden Schwäche und Ermüdbarkeit der Muskulatur, vor allem im Bereich des Beckengürtels und der Oberschenkel aufsuchen. Am deutlichsten ist die Störung beim Treppensteigen und Aufstehen vom Sitzen. Ptose, Doppelsehen, unscharfes Sehen, Dysphagie, die für die echte Myasthenie so typisch sind, werden nur selten beobachtet und sind wenig ausgeprägt. Die Mehrzahl der Fälle zeigt nach Prostigmingaben nur geringe bis mäßige Besserung der Muskelkraft. Dagegen ist die für die echte Myasthenie so charakteristische Curare-Überempfindlichkeit in ausgeprägter Weise bei allen Patienten vorhanden. Vereinzelt sind auch Fälle mitgeteilt worden, die das fast klassische Bild der echten Myasthenie mit fazialer, okulärer und laryngealer Beteiligung [*14*, *37*, *5*] und zum Teil gutem Ansprechen auf Prostigmin [*5*, *37*, *16*], boten. Es ist daher nicht verwunderlich, daß dieses Syndrom immer wieder einmal mit der Myasthenia gravis verwechselt wurde und wird. Diese Verwechslung liegt auch deshalb nahe, weil ein Teil der Patienten bereits bei der Erstuntersuchung einen intrathorakalen Tumor aufweist, der in Verbindung mit der abnormen Muskelschwäche als ein mit Myasthenie einhergehendes Thymom aufgefaßt wird.

Erst die genauere Untersuchung der Patienten läßt erkennen, daß eine von der Myasthenia gravis abweichende neuro-muskuläre Erkrankung vorliegt (Tab. 1). Ein wichtiges Unterscheidungsmerkmal ist vor allem das Verhalten der Muskelkraft bei einer kurzdauernden Betätigung: Sie nimmt bei diesem Syndrom deutlich zu, kann also sozusagen gebahnt werden, während bei der echten Myasthenie ein zunehmender Leistungsabfall eintritt. Differentialdiagnostisch wertvoll sind ferner das Vorhandensein von Muskelschmerzen und -verspannungen, und die Abschwächung oder gar das Fehlen der Sehnenreflexe, besonders an den unteren Extremitäten; Zeichen, die für die echte Myasthenie ungewöhnlich sind. Rooke u. Mitarb. [*26*] weisen ferner auf das häufige Vorkommen von Trockenheit im Mund, Potenzverlust und peripheren Paraesthesien hin.

Tabelle 1. *Klinische Differentialdiagnose zwischen Myasthenia gravis und myasthenischem Syndrom bei Malignomen*

	Myasthenia gravis	Myasthenie-Syndrom bei Malignomen
Manifestationsalter	jedes Alter	mittl. oder hohes Alter
♂ : ♀	1 : 2	9 : 1
Befall der Augen- und Gesichtsmuskulatur	häufig	selten
Befall der Extremitätenmuskulatur	meist proximal Arme > Beine	proximal, Beine > Arme
Muskelschmerzen, -verspannung	fehlen	häufig
Vorübergehende Normalisierung der Kraft nach Betätigung der Muskeln	ungewöhnlich	typisch
Reaktion auf Prostigmin	meist gut	nur gering bis mäßig
Reaktion auf Relaxantien	Curare-sensibel Decamethonium-resistent (ev. gering sensibel)	Curare-sensibel Decamethonium-sensibel
Sehnenreflexe	meist auslösbar	abgeschwächt bis fehlend (bes. untere Extremitäten)
Trockenheit im Mund, Potenzverlust, Paraesthesien	fehlen	oft vorhanden

Die wichtigsten differentialdiagnostischen Merkmale ergeben sich jedoch bei der Elektromyographie, in Verbindung mit der elektrischen Stimulation [*10*, *36*] (Abb. 1). Während bei der idiopathischen Myasthenie die Aktionspotentiale initial eine normale Höhe von etwa 10 mV besitzen, fällt hier eine ausgeprägte Niederspannung auf; sie kann ein Fünftel oder noch weniger des Normalen betragen. Bei fortgesetzter Einzelreizung nehmen die Amplituden weiter ab im Sinne eines fade, der freilich auch bei Myasthenia gravis gefunden werden kann. Bei tetanischer Reizung kommt nach geringem anfänglichem fading eine bemerkenswerte Zunahme der Aktionspotentiale auf das Mehrfache des Ausgangswertes zustande, ein für Myasthenia gravis ganz ungewöhnliches Verhalten. Nach Abschluß der tetanischen Reizung besteht eine vergleichsweise stark ausgeprägte Bahnung für Einzelreize.

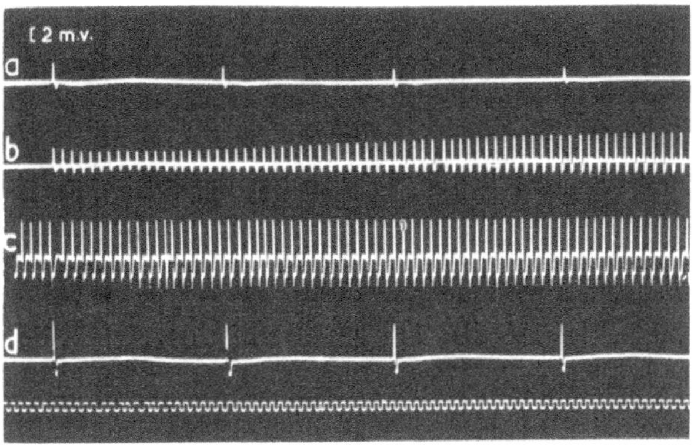

Abb. 1. Elektromyogramm bei myasthen. Syndrom (Bronchialkarzinom). a) Niedere Anfangspotentiale. „Fade" bei Einzelreizen 2,5/sec. b) Bei tetan. Reizung mit 50/sec zunächst geringes „fade", gefolgt von zunehmender Amplitudenvergrößerung. c) 5 sec nach b) sind die Amplituden auf 300% der anfänglichen Größe angestiegen. d) Einzelreize 2,5/sec ergeben nach Abschluß des Tetanus deutliche Bahnung (nach WISE und MAC DERMOT)

In Tab. 2 sind die elektromyographischen Befunde beim myasthenischen Syndrom und der echten Myasthenie nochmals gegenübergestellt. Hier ist auch ein Unterscheidungsmerkmal zu finden, das bisher noch nicht erwähnt wurde. Die Patienten mit myasthenischem Syndrom sind nicht nur gegenüber Curare, sondern auch gegenüber den Relaxantien der Decamethoniumreihe empfindlich. Allerdings

Tabelle 2. *Elektromyographische Differentialdiagnose zwischen Myasthenia gravis und myasthenischem Syndrom bei Malignomen*

	Myasthenia gravis	Myasthenie-Syndrom bei Malignomen
Anfangspotentiale	normal	niedrig (oft nur $^1/_5$ der Norm)
Potentiale bei Einzelreizen	normal oder „fade"	„fade"
Potentiale bei tetan. Reizung	normal oder „fade"	nach ev. anfänglichem „fade" beträchtliche Zunahme
Posttetan. Bahnung	oft nachweisbar, aber wenig ausgeprägt	nachweisbar, stark ausgeprägt
Potentiale nach Decamethonium	normal, nur in schweren Fällen Abnahme auf bis zu 30% der Norm	starke Abnahme auf weniger als 20% der Norm
Potentiale nach Curare	rasche Abnahme	rasche Abnahme

scheint die Reaktionsweise der Patienten in dieser Hinsicht nicht einheitlich zu sein. Bei der echten Myasthenie haben wir gegenüber Decamethonium eine weitgehende Resistenz mit Ausnahme nur der schwersten Verlaufsformen.

Wise und MacDermot [*36*] weisen darauf hin, daß die EMG-Veränderungen beim myasthenischen Syndrom einschließlich der relativen Unempfindlichkeit gegenüber Prostigmin an die Vergiftung mit Botulinustoxin erinnere. Da in diesem Falle die Abgabe von Azetylcholin an der motorischen Endplatte gehemmt sei, müsse ein ähnlicher Mechanismus auch beim myasthenischen Syndrom erörtert werden. Rooke u. Mitarb. [*26*] bemerken zu den elektromyographischen Befunden, daß sie sich mehr in quantitativer als in qualitativer Hinsicht von der echten Myasthenie unterschieden, und daß man trotz aller Unterschiede eine gemeinsame Ätiologie der beiden Erkrankungen im Auge behalten müsse.

Von Bedeutung sind in diesem Zusammenhange die histologischen Untersuchungen, die bei Patienten mit derartigen Syndromen durchgeführt wurden [*7*, *36*]. Die Muskulatur selbst zeigt bei gewöhnlicher Färbetechnik entweder völlig normale Befunde oder geringe unspezifische Veränderungen im Sinne von verstreut liegenden Faserdegenerationen mit gelegentlicher Anhäufung von Sarkolemmkernen. Dagegen kommen bei intravitaler Färbung mit Methylenblau nach Coërs an den intramuskulären Nervenfasern doch erhebliche degenerative Veränderungen heraus, mit verstärkten präterminalen Verzweigungen und deutlichen degenerativen Erscheinungen auch an den oft stark vergrößerten motorischen Endplatten. Nach Wise und Mac Dermot [*36*] erinnern diese Veränderungen mehr an eine geringgradige periphere Neuropathie als an die Verhältnisse bei der echten Myasthenie.

Berücksichtigt man diese wichtigen histologischen Befunde und nimmt die häufigen, wenn auch oft geringen klinisch-neurologischen Störungen, wie Paraesthesien, Reflexausfälle usw. mit hinzu, so wird man denjenigen Autoren zustimmen müssen, die das myasthenische Syndrom bei bösartigen Tumoren den sog. karzinomatösen Neuromyopathien zuordnen. Für diese Zuordnung spricht auch, daß das myasthenische Syndrom gelegentlich in Kombination mit ausgesprochener Neuropathie, z. B. zerebellarer Degeneration [*10*] und peripherer Neuropathie [*26*] beobachtet wurde.

Die Beziehungen des myasthenischen Syndroms zum Tumorwachstum scheinen ganz die gleichen zu sein wie bei der karzinomatösen Neuropathie und der karzinomatösen Polymyositis, d. h. die komplizierende Erkrankung kann vor, gleichzeitig oder nach der klinischen Manifestation des Geschwulstleidens auftreten. Das frühzeitige Erscheinen ist wohl besonders häufig, weshalb diese Myasthenieform als frühdiagnostisches Symptom und in bezug auf die Frühoperation ein besonderes Interesse verdient. Es sind mehrere Fälle bekannt geworden, bei denen bereits 12 oder mehr Monate vor der Erkennung des Tumors myasthenische Erscheinungen vorhanden waren. Das myasthenische Syndrom selbst kann mehrere Jahre bestehen und zeigt in dieser Zeit oft einen fluktuierenden Verlauf [*37*]. Tumorexstirpation oder Bestrahlung können grundsätzlich deutliche Besserungen herbeiführen, wie einzelne Beobachtungen beweisen [*26*, *6*]; insgesamt wurden freilich nur selten markante Remissionen erzielt, was mit der ungenügenden Beeinflussung des Grundleidens zusammenhängen mag.

Auffällig ist beim myasthenischen Syndrom das starke Überwiegen des Bronchialkarzinoms. Zwar steht dieses auch bei den übrigen Neuromyopathien in der Häufigkeit mit Abstand an der Spitze, doch ist dies bei weitem noch nicht so ausgeprägt der Fall wie hier. Im Material von BRAIN und HENSON [*4*] fanden sich unter 43 Neuropathien immerhin doch elf Karzinome, die nicht von den Bronchien ausgingen. Bei der karzinomatösen Polymyositis rangiert das Bronchialkarzinom sogar erst an dritter Stelle nach dem Mamma- und dem Magenkarzinom [*27*]. Im Gegensatz dazu litten fast alle bisher beschriebenen Patienten mit myasthenischem Syndrom an Bronchialkarzinomen, so daß sogar nicht selten die Bezeichnung „myasthenisches Syndrom bei Bronchial-Ca." als Synonym benutzt worden ist. Daß dies nicht berechtigt ist, beweisen einzelne gut verbürgte Beobachtungen von myasthenischem Syndrom bei andersartigen Malignomen, z. B. einem Retothelsarkom [*26*], einem Sigma- [*8*] und einem Rektumkarzinom [*6*]. Trotz allem ist das überaus starke Vorherrschen des Bronchialkarzinoms bemerkenswert. Es kommt noch hinzu, daß diese Karzinome fast alle zum unreifen, kleinzelligen Oat cell-Typ gehören. Im Krankengut der Mayo-Klinik waren es 12 von 14 Fällen, d. h. 85% aller Karzinome, während die kleinzelligen Bronchialkarzinome im übrigen Material der Klinik nur 15% ausmachten. Eine Erklärung für diese Erscheinung gibt es bisher nicht. Die Arbeitsgruppe um LAMBERT [*26*] ist der Frage nachgegangen, ob evtl. Verwechslungen des Oat cell-Karzinoms mit malignen Thymustumoren vorgelegen haben könnten. Die nochmalige Betrachtung der histologischen Präparate ergab dafür keinen Anhalt. Auch fanden sich bei der Durchsicht der Krankenblätter von 75 Patienten mit Thymustumoren keine Hinweise auf das Vorkommen eines myasthenischen Syndroms, wie es bei den Karzinomträgern beobachtet wird.

Bei der Erörterung der *Pathogenese* dieses eigentümlichen Syndroms muß man vorläufig zu dem Schluß kommen, daß hier ebensoviele Unklarheiten herrschen wie bei den karzinomatösen Neuromyopathien anderer Art. Metastasen oder Mikrometastasen im Nerven- oder Muskelgewebe spielen sicher keine Rolle. UEHLINGER [*31*] spricht daher von der „metakarzinomatösen" Neuro- oder Myopathie. Gegen die Wirkung unspezifisch-toxischer Tumorprodukte auf die neuromuskulären Gewebe ist vor allem die mangelnde Korrelation zwischen Größe des Tumors und Schwere der myasthenischen Symptome ins Feld zu führen. Bei ausgeprägten myasthenischen Erscheinungen kann der Tumor noch winzig klein, ja klinisch überhaupt noch nicht nachweisbar sein. Auch die Seltenheit dieser Erkrankung im Gros der Tumorpatienten spricht gegen einen solchen einfachen Zusammenhang: Die Häufigkeit der ausgeprägten Neuromyopathien wird mit 1 bis 2% aller Karzinomkranken angegeben, beim Bronchialkarzinom finden sich höhere Zahlen bis 5% [*4*]. Von diesen hat aber wiederum nur ein kleiner Teil die Sonderform des myasthenischen Syndroms. NEWMAN und GUGINO [*22*] fanden unter acht Neuromyopathien nur ein myasthenisches Syndrom, BRAIN und HENSON [*4*] unter 43 Neuromyopathien nur vereinzelt myasthenische Erscheinungen.

Aus den gleichen Gründen möchten wir auch Vitaminmangel [*4*], allgemeine Ernährungsstörungen [*16*] und andere Folgeerscheinungen der Tumorerkrankung als ursächliche Faktoren ablehnen.

Die Verhältnisse bei den karzinomatösen Neuromyopathien erinnern uns dagegen lebhaft an gewisse immunpathologische Störungen, die bei manchen Tumorkranken auftreten, z. B. die autoantikörperbedingten hämolytischen Anämien, die besonders bei chronischen lymphatischen Leukosen, aber gelegentlich auch bei Karzinomen beobachtet werden. Auch diese verlaufen bald schubartig, bald chronisch, und sind stets nur bei einem kleinen Teil der Patienten zu finden. Eine feste Beziehung zwischen Schwere des Tumorleidens und Ausmaß der Hämolyse wird auch hier vermißt. Behandlung der Tumorerkrankung bringt wie bei den Neuromyopathien gelegentlich auch Besserung der Begleitkrankheit. In diesem Zusammenhang ist interessant und wichtig, daß neuerdings bei bestimmten Verlaufsformen der karzinomatösen Neuropathie mit der Komplementbindungsmethode Autoantikörper nachgewiesen werden konnten, und zwar gegen Gehirnextrakte [*34*].

Wir glauben, daß die immunpathologische Theorie die Erscheinungen bei den karzinomatösen Neuromyopathien vorläufig am besten erklären kann, nicht zuletzt auch die engen Beziehungen dieser Erkrankungen untereinander und hinüber zu den immunpathologischen Erkrankungen Dermatomyositis und Myasthenia gravis. Wenn gerade das Oat cell-Karzinom zum myasthenischen Syndrom Anlaß gibt, dann vielleicht deshalb, weil die besonders starke Entdifferenzierung dieses Karzinoms auch besonders günstige Voraussetzungen für eine immunpathologische Situation schafft.

Zum Schluß noch einiges *zur praktischen Bedeutung des myasthenischen Syndroms.* Wichtig ist vor allem, daß es das bedeutungsvolle Frühzeichen eines noch nicht nachgewiesenen oder noch nicht nachweisbaren Tumors, vor allem eines Bronchialkarzinoms, sein kann. Wie schon erwähnt, sind myasthenische Syndrome verbürgt, die bereits ein Jahr vor der Entdeckung des Tumors bestanden [*5*, *37*, *26*], bei anderen Neuromyopathien wurden sogar Intervalle bis zu 3 Jahren [*4*] beobachtet. Der Nachweis solcher Syndrome sollte also immer Anlaß sein, mit allen zur Verfügung stehenden Mitteln nach einem Malignom zu fahnden. Rooke u. Mitarb. [*26*] berichten über einzelne Kranke, bei denen überhaupt kein Tumor auftrat, bei einer Beobachtungszeit von bis zu 6 Jahren. Möglicherweise handelt es sich hier um idiopathische Varianten des myasthenischen Syndroms, so wie es bei den immunologisch bedingten hämolytischen Anämien nicht nur tumorabhängige, sondern auch selbständige Formen gibt.

Der zweite praktisch wichtige Punkt betrifft die Differentialdiagnose. Wenn bei einem Tumorpatienten eine abnorme Muskelschwäche auftritt, so haben wir heute nicht nur an eine Myasthenia gravis bei einem Thymom oder an eine karzinomatöse Polymyositis zu denken, sondern auch an das besprochene myasthenische Syndrom. Die Differenzierung der drei verschiedenartigen Prozesse gelingt am raschesten und sichersten mit der elektromyographischen Untersuchung.

Schließlich ist von praktischer Bedeutung die besondere Empfindlichkeit der Patienten gegenüber Muskelrelaxantien. Vor allem die Anwendung von Curare kann, ähnlich wie bei der echten Myasthenie, zu schweren lebensbedrohlichen Situationen, insbesondere protrahierter Apnoe, führen. Canak u. Mitarb. [*6*] haben einen Fall mitgeteilt, der nach Curare 40 Std lang intubiert bleiben mußte! Auch auf die nichtdepolarisierenden Relaxantien können die Patienten sehr empfindlich reagieren [*1*, *8*, *35*], doch scheint auch relative Resistenz vorzukommen [*10*, *6*]. Die Gefahr, daß der an myasthenischem Syndrom leidende Patient mit Muskelrelaxantien in Berührung kommt, ist besonders groß, da ja meistens Bronchialkarzinome zugrunde liegen und häufig Bronchoskopien und später Thorakotomien unter Relaxation vorgenommen werden. Der Anästhesist, der den schweren Zwischenfall erlebt, ist oft der erste, der den Verdacht auf das Vorliegen eines myasthenischen Syndroms schöpft. Ist das Syndrom schon vorher bekannt, so gilt für den die Anästhesie ausübenden Arzt, daß er die Verwendung von Curare und anderen Relaxantien unterläßt. In der Behandlung der unter Relaxation beobachteten Zwischenfälle ist Prostigmin völlig ungenügend wirksam. Am besten scheinen sich noch die BC-Körper bewährt zu haben [*6*]. Außerhalb der Relaxation bringt Prostigmin beim myasthenischen Syndrom manchmal gewisse Besserungen. Auch ein Versuch mit Glukokortikoiden erscheint berechtigt [*37*], obwohl bisher noch keinerlei überzeugende Beobachtungen vorliegen. Eine wirklich entscheidende Besserung ist nur durch die radikale Entfernung des malignen Tumors zu erwarten.

Literatur

1. Anderson, H. J., H. C. Churchill-Davidson, and A. T. Richardson: Lancet **1953**, **II**, 1291.
2. Borelli, V. M., and H. Keen: Brit. med. J. **1954**/?, 316.
3. Brain, R.: Schweiz. med. Wschr. **90**, 904 (1960).
4. —, and R. A. Henson: Lancet **1958/II**, 971.
5. Brune, H. F.: 9. Jahresvers. dtsch. EEG-Gesellsch. Düsseldorf 1960.
6. Canak, S., H. Jantsch, R. Kucher, K. Lill, K. Pateisky und K. Steinbereithner: Anaesthesist **13**, 65 (1964).
7. Coërs, C.: Rev. belge Path. **25**, 370 (1956).
8. Croft, P. B.: Brit. med. J. **1958/I**, 181.
9. —, and M. Wilkinson: Lancet **1963/I**, 184.
10. Eaton, L. M., and E. H. Lambert: J. Amer. med. Ass. **163**, 1117 (1957).
11. Gray, P. C., and J. Halton: Brit. med. J. **1948/I**, 784.
12. Grob, D.: In Handb. d. exper. Pharmakol., Bd. 15, S. 1028. Berlin-Göttingen-Heidelberg: Springer 1963.
13. Hadorn, W.: Med. Klin. **57**, 2165 (1962).
14. Hedges jr., Th. R.: Arch. Ophthal. **70**, 333 (1963).
15. Henson, R. A.: Proc. roy. Soc. Med. **46**, 859 (1953).
16. —, D. Russell, and M. Wilkinson: Brain **77**, 82 (1954).
17. Korting. G. W.: Med. Welt **1963**, 1053.
18. Mackenzie, I., and J. M. Hall: Lancet **1954/I**, 108.
19. Mannes, P., E. Boulanger et F. Delporte: Acta tuberc. belg. **52**, 636 (1961).
20. Mazzei, E. S., y A. Delmar: Rev. clin. españ. **82**, 257 (1961).
21. Morin, M., J. Graveleau et J. Aillet: Bull. Soc. Méd. Hôp. Paris **4**, 76, 115 (1960).
22. Newman, M. K., and R. J. Gugino: J. Amer. med. Ass. **190**, 575 (1964).
23. Pambouki, G., G. Anastasopoulos und G. Prapopoulos: Wien. Z. Nervenheilk. **12**, 216 (1955).
24. Reisner, H., u. K. Summer: Wien. klin. Wschr. **76**, 153 (1964).
25. Rooke, E. D., L. M. Eaton, E. H. Lambert, and C. H. Hodgson: Med. Clin. N. Amer. **44**, 977 (1960).
26. —, E. H. Lambert und J. E. Thomas: Dtsch. med. Wschr. **86**, 1660 (1961).
27. Rowland, L. P.: J. chron. Dis. **8**, 510 (1958).
28. —, P. F. A. Hoefer, and H. Aranow jr.: Res. Publ. Ass. Nerv. Ment. Dis. (N.Y.) **38**, 548 (1960).
29. Shafar, J.: Lancet **1954/I**, 109.
30. Thomas, E. W. P.: Lancet **1954**/?, 316.
31. Uehlinger, E.: Schweiz. med. Wschr. **87**, 1580 (1957).
32. Walton, J. N.: Res. Publ. Ass. nerv. ment. Dis. **1961**, 38.
33. —, and R. D. Adams: In Polymyositis, Edinburgh/London: E. u. S. Livingstone Ltd. 1958.
34. Wilkinson, P. C.: Lancet **1964/I**, 1301.
35. Wise, R. P.: Anaesthesia **17**, 488 (1962).
36. —, and V. Mac Dermot: J. Neurol. Psychiat. N.S. **25**, 31 (1962).
37. Zbinden, J.: Schweiz. med. Wschr. **90**, 41 (1960).

Endocrine Aspects of Myasthenia Gravis*

LEWIS P. ROWLAND, HENRY ARANOW, Jr., and P. F. A. HOEFER

It is a privilege to join this tribute to WILHELM ERB, who did so much to initate the modern interest in muscle disease which brings us together in this historic setting. The subject of this discussion, endocrine aspects of myasthenia, is especially appropriate because ERB was led to neurology through internal medicine, as many of us have been ever since.

In considering the endocrinology of myasthenia, it is primarily the relationship to thyrotoxicosis which is significant, but there have been numerous reports of other endocrine influences in myasthenia which will be reviewed first.

Ovarian Function

In 1942, VIETS, SCHWAB and BRAZIER [*1*] reported that many of their myasthenic women improved during the latter part of pregnancy. They, and others, also observed that aggravation of myasthenia may occur in relation to the menses. These clinical observations have led to two contradictory experimental findings: SCHRIRE and GREENE [*2, 3*] found the urinary excretion of pregnandiol in myasthenic women to be lower than normal, but FRENKEL [*4, 5*] related both premenstrual and gestational exacerbations to the increased levels of circulating progesterone which occur normally. FRENKEL [*4*] showed that spontaneous premenstrual worsening followed the cyclic increase of urinary pregnandiol excretion. He reproduced this effect by the administration of exogenous progesterone and attributed the adverse clinical results to the following sequence: naturesis induced by progesterone, leading to increased secretion and excretion of aldosterone and a "compensatory period of sodium retention .... when the balance between progesterone and aldosterone results in a net increase of mineralocorticoid activity", presumably inducing a relative intracellular depletion of potassium. This led FRENKEL to treat myasthenic women by ovulatory suppression with norethynodrel, with beneficial results in three patients [*5*].

However, many workers have indicated that the course of myasthenia during pregnancy is variable and not predictable [*6* to *10*]. Furthermore, the oft-repeated statements about the effect of menses are based upon statements by the patients rather than objective evaluation (except in the few cases of FRENKEL). Finally, attempts to treat myasthenia by ovulatory suppression have not always been successful. In our clinic, Dr. HENRY ARANOW attempted this without success in two patients more than 20 years ago. VIETS and SCHWAB had unfavorable results with follicle stimulating hormone and testosterone [*11*] and others have also failed [*12*]. Among our patients there have been four women with primary amenorrhea of uncertain cause; the myasthenia in these patients differs in no way from that of women with normal menstrual function.

The reason for these inconsistent reports may be found in the age and sex distribution of myasthenia. The data in Tab. 1 apply to patients seen at the Columbia-Presbyterian Medical Center since 1935. The figures resemble those of numerous other clinics and indicate that during age 10 to 40 there is a three fold preponderance

* Supported by Grant NB 3359 from the National Institute of Neurological Diseases and Blindness and by grants from the Myasthenia Gravis Foundation.

of women. With this heavy incidence of a variable disease in the child-bearing age, it might be anticipated that exacerbations in some women and remissions in others will occur during pregnancy or after delivery; and since the disease is variable, some of the variations must occur before, during, or after menses.

Table 1. *Age and sex of 399 patients with myasthenia*[1]

AGE	Non-thymoma			Thymoma		
	Female	Male	Total	Female	Male	Total
0—1	1	1	2	0	0	0
1—10	9	5	14	0	0	0
11—20	54	12	66	0	0	0
21—30	48	16	64	5	0	5
31—40	39	15	54	8	2	10
41—50	20	21	41	7	6	13
51—60	20	24	44	11	4	15
61—70	18	31	49	1	2	3
71—80	6	12	18	1	0	1
Total	215	137	352	33	14	47

[1] Reproduced from reference 34 with the permission of the publisher.

There may be a true influence of ovarian function on myasthenia, but it has not yet been conclusively demonstrated and there may be a fortuitous relationship due to the age and sex distribution of the patients. Why women are so much more susceptible than men, however, remains a fundamental question to be answered, and studies such as FRENKEL's may provide clues to the mechanism of myasthenia.

Adrenal Function

Another area of uncertainty is the influence of adrenal hormones in myasthenia. There has not yet been a case of spontaneous Cushing's syndrome with myasthenia and only two true cases of Addison's disease have been described [*13*, *14*]. Furthermore, KLEIN and OSSERMAN [*15*] found no abnormality of adrenal function in detailed metabolic studies of myasthenic patients. However, there have been several attempts to alter the course of myasthenia by the administration of adrenal hormones.

In our own institution the relationship between adrenal corticoids and potassium metabolism was the subject of classical studies by LOEB, FEREBEE, and ATCHLEY thirty years ago, on Addison's disease, diabetic coma and periodic paralysis. In going through the hospital records of our myasthenic patients, we came across an unpublished study of theirs in which the administration of desoxycorticosterone acetate (5 mgm daily for 10 days) to one patient with myasthenia aggravated weakness. (Last year FRENKEL [*5*] reported a similar study with the same results.) The administration of potassium chloride in this patient made little difference although there have been reports that potassium chloride is beneficial [*16*]. This could be due to the stimulatory effects of potassium on the presynaptic release of acetyl choline [*17*], but other mechanisms are possible [*15*, *18* to *20*]. The therapeutic effect of potassium chloride has not been thoroughly documented, but it may be the basis for the recent favorable reports of treatment with aldactone and triamterene [*21* to *24*], which diminish urinary potassium excretion. However, aldactone was not impressive in three patients studied by us, and other workers have also had disappointing results with aldactone [*25*].

The effects of adrenocorticotropin (ACTH), however, require more detailed analysis. Shortly after the introduction of ACTH, Torda and Wolff [*26, 27*] reported that the administration of this hormone caused transient worsening of myasthenia, followed by significant improvement. Reports of improvement continued to appear from time to time (Tab. 2) but the drug did not gain widespread acceptance for several reasons. The authoritative report of Grob and Harvey [*31*] was distinctly unfavorable, and they also described the onset of myasthenia in a patient treated with cortisone for rheumatoid arthritis. More recently, Mount [*33*] directed a cooperative study of several myasthenia clinics in the United States and found no differences between treated and untreated patients with ocular myasthenia. These publications would seem to have settled the issue, but this year von Reis, Liljestrand and Matell [*25*] described striking improvement in 12 of 13 patients treated with ACTH, and in several patients the improvement was repeated on more than one occasion. These workers administered 1000 units in one week, a dose considerably higher than the earlier studies and their patients had more severe myasthenia.

Table 2. *ACTH and myasthenia gravis*

Year	Authors	patients improved / patients treated
1949—51	Torda and Wolff [*26, 27*]	10/15
1951	Millikan and Eaton [*28*]	3/5
1951	Shapiro [*29*]	1/3
1952	Schlezinger [*30*]	3/4
1952	Grob and Harvey [*31*]	0/12
1960	Freydberg [*32*]	5/6
1964	Mount[1] [*33*]	Ocular muscles 10/15 treated vs. 8/14 untreated
		Ptosis 0/15
1965	von Reis, Liljestrand, and Matell [*25*]	12/13

[1] Double-blind, controlled trial; ocular myasthenia gravis only.

Our own experience with ACTH is limited and not controlled by a matched double-blind study [*34*]. During the years of the early reports we used this drug as a measure of desperation in five seriously ill patients. Three patients failed to complete the drug trial because of marked worsening of myasthenia, and none improved significantly. One unusual myasthenic patient received daily doses of 700 mgm cortisone orally and 25 units of ATCH intravenously because of pemphigus. The pemphigus improved, but the myasthenia did not. We have therefore not been enthusiastic about ACTH therapy.

Since the report of von Reis and his colleagues, however, we have treated three very severe myasthenics in the dosage recommended by them. One showed striking, but transient, improvement three times before she died of uncertain cause. One other patient went from a respirator to an almost complete remission within three weeks after the termination of one course of ACTH, and one patient was not helped. This kind of "evidence" is certainly not conclusive, but is consistent with the report of von Reis et al.

The ACTH story is obviously still incomplete and the basis for its effects is not known, but it is also obvious that controlled study is required. It is important that this problem be clarified, not only because of the possible therapeutic benefit, but because the worsening and subsequent improvement induced by ACTH must provide clues to the nature of myasthenia gravis.

Thyroid Function

Hyperthyroidism

The most secure relationship between myasthenia and any other disease is its association with hyperthyroidism. In several large series of cases, 3 to 5% of myasthenic individuals have had hyperthyroidism at some time (Tab. 3). On the other hand, only a very small proportion of thyrotoxic patients are myasthenic [*36*].

Table 3. *The association of myasthenia and hyperthyroidism*

Authors	Number of patients		%
	Myasthenia	Thyrotoxicosis	
MILLIKAN and HAINES [*35*]	500	25	5.0
BARTELS and KINGSLEY [*36*]	90	4	4.4
GROB and HARVEY [*37*]	270	8	3.0
SILVER and OSSERMAN [*38*]	325	11	3.4
OOSTERHUIS [*8*]	180	8	5.0
CPMC	400	20	5.0

The general features of myasthenia in combination with thyrotoxicosis were set forth by MILLIKAN and HAINES [*35*] in 1953 so clearly that there has been little to add since then. The literature was again summarized by ANDREW ENGEL in 1961 [*39*]. ENGEL's data from the literature are given in Tab. 4, and compared with our experience with 20 patients.

Table 4. *Hyperthyroidism and myasthenia gravis*

	Literature[1]	CPMC[2]
Number of patients	93	20
% Female	81	75
% Hyperthyroidism first	—	50
(< one year)		(15)
or simultaneous	76	30
% Fatal	30	15
Results of antithyroid treatment:		
% myasthenia better	25	5
% myasthenia worse	4	15
% myasthenia unchanged	71	80
Severe generalized myasthenia:		
% toxic	—	20
% hypothyroid	—	5
% euthyroid	—	5

[1] A. G. ENGEL [*39*].
[2] CPMC, Columbia · Presbyterian Medical Center.

MILLIKAN and HAINES had pointed out that the two syndromes tend to occur simultaneously but that either might occur first. They did not concur in the belief held prior to that time that treatment of hyperthyroidism has deleterious effects on myasthenia, the so-called "see-saw" relationship [*40*, *41*].

Our own experience is in accord with theirs. In only three patients did the symptoms of thyrotoxicosis precede those of myasthenia by more than one year, so that in 75%, both diseases occurred almost simultaneously, with toxic symptoms usually apparent a few weeks or months earlier. Myasthenic symptoms sometimes became more pronounced regardless of thyroid treatment. If such a patient is rendered euthyroid by treatment while the myasthenia is getting worse anyway, "aggravation" of myasthenia might be attributed to anti-thyroid medication. Several of our patients were euthyroid when myasthenia appeared, some spontaneously and some because of therapy, but in none was there a clear-cut worsening which could be attributed to thyroid treatment. Furthermore, generalized myasthenia was very severe in five patients: three were still thyrotoxic, one was hypothyroid after treatment and one was euthyroid after the treatment. In other words, there was no clear relationship between the state of thyroid function and the severity of the myasthenia; similar observations have been made by others [*42* to *44*]. There seems little to commend the "see-saw" concept.

MILLIKAN and HAINES suggested that the combination of both diseases is often fatal, but the 25% mortality rate in this small series is comparable to our general experience in myasthenia [*34*]. There is, however, other evidence that thyroid hormone has adverse effects on myasthenia. GROB [*45*] noted the onset of myasthenia in several patients taking thyroid extract for weight reduction and in one of his patients, the administration of thyroid extract to treat malignant exophthalmos was followed by severe, fulminating myasthenia. This relationship has been studied in greater detail by ENGEL and by DRACHMAN, both on the service of Dr. G. M. SHY.

ENGEL [*39*] studied five euthyroid patients with myasthenia. In all, the induction of hyperthyroidism by either tri-iodothyronine or thyrotropin (TSH) made the myasthenia worse. If the stimulation of thyroid function by TSH was blocked by potassium iodide, there was no clinical change: the effects of TSH were mediated by the thyroid, not some extrathyroidal mechanism.

DRACHMAN [*46*] extended these data by studies of a myasthenic patient who was hypothyroid after treatment of prior hyperthyroidism. If thyroid medication was withdrawn, the patient became hypothyroid and the myasthenia was worse. On low doses of tri-iodothyronine, sufficient to induce a euthyroid state, weakness improved. But if the hormone was given in amounts large enough to cause hyperthyroidism, the myasthenia deteriorated. In this patient, TSH had no effect because there was no thyroid to respond, confirming Engel's observations.

It seems reasonable to conclude that when both myasthenia and either thyrotoxicosis or myxedema occur together, each disorder should be treated on the basis of its own indications.

There is a significant statistical relationship between myasthenia and thyrotoxicosis, but the basis of the relationship is not known. It seems clear that hyperthyroidism does not *cause* myasthenia. First of all, the incidence of myasthenia in hyperthyroidism is so small as to be negligible. Secondly, the two diseases do not always coincide in time, and there have been many patients in whom the myasthenia preceded thyrotoxicosis by a significant interval. When the two conditions do co-exist, there is no definite relationship between the severity of hyperthyroidism and myasthenia. Finally, there have been reports of myasthenia in hypothyroidism, both spontaneous and after treatment [*9*, *47*, *48*].

On the other hand, there is no evidence that myasthenia causes hyperthyroidism. This leaves only one alternative, that these patients have some predilection for both conditions, that they may be related to a common cause. What this might be eludes us. One possibility is a genetic basis [*49*]; even in our own small series of 20 patients with both disorders there were two individuals with siblings also affected by thyrotoxicosis. In one remarkable family, three siblings have had thyrotoxicosis and two of them were also afflicted with myasthenia. The possibility that both conditions are related to auto-immune mechanisms has also been considered [*50* to *52*], but neither of these explanations is completely satisfactory.

Exophthalmic ophthalmoplegia

The relationship between myasthenia gravis and exophthalmic ophthalmoplegia is also worth considering. The latter is attributed to the mechanical effects of increased orbital contents and inflammatory lesions in muscle, while myasthenia is presumably a neuromuscular disorder, but features of both conditions may be present in the same patient. The major difference between these disorders is the pharmacological response in myasthenia, rather than the mechanical and other abnormalities of exophthalmic ophthalmoplegia.

Among our 20 patients with thyrotoxicosis and myasthenia, 65% had some degree of exophthalmos (Tab. 5). Unlike patients affected by infiltrative ophthalmopathy alone, ptosis was present in almost all of these patients and was the major clinical clue that myasthenia was present; all responded to edrophonium or neostigmine. Local edema and conjunctival inflammation were present in three patients; in one, these changes were severe enough to warrant the designation "malignant exophthalmos". One example of this association has been described elsewhere [*53*], but the relationship to infiltrative disease of the eyes is illustrated more dramatically by a case not previously described.

Table 5. *Myasthenia and exophthalmic ophthalmoplegia [Columbia-Presbyterian Medical Center]*

	Number of Patients
Thyrotoxicosis and myasthenia gravis	20
Distribution of weakness	
Eyes alone	10
Generalized	10
Ocular signs	
Exophthalmos alone	1
Ptosis alone	7
Both ptosis and exophthalmos	12

This man had symptoms, signs and laboratory abnormalities of both myasthenia and thyrotoxicosis in May, 1954 at age 35. Ptosis and ocular movements improved after the administration of edrophonium and there was only slight limb weakness. In July, he was treated with tapazole and the toxic symptoms improved. He was not completely euthyroid, however, and in November he was treated with radioiodine.

This was followed, in January 1955, by the rapid development of malignant exophthalmos, requiring orbital decompression and therapy with thyroid extract. Gradually, the ocular disorder subsided and for the past ten years his condition has been stable, with residual exophthalmos of moderate degree and ophthalmoplegia; he still requires thyroid extract for the hypothyroid state induced by radioiodine. The ocular muscle weakness still responds to edrophonium, and the myasthenia, not changing with alterations in thyroid function, remains essentially ocular.

This experience indicates that weakness of eye muscles can be due to both myasthenia and infiltrative disease in the same individual with thyrotoxicosis. Hatch [*54*] described similar findings in a euthyroid patient, and other variations on this theme have also been described, such as ophthalmoparesis and ptosis without exophthalmos in patients with thyrotoxicosis which does not respond to cholinergic drugs or curare [*53*, *55*].

Thyrotoxic Myopathy

A similar relationship exists between myasthenia with thyrotoxicosis and thyrotoxic myopathy. Ordinarily these are regarded as two entirely different syndromes. That is, thyrotoxic myopathy affects the limbs primarily and cranial muscles other than the eyes are spared, while cranial muscle weakness is prominent in myasthenia. Twitching of muscle has been present in many patients with thyrotoxic myopathy, but does not occur in untreated myasthenia. The most crucial distinction, however, is the response of myasthenia to cholinergic drugs and curare, for this pharmacological behavior is not found in thyrotoxic myopathy [*35*, *56*].

The distinction is neat, but there are four cases in the literature which becloud the issue. McEachern and Ross [*57*] reported two patients affected primarily by limb weakness. The response to neostigmine led other observers to believe that these were cases of myasthenia gravis, but in both patients there was twitching of muscles. This sign was also present in the case reported by Ironside [*58*]. Finally, Prasad and Levy [*59*] described a patient with limb weakness and ophthalmoplegia. The limb weakness did not respond to local intra-arterial injection of neostigmine, and the typical electromyographic abnormalities of myasthenia were lacking in a weak arm, but the ocular muscle weakness improved after neostigmine. They suggested that the eyes were affected by myasthenia, but the limb weakness was due to thyrotoxic myopathy.

These cases do not provide conclusive evidence, but raise the question that myasthenia and thyrotoxic myopathy may coexist in the same patient.

Hypothyroidism and thyroiditis

Still another relationship between the thyroid and myasthenia warrants discussion: spontaneous myxedema in patients with myasthenia. In a series of 260 cases of myasthenia reported last year, Sahay, Blendis and Greene found 5 cases of hypothyroidism and only three with hyperthyroidism [*48*].

We have had experience with one such patient [*34*]. This woman had symptoms of hypothyroidism for two years which were so mild that she did not seek aid until symptoms due to myasthenia occurred. When she was first seen there was clinical and laboratory evidence of both diseases. After appropriate therapy restored a euthyroid state, two severe myasthenic crises occurred but she finally improved after thymectomy.

This case not only illustrates the variable relation between thyroid function and myasthenia, but it is pertinent to note that there was no history of goiter or neck pain and there were no thyroglobulin antibodies. Therefore, although pathological data were not available, there was no overt evidence of thyroiditis, a subject of recent interest in regard to the autoimmune aspects of myasthenia.

There have been only three cases of clinically recognized thyroiditis [*49*, *60*, *61*] in the literature, and in several analyses of large series, no clinical cases were recognized [*10*, *34*, *52*]. Histologically, however, Becker at the Mayo Clinic found signs of thyroiditis in 19% of the thyroid glands removed surgically from patients with myasthenia or examined at autopsy [*62*], and in our material Schotland found similar numbers [*34*], while these changes were much less common in control glands from patients dying of other causes. Thyroglobulin antibodies have been present in a significant proportion of cases in some series, notably that of van der Geld and his colleagues [*63*], while in others thyroid antibodies have been present in only a small number [*34*].

If there is a significant relation between thyroiditis and myasthenia, the evidence might be taken in either of two ways. Some prefer to think that this reinforces the autoimmune concept of myasthenia. But if there are antibodies to thyroid, thymus, and γ-globulin as well as to muscle, it is difficult to blame only the muscle antibodies for myasthenia gravis, while the other circulating antibodies are presumably innocuous. As in other conditions, these antibodies may be secondary to the basic pathogenic mechanism.

The relationships between endocrine organs and myasthenia were not known when Wilhelm Erb described his cases in 1879. We have come some distance since then, but the magnitude of the questions posed by the endocrinology of myasthenia indicates that there is still a long way to go.

Summary

Adrenal and ovarian function are almost always normal in myasthenia, and the relation of spontaneous fluctuation of these hormones to myasthenia has not been clearly established. Administration of steroid hormones may affect myasthenia, presumably by causing alterations of electrolyte metabolism. Despite these uncertainties, two facts, especially, require elucidation: the preponderance of the disease in young women and the recently reported effects of ACTH.

The relationship between thyrotoxicosis and myasthenia is more secure, but the basis for this association is not known. Nor is the basis known for the rare transitional cases which suggest a relationship between exophthalmic ophthalmoplegia and myasthenia, and between thyrotoxic myopathy and myasthenia. Finally, investigation of the relationship of thyroiditis to myasthenia has just begun.

References

1. Viets, H. R., R. S. Schwab, and M. A. B. Brazier: The effect of pregnancy on the course of myasthenia gravis. J. Amer. med. Ass. **119**, 236 (1942).
2. Schrire, I.: Progesterone metabolism in myasthenia gravis. Quart. J. Med. **28**, 59 (1959).

3. Greene, R., and I. Schrire: Myasthenia Gravis: Studies in progesterone metabolism. in Myasthenia Gravis, (H. R. Viets, ed.), p. 282—290. Springfield: Chas. C Thomas, 1961.
4. Frenkel, M., and E. N. Ehrlich: The influence of progesterone and mineralocorticoids upon myasthenia gravis. Ann. intern. Med. **60**, 971 (1964).
5. — Treatment of myasthenia gravis by ovulatory suppression. Arch. Neurol. Psychiat. (Chic.) **11**, 613 (1964).
6. Fraser, D., and J. W. Turner: Myasthenia gravis and pregnancy. Proc. roy. Soc. Med. **56**, 379 (1963); Lancet **1953, II**, 417.
7. McNall, P. G., and M. R. Jafarnia: Management of myasthenia gravis in the obstetrical patient. Amer. J. Obstet. Gynec. **92**, 518 (1965).
8. Oosterhuis, H. J. G. H.: Studies in myasthenia gravis, part 1. A clinical study of 180 patients. J. Neurol. Sci. **1**, 512 (1964).
9. Rowland, L. P., P. F. A. Hoefer, H. Aranow jr., and H. H. Merritt: Fatalities in myasthenia gravis: A review of 39 cases with 26 autopsies. Neurology (Minneap.) **6**, 307 (1956).
10. Osserman, K. E.: Myasthenia Gravis. New York: Grune and Stratton 1958.
11. Viets, H. R., and R. S. Schwab: Personal communication to K. E. Osserman, ref. 10, p. 203.
12. Vacca, J. B., and W. A. Knight jr.: Estrogen therapy in myasthenia gravis. Report of two cases. Missouri Med. **54**, 337 (1957).
13. Kane, C. A., and L. Weed: Myasthenia gravis associated with adrenocortical insufficiency: Report of a case with post-mortem findings and review of the literature. New Engl. J. Med. **243**, 939 (1950).
14. Boulet, P., P. Passouant, J. Mirouze et A. Bertrand: Myasthénie et insuffisance surrénale. Rev. neurol. **95**, 73 (1956).
15. Klein, J. J., and K. E. Osserman: Studies in myasthenia gravis.Pituitary-adrenal function. New Engl. J. Med. **271**, 177 (1964).
16. Laurent, L. P. E., and W. W. Walther: The influence of large doses of potassium cloride on myasthenia gravis. Lancet **I, 1935**, 1434.
17. Elmqvist, D., W. W. Hofmann, J. Kugelberg, and Di. M. J. Quasel: An electrophysiological investigation of neuromuscular transmssion in myarsthenia gravis. J. Physiol. (Lond.) **174**, 417 (1964).
18. Cummings, J. N.: The role of potassium in myasthenia gravis. J. Neurol. Psychiat. **3**, 115 (1940).
19. Frenkel, M.: The effect of insulin and potassium in myasthenia gravis. Arch. Neurol. Psychiat. (Chic.) **9**, 447 (1963).
20. Desmedt, J. E.: L'action du potassium sur la transmission neuromusculaire dans la myasthénie grave. J. Physiol. (Paris) **47**, 655 (1955).
21. Gottlieb, B., and L. P. E. Laurent: Spironalactone in the treatment of myasthenia gravis. Lancet **1961, II**, 528.
22. Planchu, M., J. Dalmais, L. Bussy, R. Tete et B. Mauliner: A propos d'un cas de myasthenié grave améliorée par les spiralactones. Lyon méd. **207**, 1353 (1962).
23. Piette, Y., and S. Verhelst: Myasthenia gravis and spironalactone. Acta neurol. belg. **62**, 213 (1962).
24. Satoyoshi, E., K. Murakami, and T. Okazaki: Triamterene in the treatment of myasthenia gravis. Lancet **1964, I**, 741.
25. von Reis, G., A. Liljestrand, and G. Matell: Results with ACTH and spironalactone in severe cases of myasthenia gravis. Acta neurol. scand. **41**, 463 (1965); Trans. N. Y. Acad. Sci. **135**, 409 (1966).
26. Torda, C., and H. G. Wolff: Effects of adrenocorticotrophic hormone on neuromuscular function in patients with myasthenia gravis. J. clin. Invest. **28**, 1228 (1949).
27. — — Effects of administration of the adrenocorticotropic hormone on patients with myasthenia gravis. Arch. Neurol. Psychiat. (Chic.) **66**, 163 (1951).
28. Millikan, C. H., and L. M. Eaton: Clinical evaluation of ACTH and cortisone in myasthenia gravis. Neurology (Minneap.) **1**, 145 (1951).
29. Shapiro, S. K.: Use of adrenocorticotrophic hormone in treatment of myasthenia gravis. Minn. Med. **34**, 1160 (1951).

30. Schlezinger, N. S.: Present status of therapy in myasthenia gravis. J. Amer. med. Ass. **148**, 508 (1952).
31. Grob, D., and A. M. Harvey: Effect of adrenocorticotropic hormone (ACTH) and cortisone administration in patients with myasthenia gravis and report of onset of myasthenia gravis during prolonged cortisone administration. Bull. Johns Hopk. Hosp. **91**, 124 (1952).
32. Freydberg, L. D.: The place of corticotropin in the treatment of myasthenia gravis. Ann. intern. Med. **52**, 806 (1960).
33. Mount, F. W.: Corticotropin in treatment of ocular myasthenia. Arch. Neurol. Psychiat. (Chic.) **11**, 114 (1964).
34. Wolf, S. M., L. P. Rowland, D. L. Schotland, A. S. McKinney, P. F. A. Hoefer, and H. Aranow jr.: Myasthenia as an autoimmune disease: Clinical aspects. Ann. N.Y. Acad. Sci. In press.
35. Millikan, C. H., and S. F. Haines: The thyroid gland in relation to neuromuscular disease. Arch. intern. Med. **92**, 5 (1963).
36. Bartels, E. C., and J. W. Kingsley jr.: Hyperthyroidism associated with myasthenia gravis. Lahey Clin. Bull. **6**, 101 (1949).
37. Grob, D., and A. M. Harvey: Abnormalities in neuromuscular transmission with special reference to myasthenia gravis. Amer. J. Med. **15**, 695 (1953).
38. Silver, S., and K. E. Osserman: Hyperthyroidism and myasthenia gravis. J. Mt. Sinai Hosp. **24**, 1214 (1957).
39. Engel, A. G.: Thyroid function and myasthenia gravis. Arch. Neurol. Psychiat. (Chic.) **4**, 663 (1961).
40. McEachern, D., and J. L. Parnell: The relationship of hyperthyroidism to myasthenia gravis. J. clin. Endocr. **8**, 842 (1948).
41. MacLean, B., and J. A. C. Wilson: See-saw relationship between hyperthyroidism and myasthenia gravis. Lancet **1954**, **I**, 950.
42. Levy, G., W. R. Meadows, and R. M. Gunnar: The association of Graves disease with myasthenia gravis with a report of five cases. Ann. intern. Med. **35**, 134 (1951).
43. Shafer, A. W., and M. S. Allen: Hyperthyroidism and myasthenia gravis. J. Kans. med. Soc. **1957**, 169.
44. Waller, E. E., M. Razavi, and J. Picchi: Myasthenia gravis and hyperthyroidism: A report of two cases. Calif. Med. **99**, 340 (1963).
45. Grob, D.: Myasthenia gravis. J. chron. Dis. **8**, 536 (1958).
46. Drachman, D. B.: Myasthenia gravis and thyroid gland. New Engl. J. Med. **266**, 330 (1962).
47. Feinberg, W. D., L. O. Underdahl, and L. M. Eaton: Myasthenia gravis and myxedema. Proc. Mayo Clin. **32**, 299 (1957).
49. Greenberg, J.: Myasthenia gravis and hyperthyroidism in two sisters. Arch. Neurol. Psychiat. (Chic.) **11**, 219 (1964).
50. Anderson, J. R., K. G. Gray, D. G. Middleton, and J. A. Young: Autoimmunity and thyrotoxicosis. Brit. med. J. **1964**, **II**, 1630.
51. Strauss, A. J. L., B. C. Seegal, K. C. Hsu, P. M. Burkholder, W. L. Nastuk, and K. E. Osserman: Immunofluorescence demonstration of a muscle binding, complement-fixing serum globulin fraction in myasthenia gravis. Proc. Soc. exp. Biol. (N.Y.) **105**, 184 (1960).
52. Simpson, J. A.: Myasthenia gravis: A new hypothesis. Scot. med. J. **5**, 419 (1960).
53. Rowland, L. P., P. F. A. Hoefer, and H. Aranow jr.: Myasthenic syndromes. Res. Publ. Ass. nerv. ment. Dis. **28**, 548 (1960).
54. Hatch, H. A.: Myasthenia gravis: report of a case with exophthalmos, without hyperthyroidism, relieved by neostigmine. New Engl. J. Med. **246**, 856 (1952).
55. Rowland, L. P., H. Aranow jr., and P. F. A. Hoefer: Current concepts of the pathogenesis of myasthenia. Internat. J. Neurol. **2**, 207 (1961).
56. —, P. F. A. Hoefer, and H. Aranow jr.: Observations on the curare test in the differential diagnosis of myasthenia gravis. In Viets, H. R. (ed.), Myasthenia Gravis. The Second International Symposium, p. 411. Sprinfield: Charles C. Thomas 1961.
57. McEachern, D., and W. D. Ross: Chronic thyrotoxic myopathy. A report of three cases with a review of previously reported cases. Brain **65**, 181 (1942).

58. IRONSIDE, R.: Progressive exophthalmoplegia with muscular atrophy, myasthenia, and thyrotoxicosis. Proc. roy. Soc. Med. **44**, 690 (1951).
59. PRASAD, R., and J. E. LEVI: Thyrotoxic myopathy and myasthenia gravis: a case report. J. clin. Endocr. **15**, 476 (1955).
60. DALY, J. J., and E. JACKSON: Case of Hashimoto's disease with myasthenia gravis. Brit. med. J. **1**, 748 (1964).
61. SIMPSON, J. A.: Immunological disturbances in myasthenia gravis with a report of Hashimoto's disease developing after thymectomy. J. Neurol. Neurosurg. Psychiat. **27**, 485 (1964).
62. BECKER, K. L., J. L. TITUS, W. M. MCCONAHEY, and L. B. WOOLNER: Morphologic evidence of thyroiditis in myasthenia gravis. J. Amer. med. Ass. **187**, 994 (1964).
63. VAN DER GELD, H., T. E. W. FELTKAMP, J. J. VAN GOGHEM, H. J. G. H. OOSTERHUIS, and A. BIEMOND: Multiple antibody reproduction in myasthenia gravis. Lancet **1963, II**, 373.

Myasthenia gravis und Schilddrüse

K. SCHIMRIGK

Die Kombination von Myasthenia gravis und Erkrankungen der Schilddrüse, wie Thyreotoxikosen und die Hashimoto-Thyreoiditis, wird von OSSERMAN (1958) mit 9%, von ROWLAND auf diesem Symposion mit 19%, aus der Mayo-Klinik mit 6% angegeben. BECKER u. Mitarb. (1964) fanden bei 6 von 32 Myasthenickranken histo-

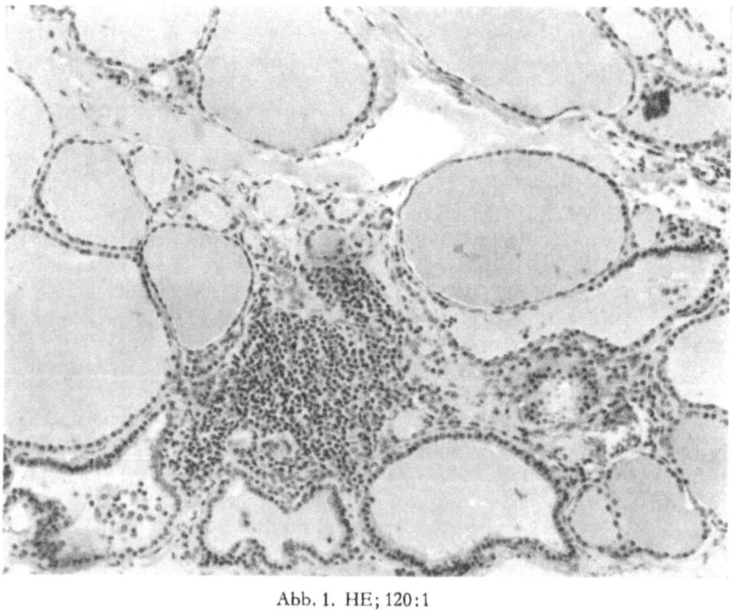

Abb. 1. HE; 120:1

logische Veränderungen, wie sie bei der Hashimoto-Thyreoiditis bekannt sind. Wir haben bisher erst bei einer Patientin Schilddrüsengewebe gewonnen und derartige Veränderungen gefunden. Auf Abb. 1 erkennt man eine fibröse Umwandlung und Lymphocyteninfiltrationen des Schilddrüsengewebes. Bei der gleichen Patientin finden sich auch Lymphorrhagien in der Skeletmuskulatur (Abb. 2) und Keimzentren in der hyperplastischen Thymusdrüse (Abb. 3).

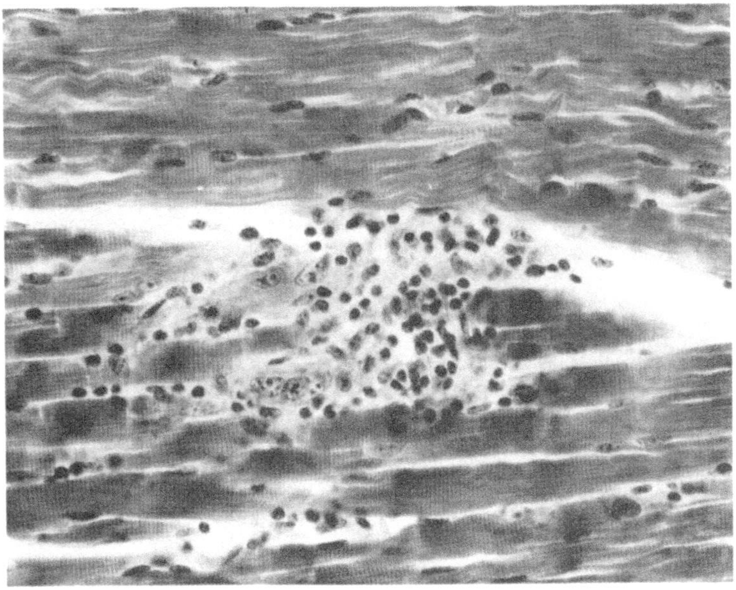

Abb. 2. GOLDNER; 320:1

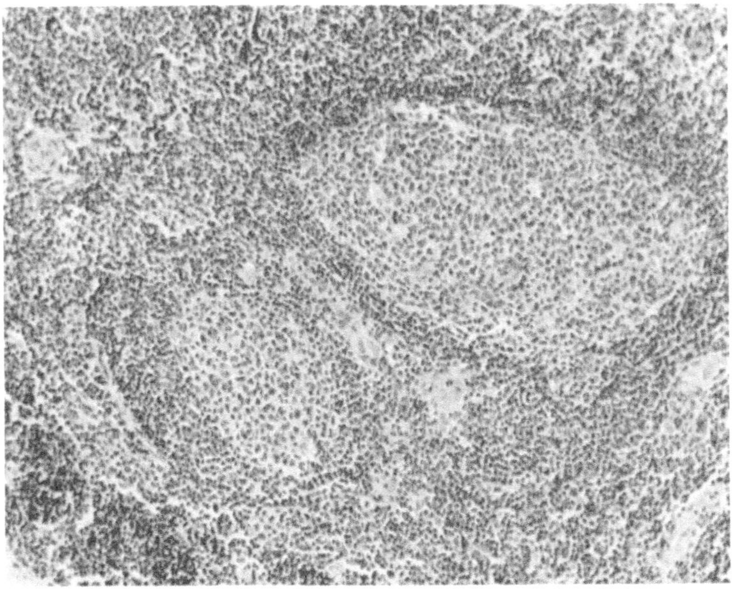

Abb. 3. PAPPENHEIM; 120:1

Unter 70 Myastheniekranken (Abb. 4) konnten wir sieben Thyreotoxikosen durch das Radio-Jod-Studium sichern. Bei weiteren 21 euthyreoten Myastheniekranken wurde ebenfalls der Radio-Jod-Test durchgeführt. Dabei zeigte sich, daß zwölf dieser Patienten eine rasch einsetzende und hoch ansteigende Jodidspeicherung hatten, im Sinne eines Hyperthyreoid (HORST, 1959). Der Krankheitswert dieses, auch in einem nicht ausgewählten Krankengut häufigen Befundes ist unklar. GAUWERKY (1957) fand unter 2309 Untersuchungen 555 Fälle, das sind 24%. Das Vorkommnis dieses Befundes bei mehr als der Hälfte unserer untersuchten Myastheniekranken war der Anlaß, bei einigen Patienten zur gleichen Zeit mit der Radio-Jod-Diagnostik die immunserologischen Untersuchungen durchzuführen (Immunfluoreszenz-Test, Hämagglutinations-Test, Nucleoprotein-Latex-Test, Antihumanglobulin-Fluoreszenz-Test, Thyreoglobulin-Test. Lit. bei Fischer et al.).

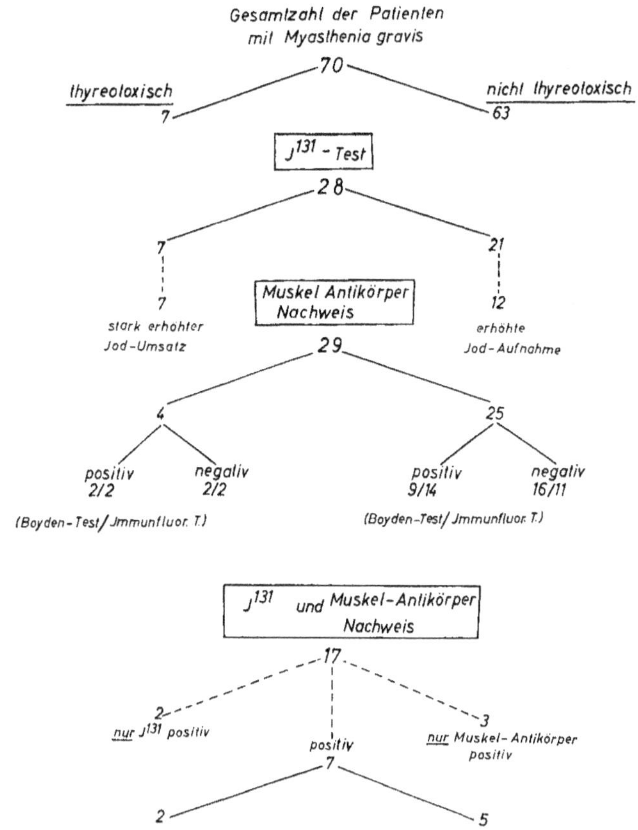

Abb. 4

Bei 7 von 17 Kranken (s. Abb. 4) waren zugleich Muskelautoantikörper nachzuweisen und der J¹³¹-Test pathologisch verändert. Zwei davon hatten eine Thyreotoxikose, 5 der 17 Kranken ein Hyperthyreoid. Drei Patienten mit einem normalen Ergebnis des Radio-Jod-Studiums zeigten nur muskuläre Antikörper. Umgekehrt würde dies heißen, daß außer zwei Thyreotoxikosen keiner der Patienten pathologische Jodaufnahmewerte aufgewiesen hat, der nicht auch muskuläre Autoantikörper hatte. Es wurde in dieser Tabelle lediglich der Immunfluoreszenz-Test (Abb. 5) berücksichtigt, da bis auf einen Kranken bei allen auch der Boyden-Hämagglutinationstest positiv war.

In der Abb. 6 sind diese Ergebnisse nach klinischen Gesichtspunkten aufgeschlüsselt. Im linken Teil jeder Säule findet sich der Radio-Jod-Test: schwarz gezeichnet sind die Thyreotoxikosen, schräg gestrichelt das Hyperthyreoid. Im rechten

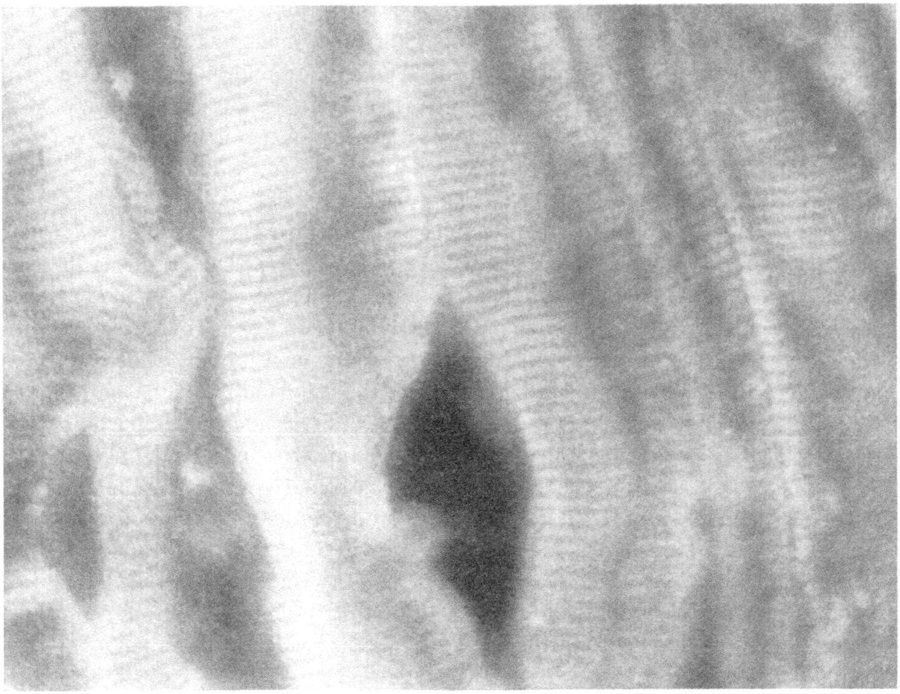

Abb. 5. Aufleuchten der Querstreifung des Skeletmuskels im Immunfluorescenztest

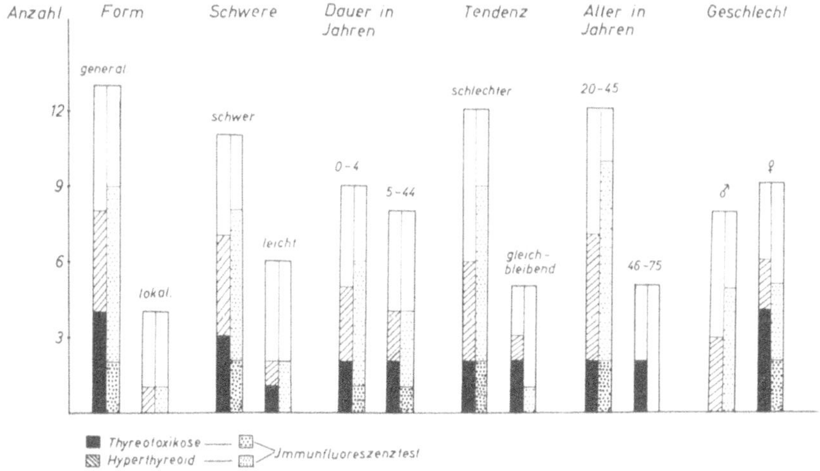

Abb. 6

Teil der Säulen ist der positive Immunfluoreszenztest dick punktiert bei den Thyreotoxikosen, fein punktiert beim Hyperthyreoid. Weiß sind die jeweils negativen Testergebnisse. Das Verhältnis der positiven immunologischen Teste zum Krankheitsverlauf entspricht einem früher zusammen mit Fischer und Mertens (1965) veröffentlichten Ergebnis bei 29 Myastheniekranken. Unter den generalisierten Myasthenien ist der Immunfluoreszenztest häufiger positiv zu finden, als unter den lokalisierten; bei den schwer Erkrankten, die trotz optimaler Therapie nicht arbeitsfähig wurden, häufiger als unter den leichten Verlaufsformen. In entsprechender Weise zeigen die progredienten Myasthenien mehr positive immunologische Teste als die stationären. Bei einer Unterteilung der Patientenzahl in zwei Altersgruppen von 20 bis 45 und 46 bis 75 Jahren sammeln sich die positiven Immunfluoreszenzteste in der Gruppe der Jüngeren. Im wesentlichen gleiche Korrelationen stellen OSSERMAN und WEINER (1965) fest.

Bemerkenswert erscheint aber, daß sich die Ergebnisse des Radio-Jod-Studiums praktisch gleich verhalten. Die beiden Halbsäulen haben annähernd gleiche Höhe. Beide Thyreotoxikosen mit positivem Immunfluoreszenztest gehören zu den generalisierten, schweren und progredienten Verlaufsformen. Die Thyreotoxikosen mit negativem Fluoreszenztest sind zwar generalisiert, aber ohne Tendenz zur Verschlechterung. Zwei der thyreotoxischen Myasthenien dauern über 5 Jahre und bei ihnen war der Thyreoglobulin-Latex-Test positiv, der bei allen anderen Untersuchten negativ ausfiel. Er ist allerdings nicht sehr empfindlich. In der Altersgruppe über 45 Jahren finden sich beide muskelantikörpernegativen Thyreotoxikosen. Sie gehören in die gleiche Altersgruppe, in der OSSERMAN und WEINER (1965) bei 179 weiblichen Myastheniepatienten einen Gipfel negativer Immunfluoreszenzteste fanden. Das Geschlecht spielt bei unseren 17 Kranken nur insofern eine Rolle, als die Thyreotoxikosen zu den weiblichen Patienten zählen. Ein direkter kausaler Zusammenhang der Thyreotoxikosen und der Myasthenia gravis besteht bei diesen Patienten nicht, da die Krankheiten in unterschiedlicher Reihenfolge und zum Teil in beträchtlichem Abstand voneinander aufgetreten sind. Eine entsprechende Aussage bei den Myastheniepatienten mit Hyperthyreoid kann nicht gemacht werden. Die gemeinsamen Beziehungen der Ergebnisse des Radio-Jod-Studiums auf der einen und der immunologischen Testergebnisse auf der anderen Seite zum Schweregrad und Verlauf der Myasthenia gravis, könnten ein Korrelat zu den Befunden von FELTKAMP, VAN DER GELD und OOSTERHUIS (1963) sein, die bei Myasthenickranken Antikörper nicht nur gegen Skeletmuskulatur, sondern auch gegen menschliches Schilddrüsenkolloid und -cytoplasma fanden.

Literatur

BECKER, K. L.: J. Amer. med. Ass. **187**, 994 (1964).
FELTKAMP, T. E. W., H. VAN DER GELD und H. J. G. H. OOSTERHUIS: Vox Sang. (Basel) **8**, 317 (1963).
FISCHER, K., H.-G. MERTENS und K. SCHIMRIGK: Dtsch. med. Wschr. **90**, 1760 (1965).
GAUWERKY, F.: Verh. dtsch. Ges. inn. Med. **63**, 620 (1957).
HORST, W.: Klinische Radiojoddiagnostik der Schilddrüsenerkrankungen. In Strahlenbiologie, Strahlentherapie, Nuklearmedizin und Krebsforschung. Stuttgart: Thieme 1959.
OSSERMANN, K. E., and L. B. WEINER: Ann. NY Acad. Sci. **124**, 730 (1965).

Granulozytopenie im Verlauf von Myasthenia gravis

R. KOHN

Die Vergesellschaftung von Hashimoto-Thyreoiditis oder Lupus Erythematodes visceralis mit Myasthenia gravis ist mehrfach beobachtet worden, aber nur sehr selten die Entwicklung des Symptoms einer ausgeprägten Granulozytopenie im Verlauf einer Myasthenie. Wir konnten dies in zwei Fällen beobachten.

Eine 42jährige Patientin leidet seit 22 Jahren an einer jetzt sehr schweren generalisierten Myasthenia gravis. Die Erythrozyten- und Leukozytenwerte, ebenso die Sedimentationsgeschwindigkeit der Erythrozyten waren noch im Vorjahr normal. Bei einer Untersuchung im Juli 1965 bestand eine Granulozytopenie mit Granulozytenwerten, die damals schon unter 1000/mm³ lagen. Die Sedimentationsgeschwindigkeit der Erythrozyten war jetzt erhöht (zwischen 30 und 50 mm in der ersten Stunde, zwischen 50 und 90 mm nach der zweiten Stunde). Die Milz war nicht vergrößert. Das Sternalmark zeigte stets eine Steigerung der Granulozytopoese, so daß die Annahme eines Leukozytenuntergangs in der Peripherie nahe lag. Die Werte der alkalischen Leukozytenphosphatase waren erhöht, die Immunelektrophorese normal. Im Verlauf der ersten 14 Tage gelang es mehrfach im Leukozytenkonzentrat nach Defibrinierung bei erheblicher monozytärer Phagozytose vereinzelte sichere LE-Phänomene festzustellen. Der Antiglobulin-Konsumptionstest auf Zellkernantikörper fiel stets negativ aus, ebenso Agargel-Teste mit differenten Antigenen. An mehreren Stellen verliefen die Untersuchungen auf agglutinierende Leukozytenantikörper negativ, im Zentrallabor des Blutspendedienstes des Schweizerischen Roten Kreuzes positiv: das Patientinnenserum brachte dort vier von fünf Testleukozytensorten zur Agglutination. Die Gesamtwerte der Leukozyten lagen zuletzt meist unter 1500, die der Granulozyten unter 500. Außer täglich 300 mg Prostigmin und 200 bis 500 mg Mestinon hatte die Patientin keinerlei Medikamente eingenommen. Bluttransfusionen hatte die Patientin niemals erhalten. Der Versuch, alternierend eines der Medikamente abzusetzen, mißlang. Eine Bestrahlung der nicht vergrößerten Thymus hatte keinen günstigen Einfluß auf den Verlauf. Infekte sind bis jetzt nicht aufgetreten. — Der von uns beobachtete zweite Fall zeigte eine geringere Leukozytopenie mit Leukozytenwerten um 2000, die sich nach vierwöchiger Beobachtung spontan normalisierten.

Wir möchten annehmen, daß im ersten Fall antileukozytäre Autoantikörper zur Entwicklung kamen und die Granulozytopenie verursacht haben. Dies erscheint uns wahrscheinlich, da bekannt ist, daß im Rahmen der Myasthenia gravis nicht selten analoge Autoimmunprozesse vorkommen.

Myasthenie und Schwangerschaft

D. Seitz

„Die Gravidität gehört ohne Zweifel zu den wenigen wirklich und wesentlich auf die Myasthenie einwirkenden Zuständen.“ So hat es Curschmann vor 30 Jahren, noch vor Beginn der Prostigminära formuliert. Außer seinen eigenen Erfahrungen standen ihm für sein Urteil nur eine spärliche Kasuistik von rund einem Dutzend Beobachtungen des älteren Schrifttums zur Verfügung. Darunter der sehr ungewöhnliche und wohl auch einmalige Fall von Laurent, bei dem während eines 29jährigen Krankheitsverlaufes nicht weniger als sieben Schwangerschaften durchgemacht wurden.

Nach der Einführung der Cholinesterasehemmer in die Therapie der Myasthenie haben sich die Mitteilungen mehr als verdreifacht. Die Einzelkasuistiken sind zugunsten zusammenfassender Erfahrungsberichte zurückgetreten. Diese Arbeiten vermitteln aber recht unterschiedliche, oft erheblich voneinander abweichende sogar widersprüchliche Ergebnisse. Sie sind infolgedessen nur schwer überschaubar. Es wurde deshalb der Versuch unternommen, durch eine möglichst lückenlose Synopsis des Schrifttums ein Urteil über folgende Fragen zu gewinnen:

1. Wird die Manifestation einer Myasthenie durch Schwangerschaft oder Wochenbett begünstigt?

2. Wie wird der Verlauf der Myasthenie durch die Gravidität und das Puerperium beeinflußt?

3. Lassen sich aus den beobachteten Verlaufsveränderungen der Myasthenie irgendwelche Gesetzmäßigkeiten ableiten?

Die Untersuchung kann einen Anspruch auf Vollständigkeit natürlich nicht erheben. Es gelang aber, außer den alten Arbeiten die wesentlichen Mitteilungen des angelsächsischen und deutschen Sprachraumes zusammenzutragen, so daß ein Kollektiv verfügbar wurde, das als repräsentativ gelten kann. Insgesamt konnten 155 Patienten festgestellt werden, bei denen über ein Zusammentreffen von Myasthenie und Gravidität berichtet worden ist (Sinkler, Punton, Burr und McCarthy, Goldflam, Kohn, Gemmell, Indemans, Tilney, Grosse, Wolff, Laurent, Reuter, Kennedy und Moersch, Mortara, Tabachnick, Silverstein, Arnold Hayer-Ryan und Wycis, Viets Schwab und Brazier, Curschmann, Widmann, Goni, Wilson und Barr, Adam, Besserer, Harris und Schneider, Welte, Amelung und Lorenz, McKeever, Fraser und Turner, Schlezinger, Schild und Schild, Foertsch, Ossermann, Viets, C. H., Vague Chosson Moureu Codaccioni und Ayme, Janzen Bauer und Mertens, Oosterhuis, Beyer und Seitz)[1].

Für die Beantwortung der ersten Frage erwiesen sich 108 Fälle als ausreichend dokumentiert (Tab. 1). Bei ihrer näheren Aufschlüsselung zeigte sich, daß sich bei fast zwei Drittel der Betroffenen die ersten Krankheitserscheinungen bereits vor der ersten Schwangerschaft eingestellt hatten. In weiteren 17 Fällen wurde das Leiden erst nach der ersten oder wiederholten Schwangerschaft im Intervall, also unabhängig von irgendwelchen Gestationsvorgängen manifest. Nur in einem Fünftel machte sich

Tabelle 1. *Erstmanifestation der Myasthenie*

vor der ersten Gravidität	67
während der ersten Gravidität	9
während des ersten Puerperium	9
nach der ersten Gravidität (im Intervall)	17
während erneuter Gravidität	4
während erneutem Puerperium	2
Fälle, insgesamt	108

die Myasthenie während der ersten oder späteren Schwangerschaft bemerkbar. Schon danach ist es wenig wahrscheinlich, daß der Gravidität eine entscheidende ursächliche Bedeutung für die Manifestation der Myasthenie zukommt. Das wird noch augenfälliger, wenn man berücksichtigt, daß viele Frauen erst in fortgeschrittenen

[1] Diejenigen Arbeiten, die über Fälle berichten, die später noch einmal publiziert worden sind, wurden nicht berücksichtigt, um Doppelzählungen nach Möglichkeit zu vermeiden (Keynes, Kosovsky Speert und Ossermann, Greene und Schrire).

Jahren nach ihrer letzten Schwangerschaft erkrankten. Diese Fälle sind in der Aufstellung nicht erfaßt, da es darüber keine verbindlichen Angaben gibt. Bedenkt man ferner, daß das Hauptmanifestationsalter der Myasthenie nach den Untersuchungen von SCHWAB und LELAND bei Frauen zwischen dem 21. und 25. Lebensjahr liegt, wird die gelegentliche Koinzidenz von Myasthenie und Gravidität hinlänglich verständlich. Wir haben es hier offenbar mit analogen Verhältnissen wie bei der Multiplen Sklerose zu tun (JANZEN, BAUER, MERTENS). Zu berücksichtigen ist auch, daß sich unter denjenigen Fällen, die sich erstmals während der Gravidität manifestierten, Kranke befinden können, bei denen eine bis dahin latent gebliebene Myasthenie erst unter den Belastungen der Gravidität dekompensierte.

Eine weitere Frage ist es, ob die Gravidität als bedingender Faktor die Entwicklung der Myasthenie modifizieren kann. Darüber können 188 Schwangerschaften Auskunft geben. Ihre Analyse bestätigt im wesentlichen die zuerst von SCHWAB, VIETS und BRAZIER gesammelten Erfahrungen (Tab. 2). Am wichtigsten erscheint es, den unterschiedlichen Krankheitsverlauf hervorzuheben. Bei einem Drittel der

Tabelle 2. *Myasthenie und Gravidität*

dauernd gebessert	18	+ 29[1]
vorübergehend gebessert	13	
unverändert	49	
dauernd verschlechtert	33	+ 16[1]
vorübergehend verschlechtert	30	
Fälle, insgesamt	188	

[1] ohne Angabe wie lange die Besserung bzw. Verschlechterung anhielt.

Schwangerschaften wurde eine Remission des Grundleidens beobachtet. Leider wissen wir nicht in allen Fällen, wie lange die Besserung anhielt. Mindestens 18mal überdauerte sie die ganze Schwangerschaft und das Puerperium, d. h. wenigstens einen Monat post partum. Unbeeinflußt blieb die Myasthenie in der Gravidität nur 49mal. In der überwiegenden Zahl der Beobachtungen verschlimmerte sich das Grundleiden. Mindestens bei 33 Schwangerschaften hielt diese Verschlimmerung bis zum Ende des ersten Monats nach der Entbindung an. Auch darauf soll besonders hingewiesen werden, weil die kürzliche zusammenfassende Darstellung des holländischen Krankenguts durch OOSTERHUIS einen optimistischeren Eindruck vermittelt.

Tabelle 3. *Myasthenie und Puerperium*

dauernd gebessert	3
vorübergehend gebessert	—
unverändert	57
dauernd verschlechtert	28
vorübergehend verschlechtert	2
Fälle, insgesamt	90

Das Verhältnis zwischen Besserungen und Verschlimmerungen im Zusammenhang mit Gestationsvorgängen wird noch ungünstiger, wenn das Puerperium in die Betrachtung mit einbezogen wird (Tab. 3). Drei Remissionen stehen 28 Verschlechterungen gegenüber. Letztere betreffen allerdings zum Teil diejenigen Fälle, die sich schon während der Schwangerschaft verschlimmert hatten. Selbst wenn man deswegen große Zurückhaltung walten läßt, wird man kaum fehlgehen in der Annahme, daß mindestens ein Viertel aller Erkrankten im Zusammenhang mit einer Gravidität eine dauernde Verschlimmerung ihres Leidens in Kauf nehmen mußten.

Besonders bemerkenswert ist auch, daß die Myasthenie bei einer neuerlichen Gravidität durchaus nicht gleichsinnig wie bei früheren Schwangerschaften zu verlaufen braucht. Kranke, die beim ersten Mal eine Remission erfuhren, können sich bei einer zweiten Gravidität verschlechtern und umgekehrt. Allerdings überwiegt, zumindest bei denjenigen Fällen, die zuerst ungünstig beeinflußt wurden, bei weiteren Graviditäten eine gleichgerichtete Tendenz. Empfehlenswert erscheint es daher bei Kranken, die eine Verschlimmerung in der ersten Gravidität erfuhren, von weiteren Schwangerschaften abzuraten. Sonst wird man diesen Rat nicht zu geben brauchen, es sei denn, es liegen besondere Umstände vor.

Mehr von praktischem Interesse ist auch die Frage, ob die Verschlimmerungen während der Schwangerschaft einen sehr bedrohlichen Umfang angenommen haben. Seitdem Prostigmin zur Verfügung steht, war es im allgemeinen möglich, die Situation medikamentös zu beherrschen. Eine Schwangerschaftsunterbrechung wurde meines Wissens nur in einem Fall von Welte erforderlich, ferner hat Ossermann über sechs Interruptionen berichtet, ohne daß sich allerdings in jenen Fällen der ungünstige Verlauf dadurch aufhalten ließ. Infolgedessen wird jetzt im allgemeinen der Standpunkt vertreten, die Gravidität nicht vorzeitig zu beenden (Mertens). Ebenso wenig Bedenken wie gegen die Fortführung der Schwangerschaft bestehen Einwände gegen die Entbindung per vias naturales. Im allgemeinen ließ sich eine kräftige Wehentätigkeit erzielen. Nicht selten wurde sogar die Schnelligkeit des Geburtsaktes hervorgehoben, was man durch eine prozeßbedingte Erschlaffung der Beckenmuskulatur zu erklären sucht. Eine Schnittentbindung ist nur einmal besonders erwähnt worden. Ganz allgemein hat sich die Ansicht durchgesetzt, für die sectio caesarea nur gynäkologische Indikationen gelten zu lassen.

Über einen Todesfall unter der Geburt, sehr wahrscheinlich infolge einer cholinergischen Krise hat Ch. Viets berichtet. Wir selbst sahen zweimal eine akute postpartale Komplikation:

Bei einer 19jährigen Patientin, die im 3. Monat ihrer ersten Schwangerschaft eine Remission und kurz vor dem Partus einen Rückfall ihres Leidens erlebte, mußte die Geburt wegen sekundärer Wehenschwäche mittels Vakuumextraktion beendet werden. Unmittelbar darauf kam es zu einer Blutdruckkrise, die von einem eklamptischen, tödlich verlaufenden Zustand gefolgt war.

Bei dem zweiten Fall, einer 22jährigen Frau, setzte während ihrer ersten Gravidität auch eine leichte Remission ein. Wegen eines juvenilen Diabetes mellitus und eines Hydramnion, entschloß man sich zur Schnittentbindung. Unmittelbar postoperativ kam es auch in diesem Fall zu einer bedrohlichen Blutdruckkrise, die sich nur durch eine Arfonadinfusion [(+) — 3, 4 — (1', 3' — Dibenzyl — 2'-Keto-imidazolido) 1,2-trimethylen-thiophanium-camphersulfonat (Roche)] beherrschen ließ. Wahrscheinlich handelte es sich dabei um ein präeklamptisches Symptom, möglicherweise um das Zeichen einer Aufpfropfgestose bei dem Diabetes mellitus.

Gleichartige oder ähnliche Beobachtungen sind von anderer Seite nicht mitgeteilt worden. Man wird deshalb in diesen Fällen ein zufälliges Zusammentreffen von Eklampsie und Myasthenie annehmen müssen. Das Puerperium scheint im übrigen auch durch keine anderen besonderen Komplikationen belastet zu sein.

Die unterschiedliche Entwicklung der Myasthenie in der Gravidität schließt Gesetzmäßigkeiten weitgehend aus. Trotzdem wurde geprüft, ob die genaue Analyse des Prozeßverlaufes in den verschiedenen Schwangerschaftsphasen irgendwelche Korrelation erkennen läßt. Leider kamen dafür außer den eigenen Beobachtungen nur eine kleine Zahl von Fällen in Frage (Tab. 4).

Eine völlige Regellosigkeit wurde dabei nicht festgestellt. Vielmehr zeigte sich, daß die Remissionen in der Regel nicht sofort, sondern erst im zweiten Trimenon oder noch später einsetzen. Verschlimmerungen machen sich dagegen schon in den ersten Schwangerschaftsmonaten bemerkbar. Sie erreichen ihren Höhepunkt am

Tabelle 4. *Verlauf der Myasthenie in der Gravidität und im Puerperium*

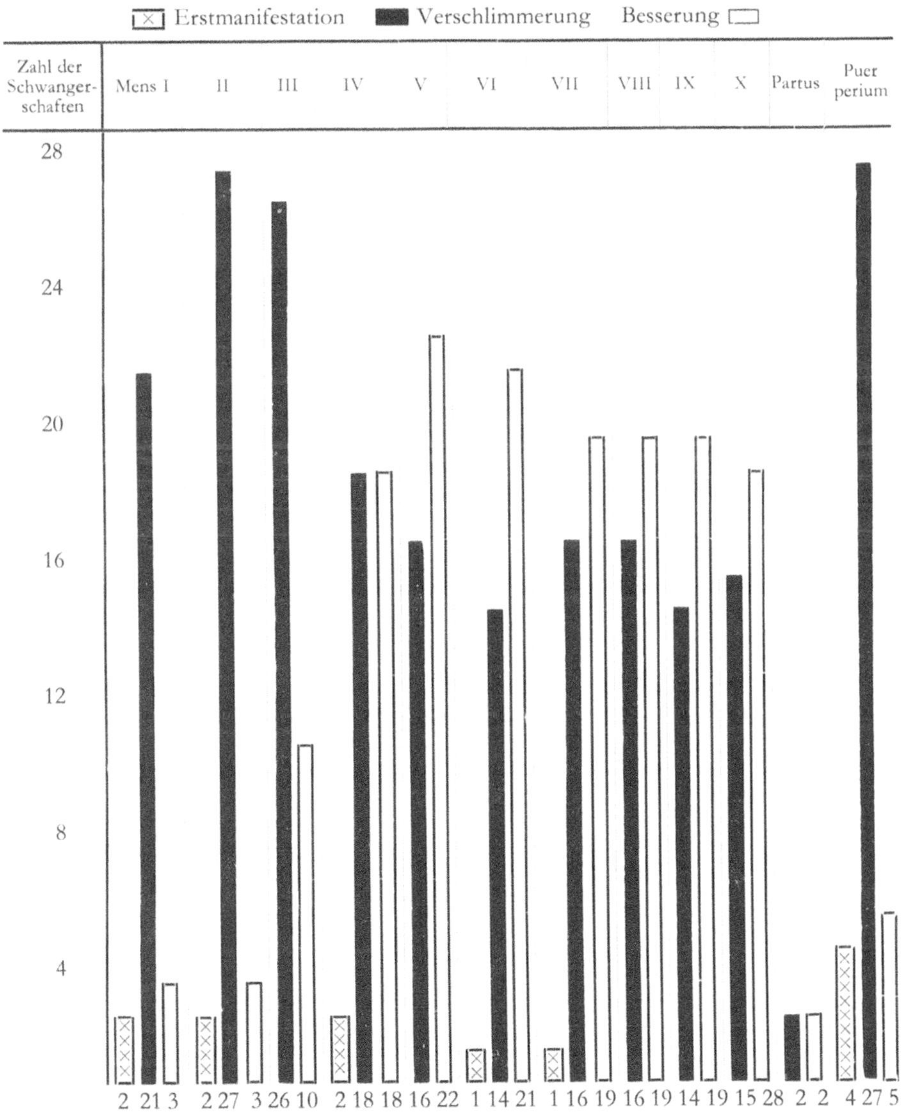

Ende des ersten Trimenon. Weiterhin lassen die Beobachtungen die Aussage zu, daß die Besserungen in der Regel bis zum Partus oder kurz vor dem Geburtstermin anhalten, nicht selten aber im Puerperium von einem Rückfall gefolgt sind.

Diejenigen Kranken, deren Befinden sich zu Beginn der Schwangerschaft verschlimmert, haben eine gewisse Chance, daß sich ihr Zustand im zweiten Trimenon wieder bessert, unter Umständen kann dann sogar eine echte Remission einsetzen. Meistens scheint die Verschlimmerung allerdings während der ganzen Schwangerschaft anzuhalten.

Der unterschiedliche Verlauf der Myasthenie bei den Gestationsvorgängen setzt allen Deutungsversuchen sehr enge Grenzen. Ein Zusammenhang mit den Änderungen des Hormonhaushaltes, insbesondere mit der gesteigerten Oestrogen- und Progesteron-Produktion einerseits und der erhöhten Aldosteronsekretion zum anderen wird vermutet (Greene und Schrire, Frenkel). Über die endokrinen Regulationen und die Störungen des hormonalen Gleichgewichtes in der Gravidität fehlen aber noch ausreichende Kenntnisse, um bindende Schlüsse ziehen zu können. Unabhängig davon hat es den Anschein, daß das Dunkel der Pathogenese der Myasthenie erst weiter gelichtet sein muß, bevor es möglich wird, tiefere Einblicke in die Beziehungen zwischen Myasthenie und Gravidität zu gewinnen.

Literatur

Adam, G. Sh.: Myasthenia gravis and pregnancy. J. Obstet Gynaec. **53**, 557 (1946).

Arnold, Hayer-Ryan, and Wycis: Med. Wld. (Lond.) **1940**, 519, zit. n. Amelung u. Lorenz.

Besserer, G.: Über Osteogenesis imperfecta bei gleichzeitiger Myasthenia gravis pseudoparalytica der Mutter. Z. Geburtsh. Gynäk. **130**, 90 (1948).

Beyer, L., u. D. Seitz: Postpartale akute Komplikationen bei der Myasthenie. Dtsch. Z. Nervenheilk. **187**, 527, (1965).

Burr, Ch. W., and D. J. Mc Carthy: Asthenic bulbar palsy. Amer. J. med. Sci. **121**, 46 (1901).

Curschmann, H.: Myasthenia gravis pseudoparalytica. Handbuch d. Neurologie, XVI, 1005. Springer Verlag 1936. — Über Myasthenie ausschließlich der unteren Extremitäten. Dtsch. Z. Nervenheilk. **154**, 19 (1942).

Foertsch, A.: Myasthenie und Schwangerschaft unter besonderer Berücksichtigung des Hydramnion. Zbl. Gynäk. **79**, 624 (1957).

Fraser, D., and J. W. A. Turner: Myasthenia gravis and pregnancy. Lancet **265**, 417 (1953).

Frenkel, M.: Treatment of Myasthenia gravis by ovulatory Supression. Arch. Neurol. (Chic.) **11**, 613 (1964).

Gemmell, J. E.: Caesarean Section in a case of Myasthenia gravis gravida. J. Obstet. Gynaec. **7**, 260 (1905).

Goldflam, S.: Weiteres über die asthenische Lähmung nebst einem Obduktionsbefund. Neurol. Z.bl. **21**, 97 (1902).

Goni, A.: Medicina (B. Aires) **3**, 415 (1943), zit. nach Amelung u. Lorenz.

Greene, R., and I. Schrire: Myasthenia gravis: studies in progesteron Metabolism. Myasthenia gravis. Springfield, USA: Charles C. Thomas 1961.

Grosse, A.: Un cas de myasthénie d'origine gravidique. Bull. Soc. Obstét. Gynéc. (Paris) **13**, 106 (1924).

Harris, L. M., and G. T. Schneider: Pregnancy in Myasthenia gravis. Amer. J. Obstet. Gynec. **56**, 561 (1948).

Indemans, J. W. M.: Myasthenia gravis pseudoparalytica. Ned. T. Geneesk. **41**, 503 (1905).

Janzen, R., H. Bauer und H. G. Mertens: Schwangerschaft und Nervensystem. Internist **4**, 119 (1963).

Kennedy, F. S., and F. P. Moersch: Myasthenia gravis. A clinical review of 87 cases observed between 1915 and the early part of 1932. Canad. med. Ass. J. **37**, 216 (1937).

KEYNES, G.: Obstetrics and gynaecology in relation to thyrotoxicosis and myasthenia gravis. J. Obstet. Gynaec. Brit. Emp. **59**, 173 (1952).
KOHN, R.: Myasthenia gravis pseudoparalytica und Gravidität. Prag. med. Wschr. **28**, 242 (1903).
KOSOVSKY, N., H. SPEERT, and K. E. OSSERMANN: Pregnancy in Myasthenia gravis (Discussion). Amer. J. Med. **19**, 718 (1953).
LAURENT, L. P. E.: Remissions and relapses associated with pregnancy in Myasthenia gravis. Lancet **220, I**, 753 (1931).
MCKEEVER, G. E.: Myasthenia gravis in a mother and her newborn son. J. Amer. med. Ass. **147**, 320 (1951).
MORTARA, F.: Contributo allo studio delle malattie nervose in gravidanza (Miastenia grave pseudoparalytica). Clin. ostet. Ginec. d. R. Univ. Bologna **21**, 369 (1938).
OSSERMANN, K. E.: Myasthenia gravis. New York und London: Grune and Stratton 1958.
OOSTERHUIS, H. J. G. H.: Studies in Myasthenia gravis. A clinical study of 180 patients. J. Neurol. Sci. 512 (1964).
PUNTON, J.: J. nerv. ment. Dis. **26**, 545 (1899), zit. nach WILSON u. BARR.
REUTER, A.: Zur Kenntnis der Myasthenia gravis. Dtsch. Z. Nervenheilk. **120**, 131 (1931).
SCHILD, W., u. G. W. SCHILD: Der Verlauf der Myasthenia gravis pseudoparalytica während Schwangerschaft, Nachgeburtsperiode und im Kleinstkindesalter. Zbl. Gynäk. **78**, 654 (1956).
SCHLEZINGER, N. S.: Pregnancy in myasthenia gravis and neonatal Myasthenia gravis. Amer. J. Med. **14**, 718 (1955).
SCHWAB, R., S. and C. LELAND: Sex and age in Myasthenia gravis as critical factors in incidence and remission. J. Amer. med. Ass. **153**, 1270 (1953).
SILVERSTEIN, A.: Diskuss. Bemerkung. Philadelphia neurological Society Nov. 18. 1938. Arch. Neurol. Psychiat. (Chic.) **41**, 1260 (1939).
SINKLER, W.: Asthenic bulbar paralysis. J. nerv. ment. Dis. **26**, 536 (1899).
TABACHNICK, H.: Myasthenia gravis. J. Amer. med. Ass. **110**, 884 (1938).
TILNEY, F.: A Case of Myasthenia gravis pseudoparalytica with adenoma of the Pituitary Body. Neurographs **1**, 20. Brooklyn, NY USA: A. T. Huntington 1915.
VAGUE, J., J. CHOSSON, P. MOUREU, J. L. CODACCIONI et Y. AYME: Grossesse et accouchement normaux chez une myasthénique traitée par les anticholinestérasiques Marseille-méd. **99**, 556 (1962).
VIETS, C. H.: Probleme der Myasthenia gravis pseudoparalytica in der Gravidität. Med. Klin. **56**, 1962 (1961).
VIETS, H. R., R. S. SCHWAB, and M. A. B. BRAZIER: The effect of pregnancy on the course of Myasthenia gravis. J. Amer. med. Ass. **119**, 236 (1942).
WELTE, E.: Über die Behandlung der Myasthenia pseudoparalytica durch Röntgenbestrahlung der Thymusdrüse. Dtsch. Arch. klin. Med. **194**, 112 (1949).
WIDMANN, H.: Zur Klinik der Myasthenia gravis pseudoparalytica. Z. klin. Med. **140**, 654 (1942).
WILSON, A., and S. J. BARR: Myasthenia gravis and pregnancy. J. Obstet. Gynaec. Brit. Emp. **53**, 584 (1945).
WOLFF, A.: Myasthenia gravis und weibliches Genitalsystem. Mschr. Geburtsh. Gynäk. **67**, 99 (1924).

Die Besonderheiten der Myasthenie aus der Sicht des Pädiaters

H. BERGER

Beim Kind kommt die Myasthenia gravis in drei voneinander verschiedenen Erscheinungsformen vor: 1. als neonatale Myasthenie, 2. als congenitale (infantile, juvenile) Myasthenie, 3. als myasthenische Reaktion.

Die *myasthenische Reaktion* oder das *myasthenische Syndrom* ist wahrscheinlich die seltenste Form der Myasthenie im Kindesalter. Sie unterscheidet sich vom myasthenischen Syndrom des Erwachsenen prinzipiell nicht. Wir verstehen darunter eine krankhaft gesteigerte Ermüdbarkeit, die nicht nur durch eine myogene, aus Mangel an Energie übertragendem Substrat (ATP), ausgelöste Kontraktionsstörung hervorgerufen wird, sondern zusätzlich durch ein Nachlassen der neuromuskulären Erregungsübermittlung bis zu ihrem völligen Ausbleiben. Dieses an sich unspezifische myasthenische Phänomen findet im Elektromyogramm seinen charakteristischen Ausdruck in einem allmählichen Kleinerwerden der Muskel-Aktionspotentiale bis zur Unterbrechung der Übertragung des neurogenen Impulses auf den Muskel. Die elektromyographische Untersuchung erlaubt auch die Abtrennung des myasthenischen vom pseudomyasthenischen Syndrom. Diese Möglichkeit zur Unterscheidung ist um so bedeutungsvoller, als beide Reaktionsformen bei denselben Grundkrankheiten aufzutreten pflegen. Es sind dies dieselben wie beim Erwachsenen, nämlich Thyreotoxikose-Myopathien, allerdings kaum je eine Malignom-Myopathie, dagegen wiederum häufiger bei Erkrankungen der Polymyositisgruppe, wie die Dermatomyositis, als die im Kindesalter bedeutendste Vertreterin, ferner Lupus erythematodes, Coxsackie-B-Infektionen u. a.

Die *kongenitale Form der Myasthenie gravis* ist bei Kindern häufiger zu beobachten als die myasthenische Reaktion. Es handelt sich dabei um das Auftreten der idiopathischen Form der Myasthenia gravis im Kindesalter. Ein prinzipieller Unterschied zur idiopathischen Myasthenie der Erwachsenen besteht auch bei dieser Form nicht. Die Bezeichnung congenitale Myasthenia verdankt die Erkrankung dem Umstand, daß bei einer großen Zahl von Myastheniepatienten im Kindesalter erste myasthenische Symptome bis in die Neugeborenenperiode zurückverfolgt werden können. Zu dieser Zeit sind die Myastheniesymptome allerdings gewöhnlich noch so diskret, daß die Diagnose „Myasthenie" praktisch nie schon beim Neugeborenen oder sehr jungen Säugling gestellt wird. Gewöhnlich verstreichen Monate und Jahre bis es zur ersten myasthenischen Krise kommt. Für dieselbe Form haben TENG und OSSERMAN die Bezeichnung „juvenile" Myasthenia gravis eingeführt und verstehen darunter alle idiopathischen Myastheniefälle, bei welchen die ersten Krankheitssymptome zu irgendeinem Zeitpunkt vor der Pubertät auftreten.

Entsprechend der Myasthenie beim Erwachsenen, aber im Gegensatz zur neonatalen Form der Myasthenie, bleiben bei der kongenitalen oder infantilen Form die Myastheniesymptome während der Kindheit bestehen, wobei auch länger dauernde Remissionen vorkommen (LEVINE; MACRAE; TENG und OSSERMAN).

Die klinische Problematik dieser Myasthenieform beim Kind kommt in der folgenden Beobachtung aus der Innsbrucker Kinderklinik, die von ZWEYMUELLER 1950 publiziert wurde, gut zum Ausdruck:

Pat. S. Sch., geb. 1945: Geburt und Säuglingsperiode unauffällig. Mit $2^1/_2$ Jahren während eines katarrhalischen Infektes Auftreten von Bulbärsymptomen und Augensymptomen mit allgemeiner Müdigkeit und Schwäche. Trotz negativem Diphtheriebazillennachweis und trotz normalem Liquorbefund wurde als Ursache der Krankheitssymptome eine postdiphtherische Lähmung und aus epidemiologischen Rücksichten wurden auch poliomyelitische Lähmungen in Betracht gezogen. Spontanbesserung nach 3 Wochen. Noch im gleichen Jahr erkrankte das Kind an Rachendiphtherie, die ohne Komplikationen ausheilte. Ein halbes Jahr später eine zweite myasthenische Krise mit Augensymptomen, Müdigkeit und Schluck- und Atemstörungen nach Sturz über eine Treppe, die zuerst, bei Berücksichtigung sehr unguter häuslicher Verhältnisse, von den Neuro-Psychiatern als hysteriforme Reaktion bei einer „reizbaren Psychopathie" aufgefaßt, im Verlaufe der folgenden Tage aber von Prof. PRIESEL als Myasthenia gravis pseudoparalytica diagnostiziert wurde. Gutes Ansprechen auf Prostigmin. In den folgenden 3 Jahren bis zum Zeitpunkt der Publikation war das Kind symptomfrei und ohne jede myasthenische Reaktion.

Die *neonatale Form der Myasthenia gravis* zeigt dagegen gewisse Besonderheiten, die der Geburtshelfer und Pädiater kennen muß. Die erste Beschreibung wird STRICKROTT et al. (1942) zugeschrieben, als diese ein Neugeborenes einer myasthenischen Mutter beobachteten, das ebenfalls die Symptome der Myasthenie aufwies. Dies ist *ein* Charakteristikum der neonatalen Myasthenie: das myasthenische Neugeborene stammt von einer manifest erkrankten myasthenischen Mutter. Das *zweite* Charakteristikum ist der passagere Verlauf, weshalb die Bezeichnung „transitorische Neugeborenen-Myasthenie" besser ist. Diese dauert gewöhnlich weniger als 3 Wochen, in einem unbehandelten Fall von WILSON verschwanden die Symptome erst nach der 5. Lebenswoche.

Dazu ebenfalls eine einschlägige Beobachtung aus unserer Klinik:

Anamnese und Krankengeschichte der Mutter: Die im Jahre 1923 geborene Frau wurde 1947 strumektomiert. 1959/60 litt sie an tetanischen Anfällen, 1963, im Alter von 40 Jahren, treten die ersten Myastheniesymptome auf, besonders am Abend, Erholung im nächtlichen Schlaf. Im Herbst 1963 bestätigt die Neurologische Universitätsklinik Innsbruck (Prof. GANNER) die Diagnose, es werden eine Ptose, Konvergenzschwäche, Schwäche der mimischen Muskulatur und mäßig schwere Bulbärsymptome festgestellt, die auf Mesthinontherapie verschwinden.

Im Frühjahr 1964 neuerliche Verschlechterung bei eingetretener Schwangerschaft. Unter Mesthinontherapie wechselnde Befunde mit gewisser Besserung. Anfang August 1964, etwa im 7. Schwangerschaftsmonat verschlechtert sich das Befinden derart, daß sich die Patientin nicht mehr selbst frisieren kann, sie weist Doppelbilder, Schluck- und Atemstörungen auf. Ende September 1964 Entbindung eines Knaben durch Sectio caesarea, 1 Woche vor dem errechneten Geburtstermin.

Krankengeschichte des Kindes: Das 2400 g schwere und 48 cm lange Neugeborene ist zunächst in gutem Allgemeinzustand, atmet unauffällig, Muskeltonus und Sehnenreflexe scheinen normal. Das Gesicht dagegen war ohne mimischen Ausdruck, ein Maskengesicht (facies myopathica) ohne nennenswerte Mundbewegungen. Das Kind konnte nicht schreien, der Saugreflex war nur minimal auslösbar, die Lider der Augen fast geschlossen, wie verschwollen (Abb. 1a u. b). Wegen der bestehenden Schluckstörung mußte der reichlich produzierte Speichel ständig abgesaugt und das Kind mittels Nasen-Magensonde ernährt werden.

Nach Verabreichung von 0,1 ml Prostigmin i.m. konnte das Kind nach etwa einer Stunde deutlich besser saugen. Mit dreimal täglich 0,2 ml Prostigmin verschwanden die Myastheniesymptome vollständig. Nach 6tägiger Therapie wurde das Medikament versuchsweise weggelassen und mußte seither nicht mehr gegeben werden. Das Kind blieb noch $1^1/_2$ Monate zur Beobachtung an unserer Klinik und konnte dann mit einem Gewicht von 3250 g entlassen werden, ohne daß in dieser Zeit oder seither Myastheniesymptome festgestellt werden konnten; das Kind ist jetzt 14 Monate alt.

Diskussion

Die aus der Sicht des Pädiaters besonders zu besprechende Myasthenieform ist vor allem diese neonatale Form oder wie wir sie zutreffender bezeichnen, die transitorische Neugeborenenmyasthenie. Das maskenartige Gesicht, Saug- und Schluckschwäche, schwaches Schreien und manchmal Cyanoseanfälle sind ihre Hauptsymptome. Allgemein verminderte Beweglichkeit mit Muskelhypotonie und Augensymptomen sind in der Regel nur in geringem Ausmaß und selten zu beobachten.

Die Diagnose dieser Form ist deshalb nicht schwierig, weil ja die Mütter der Neugeborenen ausnahmslos manifest erkrankte Myasthenikerinnen sind. (Eine mögliche Ausnahme Greer und Schottland.) Therapeutisch sind es dankbare Fälle, weil sie auf verhältnismäßig kleine Prostigminmengen optimal reagieren und die Erkrankung in den ersten Lebenswochen verschwindet und nicht mehr rezidiviert. Um so erstaunlicher ist eine Mortalität von 10 bis 20%. Da es sich bei diesen Todesfällen fast ausschließlich um asphyktische Zustände infolge Aspiration bei Schlucklähmung bzw. bei Lähmung der Atemmuskulatur zu handeln scheint, ist eine sorgfältige Über-

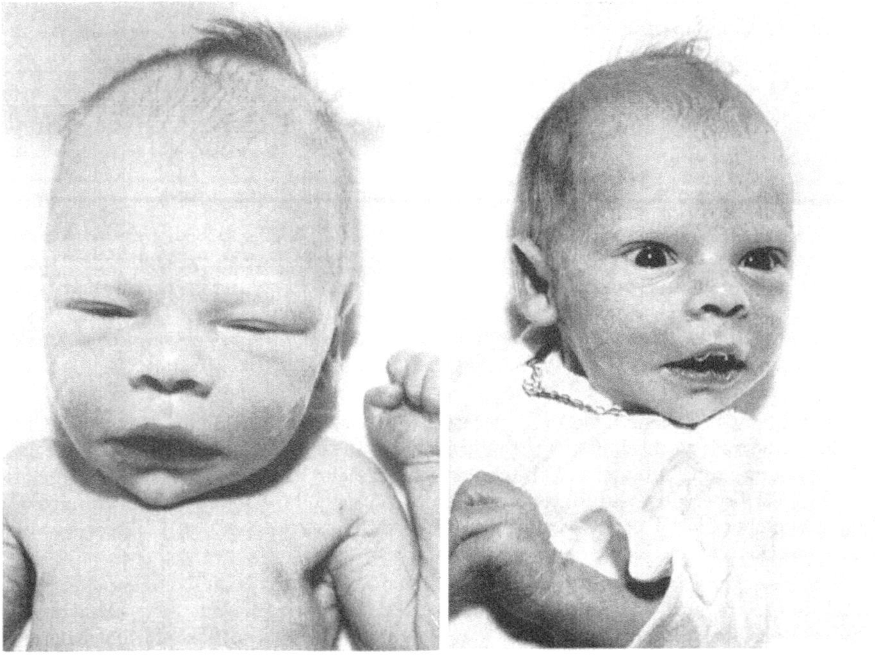

a b

Abb. 1a und b: Neugeborenes mit neonataler Myasthenie. a: 1. Lebenstag, facies myopathica; b: 3. Lebenstag, Verschwinden der Myastheniesymptome nach dreimal täglich 0,2 ml Prostigmin

wachung dieser Kinder besonders wichtig. Dies um so mehr, als in den ersten Stunden post partum deutliche Myastheniesymptome noch fehlen können. Da aber nicht alle Neugeborenen myasthenischer Mütter an einer neonatalen Myasthenie erkranken, darf man das Fehlen von Myastheniesymptomen in den ersten drei Lebenstagen nicht dahingehend auslegen, als wäre dieses Kind nicht befallen und bedürfe deshalb nicht der ständigen Überwachung. Erst wenn Myastheniesymptome über den dritten Lebenstag hinaus fehlen, kann damit gerechnet werden, daß das Kind verschont geblieben ist.

Neben der praktischen Wichtigkeit der transitorischen Neugeborenenmyasthenie bietet diese Myasthenieform auch einige interessante *theoretische Probleme*, die, wenn sie geklärt sein werden, die Ätio-Pathogenese der Myasthenie erhellen helfen könnten. Der transitorische Charakter der neonatalen Myasthenie läßt folgende Schlüsse zu:

1. Ein curareähnlicher Wirkstoff, der bei der Mutter die Myasthenie verursacht, geht diaplazentar auf das Kind über und wird dort in etwa 3 Wochen aufgebraucht.

Würden wir sagen abgebaut und berücksichtigen wir die dafür notwendige Zeit, könnte es sich um einen Eiweißkörper handeln (TORDA und WOLFF, 1945; GROSSE-PROCKHOFF und WELTE, 1950; WELTE, 1953; KEYNES, 1952).

2. Gehen wir von der Tatsache aus, daß das Wesen der myasthenischen Reaktion ein Mißverhältnis von Acetylcholinbildung und Acetylcholinspaltung durch die Cholinesterase zu Gunsten der letzteren ist, dann könnte derselbe Prozeß, der bei der myasthenischen Mutter zu einer abnorm gesteigerten Cholinesteraseaktivität führt, auch im Fetus und Neugeborenen stattfinden. Der Reiz zur Bereitstellung der Cholinesterasebildung würde erst nach Trennung des kindlichen vom mütterlichen Kreislauf wegfallen und erst jetzt könnten sich im Verlaufe von Tagen oder wenigen Wochen normale Verhältnisse einstellen.

3. Könnte schließlich ein die Bildung von Acetylcholin hemmender Faktor auf den Fetus übergehen und für kurze Zeit beim Neugeborenen noch wirksam sein.

Interessant ist auch, daß selbst hohe therapeutische Dosen von Prostigmin, die an die myasthenische Mutter verabreicht werden, dem Fetus und Neugeborenen nicht zu schaden scheinen, jedenfalls konnte bisher kein Beobachter bei den Neugeborenen eine cholinergische Krise feststellen. Die Mutter unseres Patienten hatte während der Geburt für die Dauer der Operation eine i. v. Infusion mit Zusatz von 15 Ampullen (= 7,5 mg) Prostigmin, die bei der Mutter eine exzessive Salivation auslöste, welche die Gabe von 0,5 mg Atropin notwendig machte, während beim Kind keine cholinergischen Symptome zu sehen waren.

Schließlich muß der Pädiater noch auf die *Differentialdiagnose* derjenigen Krankheitszustände beim Kind hinweisen, die mit einer *Muskelhypotonie* einhergehen. In unserer Fragestellung ist von besonderer Bedeutung der muskulär hypotone Neugeborene und junge Säugling. Vorausgeschickt werden muß die Feststellung, daß das Neugeborene am ersten Lebenstag physiologischerweise eine Muskelhypotonie zeigt, die aber bald in eine muskuläre Hypertonie mäßigen Grades übergeht.

Von den verschiedenen in Frage kommenden differentialdiagnostischen Möglichkeiten sei nochmals die *kongenitale Myasthenie* erwähnt. Die Tabelle zeigt eine Gegenüberstellung der Symptome und klinischen Daten von neonataler und kongenitaler Form der Myasthenie. Die Schwierigkeit der Diagnose einer primären Myopathie beim Neugeborenen hat ihre Ursache auch darin, daß die Symptome manchmal nur schwach ausgebildet sind und gewöhnlich als Ausdruck einer geburtstraumatischen Schädigung gedeutet werden. Man kann diese Schwierigkeit nur umgehen, wenn man es sich zur Gewohnheit macht, bei jedem Neugeborenen mit deutlichen Zeichen von Muskelhypotonie, besonders wenn gleichzeitig Ophthalmoplegien und Bulbärparesen bestehen, intramuskulär oder subkutan 0,1 bis 0,2 mg Prostigmin (= 0,2 bis 0,4 ml der 0,5%igen Lösung) oder 1 mg Tensilon® zu applizieren. Diese Dosen dürfen als ungefährlich betrachtet werden, trotzdem ist Vorsicht am Platz, besonders bei Neugeborenen mit Atemschwierigkeiten wegen der die Bronchialsekretion fördernden Wirkung dieser Mittel.

Differentialdiagnostisch von Bedeutung sind:

1. Die *corticale Hypotonie* bei corticaler Hirnschädigung. Die Reflexe sind aber gesteigert und die meisten Fälle gehen später in eine spastische Plegie über.

2. Die *subcorticale supraspinale Hypotonie* mit normalen oder abgeschwächten Sehnenreflexen. Eine große, sehr variable Gruppe, in die die neurodegenerativen

Symptome der Myastheniefomen beim Kind

	Neonatale Form	Kongenitale Form
Fetale Kindesbewegungen	normal?	normal?
Bei Geburt vorhanden	++	—/(+)
Diagnose im Alter von	1. Lebenstage	nach Wochen, Monaten und Jahren
Saug- und Schluckstörungen	++	(+)
Schwaches Schreien	+	(+)
typischer Gesichtsausdruck (Maskengesicht)	+	+
Ptosis und Augenmuskellähmungen	(+)	+/—
Bulbärparese	+	+/—
Atemstörungen	+/—	+/—
Generalisierte Muskelhypotonie	+/—	+/—
Sehnenreflexe	+/—	(+)
Mororeflex	+/—	?
Dauer der Erkrankung	1.—3. Lebenswoche selten mehr	Jahre
Therapieerfolg auf Cholinergica	+	+/(—)
Rezidive	0	++
Mutter manifest an Myasthenie erkrankt	++ Ausnahme sehr selten	—
Geschwistererkrankungen	+	selten
Spontanremissionen	+	(+)
Prognose	relativ gut	zweifelhaft

Erkrankungen, die konstitutionellen Abartigkeiten, Speicherkrankheiten und Stoffwechselanomalien eingereiht werden (s. Tabelle Rossi in diesem Band).

3. Die *essentielle benigne kongenitale Hypotonie.*

4. Die *infantile spinale Muskelatrophie* (Werdnig-Hoffmann).

5. Die kongenitale Form der *progressiven Muskeldystrophie*, von der Zellweger et al. einmal einen Beginn in utero und fünfmal unmittelbar nach der Geburt beobachtet hat.

6. Die *myotonische Dystrophie* beim Neugeborenen (Gamstorp).

Zusammenfassung

An Besonderheiten der Myasthenie aus der Sicht des Pädiaters haben wir hervorgehoben:

Drei verschiedene Myasthenieformen: die neonatale oder transitorische Neugeborenenmyasthenie; die kongenitale oder infantile bzw. juvenile Form als Ausdruck der idiopathischen Myasthenie im Kindesalter und die myasthenische Reaktion.

Die neonatale Form ist für den Geburtshelfer und Pädiater von spezieller Bedeutung. Da diese keine diagnostischen Schwierigkeiten bietet und prinzipiell eine gute Prognose hat, muß die noch relativ hohe Mortalität von 10 bis 20% durch sorgfältige Überwachung der Neugeborenen in den ersten drei Lebenstagen und durch Freihalten der Atemwege noch gesenkt werden.

Die neonatale Myasthenie läßt gewisse Spekulationen über die Natur der Myasthenie zu, ausreichende kritische Untersuchungen experimenteller Art fehlen aber noch.

Von praktisch klinischer Bedeutung ist die Abgrenzung der Myasthenie beim Neugeborenen von anderen mit Muskelhypotonie einhergehenden angeborenen Krankheitszuständen.

Literatur

BOWMAN, J. R.: Pediatrics **1**, 472 (1948).
BRYAN, W. M.: Obstet. gynec. Surv. **4**, 339 (1954).
ERBSLÖH, F.: In BODECHTELS Differentialdiagnose neurologischer Krankheitsbilder, 2. Aufl. S. 822. Stuttgart: Thieme 1963.
GANS, B., and D. H. FORSDIC: Brit. med. J. **1**, 314 (1953).
GEDDES, A. K.: Canad. med. Ass. J. **72**, 772 (1955).
GREES, M., and M. SCHOTLAND: Pediatrics **26**, 101 (1960).
GROSSE-BROCKHOFF, F., u. E. WELTE: Dtsch. med. Wschr. **75**, 698 (1950).
HEINZEN, H., u. E. BAASCH: Ophthalmologica (Basel) **129**, 335 (1955).
HOLT, J. G., and A. E. HANSEN: Tex. St. J. Med. **47**, 299 (1951).
KETELAER, C. J.: Acta neurol. belg. **55**, 309 (1955).
KBYNES, G.: J. Obstet. Gynaec. Brit. Emp. **59**, 175 (1952).
KIBRICK, S.: Pediatrics **14**, 365 (1954).
LABRANCHE, H. G., and R. N. JEFFERSON: Pediatrics **4**, 16 (1949).
LEVIN, P. M.: Arch. Neurol. Psychiat. (Chic.) **62**, 745 (1949).
MACKAY, R. I.: Arch. Dis. Childh. **26**, 389 (1951).
MACRAE, D.: Pediatrics **13**, 511 (1954).
MCKEEVER, G. E.: J. Amer. med. Ass. **147**, 320 (1951).
MOORE, H.: New Engl. J. Med. **253**, 1075 (1955).
NILSBY, I.: Acta paediat. belg. **37**, 489 (1949).
PLAUCHE, C. W.: Amer. J. Obstet. Gynec. **88**, 404 (1964).
STRICKROOT, F. L., R. L. SCHAEFFER, and H. L. BERGS: J. Amer. med. Ass. **120**, 1207 (1942).
TENG, P., and K. E. OSSERMAN: J. Mt Sinai Hosp. **23**, 711 (1956).
TORDA, C., and H. G. WOLFF: Proc. Soc. exp. Biol. (N.Y.) **59**, 13 (1945).
WALKER, R. P.: Amer. J. Dis. Child. **86**, 198 (1953).
WALSH, F. B., and W. F. HOYT: Amer. J. Ophthal. **47** II, 28 (1959).
WELTE, E.: Fortschr. Neurol. Psychiat. **21**, 57 (1953).
WILSON, A., and H. B. STONER: Quart. J. Med. **13**, 1 (1944).
ZELLWEGER, H. U., J. W. SMITH, and M. CUSMINSKY: Rev. Canad. de Biologie, Progress in muscle research, I. Teil, p. 599, 1960.
ZWEYMUELLER, E.: Forschungen und Forscher der Tiroler Ärzteschule, II. Band, S. 331, 1948/50.

Gespräch über die Therapie der Myasthenia gravis*

(Leitung F. ERBSLÖH)

F. ERBSLÖH

Wir haben vorgestern mit Beklemmung feststellen müssen, daß sich mit den bedeutenden Fortschritten in der klinischen, genetischen, biochemischen und experimentellen Forschung auf dem Gebiet der Muskeldystrophien nicht zugleich auch ernsthafte Ansatzpunkte für eine wirksame Therapie ergeben haben. Gestern, im Falle der Myotonien, konnten wenigstens symptomatisch wirksame antimyotone Medikamente empfohlen werden.

Bei der Myasthenia gravis sind wir in einer weit günstigeren Situation. Die Kluft zwischen den diagnostischen Möglichkeiten, den Fortschritten der pathophysiologischen

* Nach Autorreferaten und persönlichen Notizen zusammengestellt.

und biochemischen Erkenntnissen einerseits und den therapeutischen Ansätzen andererseits ist hier nicht so groß.

Die Grundlagen unseres Wissens über die Myasthenie wurden Ihnen heute morgen in konzentrierter Form übersichtlich dargelegt. An uns ist es jetzt, die therapeutischen Konsequenzen zu erörtern.

Wer von Ihnen in früheren Jahren das furchtbare finale Stadium schwerer Myasthenien mit der „Bulbärparalyse ohne anatomischen Befund", die schwere myasthenische Krise mit dem qualvollen, allmählichen Ersticken unter gleichzeitiger Unfähigkeit zu kauen, zu schlucken und sich in Sprache und Bewegung zu äußern — und das alles bei vollem Bewußtsein des Patienten — wer das, ohne helfen zu können, am Krankenbett miterlebt hat, wird die heutigen Möglichkeiten der Behandlung trotz ihrer Unvollkommenheit immer wieder mit Dankbarkeit ergreifen und in manchem Einzelfall als kleines Wunder ansehen dürfen:

Denkt man an die nutzlose Galvanotherapie von WILHELM ERB, die alte Ruhebehandlung unter Zugaben von Ephedrin, so war schon die *Einführung der symptomatischen Myastheniebehandlung mit Prostigmin* durch MARY WALKER, 1934, eine medizinisch-therapeutische Großtat. Die Anwendung des Prostigmins und der inzwischen entwickelten weiteren Cholinesterase-hemmenden Substanzen, insbesondere des weniger toxischen Pyridostigminbromids (= Mestinon), und der nur in besonderen Fällen indizierten Mytelase ist durch die Einführung der elektromyographischen Therapieüberwachung, gegebenenfalls unter Verwendung des Tensilontestes (= Edrophoniumchlorid als flüchtig anticholinergisch wirkendes quaternäres Ammoniumsalz), zu einer subtil zu handhabenden symptomatischen Dauerbehandlung ausgebaut worden, die vielen Myasthenikern eine volle oder weitgehende Kompensation ihrer Störungen auf die Dauer ermöglicht. *Chronische cholinergische Intoxikation* und *akute cholinergische Krise* sind in Verbindung mit der Resistenz gegen diese symptomatische Behandlung therapeutische Probleme, die wir im ersten Teil unseres Gespräches diskutieren sollten (s. I.).

Die spontane Remissionsneigung der Myasthenia gravis ist nicht gering. Das unterscheidet sie beispielsweise von den Muskeldystrophien. Nimmt man alle Schweregrade und Typen der generalisierenden Myasthenie zusammen, so halten sich Zahl der echten Spontanremissionen und Mortalität mit je etwa 20% die Waage. Je kürzer die Krankheitsdauer, je jünger die Patienten, insbesondere die Frauen, um so besser die Chance einer spontanen Remission; umgekehrt gilt: Je schwerer und akuter der Beginn, und je länger die Krankheitsdauer, um so geringer die Remissionschance, um so höher auch die Mortalität (OSSERMAN). Von den echten Remissionen sind die mehr oder weniger lange anhaltenden Besserungen der myasthenischen Störung bei reduzierter täglicher Dosis an Anticholinergica zu unterscheiden.

Trotz dieser spontanen Remissionstendenz des Leidens kann die Wirkung einer Thymektomie in gewissen Fällen von Myasthenie ebenfalls nur als frappierend bezeichnet werden. Der Thoraxchirurg BLALOCK hat dieses „Wunder" einer raschen vollständigen *Remission nach Thymektomie* 1939 zuerst beschrieben. Trotz überzeugender Erfolge in vielen hundert Fällen haben die Mißerfolge der Thymektomie die Diskussion über den therapeutischen Wert dieser Operation, ihre Indikation und Gefahren bis heute nicht ruhen lassen.

Die neuen Ergebnisse der immunologischen Forschungen bei der Myasthenia gravis rücken die altbekannten Beobachtungen von Thymushyperplasie und Thymom bei der Myasthenie in ein neues Licht. Wir können deshalb vielleicht schon von der *Thymektomie als von einer quasi-kausalen Behandlung* sprechen.

Versuche mittels Röntgenbestrahlung oder Verabfolgung von cytostatischen, speziell eine Lymphopenie hervorrufenden Medikamenten gehen von ähnlichen pathogenetischen Gesichtspunkten aus wie die Thymektomie. Wir sollten sie deshalb ebenso wie die Frage einer ACTH- oder gar Cortisonbehandlung im zweiten Teil unseres Gespräches erörtern (s. II.).

I. Symptomatische Behandlung der Myasthenie

Im Anschluß an das Referat von Herrn Struppler heute vormittag über die klinische Neurophysiologie der Myasthenie und zur Überleitung auf die nun folgende Diskussion unserer therapeutischen Möglichkeiten hat Herr Coërs einige kritische Bemerkungen zur — doch allgemein unterstellten — Entsprechung von effektiver Ermüdung und myasthenischem Muskelversagen einerseits und dem Verhalten des Muskels im elektromyographischen Reiztest andererseits angekündigt.

C. Coërs

La dépression des potentiels répétitifs évoqués est généralement considérée comme un élément caractéristique du phénomène myasthénique, permettant d'évaluer celui-ci de façon précise. Elle pourrait donc être regardée comme un moyen d'estimation de l'efficacité des thérapeutiques utilisées dans la myasthénie.

En réalité, s'il est vrai que des muscles fortement myasthéniques montrent presque toujours une décroissance caractéristique des potentiels musculaires évoqués par stimulation répétitive supramaximale du nerf, il n'existe pas un parallélisme rigoureux entre la fatigue évaluée cliniquement et sa traduction électromyographique. D'autrepart, l'amélioration électrique après administration d'un agent anticholinestérasique n'est pas toujours superposable à la restitution clinique obtenue.

En outre, l'examen chez des patients myasthéniques de muscles cliniquement normaux, révèle souvent des anomalies de la transmission neuro-musculaire qui s'expriment soit par une dépression des potentiels évoqués à rythme lent ou rapide, soit par une facilitation précoce ou tardive, soit par un épuisement post-tétanique, ces diverses modalités réactionelles pouvant se combiner. Les agents pharmacologiques modifient ces anomalies de façon variable et irrégulière.

Enfin, les mêmes anomalies peuvent occasionnellement se rencontrer chez des sujets atteints de diverses maladies neuro-musculaires causant des amyotrophies et des déficits moteurs qui n'ont pas les caractères cliniques du phénomène myasthénique, et ne sont pas influencés par les agents anticholinestérasiques.

Ces discordances entre les données cliniques, électromyographiques et pharmacologiques, interdisent de considérer l'étude des potentials répétitifs évoqués comme un témoin fidèle du mode d'action des agents thérapeutiques et de leur efficacité. L'observation clinique reste le meilleur critère d'évaluation de l'action des traitements que l'on peut opposer à la myasthénie.

A. Struppler

Der Einwand von Dr. Coërs, daß der elektromyographische Test nach Stimulation bei ein und demselben Patienten unter Umständen sehr verschieden ausfallen kann, ist natürlich richtig; ich möchte wiederholen, was ich in meinem Vortrag betont habe, daß es unbedingt notwendig ist, den EMG-Test unter ganz konstanten Bedingungen durchzuführen. Man muß darauf achten, daß der untersuchte Muskel lange genug ausgeruht war und daß die Muskeln getestet werden, die auch klinisch am meisten befallen erscheinen. Falls der Patient unter Anticholinesterasentherapie steht, so ist zu berücksichtigen, daß erstens in ein und demselben Muskel nebeneinander myasthenische und cholinergische Symptome bestehen können und zweitens bei längerer Untersuchungsdauer schon allein durch Abnahme des Drogeneffektes Variationen auftreten können.

F. Erbslöh

In der Praxis wird man — wie Herr Coërs das eben hervorgehoben hat — sich bei der Einstellung der Myastheniker auf ein bestimmtes Niveau von Mestinon oder auch Prostigmin vor allem auf die *klinisch* zu beobachtende Wirkung stützen. Auf diese Weise lassen sich bei guter Mitarbeit des Patienten auch die feineren oder gröberen täglichen Schwankungen im Befinden am besten ausgleichen. Das schmälert nicht die Bedeutung des Reizelektromyogramms unter konstanten Bedingungen im Sinne von Herrn Struppler und des Tensilontestes unter EMG-Kontrolle, die uns besonders bei schlecht eingestellten, unter- oder auch überdosierten Patienten entscheidend weiterhelfen können. Wie denn überhaupt die frühzeitige Erkennung der chronischen *cholinergischen Intoxikation* zu den wichtigsten Aufgaben der klinischen Beobachtung und elektromyographischen Kontrolluntersuchungen gehört. Nicht erst die bekannten neuromuskulären und vegetativen, insbesondere abdominellen Reizerscheinungen mit der Hypersekretion und Hypermotilität im ganzen Digestivtrakt, sondern schon eine progressive Verschlechterung der Muskelschwäche trotz Zulagen von Anticholinergica und weiterhin eine zunehmende psychische Reizbarkeit und Dysphorie sind wichtige Hinweise auf eine Überdosierung. Man sollte nach dem *Prinzip der auskömmlichen Minimaldosierung* (Erbslöh) bei solchen Frühzeichen der cholinergischen Intoxikation lieber probatorisch zurückgehen, als die Dosis der Anticholinesterasen weiter steigern. Denn diese Steigerung führt uns dann nur zu leicht in einen unheilvollen Circulus vitiosus, der schließlich in der cholinergischen Krise endet.

A. Struppler

Jeder von uns wird immer wieder mit dem Problem konfrontiert, daß Myastheniker, die über einen längeren Zeitraum gut auf Anticholinesterasen ansprachen, nun plötzlich dagegen unempfindlich werden. In drei derartigen Fällen habe ich die Patienten auf einer Wachstation unter künstlicher Beatmung und starker Sedierung mehrere Tage hindurch voll curarisiert, wobei der Wachzustand mit dem EEG kontrolliert wurde. Durch diese von Churchill-Davidson angegebene Maßnahme konnte tatsächlich nach einigen Tagen das myasthenische Syndrom in zwei Fällen so weit gebessert werden, daß die Patienten danach wieder auf relativ geringe Dosen von Anticholinesterasen ansprachen. Nach meinen Erfahrungen bei einer Reihe solcher Fälle scheint es mir heute zu genügen, sofort alle Anticholinesterasen soweit wie möglich abzusetzen und nur geringste Prostigmindosen als Dauertropf zuzuführen, da man hierbei mit einem Dreißigstel der peroralen Dosis auskommt; sollte dies noch nicht zum Erfolg führen, dann muß auch die restliche Anticholinesterasenmedikation abgesetzt werden und der Patient über einen längeren Zeitraum künstlich beatmet werden. Durch hochgradige Reduzierung der Anticholinesterasenzufuhr, bzw. durch völligen Entzug über einen längeren Zeitraum scheinen die Stoffwechselvorgänge so weit verändert zu werden, daß später wieder ein Anticholinesteraseeffekt erreicht wird.

F. Erbslöh

Zur cholinergischen Krise und ihren Besonderheiten hat Herr Rabending Stellung genommen. Vielleicht interessiert aber hier noch die Frage, ob wir durch medikamentöse Adjuvantien irgendwelcher Art bei Aufkommen einer partiellen oder schließlich gar totalen Prostigminresistenz einen besseren Wirkungsgrad der Cholinesterasehemmstoffe erzielen können. Neben dem altbekannten Sympathicotonicum *Ephedrin* ist hier besonders die *zusätzliche Behandlung mit Kaliumsalzen* von Interesse. Herr Mertens hat sich mit dieser Frage eingehend beschäftigt.

H. G. Mertens

Fast gleichzeitig mit der Entdeckung der Eserinwirkung bei Myasthenie durch Mary Walker (1934) berichteten Laurent und Walther über eine günstige Beeinflussung der myasthenischen Muskelschwäche durch große Kaliumchloridgaben (2 bis 3 g oral mehrmals täglich bis zu einer Gesamtdosis von 10 bis 12 g). Die praktische Auswertung dieser Entdeckung scheiterte an den Schwierigkeiten, größere Mengen der schlecht schmeckenden Kaliumsalze regelmäßig einzunehmen, zumal diese leicht Diarrhoen hervorrufen. Auch bleibt der bessernde Effekt auf die Muskelleistung erheblich hinter dem der Cholinesterasehemmer zurück. Dennoch ist meines Erachtens die Kaliumtherapie der Myasthenie zu Unrecht weitgehend in Vergessenheit geraten. Die Wirksamkeit der cholinergischen Medikation ist nämlich nicht unerheblich vom Kaliumhaushalt, insbesondere vom Serumkaliumspiegel abhängig. Bei absinkendem Serumkaliumspiegel läßt die Wirkung von Prostigmin und Mestinon nach. Die Kranken werden mehr und mehr gegen diese Mittel resistent. Beim Versuch, den Leistungsverlust durch immer größere Dosen von Cholinesterasehemmern wett zu machen, geraten die Kranken auf den schmalen Grad zwischen cholinergischer und myasthenischer Krise. Wir konnten wiederholt beobachten, daß reichliche Kaliumgaben die Muskulatur in dieser Situation wieder für mäßige Dosen cholinergischer Mittel empfindlich machten. So konnten einzelne Kranke, die trotz maximaler Sättigung mit Mestinon ateminsuffizient geworden waren, noch ohne künstliche Beatmung durch Kombinationsbehandlung gerettet werden. Eine ausreichende Zufuhr von Kaliumsalzen wird heute durch besser schmeckende Kaliumsalzgemische, z. B. in der Form von Brausetabletten erleichtert, ebenso auch durch die magenschonenden Kaliumsalztabletten mit säureresistentem Überzug. Im allgemeinen wird man 80 bis 120 mäq. Kalium oral zuführen können (eine Brausetablette Kalinor enthält 40 mäq. Kalium). Eine gewisse Gefahr solcher Behandlung ist erst neuerdings bekannt geworden. Die Resorption hochkonzentrierter Kaliumchloridlösungen durch eine sehr kleine Darmfläche kann die submucösen und intramuralen Darmwandvenen schädigen. Über Venostase kommt es gelegentlich zur Thrombosierung und schließlich zur hämorrhagischen Infarcierung eines kleinen Darmabschnittes. Die Geschwürsbildung hat gelegentlich zur Perforation und Vernarbung, eventuell zum stenosierenden Dünndarmgeschwür geführt.

Wir können bestätigen, daß bei schwerer Myasthenie der Serum-Kaliumspiegel durchschnittlich niedriger liegt als bei einem normalen Kollektiv. Ein tiefes Absinken des Serum-Kaliumspiegels wird allerdings seltener beobachtet. Ein latenter Kaliummangelzustand ist dagegen häufig durch Bilanzuntersuchungen nachzuweisen. In den ersten Tagen einer Kaliumbehandlung kommt es zu erheblicher Kaliumretention. Erst am 3. bis 4. Tag steigt die Urinausscheidung entsprechend der Einfuhr an und zeigt damit die erreichte Sättigung an.

Bei schwerer Myasthenie — nur bei dieser ist eine Kaliumbehandlung sinnvoll — wird die Entwicklung eines Kaliummangelsyndroms anscheinend durch verschiedene Umstände begünstigt. Infolge der Schluckstörungen ist die Nahrungsaufnahme und damit die Kaliumzufuhr erschwert. Gleichzeitig scheinen aber auch die renalen Kaliumverluste abnorm groß zu sein, da sich nicht selten ein sekundärer Hyperaldosteronismus entwickelt. Eine erhöhte Aldosteronausscheidung im Urin wurde mehrfach bei schwerer Myasthenie nachgewiesen. Eine abnorme Bereitschaft zum Kreislaufkollaps, wie sie sich besonders bei der Behandlung myasthenischer Krisenzustände zeigt sowie die Flüssigkeitsverluste durch profuses Schwitzen und Diarrhoen im Gefolge der cholinergischen Behandlung können die Entstehung einer Hypovolämie begünstigen, und diese bildet den adäquaten Reiz für die Aldosteronsekretion durch die Nebennieren.

Eine Behandlung mit Spirolaktonen (Aldaktone) hat den gleichen Sinn und Effekt wie die orale Medikation von Kaliumsalzen. Die Spirolaktone hemmen die Aldosteronwirkung auf den Nierentubulus kompetitiv und setzen damit die Kaliumausscheidung herab. Sie werden auch in der notwendigen hohen Dosierung oral gut vertragen.

Abschließend sei noch darauf hingewiesen, daß auch die respiratorische Acidose bei ateminsuffizienten Kranken die Kaliumverluste begünstigt, ebenso auch eine Behandlung mit ACTH und Cortison.

F. Erbslöh

Herr Struppler hat vorhin schon auf das unterschiedliche Ansprechen verschiedener Muskelgruppen auf die symptomatische Behandlung mit Cholinesterasehemmstoffen, das sich auch im Reizelektromyogramm widerspiegelt, hingewiesen. Besonders auffällig, lästig und deshalb oft ein Anreiz zur chronischen Überdosierung ist die frühe und oft bleibende *Therapieresistenz der Augenmuskelstörungen* bei sonst vorzüglich eingestellten Patienten. Angesichts derartiger Beobachtungen hat Frau Prof. Weingarten es mit der lokalen Anwendung von Prostigmin usw. am Auge probiert.

K. Weingarten

Die Erfolge einer lokalen Prostigminanwendung sind sehr begrenzt; der therapeutische Ansatz einer solchen Applikation sollte aber weiter verfolgt werden.

F. Erbslöh

Auf die vielen körperlichen Zustandsänderungen, interkurrenten Erkrankungen und auch Medikamente, welche den Effekt der Behandlung mit Anticholinesterasestoffen reduzieren, können wir hier wohl nicht eingehen. Auch bestimmte Antibiotica, z. B. Tetracycline und das Chloramphenicol gehören dazu. Zur klinischen Einstellung des Myasthenikers gehört die Beachtung aller dieser Faktoren genauso wie bei der Einstellung eines Diabetikers! Herr MERTENS hat ja darauf hingewiesen, daß besonders bei dem Versuch einer Cortisonbehandlung mit starken, die myasthenische Endplattenstörung provozierenden Nebenwirkungen gerechnet werden muß. Aber die Nebennierenstimulation gehört ja eigentlich schon zu den quasi-kausalen Behandlungsversuchen, welche tiefer in die pathogenetischen Mechanismen bei der Myastheniekrankheit eingreifen, nämlich in die immunologischen Vorgänge. Damit wären wir beim zweiten Abschnitt unseres Therapiegespräches.

II. Quasi-kausale Behandlungsversuche bei der Myasthenie

F. ERBSLÖH

Im Mittelpunkt steht die Frage der *therapeutischen Erfolge der Thymektomie* und damit im Zusammenhang das Problem der Indikationsstellung zu diesem Eingriff. Wir sind glücklich, einen der besten Kenner dieser Materie, Herrn SIMPSON aus Glasgow, unter uns zu haben.

J. A. SIMPSON

Thymectomy lowers the mortality, increases the number of complete remissions, and improves the quality of survivors (SIMPSON, 1958). The reason for advising operation is increased by improvement in surgical results. In the last 9 years in Edinburgh I had no post-operative deaths, due to close cooperation between the surgeon, Mr. ANDREW LOGAN, and myself. Nevertheless I must point out that medical treatment has improved in the last 10 years since we have become more aware of the difference between myasthenic and cholinergic crisis. I would also like to draw attention to the increased weakness with fasciculation and autonomic signs which may be caused by hypoxia. I find the pupil diameter is the best method of distinguishing this from cholinergic crisis if the patient is not given too much atropine.

The statistical value of thymectomy is most evident in women, but men show the same trends. I agree that thymectomy is not required for the purely ocular form but in my experience it is rarely limited in this way. My experience of thymectomy in children is very limited but I have not observed any ill effects. My main criterion is duration of illness. If the duration is 5 years or less I recommend operation regardless of age. (Because of the fact that most cases develop myasthenia in the second and third decades, most of the older patients have already had the disease too long for operation to be effective.)

I operate on patients with a thymoma because it is potentially malignant. Although there is less statistical value, many of these patients are improved very strikingly. The value of pre-operative radiotherapy advocated by KEYNES has never been proven and I find it difficult to understand the rationale.

F. ERBSLÖH

Ein Einwand gegen eine so weite Indikationsstellung zur Thymektomie, den wohl OSSERMAN vorgebracht hat, ist der, daß die Mortalität des Leidens sich durch die Thymektomie nicht verbessert habe. Das liegt sicherlich an der zunächst noch ziemlich hohen postoperativen Mortalität, die Sie, Herr SIMPSON, noch 1958 mit etwa 8% angegeben haben. Wir haben ja wegen des hohen Operationsrisikos bei krisengefährdeten Myasthenikern die *prophylaktische Tracheotomie* eingeführt und präoperativ noch eine möglichst weitgehende *Prostigminentziehung* vorausgehen lassen. Unter derartigen Vorbedingungen ist das Operationsrisiko äußerst gering. Unter diesem Aspekt ist auch Ihre Bemerkung, daß in den letzten 9 Jahren keine postoperativen Todesfälle in myasthenischer oder cholinergischer Krise der thymektomierten Myastheniker in Ihrem Arbeitskreis in Edinburgh vorgekommen seien, besonders aufschlußreich, da sie den Einwand von OSSERMAN entkräftet.

Eine weitere wichtige Frage, die Sie angeschnitten haben, ist die *Thymektomie bei myasthenischen Kindern*. Wir haben in zwei Fällen mit schwerer generalisierter Myasthenie bei 12- bis 14jährigen Kindern (Gruppe 3 nach OSSERMAN mit entsprechend schlechter Prognose) keine überzeugende Remission gesehen. Vielleicht hat Frau GAMSTORP auf ihrer neurologischen Kinderabteilung in Lund mehr und bessere Erfahrungen.

J. GAMSTORP

Wir können über einige Einzelbeobachtungen von Thymektomie bei Kindern zwischen 6 und 10 Jahren berichten, die sich postoperativ besserten, aber nicht über einen längeren Zeitraum verfolgt werden konnten.

F. ERBSLÖH

Dennoch scheint uns Vorsicht am Platze hinsichtlich der Thymektomie bei Kindern vor Beginn der Pubertät, also unter 12 Jahren. Vielleicht muß man bei Knaben besonders zurückhaltend sein. Die experimentelle „Lymphozytophtisis", die sich im Rahmen einer schweren allgemeinen Dystrophie u. a. bei Goldhamstern in etwa 50% der männlichen Tiere einstellt, wenn man sie in den ersten 4 Lebenswochen thymektomiert, betrifft nach den Experimenten von SHERMAN und DAMESHEK eben nur männliche, nicht aber weibliche Tiere. Das mag zu denken geben und zu weiteren experimentellen Untersuchungen anregen.

A. STRUPPLER

Es wurde bisher ausschließlich über die therapeutischen Effekte bei Myasthenikern berichtet, die im Anschluß an eine Thymusentfernung auftreten. In diesem Zusammenhang möchte ich aber fragen, ob jemand von uns bei seinem Krankengut beobachtet hat, daß auch einmal ein myasthenisches Syndrom nach einer Operation im Bereich des Mediastinums oder auch nach einer Thymusentfernung aufgetreten ist. Derartige Fälle wurden in den letzten Jahren mehrfach unter anderen von französischen Autoren beschrieben, und ich selbst kenne eine Patientin, bei der 1948, also vor 17 Jahren, durch Zufall ein Mediastinaltumor röntgenologisch entdeckt wurde, bei dessen Operation sich dann ein Teratom des Pericards fand. Zwei Wochen nach der komplikationslos verlaufenden Tumorentfernung trat eine ganz schwere Myasthenie auf, so daß die Patientin mehrfach künstlich beatmet werden mußte und gerade noch mit dem Leben davon kam. Das myasthenische Syndrom hielt ungefähr 3 bis 4 Monate an, seither ist die Patientin völlig beschwerdefrei. Ich möchte fragen, ob derartige Fälle auch von Ihnen in der letzten Zeit beobachtet wurden.

F. ERBSLÖH

Das ist offensichtlich nicht der Fall. Bei *Thymomen*, insbesondere bei malignen Thymomen verbietet sich wegen eines atypischen Sitzes oder einer weiteren Ausdehnung manchmal eine thoraxchirurgische Intervention — ganz abgesehen von der besonderen Problematik einer therapeutischen Thymektomie bei dieser Gruppe von Patienten (OSSERMAN). In solchen Fällen ist eine Röntgenbestrahlung selbstverständlich indiziert, und sie führt auch mitunter zu einer Besserung des myasthenischen Syndroms.

H. BAMMER

Wir haben in einzelnen Fällen von Myasthenie mit der Thymusbestrahlung (Tumordosis) gute Erfahrungen gemacht.

F. BALZEREIT

Es gibt Erfahrungen in der *Behandlung von Autoimmunkrankheiten mit Antimetaboliten.* In der Annahme, daß auch die myasthenische Reaktion eine Autoimmunkrankheit sein könne, haben wir vor mehr als 2 Jahren mit 6-Merkaptopurin-Therapie bei Myasthenikern begonnen. Bei 5 von insgesamt 8 Patienten beobachten wir den Behandlungseffekt seit mehr als 1 Jahr. Wir haben Vergleichsmöglichkeiten zur Behandlung mit Thymektomie, Nebennierenrindensteroiden (Cortison, Aldactone), ACTH, Geschlechtshormonen. Als unerwünschte Nebenwirkung sahen wir bei einer jetzt 25jährigen Frau eine typische Antimetaboliten-Panmyelopathie.

Die Beurteilung eines vermeintlichen Behandlungserfolges ist schwierig, weil wir Spontanremissionen von verschiedenem Ausmaß und verschiedener Dauer ja kennen. Trotzdem hatten wir bei regelmäßigen Kontrolluntersuchungen insgesamt den Eindruck einer positiven Wirkung, wenn mehrere Monate seit Therapiebeginn verstrichen waren.

Wir sahen keine wesentliche Besserung der Leistungsfähigkeit bei zwei Frauen, deren erste Krankheitssymptome 30 und 13 Jahre zurücklagen; besonders bei der letzteren hat sich allerdings eine gewisse Stabilisierung eingestellt, die sie sogar befähigt, stundenweise regelmäßig leichte Arbeit auszuführen, was früher unmöglich war. Ein 24jähriger Mann, dessen Krankheit jetzt 6 Jahre dauert, war vor 2 Jahren voll bettlägerig, er hat mehrfach Aspirationspneumonien gehabt, mußte vorübergehend durch ein Tracheostoma künstlich beatmet werden. Er ist jetzt seit vielen Monate imstande, eine leichte Bürobeschäftigung im Sitzen auszuführen. Auch jene 25jährige Frau, bei der wir nach 1 Jahr Behandlung das 6-Merkaptopurin wegen einer Agranulocytose absetzen mußten, hat sich deutlich gebessert. Die myasthene Reaktion bei dieser Frau besteht jetzt seit insgesamt 5 Jahren. Ein 65jähriger Mann, der bei weitgehender Hilflosigkeit einmal fast beim Essen erstickt wäre, kann jetzt fast ohne Cholinergica seiner Tätigkeit als Berufsschullehrer nachgehen. Krankheitsdauer bei Therapiebeginn weniger als 2 Jahre.

Wir meinen, daß man die Therapie mit Antimetaboliten weiterhin erproben sollte. Es sind dabei natürlich Präparate auszuwählen, deren Nebenwirkungen möglichst gering sind. Auch sind alle erforderlichen Vorsichtsmaßregeln zu beachten (Hämatopoese, Konzeptionsverhütung, allgemeiner Stoffwechsel), gegebenenfalls muß bei Komplikationen die Therapie abgebrochen werden.

F. ERBSLÖH

Man muß hier streng unterscheiden zwischen einem symptomatischen Effekt der klinischen Behandlung, der es erlaubt, die Prostigmindosis herabzusetzen, und zwischen einem quasi-kausalen Effekt, der — wie bei der Thymektomie — die Remissionsquote statistisch gesichert hebt. Nur im letzten Ihrer Fälle kam es offensichtlich zu einer wirklichen Remission — und das ist bei einem 65jährigen Mann sehr bemerkenswert. Das Risiko dieser Behandlung ist allerdings offensichtlich nicht gering. Von einer „medikamentösen Thymektomie" sollte man lieber nicht reden, solange eindeutige Hinweise, besser Beweise für einen solchen Effekt der 6-Merkaptopurinanwendung bei Myasthenikern fehlen.

F. Balzereit

Man muß die Behandlung mit Cytostatica vorerst auf Patienten beschränken, bei denen eine Thymektomie nicht mehr in Frage kommt und die symptomatische Behandlung selbst mit hohen Dosen von Cholinesterasehemmstoffen eben nicht mehr zur Kompensation ausreicht.

F. Erbslöh

Die immunpathologischen Grundlagen bzw. Begleiterscheinungen der Myasthenie lösen nur zu leicht den „therapeutischen Reflex" aus, es mit *Cortison* oder *ACTH* einmal zu probieren — im Sinne des ex-iuvantibus-Versuches einer quasi-kausalen Therapie. Ich habe vor diesem Kurzschluß schon vor Jahren gewarnt.

H. Bammer

Wir sahen unter Cortisonbehandlung eine dramatische Verschlechterung bei einer Myastheniepatientin. Dadurch angeregt, hatten wir die Ergebnisse einiger repräsentativer Untersuchungen aus den Jahren 1948 bis 1960 (Literaturzitate stehen zur Verfügung) zu Rate gezogen. Sie bestätigten insgesamt unsere schlechte Erfahrung. 61 Patienten waren mit ACTH (54) oder Cortison (9) behandelt worden. 29 dieser Patienten verschlechterten sich unter ACTH- und 7 unter Cortisonbehandlung. Ein weiterer Patient starb unter ACTH-Behandlung. Nur ein einziger der 61 Patienten hatte sich unter der Behandlung gebessert, er hatte ACTH erhalten. Unmittelbar im Anschluß an die Behandlung verstarben 3 weitere Patienten (einer nach ACTH, 2 nach Cortison) und 2 weitere Patienten, die sich unter ACTH-Behandlung bereits verschlechtert hatten, verstarben innerhalb 9 Wochen nach Absetzen der Therapie. Erst nach Behandlungsende trat im Laufe der folgenden Wochen bei 34 Patienten eine Besserung ein; 33 dieser Patienten hatten vorher ACTH gehabt. Wir sehen daher in der Cortison- und auch ACTH-Behandlung — trotz der Besserungsrate von rund 50% im Anschluß nach ACTH-Therapie — eine zu große Gefahr für die Patienten, vor der man sie verschonen sollte. Harmloser erscheint uns dagegen die Röntgenbestrahlung der Thymusregion, die wir in früheren Jahren etwa 10 bis 15 Patienten empfohlen hatten. Wenngleich die Remission im Anschluß daran nur unvollständig und in der Mehrzahl der Patienten nur vorübergehend war, so sahen wir doch in keinem Fall die dramatische Verschlechterung der Myasthenie, wie sie unter der ACTH- oder Cortisonbehandlung bekannt ist.

H. G. Mertens

Ebenso wie Strauss, ferner Beutner und Feldkamp mit ihren Mitarbeitern konnten wir in einem hohen Prozentsatz unserer Myastheniekranken Antikörper gegen Muskelfasern im Serum nachweisen. Ferner konnten wir mit der Immunfluorescenzmethode den Nachweis führen, daß sich in exstirpierten Thymusdrüsen von Myastheniekranken 7 s-γ-Globulin produzierende Lymphozyten befinden. Auch die Muskelantikörper gehören zu dieser Globulinfraktion. Sollte dem damit nahegelegten Autoimmunmechanismus eine pathogenetische Bedeutung zukommen, so wäre eine Behandlung mit Depot-ACTH und Cortison indiziert, um die Lymphopoese zu hemmen und Thymusgewebe einzuschmelzen. Die unterschiedlichen Behandlungsergebnisse im Schrifttum finden unseres Erachtens allein schon dadurch ihre Erklärung, daß die Autoren nicht berücksichtigen, daß jede ausreichend hoch dosierte Cortison- oder ACTH-Behandlung anfangs zu einer Verschlechterung der Muskelfunktion führt, da dem Cortison eine membranstabilisierende curarisierende Wirkung zukommt, ähnlich dem Chinin oder Novocamid. Auch die mit der Behandlung verbundenen Kaliumverluste können die myasthenische Muskelschwäche verstärken. Das Risiko der Behandlung ist daher bei Patienten, die am Rande der Ateminsuffizienz stehen, nur dann zu tragen, wenn eine ausreichende Erfahrung mit der künstlichen Beatmung besteht. Über Tod infolge Ateminsuffizienz wurde mehrfach bei Cortison- oder ACTH-Behandlung berichtet. Wir haben dennoch über 20 Behandlungen bei Myasthenikern überwiegend mit Depot-ACTH 20 bis 40 Einheiten täglich durchgeführt. Die Erfolge waren günstiger als mit Cortison, vielleicht weil die Cortisonausschüttung physiologischer und gleichmäßiger erfolgt, als es einer exogenen Cortisonzufuhr entspricht. Bei zwei Drittel unserer Patienten sahen wir befriedigende und weitgehende Remissionen der Erkrankung, die sich in einer erheblichen Leistungsverbesserung und Reduktion der benötigten cholinesterasehemmenden Mittel kundtat. Die Behandlung erstreckte sich im allgemeinen über 2 Monate bis zu $^1/_4$ Jahr, wobei sich der bessernde Effekt oft erst nach 4 bis 6 Wochen zeigte. Zu einer zusätzlichen weiteren Besserung kam es stets beim Absetzen des ACTH, da dann der curareartige Effekt des Cortisons wegfiel. Die Grenzen dieser Behandlung liegen meines Erachtens in erster Linie in der relativ großen Rezidivhäufigkeit. Nicht selten verschlechterte sich das Leiden schon $^1/_4$ bis $1^1/_2$ Jahr nach Beendigung der Kur erneut. Bei Wiederholung der Kur, die wir in Einzelfällen bis zu fünfmal durchführten, zeigte sich zum Teil von Mal zu Mal ein Nachlassen der Wirkung. In solchen Fällen sind wir zur cytostatischen Behandlung übergegangen, die auf ähnlichen Überlegungen basiert. Herr BALZEREIT hat darüber eingehender berichtet.

Über statistische Absicherungen unseres Behandlungserfolges oder gar über Behandlungen im doppelten Blindversuch verfügen wir nicht. Entsprechende Untersuchungen amerikanischer Autoren erstrecken sich nur auf die oculäre Myasthenie, die in mancher Hinsicht als Sonderfall anzusehen ist. Außerdem wurden die Behandlungen zu kurz ausgeführt, als daß man mit einem Erfolg rechnen konnte.

F. ERBSLÖH

Nach unseren Erfahrungen läßt sich durch eine ACTH-Behandlung allein, auch unter den von Herrn MERTENS genannten Kautelen keine wirkliche Vollremission erzielen. Jedenfalls steht dafür der Beweis noch aus, der für die Thymektomie erbracht ist.

The effect of nivalin in myasthenia gravis pseudoparalytica

N. UZUNOV

Nivalin (Galanthaminum hydrobromicum), a preparation isolated by L. IVANOVA-BOUBEVA (1957) from the Bulgarian snowdrop (Galanthus nivalis var. gracilis), became known for its anticholinesterase effect. Nivalin is a tertiary amine of the group of phenanthridine compounds. Pharmacologically, it has been studied thoroughly by D. PASKOV (1959). It was shown that Nivalin acts on various links of the reflex arc, such as the central synapses, synapses of vegetative ganglia, myoneural junctions, and sensory receptors. Pharmacodynamically, it can be characterized as an anticholinesterase drug. It influences muscarino- and nicotino-cholinoreactive structures. It has also a direct cholinomimetic and anticurare effect. By its pharmacological properties, Nivalin resembles Eserine (= Physostigmin) and Prostigmin R, but it is far less toxic.

During the last few years Nivalin has been used in Bulgaria in the treatment of a number of diseases such as conditions arising from poliomyelitis, motor and sensory neuritis and polyneuritis of various genesis, myopathy, myasthenia syndromes, etc.

The effect of anticholinesterase drugs on the conductivity of nervous impulses at the site of neuromuscular junctions gives reason to study the efficacy of Nivalin in myasthenia gravis. The therapeutic effect of Nivalin in this disease was examined by I. GHEORGHIEV, K. PERNOV, V. DASHIN, and B. YORDANOV (1960). They reported a rather good effect, more or less marked, in all of the eight patients treated. V. BERGAMINI and P. BAGGIORE (1960) observed a well marked improvement in three and a fair improvement in one out of a total number of 6 patients who had undergone Nivalin treatment. I. GHEORGHIEV (1961), basing his statements on a large number of cases treated with Nivalin, again stresses its favourable effect.

Table 1a.
Age and sex distribution of patients

Age	Men	Women	Total
20—30	1	3	4
31—40	—	1	1
41—50	2	5	7
51—60	2	—	2
over 61	1	—	1
Grand total	6	9	15

Table 1b. *Patients treated with Nivalin only*

Sex	+	++	+++	0	Intolerance
Men	1	1	—	—	—
Women ..	1	1	—	1	1

We examined the efficacy of Nivalin in 15 myasthenic patients (6 men and 9 women), age 20 to 64 years (Tab. 1a). These patients have been treated in our clinic during the last two years. Nivalin treatment was started with a minimum dose of 2,5 mg, reaching gradually the maximum tolerable dose. The dosage was varied between 10 to 30 mg per day. Higher doses were divided into two portions taken one in the morning, the other in the evening. The duration of the treatment was 30 to 60 days. Usually we repeated the treatment several times. Our patients were divided into two groups. In *group 1* (Tab. 1b) we had 6 patients treated with Nivalin only. Two of them showed slight, and the other twomarked improvement. In 1 case the result was negative and 1 female patient did not tolerate the drug. Usually the effect of Nivalin was apparent immediately and lasted up to 3 hours. Sometimes the action of the drug could be seen after 30 minutes and continued up to 5 hours. In most cases the effect of Nivalin lasts as long as the drug is administered. It is very important to determine the optimal dose of the drug.

In *group 2* (Tab. 2) 9 patients were treated with Nivalin and Prostigmin®. On the whole, the therapeutic effect proved to be far better and longer lasting in these cases. A rather moderate effect was observed in 1, a good effect in 5, a very good one in 2 patients. Only in 1 female patient was there no effect at all. The combined Nivalin-Prostigmin® treatment showed considerable advantages: its effect was both better, and longer lasting. Even the doses administered were much lower. Both drugs may be taken at the same time or in alternation. In some cases, it was of importance which drug had to be injected first. Besides, one of them may be administered orally in tablet form.

Table 2. *Patients treated with Nivalin + Prostigmin®*

Sex	+	++	+++	0	Intoler-ance
Men	1	2	1	—	—
Women ..	—	3	1	1	—

In each patient, the effects of Nivalin and Prostigmin® should be tested separately as well as in combination. In agreement with the findings recorded, the most effective mode of treatment is to be applied. We would like to stress that, even in severe cases of myasthenia, an improvement could be obtained by means of combined Nivalin and Prostigmin® treatment. Most often it is necessary to add to this treatment either deep X-ray therapy or an operative treatment. Thus, the drug medication of myasthenia is not only an independent method, but also an additional treatment, in connection with the more radical methods.

With the view of studying some physiological and pathophysiological mechanisms of neuromuscular transmission under normal and morbid conditions, we carried out EMG examinations of healthy subjects and patients suffering from myopathic syndromes, thyreotoxicosis, and myasthenia.

Method

The maximal electrical stimulation was performed at two levels of the ulnar nerve (elbow and wrist) by means of surface electrodes "Diza". The latency (L_1 = wrist-m. abd. V; L_2 = elbow-m. abd. V) of the action potential led off from m. abductor digiti quinti with a coaxial needle electrode was determined. Tests were carried out prior and subsequently to the i.v. injection of 5 mg of Nivalin or 1 mg of Prostigmin®. The method of repeated curves was used in determining the permanence and stability of the action potentials and their latency. For a more accurate assessment of the findings, the run of the fastest ray was used so that measuring of time be as exact as possible. The whole record was photographed and the respective data were read.

The studies were carried out by means of a "Galileo" electromyograph and electrostimulator. We kept strictly to equal conditions, such as a regular cleaning of the skin to reduce resistance, a constant room temperature at 20 °C. On the day of the examination the patients did not receive anticholinesterase drugs, with the exception of a single case examined 3 or 4 hours after the application of the drug.

The results were evaluated statistically in order to determine the mean arithmetical values, mean deviations and error, and the significance.

Material

25 subjects from 16 to 70 years of age were examined, divided into four groups.

Group 1 included 5 healthy persons (age range was 16 to 38 years), in which 4 examinations were carried out prior and subsequently to Nivalin as well as 2 prior and subsequently to Prostigmin® application.

Group 2 included 5 patients (age range was 29 to 52 years) with various *myopathic syndromes:* Nivalin was administered to 4 of them and Prostigmin® to two.

Group 3 included 7 patients (age range was 34 to 70 years) with thyreotoxicosis, the diagnosis having been confirmed by laboratory and radioactive iodine tests. All of them were examined prior and subsequently to Nivalin, and one patient prior and subsequently to Prostigmin® application.

Group 4 included 8 patients (age range was 19 to 64 years) with clinical diagnosis of myasthenia gravis pseudoparalytica. Seven of them were examined prior and subsequently to Nivalin, and prior and subsequently to Prostigmin® application.

Results

The examination of the healthy subjects (control individuals) (Tab. 3) prior and subsequently to Nivalin and Prostigmin® application did not reveal any changes in mean values of the latency (L_1 and L_2) and the maximal conduction velocity of the ulnar nerve. Thus, prior to the drug $L_1 = 3{,}70 \pm 0{,}17$ millisec., while after its injection $L_1 = 3{,}64 \pm 0{,}15$ millisec.; L_2-values were $7.59 \pm 0{,}39$ and $7{,}52 \pm 0{,}38$ millisec. respectively. Conduction velocity of the nerve was prior and subsequently to the drug $68{,}0 \pm 2{,}51$ millisec., and $73{,}33 \pm 2{,}16$ millisec. respectively. In the patients of group 2 (Tab. 4) findings prior and subsequently to the application of the drug showed no differences at all. Prior to the drug L_1 was $3{,}91 \pm 0{,}41$ and subsequently to it $3{,}91 \pm 0{,}41$ millisec.; L_2 was $8{,}16 \pm 0{,}52$ and $8{,}16 \pm 0{,}52$ millisec. respectively. Conduction velocity prior and subsequently to the drug did not show any significant differences.

In the patients of group 3 (with thyreotoxicosis (Tab. 5) results may be summed up as follows: $L_1 = 3{,}00 \pm 21$ millisec.; after Nivalin or Prostigmin® $3{,}15 \pm 0{,}23$ millisec., while $L_2 = 6{,}72 \pm 0{,}21$ prior to the drug and $6{,}97 \pm 0{,}27$ after it. Conduction velocity was $62{,}10 \pm 2{,}38$ and $60{,}50 \pm 1{,}91$ millisec. respectively. Calculations about the significance of these findings after Student's criteria resulted in a low "T" which indicates that under the same conditions no regular, i.e. significant prolongation of the latency ensues, although such a prolongation was observed in 4 out of 8 patients.

In the patients of group 4 (Tab. 6) with myasthenia, results were as follows: Prior and subsequently to the drug $L_1 = 3{,}54 \pm 0{,}27$ and $3{,}74 \pm 0{,}25$, while $L_2 = 7{,}66 \pm 0{,}25$ and $7{,}98 \pm 0{,}29$ millisec. respectively. Conduction velocity prior

Table 3. *Healthy control subjects*

	Nivalin: Prior to				Nivalin: Subsequent to				Prostigmin: Prior to				Prostigmin: Subsequent to			
No	L_1	L_2	D	Vel. m/sec.	L_1	L_2	D	Vel. m/sec.	L_1	L_2	D	Vel. m/sec.	L_1	L_2	D	Vel. m/sec.
26	—	—	—	—	—	—	—	—	3,25	7	3,75	72	3,25	7	3,75	72
28	3,95	8	4,05	67	3,95	8	5,05	67	4,00	8,5	4,5	60	3,75	8,5	4,25	63,5
29	3,25	7,30	4,05	69	3,25	7	3,75	74,5	—	—	—	—	—	—	—	—
30	4,75	8,75	4	67,5	4,65	8,65	4	67,5	—	—	—	—	—	—	—	—
31	3	6	3	77	3	6	3	77	—	—	—	—	—	—	—	—

Table 4. *Patients of group 2 with myopathic syndromes*

	Nivalin: Prior to				Nivalin: Subsequent to				Prostigmin: Prior to				Prostigmin: Subsequent to			
No	L_1	L_2	D	Vel. m/sec.	L_1	L_2	D	Vel. m/sec.	L_1	L_2	D	Vel. m/sec.	L_1	L_2	D	Vel. m/sec.
9	3	7	4	53,8	3	7	4	53,8	—	—	—	—	—	—	—	—
11	3,5	7	3,5	58,5	3,5	7	3,5	58,5	—	—	—	—	—	—	—	—
12	5,5	10	4,5	60	5,5	10	4,5	60	5,5	10	4,5	60	5,5	10	4,5	60
19	3,5	8	4,5	56	3,5	8	4,5	56	—	—	—	—	—	—	—	—
22	—	—	—	—	—	—	—	—	3,5	7	3,5	77,5	3,5	7	3,5	77,5

Table 5. *Patients of group 3 (with thyrotoxicosis)*

	Nivalin								Prostigmin							
	Prior to				Subsequent to				Prior to				Subsequent to			
No	L_1	L_2	D	Vel. m/sec.	L_1	L_2	D	Vel. m/sec.	L_1	L_2	D	Vel. m/sec.	L_1	L_2	D	Vel. m/sec.
3	2,25	5,5	3,25	64	2,5	6	3,5	59,5	—	—	—	—	—	—	—	—
4	4	8	4	57,5	4,5	8,5	4	57,5	—	—	—	—	—	—	—	—
5	2,25	5,5	3,25	64	2,5	6	3,5	59,5	—	—	—	—	—	—	—	—
6	3	7	4	62,5	3,25	7,5	4,25	59	—	—	—	—	—	—	—	—
15	3	7,25	4,25	59	3	7,25	4,25	59	2,5	7	4,5	63,0	2,5	7	4,5	63
21	3,5	6,5	3	54	3,5	6,5	3	54	—	—	—	—	—	—	—	—
25	3,37	7	3,63	74	3,37	7	3,63	74	—	—	—	—	—	—	—	—

Table 6. *Patients of group 4 (with myasthenia gravis pseudoparalytica)*

	Nivalin								Prostigmin							
	Prior to				Subsequent to				Prior to				Subsequent to			
No	L_1	L_2	D	Vel. m/sec.	L_1	L_2	D	Vel. m/sec.	L_1	L_2	D	Vel. m/sec.	L_1	L_2	D	Vel. m/sec.
1	2,25	8,75	6,25	32	2,50	10	7,50	32	—	—	—	—	—	—	—	—
7	—	—	—	—	—	—	—	—	2,75	7,50	4,75	60	2,75	7,50	4,75	60
8	2,50	7	4,50	54	2,50	8	5,50	44,5	3	7	4	61	4	8	4	61
14	5	9	4	65	5	9	4	65	—	—	—	—	—	—	—	—
17	5,00	8,75	3,75	62,5	5,5	8,8	3,3	71	3,5	7	3,5	71,5	3,65	7	3,25	74,5
23	4	8,5	4,5	62	4	8,5	4,5	62	3,25	7	3,75	75	3,75	7	3,25	86
24	3,5	6,5	3	71,5	3,5	6,5	3	71,5	—	—	—	—	—	—	—	—
27	4,25	8	3,75	66,5	4,25	8,5	4,25	58,7	3,5	7	3,5	70	3,5	7	3,5	70

and subsequently to the drug was 62,50 ± 3,12 and 63,00 ± 3,87 millisec. respectively. The calculation of the findings, as to their significance for the latency showed a low "T" which indicates that, under analogous conditions, the differences in latency cannot be considered as regular ones, although such a prolongation was present in 4 out of 12 patients. Calculations as to the Nivalin and Prostigmin® effects separately revealed that there was no essential difference between them in the patients examined.

Discussion

The most notable results of our EMG studies are those from patients with thyreotoxicosis and myasthenia. They show that, under the influence of Nivalin, a prolongation of the latency of the evoked muscular action potential occurs, namely in 50 per cent of the patients suffering from *thyreotoxicosis*, and in 33 per cent of those with myasthenia. Still, such a prolongation of the latency has not been proved to be a regular phenomenon. Nevertheless, we think that it should be taken into consideration, in spite of its being a preliminary result, for it differs from findings in the control subjects and contrasts with results which might have been expected theoretically in myasthenic patients. Inhibiting the cholinesterase activity, Nivalin and Prostigmin® might have been expected rather to exert an intensified and prolongated acetylcholin effect, i.e. a shortening of the latency of the evoked muscular action potential, provided that this is the mechanism of its action. In some of the patients with thyreotoxicosis and myasthenia, Nivalin was therefore a depolarizing blocker causing a competitive type of block, in the neuromuscular transmission.

These findings, which may be considered on account of the small number of patients, are an argument against the view that the increased cholinesterase activity is a decisive factor in the pathogenesis of myasthenia. They show that the cholinesterase activity, when inhibited by anticholinesterase drugs, blocks the neuromuscular conduction in the synapses. This is indicative that the favourable effect of anticholinesterase drugs on myasthenia, most probably, does not result only from the cholinesterase blocking and from the intensified acetylcholine effect respectively. There is probably an effect not only via the neuromuscular transmission, but also by a direct or another kind of influence on the myofibrillae. Further research work in this field is necessary.

References

Gheorghiev, I.: Sur l'application clinique de la Nivaline, Minerva Medica. Communication à la „2a Riunione Internationale di Medicina Fisica e Riabilitazione", Turin, 6—7 Juin 1961.

—, K. Pernov, V. Dashin, and B. Yordanov: Savr. Med. (Contemporary Medicine), XI **4**, 16—26 (1960) (in Bulgarian).

Paskov, D. S.: Nivaline, its pharmacological properties and clinical application, ed. „Med. i. Fizk." Sofia 1959.

Bergamini, V., e P. Baggiore: La nivalinoterapia in alcune malattie neurologicha, Minerva med. (Torino) **51**, 84, 3553 (1960).

Animal Experiments in Relation to Myasthenia Gravis

J. N. Blau

In submitting my contribution on the experimental approach to myasthenia gravis I have to preface my remarks by saying that up to the present time no animal has been rendered myasthenic. Since we do not known the cause of the disease we are forced to view the clinical and pathological concomitants of the condition on the one hand and attempt to relate these with advances in knowledge that have taken and are taking place in the experimental field on the other.

When Wilhelm Erb described the disease in 1879 he regretted the lack of autopsy material, yet when post-mortem examinations were possible no pathology was found, hence Shaw (1890) designated the condition as "bulbar paralysis without structural changes". To-day we are in a more fortunate position and some pathological correlates that we now recognise are indicated in the diagram.

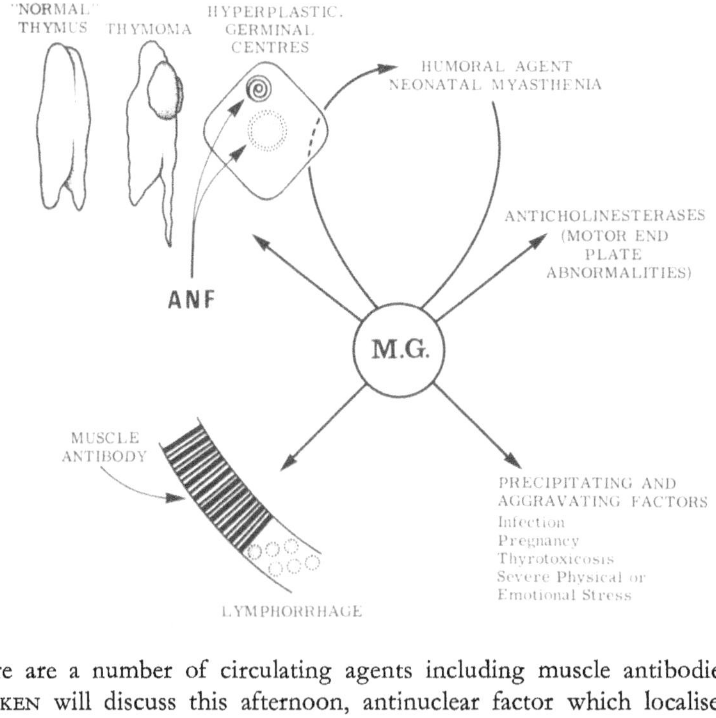

There are a number of circulating agents including muscle antibodies which Dr. Ricken will discuss this afternoon, antinuclear factor which localises in the germinal centres of the myasthenic thymus and in Hassall's corpuscles to which I shall refer later. Furthermore there is an agent that crosses the placenta which renders the infant of a myasthenic mother weak for one to four weeks. In the biological field a number of humoral agents have recently been recognised, affecting the growth of tumours in mice (Szent-Gyorgi et al., 1964), lymphocytes (Metcalf, 1958; Osoba and Miller, 1963) and delayed sensitization reactions (Janković et al., 1965).

The aggregates of cells in lymphorrhages of muscle must soon be related to the exciting new facts about small lymphocytes and their recirculation, their penetration through healthy and intact cells, their immunological function and their possible transformation into other cells.

Time permits only discussion of some aspects of thymic pathology in myasthenia. Here a tumour may be present, but more often the gland is hyperplastic with an increase of lymphocytes and the formation of germinal centres or the gland may be normal. This normality has to be qualified for thymus in man begins to involute at puberty and since myasthenia gravis usually occurs in adults, the behaviour of the involuting thymus is of considerable interest.

The importance of germinal centres seems to be growing. It has been known for some time that two-thirds of patients with myasthenia gravis have these follicles in their thymus glands (CASTLEMAN, 1960) and it is now becoming evident that germinal centres are frequently present in tumours too. Combining two recent reports, nine out of fourteen tumours contained germinal centres (HENSON et al., 1965 and DOWNES et al., 1966). From the experimental field we know that these follicles occur only when the animal is exposed to antigens and proliferate in the spleen and lymph-nodes but not in the thymus. For some unknown reason the thymus is outside the normal immunological system and MARSHALL and WHITE (1961) have postulated a "blood-thymus barrier". These two investigators were the first to produce germinal centres experimentally by direct injection of killed typhoid and paratyphoid bacilli into the exposed thymus of guinea-pigs.

It is for these reasons that I have investigated the entry of potential antigens into the normal and involuting thymus of the guinea-pig. Different sized molecules have been used. Firstly, homologous serum proteins labelled with radio-active Iodine 125, which combines predominantly with albumin, molecular weight 60,000. Secondly, a foreign protein, a purified human γ-globulin of molecular weight 150,000, also labelled with radio-active Iodine. Thirdly, carbon black of particle size 200 to 500 Å provided by a special indian ink preparation (Günther Wagner Pelikan Werke, Hannover, Batch C 11/1431a).

All the animals were anaesthetized, half the animals were irradiated with x-rays directed to the neck where the thymus of the guinea-pig is situated. The other animals acted as controls. Within the subsequent hour the antigens were injected into the circulation. X-irradiation caused acute involution of the glands which showed progressive loss of weight. Involuting glands consistently contained greater concentration of both homologous and heterologous proteins compared with control clands. It was most interesting that at seven days there was a marked rise in congentration in irradiated glands suggesting a retention of protein. When the thymus was compared with other lymphoid tissues one could see that the concentration was comparable with that in the spleen although not as great as that to be found in cervical and mesenteric lymph-nodes. These findings applied to homologous and heterologous proteins. Hence it was clear that for molecules ranging from 60,000 to 150,000 the antigenic stimulus could and did reach the thymus.

Where was this protein localised? For this purpose I used Evans Blue which combines almost entirely with albumin. Here one could see the increased density of the dye in the irradiated compared with the unirradiated glands, whereas the cervical and mesenteric lymph-nodes had the same concentration. Histologically the dye was found in the macrophages of the medulla and in some Hassall's corpuscles.

Using the still larger molecule of carbon black there was deeper staining macroscopically in irradiated glands. The mode of entry was through the blood vessels at the cortico-medullary junction. Black particles were visible in a few cells inside blood vessels, in the wall and in perivascular macrophages as well as in macrophages away from blood vessels. It appeared that the latter migrated towards and became deposited in Hassall's corpuscles (BLAU, 1965). In addition there was much chromatin material to be seen in these corpuscles which may prove to be the "grave yard" of some thymocytes and perhaps some small circulating lymphocytes.

Repeated injections of cortisone were used in other animals as an alternative method to involute the thymus. The entry of Evans Blue and carbon black was studied and the results were exactly the same as those that followed x-irradiation of the gland.

Some illustrations kindly provided by Professor R. G. WHITE, taken from his paper with Dr. A. H. E. MARSHALL (1962) show the relevance of these findings in man. We see intense fluorescence with anti-human γ-globulin in the germinal centres of the thymus of a patient with myasthenia gravis providing evidence that γ-globulin is present in large concentration. Fluorescence is also to be seen in Hassall's corpuscles and this occurs in normal as well as in the diseased thymus glands. This is the anti-nuclear factor mentioned earlier.

In summary, my observations in guinea-pigs showed that in a quantitative assessment of proteins there was two to four times the concentration in the involuting thymus compared with control glands, they revealed the localisation of potential antigens and a dynamic behaviour of Hassall's corpuscles. Certain questions follow:

1. Does the thymus contain lymphatic channels?
2. If not, how do cells leave the thymus? and
3. Do cells in fact leave the gland?

The last question may be important since we know that thymomas in man virtually never metastasize either via lymphatics or the blood stream, but with malignancy in other lymphoid tissue metastases are all too common.

I propose to conclude with a hypothesis on the formation of germinal centres in the thymus of man:

1. Clinically, myasthenia gravis may be precipitated or aggravated by infections, pregnancy, lactation and by severe physical or emotional stress. We know that these conditions cause involution of the thymus, probably mediated by excessive endogenous secretion of cortisone (DOUGHERTY, 1952).

2. If during this involuting phase there are antigens circulating, these may enter the thymus in sufficient concentration to induce an immunological stimulus. The experiments I have cited suggest that there is no profound difference between the thymus, spleen and lymph-nodes as regards their uptake of molecules of 60,000 to 150,000 and these are potent antigens. Moreover this uptake is enhanced during involution of the gland.

3. Rapid involution of the thymus is followed by a phase of repopulation with cells predominantly from the bone-marrow and to a lesser extent from lymph-nodes (FORD and MICKLEM, 1963). These cells have powerful immunological abilities. We then have the setting in which antigens, macrophages and immunologically potent

lymphocytes are present simultaneously. The thymus might then behave like a lymph-node or the spleen and form germinal centres.

Whether this hypothesis is true or not requires proof and the causal connection between myasthenia gravis and germinal centres remains in doubt. One can only conclude with ERB's own words which are as true to-day as when they were uttered in 1890 (quoted by NONNE, 1922):

". . . . Häufig sind wir über Andeutungen eines klaren Verständnisses nicht hinausgekommen, wievieles ist noch ganz dunkel, wievieles noch zweifelhaft, wievieles noch zu kompliziert, wievieles wird bei fortschreitendem Wissen einfacher und klarer werden."

(Frequently we fail to reach a clear understanding; how much remains in darkness, how much remains in doubt, how much is still too complicated, how much will become simpler and clearer with advancing knowledge.)

Acknowledgements

It is a pleasure to thank the Medical Research Council of Great Britain for a personal grant, Mr. NORMAN VEALL of the Isotope Unit, Guy's Hospital, for help and advice with the isotope studies, Professor C. W. M. ADAMS for hospitality in the Pathology Department Guy's Hospital Medical School, where the experiments were carried out, and Miss LESLEY KENNEDY for technical assistance.

References

BLAU, J. N.: Nature (Lond.) **208**, 564 (1965).
CASTLEMAN, B.: In Thymectomy for Myasthenia Gravis edit. by VIETS, H. R., and R. S. SCHWAB, p. 1, Springfield, Illinois: Thomas 1960.
DOUGHERTY, T. F.: Physiol. Rev. **32**, 379 (1952).
DOWNES, J. M., B. M. GREENWOOD, and S. H. WRAY: Quart. J. Med. In press (1966).
ERB, W.: Arch. Psychiat. Nervenkr. **9**, 325 (1879).
FORD, C. E., and H. S. MICKLEM: Lancet **1**, 359 (1963).
HENSON, R. A., G. M. STERN, and V. C. THOMPSON: Brain **88**, 11 (1965).
JANKOVIĆ, B. D., K. ISAKOVIĆ, and J. HORVAT: Nature (Lond.) **208**, 356 (1965).
MARSHALL, A. H. E., and R. G. WHITE: Brit. J. exp. Path. **42**, 379 (1961).
METCALF, D.: Ann. N.Y. Acad. Sci. **73**, 113 (1958).
NONNE, M.: Z. Neurol. Psychiat. **74**, VI, (1922).
OSOBA, D., and J. F. A. P. MILLER: Nature (Lond.) **199**, 653 (1963).
SHAW, L. E.: Brain **13**, 96 (1890).
SZENT-GYORGYI, A., A. HEGYELI, and J. A. MCLAUGHLIN: In The Thymus in Immunobiology, edit. by GOOD, R. A., and A. E. GABRIELSEN, p. 115. London: Harper and Row 1964.
WHITE, R. G., and A. H. E. MARSHALL: Lancet **2**, 120 (1962).

Diskussion

H. Pfisterer: Es soll auf eine Sonderform der Myasthenie hingewiesen werden, auf die KESTENBAUM erstmals aufmerksam machte und die von ihm auf Grund der Besonderheiten der Symptomatik und des Verlaufs in Gegenüberstellung zur Myasthenia gravis als Myasthenia lenis beschrieben wurde. Als Charakteristicum dieser Spielart der Myasthenie ist das Manifestationsalter nach dem 50. Lebensjahr und der selektive Befall isolierter einzelner Augenmuskeln hervorzuheben, wobei die typischen zeitlichen Schwankungen des Grades der Ausprägung der Augenmuskellähmungen fehlen. Zur Illustration sei diese Verlaufsform an einem eigenen Fall dargestellt: Es handelt sich um einen 62jährigen Patienten, bei dem im Anschluß an einen fieberhaften Infekt über Nacht Doppelbilder auftraten. Sonstige Beschwerden bestanden nicht. Bei der neurologischen Untersuchung fanden sich lediglich neuroophthalmologische Ausfälle im Sinne einer Parese des m. levator palpebrae, des rectus inferior und internus rechts sowie des m. rectus externus und superior links. Auffällige tageszeitliche Schwankungen der Intensität der Lähmungen konnten nie beobachtet werden. Diagnostisch richtungsweisend war erst der Tensilon-Test, der zu einer vorübergehenden völligen Wiederherstellung der Bulbusbeweglichkeit führte. Vorzeitige myasthenische Ermüdungserscheinungen der Skeletmuskeln konnten weder durch Belastungsproben noch durch Elektrostimulation hervorgerufen werden. Die Röntgenaufnahmen des Thorax ergaben keinen Hinweis auf eine Thymushyperplasie. — Da bei diesen isolierten oculären Varianten der Myasthenie der Tensilon-Test erfahrungsgemäß nicht immer zu einem eindeutigen Ergebnis führt, läßt sich in solchen Fällen nur durch eine elektromyographische Analyse eine hinreichend sichere Aufschlüsselung der differentialdiagnostisch vieldeutigen Motilitätsstörungen der Bulbi herbeiführen.

K. Fischer: Ergänzend zu den Ausführungen von Herrn Ricken über die Immunologie der Myasthenia gravis möchte ich Befunde mitteilen, die in Zusammenarbeit mit Mertens und Schimrigk gewonnen wurden. Wir benutzten vor allem die indirekte Immunfluoreszenztechnik, wobei ein Antiglobulinserum vom Kaninchen verwandt wurde, das nur die Anti-γG-Fraktion enthielt. Wir wiesen mit diesem Antiglobulinserum nicht nur gegen Skeletmuskulatur gerichtete Antikörper nach, sondern untersuchten gleichzeitig auf antinukleäre Faktoren (sog. LE-Antikörper) mit einer eigenen Technik unter Verwendung von Hühner-Erythrozyten, die vorher auf einem Objektträger mit Salzsäure hämolysiert werden. Diese sehr empfindliche Methode ergab mit 200 normalen Blutspenderseren ein negatives Ergebnis.

Unter 40 Patienten mit Myasthenia gravis hatten 22 gegen Skeletmuskulatur gerichtete Antikörper. Bei sieben dieser Patienten fanden wir gegen Kerneiweiß gerichtete Antikörper vom γG-Typ. Diese antinukleären Faktoren ließen sich in keinem Falle mit dem unempfindlicheren Nukleoprotein-Latex-Test nachweisen.

Weiterhin untersuchten wir das Serum von 30 Patienten mit verschiedenartigen neuromuskulären Erkrankungen. Während bei primären Muskelerkrankungen stets negative Ergebnisse erzielt wurden, fanden wir in zwei Fällen von amyotrophischer Lateralsklerose und in zwei Fällen von Neuromyotonie gegen Skeletmuskulatur gerichtete Antikörper vom γG-Typ.

Wir benutzten die Immunfluoreszenztechnik auch zum Nachweis immunglobulinbildender Zellen im Thymus von Patienten mit Myasthenia gravis. Unter vier untersuchten Thymusdrüsen fanden sich zwei mit γG-Globulin-bildenden Zellen: In einem Falle handelt es sich um ein malignes Thymom (Abb. 1). Hier fand sich das γG-Globulin im Plasma der einzeln oder im Verbande liegenden Zellen. In dem zweiten Falle handelt es sich um eine Thymushyperplasie (Abb. 2). Hierbei lagen die γG-Globulinbildenden Zellen in Gruppen und zeigten eine Sekretion des Immunglobulins an ihrer Oberfläche (Russel-Körperchen). Unsere Bemühungen gehen dahin, die Antikörperspezifität (Anti-Muskel?) der im Thymus nachgewiesenen Immunglobuline festzustellen, was vielleicht mit dem von Ricken isolierten Myosin nach Markierung mit Fluoreszein möglich sein wird. Leider ist dieses Antigen sehr unstabil.

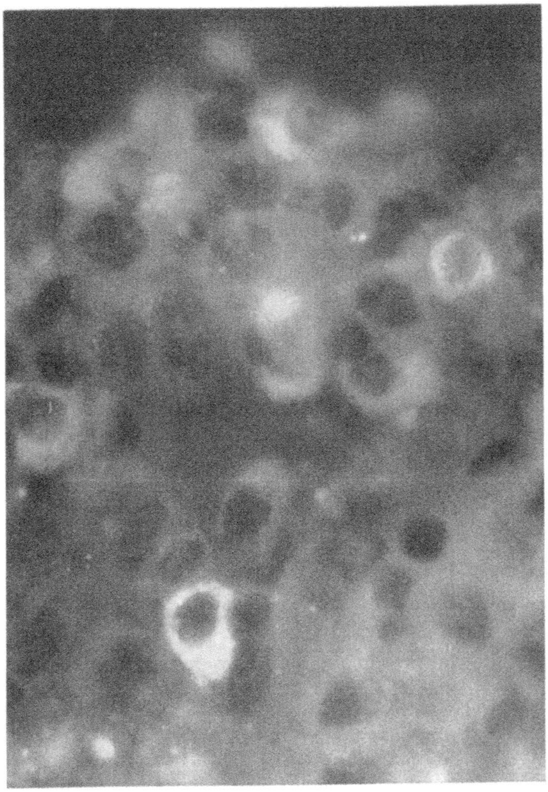

Abb. 1

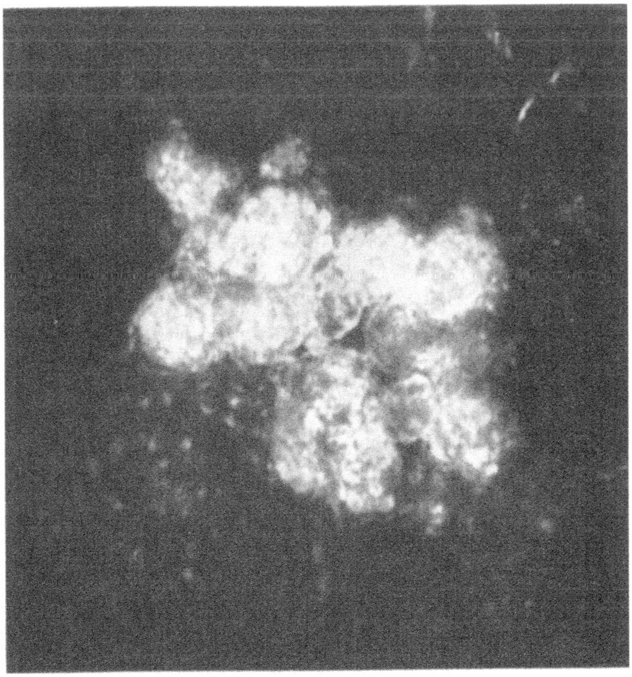

Abb. 2

M. Salam: Pertaining to the question of thymectomy for myasthenia gravis in children, I should call attention to the fact that at the Mass. General Hospital, Boston, 51 patients have been under observation. Of these 10 were of the transient neonatal type and 6 were of the persistent congenital type. The remainder (35 cases) had developed their mysthenic symptoms after the age of 1 year. 14 patients were treated with anticholinesterase drugs alone and 21 had thymectomies. The response to treatment was not significantly different in the two groups. More specifically complete remission was attained in 2 patients under medical therapy and 11 others showed remarkable improvement. Of the thymectomized patients complete remission after operation was obtained in 6 patients and marked improvement, comparable to that of the medically treated group occurred in 12 patients. The percentages of complete remission plus improvement in the two groups was 93% in the medical and 86% in the surgical group.

G. Schaltenbrand: Während des Krieges beobachtete ich einen jungen Soldaten, der einen Durchschuß durch den Hals erlitten hatte, der die Schilddrüse passierte. Es entwickelte sich anschließend an diese Verletzung eine Tetanie und zu meiner Überraschung einige Monate später eine Myasthenie. Ich habe ihn inzwischen aus den Augen verloren, mußte aber daran denken, als ich in den 50iger Jahren bei mehreren meiner myasthenischen Patienten eine Grundumsatzerniedrigung feststellen konnte

Ich entschloß mich damals, einen Behandlungsversuch mit Schilddrüsengesamtextrakt zu machen und sah in der Tat bei zwei Patienten erstaunliche Besserungen, allerdings entwickelte sich gleichzeitig mit der Verminderung der notwendigen Prostigmingaben eine Thyreotoxikose, so daß diese Behandlungen abgebrochen werden mußten. Ich ließ dann durch die Firma Nordmark einen jodfreien Schilddrüsenextrakt herstellen, der nach Versicherung der Firma unter möglichst schonender Erhaltung der Eiweißkomplexe dieses Organes gewonnen war. Ich habe eine Reihe von Myastheniepatienten völlig ergebnislos mit diesem Material behandelt, so daß wir dann auf eine Publikation verzichtet haben.

Zu dem Problem Schwangerschaft und Myasthenie:

Anläßlich des Verlustes einer Myastheniepatientin, die nach der Entbindung starb, auch ihr Kind verstarb, trotz aller ärztlichen Bemühungen, habe ich durch einen Doktoranden, Herrn Gernot Spiegel, die Weltliteratur über die Gefährdung schwangerer Frauen durch eine Myasthenie untersuchen lassen.

Es hat sich herausgestellt, daß man unter den vielen Hunderten von kasuistischen Mitteilungen nur diejenigen verwenden kann, die als ein auslesefreies Material anzusehen sind. Nur wenige Kliniken haben ihre gesamten Schwangeren statistisch erfaßt und zusammengestellt. Einschließlich meiner eigenen Patienten kamen wir dabei nur auf wenige Dutzend Fälle.

Die Auswertung ergab dasselbe Resultat, das Herr Seitz gewonnen hat. Es gibt keinen Anhaltspunkt dafür, daß die Schwangerschaft eine Myasthenie auslöst. In einzelnen Fällen bessert sich die Myasthenie während der Schwangerschaft wesentlich, bei einer sehr hohen Zahl von Patientinnen verschlechtert sich das Laufen während der Schwangerschaft, überdies treten nicht selten katastrophale Verschlechterungen während des Wochenbettes auf. Man sollte deswegen in der Regel myasthenischen Patientinnen von der Schwangerschaft abraten. Wenn sie aber trotzdem sich dazu entschließen, so darf die Entbindung nur in einem Krankenhaus erfolgen, welches über das gesamte Arsenal der Reanimation und über erfahrene Kenner des Krankheitsbildes Myasthenie verfügt.

Tabelle 1. *Verlauf der Myasthenia gravis während der Schwangerschaft*[1]

	VIETS, SCHWAB and BRAZIER	MÖLLER	SCHLE-ZINGER	FRASER and TURNER[2]	Fälle der Neurolog. Univ.-Kl. Würzburg		
Besserung	4	9	1	4	2	20	38%
gleichbleibend ..		2	1	4	2	9	17%
Verschlecht.....	2	6	2	4	2	16	30%
wechselnd	3		2		3	8	15%
Graviditäten ...	9	17	6	12	9	53	100%

[1] nach GERNOT SPIEGEL.
[2] Thymektomierte wurden nicht mit einbezogen.

Tabelle 2. *Verlauf der Myasthenia gravis nach der Entbindung*[1]

	VIETS, SCHWAB and BRAZIER	SCHLE-ZINGER	FRASER and TURNER	Fälle der Neurolog. Univ.-Kl. Würzburg		
Besserung	1	1		1	3	12%
gleichbleibend...........			1	2	3	12%
Verschlechterung	7	3	5	4	19	76%
Graviditäten	8	4	6	7	25	100%

[1] nach GERNOT SPIEGEL.

F. Erbslöh: Den traurigen Erfahrungen bei Myasthenie-Schwangeren möchte ich Erfreuliches anfügen:

Von den in Gießen in den letzten Jahren thymektomierten, vorher krisengefährdeten Frauen haben zwei kürzlich entbunden, ohne daß sie in der Schwangerschaft unter oder nach der Geburt eine Verschlechterung ihrer geringen myasthenischen okulären Restsymptome erfahren hatten. Mütter und Kinder sind gesund und bedürfen keiner Therapie.

Grundlagenforschung an der Muskulatur

Einführung

H. H. Weber

Sie haben sich auf diesem Symposion zu Ehren und auf den Spuren des großen Klinikers Erb mit den Krankheiten des terminalen motorischen Systems beschäftigt, die sich als Störungen der muskulären Funktion manifestieren. Heute geht es um einen gewissen Aspekt des letzten Gliedes des motorischen Systems, nämlich um den molekularen Aspekt der Tätigkeit *normaler* Muskeln. Wir fragen nach der molekularen Physiologie normaler Muskeln aus 2 Gründen: Der übergeordnete Grund, sich mit normaler Funktion zu befassen liegt in der Tatsache, daß der Kliniker die gestörte Funktion nur dann kausal analysieren kann, wenn ihm die kausale Analyse der normalen Funktion gegeben ist. Gerade auf dem Gebiet des Muskels aber wird die normale Funktion in der Regel nicht vom Kliniker, sondern den Vertretern verschiedener biologischer Fächer studiert. Der zweite, mehr spezielle Grund, nämlich der Grund dafür, daß wir von den Betrachtungsweisen des Normalen gerade die *molekulare* Physiologie des Muskels auswählen, ist der folgende: Dieses Gebiet, das für die Zukunft der Klinik des Muskelapparates besonders wichtig ist, hat sich in jüngster Zeit in aller Welt so stürmisch entwickelt, daß es für den Kliniker schwierig ist, diese Entwicklung rein literarisch zu verfolgen und zu ordnen.

Auch das Programm des h e u t i g e n Tages ist mit Heidelberg und der Heidelberger Tätigkeit einer überragenden, ja geradezu revolutionären Persönlichkeit verbunden. Diese Persönlichkeit ist Otto Meyerhof, und die Grundlagen des heutigen Programms sind gegeben durch die Entdeckung des Adenosintriphosphat (ATP) (Karl Lohmann 1929 im Laboratorium von Otto Meyerhof) und die anschließenden Entdeckungen, die zeigten, daß das ATP die Schlüsselsubstanz der Energetik *aller* biologischen Vorgänge ist. Dies wurde in Meyerhofs Laboratorium in den 10 Jahren nach der Entdeckung des ATP für alle *Gärungs*vorgänge, von der Milchsäuregärung des Muskels bis zur alkoholischen Gärung der Hefe bewiesen und in der dann folgenden Dekade von Schülern und Nachfolgern Meyerhofs auch für alle *oxydativen* Prozesse gezeigt.

Die Tatsache, daß alle Energie aller Nahrungs- und Betriebsstoffe in allen Lebewesen zunächst keinem anderen Zweck dient als der Restitution des verbrauchten ATP, hatte revolutionäre Folgen für die gesamte Biochemie. Für unser heutiges Programm ergibt sich daraus eine Zweiteilung:

Wir beschäftigen uns zunächst mit der Frage — „welche Energiequellen machen die verschiedenen Muskeln für die *ATP-Restitution* nutzbar und auf welchen chemischen Wegen tun sie das?" Die Energiequellen und die Wege ihrer Nutzung sind im ganzen Bereich des Lebens gleich und bekannt. Jeder Gewebeart stehen aber eine ganze Reihe verschiedener Energiequellen zur Verfügung: Etwa Nutzung von Glykogen einerseits oder von Monosachariden andererseits sowohl durch Gärung wie auch durch Oxydation, ferner die oxydative Nutzung der Fettsäureenergie usw. Wir werden heute hören, daß verschiedene Muskeltypen diese verschiedenen Energiequellen in sehr verschiedenem Umfang benutzen, weil sie unter recht verschiedenen Bedingungen arbeiten. Infolgedessen ist auch die Ausstattung verschiedener Muskeltypen mit Stoffwechselenzymen quantitativ durchaus verschieden (Verschiedenheit der „Enzymmuster"). Mit den modernen Erkenntnissen über die Funktion von Muskelmitochondrien und Enzymmuster befassen sich die Vorträge von KLINGENBERG und PETTE.

Der zweite Teil des Programms betrifft die Frage: „Wie wird die im ATP gespeicherte Energie für die Arbeiten verwendet, die in der Muskelfaser stattfindet?" Hier ergibt sich nochmals eine Unterteilung:

Der Hauptteil des ATP-Umsatzes dient der *mechanischen* Arbeit. Das Neueste darüber, durch welche molekularen Anordnungen und Mechanismen die ATP-getriebene Maschine der kontraktilen Strukturen funktioniert, werden Sie von einem so hervorragenden Experten wie HUGH E. HUXLEY aus Cambridge hören.

Aber ATP wird auch gebraucht für die Prozesse, durch die die Aktivität der Kontraktion im Augenblick der Erregung angestellt und während der Zeit der Erschlaffung und Ruhe wieder abgestellt wird. Diese intrazelluläre Regulierung der Aktivität wird in den Vorträgen von EBASHI (Tokyo) und HASSELBACH (Heidelberg) behandelt.

Als Grundlage aller Vorträge aber wird Ihnen zu Beginn der Sitzung die Struktur der Muskelfaser und der verschiedenen am Stoffwechsel, an der mechanischen Arbeit und an der Regulierung der Aktivität beteiligten Untereinheiten der Muskelfaser von Frau GOLARZ DE BOURNE (Atlanta/USA) dargelegt werden.

Zum Schluß ist es mir eine angenehme Pflicht und eine Freude, so hervorragenden Rednern dafür sehr warm zu danken, daß Sie hierher gekommen sind und daß einige von Ihnen hierfür weite Wege — sogar über einen oder zwei Ozeane — zurückgelegt haben.

Histochemistry of Normal Skeletal Muscle

M. NELLY GOLARZ DE BOURNE and GEOFFREY H. BOURNE

Introduction

Skeletal muscle is a composite tissue. It consists of a number of muscle cells containing contractile elements bound together by connective tissue which not only provides an anchor for the muscle at each end by being modified into a tendon, but serves to hold the individual cells together and transmit their movement. While it is natural that most of the attention of investigators has been centered on the cell itself, the enveloping connective tissue itself should not be forgotten. The cells of the connective tissue have a metabolism of their own and synthesize the ground substance upon which the life of the contractile elements depends. Upon its conductivity depends the passage of gases and of nutrient substances back and forth between the vasculature and the sarcolemma. In muscular dystrophy, the connective tissue takes over, advancing and supplanting as the muscle fibres melt away.

Within the muscle cell itself, at least five metabolic processes, all having a relation to each other, take place. Attempts have been made to localize these processes, firstly by biochemical means and within the last fifteen years by histochemical means. These five metabolic processes are:

I. Anaerobic glycolysis,

II. Aerobic oxidation,

III. Fatty acid oxidation,

IV. Protein synthesis,

V. Chemical processes directly concerned with liberation of energy for contraction and relaxation.

The structural elements of the muscle cell include the muscle fibrils, composed of acto-myosin, the sarcosomes or muscle mitochondria, the sarcoplasmic reticulum, the muscle cell cytoplasm (the sarcoplasm), and the muscle nuclei. The localization of the various metabolic activities in these structural elements has been the aim of biochemists and histochemists for some years. Most of the various metabolic processes have now been more or less localized in the appropriate structure, but there is still some uncertaintly about some of them.

I. Anaerobic Glycolysis

The process of anaerobic glycolysis involves production of glucose from glycogen and its catalytic breakdown to lactic acid, with the production of three molecules of ATP for each molecule of glucose broken down. There are at least thirteen enzymes (apoenzymes) which play a part in this process as well as three or four coenzymes. Not all of these enzymes are demonstrable histochemically, but biochemically most of them have been shown to be soluble enzymes, that is they do not remain attached to particulate material in muscle homogenates. However, we have to be careful in interpreting this result, because it is possible that the massacre of the structure of the muscle cell which occurs during homogenization could cause the detachment of an enzyme from a cell structure to which it was attached *in vivo*.

Probably the earliest attempt to demonstrate histochemically enzymes of any of the metabolic cycles in muscle was that of Allen and Bourne (1943). They showed that the enzyme zymohexase (aldolase) was diffused through the substance of the skeletal muscle fibre and did not appear to be associated with any particular organelle. As has been pointed out in recent years, the technique as used by Allen and Bourne has some defects; but it must be remembered that enzyme histochemistry twenty-three years ago was a relatively unsophisticated procedure and that some of the biochemical reactions which are now known and which could have been used to improve the method were not known at that time. The fact remains, however, that the reaction was different from that obtained in skeletal muscle with the technique for alkaline glycerophosphatase published two years earlier by Gomori; and the diffused state of the enzyme has since been confirmed by biochemical studies. Aldolase is concerned with the production of the triose phosphates, dihydroxyacetone phosphate, and D-glyceraldehyde-3-phosphate from fructose-1,6-diphosphate (hexosediphosphate), an important step in the glycolytic cycle.

The histochemistry of three other enzymes in the anaerobic cycle will be considered in this paper: lactic dehydrogenase, phosphorylase, and glyceraldehyde-3-phosphate dehydrogenase.

1. Lactic dehydrogenase

Lactic dehydrogenase (LDH) which converts pyruvate to lactic acid, appears to be a highly diffusible enzyme, and this has led to some debate as to which type of fibres (large or small) have the greatest activity. In the small fibres, a proportion of the LDH is associated with mitochondria; but in the larger fibres, there is greater activity in the sarcoplasm itself. An attempt to control the diffusibility of the enzyme in histochemical preparations was made by FAHIMI and AMARASINGHAM (1963, 1964), who mounted sections of muscle on a gelatine substrate layer already spread on a slide. They found that the enzyme in addition to being associated with the mitochondria (sarcosomes) was present in the region of the sarcoplasmic reticulum. This finding suggests that the reticulum is implicated in the metabolic processes of muscular contraction in addition to its function in the conduction of excitatory processes. This is made even more likely by the presence of ATPase in the reticulum, as demonstrated by PADYKULA and GAUTHIER (1963) and MUSKATELLO and his collaegues (1961).

BRODY and ENGEL (1964) have made a detailed study of the isozyme histochemistry of LDH. In this method, starch gel electrophoresis is used to spread the isozymes. By varying the compounds used in the incubating solution (phenazine, methosulphate, potassium cyanide, etc.), varying degrees of reduction of intensity of specific bands were obtained. The standard procedure demonstrates five bands of LDH isozyme activity in skeletal muscle which are designated by the numerals 1 to 5, and which relate to the speed of movement of the bands towards the anode. By applying the same modified solutions to sections of human muscle, the authors were able to show macroscopically which isozymes were predominant in specific human muscles or parts of muscles. They found that the gastrocnemius had a predominance of slow-moving isozymes and the soleus a predominance of fast-moving isozymes. Microscopically, two main types of muscle fibres were noted which corresponded with the light and dark fibres which had previously been differentiated histochemically by a number of workers. The type 1 LDH fibre which gave a stronger reaction for the enzymes had predominantly fast-moving isozymes, while the type 2 fibres which were lighter in reaction had predominantly slow-moving LDH isozymes. Although some LDH activity has been shown in mitochondria, according to BRODY and ENGEL 79 per cent of LDH activity of human muscle is located in the sarcoplasm. The LDH pattern of human skeletal muscle shows an absence of the isozyme LDH-5 in the foetus, and it only appears after birth. MARKERT (1962) and APPELLA and MARKERT (1961) have offered an explanation as to why LDH occurs in five isozymes not only in skeletal muscle but in other tissues of the body. They suggest that each of the isozymes consists of four polypeptide sub-units of two types, A and B. Five isozymes can be formed by the random assortment of A and B into groups of four. LINDSAY (1963) has suggested that the specific pattern of isozymes in a tissue is probably related to the energy producing metabolism in accordance with the needs of the tissue and the supply of oxygen.

2. Phosphorylases

Phosphorylases are enzymes playing a part in the synthesis of glycogen. Phosphorylase of muscle differs immunologically from that of liver and is of two varieties, phosphorylase "a" and phosphorylase "b". Phosphorylase "a" is activated by adenosine monophosphate and contains pyridoxal phosphate (Helmreich and Cori, 1963). Phosphorylase "b" is produced by the hydrolysis of phosphorylase "a" and is not activated by adenosine monophosphate. It is of interest that human phosphorylase and rabbit phosphorylase are immunologically identical. Fluorescent antibody techniques were used by Dvorak and Cohen (1965) to localize muscle phosphorylase. They found it to be present mainly in the sarcoplasm, but some positive granules were also seen lying between the myofibrils. Most fibres within a particular section appeared to stain with similar intensity, but occasional fibres could be seen in which the intensity was less. This result was in accordance with those of Dubowitz and Pearse (1960) and Stein and Padykula (1962). These authors found phosphorylase to be present mainly in the white fibres. These are also the fibres in which glycogen can be demonstrated histochemically.

Glucose can be synthesized directly into glycogen via an intermediate compound, uridine diphosphate glucose. An enzyme involved in this process is uridine diphosphate glucose glycogen transferase. This enzyme and the branching enzyme, amylophosphorylase, which comes into action when the synthetic chain has reached 8 glucose residues, have been studied histochemically by Takeuchi and Glenner (1960) and Sasaki and Takeuchi (1963). These authors found that skeletal muscle gave a strong reaction for these enzymes and that it was located in the sarcoplasm near the sarcolemma and in certain areas among the myofibrils.

3. Glyceraldehyde-3-phosphate dehydrogenase

Glyceraldehyde-3-phosphate dehydrogenase is associated with the formation of D-1,3-diphosphoglyceric acid from D glyceraldehyde-3-phosphate and has been investigated (Emmart et al., 1961) using an immunological technique which involved producing an antibody to the rabbit enzyme which, when combined with a fluorescent dye, was applied to cockroach muscle and was fixed by the enzyme there. An interesting thought emerging from this was that the rabbit muscle enzyme was at least immunologically identical with the same enzyme in cockroach muscle. Unlike the other enzymes in the Embden Meyerhof chain, glyceraldehyde-3-phosphate dehydrogenase was found to be associated with small mitochondria lined up in the region of the "I" band. When the fibres contracted (this technique was performed in fresh muscle *in vitro*), the mitochondria were displaced suggesting an intimate association with the contracting fibre.

Hexose Monophosphate Shunt

Glucose may be metabolized not only through the Embden-Meyerhof pathway but also through phosphogluconic acid and ribulose to fructose and glyceraldehyde by a pathway known as the "hexose monophosphate shunt". Glucose-6-phosphate dehydrogenase is responsible for the first step in this pathway, and muscle tissue contains only very small activity for this enzyme. This is probably the reason why Pearse and his colleagues have been unable to demonstrate it in the muscles of birds and mice.

II. Aerobic Oxidation

With adequate oxygen, muscle metabolism follows the aerobic pathway; pyruvate does not produce lactic acid but instead undergoes oxidative decarboxylation with the production of a 2 carbon substance which becomes linked to coenzyme A to form "acetyl co-A", which is also known by the name of "active acetate". This combines with oxaloacetate, leading to the production of citric acid and so initiating the Krebs cycle which, by the successive production of aconitic acid, isocitric acid, oxalosuccinic acid, ketoglutaric acid, succinic acid, fumaric acid and malic acid, eventually produces oxaloacetic acid which combines with active acetate once more to re-initiate the cycle. This "citric" acid or Krebs cycle produces 3 molecules of CO_2 and 5 pairs of hydrogen atoms which are transferred to hydrogen acceptors and eventually combine with O_2 to form water for each molecule of pyruvate used. The energy balance of this reaction is very favourable, so that 36 molecules of ATP are synthesized for each turn of the metabolic wheel. Enzymes which catalyze these reactions are either decarboxylases or dehydrogenases and current histochemical techniques using the tetrazoliums as hydrogen acceptors have made it a relatively simple procedure to demonstrate the latter. The best known reaction histochemically is that for succinic dehydrogenase. The enzymes of the Krebs cycle have been located in the sarcosomes by both biochemical and histochemical studies; in fact, the histochemical studies preceded the biochemical studies in this respect. The first histochemical preparations of succinic dehydrogenase (SDH) in skeletal muscle (MALATY and BOURNE, 1953) demonstrated a reaction in the sarcosomes. It is now known that all the enzymes concerned in the Krebs cycle are present in sarcosomes (AZZONI and CARAFOLI, 1960, using pigeon breast muscle and rat limb muscle).

An extensive study of the SDH reaction in muscle was made by OGATA in 1958; he found different degrees of reaction in different muscles and discovered that these reactions were related to the proportions of small and large fibres present. Muscles vary in the function they perform and in their metabolic reactions. Some muscles are continuously active, such as the postural (antigravity) muscles, or they are tonic (eg. the diaphragm); others work from time to time often in an explosive fashion. It is of interest that the characteristics of a muscle can be altered by exercising it in a particular way or by crossing the nerves and/or tendons of muscles with each other (BULLER et al., 1959).

OGATA studied the skeletal muscles of frogs, fishes, birds, rodents, cats and monkeys and divided their muscles into three types:

1. The Gastrocnemius type

In this type there were similar numbers of large and small fibres. The large fibres had a low activity of SDH and were white. The small fibres had a high SDH activity and stained strongly with Sudan Black B, indicating a high lipid content. These fibres are the red fibres, so-called because of their high myoglobin (muscle hemoglobin) content. There was also a third fibre, intermediate in size and histochemical reactions between the small and large fibres. In the cat, muscles which belong to this type are the cervical muscles, back muscles and limb muscles. It is an interesting fact that in the species studied by OGATA, muscle located near the surface of the body is rich in white muscle fibres, while muscle situated more deeply in the body is rich in medium and small red fibres. Even in an individual muscle, the superficial parts of, for example, the gastrocnemius are rich in white fibres; whereas most red fibres are found internally. Our own studies of the tail muscles of the shark showed that a reverse arrangement occurs with the red muscle being situated superficially.

The differentiation between red and white muscle was first made by STEFANO LORENZI in 1678, in the rabbit; and in 1880, Ranvier showed that most vertebrate muscles contained both red and white fibres and that the muscles which had a substantial proportion of the former appeared red to the naked eye. Ranvier suggested that the red fibres were the slow conducting fibres and the white were the fast contracting fibres. GRUTZNER, in 1884, confirmed that the muscles of man and all other vertebrates possessed two types of fibre, one thin and dark coloured and the other thicker and lighter in colour. Various other workers have contributed to the differentiation of these two types of fibres, including DENNY BROWN who, in 1929, showed that the small, dark fibres contained more fat than the large, light-coloured fibres.

2. The Soleus type

Muscles of this type appear red to the naked eye, and the greater proportion of the fibres are small and give an intense SDH reaction. There are, however, some fibres which are larger in size and have an enzyme activity comparable with the medium fibres of the gastrocnemius.

3. The Diaphragmatic type

The muscle fibres of this type have a similar size distribution to the gastrocnemius, but the difference between the two is that a number of the larger fibres in the diaphragmatic group give a strong SDH reaction.

In general, in mammalian muscles investigated by OGATA, the small red fibres were seen to have maximum SDH activity, and the large fibres minimum SDH activity. GEORGE and his co-workers (1961a and b) have shown that this also holds true for pigeon breast muscle and for the flight muscles of the bat.

A relationship between fibre size and SDH activity is also present in muscle from representatives of at least five orders of insects (BHAKTHON and GEORGE, 1963), and it is of interest that insect muscle has a much higher SDH activity than vertebrate muscle.

DUBOWITZ and PEARSE (1960) found that in rat, pigeon and human muscle the small fibres were rich in activity for 14 oxidative enzymes but showed little phosphorylase activity. The large fibres, on the other hand, while showing considerable phosphorylase activity, were only weakly active for all 14 of the oxidative enzymes. In the toad and goldfish, however, the small fibres showed considerable oxidative enzyme and phosphorylase activity.

Di and tri phosphopyridine (DPN and TPN) diaphorases

The coenzymes DPN and TPN (coenzymes I and II) are capable of reversible oxidation and reduction. The diaphorases are flavoproteins, with flavin dinucleotide (FAD) as a prosthetic group, which catalyse the oxidation of reduced DPN and TPN. DPN and TPN play an essential part in dehydrogenation in both the aerobic and anaerobic chains. DUBOWITZ and PEARSE (1960) studied the distribution of TPN and

DPN diaphorases in rat, human and pigeon muscle and found the reaction most intense in the small, dark muscle fibres and apparently associated with the mitochondria.

Cytochrome Oxidase

This enzyme forms part of the cytochrome system which is responsible for the final combination of the pairs of hydrogen atoms derived from the Krebs cycle with atmospheric oxygen. It is to be expected that this enzyme would follow the same distribution pattern as SDH; and this is, in fact, the case. It is, like the oxidative enzymes of the Krebs cycle, largely associated with mitochondria. A number of authors have demonstrated that cytochrome oxidase activity is greater in the small muscle fibres than in the large ones.

The difference of both SDH and cytochrome oxidase activity between small and large muscle fibres is related to the fact that the smaller fibres have more sarcosomes, and these enzymes are mitochondrial-bound. The large fibres with the low oxidative enzyme activity, stores of glycogen and high phosphorylase activity, would appear to depend on glycogen as their main source of energy. It is probable also that they function mostly anaerobically. The small fibres with myoglobin and considerable oxidative enzyme activity function mostly aerobically and, since they also have considerable fat and lipase activity, probably draw directly upon fat as fuel. It is of interest that ROMANUL (1965) has shown that the capillary supply of muscle fibres is related to their oxidative activity and that the reactions for SDH and cytochrome oxidase were more intense in individual muscle fibres in the neighborhood of the capillaries.

III. Fatty Acid Oxidation

Although carbohydrates were thought for some time to be the only fuel used by muscle, there is biochemical evidence now (FRITZ et al., 1958) that fatty acids make a major contribution as a fuel for muscle metabolism. The fatty acid is coupled to a coenzyme A molecule via its carboxyl group to produce acyl Co-A which eventually becomes converted into acetyl Co-A and feeds into the Krebs cycle in just the same way as the acetyl Co-A derived through pyruvate. The fatty acids necessary for this process can be produced by hydrolysis of the fat stored in the small muscle fibres by lipase. Various authors have demonstrated lipase in the small muscle fibres (GEORGE and TALESARA, 1961), and this is so even in insect muscle (BHAKTHON and GEORGE, 1963).

According to GEORGE and TALESARA (1962), lipase in muscle homogenates is found predominantly in the microsomal fractions, although the mitochondrial and soluble fractions also contain appreciable amounts of activity.

IV. Protein Synthesis

It is now known that protein synthesis involves phosphorylation of amino acids with the aid of ATP, a process known as activation. The activated amino acid molecules are "carried" by soluble RNA to the template RNA which is associated with the endoplasmic reticulum. There is evidence that guanosine triphosphate is also associated with this process, but the precise role which it plays is uncertain. The association of the template RNA with the sarcoplasmic (endoplasmic) reticulum has been established by HODGE (1961). There do not appear the any enzyme histochemical studies directly related protein synthesis.

V. Chemical processes directly concerned with liberation of energy for contraction and relaxation

The energy for muscular contraction comes directly from the hydrolysis of adenosine tri-phosphate (ATP) by ATPase. The association of this enzyme with contractile structures is a very fundamental biological fact, a point made originally by SZENT GYORGYI in 1953. At that time he pointed out that contractility is in general dependent upon an interreaction between ATP and actomyosin, a mechanism which requires the presence of ATPase. This enzyme has been found in both vertebrate and invertebrate muscle, and even in such elementary organisms as protozoa it has been found associated with the contractile elements. An example of this is LEVINE's recent work (1960) on VORTICELLA in which he found a highly specific ATPase present in cilia and in the myonemes which are the contractile elements. It is also of interest that sperm tails, which are very motile, contain ATPase.

It is now well known that myosin can be digested in two fractions, one of which has ATPase activity and has the ability to combine with actin without losing its enzyme activity. This myosin-ATPase activity can easily be demonstrated in muscle, and pioneer studies in this area were carried out by PADYKULA and HERMAN (1955a and b). Their technique is now the standard method for demonstrating this enzyme.

STEIN and PADYKULA (1962) divided the fibres of muscle into three types based on their SDH activity and designated them A, B and C fibres. They found the A fibres to have a high ATPase activity which was sensitive to fixation, the type B fibres to have a low activity, and the type C fibres to have a high activity which was resistant to fixation. In 1963, PADYKULA and GAUTHIER published a histochemical study of ATPase in muscle fibres of the rat diaphragm. Most of the fibres in this muscle were small and red with many sub-sarcolemmal mitochondria and other small mitochondria aligned at the "I" band. ATPase activity at pH 7.2 was found to be localized in the mitochondria of both sites and was Mg dependent. At pH 9.4, a myofibrillar ATPase (myosin ATPase) reacted and was located in the "A" bands. A cysteine dependent ATPase was also demonstrated and was especially prominant in the large white fibres. This ATPase appeared to be in the region of the sarcoplasmic reticulum. ENGEL (1963) has shown a sarcoplasmic reticulum-associated ATPase in human skeletal muscle at pH 9.4, and indicated that uridine tri-phosphate (UTP) was hydrolysed in identical sites, which indicates either a dual ability on the part of the ATPase or that there is a separate UTPase activity present. BARDEN and LAZARUS (1964) found ATPase activity in mouse muscle only in mitochondria and in the "A" band of the fibres.

We found ATPase activity in muscle nuclei in our laboratory, especially in denervated muscle; and ENGEL has also described a nuclear ATPase reaction. Some authors, however, deny the validity of a nuclear ATPase, eg. NOVIKOFF (1958), but it was demonstrated by SANDLER and BOURNE (1962a) that such lack of results was due to a technical error. The presence of ATPase in the endoplasmic reticulum has, however, been confirmed biochemically by MARTINOSI and FERETOS (1964) and KRESPI et al. (1964).

Zebe and Falk, of Heidelberg, combining histochemistry and electron microscopy, showed that in insect flight muscles the "Z" band of the fibres gave a strong ATPase reaction with a lighter activity in the "M" line. They also found a strong mitochondrial ATPase activity which was localized exclusively in the cristae. They did not mention any association of the reaction with the sarcoplasmic reticulum; however, in heart muscle ATPase has been found to be associated with the reticulum at the "Z" line region, the cell membranes and the intercalated discs. The association of a number of phosphatases with the intercalated discs of heart muscle was first demonstrated by Bourne in 1953.

These results demonstrated that, in addition to the ATPase activity associated with the actomyosin, practically all the other elements of the muscle cell have some activity for this enzyme. It is probable that these are not all the same enzyme, but that at least some of them represent ATPase isozymes. Padykula and Gauthier showed the presence of a fixation resistant ATPase, which was probably an isozyme; and Sandler and Bourne have demonstrated another which is both fixation and heat resistant.

For some time in our laboratory we have been carrying out studies on the histochemistry of an ATPase which was present in alcohol fixed paraffin embedded tissues. The possibility that we were dealing with a non-specific phosphatase was one which had to be eliminated, and this was done as follows: The enzymes in a sample of muscle homogenate were spread on starch gel by electrophoresis. The gel was then dehydrated and allowed to stand in 80% alcohol (the equivalent of fixation) for some hours. Dehydration was then completed and the gel cleared in xylol. It was then placed in hot xylol (58° C) in an incubator for one hour (the equivalent of embedding). It was then taken out of the xylol, rehydrated and then incubated in ATP substrate solution, the sites of enzyme activity being visualized by the inclusion of alizarin in the incubating medium as originally described by Sandler and Bourne (1961). This technique demonstrates that skeletal muscle has three or four specific ATPase isoenzymes, that most of them show some resistance to the fixing and embedding procedures, and that at least one survives these procedures very well and does not lose its specificity. It is of interest that, in this connection, Sandler and Bourne (1962b) have obtained evidence that the extraction and purification of a phosphatase enzyme can result in a loss of specificity.

While the energy obtained from the hydrolysis of the terminal phosphate bond of ATP is thought to be the immediate source of energy for contractions of muscle, the restoration of this phosphate bond is essential for the processes which follow contraction. It has been known for many years that creatine phosphate is the high energy phosphate which is capable of restoring the third phosphate bond in ATP to enable relaxation and further contraction to occur. The reaction between ADP and creatine phosphate to reform ATP is the well-known Lohman reaction; the enzyme involved is creatine kinase, which is capable of working in either direction. $Cr\,PO_4 + ADP \rightleftarrows ATP + Cr$. Creatine kinase is, therefore, a transphosphorylating enzyme.

Whether there is, in addition to creatine kinase, a separate phosphatase for creatine phosphate is not clearly established. In our histochemical studies on alcohol and acetone-fixed muscle embedded in wax, a strong reaction is given by muscle capillaries when creatine phosphate is used as a substrate, together with a moderate diffuse reaction in the muscle fibre. In dystrophic muscle, although there is an active dephosphorylation of nucleotides by the proliferating endomysium, creatine phosphate is not hydrolysed at all by the endomysium. We have evidence that the modest hydrolysis of creatine phosphate in our preparations is not due to a non-specific phosphatase; but whether or not it is due to creatine kinase, we have no information at present.

General:

In our laboratory we have studied the histochemical results obtained by the use of a large variety of different phosphate esters as substrates for phosphatase studies. It has been suggested that many of the results obtained with these substrates represent non-specific phosphatase reactions, especially since they are carried out on alcohol or acetone-fixed tissues. Studies of the differences of distribution of the reaction with various substrates together with starch gel electrophoresis studies demonstrate, however, that we are dealing with a range of specific phosphatase enzymes. Some of the substrates used were sugar phosphates directly or indirectly related to the glycolytic cycle; these included glycerophosphate, glucose-1- and glucose-6-phosphates, fructose-1-phosphate and galactose-6-phosphate. Other substrates were coenzymes, such as pyridoxal phosphate, which is a codecarboxylase and acts also as a co-deaminase and a transaminase; riboflavin-5'-phosphate (riboflavin mononucleotide), which is a constituent of Warburg's yellow enzyme; cytochrome reductase and amino acid oxidase and thiamine pyrophosphate (co-carboxylase, thiamine diphosphate), which is the coenzyme involved in the decarboxylation of α keto acids, eg. pyruvic acid, and α keto glutaric acid. It also acts as a coenzyme in the transketolation of the direct oxidative chain of glucose. Di and tri phosphopyridine nucleotides (DPN and TPN) were also used as substrates. These coenzymes are, in fact, co-dehydrogenases and play an extremely important part in most of the reactions we have been discussing in this paper.

Using alcohol or acetone-fixed muscle and paraffin embedding, practically the only structures which give a reaction when sugar phosphates and glycerophosphate are used as substrates are the muscle capillaries. DPN and TPN and riboflavin phosphate, when used as substrates, show a reaction in the muscle nuclei, expecially in the nucleoli; pyridoxal phosphate gives more of a reaction in the fibres, and in some preparations it seems also to be in the sarcosomes. There is also quite a good nuclear membrane reaction in the muscle nuclei. It is hard to judge the significance of the dephosphorylating activity produced by these substances when used as substrates. Does this mean that *in vivo* specific phosphatases for these coenzymes exist, or are we really looking at the activity of a synthesizing enzyme operating in reverse under the unnatural conditions of a histochemical reaction? If the enzyme which adds the phosphate moieties to the coenzyme is really a transphosphorylase, presumably it could act in either direction; and our studies suggest that most if not all phosphatases, rather than being simple hydrolytic enzymes, are really transphosphatases. In this case, the reactions we get using these substances as substrates should indicate the sites of their synthesis. We know from biochemical studies that at least one DPN synthesizing enzyme is present in the nuclei of cells and not at all in mitochondria. Our studies which demonstrate the presence of a dephosphorylating enzyme for DPN in muscle nuclei may, in fact, be demonstrating a DPN synthesizing or at least a phosphorylating enzyme.

Oestrone phosphate, hexoestrol phosphate and stilboestrol phosphate have been used as substrates for skeletal muscle, and all give a very strong reaction in the nuclei of the muscle and connective tissue cells. The physiological significance, if any, of phosphorylated steroid hormones is unknown at present, so any attempt at the interpretation of these results is impossible.

Acetyl phosphate was also used as a subtrate. This is a high energy compound and was originally isolated by LIPMAN (1940) as an intermediate compound in the oxidative decarboxylation of pyruvate by crude extracts of the microorganism B. delbruckii. Subsequently, LIPMAN (1946) found the compound to be present in appreciable amounts in mammalian muscle; and BOURNE and GOLARZ (1959a) have shown histochemically that there is a fixative and heat resistant specific acetyl phosphatase in mammalian and human muscle. There is, however, little information as to the role this enzyme or its substrate play in normal muscle metabolism. BOURNE and GOLARZ (1959a) found this enzyme to be present in the sarcoplasm of muscle and not to be associated with any particular organelle. It is an extremely active enzyme, even after fixation and paraffin embedding.

Nucleic acid and a variety of nucleotides were also used as substrates; those used included mono and tri phosphates of adenosine, uridine, guanosine, cytidine and inosine. Nucleic acid does not appear to be hydrolysed under our particular histochemical conditions. Most of the other compounds, when used as substrates, produced a slight reaction in the nucleoli and some capillary reaction. Creatine phosphate was also used and gave a similar result together with a faint myofibrillar reaction. The connective tissue of the elements of the endomysium in all these cases gave a completely negative reaction in normal human muscle.

It has been shown by BOURNE and GOLARZ (1959b) and by GOLARZ, RICHARDSON and BOURNE (1961) in human muscular dystrophy, but not in mouse hereditary dystrophy, duck or chicken dystrophy, or the nutritional (vitamin E deficient) dystrophy of rabbits, that the proliferating endomysium strongly dephosphorylates all the nucleotides used as substrates; it also hydrolyses acetyl phosphate a non-nucleotide, DPN, TPN and, in some cases, thiamine pyrophosphate. It does not hydrolyse riboflavin phosphate, pyridoxal phosphate or creatine phosphate, none of which are nucleotides or contain nucleotides.

This reaction appears to be associated with the cells, the connective tissue fibres and the capillaries. ATP and UTP are particularly actively hydrolysed by the endomysium in active cases of dystrophy. Some other workers have, however, not been able to reproduce our ATPase reactions in dystrophy; but it should be noted that they have been using techniques such as that of PADYKULA and HERMAN on fresh or lightly fixed tissue, in which case they get a satisfactory reaction in half an hour or so; it takes eight or nine hours for our ATPase to show up. In that time, with the Padykula-Herman technique, the myosin ATPase would have swamped the section with reaction products, and it would not be possible to distinguish anything.

This specific ability of the proliferating endomysium to hydrolyse nucleotides and only two other compounds (acetyl phosphate and thiamine pyrophosphate) may be of some significance; but any interpretation must be made cautiously since, as we have mentioned previously, we do not know if the reactions seen under artificial conditions *in vitro* are also taking place *in vivo*. At this point, however, it might be appropriate to say a word or two about the connective tissue itself. The connective tissue cells have apparently two functions, to produce connective tissue fibres and to produce ground substance. Presumably the macromolecules of collagen are produced by the normal protein synthetic mechanisms of the cell in which activation of amino acids by ATP occurs, and it may be that increased ATPase activity might be related to increase of collagen production. In healing wounds of skin and bone, it has been shown by BOURNE (1943) and by FELL and DANIELLI (1943) that the newly formed collagen (the pre-collagen) actively dephosphorylates glycerophosphate and that, when the fibres change into mature collagen, the enzyme activity disappears. FELL and DANIELLI thought this enzymatic reaction might have been related to the maturation of the fibres. There is no glycerophosphatase reaction given by the fibres in the connective tissue of muscular dystrophy.

In addition to collagen production, the connective tissue cells are concerned with the production of ground substance. We should consider briefly the reactions involved in this process. An integral part of the ground substance is sulphated mucopolysaccharide which is usually closely bound to protein to form a mucoprotein complex. It has been mentioned earlier that amino acids are activated by ATP prior to their incorporation into proteins; likewise, acetyl amino sugars become activated as uridine nucleotides. Uridine and guanosine phosphate esters are known to play a part in the activation of sugars in the synthesis of polysaccharides. Adenosine and uridine nucleotides also play an essential part in the sulphation of mucopolysaccharides. STROMINGER has reviewed the evidence indicating the role of uridine nucleotides in chondroitin sulphate synthesis. A number of the synthetic processes involved in mucopolysaccharide synthesis are mediated by DPN and TPN. Xylulose, glucose-6-phosphate, glucose-1-phosphate, uridine diphosphate, glucose, uridine triphosphate, glucuronic acid, ascorbic acid, ATP, DPN, TPN are involved in a cycle known as the "uridine nucleotide shunt"; it is the pathway for the production of glucuronic acid, an essential constituent of some mucopolysaccharides. Any assessment of the factors involved in muscle disease should take into consideration the integrity of this cycle; since, if a defect in the production of mucopolysaccharides for the ground substance develops, proper transport of oxygen and nutrients to the muscle will not take place. Two defects in the uridine nucleotide shunt are already known in human beings. All humans, together with guinea pigs, monkeys and apes, suffer from a defect of this cycle which makes it impossible for them to synthesize ascorbic acid. Another defect in the cycle is a benign condition known as congenital pentosuria which occurs in some humans and in which large amounts of L-xylulose derived from the free glucuronic acid formed from the uridine nucleotide are excreted in the urine.

The presence of hydrolytic enzymes in the proliferating connective tissue of muscular dystrophy which are active against ATP and other tri-nucleotides and against coenzymes, such as TPN and DPN, raises the question as to whether this does not indicate some interference with the normal operating of the uridine nucleotide shunt (BOURNE and GOLARZ, 1963). This would result in a failure to produce the mucopolysaccharides which form the basis of the ground substance of connective tissue and, physiologically, a failure of the transport mechanism between blood capillary and muscle fibre. Experimental studies are being made in our laboratory to determine if there is any change in the mucopolysaccharides in dystrophic muscle.

This paper does not pretend to be a complete review of all the literature concerning the histochemistry of normal muscle or even that on enzyme histochemistry. Some of the highlights in this literature have been picked out and sufficient papers referenced to enable us to demonstrate the distribution of the principal enzymes within the various entities of the muscle cell.

Acknowledgement

The original studies by the authors referred to in this review were supported by Grant No. NB 02038, from the National Institute of Neurological Diseases and Blindness, and Grant No. FR 00165 from the Animal Resources Branch, Division of Research Facilities and Resources, National Institutes of Health. The work has been carried out at the Yerkes Regional Primate Research Center of Emory University and the Colonial Research Institute, Freeport, Grand Bahama.

References

Allen, R. J., and G. H. Bourne: J. exp. Biol. **20**, 61 (1943).
Appella, E., and C. L. Markert: Biochem. biophys. Res. Commun. **6**, 171 (1961).
Azzone, G. F., and E. Carafoli: Exp. Cell. Res. **21**, 447 (1960).
Barden, H., and S. S. Lazarus: Lab. Invest. **13**, 1345 (1964).
Bhakthon, N. M. G., and J. C. George: J. Anim. Morph. Physiol. **10**, 56 (1963).
Bourne, G. H.: Quart. J. exp. Physiol. **32**, 1 (1943).
— Nature (Lond.) **172**, 588 (1953).
—, and M. N. Golarz: Arch. Biochem. **85**, 109 (1959).
— — Nature (Lond.) **183**, 1741 (1959).
— — J. Histochem. & Cytochem. **11**, 286 (1963).
Brody, I. A., and W. K. Engel: J. Histochem. Cytochem. **12**, 689 (1964).
Buller, A. J., J. C. Eccles, and R. M. Eccles: J. Physiol. (Lond.) **150**, 399 (1960).
Denny-Brown, D. E.: Proc. roy. Soc. Biol. **104**, 371 (1929).
Dubowitz, V., u. A. G. Pearse: Histochemie **2**, 105 (1960).
— — Nature (Lond.) **185**, 701 (1960).
Dvorak, H. F., and R. B. Cohen: J. Histochem. Cytochem. **13**, 454 (1965).
Emmart, E. M., S. S. Spicer, W. A. Turner, and J. G. Heuson: Exp. Cell Res. **26**, 78 (1961).
Engel, W. K.: Nature (Lond.) **200**, 588 (1963).
Fahimi, H. D., and C. R. Amarasingham: J. cell Biol. **22**, 29 (1964).
Fell, H. B., and J. F. Danielli: Brit. J. etp. Path. **24**, 196 (1943).
Fritz, I. B., D. G. Davis, R. H. Holtrop, and H. Dundee: Amer. J. Physiol. **194**, 379 (1958).
George, J. C., and C. L. Talesara: Comp. Biochem. Physiol. **3**, 267 (1961).
— — Quart. J. micr. Sci. **102**, 131 (1961).
— — J. cell. comp. Physiol. **58**, 253 (1961).
— — J. cell. comp. Physiol. **60**, 33 (1962).
Golarz, M. N., G. H. Bourne, and H. D. Richardson: J. Histochem. Cytochem. **9**, 132 (1961).
Grutzner, P.: Zbl. Med. Wiss. **22**, 375 (1884).
Helmreich, E., and C. F. Cori: Proc. nat. Acad. Sci. **51**, 131 (1963).
Krespi, V., H. A. Fozzard, and W. Sleator: Circulat. Res. **15**, 545 (1964).
Levine, L.: Science **131**, 1377 (1960).
Lindsay, D. T.: J. exp. Zool. **152**, 75 (1963).
Lipman, F.: J. biol. Chem. **140**, (1940).
— Advanc. Enzymol. **6**, 231 (1946).
Malaty, H. A., and G. H. Bourne: Nature (Lond.) **171**, 295 (1953).
Markert, C. L.: Proc. 13th Ann. Conf. Kidney Ed. G. Methoff. Paris: North West University 1962.
Martinosi, A., and R. Feretos: J. biol. Chem. **239**, 659 (1964).

Muskatello, U., Andersson, and E. Cedergren, G. F. Azzone, A. von der Decken: J. Biophys. biochem. Cytol. **10**, No. 4 Suppl. 201 (1961).
Novikoff, A. B.: J. Histochem. **6**, 61 (1958).
Ogata, T.: Acta med. Okayama **12**, 216, 228, 233 (1958).
Padykula, H. A., and G. F. Gauthier: J. cell Biol. **18**, 87 (1963).
— Amer. J. Anat. **91**, 107 (1952).
—, and E. Herman: J. Histochem. Cytochem. **3**, 161 ,170. (1955).
Ranvier, L.: Lecons d'Anatomie Génerale sur le systeme musculaire. Paris: V. A. Delahaye 1880.
Romanul, F. C. A.: Arch. Neurol. Psychiat. (Chic.) **12**, **497** (1965).
Sandler, M., and G. H. Bourne: Exp. Cell Res. **24**, 174 (1961).
— — J. Histochem. Cytochem. **10**, 636 (1962).
— — Nature (Lond.) **194**, 389 (1962).
Sasaki, M., and T. Takeuchi: J. Histochem. Cytochem. **11**, 342 (1963).
Stein, J. M., and H. A. Padykula: Amer. J. Anat. **110**, 103 (1962).
Strominger, G. L.: Tex. Rep. Biol. Med. **19**, 217 (1961).
Szent Gyorgyi, A.: Chemical Physiology of Contraction in Body and Heart Muscle. New York: Acad. Press 1953.
Takeuchi, T., and G. G. Glenner: J. Histochem. Cytochem. **9**, 304 (1960).
Talesara, C. L.: Naturwissenschaften **7**, 163 (1965).
Zebe, E., and H. Falk: Exp. Cell Res. **31**, 340 (1963).

Die trophische Funktion des motorischen Nerven auf den quergestreiften Muskel*

A. Lanari

Die sogenannte „trophische“ Wirkung des Nerven auf die Effektorenstrukturen, besonders auf die quergestreiften Muskeln, ist immer ein etwas ungenauer Begriff gewesen.

Mit der Erweiterung unserer neurophysiologischen Kenntnisse konnte diese fragliche trophische Wirkung auf die Erhaltung der normalen Struktur und Funktion der Skelettmuskeln beschränkt werden. — Das bedeutet, daß die Degeneration der quergestreiften Muskeln, welche einer Unterbrechung der motorischen Innervation folgt, offenbar nicht durch den Mangel an Reizen und durch den Nichtgebrauch bewirkt wird, sondern durch die Unterbrechung der „trophischen“ Wirkung der Nerven.

Das Problem besteht daher nicht in der Suche nach Unterschieden zwischen dem normalen Muskel und dem mit durchtrenntem motorischen Nerven, Unterschiede, welche längst bekannt sind, sondern darin, festzustellen, ob eine Degeneration des Muskels eintritt, wenn zwar die anatomische Intaktheit erhalten bleibt, aber die Überleitung der nervösen Impulse auf den Nerven unterbrochen wird.

Das Schrifttum gibt über dieses Problem recht kontradiktorische Ergebnisse an. — So zeigten Emmelin u. Mitarb. [*1*, *2*, *3*], die an Speicheldrüsen arbeiteten, daß eine Unterbrechung des parasympathischen Muskarineffektes durch bestimmte Drogen eine Überempfindlichkeit der Effektoren gegen Azetylcholin oder Adrenalin hervorrufen. Das gleiche geschieht unter der Wirkung von Ganglienblockern wie z. B. Hexametonium und Chlorisondiamine (Ecolid). Auch in der Membrana nictitans wurde eine ähnliche Hypersensibilität gegen Adrenalin festgestellt. Trendelenburg und Gravenstein [*4*] beobachteten am anästhesierten, vorher reserpinierten Hund

* This work is part of an article accepted for publication in Acta Physiologica Latinoamericana (1965) under the title: "Absence of degeneration phenomena in dog striated muscle after prolonged curarization" by A. Lanari and M. López Amalfará.

und BURN u. Mitarb. [*5*, *6*, *7*] an reserpinierten Herzlungenpräparaten, daß unter diesen Bedingungen die Wirkung von Noradrenalin auf das Herz stärker war. Auch mit dem Botulintoxin hat THESLEFF [*8*] gezeigt, daß eine Hypersensibilität der Säugetiermuskel auf das Azetylcholin, ähnlich jener durch Entnervung erzeugten, auftritt. Im Jahre 1961 [*9*] haben wir mit PILAR an zwei an einem schweren Botulismus erkrankten Menschen eine außergewöhnliche Hypersensibilität gegen Azetylcholin festgestellt.

Diese Befunde sprechen aber nur dafür, daß die Drogen, welche die Überträger hemmen, die Effektoren gegen die oder andere Substanzen überempfindlich machen. Obwohl die Hypersensibilität eine charakteristische Folge der Entnervung ist (CANNON und ROSENBLUETH [*10*]), folgen die anderen Veränderungen durch Entnervung nicht zwangsläufig demselben Mechanismus. — So beobachteten DENNY-BROWN und BRENNER [*11*], daß nach Druck oder Gummiband-Paralyse, der quergestreifte Muskel nicht fibrilliert und daß die Atrophie nicht eindeutig war oder völlig fehlte. GUTMANN und ZÁK [*12*] fanden im Jahre 1961, daß ein mittels lokaler Anwendung von Xylocain anästhesierter motorischer Nerv, noch in der Lage war, die sonst nach der Entnervung im Muskel auftretenden histochemischen Veränderungen zu verhindern. Andererseits fand die Gruppe von EMMELIN [*13*], daß die submaxilläre Speicheldrüse nach Abtrennung der „Chorda Timpani" atrophiert. Dies blieb aus, wenn diese Drüse mit Atropin behandelt wurde, obwohl in beiden Fällen die gleiche Überempfindlichkeit auftrat.

Es erschien interessant, die Hypothese zu prüfen, ob die „pharmakologische Durchtrennung" der motorischen Innervation durch Curare ähnliche Resultate ergeben würde, wie die durch mechanische Durchtrennung des Nerven erzeugte. Eine Schwierigkeit im Zusammenhang mit dieser Fragestellung war, eine langdauernde Curarisierung zu erzielen. Ferner ist zu beachten, daß die Aufdeckung einer Degeneration nach relativ kurzer Zeit unsicher erscheint, da der Nichtgebrauch allein Veränderungen im Gewicht und in der chemischen Zusammensetzung des Muskels bewirkt. Die Überempfindlichkeit gegen Azetylcholin kann nicht geprüft werden, da Curare die Azetylcholinwirkung aufhebt. Die Lichtmikroskopie ist in den ersten 7 Tagen der Degeneration nicht aufschlußreich. Diese Überlegungen veranlaßten uns, unsere Untersuchungen auf dem Erscheinen von spontaner Fibrillation und auf den Veränderungen der Kontraktion, und Entspannung des Skelettmuskels durch direkten elektrischen Reiz aufzubauen, vor allem, weil diese Veränderungen am Hund im Verlauf der ersten Tage nach der Unterbrechung der motorischen Innervation beobachtet werden können.

Die Untersuchungsmethode war folgende: Kleine muskelkräftige Mischlingshunde von 6 bis 11 kg, mit breitem Thorax, wurden einige Tage vor dem Versuch ausgewählt und entsprechend ernährt. Dicke Hunde mit schmalem Thorax starben kurz nach Beginn des Experimentes und wurden nach einigen Versuchen ausgeschaltet.

Unter leichter Penthobarbitalanästhesie und 0,01 g Demerol subkutan, wurde ein Katheter in die Jugularvene eingeführt und unter strenger Asepsis eine Tracheotomie ausgeführt. Einer der Ischiadicusnerven wurde durch eine schmale Inzision zwischen dem Hüftknochen und dem Femur freigelegt und durchtrennt. In einigen der ersten Versuche wurden Nadelelektroden am Vorderfuß festgemacht.

Zum Zwecke der Curarisierung wurde intravenös eine Lösung verabreicht, welche 150 mg d-Tubocurarin (Tubarine) in 500 ml einer isotonischen Glukose- oder Salzlösung enthielt. Am Beginn waren 0,45 bis 0,60 mg von d-Tubocurarin pro min notwendig, um nach etwa 20 min eine totale Curarisierung zu erreichen. Eine Erhaltungsdosis von 0,15 bis 0,18 mg pro min war bis zum 3. Tag ausreichend, da schon 0,06 bis 0,12 mg das Tier vollkommen curarisiert erhielten. Tiere, welche die in den ersten beiden Tagen verabreichten Dosen auch an den folgenden Tagen erhielten, starben infolge von Überdosierung.

Die Hunde wurden künstlich beatmet und erhielten eine intravenöse Wasserzufuhr von 800 ml. Außerdem wurden durch Magensonde 150 ml Milch gegeben. Antibiotika und Atropin wurden reichlich verabreicht. Die Temperatur wurde mit einem geeigneten System von Wärmelampen zwischen 36,5° und 38° gehalten.

Die Muskelfibrillation wurde am M. gastrocnemius mit einem Vergrößerungsglas unter schräger Beleuchtung beobachtet, nachdem der Muskel vorsichtig freigelegt worden war. Bei den letzten Versuchen wurde das Fibrillationspotential mit photographischer Registrierung gemessen. Um myographische Veränderungen festzustellen, wurde Zeit und Größe der durch direkten elektrischen Reiz hervorgerufenen Kontraktion mit einem Grass-Myographen gemessen oder aber mittels des isotonischen Widerstandes in einem Gummiband-Myographen.

Eine zweite Gruppe von Tieren von gleichem Gewicht usw. wurde als Kontrolle verwendet, um möglichst genaue Daten bezüglich des Zeitpunktes des Auftretens der Fibrillation zu gewinnen und ebenso über die durch direkten Reiz hervorgerufenen Veränderungen im Myogramm. Diese Tiergruppe wurde 3 Tage nach erfolgter Durchtrennung des Ischiadicusnerven mit den gleichen Methoden wie die chronisch curarisierten Tiere untersucht.

Ergebnisse

Nur vier von 28 Hunden überlebten 5 Tage der Curarisierung. Ein Tier wurde am 5. Tag untersucht, zwei am 7. und eines am 8. Tag. Der Tod in den ersten Tagen war durch Überdosierung von Curare bedingt. Bei der Autopsie war jedenfalls keine andere Ursache festzustellen. Der Tod nach dem 3. Tag war meist der Infektion der Luftwege oder einer Atelektase etc. zuzuschreiben. Immerhin starben aber auch einzelne Tiere in dieser Zeitspanne ohne offensichtlichen Grund. Wir trachteten die beiden überlebenden Hunde bis zum 7. Tag nach dem Versuchsbeginn am Leben zu erhalten. Aber, 24 Std später, waren diese Tiere noch vollkurarisiert, ohne spontane Atmung. Einer der Hunde starb während der Injektionen von Azetylcholin und ohne Reizantwort auch auf der entnervten Seite, was beweist, daß das Tier noch kurarisiert war; das andere Versuchstier starb in Hypotension 30 Std später und zeigte nur leichte Ohr- und Schwanzbewegungen.

Fibrillation

Unter den Kontrolltieren mit Ischiadicusdurchtrennung und Curarisierung nur im akuten Versuchsstadium, trat bei einzelnen Fibrillation am 4. Tag auf. Vom 5. Tag ab wurde die Fibrillation immer beobachtet, trotz Curarisierung mit einer Dosis, welche die indirekte Muskelerregung blockierte. Bei den chronisch curarisierten Tieren wurden niemals Fibrillation beobachtet, weder im normalen Muskel noch in dem Bein mit durchtrenntem Ischiadicusnerven und nicht einmal bei den Tieren, welche den 7. und 8. Tag der Curarisierung erlebten.

Um diese Beobachtung aufzuklären, wurde bei zwei Kontrolltieren mit 7 Tage alter Ischiadicusdurchtrennung die Curaredosis erhöht. Die Fibrillation verschwand unter einer Dosis, welche zwar vereinbar war mit dem Fortleben des Tieres, welche aber dreimal höher war als jene Dosis, welche die indirekte Erregbarkeit blockierte.

Daher war der erste Maßstab, der gewählt wurde, um die Wirkung einer „pharmakologischen Durchtrennung“ der motorischen Innervation abzuschätzen, nicht geeignet, weil hohe Dosen von Curare die Fibrillation in dem entnervten Gastrocnemius aufheben. Diese Wirkung des Curare war schon von MAC INTYRE, KING und DUNN [*14*] und von JARCHO u. Mitarb. [*15*], beobachtet worden. Diese Untersucher waren übereinstimmend der Meinung, daß eine Dosis von Curare, welche die indirekte Erregung des Muskels verhindert, nicht die spontane Fibrillation des entnervten Muskels aufhebt, aber höhere Dosen. Unsere eigenen Beobachtungen stimmen mit den eben erwähnten überein, da unsere curarisierten Versuchshunde auch noch 24 Std nach dem Absetzen des Curare nicht imstande waren, selbständig zu atmen. Nachdem die Dosis vom 4. Tag der Curarisierung ab auf 0.06 bis 0,12 mg pro Minute herabgesetzt werden mußte, erscheint der Kumulativeffekt des Curare offensichtlich.

Veränderungen im Myogramm

Im Gegensatz dazu, erschienen die Veränderungen im Myogramm eindeutig. Das Myogramm der Kontrollhunde wurde vom 3. Tag ab analysiert, und zwar durch Messung der Kontraktionsamplitude, ihre Dauer vom Beginn der Kontraktion bis

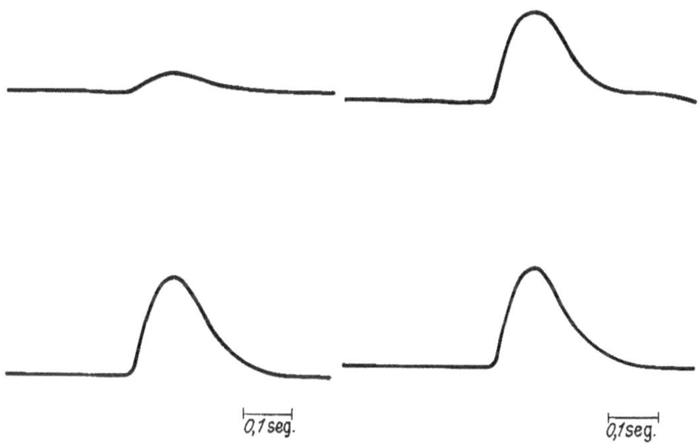

Abb. 1. Über 5 Tage curarisierter Hund. Oben links: Myogramm des Gastrocnemius — der Nerv Ischiadicus ist durchtrennt. Oben rechts: Sensibilität ist dabei fünfmal größer. Unten: Myogramm des Gastrocnemius bei intaktem Ischiadicus

zu ihrem Höhepunkt und die Dauer der Entspannung vom Gipfelpunkt bis zu zwei Drittel der absteigenden Phase. Bis zum 4. Tag konnten keine nennenswerten Unterschiede zwischen dem normalen und dem entnervten Bein festgestellt werden. Während des 5. Tages erschienen erhebliche Unterschiede, nicht nur bezüglich der Dauer von Kontraktion, sondern auch bezüglich der notwendigen Spannung um eine ähnliche Amplitude hervorzurufen.

Beim chronisch curarisierten Tier zeigte das Myogramm am 5. Tag am gesunden Bein eine Kontraktion von ähnlichem Aussehen wie jene, welche am akut curarisierten Tier zu beobachten ist. Andererseits, erforderte der entnervte Gastrocnemius die gleiche Erhöhung der Spannung wie die entnervten Kontrollen und die Zeitdauer der Kontraktion und Entspannung waren ähnlich erhöht (Abb. 1).

Die Myogramme der Versuchshunde, welche den 7. oder 8. Tag der Curarisierung erlebten, wurden auf einer geschwärzten Trommel registriert. Die Spannung, die nötig war, um eine Antwort von kleiner Amplitude im entnervten Gastrocnemius zu erzielen, war zwei- oder dreimal höher als die in dem normalen anderen Bein notwendige. Außerdem reagierte der chronisch curarisierte Muskel mit einer intakten motorischen Innervation, mit einer Zuckung, welche nicht zu unterscheiden war von jener in einem normalen akut curarisierten Muskel, während das Myogramm des Beines mit dem durchtrennten Ischiadicusnerven in seinem Aussehen jenem der Kontrollen mit der gleichen Entnervungszeit sehr ähnlich war (Abb. 2).

Diese Versuche zeigen eindeutig, daß in einem, auch durch lange Zeit curarisierten Muskel, nicht jene funktionellen Veränderungen auftreten, wie in einem ebenso lang entnervten Muskel, sondern daß er sich wie ein normaler Muskel verhält. Das stimmt mit den erwähnten Versuchen von Denny-Brown und Brenner [*11*] und mit jenen von Gutmann und Zák [*12*] überein. Es wurde nämlich festgestellt, daß ein Nerv, der einer Druck- oder Gummibandparalyse oder einer Xylocainanästhesie

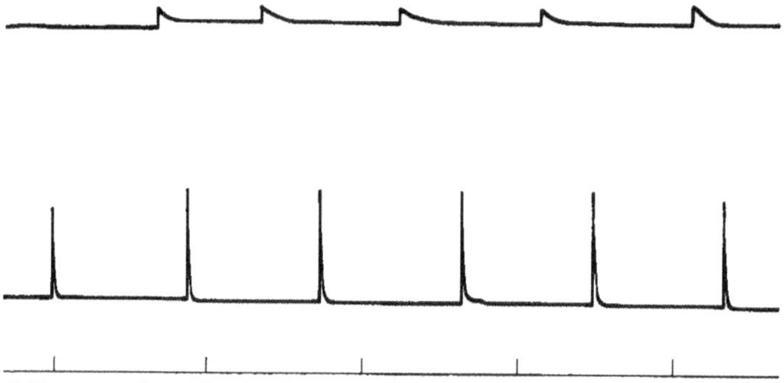

Abb. 2. Über 7 Tage curarisierter Hund. Oben: Myogramm des Gastrocnemius bei durchtrenntem Ischiadicus. Unten: Myogramm des Gastrocnemius bei intaktem Ischiadicus. Direkte elektrische Reizung

oder, wie in unserem Falle, nur einer dauernden Curarisierung unterworfen wurde, noch in der Lage war, die sonst nach der Entnervung im Muskel auftretenden Veränderungen zu verhindern.

Diese Beobachtungen veranlassen uns, die bisher geltende Hypothese bezüglich der Wirkung des motorischen Nerven auf den Muskel zu überprüfen. Es kann angenommen werden, daß die Freisetzung von Azetylcholin an den Muskelrezeptoren die normale Empfindlichkeit der motorischen Endplatte erhält und ebenso die Lokalisation der Empfindlichkeit (Axelsson und Thesleff [*16*]). Aber außerdem übt der Nerv den Effekt aus, die normale Struktur und Funktion des Muskels zu erhalten, wobei diese Fähigkeit von der Freisetzung des Überträgers unabhängig ist und weder durch Tubocurarin, noch durch Drucklähmung oder Lokalanästhesie des Nerven blockiert wird. Aus diesen Tatsachen kann der Schluß gezogen werden, daß die „trophische Wirkung" des Nerven nicht mehr länger ein theoretisches Konzept ist, sondern eine wahre Herausforderung für den Neurophysiologen bedeutet.

Literatur

1. Emmelin, N., and A. Muren: Nature (Lond.) **166**, 610 (1950).
2. — — Acta physiol. scand. **26**, 221 (1952).
3. — Pharmacol. Rev. **13**, 17 (1961).
4. Trendelenburg, U., and J. S. Gravenstein: Science **128**, 901 (1958).
5. Burn, J. H., and M. J. Rand: Lancet **2**, 1213 (1958).
6. — — J. Physiol. (Lond.) **144**, 314 (1958).
7. — — J. Physiol. (Lond.) **147**, 135 (1959).

8. Thesleff, S.: J. Physiol. (Lond.) **151**, 598 (1960).
9. Lanari, A., and G. R. Pilar: Medicina (B. Aires) **21**, 135 (1961).
10. Cannon, W. B., and A. Rosenblueth: The supersensitivity of denervated structures. A Law of denervation. New York: McMillan 1949.
11. Denny-Brown, D., and Ch. Brenner: Arch. Neurol. Psychiat. (Chic.) **51**, 1 (1944).
12. Gutmann, E., and R. Zák: Physiol. bohemvslov. **10**, 501 (1961).
13. Emmelin, N., Dora Jacobsohn, and A. Muren: Acta physiol. scand. **24**, 128 (1951).
14. McIntyre, A. R., R. E. King, and A. L. Dunn: J. Neurophysiol. **8**, 297 (1945).
15. Jarcho, W. L., B. Berman, C. Eyzaguirre, and J. L. Lilienthal: Ann. N.Y. Acad. Sci **54**, 337 (1951).
16. Axelsson, J., and S. Thesleff: J. Physiol. (Lond.) **147**, 173 (1959).

Beitrag zur trophischen Funktion des motorischen Nerven auf den quergestreiften Muskel

A. Bass

Ich möchte hier über einige Experimente referieren, welche die trophische Funktion des motorischen Nerven demonstrieren. Sie sollen etwas über den Mechanismus der sog. trophischen Funktion aussagen.

In einem Tier wurden Nerven, die zu dem identischen Muskel führen, durchtrennt, an der einen Seite hoch am Oberschenkel, an der anderen etwa 0,5 cm bis 1 cm vom Muskel entfernt (niedrig). Nach 24 Std sind dann im Muskel mit der „niedrigen" Denervation früher Fibrillationen zu beobachten als in dem anderen [*1*]. Der niedrig denervierte Muskel ist zu dieser Zeit nicht mehr indirekt reizbar [*2*], die Glykogensynthese ist verringert und der Prozentsatz der histologisch nachweisbar degenerierten motorischen Endplatten größer. Daraus schließen die erwähnten Autoren, daß möglicherweise die motorischen Nervenstümpfe als ein Reservoir von Stoffen — vorläufig unbekannter Natur — funktionieren, deren Ausschüttung in oder durch die motorischen Endplatten zur Erhaltung dieser, aber auch zur Erhaltung der normalen Trophik des Muskels führt.

Dazu noch einige stützende Beobachtungen. Nach der Stimulierung des Muskels kommt es zu einer Resynthese der Proteine, Ribonucleinsäuren und energetischer Reserven (z. B. Creatinphosphat und Glykogen), die über den ursprünglichen Stand hinausgehen. Im denervierten Muskel fallen diese aus. Im Glykogengehalt ist das Bild wie folgt: Die Resynthese ist bis zur 30. Minute im normalen und denervierten Muskel gleich. Nach einem kurzen Abfall erreicht der Glykogengehalt das Niveau des Kontrollmuskels. Im normalen Muskel kommt es nach einem Plateau zu einer Akzentuierung der Glykogensynthese, der Glykogengehalt übersteigt den des Kontrollmuskels [*3*].

In derselben experimentellen Situation einige weitere Befunde: 1. Die motorischen Endplatten vergrößern ihr Volumen nach der Stimulierung, dann erfolgt ein Abfall der Größe, und in dem Zeitabschnitt, in dem die Glykogensynthese maximal ist, erreicht die Endplattengröße ein Minimum. 2. Der Inhalt des Total-Stickstoff und -Phosphor im Nerven fällt nach der Stimulation ab und ist während der etwa 90 min mit maximalem Anstieg des Glykogens praktisch normal [*4*]. 3. Vodička [*5*] hat gezeigt, daß in der Hälfte, in welcher die Endplatten lokalisiert sind, die Resynthese des Glykogens früher die Kontrolle überschreitet und ein höheres Niveau erreicht, als in dem endplattenfreien Teil.

Diese experimentellen Befunde möchte ich als Stütze für die Hypothese benutzen, daß das Motoneuron durch irgendwelche Stoffe über die motorischen Endplatten die postfunktionelle Resynthese ermöglicht, die ein wichtiger Bestandteil der trophischen Funktion zu sein scheint [6].

Literatur

1. LUCO, J. V., and C. EYZAGUIRRE: J. Neurophysiol. **18,** 65 (1955).
2. GUTMANN, E., Z. VODIČKA und J. ZELENÁ: Physiol. bohemoslov. **4,** 200 (1955).
3. BASS, A., E. GUTMANN und Z. VODIČKA: Physiol. bohemoslov. **4,** 267 (1955).
4. VODIČKA Z.: Physiol. bohemoslov. **5,** Suppl., 55 (1956).
5. —, Physiol. bohemoslov. **8,** 285 (1959).
6. GUTMANN, E.: In The Denervated Muscle. Prague 1960.

Muskelmitochondrien

MARTIN KLINGENBERG

Die Funktion der Muskelmitochondrien bei der Energieversorgung des Muskels ist in der Abb. 1 illustriert. Die Verbrennung der Substrate durch das Dehydrogenasesystem der Endoxydation und durch die Atmungskette führt in der oxydativen Phos-

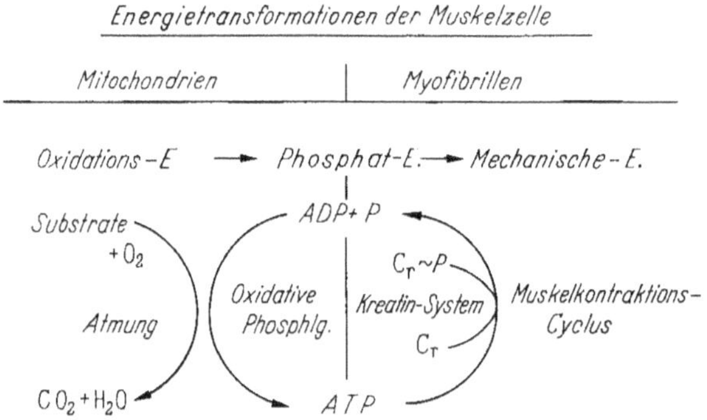

Abb. 1. Schema der Energieübertragung von den Mitochondrien zu den Myofibrillen

phorylierung zur Speicherung der Verbrennungsenergie in der Phosphatbindungsenergie. Das Produkt der oxydativen Phosphorylierung ATP steht mit dem Kreatinsystem in Verbindung. Beide, das ATP und Kreatinphosphat, dienen zum Transport der Phosphatenergie von den Mitochondrien zum Verbrauch im extramitochondrialen Raum. Die Adeninnucleotide sind damit Transportmetabolite der Phosphatübertragung.

Die Stufen der Verbrennung, Energieerzeugung und des Energietransportes lassen sich an isolierten Mitochondrien des Muskels untersuchen. Insbesonders Mitochondrien aus Geweben mit hoher Atmungskapazität und daher hohem Mitochondriengehalt, wie Herzmuskel und Insektenflugmuskel dienen als Untersuchungsobjekt. In vorsichtig isolierten Mitochondrien sind die physiologischen Funktionen noch erhalten.

System der Dehydrogenasen und der Atmungskette

Für den Entzug des Wasserstoffs aus den zu oxydierenden Substraten stehen in den Mitochondrien die entsprechenden Dehydrogenasen zur Verfügung. Diese

Dehydrogenasen übertragen den Wasserstoff auf die Pyridinnucleotide. In einer weiteren Stufe wird Substratwasserstoff von Flavoproteinen aufgenommen und auf Ubichinon übertragen. Flavoproteine wirken auch bei der Wasserstoffübertragung auf DPN bei der oxydativen Dekarboxylierung mit. Hier ist der erste Akzeptor Liponsäure.

Sowohl DPN wie das Ubichinon bilden wasserstoffaufnehmende „pools". Als relativ niedermolekulare Stoffe können sie leicht zwischen den hochmolekularen DPN-spezifischen Dehydrogenasen und Flavoproteinen diffundieren. Beide, DPN und Ubichinon, bilden keine feste prosthetischen Gruppen wie die Flavinnucleotide.

Die gemeinsame Endstrecke der Elektronenübertragung bilden die Cytochrome. Hier liegen ebenfalls die elektronenübertragenden prosthetischen Gruppen in fester Bindung mit den Proteinen vor.

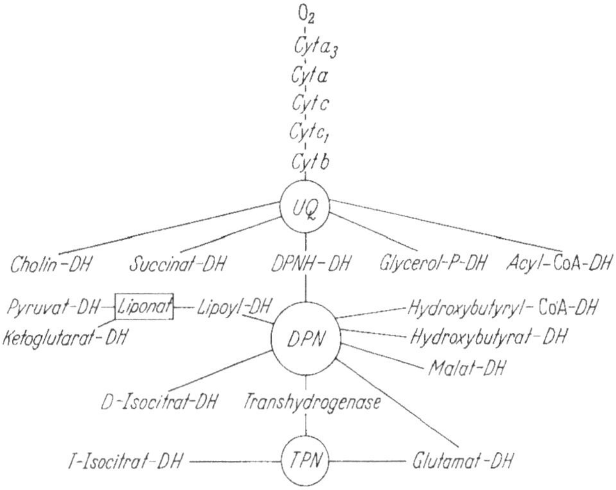

Abb. 2. Schema der Wasserstoff- und Elektronenübertragung an System der Dehydrogenasen und Atmungskette

Die molekulare Zusammensetzung dieses Systems — soweit wir sie heute kennen — zeigt, daß die Cytochrome entsprechend der Vorstellung einer molekularen „Kette" im stoichiometrischen Verhältnis von annähernd 1:1 vorkommen. Dem gegenüber sind die Dehydrogenasen molekular gesehen recht „verdünnt". Nur jeweils 1 Molekül DPNH-Dehydrogenase oder Succinat-Dehydrogenase kommen auf fünf bis zehn Cytochromketten. Ähnliche Verhältnisse gelten für die DPN-spezifischen Dehydrogenasen, mit Ausnahme der Malatdehydrogenase welche etwa ein Molarverhältnis von 1:2 zu den Cytochromen hat. Sowohl die Pyridinnucleotide wie das Ubichinon sind in einer um eine Größenordnung höheren molaren Konzentration vorhanden. Dies entspricht ihrer Funktion als zwischen den unbeweglichen Dehydrogenasen hin und her diffundierenden Wasserstofftransportmetaboliten.

Es wird angenommen, daß die „unlöslichen" Cytochrome und Flavoproteine an der intramitochondrialen Membran gebunden sind. An den Phospholipidschichten ist vermutlich ebenfalls das Ubichinon gelöst. Die vergleichsweise leicht ablösbaren DPN-spezifischen Dehydrogenasen sind ebenfalls wie die Pyridinnucleotide vermutlich vor allem in dem Matrixraum der Mitochondrien lokalisiert.

Atmung und Energieübertragung

In der oxydativen Phosphorylierung sind bei guter Kopplung die Geschwindigkeit der Atmung und ATP-Bildung voneinander abhängig (vgl. Abb. 3). Dieses läßt sich an vorsichtig isolierten Mitochondrien zeigen. Die Atmung mit einem Substrat wird erst dann aktiviert, wenn Phosphat und Phosphatakzeptor zugesetzt werden. Nach Verbrauch des Phosphatakzeptors stellt sich wieder die langsamere „kontrollierte" Atmung ein. Gleichzeitig ändert sich an den einzelnen Komponenten der Atmungskette der stationäre Reduktionsgrad. Der Reduktionsgrad spiegelt den Zustand des stationären Elektronenflusses in der Atmungskette wieder.

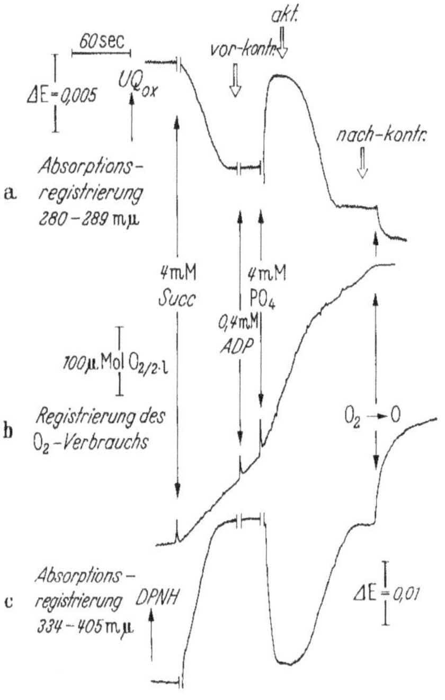

←
Abb. 3. Registrierung der Atmungskontrolle und des Redoxzustandes von Atmungskettenkomponenten in Rattenherzmitochondrien. Gleichzeitige Registrierung der Atmung mit der polarographischen Methode und der Absorption des DPN und Ubichinon mit der Differenzabsorptionsspektrophotometrie

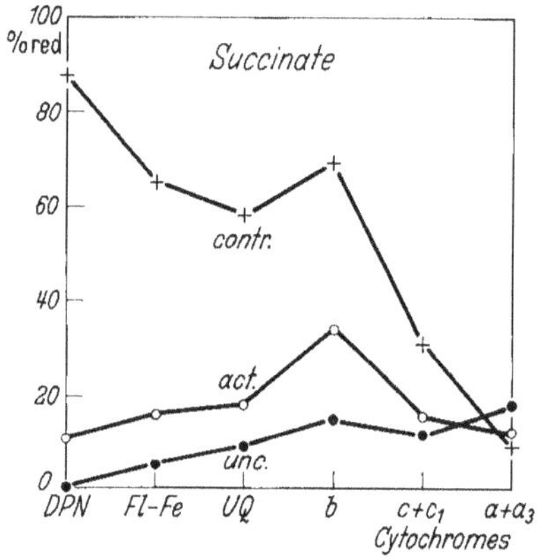

Abb. 4. Redoxmuster der Atmungskette in den Mitochondrien im kontrollierten und aktiven Zustand

Der Überblick über die Redoxzustände für die gesamte Atmungskette im Redoxmuster (Abb. 4) läßt erkennen, daß im kontrollierten Status ein Stau der Reduktionsäquivalente innerhalb der Atmungskette vorliegt. Dieser Stau wird durch die Hemmung der Energieübertragung in den drei Phosphorylierungsschritten an der Atmungskette verursacht. Im aktiven Status ist der Stau weitgehend und in dem entkoppelten Zustand vollständig aufgehoben, so daß nunmehr die Atmungskettenkomponenten in etwa gleichem Maße reduziert sind. Der starke Abfall des Reduktionsgrades vom Substrat zum Sauerstoff hin liegt nur im kontrollierten Status bei gleichzeitig gehemmter Atmung vor.

Diese Hemmung und Aktivierung der Atmung bildete eine Selbstregulation, welche offenbar von großer physiologischer Bedeutung für die Regulation der Atmung des Muskels ist. Beim Übergang des Muskels vom Ruhe- in den Arbeitszustand kann die Atmung um das 50- bis 100fache ansteigen. Es ist anzunehmen, daß diese Stimulierung durch das bei der Muskelkontraktion aus dem ATP gebildeten

ADP an den Mitochondrien ausgelöst wird. Erst nachdem das ADP zu ATP rephosphoryliert wurde, kehrt die Atmung zum Ruhestand zurück.

Infolge der Reversibilität der oxydativen Phosphorylierung wirkt ATP entgegen dem ADP und Phosphat auf die Geschwindigkeit der Atmung ein. Bei erhöhtem $\frac{ATP}{ADP \cdot P}$ besteht erhöhte Tendenz zu einem Elektronenaufstau, der bei sehr hohem Quotienten sogar zu einem Elektronenrückfluß in der Atmungskette führen kann. In Muskeln ist die Atmung daher vor allem als eine Funktion des Phosphorylierungsquotienten $\frac{ATP}{ADP \cdot P}$ und damit der freien Energie des ATP anzusehen.

Struktur der Mitochondrien und Transport der Phosphatenergie

Der intramitochondriale Raum ist in dem Muskelmitochondrien von zahlreichen Cristae oder Tubuli durchdrungen. Diese Strukturen bewirken, daß der Raum inner-

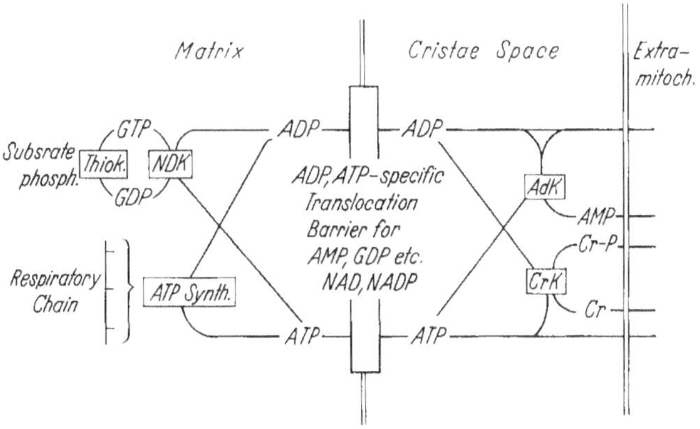

Abb. 5. Die Sequenz der Adeninnukleotid-Transformation und Translokation

halb der äußeren Membran in zwei Teile aufgetrennt wird, welche sich mit einer großen Oberfläche gegeneinander durchdringen. Der Matrix-Raum ist elektronenoptisch dunkel und enthält offenbar die Mehrzahl der Proteine und intramitochondriialen Komponenten. Der intracristae Raum ist im Gegensatz dazu hell und in isolierten Mitochondrien weitgehend aufgebläht.

Es wird angenommen, daß an der Membran die Atmungskettenkomponenten und Enzyme der Energieübertragung gebunden sind. Die Transportmetabolite der Phosphatbindungsenergie müssen daher die zwei mitochondrialen Membranen durchdringen. Die äußere Membran ist offenbar weitgehend permeabel für Adeninnukleotide. Innerhalb der Mitochondrien liegt eine weitere Barriere vor, welche spezifisch die Adeninnukleotide ADP und ATP durchläßt, dagegen alle anderen

Tabelle 1. *Molare Zusammensetzung der Atmungskette in Muskelmitochondrien*

Komponente	Rinderherz	Rattenherz
Cyt a_3	1,4	= 1
Cyt a	~ 1	—
Cyt c	0,8	0,8
Cyt c_1	—	0,3
Cyt b	0,75	0,95
Succ.-DH ..	0,14	—
DPNH-DH .	0,1	—
UQ	5	5
DPN	—	9,5
nicht hämin-Fe	8	—
Cu	1,8	—

Nukleotide einschließlich AMP ausschließt. Diese Barriere ist vermutlich mit der Matrixmembran zu identifizieren. Hier können auch Eintritt des ADP und ATP gegeneinander reguliert werden.

Diesem Austauschprozeß ist eine mitochondriale Kreatinkinase vorgelagert. Sie dient möglicherweise zur Umwandlung des ATP in Kreatinphosphat welches dann in den extramitochondrialen Raum transportiert werden kann. Dieses ist offenbar nur eine Teilrolle des Kreatinsystems, da nur im Herzmuskel 50% der Kreatinkinase innerhalb der Mitochondrien lokalisiert sind. Im Skelettmuskel sinkt der mitochondriale Anteil der Kreatinkinase entsprechend dem geringeren Mitochondriengehalt. Offenbar ist eine möglichst direkte Versorgung des Kreatinphosphatsystems aus dem bereits innerhalb der Mitochondrien anfallenden ATP für eine rasche Übertragung der niedermolekularen Kreatinphosphatverbindung immer dort wichtig, wo die Mitochondrien stark zur Energieerzeugung des Muskels beitragen.

Zusammenfassende Darstellungen zum Thema

KLINGENBERG, M.: Muskelmitochondrien. In Ergebnisse der Physiologie **55**, 132. Berlin-Göttingen-Heidelberg: Springer 1964.

— The Respiratory Chain. In Biological Oxidations, SINGER, T. P., ed., New York: Academic Press (In print.).

—, and E. PFAFF: In TAGER, J. M., S. PAPA, E. QUAGLIARIELLO, and E. C. SLATER (eds.): Regulation of Metabolic Processes in Mitochondria (BBA Library, Vol. 7, p. 180). Amsterdam: Elsevier 1966.

SLATER, E. C.: In Structure and Function of Muscle, Vol. **II**, S. 105. New York 1960.

Energieliefernder Stoffwechsel des Muskels unter zellphysiologischem Aspekt

DIRK PETTE

Elementarprozeß der Muskelkontraktion ist die Umwandlung von Energie chemischen Reaktionsvermögens in mechanische Arbeit. In der Muskelzelle stehen zwei Systeme im Dienste dieser Funktion: Das System des kontraktilen Apparates und das System des energieliefernden Stoffwechsels. Erstgenanntes bewirkt den eigentlichen Vorgang der energetischen Transformation, die Umwandlung des chemischen Gruppenpotentials energiereichen Phosphats in mechanische Arbeit. Letztgenanntes stellt das für diesen Prozeß erforderliche energiereiche Phosphat bereit. Insofern ist der Stoffwechsel der Muskelzelle auf spezielle Bedürfnisse ausgerichtet und hat in erster Linie energieliefernde Funktion. Im Vordergrund stehen Prozesse, die der Neubildung von energiereichem Phosphat dienen. Letztlich sind es jene sechs Reaktionen, die in verschiedenen Abschnitten des Stoffwechsels Adenosintriphosphat direkt oder indirekt zum Produkt haben: Die Bildung des Acylphosphats und Enoylphosphats im anaeroben Glucoseabbau, die Spaltung des Succinyl-Coenzym A im Stoffwechselabschnitt Citrat-Cyclus, sowie schließlich die drei ATP-erzeugenden Schritte im System der Atmungskette. Vier der genannten Reaktionen, die Substratkettenphosphorylierung auf der Stufe des Succinyl-CoA und die drei Atmungskettenphosphorylierungen, sind obligat aerobe Funktionen. Anaerob verlaufen dagegen die beiden Substratkettenphosphorylierungen der Glykolyse. Zellphysiologisch ist das für die Bilanz der ATP-Erzeugung bedeutsam.

Tabelle 1. *ATP-Ausbeute bei aerobem und anaerobem Stoffwechsel*

Brennstoff	Stoffwechsel	Endprodukte	~ P-Ausbeute
Glucose	anaerob	2 Laktat	2 ATP
$Glykogen_{(n)}$	anaerob	$Glykogen_{(n-1)}$ + 2 Laktat	3 ATP
Glucose	aerob	$6\ CO_2 + 6\ H_2O$	36 ATP*
$Glykogen_{(n)}$	aerob	$Glykogen_{(n-1)} + 6\ CO_2 + 6\ H_2O$	37 ATP*
Fettsäure z. B. Caprinsäure	aerob	$10\ CO_2 + 10\ H_2O$	79 ATP

* Pro Mol oxydierte Glucose bzw. pro Mol oxydierten Glucoserest des Glykogens errechnet sich eine theoretische Maximalausbeute von 38 bzw. 39 Mol ATP. Berücksichtigt man jedoch, daß der bei Oxydation des Triosephosphats im extramitochondrialen Kompartiment anfallende Wasserstoff nicht direkt, sondern über den Glycerin-1-phosphat-Cyclus (vgl. S. 4) auf die intramitochondriale Atmungskette übertragen wird, so ergeben sich die in der Tabelle verzeichneten Werte von 36 bzw. 37 Mol ATP.

Für die hauptsächlichen Brennstoffe des Muskels — Kohlenhydrat und Fett — sind in Tab. 1 Maximalwerte der molaren ATP-Ausbeute berechnet. Die in der rechten Spalte ablesbaren Zahlen zeigen das volle Ausmaß der Variation. Einerseits ist sie Ausdruck unterschiedlicher Wertigkeiten der Brennstoffe. So spiegeln sich in den um den Faktor 2 differierenden ATP-Ausbeuten der Oxydation von Glucose bzw. von Fettsäure die differenten Verbrennungswärmen beider. Andererseits beruhen die Unterschiede auf der in quantitativer Hinsicht unterschiedlichen Bedeutung der abbauenden Stoffwechselwege für die ATP-Erzeugung. Beispielsweise ergäbe der anaerobe, Milchsäure-bildende Abbau von 18 Mol Glucose über die beiden Substratkettenphosphorylierungen des Embden-Meyerhof-Wegs eben die Menge an ATP, welche beim aeroben Abbau von nur einem Mol Glucose über die Phosphorylierungsschritte der Endoxydation in Citrat-Cyclus und Atmungskette gewonnen würde.

Günstiger liegen die Verhältnisse, wenn die ATP-Ausbeuten des anaeroben und aeroben Glucoseabbaus vom Glykogen ausgehend betrachtet werden. In der Energiebilanz ist hier 1 Mol oxydierte Glucose etwa 12 Mol anaerob bis zur Stufe der Milchsäure abgebauten äquivalent. Freilich liefert die Oxydation der hier als Beispiel gewählten Caprinsäure noch einmal mehr als das Doppelte an ATP. Da das Molekulargewicht der Caprinsäure demjenigen der Glucose vergleichbar ist, erstreckt sich diese Feststellung auch auf die Gewichtseinheit. Ohne Zweifel ist das eine der hauptsächlichen Gründe dafür, daß die Flugmuskeln langfliegender Insekten einen in erster Linie auf Fettverbrennung spezialisierten Stoffwechsel besitzen. Die Verbrennung von Fett schafft hinsichtlich der Flugmechanik Voraussetzungen für ein günstiges Leistungsgewicht.

Das zuletzt angesprochene Phänomen enthält Ansatzpunkte für eine noch weitläufigere Analyse. Im Hinblick auf die zuvor angestellten Überlegungen betreffen sie das Problem der Spezialisierung. In diesem Zusammenhang betrachten wir den energieliefernden Stoffwechsel des Muskels nicht nur unter dem Aspekt der Gewebs- oder Organspezifität, sondern auch unter dem Aspekt der „Funktionsspezifität".

Insofern fragen wir nach Beziehungen zwischen dem speziellen metabolischen Typ des Muskels und seiner Funktion. Wie Untersuchungen der letzten Jahre gezeigt haben, sind derartige Beziehungen in den Mustern enzymatischer Aktivitäten klar erkennbar [*1* bis *10*].

Enzymaktivitätsmuster

In Abb. 1 sind Enzymaktivitätsmuster zweier verschiedener Muskeln des Kaninchens — M. semimembranaceus und M. semitendineus — einander gegenübergestellt. Im logarithmischen Maßstab wurden die aus 1 g Muskel fraktioniert extrahierten und unter optimalen Bedingungen in vitro bestimmten Aktivitäten extra- und intramitochondrialer Enzyme des energieliefernden Stoffwechsels mit den Abkürzungen ihrer Namen aufgetragen. Wir dürfen an dieser Stelle auf eine ausführlichere Beschreibung der Methodik für die Messung und Darstellung von Enzymaktivitätsmustern verzichten. Sie wurde an anderer Stelle gegeben [*8* bis *11*]. Wichtig für das Verständnis und die Interpretation von Enzymaktivitätsmustern sind folgende Punkte: Die Enzymaktivität hat die Dimension einer Geschwindigkeit. Sie bezeichnet den vom Enzym katalysierten Umsatz seines Substrats in der Zeit (μMol Substrat/Stunde). Erfolgt die Bestimmung unter Bedingungen, bei denen der Substratumsatz allein von der Menge des vorhandenen Enzyms abhängt, so ist die gemessene Größe

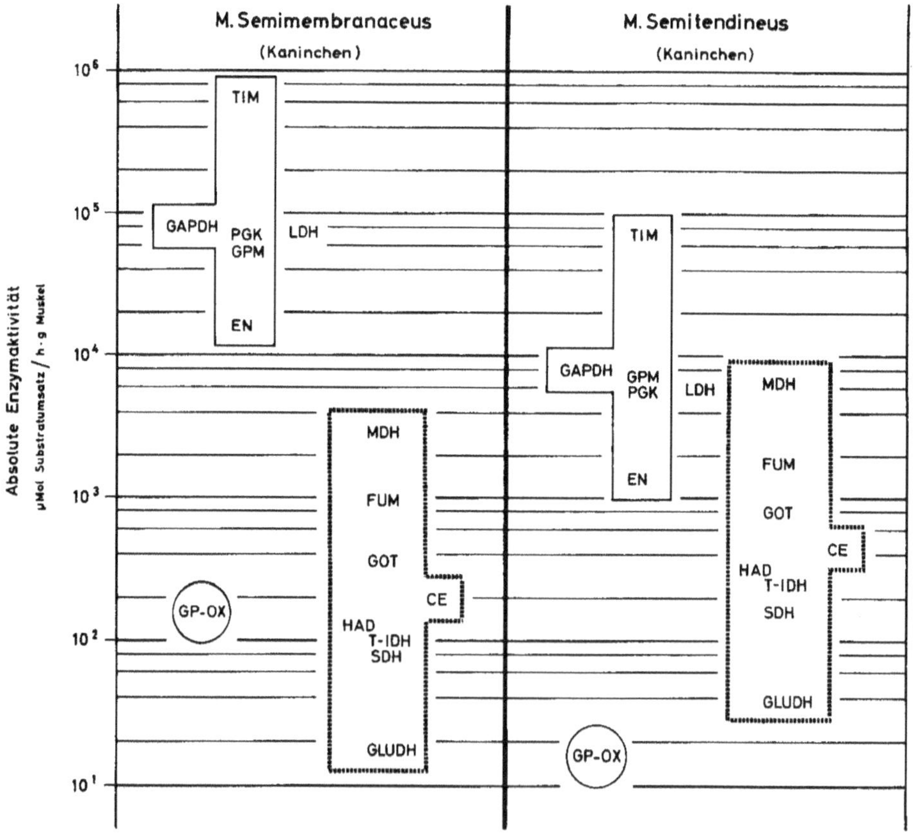

Abb. 1. Enzymaktivitätsmuster vom „tetanischen" (M. semimembranaceus) und vom „tonischen" Muskel (M. semitendineus) des Kaninchens

zugleich ein Maß für die Konzentration des Enzyms. Insofern gibt Abb. 1 letztlich Enzymgehalte der beiden Muskeln an. Der Bestimmungsmethode entsprechend sind sie als absolute Aktivitäten (Enzymaktivität/Gramm Muskel) aufgetragen.

Wesentlich ist der Hinweis, daß es sich um *in vitro* und unter optimalen Bedingungen gemessene Maximalwerte handelt. Für sich allein betrachtet, erlauben sie keinerlei Rückschlüsse auf die in der Zelle unter physiologischen Bedingungen tatsächlich katalysierten Substratumsätze. Es ist klar, daß die *in vitro* katalysierten Substratumsätze in einigen Fällen um Größenordnungen über den *in vivo* erreichten liegen. Die Flußgeschwindigkeit der Substrate in der Zelle führt zur Einstellung stationärer Substratspiegel, die zumeist unterhalb der optimalen „Sättigungskonzentrationen" der Enzyme liegen. Außerdem wird die Enzymaktivität in der Zelle durch Faktoren beeinflußt, die sich aus der Rückwirkung von Reaktionsprodukten auf das Enzym, direkt oder indirekt angreifenden Mechanismen der Hemmung und Aktivierung erklären. Infolge dieser Einschränkungen ist die Analyse von Enzymaktivitätsmustern nur dann sinnvoll, wenn sie vergleichend durchgeführt wird.

Die vergleichende Auswertung von Enzymaktivitätsmustern bedient sich je nach Fragestellung verschiedener Maßeinheiten. Ein Beispiel ist die zuvor erwähnte absolute Aktivität, ein weiteres die Maßeinheit der relativen Aktivität. Im letzteren Falle werden nicht Enzymgehalte, sondern ihre Proportionen verglichen. Betrifft der Vergleich Enzyme e i n e s Stoffwechselsystems, so werden „Systemproportionen" [*8*, *10*] analysiert, betrifft er Enzyme v e r s c h i e d e n e r Stoffwechselsysteme, so spiegeln die entsprechenden Proportionen Korrelationen der Systeme — „Systemkorrelationen" — [*8*, *10*] wider.

Der Vergleich der Enzymaktivitätsmuster in Abb. 1 gestattet eine Analyse im Hinblick auf jede der angeführten Größen. Beide Muster führen Enzyme verschiedener Stoffwechselsysteme, der Glykolyse, des Glycerin-1-phosphat-Cyclus, des Citrat-Cyclus, der Aminosäure- und der Fettsäureoxydation auf. Die absoluten Aktivitäten der hier betrachteten glykolytischen Enzyme — sie sind mit durchgezogener Linie eingerahmt — differieren in beiden Muskeln um das Zehnfache. Die Aktivität der Glyceraldehydphosphat-Dehydrogenase (GAPDH), des „Schlüsselenzyms" der Glykolyse, liegt im M. semitendineus bei 8000 und im M. semimembranaceus bei 80000 Einheiten (1 Einheit = 1 μM/Std) im Gramm Muskel. An anderer Stelle haben wir diesen Unterschied als Ausdruck der unterschiedlichen „glykolytischen Potenz" der beiden Muskeln interpretiert [*6*, *9*, *10*]. Die Berechtigung dieser Deutung folgt aus der Betrachtung der übrigen in beiden Mustern aufgeführten glykolytischen Enzyme: Triosephosphat-Isomerase (TIM), Phosphoglycerat-Kinase (PGK), Glyceratphosphat-Mutase (GPM) und Enolase (EN). Auch sie sind im M. semimembranaceus mit zehnfach höherer Aktivität als im M. semitendineus vertreten. Auf der Skala der relativen Aktivität besteht dieser Unterschied nicht. Unabhängig von der absoluten Größe stehen die Aktivitäten der vorgenannten Enzyme in beiden Mustern in konstanten Proportionen. Das Phänomen der Proportionskonstanz betrifft in diesem Falle Systemproportionen. Wie an zahlreichen Beispielen gezeigt worden ist, finden sich diese fünf Enzyme als „proportionskonstante Gruppe" nicht nur in den Enzymaktivitätsmustern von Muskeln, sondern auch in den Enzymaktivitätsmustern anderer Gewebe [*2*, *3*, *5* bis *10*, *12*].

Abb. 1 gibt ein weiteres Beispiel einer proportionskonstanten Gruppe. Sie zeigt sich in dem zweiten durch Umrandung hervorgehobenen Enzymkollektiv. Diese

Gruppe beinhaltet Enzyme mitochondrialer Stoffwechselsysteme: Condensing enzyme (CE), TPN-spezifische Isocitrat-Dehydrogenase (T-IDH), Succinat-Dehydrogenase (SDH), Fumarase (FUM) und Malat-Dehydrogenase (MDH) sind Enzyme des Citrat-Cyclus. β-Hydroxyacyl-CoA-Dehydrogenase (HAD) ist ein repräsentatives Enzym der β-Oxydation der Fettsäuren. Glutamat-Oxalacetat-Transaminase (GOT) und Glutamat-Dehydrogenase (GLUDH) wirken im Aminostoffwechsel. Sie alle sind im M. semitendineus mit zwei- bis vierfach höherer Aktivität als im M. semimembranaceus vertreten. Der Unterschied betrifft in diesem Falle obligat aerobe Funktionen des Stoffwechsels. Letzten Endes handelt es sich um Unterschiede der „respiratorischen Potenz“. Tatsächlich sind auch die respiratorischen Pigmente der Atmungskette in beiden Muskeln in ähnlich differenten Konzentrationen vertreten wie die Enzymaktivitäten des Citrat-Cyclus, der Fettsäureoxydation oder des Glutaminsäurestoffwechsels [*5* bis *10*, *13*, *14*]. Da diese Enzyme sämtlich innerhalb der Mitochondrien lokalisiert sind, spiegeln sich in den Enzymaktivitätsmustern der Abb. 1 nicht zuletzt Unterschiede der zellulären Mitochondriengehalte.

Obwohl für die genannten Enzyme Abweichungen der absoluten Aktivitäten bestehen, ist dennoch die Konstanz der Proportionen unverkennbar. Hier zeigt sich zum weiteren Male der Vorteil der graphischen Auswertung: Im logarithmischen Maßstab bieten sich gleiche Proportionen dem Auge als gleiche Abstände der aufgetragenen Meßwerte dar. Der Vergleich mit einer Partitur bietet sich an: ein und derselbe Akkord ist auch in verschiedenen Tonarten oder in verschiedener Notierung ein gleichbleibendes Muster von Intervallen.

Die für die betrachtete Enzymgruppe geltende Proportionskonstanz ist in mehrfacher Hinsicht von Interesse. Für die Enzyme des Citrat-Cyclus ist die Konstanz der Proportionen ein allgemeines Merkmal der metabolischen Organisation. Sie gilt nicht allein für Muskelmitochondrien, sondern für die Mitochondrien verschiedenster Gewebe [*8*, *10*, *13*, *14*]. Gleiches trifft zu für die konstanten Proportionen der Glutamat-Oxalacetat-Transaminase (GOT). Schließlich hat diese Feststellung Gültigkeit für die respiratorischen Pigmente der Atmungskette [*15*]. Nicht nur in Muskelmitochondrien werden sie in stets gleichbleibendem Verhältnis und in konstanter Proportion zu den Enzymen des Citrat-Cyclus gefunden. Die Konstanz der Systemkorrelation Citrat-Cyclus/Atmungskette ist ein allgemeines Merkmal der metabolischen Organisation der Mitochondrien.

Im Gegensatz dazu sind die in Abb. 1 ablesbaren Proportionen der Glutamat-Dehydrogenase von „gewebsspezifischer“ Größe. Nur in Muskelmitochondrien steht die Aktivität der GLUDH in vergleichbarem Verhältnis zu den Enzymaktivitäten des Citrat-Cyclus oder den Konzentrationen der respiratorischen Pigmente [*6*, *8* bis *10*]. Mit gewissen Einschränkungen trifft diese Aussage auch für die Proportionen der Enzyme der β-Oxydation der Fettsäuren zu. Die für diesen Stoffwechselabschnitt repräsentative β-Hydroxyacyl-CoA-Dehydrogenase (HAD) findet sich in beiden Mustern der Abb. 1 in konstanter Relation zu den Enzymen des Citrat-Cyclus. Insofern weist auch die Konstanz dieser Proportion Vergleichbarkeit der mitochondrialen Organisation aus. Dennoch besteht keineswegs durchgehend Übereinstimmung in den mitochondrialen Enzymaktivitätsmustern der beiden Muskeln. Das zeigt das Beispiel der mitochondrialen Glycerin-1-phosphat-Oxydase (GP-OX). Als Partner der extramitochondrialen, DPN-spezifischen Glycerin-1-phosphat-Dehydrogenase wirkt sie im Stoffwechselsystem des Glycerin-1-phosphat-Cyclus [*16* bis *18*]. Dieser Cyclus dient der Einschleusung von Wasserstoff des extramitochondrialen DPN/DPNH-Systems zur Endoxydation in der Atmungskette. In bezug auf die proportionskonstante Enzymgruppe der Mitochondrien steht GP-OX in beiden Mustern der Abb. 1 in spezifischen Proportionen. Trotz etwa dreifach niedrigerer Aktivitäten der übrigen mitochondrialen Enzyme ist sie im M. semimembranaceus mit zehnfach höherer Aktivität als im M. semitendineus vertreten. Die Aktivität der Glycerin-1-phosphat-Oxydase geht damit in beiden Mustern den Aktivitäten der glykolytischen Enzyme parallel. Tatsächlich ist die hier zu verzeichnende Konstanz der Systemkorrelation Glykolyse/Glycerin-1-phosphat-Cyclus nicht zufällig. Sie ist eine gewebsspezifische Größe und konnte in gleichem Maße wie hier für verschiedenste Typen des Warmblütermuskels, und auch für den Herzmuskel nachgewiesen werden [*6*, *8* bis *10*]. Zellphysiologisch unterstreicht sie die Bedeutung des Glycerin-1-phosphat-Cyclus für die Einschleusung des Wasserstoffs aus dem glykolytischen Abbau in das Stoffwechselsystem der Atmungskette.

Funktionstyp und metabolischer Typ

Soweit die proportionskonstanten Gruppen in Abb. 1 für sich betrachtet werden, besteht Übereinstimmung. Beide Gruppen stehen jedoch in unterschiedlicher absoluter Höhe und damit auch in spezifischem Verhältnis zueinander. Hier erst wird das volle Ausmaß der Differenzierung erkennbar. Bei den im Vergleich zum M. semitendineus im M. semimembranaceus zehnfach höheren Aktivitäten der glykolytischen Enzyme und etwa dreifach niedrigeren Aktivitäten der Enzyme des Citrat-Cyclus, der Fettsäureoxydation oder des Aminosäurestoffwechsels, differiert hier das Verhältnis der beiden Gruppen um das 20- bis 30fache. Bei Konstanz der Systemkorrelation Fettsäureabbau/Citrat-Cyclus weichen die Systemkorrelationen Glykolyse/Citrat-Cyclus bzw. Glykolyse/Fettsäureabbau in beiden Muskeln um diesen Faktor voneinander ab.

Letztlich handelt es sich um das unterschiedliche Verhältnis von anaerober zu aerober Stoffwechselleistung. Das wird deutlich, wenn der Vergleich die Potenz der anaeroben Laktatbildung direkt in Beziehung setzt zur Potenz der aeroben Endoxydation der Glucose, d. h. der Oxydation des Pyruvats im Citrat-Cyclus. Diese Beziehung läßt sich leicht aus den absoluten und relativen Aktivitäten der Laktat-Dehydrogenase (LDH) und des condensing enzyme (CE) herstellen. Die Aktivität der LDH beträgt im M. semimembranaceus 80500 und im M. semitendineus 6100 Einheiten im Gramm. Die entsprechenden Werte für das CE lauten 180 und 420 Einheiten. Das Aktivitätsverhältnis LDH/CE ist dann im M. semimembranaceus 450 und im M. semitendineus 15. Der Unterschied um den Faktor 30 erreicht ein ähnliches Ausmaß wie derjenige des Aktivitätsverhältnisses GAPDH/CE. Tatsächlich übertrifft er diese Größe geringgradig, da die Laktat-Dehydrogenase in bezug auf Glyceraldehyd-phosphat-Dehydrogenase (GAPDH) im M. semimembranaceus mit höherer Aktivität vertreten ist als im M. semitendineus. Das Aktivitätsverhältnis LDH/GAPDH liegt im M. semimembranaceus bei 1 und im M. semitendineus bei 0,75. Obwohl dem Unterschied Signifikanz zukommt [*6*, *9*], erreicht er bei weitem nicht das Ausmaß des zuvor besprochenen. In der Systemkorrelation Glykolyse/Citrat-Cyclus (GAPDH/CE bzw. LDH/CE) erblicken wir eine für den Stoffwechseltyp spezifische „Differenzierungsgröße".

Letztlich charakterisieren die Enzymaktivitätsmuster der Abb. 1 Muskeln verschiedenen Funktionstyps. Obwohl M. semimembranaceus und M. semitendineus gleichen Ursprung und Ansatz haben und synergistisch wirken, repräsentieren sie zwei geradezu extreme Funktionstypen des quergestreiften Muskels. Der „weiße" M. semimembranaceus hat *tetanische*, und der „rote" M. semitendineus hat *tonische* Funktion [*19*]. Der Vergleich ihrer Enzymaktivitätsmuster erlaubt den Schluß, daß eine kontinuierliche und tonische Funktion vorwiegend durch Zellatmung, und eine diskontinuierliche und tetanische Funktion vorwiegend durch Glykolyse getragen wird [*6*, *9*, *10*]. Unterschiedliche Funktionstypen entsprechen offensichtlich unterschiedlichen metabolischen Typen. Unter zellphysiologischem Aspekt hat diese Annahme besonderes Interesse. Sie stellt Beziehungen her zu den in Tab. 1 erläuterten Gegebenheiten.

Tatsächlich entspricht ja die um den Faktor 10 differente „glykolytische Potenz" der beiden Muskeln ziemlich genau dem eingangs herausgestellten Unterschied der Energiebilanz vom aeroben und anaeroben Kohlenhydratabbau: Um die gleiche Menge ATP bereitzustellen, die ein Muskel über den oxydativen Endabbau von Glucose erzeugt, müßte ein anaerob glykolysierender Muskel in der Zeiteinheit die zwölffache Menge Glucose zu Milchsäure abbauen, wenn Glykogen in beiden Fällen als Brennstoff verwendet wird. Im Falle der beiden hier betrachteten Muskeln weisen die Enzymaktivitätsmuster in Abb. 1 auf derartige Unterschiede hin, wenn auch eine ausschließliche Zuordnung zu dem einen oder anderen Stoffwechseltyp nicht gerechtfertigt erscheint. Wohl läßt das Enzymaktivitätsmuster des M. semimembranaceus erkennen, daß der Stoffwechsel dieses Muskels in erster Linie für anaerobe Glykolyse „programmiert" ist, doch zeigt sich ebenfalls eine gewisse, wenn auch vergleichsweise geringe Potenz zur Endoxydation der Glucose im Citrat-Cyclus bzw. zur Fettsäureoxydation. Inwieweit freilich dieser „oxydativen Potenz', Bedeutung für den Aktionsstoffwechsel zukommt, bleibt unklar. Ähnliche Überlegungen gelten für den roten Muskel. Ohne Zweifel tritt in den Absolutwerten und Proportionen des Enzymaktivitätsmusters die Bedeutung obligat aerober Stoffwechselfunktionen in diesem Muskel klar zutage. Dennoch erlaubt die genauere Analyse nicht den Schluß, daß der Stoffwechsel des M. semitendineus ausschließlich auf obligat aerobe Funktion spezialisiert ist. Aufschlußreich ist in diesem Zusammenhang das Aktivitätsverhältnis GAPDH/CE als Maß der Systemkorrelation Glykolyse/Citrat-Cyclus. Im M. semitendineus hat sie den Wert von 19. Im Vergleich zum M. semimembranaceus (GAPDH/CE = 445) ist das gering. Andererseits ist dieser Wert noch beträchtlich, wenn er in Vergleich zu Geweben gesetzt wird, die ihren energieliefernden Stoffwechsel allein auf obligat aerobe Funktionen gründen. Im Cortex cerebri der Ratte oder im Flugmuskel der Honigbiene, die fast ausschließlich auf oxydativen Abbau von Kohlenhydrat spezialisiert sind (respiratorischer Quotient = 1,0), hat die Systemkorrelation Glykolyse/Citrat-Cyclus (GAPDH/CE) den Wert von 4,5 [*10*, *20*]. Von gleicher Größe müßte diese Systemkorrelation im M. semitendineus sein, wenn sein energieliefernder Stoffwechsel allein auf Kohlenhydratverbrennung beruhte. Da der Muskel aber offensichtlich einen wesentlichen Anteil seiner Energie aus der Verbrennung von Fett bezieht, wäre bei gleichzeitiger Kohlenhydrat- und Fettsäureoxydation ein noch geringerer Wert dieser Systemkorrelation zu fordern. Daraus kann unschwer gefolgert werden, daß dem anaeroben Abbau von Glykogen bzw. Glucose zu Milchsäure auch im M. semitendineus Bedeutung, möglicherweise vor allem im „Spitzenbedarf" des Aktionsstoffwechsels, zukommt. Damit findet die trotz hoher „respiratorischer Potenz" relativ hohe Aktivität der Laktat-Dehydrogenase im roten Muskel eine Erklärung.

Die in Tab. 2 aufgeführten Ergebnisse erweitern die Betrachtung. Hier werden Muskeln verschiedensten Typs und verschiedenster Funktion verglichen. Der M. adductor magnus ist wie der M. semimembranaceus ein weißer Muskel mit *tetanischer* Funktion. Der M. soleus ist ebenso wie der M. semitendineus ein roter Muskel mit *tonischer* Funktion. Ein Muskel vom tonischen Typ ist auch der Augenmuskel (M. obliquus inferior). Ein Extrem in dieser Zusammenstellung ist schließlich der Herzmuskel.

Tabelle 2. *Absolute Aktivitäten und Proportionen von Bezugsenzymen der Glykolyse, des Fettsäureabbaus und des Citrat-Cyclus*

Stoffwechselsystem	Bezugsenzym	M. adduct. magn. (Kaninchen)	M. soleus (Kaninchen)	M. obliqu. inferior (Kaninchen)	Herzmuskel (Ratte)
		Aktivität (μMol/h·Gramm Muskel)			
Glykolyse	GAPDH	87260	10850	16700	14000
Fettsäureabbau	HAD	62	250	830	4300
Citrat-Cyclus	CE	86	340	765	3900
		Systemkorrelationen			
Glykolyse / Fettsäureabbau	GAPDH/HAD	1410	43	20	3,3
Glykolyse / Citrat-Cyclus	GAPDH/CE	1015	32	22	3,6
Fettsäureabbau / Citrat-Cyclus	HAD/CE	0.72	0,73	1,08	1,1

Der Vergleich dieser Muskeln richtet das Augenmerk auf die Stoffwechselabschnitte der Glykolyse, der Fettsäureoxydation und des Citrat-Cyclus. Letztlich gilt er den als „Differenzierungsgrößen" herausgestellten Systemkorrelationen. Da die vergleichende Analyse von Enzymaktivitätsmustern für jedes dieser Stoffwechselsysteme proportionskonstante Enzymgruppen ausweist, wird die Analyse methodisch erleichtert, wenn die Systemkorrelationen jeweils in den Aktivitätsverhältnissen von *Bezugsenzymen* der einzelnen Gruppen ausgedrückt werden [*10*]. Zum Bezugsenzym der proportionskonstanten Gruppe der Glykolyse wurde Glyceraldehydphosphat-Dehydrogenase (GAPDH), zum Bezugsenzym des Fettsäureabbaus β-Hydroxyacyl-CoA-Dehydrogenase (HAD), zum Bezugenzym des Citrat-Cyclus condensing enzyme (CE) gewählt. Bemerkt sei, daß die in Tab. 2 verzeichneten Enzymaktivitäten zwar Reihenuntersuchungen entstammen, jedoch Einzelwerte darstellen. Damit erklären sich kleinere und unwesentliche Abweichungen von früher publizierten Werten. Sie sind durchaus real und spiegeln den Bereich der biologischen Varianz wider.

In den ersten drei Zeilen der Tab. 2 sind absolute Aktivitäten der Bezugsenzyme angegeben. Bereits hier zeigt sich das Ausmaß der Differenzierung. In gleichem oder noch stärkerem Maße wie von links nach rechts, vom tetanischen Muskel bis hin zum Herzmuskel, die glykolytische Potenz (Aktivität der GAPDH) abnimmt, steigen die Aktivitäten der beiden Enzyme, welche die Stoffwechselsysteme Fettsäureabbau und Citrat-Cyclus repräsentieren. Vollauf zeigt sich die Differenzierung in verschiedene metabolische Typen, wenn die im unteren Teil der Tab. 2 berechneten Größen der Systemkorrelationen betrachtet werden. In der obersten Zeile ist es das Verhältnis von Glykolyse und Fettsäureabbau. Es variiert im Bereich von mehr als zwei Größenordnungen. Damit wird klar, in welchem Maße Glykolyse im tetanischen und Fettsäureverbrennung im tonischen Muskel, bzw. im Herzmuskel als energieliefernde Prozesse im Vordergrund stehen.

Nicht anders verhalten sich die Werte der Systemkorrelation Glykolyse/Citrat-Cyclus. Hier zeigt der Wert für den M. adductor magnus eindrucksvoll, daß die Funktion des tetanischen Muskels in erster Linie nur durch anaerobe Glykolyse getragen werden kann. Auch in diesem Falle stellt der Herzmuskel das andere Extrem dar. Interessanterweise entspricht der hier verzeichnete Wert in seiner Größe etwa demjenigen, der Gewebe mit obligat aerobem Stoffwechsel auf der Grundlage von Kohlenhydratverbrennung charakterisiert [*10, 20*]. Dennoch ist es keineswegs zulässig, aus dieser Übereinstimmung einen auf Kohlenhydratverbrennung spezialisierten Stoffwechsel des Herzmuskels anzunehmen. In bezug auf den Glucoseabbau des Herzmuskels dürfen wir zwar aus besagter Größe auf einen aeroben Stoffwechsel schließen, müssen aber aus der Größe der Systemkorrelation Glykolyse/Fettsäureabbau der Fettsäureoxydation einen erheblichen Anteil am energieliefernden Stoffwechsel einräumen [*21*, *22*].

In der untersten Zeile der Tab. 2 betrachten wir die Systemkorrelation Fettsäureabbau/Citrat-Cyclus. Während sich für die verschiedenen Muskeln in den beiden darüberstehenden Zeilen Unterschiede um das 300- bis 400fache zeigen, erreichen die Abweichungen in dieser Zeile noch nicht einmal den Faktor 2. Damit besteht für die Größe dieser Systemkorrelation Konstanz. Sie erstreckt sich nicht nur auf die hier untersuchten Muskeln. Für die Systemkorrelation Fettsäureabbau/Citrat-Cyclus wurde im Flugmuskel der afrikanischen Wanderheuschrecke (Locusta migratoria) der Wert von 1,2 bestimmt [*10*]. Und dennoch repräsentiert diese Systemkorrelation keine gewebsspezifische Größe. Beweis dafür ist der Flugmuskel der Honigbiene. In ihm sind die Enzyme der β-Oxydation der Fettsäuren nicht nachweisbar [*20*]. Besondere Bedeutung kommt der konstanten Systemkorrelation Fettsäureabbau/Citrat-Cyclus aber im Hinblick auf die hier verglichenen Muskeln und ihren metabolischen Typ zu. Wenn nämlich das Verhältnis der beiden Stoffwechselsysteme im tetanischen Muskel von gleicher Größe ist wie im tonischen Muskel oder im Herzen, folgt daraus, daß die im tonischen Muskel oder im Herzen höheren Atmungsgrößen nicht auf höhere Kohlenhydrat-, sondern auf höhere Fettverbrennung zurückzuführen sind. Damit erhalten auch die vergleichbaren Proportionen der Laktat-Dehydrogenase im tetanischen und tonischen Muskel eine mögliche Erklärung.

Über diese speziell für den Kohlenhydratstoffwechsel des Muskels aufschlußreichen Beziehungen hinaus vermittelt die Tab. 2 weitere Einblicke. Der Vergleich stellt klar, daß vom „Stoffwechsel des Muskels an sich" überhaupt nicht, sondern nur vom Stoffwechsel des jeweils betrachteten Muskels gesprochen werden kann. Das trifft nach unseren Erfahrungen auch für Muskeln zu, die in gemischtem Bau aus tonischen und tetanischen Fasern bestehen. Vor allem zeichnen sich Beziehungen der

Stoffwechselleistung zum Funktionstyp des Muskels ab. Damit stellen die in Tab. 2 verzeichneten Systemkorrelationen „funktionsspezifische" Größen dar [*10*].

In diesem Zusammenhang ergeben sich Hinweise auf Beziehungen zur Innervationsrate. Freilich stellt dabei der Herzmuskel einen Sonderfall dar. Immerhin fällt auf, daß die Unterschiede des Stoffwechseltyps von M. adductor magnus, M. soleus und M. obliquus inferior möglicherweise Unterschieden der Innervationsrate parallelgehen. Allerdings reichen die in der Literatur auffindbaren Angaben zur Innervationsrate für eine solche Zuordnung nicht aus. Unabhängig davon zeugen gesicherte Argumente [*9*], insbesondere von E. Gutmann u. Mitarb. [*23*] für den Einfluß der Innervation auf den Muskelstoffwechsel.

Differenzierungsgrößen und ökonomisches Prinzip

Die in Tab. 2 berechneten Systemkorrelationen geben Einblick in die Differenzierung des Muskelstoffwechsels hinsichtlich der relativen Größen von Fettsäureoxydation und Kohlenhydratabbau. Nicht zuletzt stellt sich hier die Frage nach dem speziellen Typ des Kohlenhydratstoffwechsels: anaerober Abbau zur Milchsäure oder Endoxydation zu CO_2 und H_2O. Für den tetanischen Muskel ist die Milchsäuregärung ein unverkennbares Charakteristikum des Enzymaktivitätsmusters. Für den tonischen Muskel und das Herz bestehen ähnliche Hinweise. Diese beiden Muskeltypen besitzen jedoch außerdem die entsprechende Potenz zur Endoxydation der Glucose. Andererseits verfügen sie durch ihre Gehalte an Laktat-Dehydrogenase in bezug auf die „glykolytische Potenz" über eine ähnlich hohe Fähigkeit zur Milchsäurebildung wie der tetanische Muskel. Der Aktivitätsquotient LDH/GAPDH ist im tetanischen und tonischen Muskel von annähernd gleicher Größe. Der entsprechende Wert im Herzmuskel übertrifft ihn sogar [*10*]. Freilich ist hierbei zu berücksichtigen, daß der Herzmuskel Laktat nicht nur bildet, sondern in erheblichem Maße auch zu oxydieren vermag.

Im gleichen Zusammenhang und auch im Hinblick auf Tab. 1 erhebt sich die Frage, inwieweit dem energieliefernden Kohlenhydratstoffwechsel der hier betrachteten Muskeln Glykogenolyse oder direkter Abbau der Glucose zugrundeliegen. Bemerkenswerte Hinweise zu dieser Frage geben die Werte der Tab. 3. Hier werden die Aktivitätsgehalte der Phosphorylase, der Hexokinase und der Glyceraldehydphosphat-Dehydrogenase als Maß der Glykogenolyse, der Glucosephosphorylierung bzw. der glykolytischen Potenz im tetanischen und tonischen Muskel sowie im Herzmuskel verglichen.

Die Unterschiede der einzelnen Muskeln hinsichtlich der genannten Enzymgehalte sind beträchtlich. Der tetanische Muskel zeigt ebenso wie für Glyceraldehydphosphat-Dehydrogenase den höchsten Gehalt an Phosphorylase. Im Gegensatz dazu ist er der Muskel mit der geringsten Hexokinaseaktivität. Genau umgekehrte Verhältnisse kennzeichnen den Herzmuskel. Der in der untersten Zeile der Tab. 3 berechnete Aktivitätsquotient Phosphorylase/Hexokinase ist damit eine weitere „Differenzierungsgröße" im Enzymaktivitätsmuster des Muskels. Der Wert dieses Quotienten variiert bei den hier verglichenen Muskeln um mehr als das 300fache. Seine dimensionslose Größe ist ein Maß für die Relation der beiden initialen Reaktionen, welche das Glykogen bzw. die Glucose in ihre gemeinsame Abbaustrecke, das Embden-Meyerhof-System, einschleusen. Damit interessiert nicht minder die Größe jenes Verhältnisses, in dem Phosphorylase und Hexokinase zu dem Schlüsselenzym dieses Systems stehen. In der Tab. 3 sind die entsprechenden Quotienten verzeichnet.

Tabelle 3. *Absolute Aktivitäten und Proportionen von Enzymen verschiedener Abschnitte des Kohlenhydratabbaus*

Enzym	M. adduct. magn. (Kaninchen)	M. soleus (Kaninchen)	Herzmuskel (Ratte)
	Aktivität (μMol/h · Gramm Muskel)		
Phosphorylase	2800	135	340
Hexokinase	12	93	460
Glyceraldehyd-P-Dehydrogenase ..	87260	10850	14000
$\frac{PH}{GAPDH}$	3,2*	1,2*	2,4*
$\frac{HK}{GAPDH}$	1,4**	85**	330**
$\frac{PH}{HK}$	230	1,5	0,7

* $\times 10^{-2}$
** $\times 10^{-4}$

Das Verhältnis, in dem Hexokinase und Glyceraldehydphosphat-Dehydrogenase zueinander stehen, liegt im tonischen 60fach höher als im tetanischen Muskel. Das Herz übertrifft den tetanischen Muskel um mehr als das 200fache. In diesem Verhältnis zeigt sich offensichtlich eine gewisse Parallelität zur Atmungsgröße. Tatsächlich ist auch die absolute Aktivität der Hexokinase im Herzmuskel am höchsten und im tetanischen Muskel am niedrigsten. Daraus könnte gefolgert werden, daß Glykogen im tetanischen Muskel und Glucose im tonischen Muskel sowie im Herzen die jeweils bevorzugten Ausgangsprodukte des Kohlenhydratabbaus sind. Erstaunlich ist dann aber die relative Konstanz, welche sich in denselben Muskeln für den Aktivitätsquotienten Phosphorylase/Glyceraldehydphosphat-Dehydrogenase findet. Die Vergleichbarkeit dieser Proportionen besagt, daß Glykogenolyse und Glykolyse unabhängig von den absoluten Größen der glykolytischen und respiratorischen Potenz konstant aufeinander ausgerichtet sind. In bezug auf die glykolytische Potenz verfügt also das Herz oder der tonische Muskel über die gleiche Fähigkeit zur Glykogenolyse wie der tetanische Muskel. Im Gegensatz zum tetanischen Muskel vermögen aber der tonische Muskel und das Herz Glucose auch in größerem Maße direkt in den Abbau des Embden-Meyerhof-Systems einzuschleusen.

Mit der in Tab. 4 gegebenen Analyse rundet sich das Bild. Der Vergleich der Systemkorrelationen Glykogenolyse/Citrat-Cyclus und Glucosephosphorylierung/Citrat-Cyclus zeigt Spezifität der ersten und Konstanz der zweiten Größe. Die Aktivität der Hexokinase ist trotz Variation um nahezu das 40fache konstant auf die Aktivität des condensing enzyme angelegt. Diese Konstanz läßt erkennen, in welchem Maße die Fähigkeit zur direkten Einschleusung der Glucose in ihren Abbau der

Größe der Substrat-Endoxydation parallel geht. Hinsichtlich der Energiebilanz ist das sinnvoll, denn die direkte Einschleusung der Glucose in den Abbau des Embden-Meyerhof-Systems ist ATP-abhängig. Bei einer maximalen Ausbeute von 36 Mol ATP pro Mol verbrannter Glucose ist das unerheblich. Bedeutsam ist diese Gegebenheit jedoch im Falle des anaeroben Abbaus zur Milchsäure. Hier bringt die Glykogenolyse gegenüber der Glucosephosphorylierung eine um 33% höhere ATP-Ausbeute (vgl. Tab. 1). Insofern ist das Vorherrschen der Glykogenolyse im tetanischen Muskel von ökonomischer Bedeutung.

Tabelle 4. *Absolute Enzymaktivitäten und Systemkorrelationen im Stoffwechsel der Glucose und des Glykogens*

Stoffwechselsystem	Bezugsenzym	M. adduct. magn. (Kaninchen)	M. soleus (Kaninchen)	Herzmuskel (Ratte)
		Aktivität (μMol/h · Gramm Muskel)		
Glykogenabbau	Phosphorylase	2800	135	340
Glucosephosphorylierung	Hexokinase	12	93	460
Citrat-Cyclus	Condensing enzyme	86	340	3900
	Systemkorrelationen			
Glykogenabbau / Citrat-Cyclus	Phosph./CE	32	0,4	0,09
Glucosephosphoryl. / Citrat-Cyclus	HK/CE	0,14	0,26	0,12

Freilich ist dieses ökonomische Prinzip nur unter zellphysiologischem Aspekt stichhaltig, denn die Synthese des Glykogens ist in gleichem Maße wie die zum Abbau der Glucose notwendige Phosphorylierung ATP-abhängig. Bei der Glykogenolyse greift die Muskelzelle aber auf das bereits gespeicherte Glykogen zurück, während die Phosphorylierung der Glucose direkt der Spaltung von ATP bedarf. Zellphysiologisch ist das Glykogen darum bei Anaerobiose oder ATP-Mangel ein „leichter verfügbares Substrat" als die Glucose. Die Frage ist berechtigt, ob die Glykogenolyse des tonischen Muskels bzw. des Herzens den gleichen Zweck erfüllt wie im tetanischen Muskel oder überhaupt den Regelfall des Kohlenhydratabbaus darstellt. In diesem Falle käme der Hexokinasereaktion nur mittelbare Bedeutung, z. B. für die Einschleusung von Glucose in die Zelle zum Zweck der Glykogensynthese zu. Damit ist allerdings der höhere Glykogengehalt des tetanischen Muskels [*24*] nicht zu erklären, wenn nicht angenommen werden soll, daß der tetanische Muskel sein Glykogen außer über die mit dem Blut zugeführte Glucose über einen eigenen Mechanismus der Gluconeogenese bildet.

Aufschlußreich ist in diesem Zusammenhang die Pathologie. In Zusammenarbeit mit Mertens [*25*] war es uns möglich, das Enzymaktivitätsmuster des Muskels einer Patientin mit McArdle-Syndrom [*26*, *27*] zu messen. Die Abb. 2 zeigt das Ergebnis dieser Untersuchung. Mit Ausnahme der Phosphorylase, deren Aktivität in dem betroffenen Muskel nicht nachweisbar war, bestehen für die Aktivitäten der übrigen Enzyme normale Verhältnisse. Die im Vergleich zur Kontrolle bestehenden Abweichungen des Enzymaktivitätsmusters erklären sich aus der Verschiedenartigkeit der beiden Muskeln. Erfolgte der Kohlenhydratabbau im Muskel ausschließlich über den Weg der Glykogenolyse, so wäre die bei dieser Krankheit zwar herabgesetzte, aber immer noch vorhandene Funktion des Muskels nicht ohne weiteres erklärbar. Andererseits weisen aber gerade die bei diesem Syndrom bestehenden Ausfälle auf die Bedeutung der Glykogenolyse für den energieliefernden Stoffwechsel des

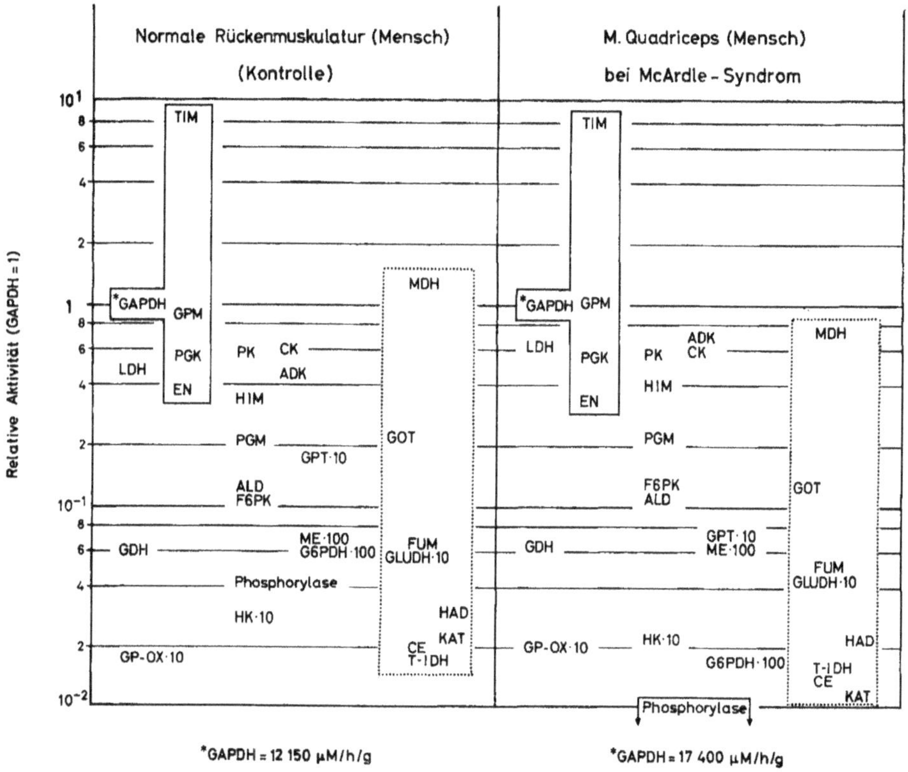

Abb. 2. Enzymaktivitätsmuster eines normalen menschlichen Rückenmuskels und des M. quadriceps einer Patientin mit McArdle-Syndrom [25]

Muskels hin. Offensichtlich reicht die über die Hexokinasereaktion für den Abbau verfügbare Glucose für den Leistungsstoffwechsel nicht aus.

Damit erhebt sich erneut die Frage, ob die Glykogenolyse nicht tatsächlich die Standardreaktion des Kohlenhydratabbaus im Muskel repräsentiert. Für das Herz wurden ähnliche Überlegungen kürzlich von Gercken [28] angestellt. Das Studium der Enzymaktivitätsmuster stützt die Annahme. Dennoch zeigt sich in gleicher Weise, daß tonischer Muskel und Herz im Gegensatz zu dem auf Glykogenolyse spezialisierten tetanischen Muskel auch die Fähigkeit haben, Glucose in größerem Maße direkt in den Abbau einzuführen.

Weitere Aspekte dieser Frage folgen schließlich aus Befunden der Enzymlokalisation. Für das System der Glykolyse steht die Lokalisation im extramitochondrialen Raum fest. Die Enzyme der obligat aeroben Stoffwechselsysteme, z. B. Fettsäureoxydation, Citrat-Cyclus und Atmungskette, sind dagegen in den Mitochondrien lokalisiert. In Gestalt der „I-Bandmitochondrien" steht das aerob in diesen „Kraftwerken" der Zelle gebildete ATP praktisch am Ort seines Bedarfs für den Kontraktionsvorgang zur Verfügung. Das gleiche Prinzip der in der strukturellen Ordnung gegebenen Beziehung zur Funktion gilt auch für die Systeme der Glykogenolyse und Glykolyse. In Heidelberg wurde bereits 1909 von ARNOLD [*29*] das Glykogen der quergestreiften Muskelzelle in die isotropen Zonen des Myofibrillenapparates lokalisiert. TAKEUCHI [*30*] wies histochemisch die Phosphorylase am gleichen Ort nach. Uns selbst gelang mit besonderer histochemischer Technik die Ortung der beiden Dehydrogenasen des Embden-Meyerhof-Systems. An verschiedenen Typen querge-

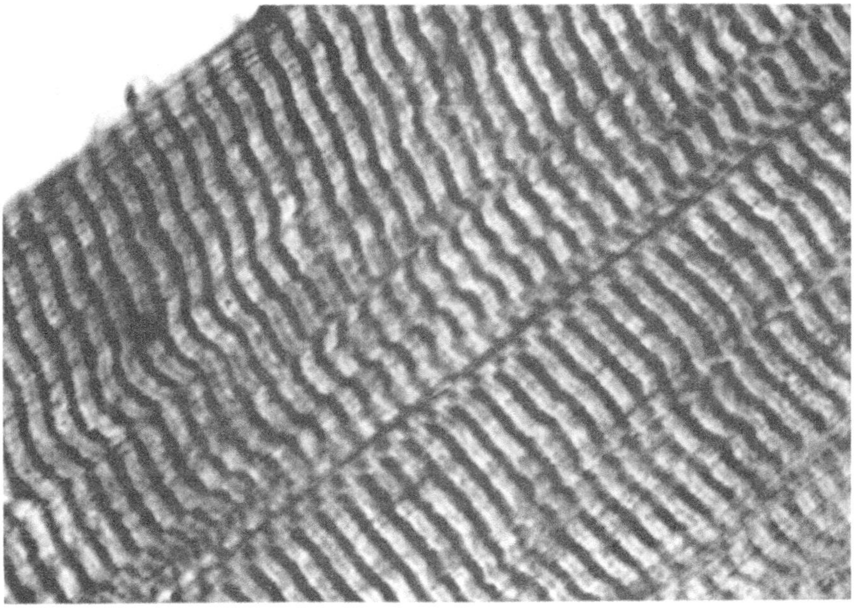

Abb. 3. Histochemischer Aktivitätsnachweis der Glyceraldehydphosphat-Dehydrogenase im Gelschichtverfahren [*31, 32*]. Längsschnitt des M. psoas vom Kaninchen. Anfärbung der isotropen Zonen. Vergr.: 800 ×

streifter Muskulatur konnten wir zeigen, daß Glyceraldehydphosphat-Dehydrogenase und Laktat-Dehydrogenase im wesentlichen in den isotropen Zonen lokalisiert sind [*31, 32*]. Die Abb. 3 dokumentiert dieses Ergebnis an Hand des Aktivitätsnachweises der Glyceraldehydphosphat-Dehydrogenase im M. psoas des Kaninchens. Es liegt nahe, aus diesen Befunden auf eine entsprechende Lokalisation der übrigen Enzyme des glykolytischen Abbaus zu schließen. Insofern wären Glykogenolyse und Glykolyse auch unter topischem Aspekt als funktionelle Einheit zu betrachten.

Für hervorragende technische Assistenz und für die Anfertigung der Abbildungen danke ich Frau G. LUSCH. Herrn cand. med. P. EYER bin ich für die Überlassung einiger Meßwerte dankbar verpflichtet. Der Deutschen Forschungsgemeinschaft danke ich für die großzügige Unterstützung durch Sachbeihilfen.

Literatur

1. DELBRÜCK, A., E. ZEBE und TH. BÜCHER: Biochem. Z. **331**, 273 (1959).
2. VOGELL, W., F. R. BISHAI, TH. BÜCHER, M. KLINGENBERG, D. PETTE und E. ZEBE: Biochem. Z. **332**, 81 (1959).

3. Bücher, Th.: Boll. Soc. ital. Biol. sper. **36**, 1509 (1960).
4. Schimassek, H.: Biochem. Z. **333**, 463 (1961).
5. Bücher, Th., and D. Pette: Proc. Vth. Intern. Congr. Biochem., Moscow 1961, Vol. III, p. 271.
6. Pette, D., u. Th. Bücher: Hoppe-Seylers Z. physiol. Chem. **331**, 180 (1963).
7. Brosemer, R. W., W. Vogell und Th. Bücher: Biochem. Z. **338**, 854 (1963).
8. Pette, D.: In Quagliariello, E., E. C. Slater, S. Papa and J. M. Tager (Eds.): Regulation of Metabolic Processes in Mitochondria (BBA Library, Vol. 7). S. 28. Amsterdam: Elsevier 1966.
9. Bücher, Th., u. D. Pette: Verh. dtsch. Ges. inn. Med., S. 104. München: J. F. Bergmann 1965.
10. Pette, D.: Naturwissenschaften **52**, 597 (1965).
11. Bücher, Th., W. Luh und D. Pette: Hoppe-Seyler-Thierfelder, Handbuch d. physiologisch- u. pathologisch-chemischen Analyse, 10. Aufl. Bd. VI/A. Berlin-Göttingen-Heidelberg: Springer 1964.
12. Pette, D., W. Luh, and Th. Bücher: Biochem. biophys. Res. Commun. **7**, 419 (1962).
13. —, M. Klingenberg, and Th. Bücher: Biochem. biophys. Res. Commun. **7**, 425 (1962).
14. — VIth Intern. Congr. Biochem., New York 1964, Abstract VIII, S. 9. Intern. Union Biochem. **32**, 619 (1964).
15. Schollmeyer, P., u. M. Klingenberg: Biochem. Z. **335**, 426 (1961).
16. Bücher, Th., u. M. Klingenberg: Angew. Chem. **70**, 552 (1958).
17. — Sitzungsber. d. Ges. z. Beförderung d. ges. Naturwissensch., Marburg 83/84, 383 (1963).
18. Klingenberg, M., and Th. Bücher: Ann. Rev. Biochem. **29**, 669 (1960).
19. Krüger, P.: Tetanus und Tonus der quergestreiften Skeletmuskeln der Wirbeltiere und des Menschen. Leipzig: Akad. Verlagsgesellschaft, Geest u. Portig K.-G. 1952.
20. Golisch, G., u. Th. Bücher: Biochem. Z. (In Vorbereitung) 1965.
21. Bing, R. J.: In Struktur und Stoffwechsel des Herzmuskels, hrsg. v. Hauss, W. H., u. H. Losse. Stuttgart: Thieme 1959.
22. Williamson, J. R., and H. A. Krebs: Biochem. J. **80**, 540 (1961).
23. Gutmann, E., and P. Hnik: In The Denervated Muscle. Prague: Czéch. Acad. of Sciences 1962.
24. Noll, A., u. M. Becker: Biochem. Z. **287**, 88 (1936).
25. Mertens, H. G., K. Schimrigk, P. Eyer und D. Pette: (In Vorbereitung) 1965.
26. McArdle, B.: Clin. Sci. **10**, 13 (1951).
27. Larner, J.: In Control of Glycogen Metabolism, hrsg. v. Whelan, W. J., and M. P. Cameron. London: Churchill 1964.
28. Gercken, G.: Pflügers Arch. ges. Physiol. **283**, 75 (1965).
29. Arnold, J.: Arch. mikr. Anat. **73**, 265 (1909).
30. Takeuchi, T., and H. Kuriaki: J. Histochem. Cytochem. **3**, 153 (1954).
31. Pette, D., and H. Brandau: Biochem. biophys. Res. Commun. **9**, 367 (1962)..
32. Brandau, H., and D. Pette: Enzymol. biol. clin. **6**, 123 (1966).

Structural Proteins Controlling the Interaction between Actin and Myosin

S. Ebashi*

It is generally agreed that the interaction between actin and myosin in the presence of ATP represents the essential mechanism of muscle contraction. This is certainly true from a molecular standpoint. However, recent studies on new structural proteins

* Supported by grants from the US Public Health Service, Muscular Dystrophy Associations of America, Inc., and Pharmacological Research Foundation, Tokyo.

suggest that the interactions of contractile proteins which underlie the contraction of living muscle might be more complicated. In the present paper, some findings and ideas concerning the role of these new structural proteins will be presented briefly.

Native tropomyosin

(A factor sensitizing actomyosin to Ca ion)

It is now well established that a minute amount of Ca ion regulates the contraction-relaxation cycle [1]. Responsiveness to Ca ion should be considered to be one of the essential properties of the contractile system from a physiological standpoint. This important property can be demonstrated not only with myofibrils and glycerinated fibers, which have an organized alignment of myofilaments, but also with such

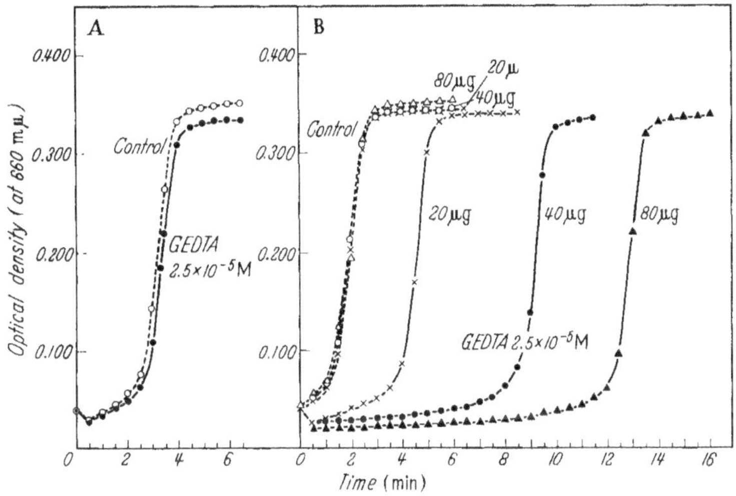

Fig. 1. Effect of native tropomyosin on the superprecipitation of trypsin-treated myosin B. A: without native tropomyosin. B: with native tropomyosin. Figures on the curves show the amount of native tropomyosin in μg/ml. Trypsin-treated myosin B, 0.78 mg/ml. For other datails see the original paper (quoted from [5])

a simple and disorganized system as myosin B. The latter has generally been called "natural" actomyosin because it was assumed that the essential components of myosin B could be represented by actin and myosin. In 1956, however, PERRY and GREY [2] noticed a difference between natural and synthetic actomyosin preparations. They showed that synthetic actomyosin was not sensitive to the relaxing action of EDTA unlike "natural" actomyosin. Since the mechanism of EDTA action was not understood at that time, however, special attention was not drawn to their work.

A renewed interest in this fact was evoked by A. WEBER and WINICUR [3] in 1961 when they showed that some preparations of synthetic actomyosin were completely insensitive even to GEDTA (glycoletherdiaminetetraacetic acid, EGTA), a chelating agent more specific for Ca ion than EDTA. The implication of this finding is that synthetic actomyosin does not represent the complete fundamental system of muscle contraction.

To explain this embarrassing fact, there might be two possibilities. One is that myosin or actin might be denatured during the course of its preparation so that the subtle response to Ca would not be observed. Another possibility is that myosin B contains some principle other than myosin and actin, which would be responsible for the unique action of Ca.

We investigated this problem and found that the latter is the case [*4*, *5*]. If a protein factor isolated from the muscle residue was added to synthetic actomyosin, we observed a fairly good sensitivity to GEDTA. The factor is very similar to the tropomyosin of BAILEY [*6*] in its physicochemical properties, but ordinary tropomyosin does not show this physiological action[1].

The presence of the factor in myosin B was demonstrated as follows (Fig. 1): The new factor, tentatively called "native tropomyosin", is very sensitive to trypsin digestion like usual tropomyosin. If myosin B is treated with a low concentration of trypsin which does not significantly affect actomyosin, it becomes as insensitive to GEDTA as synthetic actomyosin. The sensitivity of such myosin B to GEDTA can be restored by adding native tropomyosin. Essentially the same result was obtained with myofibrils.

Troponin

(A factor promoting the aggregation of tropomyosin)

Native tropomyosin certainly resembles tropomyosin in many respects, but there are still some differences even in physicochemical characteristics. For example, native tropomyosin has a larger sedimentation constant and a higher viscosity than ordinary tropomyosin. One would naturally raise the question whether this difference is due to the native state of the protein, or the presence of still another factor in native tropomyosin.

Investigations along this line revealed that native tropomyosin can be divided into two components [*8*]. One is ordinary tropomyosin. The other is a protein of globular nature which is different from any structural proteins so far known. We tentatively call it "troponin".

Troponin has a distinct effect on the physicochemical properties of tropomyosin. If troponin is added to tropomyosin, there is a remarkable increase in viscosity, flow birefringence, and sedimentation constant, and a decrease in the extinction angle. This indicates that troponin promotes the polymerization of tropomyosin, and that it accounts for the difference between native and ordinary tropomyosins. Native tropomyosin has a slightly but definitely different amino acid composition from that of ordinary tropomyosin; this is also explained by the presence of troponin.

In the previous communications [*8*, *9*], we stated that tropomyosin, when combined with troponin, did not show the native tropomyosin-like action on synthetic actomyosin. Owing to the improvement in the preparative technique, however, we can now observe a definite, though not complete, restoration of physiological action by this recombination. This result further substantiates the idea that native tropomyosin is nothing but a tropomyosin-troponin complex.

Troponin alone does not interact with myosin or actin. In the presence of tropomyosin, however, it has a remarkable effect on F-actin [*9*, *10*]. The viscosity of such solution increases dramatically and far exceeds the value expected from simple addition of the viscosities of F-actin and the tropomyosin-troponin complex (Fig. 2).

[1] Recently AZUMA and WATANABE (*7*) have found that "metin" prepared by Szent-Györgyi and Kaminer, mainly consisting of Bailey-type tropomyosin, contains this factor as a minor component.

The strong interaction between these two macromolecular aggregates was also observed with flow birefringence studies. Native tropomyosin can always replace synthetic tropomyosin-troponin complex in these experiments.

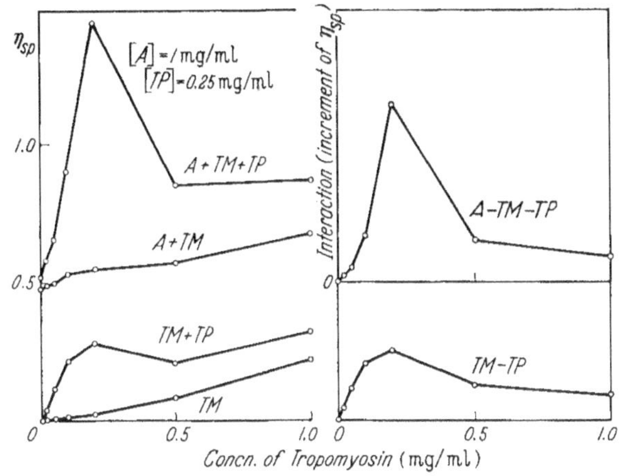

Fig. 2. Viscosity of mixtures of F-actin, tropomyosin and troponin. Curves on the left: actual values of specific viscosity of solutions. Ingredients are shown on each curve. A: F-actin. TM: tropomyosin. TP: troponin. Curves on the right: excess increase in specific viscosity calculated from the curves on the left. TM—TP: η_{sp} (TM+TP) − η_{sp} (TM) − η_{sp} (TP). A—TM—TP: η_{sp} (A+TM+TP) − η_{sp} (A+TM) − η_{sp} (TM+TP) + η_{sp} (TM) (quoted from [*10*])

α-Actinin

(A factor promoting the interaction between actin and myosin)

The crude extract used to prepare native tropomyosin contains a large amount of another protein, named α-actinin [*11*, *12*]. According to Nonomura in our laboratory, the preparation obtained by ammonium sulfate and potassium chloride fractionation contains three components, with sedimentation constants of about 6 S, 10 S and 25 S [*13*]. All three components have the same physiological activity mentioned below. Molecular weights of the 6 S and 25 S components are about 1.6×10^5 and 3.2×10^6 respectively. Their intrinsic viscosities are very low. Light scattering studies show that they have no angular distribution and their second virial coefficients are almost negligible. All these facts indicate that these components are all globular proteins. We are of the opinions that the 25 S component is a kind of artifact formed during the process of preparation and that the native form in the myofilament might be 6 S and/or 10 S.

The amino acid composition of α-actinin resembles that of actin. Then, one might argue that the protein could be a form of denatured actin. However, there are sufficient reasons to believe that α-actinin is a different protein from actin. For example: 1. α-Actinin can be differentiated from actin by an immunochemical technique, as demonstrated by Masaki [*13*]. 2. Any preparations of denatured actin never show the physiological action of α-actinin [*12*]. 3. Considerable amounts of actin can be prepared from the residue, from which α-actinin has exhaustively been washed out [*12*].

α-Actinin exerts a striking effect on F-actin solutions [*14*]. If an appropriate amount of α-actinin is added to F-actin, the latter is gelatinized immediately. To cause a typical gelation, approximately one part of α-actinin per three parts of F-actin by weight is needed.

In addition to its effect on F-actin, α-actinin has a pronounced action on the superprecipitation of synthetic actomyosin. It promotes not only the rate but also the extent of superprecipitation. The usual Straub-type actin contains small amounts

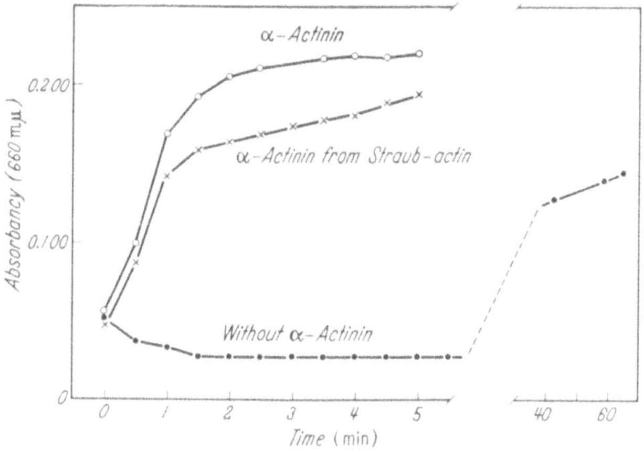

Fig. 3. Interaction between α-actinin-free actin and myosin, and effect of α-actinin on the interaction. α-Actinin-free actin, 0.25 mg/ml. Myosin, 0.5 mg/ml. α-Actinin, 0.24 mg/ml. α-Actinin from Straub actin, 0.23 mg/ml. For other details see the original paper (quoted from [*12*])

of α-actinin. If we prepare actomyosin from α-actinin-free actin [*15*] and ordinary myosin, the interaction between actin and myosin becomes very weak and the clearing response could be observed with moderate concentrations of ATP which produce superprecipitation with α-actinin-contaminated actomyosin. On addition of α-actinin, the actomyosin system recovers the capacity for superprecipitation (Fig. 3).

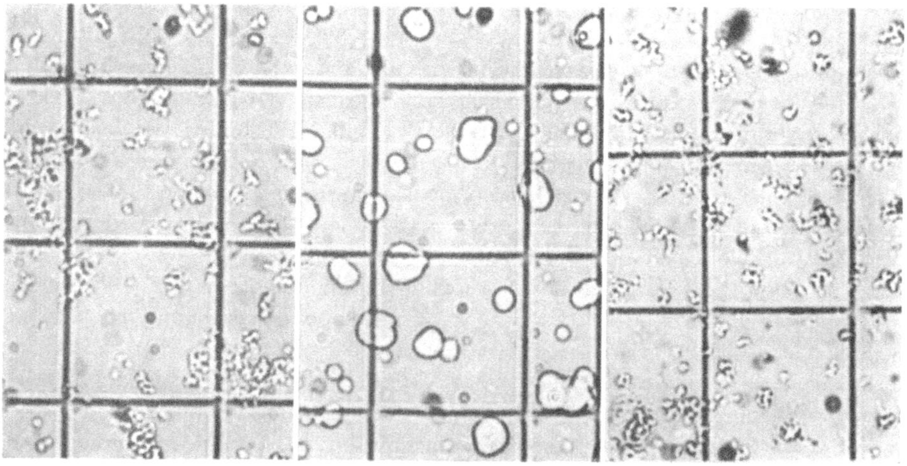

Myosin B　　Pure Synthetic Actomyosin　　Pure Synthetic Actomyosin + α-Actinin

Fig. 4. Light-microscopic photograph of superprecipitation of α-actinin-free actomyosin compared with those of myosin B and α-actinin containing actomyosin. Length of a side of square, 50 μ. Experimental conditions are essentially the same as those in Fig. 3 (quoted from [*10*])

This remarkable action of α-actinin can be demonstrated by light-microscopy (Fig. 4). The difference between two actomyosin preparations with and without α-actinin appears to be more than a mere quantitative difference. This may suggest that α-actinin plays a crucial part in the mechanism of contraction.

β-Actinin
(Actin dispersing factor)

An interesting protein has been isolated by MARUYAMA [16] from KI-extracted actin. This factor inhibits the network formation of F-actin and keeps the length of F-actin around 1 to 2 μ. Its physiological role may be related to developmental events in the formation of the organized myofibrillar structure, rather than to the contraction process.

The amino acid composition of this protein, like α-actinin, also resembles that of actin. MARUYAMA has been of the view [17] that this similarity is not a mere coincidence but suggests a close relationship in the formation of the three proteins.

Localization of new structural proteins in myofilament

As shown previously, a low concentration of trypsin is a good tool to eliminate tropomyosin or native tropomyosin from contractile systems. Then, it is therefore of interest to study the effect of trypsin on glycerinated muscle fibers.

Electron and phase-contrast microscopic studies carried out in our laboratory by ENDO, NONOMURA, MASAKI and OHTSUKI [18] revealed that not only the Z-band but also the thin filaments, at least those in I band, are affected by trypsin treatment. Such fibers are broken into pieces on addition of ATP (Fig. 5). If fluorescent dye-labeled native tropomyosin is added to trypsin-treated myofibrils, the fluorescence is observed only in the area which corresponds to the location of thin filaments (Fig. 6). If we add ATP to such fibers treated with native tropomyosin after trypsin digestion, the

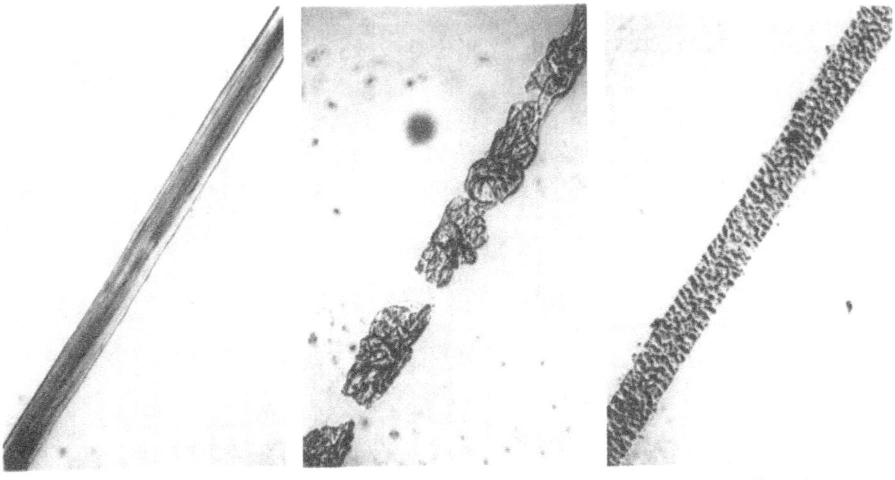

Control — Trypsin-treated — Native Tropomyosin- and Troponin-treated after Trypsin-treatment

Fig. 5. Isometric contraction of trypsin-treated glycerinated single fibers. Trypsin treatment: with 20 μg/ml for 30 minutes at 25 °C. ATP: 3 mM (quoted from [10])

fibers are not torn into pieces and their continuity remains to some extent, though some destruction of structure is observed (Fig. 5).

From these facts we may draw some important inferences. First, native tropomyosin is located on the thin filaments, not only on Z-band but also on their whole length. Thus the location of native tropomyosin is suitable for a role in the regulation of the interaction between actin and myosin under the influence of Ca ion. Second, the mechanical properties of the thin filaments may greatly depend upon the presence of native tropomyosin. In this respect the interaction between F-actin and native tropomyosin may have important physiological consequences.

P

F

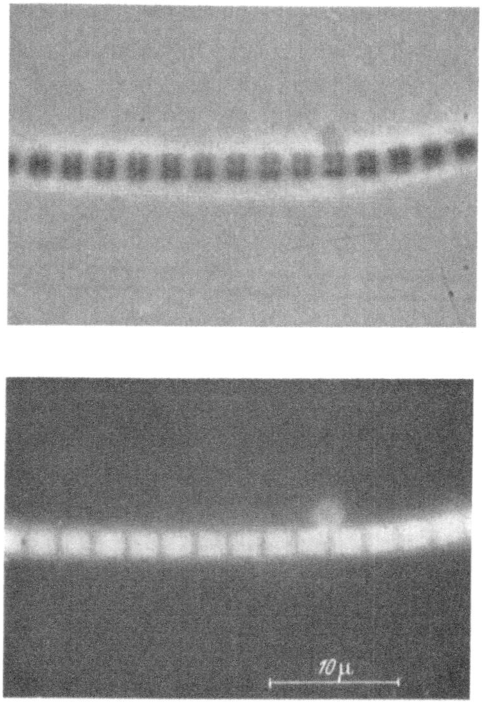

Fig. 6. Microphotograph of fluorescent dye-labeled native tropomyosin bound to trypsin-treated myofibrils. P: phase contrast microphotograph. F: fluorescence microphotograph. Fluorescent dye: fluorescein isothiocyanate (quoted from [*10*])

Table 1. *Amounts of Various Structural Proteins*

Proteins	Percent of total
Myosin	55
Actin	20
α-Actinin	10
β-Actinin	2
Tropomyosin	7
Troponin	2

The localization of α-actinin is also being studied by the fluorescent antibody technique [*18*]. The antibodies to the 6 S component bind to Z band and, to a lesser extent, to M line. However, these experiments are still on preliminary stage and definite conclusion cannot be drawn at this time.

In Tab. 1, the proportion of these new structural proteins are listed, together with those of myosin and actin. It is very difficult to make precise estimates of the amounts of these proteins, but the total amount of the new contractile proteins may not be less than 20 per cent of total contractile proteins.

Concluding remarks

The responsiveness of actomyosin system to the subtle regulating action of Ca ion is entirely dependent on the presence of native tropomyosin, namely, a tropomyosin-troponin complex. α-Actinin promotes the interaction between actin and myosin; the interaction would be very weak in the absence of this protein. Both factors have distinct effects on the hydrodynamic properties of F-actin, but we have not yet succeeded in correlating these effects with the physiological actions of the proteins.

The discovery of these new structural proteins might add some confusion to the present concepts of muscle physiology, but a thorough investigation of these proteins would be indispensable to understand the essential mechanism of muscular contraction under physiological conditions.

References

1. EBASHI, S.: Molecular Biology of Muscular Contraction, ed. by EBASHI, S. et al., p. 197. Tokyo and Amsterdam: Igaku Shoin and Elsevier Publishing Co. 1965.
2. PERRY, S. V., and T. C. GREY: Biochem. J. **64**, 5 p (1956).
3. WEBER, A., and S. WINICUR: J. biol. Chem. **236**, 3198 (1961).
4. EBASHI, S.: Nature (Lond.) **200**, 1010 (1963).
5. —, and F. EBASHI: J. Biochem. **55**, 604 (1964).
6. BAILEY, K.: Biochem. J. **43**, 271 (1948).
7. AZUMA, N., and S. WATANABE: J. biol. Chem. **239** 3852 (1965).
8. EBASHI, S., and A. KODAMA: J. Biochem. **58**, 107 (1965).
9. — presented at the Symposium VII of XXIII International Congress of Physiological Sciences, Tokyo 1965.
10. — J. Jap. Biochem. Soc. (Seikagaku) **38**, 325 (1966).
11. —, F. EBASHI, and K. MARUYAMA: Nature (Lond.) **203**, 645 (1964).
12. — — J. Biochem. **58**, 7 (1965).
13. NONOMURA, Y., and T. MASAKI: Presented at XXIII International Congress of Physiological Sciences, Tokyo 1965.
14. MARUYAMA, K., and S. EBASHI: J. Biochem. **58**, 13 (1965).
15. EBASHI, S., and K. MARUYAMA: J. Biochem. **58**, 20 (1965).
16. MARUYAMA, K.: Biochim. biophys. Acta **94**, 208 (1965).
17. — Biophys. Series, vol. 6, p. 127, Kyoto: Yoshioka Shoten 1965.
18. ENDO, M., Y. NONOMURA, T. MASAKI, I. OHTSUKI, and S. EBASHI: J. Biochem. (In press).

Regulation der Kontraktion und Erschlaffung des Skeletmuskels

W. HASSELBACH

Das Problem der intrazellulären Regulation der Aktivität des Muskels läßt sich heute mit folgenden drei Fragen umreißen:

1. Warum spaltet das kontraktile Protein des Muskels im Zustand der Ruhe oder Erschlaffung kein Adenosintriphosphat (ATP)?

2. Wie erfolgt der plötzliche Übergang aus dem Zustand der Ruhe in den Zustand der Aktivität, in dem ATP mit großer Geschwindigkeit umgesetzt wird (Davies, 1963)?

3. Wie wird im Anschluß an die Aktivitätsphase der Ruhezustand wieder hergestellt?

Unsere Vorstellungen basieren im wesentlichen auf drei Entdeckungen:

1. Die Kontraktion und die damit verbundene ATP-Spaltung benötigt Calcium in Spuren (Weber und Winicur, 1961; Weber und Herz, 1962).

2. Im Muskel ist ein Membransystem vorhanden, das den Calciumspiegel zu regulieren vermag. (Hasselbach und Makinose, 1960, 1961; Ebashi und Lipmann, 1962) und

3. Die elektrische Erregung der Außenmembran breitet sich einem System enger Tubuli folgend auch im Innern der Faser aus (Huxley und Taylor, 1958).

Es ist seit 1950 (Weber und Portzehl, 1954) bekannt, daß die isolierten kontraktilen Strukturen der Muskeln, — Glycerin-Wasser-extrahierte Fasern und Fäden aus dem Proteinkomplex der beiden fibrillären Muskelproteine Aktin und Myosin — Aktomyosinfäden — sich verkürzen oder Spannung entwickeln, wenn sie in Magnesium-ATP-haltige Lösungen gebracht werden und das ATP von einer besonderen ATPase der kontraktilen Strukturen, der Aktomyosin ATPase, gespalten wird. Spannungs- und Verkürzungsgeschwindigkeit der ATP-Kontraktion der isolierten kontraktilen Strukturen (extrahierte Fasern), sind ebenso groß wie die der lebenden Muskeln, aus denen sie isoliert wurden.

Die ATP-Kontraktion der isolierten kontraktilen Strukturen imitiert also die Kontraktion des lebenden Muskels genau. Die Imitation des Ruhezustandes und der Erschlaffung gelang durch Blockierung der kontraktilen ATPase (vgl. Weber und Portzehl, 1954). Als Inhibitoren wurden zunächst unphysiologische Hemmstoffe verwendet.

1961 zeigten A. Weber und Winicur, daß auch Calciummangel zur Hemmung der Kontraktion und der ATP-Spaltung führt; d. h.: Kontraktion und kontraktile ATPase benötigen Calciumionen.

Dieser Nachweis, daß die Kontraktion Calciumionen benötigt, gelang so spät, da außerordentlich kleine Calciumkonzentrationen genügen, um die Wechselwirkung des ATP mit dem kontraktilen System zu aktivieren. Während zur maximalen Aktivierung des kontraktilen Apparates etwa 10^{-4}M Magnesium und ATP 10^{-4} benötigt werden, ist der Calciumbedarf des Systems bereits bei einer Konzentration von 10^{-6}M vollständig gedeckt.

Die kontraktilen Strukturen binden in Gegenwart dieser Calciumkonzentration etwa 1 Mol Calcium pro 500000 g Protein.

Dieser Befund bleibt auch nach der Beobachtung von Ebashi (1963), der zeigte, daß die Kontraktion nur dann Calcium benötigt, wenn die kontraktilen Strukturen natürliches Tropomyosin enthalten, von physiologischer Bedeutung. Denn die kontraktilen Strukturen aller Muskeln enthalten außer Aktin und Myosin immer Tropomyosin. Der außerordentlich niedrige Calciumbedarf der Kontraktion ließ vermuten, daß in vivo die Aktivität durch kleine Veränderungen im Spiegel der freien Calciumionen-Konzentration reguliert werden könnte. Ein solcher Mechanismus aber setzt eine niedrige intrazelluläre Calciumkonzentration voraus. Sie muß etwa 1000- bis 10000mal niedriger sein, als die Gesamtkonzentration an Calcium, die etwa 10^{-3}M beträgt.

Wie niedrig der Spiegel der freien Calciumionen im Muskel wirklich ist, konnte

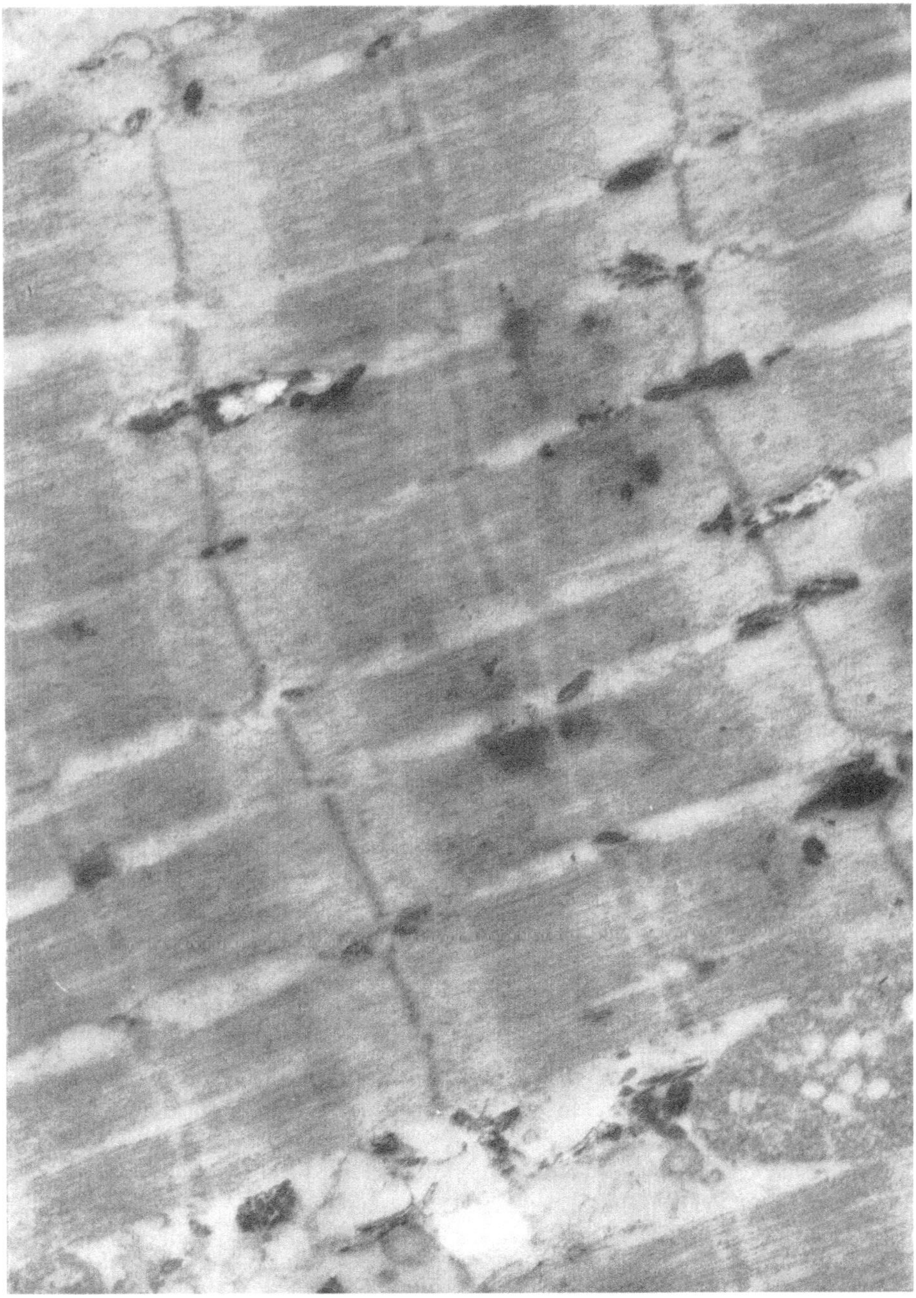

Abb. 1. Die Calciumspeicherung durch die Vesikel des sarkoplasmatischen Reticulum im Muskel (Aufnahme: Nemetschek-Ganzler, Heidelberg)

erst in den letzten Jahren an besonders geeigneten Muskeln gemessen werden. Dies wurde möglich durch die Einführung von Calciumpuffern in die Muskelphysiologie (Weber und Herz, 1962). Calciumpuffer sind Pufferlösungen, deren Zugabe zu Versuchsansätzen die Konzentration der freien Calciumionen in diesen Ansätzen genauso auf bekannte Konzentrationen der Calciumionen festlegt, wie das der Zusatz von pH-Puffern bezüglich des pH der betreffenden Systeme tut. Als besonders geeignet erwies sich der Ca-EGTA[1]-Puffer. Man kann daher durch Injektion von Ca-EGTA in lebende Muskelfasern oder durch Einbringen von isolierten kontraktilen Systemen in Ca-EGTA-haltige Lösungen die Konzentration der freien Calciumionen sowohl in den lebenden Fasern wie in den isolierten Systemen auf bekannte Werte einstellen. Auf diese Weise läßt sich feststellen, bei welcher Konzentration der freien Calciumionen die Fasern oder isolierten Systeme voll kontrahieren, gerade eben kontrahieren, erschlafft bleiben oder nach einer Kontraktion wieder erschlaffen.

In lebenden Fasern wurde die Konzentration der freien Calciumionen, bei denen gerade eine Schwellenkonzentration eintritt, zu etwa 10^{-7}M bestimmt. Diese Schwellenkonzentration stimmt sehr gut mit den Schwellenkonzentrationen überein, die an den isolierten kontraktilen Systemen zahlreicher Muskelarten gefunden wurden — z. B. Weber, Herz (1963) und Portzehl (1965). An isolierten Systemen konnte weiter festgestellt werden, daß die Fasern bei einer Calciumkonzentration von etwa 10^{-6}M maximal Spannung entwickeln.

Die freie Calciumkonzentration im ruhenden Muskel kann natürlich nicht größer sein als der Schwellenwert der Kontraktion von etwa 10^{-7}M. Das aber bedeutet, daß mehr als 99,99% des Muskel-Calciums in der Faser in einer kontraktionsunwirksamen Art deponiert sein müssen.

Nach der Kontraktion, die im lebenden Muskel durch Calciumpuffer induziert wird, erschlaffen die Muskeln in wenigen Sekunden vollständig. Also muß der Muskel über einen Mechanismus verfügen, mit dessen Hilfe die injizierten Calciumionen wieder eliminiert werden.

Ein System, das diese Fähigkeit besitzt, wurde in den Vesikeln des sarkoplasmatischen Reticulum entdeckt. (Hasselbach und Makinose, 1960).

Abb. 2 zeigt an einem anderen Muskel, daß die sackförmigen, terminalen Cysternen des Reticulum (Vesikel) mit elektronendichtem Material gefüllt sind. Es ist Calcium, das nach seiner Anreicherung in diesen Teilen des Reticulum mit Oxalat gefällt wurde.

Die Eigenschaften dieser Vesikel konnten in vitro eingehend analysiert werden, da die Vesikel als recht reine Fraktion aus dem Muskel isoliert werden können. Sie sind von Lipoproteinmembranen (60 Å) dick umgeben, die bei hoher Auflösung die typische triple layer-Struktur zeigen.

Diese Membranen binden Calcium und transportieren es von außen in das Innere der Vesikel, wenn die Vesikel in Lösungen suspendiert werden, die außer Calcium ATP und Magnesium enthalten.

Wenn die Calciumionen im Innern der Vesikel mit Oxalat gefällt werden, wird die Menge des Calciums, die gespeichert werden kann, sehr groß. Unter diesen Bedingungen werden von Vesikeln, die aus 1 mg Eiweiß aufgebaut sind, bis zu 8 μ Mol an Calcium aufgenommen.

---

[1] EGTA = Äthylen-bis-(N-N diacotyl-β-aminoäthyl)-äther (Portzehl, Caldwell Ruegg, 1964; Hagiwara, 1966).

Für die physiologische Funktion dieser sarkoplasmatischen Vesikel ist das Konzentrationsvermögen der Vesikel wichtiger als ihre Speicherkapazität. Das Konzentrationsvermögen gibt an, um wieviel die Konzentration der freien Calciumionen — nicht etwa des Oxalat-gebundenen Calcium — in den Vesikeln über die Calciumionen-

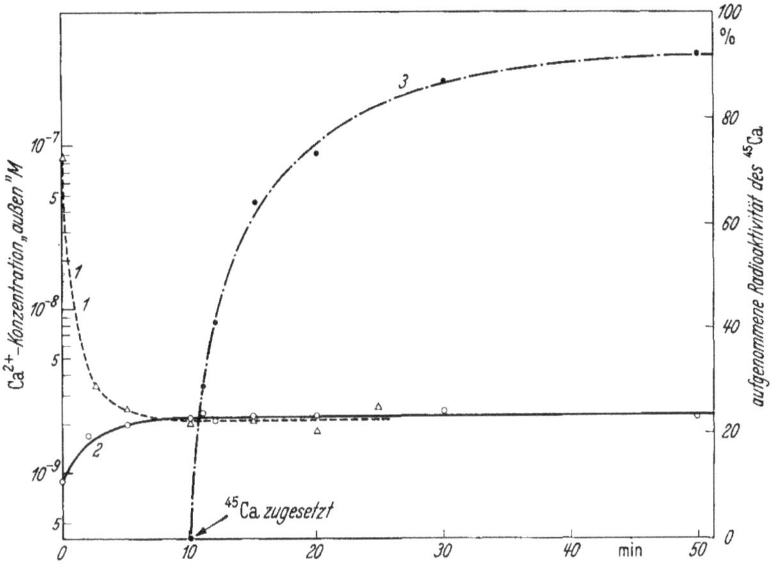

Abb. 2. ATP-Spaltung und Phosphat-Übertragung von ATP auf ADP vor und während der Calciumspeicherung

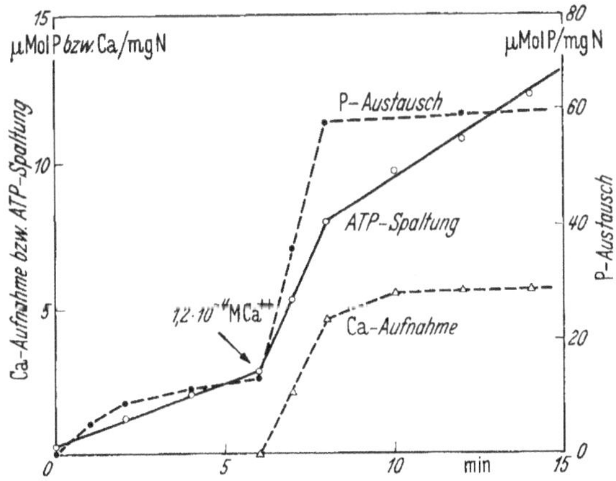

Abb. 3. Die Einstellung der Calciumgleichgewichtskonzentration und der Calciumaustausch zwischen gespeichertem und gelöstem Calcium

Konzentration „außen“ erhöht werden kann. Um dieses Konzentrationsvermögen zu bestimmen, muß die Aktivität der beteiligten Ionen im Innern des Vesikel bekannt sein. Sie kann natürlich nicht gemessen werden. Wenn aber die Experimente in Gegenwart von Oxalat durchgeführt werden, kann die Ionen-Aktivität „innen“ aus dem Löslichkeitsprodukt von Calcium-Oxalat bestimmt werden. Die Aktivität der Calcium- und Oxalationen in der Außen-Lösung läßt sich aus analytischen Daten ermitteln.

Mit Hilfe der Aktivitäten „innen" und „außen" kann dann die Konzentrationsarbeit berechnet werden. Zur Bestimmung des allein interessierenden Maximalwertes der Konzentrationsarbeit darf die Calciumaufnahme nicht durch die Speicherkapazität der Vesikel begrenzt sein, d. h. den Vesikeln darf nur wenig Calcium zur Speicherung angeboten werden.

In Lösungen, die 5×10^{-3}M Oxalat enthalten, hört die Calciumaufnahme immer dann auf, wenn die freie Calciumkonzentration der Lösung auf 2×10^{-9}M abgesunken ist. (Hasselbach und Makinose, 1965). Daß das Calcium in den Vesikeln, obgleich es vorwiegend aus Calcium-Oxalatkristallen besteht, in einem dynamischen Gleichgewicht mit dem Calcium in der Außenlösung steht, geht aus der Tatsache hervor, daß die erwähnte Konzentration sowohl von oben wie von unten eingestellt werden kann. Das heißt, wenn die Außenlösung mehr als 2×10^{-9}M Calciumionen enthält, werden Calciumionen in die Vesikel aufgenommen; im entgegengesetzten Fall werden Calciumionen von den Vesikeln abgegeben. Auf der gleichen Linie liegt der Befund, daß $Calcium^{45}$ mit meßbarer Geschwindigkeit zwischen „innen" und „außen" ausgetauscht wird.

Wenn die Konzentration der Calciumionen „außen" auf 2×10^{-9}M abgesunken ist, ist das Löslichkeitsprodukt „innen" etwa 3000- bis 5000mal größer als das Produkt der Ionen außen. Es ist interessant und wichtig, daß das gleiche Konzentrationsgefälle auch dann erreicht wird, wenn an Stelle von ATP andere Nucleosidtriphosphate verwendet werden.

Aus diesen Ergebnissen muß gefolgert werden, daß die Calciumionen nicht nur gebunden, sondern vor allem auch nach „innen" gepumpt werden. Zur Konzentration von 1 Mol Calcium-Oxalat müssen etwa 5000 Kalorien aufgewendet werden. Die Ursache der Anreicherung des Calcium-Oxalates ist nicht etwa eine aktive Anreicherung von Oxalat in den Vesikeln, denn ein aktiver Transport von Oxalat wurde ausgeschlossen. (Hasselbach und Makinose, 1963). Es ist deshalb sicher, daß die Membranen Calcium aktiv akkumulieren. Die Energie zur Konzentrierung des Calciums kann nur aus der Spaltung des ATP oder anderer Nucleosidtriphosphate gewonnen werden.

In den Vesikeln sind zwei NTPasen aktiv:

1. Eine unspezifische NTPase mit geringerer Aktivität, die sog. basale ATPase. Sie spaltet ATP, wenn kein Calcium in der Lösung vorhanden ist.

2. Eine Calcium-aktivierbare NTPase. Sie wird aktiviert, sobald die freie Calciumkonzentration die Lösung 10^{-8}M überschreitet. Die Aktivität hängt vom verwendeten NTP ab. Sie ist hoch für ATP und niedrig für UTP. Als ein weiteres Kriterium zur Unterscheidung der beiden NTPasen sei angeführt, daß eine bestimmte SH-Gruppe auf der Oberfläche der Membran für die Extraspaltung der NTP benötigt wird, während die basale ATPase auch nach vollständiger Blockierung aller SH-Gruppen aktiv bleibt (Hasselbach und Makinose, 1961; Seraydarian und Hasselbach, 1966.)

Den zeitlichen Verlauf der Extraspaltung während eines Speicherungsexperimentes zeigt Abb. 4.

Die Extraspaltung wird aktiv, wenn Calcium der Lösung zugesetzt wird und verschwindet, wenn die Calciumkonzentration in der Außenlösung durch die Calciumaufnahme 10^{-8}M unterschreitet. Die kinetische Analyse von Calciumaufnahme und Extraspaltung zeigt, daß pro NTP-Molekül zwei Calciumionen akkumuliert werden, wenn die Lösung 10^{-7} bis 2×10^{-6}M Calciumionen enthält. Wenn die Calciumionen-Konzentration 10^{-7}M unterschreitet, sinkt der Transportquotient von 2 auf 1 ab. Dies gilt für alle NTP.

Wenden wir uns nun dem Mechanismus des Calciumtransportes zu. Einen wichtigen Hinweis gibt die Beobachtung, daß alle NTP unabhängig davon, wie schnell sie die Calciumpumpe betreiben, den gleichen Konzentrationsgradienten herstellen können. Offensichtlich ist die Reaktion, die die Höhe des Gradienten bestimmt, für alle NTP gleich, unabhängig von ihrer Spaltungskinetik. Es handelt sich dabei sehr

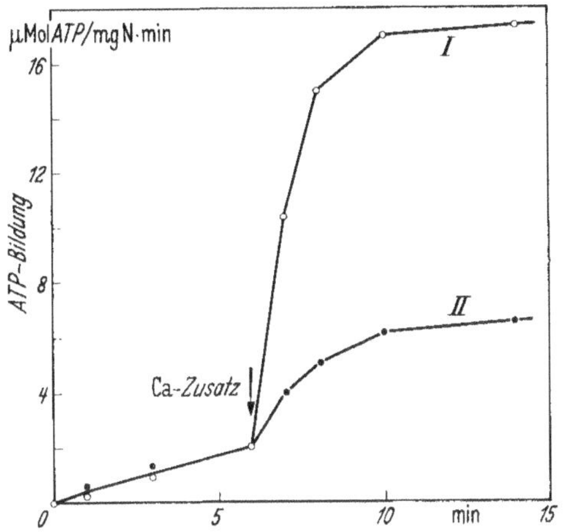

Abb. 4. ATP-Bildung durch Transphosphorylierung von ITP (*I*) und GTP (*II*) auf ADP

wahrscheinlich um eine energiereiche Phosphorylierung der Vesikel. Denn während des ATP betriebenen Calciumtransportes findet ein schneller Phosphataustausch zwischen ATP und ADP statt. Er hängt in genau der gleichen Weise vom Calciumgehalt der Lösung ab, wie die Extraspaltung. Die Beteiligung irgendwelcher anderer Muskelenzyme — wie etwa der Myokinase oder der Nucleosiddiphosphokinase — an dieser Austauschreaktion konnte ausgeschlossen werden. Wenn aber der Calciumtransport mit der Bildung des energiereichen Membranphosphates eingeleitet wird, sollten alle Nucleosidtriphosphate ihr Gamma-Phosphat auf die Membran übertragen. Diese Phosphorylgruppe sollte dann auf jedes andere beliebige NDP übertragen werden können. Diese P-Übertragung wurde nachgewiesen und analysiert (Makinose, 1966).

Die mitgeteilten Beobachtungen passen in folgendes Schema:

Wenn die Außenseite der Membran energiereich phosphoryliert wird, entsteht Carrier mit hoher Calciumaffinität. An der Innenseite der Membran wird durch Dephosphorylierung oder Umphosphorylierung seine Calciumaffinität so stark herabgesetzt, daß das Calcium trotz hoher Innenkonzentration abgegeben wird. Da je nach Größe der Vesikel 100 bis 1000 Stellen phosphoryliert werden können, ist die Geschwindigkeit der Calciumaufnahme hoch genug, um das im Augenblick der Kontraktion freigesetzte Calcium während der Erschlaffung vom kontraktilen Protein zu entfernen. Damit erscheint ein Problem des intrazellulären Calciumspiegels geklärt. Noch wenig wissen wir dagegen vom Mechanismus der Calciumfreisetzung zu Beginn der Kontraktion. Wir wissen, daß das Calcium in allen Muskeln, die sich schnell kontrahieren und die dicke Fasern besitzen, nicht aus der Außenmembran freigesetzt werden kann. Denn die Diffusion der Calciumionen von der Oberfläche in das Innere der Faser benötigt etwa mehr als 100 msec während das kontraktile Protein schon nach etwa 10 msec maximal aktiviert ist. Diese Fasern besitzen ein System tubulärer Membranen, die von der Fasermembran ausgehen und in das Faserinnere eindringen. (H. E. HUXLEY, 1964). Jede Sarkomere ist mit einem solchen tubulären System ausgerüstet. Entlang diesen Membranen breitet sich die elektrische Erregung schnell aus (HUXLEY und TAYLOR, 1958).

Es liegt nahe, anzunehmen, daß die Depolarisation dieser Membran das Calcium aus den besprochenen Calciumspeichern des sarkoplasmatischen Reticulum freisetzt. Diese Vorstellung wird heute vielfach diskutiert, es sind jedoch keine experimentellen Beweise für einen solchen Mechanismus der Calciumfreisetzung vorhanden.

Die besprochenen Ergebnisse lassen sich kurz folgendermaßen zusammenfassen:

1. Wir wissen, daß das kontraktile System vom Spiegel der freien Calciumionen abhängt.

2. Wir wissen, daß der Spiegel der freien Calciumionen in der ruhenden Muskelfaser niedrig ist und durch die Aktivität der Calcium-Pumpe des sarkoplasmatischen Reticulum reguliert wird.

3. Wir wissen ferner, daß sich die elektrische Erregung in der Faser entlang der transversalen Tubuli ausbreitet. Wir wissen nicht, wie dieser elektrische Prozeß Calcium freisetzt.

Literatur

DAVIES, R. E.: Nature (Lond.) **199**, 1068 (1963).
EBASHI, S.: Nature (Lond.) **200**, 1010 (1963).
— , and F. LIPMANN: J. Cell. Biol. **14**, 389 (1962).
FAWCETT, D. W., and J. P. REVEL: J. biophys. biochem. Cytol. **10**, 4 Suppl., 89. HAGIWARA, S., and S. NAKAJIMA: J. gen. Physiol. **49**, 807 (1966).
HASSELBACH, W.: Prog. Biophys. **14**, 167 (1964).
— Fed. Proc. **23**, 909 (1965).
— , u. M. MAKINOSE, M.: Pflügers Arch. ges. Physiol. **272**, 45 (1960).
— — Biochem. Z. **333** 518 (1961); **339**, 94 (1963).
HUXLEY, A. F., and R. E. TAYLOR: J. Physiol. (Lond.) **144**, 426 (1958).
HUXLEY, H. E.: Nature (Lond.) **202**, 1067 (1964).
MAKINOSE, M.: Biochem. Z. (Im Druck) 1966.
—, u. W. HASSELBACH: Biochem. Z. **343**, 360 (1965).
—, u. R. THE: Biochem. Z. **343**, 383 (1965).
PORTZEHL, H.: Pflügers Arch. ges. Physiol. **281**, 71 (1965).
—, P. C. CALDWELL, and J. C. RUEGG: Biochim. biophys. Acta (Amst.) **179**, 581 (1964).
SERAYDARIAN, K., u. W. HASSELBACH: Biochem. Z. (Im Druck) 1966.
WEBER, A., and R. HERZ: Biochem. biophys. Res. Commun. **6**, 364 (1962).
— — J. biol. Chem. **238**, 599 (1963).
—, and S. WINICUCUR: J. biol. Chem. **236**, 3198 (1961).
WEBER, H. H., and H. PORTZEHL: Prog. Biophys. **4**, 60 (1954).

Sachverzeichnis

Progressive Muskeldystrophie

Abortive Fälle 63, 64
Acetyl-Coenzym A 36
Actin 46
Adenosintriphosphat 151
Adynamia episodica hereditaria 40
— chemische Anatomie der 40
Aktionspotentiale 51, 71
— Formveränderung der 51
— Interferenzmuster 51
— Verkürzung der Dauer der 53
Aldolase 16
— im Serum 44, 69, 70, 80, 81, 179
— im Muskel 43
Aminoacidurie 47
Amyotonia congenita 67
Amyotrophie 55
— diabetische 55
Anabole Steroide 74, 145 ff.
— und Digitalis 145 ff.
Angeborene Muskeldystrophie 67
Arthrogryposis multiplex congenita 67
Atemwegsinfektionen 62
Atrophiekonstante 158, 161
Autophagocytose 35

Behandlung 74, 145 ff.
— mit anabolen Steroiden 74, 145 ff., 181
— — und Digitalis 145—152
— mit Nucleosid-Nucleotidgemischen 145, 150, 155
— Vitaminpräparate 145, 151
— Insulin 145, 152, 153 154, 155
— Diät 145, 152
— orthopädische Maßnahmen 145
Benigne kongenitale Hypotonie 67
Benigne kongenitale Myopathie 67
Bindegewebe 22, 72
Biochemie 42 ff.
Brachymyomie 86

Carrier 16, 33, 74, 83, 181
— Muskelbiopsie bei 29
— Enzymuntersuchungen im Serum bei 47, 83, 181
— histologische Untersuchungen bei 28, 48, 18
Central core disease 32, 67
Citrat 47
CPK (creatin-phosphokinase) 33, 69, 70, 80, 81
— im Serum 69, 70, 80, 81, 126, 127, 179
— im Muskel 43

Degenerative klinische Muskelsyndrome bei neugeborenen Schafen 166
Dermatomyositis 55
Diagnose 68
— klinische 68
— biochemische 69
— elektrophysiologische 71
— histologische 19, 71
— präklinische 16
Differentialdiagnose
— progressive Muskeldystrophie und entzündliche Muskelerkrankungen 115, 182
— — klinische 115
— — histopathologische 116
— — elektromyographische 116
— — elektrokardiographische 118
— — Reaktion auf Kortikoide 117
— progressive Muskeldystrophie und erbliche spinale Muskelerkrankungen 120
— der sogenannten „Myatonia congenita Oppenheim" 137
Distale Myopathie 66
Duchenne Typ 16, 42, 58, 61, 83, 121, 133, 143, 153, 155, 181
— benigne Form 16, 133, 177
Dysphagie 66, 103
Dystrophia muscularis progressiva retrahens 86
— fibromuskuläre oder myosklerotische Veränderungen bei 90
— — Verteilungsschema
— Spitz-Klumpfuß bei
— Zehengang bei
— Gelenkversteifung bei

Elektrokardiographische Veränderungen 62, 118, 137
Elektromyographie 50, 71
— mit Nadelelektroden 51
— — und Differentialdiagnose neuromuskulärer Erkrankungen 51, 116
— „klinische" 52
— methodische Grenzen der 52

Elektronenmikroskopie 16, 34ff., 109ff.
Enzyme im Muskel 43
— und Permeabilität der Zelle 46
— cytoplasmatische bei Muskeldystrophie 155, 160, 161
— cytoplasmatische bei Muskelatrophie 155, 160, 161
Enzyme im Serum 44, 70, 80, 81, 116, 126, 127, 179
— und Alter 45
— und Geschlecht 45
— und Krankheitsstadium 45
Enzymologie 42—48
Erbliche Muskelerkrankung der Hühner 166
Erbliche Muskeldystrophie der Maus 167
Erbliche Muskelerkrankung bei der Peking-Ente 167
Erbliche Polymyopathie beim Goldhamster 167
Erschlaffungsfaktor 40

Facio-skapulo-humeraler Typ 58, 59, 64
„fetal hemomyoglobin" 33
Fettgewebe 22, 72
— Zunahme des 22
Fettsäureoxydation 10

Genetik 77
Geschichte 1ff., 13ff., 57ff.
Gliedergürtel-Typ 31, 58, 63
Glutamat-Oxalacetat-Transaminase (GOT) 44, 179
Glutamat-Pyruvat-Transaminase (GPT) 44, 179
Glykogenspeicherkrankheiten 38, 39
— und Muskulatur 38, 39
Glykolyse 38

Herzinsuffizienz 62
Histochemie 34ff., 99
Histopathologie 19ff., 71, 97, 115, 129
Hydroxyprolin 47
Hyperkaliämische Lähmung 40
— chemische Anatomie der 40
Infantile spinale Muskelatrophie Werdnig-Hoffmann 123
— Serumenzyme bei 127
Infiltrate 22
— entzündliche 22
Inosin 151
Intelligenz-Quotient 62
Intermediärstoffwechsel 47
Intramitochondriale Einschlüsse 37
— bei Megaconial myopathie 37
Isotopenmethodik 139
— bei Duchenne Muskeldystrophie 139ff.
— bei Landouzy-Déjerine Muskeldystrophie 139ff.
— bei spinaler pseudomyopathischer Muskelatrophie Kugelberg-Welander-Wohlfahrt 139ff

Kalium
— im Muskel 46
— radioaktives 46
— und Mg-Aspartat 151
Klassifikation 59, 60, 61, 77
— klinische 59, 60, 61, 133
— genetische 60, 77, 82, 133
Konduktorin 16, 28, 74, 83, 181
— Muskelbiopsie bei 29
— Enzymuntersuchungen im Serum bei 47, 83, 181
— histologische Untersuchungen bei 28, 48, 181
Kreatinkinase 33
— im Serum 44, 69, 70, 80, 81, 126, 127, 179
— im Muskel 43
Kreatinphosphokinase 33
— im Serum 44, 69, 70, 80, 81, 126, 127, 179
— im Muskel 43
Kreatin 15, 69
— im Urin 42, 69
Kreatinbelastung 179
Kreatinin 15
Kreatinquotient 179
Kreatintoleranz 179
Krebs-Zyklus 35, 36

Laevodosin 150
Laktatdehydrogenase (LDH) 33, 43, 44, 46, 48
— Isoenzyme 33, 44, 46, 48
— — Typ IV 33
— — Typ V 33
— im Muskel 43, 44
— im Serum 44, 46
Lipide 47
Lyon-Hypothese 16, 48, 84

Makroglossie 61
Makrophagen 21
Megaconial myopathie 37
— intramitochondriale Einschlüsse bei 37
Methionin 151
Mitochondrien 35
— gestörte Atmung der 37
— veränderte 113
Motorische Endplatten 22
— subneuraler Apparat der bei homozygoten Tieren (Mäuse-Muskeldystrophie) 174
Muskelbiopsie 21, 53, 72
— Technik der 20
— Artefakte 21
— diagnostische Beurteilung 25
— bei Konduktorinnen 29
Muskelatrophie
— spinale 10, 55, 68
— — infantile Werdnig-Hoffmann 123
— — pseudomyopathische Typ Kugelberg-Welander-Wohlfahrt 11, 55, 68, 123
— neurale 10, 56, 96
— progressive 59, 68
— cytoplasmatische Enzyme bei 155, 156
— experimentelle
Muskeldystrophie-Muskelatrophie
— Unterschiede im Bereich der cytoplasmatischen Enzyme 165
Muskeldystrophien (erbliche) beim Tier 165
— Goldhamster 167
— Huhn 166
— Schaf 166
— Peking-Ente 167
— Maus 155, 167
— — cytoplasmatische Enzyme bei 155
Muskelfasern
— Struktur der 21
— Degeneration, hyaline 21

Muskelfasern
— — wachsartige 21
— regenerierende 21, 24
— atrophische 24
— — „Pseudogruppen“ 24
— hypertrophische 24
Muskelgewebe
— Fraktionierung des 156
Muskelproteine 44, 156, 157
Muskelretraktionen 5, 91
Muskelschwund 50
— progressiver 50
— — Differentialdiagnose des 50
Muskelspindeln
Muskelzelle 33
— Basalmembran der 33
Myatonia congenita 67
„myelin“ bodies 35
myofibröse Kontrakturen 86
Myoglobin
— der Erwachsenen 33
— fetal 33, 44
Myopathia distalis juvenilis 95
— dominant erblich 96
— Kasuistik 96
— Beginn der 97
— Verlauf der 97
— Muskelbefall bei 97
— Histologie der 97--99
— Histochemie der 99, 100
Myopathia distalis tarda hereditaria 100
— Symptome der 101
— Verlauf der 101
— Differentialdiagnose 101
— Genetik der 101
— geographische Verteilung der 101
Myopathie
— funktionelle 9, 10
— strukturelle 9, 10, 50
— dystrophische 54
— — Spontanaktivität bei 54
— „Aktivitätsmuster“ bei 54
— primäre 54, 100
— — Diagnose der 54
— des Rückbildungsalters 55
— exogene 55
— — spät beginnende 55, 63
— — — dystrophischer Typ 55
— — myositische Form 56
— „Nemaline“ 33
— „Megaconial“ 37
— „Pleoconial“ 37
— distale 66, 68, 100
— oculäre 66
— benigne kongenitale 67
— im Kindesalter 132
— nekrotisierende 182
Myosin 46
Myositis 10, 56
Myotubular Myopathie 34, 35

Nemaline Myopathie 33, 67
Neurale Muskelatrophie Tooth-Marie-Charcot-Hoffmann 10, 56, 96
Nucleosid-Nucleotid-gemische 145, 150, 155

Oculäre Myopathie 66, 103
Oculo-pharyngeale Muskeldystrophie 66, 103
Okuläre progressive Muskeldystrophie 179
— dominant vererbt 179
Ophthalmoplegia externa progressiva von Graefe 178
— Pigmentierungsanomalie bei 179
— Dystrophische Veränderungen in Augenmuskeln bei 109
— Dystrophische Veränderungen in Schultermuskeln bei 109
Ophthalmoplegie 66
— externe 66
— progressiv nuclear 67
oxydative Phosphorylierung 37

Phosphokreatin-Kinase 33
— im Serum 44, 69, 70, 80, 81, 126, 127, 179
— im Muskel 43
Plasmacid 33
Polymyositis 55, 68, 69, 115
Präklinisches Stadium 16, 27, 69
Pseudohypertrophie 94, 121
pseudohypertrophischer Typ 16, 58, 61, 83, 143
— benigne Form 16, 133, 177
— weitere Subtypen 16
Pseudomyopathische spinale Muskelatrophie 55, 68, 123
— Zuckungen der Finger bei 124
— Faszikulationen bei 123
— Genetik 124
— mit Riesenmuskelfasern 128
— Serumenzyme bei
^{32}P-Stoffwechsel 139
— bei Duchenne Muskeldystrophie 139 ff.
— bei Landouzy-Déjerine Muskeldystrophie 139 ff.
— bei spinaler pseudomyopathischer Muskelatrophie Kugelberg-Welander-Wohlfahrt 139 ff.
Ptosis 66, 102, 109
— hereditäre 106
Pyruvat 47

Quadriceps-Dystrophie 63, 64
— isoliert 63, 64

Riesenmitochondrien 113
Ringfibrillen 24
rod-body oder nemaline Myopathie 33, 67

Sarkolemmkerne 22
Sarkomer 32
Sarkoplasmatisches Retikulum 40
Skelettveränderungen 62, 66
Spätmyopathie 55, 63
— exogene
Spinale Muskelatrophie
— infantile (Werdnig-Hoffmann 123)
— pseudomyopathische (Kugelberg-Welander-Wohlfahrt) 11, 55, 68, 123
Spitz-Klumpfuß 92
Succinat-Cytochrom System 36

Tropomyosin B 17, 32, 33

Uridintriphosphat 151

Vererbung 77
— dominant 77
— recessiv 77
Vererbung, recessiv,
— — geschlechtsgebunden 77
— — autosomal 77
Vitamin E 151
Z-Streifen 32

Myotonie

Acetylcholineffekt 227
ACTH-Stimulation-Test 273, 320
Adenosintriphosphat (ATP) 240
Adynamia episodica hereditaria (Gamstorp) 203, 254, 260
— und Paramyotonia (Eulenburg) in derselben Familie
Aktionspotential 191, 231
Androgene
— Stoffwechsel der 283
— — Block des 283
Antikörper gegen Skeletmuskeleiweiß 300
ATP-ase-Reaktion 204
— myofibrilläre 204
Atrophie
— der Typ I-Fasern 204
— der Typ II-Fasern 205
— unspezifische (beide Fasertypen betroffen) 205
Augenlid-Myotonie 219

β-Globuline
— im Serum bei Dystrophia myotonica 241
Brett-Syndrom 299

Calcium 204, 241, 307
Carbamyl-Dibenzoazepin (Tegretal) 298
Carboanhydrasehemmer 298
„Central core"-Fasern 207
Chinin 290, 302, 303
Chlorothiazide 204, 304
Cholesterin 241, 317, 318
Cholinergische Krise 227
Cholinesterase 208, 211
Chromosomale Anomalie 249, 282, 283
Chronischer Tetanus 299
Cl-Konzentrationsgefälle 229
Curare 191
Curschmann-Steinert'sche Erkrankung
— siehe Dystrophia myotonica
Denervation 191, 229
Depolarisation 227, 229
Dexamethason 320
Diazacholesterin 20, 25, 220, 241, 245, 318
Dichlorphenoxyacetat 2,4-D, 240, 307
Diphenylhydantoin 298
Durationsverlängerung 225
Dystrophia myotonica 235ff
— ACTH-Test bei 273,320
— Adenosintriphosphat (ATP) bei 240
— Biochemische Untersuchungen bei 239ff.
— Calcium bei 241
— Calciumaufnahmegeschwindigkeit durch die Vesikel des sarkoplasmatischen Retikulums bei 240
— Cardiologische Befunde bei 236
— Cholesterin bei 241
— Chromosomenuntersuchungen bei 249, 282, 283
— Colon bei 237
— Cortisches Organ bei 239
— Diaphragma bei 238
— eiweißgebundenes Jod bei 274
— Eiweißstoffwechsel bei 241
— Elektrolyte im Serum bei 272
— Endokrinologische Störungen bei 236, 265ff.
— Energiereiche Phosphate bei 240
— Enzyme im Serum bei 239
— — im Muskel bei 240
— Gallensteine bei 237
— Glatte Muskulatur bei 236
— β-Globuline bei 241
— γ-Globuline, Verminderung der bei 221, 241
— —, Hyperkatabolismus der bei 221
— Glykolysemetaboliten bei 240
— Gonadotropine im Urin bei 269
— Grundumsatz bei 274
— Histochemie der 210ff., 219
— 17-Hydroxykortikosteroide 272
— Hypophyse bei 275
— ICSH bei 269
— Innenohrschwerhörigkeit bei 238, 239
— Kalium bei 241
— α-Ketoglutarsäure bei 240
— 17-Ketosteroide im Urin bei 267
— im Kindesalter 285ff.
— Klinische Untersuchungen bei 236ff.
— Lipoidstoffwechsel bei 241
— Lungenfunktionsprüfungen bei 238
— Metopiron-Test 274, 275, 320
— Mineralien bei 240, 241
— myofibrilläre Desorganisation bei 192
— Nebennierenmark bei 275
— Nebennierenrindenfunktion bei 272, 273, 274, 320
— Ösophagus bei 237, 322
— ovarielle Störungen bei 270, 271, 272
— Pankreas bei 275
— Parathyreoidea bei 275
— Pathogenese der 245
— — und Triparanol 245
— Radiojod-Test bei 274
— Resorptionsstörungen bei 236
— Respirationssystem bei 238, 322, 323
— Sarkoplasmamassen bei 192
— Sensibilitätsstörungen bei 322

Dystrophia
— Sigma elongatum bei 237
— Struma bei 274
— Syringomyelisches Syndrom bei 322
— Tetiskuläre Störungen bei 266ff.
— Thyreoidea bei 274
— TSH-Test bei 274
— Übergangsformen zu anderen myotonen Erkrankungen 262, 280ff.
— Verdauungstrakt bei 236, 237
— Zellkernmorphologische Geschlechtserkennung bei 270
— Zwerchfellhochstand bei 238

Eiweißgebundenes Jod 274
Eiweißstoffwechsel 241
Elektrische Reizversuche 321
Elektrolyte im Serum 241, 272
Elektromyogramm
— bei Myotonie 222ff.
— bei Pseudomyotonie 290
Endokrinologische Störungen 236, 265ff., 320
Energiereiche Phosphate 240
Entartungsreaktion 222
Enzyme
— im Serum 239
— im Muskel 240
Enzymstörung
— genbedingte 227
Experimentelle Myotonie 307ff.

Familiäre periodische Paralyse
— Hypokaliämische 261
— Normokaliämische 261
— Hyperkaliämische 260
— Symptome der Dystrophia myotonica bei 261

γ-Globuline
— im Serum bei Dystrophia myotonica 221, 241
— —, Hyperkatabolismus der 221
Genetik 247ff.
— Myotonia congenita 247ff.
— — dominant 249, 254
— — rezessiv 251
— Dystrophia myotonica 282, 283
— Paramyotonia congenita 253, 254
— — ohne Kältelähmung 253, 254
— Paralysis periodica paramyotonica 254
— Hyperkaliämische familiäre periodische Paralyse 254, 261
— Normokaliämische familiäre periodische Paralyse 254, 261
— Hypokaliämische familiäre periodische Paralyse 254, 261
— Beziehungen zwischen Paramyot. cong. Myotonia cong. und den periodischen Paralysen 262
Geschichte 191, 235, 236
Gewebekultur 210
Glatter Muskel 236
Globuline
— β 241
— γ 221, 241
Glucocorticoide 303
Glykolysemetaboliten 240
Goldmann-Gleichung 231
Gonadotropine im Urin 269
Grundumsatz 274

Herzmuskel 236
Histochemie 203ff.
— bei Dystrophia myotonica 210, 219
— bei Myotonia congenita 219
— Paramyotonia-Adynamia 219
Histopathologie 191ff.
— bei Dystrophia myotonica 192ff., 201
— bei Myotonia congenita 200
— bei Paramyotonia 200
Hodenatrophie 248, 266ff.
Hoffmann's Syndrom 264
H-Reflex 225
17-Hydroxy-Kortikosteroide 272
Hyperexzitabilität
— Fibrillogene 226
— Myotonische 226
Hyperkaliämische familiäre periodische Paralyse 260
Hypertrophie
— der Muskelfasern 208, 250, 251
Hypokaliämische familiäre periodische Paralyse 261
— und myopathische Veränderungen 261
Hypokaliämische periodische Lähmung 204, 219
— familiäre 204
— sporadische 204
— thyreotoxische 204
Hypophyse 275
Hypothyreose 264, 289

ICSH 269
Innenohrschwerhörigkeit 238, 239
Insertionsaktivität
— pathologische 224
Interferenzmuster 225
Intrazelluläre pO_2-Messungen 321
Ionenaustauscher 302, 303, 304, 305
Ionenkonzentrationen 229

Kalium 204, 260, 317
— bei Dystrophia myotonica 241
— Erhöhung im Serum 260
— Verminderung im Muskel 260
— Senkung und Besserung der Symptome 260
— chronischer Mangelzustand 303
— Bedeutung für Muskelkontraktion 317
Katarakt 248, 249
Kationenaustauscher 304
α-Ketoglutarsäure 240
17-Ketosteroide im Urin 267
Kontinuierliche Muskelfaseraktivität
— Syndrom der 300

Lipoidstoffwechsel 241

Membran 227, 229, 233, 245
— Hyperexzitabilität der 227
— Bedingungen der Erregbarkeit 229
— Potentiale der 233

Membran
— — bei Gesunden 233
— — bei Myotonia congenita (Thomsen) 233
— Ruhepotentiale 229
— Stabilisierung durch Sterine 245
— und Sterine 245
Metopiron-Test 274, 320
Mineralien 240, 241
Mitochondrien
— Aggregate der 206, 219, 220
Morphologie
— der Myotonie 202
— der Dystrophia myotonica, Signifikanz der Veränderungen 201
Muskelfasern
— Hypertrophie der 208, 219
— Typ I, Atrophie der 204, 211, 220
— Typ II, Atrophie der 205
— Atrophie, unspezifische 205
Muskelfaseraktivität, Kontinuierliche
— Syndrom der 300
Muskelkerne
— Reihen proliferierter 192
— Zentralverlagerung der 194, 198, 209
— Vermehrung der 194
— residuale Haufen 201
— vesikuläre 209
— tigroide 209
— pyknotische 209, 210
Muskelschwund 300
Muskelzellen, einzelne Membranpotentiale 233
Myasthenie-EMG 223
Myasthenische Reaktionen 321
Myofibrilläre Desintegration 193
Myokymie 300
Myokymie, Myotonie, Muskelschwund und starkes Schwitzen
— Syndrom von 300
Myotone Entladungssalve 229
Myotone Reaktion 191, 222, 250, 251
— mechanisch ausgelöste 191
— elektrisch ausgelöste 191
— pharmakologisch ausgelöste 220, 240, 241, 245, 307, 318
Myotonia acquisita 191, 203, 263, 264, 299
Myotonia congenita 235ff.
— Histopathologie der 200
— der Augenlider 203, 219
— Histochemie der 219
— Untersuchungsprogramm bei 244
— Heterogenie der 244
— Genetik der 247ff.
— rezessive 251
— — Genträger bei 258
— Übergangsformen zu anderen myotonen Erkrankungen 262, 280ff.
— im Kindesalter 285ff.
— bei Tieren 312ff.
— — Wasserentzug 314
— — Elektrophysiologie 316
Myotonia atrophica
— siehe Dystrophia myotonica
Myotonia dystrophica
— siehe Dystrophia myotonica
Myotonia levior 250, 255
Myotonische Dystrophie
— siehe Dystrophia myotonica
Myxödem 264, 289

Nachaktivität 223
Na-Konzentrationsgefälle 229
Nebennierenmark 275
Nebennierenrindenfunktion 272, 273, 274, 320
Nekrose 210
Neuromyotonie-Syndrom 295ff.
— Deutung als Autoimmunerkrankung 300
Normokaliämische familiäre periodische Paralyse 261
Novocamid 303

Ösophagus 237, 322
Ovarielle Störungen 270, 271, 272

Pankreas 275
Paralysis periodica paramyotonica 254
Paramyotonia-Adynamia 203, 260
— Histochemie der 219
— Fälle von 260
Paramyotonia congenita (Eulenburg) 259ff.
— Histopathologie der 200, 201
— Histochemie der 219
— und Myotonia congenita in derselben Familie 260
— Muskelschwäche bei 260
— — episodische bei 260
— und Adynamia episodica hereditaria (Gamstorp) in derselben Familie 260
— Vakuolen des sarkoplasmatischen Retikulums bei 261
— Symptome der Dystrophia myotonica bei 261
— Übergangsformen zu anderen myotonen Erkrankungen 262, 280ff.
Paramyotonie ohne Kältelähmung 253, 254
Parathyreoidea 275
Pathogenese 245
Periodische Lähmungen
— siehe familiäre periodische Lähmungen
Perkussionsmyotonie 289
Pferde
— Myotonie bei 316
Phagocytose 210
phasischer Eigenreflex 225
Planimetrische Untersuchungen
— bei progressiver Muskeldystrophie
— bei myotonischer Dystrophie 321
Polymyositis 264
Polyphasie 225
Postexzitatorische Hyperpolarisation
Postreflektorische Hemmungsphase 225
Potentialsalven 224
Potentialschauer 224
Potentialschwärme 224
Procainamid 290
pseudomyotone Entladungen 229

Pseudomyotonie 264, 289
— Quantitative Messung 291
— Pathophysiologie der 293

Radiojod-Test 274
Recessive generalisierte Myotonie 251
Resorptionsstörungen 236
Respirationssystem 238
Rezeptoraktivierung 227
Ringbinden 192, 194, 201, 203, 205, 211

Sarkoplasmamassen 191, 201, 203, 206, 211
Sarkoplasmatisches Retikulum
— Valkuolen des 219, 261
— Vesikel des 240, 309
Sauerstoffpartialdruck in der Muskulatur 321
Sensibilitätsstörungen
— bei Dystrophia myotonica 322
„silent period" 226
Spontanaktivität 223, 228
Spontanschauer 224
Steinert'sche Erkrankung
— siehe Dystrophia myotonica
Sterine 245
— Verteilung in den differenzierten Zellen 245
— Stabilisierung der Membran durch 245
Steroide 303, 318
„Stiff-man"-Syndrom 299
Syndrom kontinuierlicher Muskelfaseraktivität 300
Syndrom von Myokymie, Myotonie, Muskelschwund und starkem Schwitzen 300
Syringomyelisches Syndrom
— bei Dystrophia myotonica 322
„Target"-Fasern 206, 219
„Targetoid"-Fasern 207
„Targetoid/core"-Fasern 207, 211
Tegretal 298
Therapie 301ff.
— symptomatisch 301ff.
— — Chinin 302, 303
— — durch Muskelaktivität 307
— — Procainamid 302, 303
— — Glucocorticoide 302, 303, 304, 305
— — Ionenaustauscher 302, 303, 304, 305
— — Chlorothiazide 304
— — Depot-ACTH 306
— — durch Flüssigkeitseinschränkung 307
Thomsen'sche Erkrankung
— siehe Myotonia congenita
Thyreoidea 274
Transmitterstoff 223
Triparanol 245
Trophoneurose 222
TSH-Test 274
Typ I-Faser-Atrophie 204, 211, 219, 220
Typ II-Faser-Atrophie 205, 220

Überdauerungseffekt 226
Übergangsformen zwischen Myotonia congenita, Dystrophia myotonica und Paramyotonia 262, 280ff.
Übungseffekt 224
Unspezifische Faser-Atrophie (Typ I und Typ II-Fasern atrophisch) 205

Vakuolen
— des sarkoplasmatischen Retikulums 219, 261
Verdauungstrakt 236, 237

Zellkernmorphologische Geschlechtserkennung 270
Ziegen
— Myotonie bei 312ff.
Zwerchfellhochstand 238

Myasthenie

Acetylcholin 341
— Synthese des 362
— Speicherung des 362
— Freisetzung des 362
Adenosintriphosphat (ATP) 340
Adrenocorticotropes Hormon (ACTH) 418, 451, 452, 453
Adynamie 356
Aγ-Globulinämie 344
Agargel-Doppeldiffusionstest 351
Aldactone 418, 448
Aldolase 340
Aldosteron 416
Altersverteilung 416, 417
Aminosäuren 340
Amyotrophische Lateralsklerose 337, 352
Anticholinesterasen 336, 446, 448
Antikörper 337, 423, 464
— gegen das Muskeleiweiß der motorischen Endplatten 337
— gegen Thyreoglobulin 423
— gegen Skelettmuskulatur 464
Antinucleare Faktoren 464 (sog. LE-Antikörper)
Antimetaboliten 451
Aplastische Anämie 344
Arborisation 327, 334, 338
— terminale 327, 338
Asphyktischer Zustand 440
Aspiration bei Schlucklähmung 440
Atemmuskulatur
— Lähmung der 440
Atrophie 325, 328, 334, 335, 336, 338
— einfache 325
— heterogene 328, 334, 336
— fasciculäre 328, 335, 336
— homogene 334
— der kontraktilen Elemente 334
Augenmuskeln
— elektromyographische Untersuchungen an 387
— Myasthenie der 387

Autoantikörper 345, 428
Auto-Immunität 421, 423

Biochemie 339ff.
Block
— cholinergischer 386
— insensitiver 383, 386
— neuromuskulärer 335, 337, 359, 361
Blutsenkung 345
Botulismus 335, 379, 395
Bronchialcarcinom 329, 335, 409

Calcium 340, 348
Chagas-Krankheit 403
Chemosensitivität 362
Cholinacetylase 362
Cholinergischer Block 386
Cholinergische Krise 362, 383, 447, 449, 450
— Symptome 446
Cholinergische Reaktion 383
Cholinesterase 340
— abnorm gesteigerte Aktivität 441
Congenitale (infantile juvenile) Myasthenie 437
Corticale Hypotonie 441
Cortison 418, 451, 452, 453
Coxsackie-B-Infektionen 438
CPK 340
Curareähnlicher Wirkstoff 440
Curareüberempfindlichkeit 414
Curarisierung 446
Cyanoseanfälle 439
Cytostatica 451, 452, 453

Degeneration
— hyaline 331
Denervation 328, 335, 336
— partielle 328
— funktionelle 335
Depolarisation, verlängerte 362
Depot-Acetylcholin 362
Dermatomyositis 336
Desoxykortikosteron-Acetat (DOCA) 417
Diabetes mellitus 347
Diagnose 373, 440
Doppelsehen 394
Drosselungstest 359
Dynamogramm 356

Eaton-Lambert-Syndrom 361
Eingangswiderstand 363
Elektromyographie 356ff., 365ff., 373ff., 387ff.
Elektronenmikroskopie 328, 329
EMG-Test 359, 446
Endokrinium 416ff.
Endplattenpotential (EPP) 361
Entbindung 434
Enzephalitis lethargica
— Myopathie mit myasthenischen Symptomen nach 399
Eklampsie 434
Ergometrie 374
Erholungszeit 356
Erschöpfung (post activation exhaustion) 359, 365
Exophthalmus 421

Facilitierung 359, 365, 372, 376
Follikelstimulierendes Hormon (FSH) 416

Geschichte 324, 325
Geschlechtsverteilung 416, 417
Glucose-Toleranz-Test 347
Glutamat-Oxalacetat-Transaminase (GOT) 340
Glutamat-Pyruvat-Transaminase (GPT) 340
Glycosurie 347
Gonaden
— Funktion der 348, 416
Granulozytopenie im Verlauf einer Myasthenie 430
Gravidität 416, 431ff., 466, 467
Grundumsatzerniedrigung 466
Guanidin 372

Hämolytische Anämie 342, 344
Harnsäure 340
Harnstoff 340
Hashimoto's-Krankheit 341, 344
Hepatitis 342
Histochemie
— Methode nach Koelle 325
Histopathologie 326ff.
— der motorischen Innervation 326, 327
— der motorischen Endplatten 326, 327
— des Muskelgewebes 327, 328
17-Hydroxy-Kortikosteroide (17-OHCS) 348
Hyperglobulinämie 341
Hyperpolarisation 362
Hyperthyreoidismus mit Myopathien 396
Hyperthyreose 329, 336, 381, 419, 429
Hypertrophie
— der kontraktilen Elemente 334
Hypokaliämie 380
Hypothalamus-Hypophysen-Thymus-Mechanismus 349
Hypothyreoidismus 345, 421, 422

Idiopathische Form der Myasthenia gravis im Kindesalter 438
Immunfluoreszenz-Test 428
Immunfluoreszenztechnik 464
Immunpathogenese 350
Infantile spinale Muskelatrophie 442
Infiltration
— interstitielle 328
— lymphozytäre 325, 331, 336, 338
Innervation
— des Muskelgewebes 325
— motorische 326
— — histologische Veränderung der 326, 327
Insensitiver Block 383
Internodien 361
Intoxikation
— mit Kortikoiden 380
— cholinergische 446

Jod
— eiweißgebundenes 347
— Aufnahme des radioaktiven 347
„Juvenile" Myasthenia gravis 438

Kalium
— im Muskel 340
— Behandlung mit 447
— Konzentration extrazelluläre 362
17-Ketosteroide 348
Kohlenhydrate 340, 347
Komplementbindungsreaktion 351
Kongenitale Form der Myasthenia gravis 438
Kongenitale Hypotonie 442
Kongenitale Myasthenie 441
Kreatin 340
Kreatinin 340
Kreatinphosphat 340
Kreatinphosphokinase 340
Krise
— myasthenische 362, 363, 382ff.
— cholinergische 362, 447, 449, 450
— Behandlung mit Ephedrin 447
Kumulative Depression 359

Latenz
— motorische 365
Liquor-Eiweiß 345, 346
Lupus erythematodes diss. mit Myopathien und myasthenischen Zeichen 402, 438
Lymphadenopathie 342
„Lymphozytophtisis" 450

Magnesium 340
Malignome
— nicht im Bereich der Thymusdrüse 409
— — und myasthenisches Syndrom 409ff.
— — — Differentialdiagnose 410, 411
Maskenartiges Gesicht 439
Megaloblastische Anämie 345
Membranpotential 363
Menstruation 416
Mestinon 446
Methylenblau
— Vitalfärbung mit 325
Mikroableitung 362
Mikrotubuläres System der präsynaptischen Membran 362
Miniaturendplattenpotentiale (MEPP) 361
Minimaldosierung
— Prinzip der auskömmlichen 446
Morbus Addison 342, 348
Motorische Endplatten 326, 327, 329, 337
— Histologie der 326, 327, 329
— Antikörper gegen das Muskeleiweiß der 337
Muskelaktionspotential (MAP) 359
Muskelgewebe
— hyaline Degeneration des 331
— homogene Atrophie des 334
— herdförmige Nekrose des 325
— — mit Phagozytose 325, 328, 331
— Veränderungen des 325ff.
— Innervation des 325ff.
— Lymphozytäre Infiltrate des 325, 331, 336, 338
— einfache Atrophie des 325
— heterogene Atrophie des 328, 334, 336
— fasciculäre Atrophie des 328, 335, 336
Muskelhypotonie 439, 441
Mortalität im Säuglingsalter 440
Myasthenia gravis des Kindes 437
Myasthenia gravis pseudoparalytica 350
Myasthenia lenis 463
Myasthenische Krise 362, 363, 382ff.
Myasthenische Myopathie 396
Myasthenische Reaktion 358, 359, 361, 365ff., 437, 438
— und intramuskuläre Temperatur 366
— und Ischämie 371
Myasthenisches Syndrom
— bei Muskelkrankheiten 395ff.
— bei Tumoren 409ff.
— im Kindesalter 438
— Differentialdiagnose zur Myasthenia gravis
Myopathie 336
— facio-skapulo-humerale 336
— thyreotoxische 422
Myosinfraktion 351
Myxödem 345, 421, 422

Natrium 340
Nebennierenrinde
— Funktion der 348, 416
Nekrose 325, 328, 331, 336, 338
— herdförmige 325
— — mit Phagozytose 325, 328, 331
Neonatale Form der Myasthenia gravis 439
Neonatale Myasthenie 437
Neugeborenes einer myasthenischen Mutter 439
Neurogramm 357
Neuromuskulärer Block 335, 337, 359, 361
Neuromuskuläre Synapse 325, 335, 337, 338, 357, 359, 362
Nivalin 454ff.

Oculäre Myasthenie 387ff.
Ophthalmoplegie 421
Ovarien
— Funktion der 416

Paraneoplastisches Syndrom 380
Parathyreoidea
— Funktion der 348
Perniciöse Anämie 342
Phagozytose 325
Phosphat 340
— anorganisches 348
Planimetrie 329
Poliomyelitis 337
Polymyositis 336, 404, 438
Polyneuropathien 337, 381
Posttetanische Potenzierung 335, 359, 361, 363
Potenzierung
— posttetanische 335, 359, 361, 363
Präsynaptische Hemmungen 363
Präsynaptischer Impuls 363
Präterminales Axon 359
Pregnandiol 348, 416

Primär chronische Polyarthritis 342, 345
Progesteron 348, 416
Progressive Muskeldystrophie 442
Prostigmin 336, 337, 378, 441, 446, 448
Psychosyndrom
— cholinergisches 383
Puerperium 433

Quantifizierung 359

Radio-Jod-Test 347, 427
Raynaud's Syndrom 346
Rc-Protein 363
Receptorbesetzung 362
Rektum-Carcinom 413
Retothelsarkom 413
Rheumatoide Arthritis 342, 345
Röntgenbestrahlung der Thymusregion 452

Saugschwäche 439
Schwangerschaft 416, 431ff., 466, 467
Schwangerschaftsunterbrechung 434
Sectio caesarea 434
Serum-Eiweiß 341ff.
Serumfaktor 363
Sigma-Carcinom 413
Sjögren's Syndrom 343, 345
Spirolaktone 448
Stickstoff 340
Stimulation
— repetitive 365, 375
Sofortdepression 359
Subcorticale supraspinale Hypotonie 441
Synapse
— neuromuskuläre 325, 335, 337, 338, 357, 359, 362

Tensilon 379, 390, 441
Teratom
— myasthenisches Syndrom nach Operation eines 450
Testoteron 416
Tetanische Reizung 363, 375
Therapie 443ff.
— symptomatische 445ff.
— — mit Anticholinesterasen 446, 448
— — mit Mestinon 446
— — mit Prostigmin 446
— — mit Prostigmin lokal am Auge 448
— — mit Kalium 447
— — mit Spirolaktonen
— — mit Nivalin 454ff.
— quasi-kausale 449ff.
— — durch Thymektomie 449, 450, 453
— — durch Thymusbestrahlung 451, 452, 453
— — durch Antimetaboliten 451
— — durch Cortison 418, 451, 452, 453
— — durch ACTH 418, 451, 452, 453
— — durch Cytostatica 451, 452, 453
Thymektomie 449, 450, 453, 466, 467
— bei Kindern 450, 466
— — im Vergleich mit Anticholinesterasen-Behandlung 466
Thymom 350, 409, 413, 449
Thymusbestrahlung 377, 451, 452, 453
— präoperativ 449
Thymusdrüse 426
Thymushyperplasie 350
Thyreoidea
— Funktion der 347, 419
Thyreoiditis 422, 423, 426
Thyreotoxikose 416, 422, 427, 438
Thyreotropin (THS) 420
Tierexperimente, 350, 460ff.
„Transitorische Neugeborenen-Myasthenie" 439
Transmitter 362
Trijodthyronin 420

Übertragung
— neuromuskuläre 325, 335, 337, 338, 357, 359, 362

Vitalfärbung
— mit Methylenblau 325

Grundlagenforschung am Skeletmuskel

A-Band 476
Acetyl-Coenzym A 473, 475
Actin 506, 514
— α-Actinin-frei 510
F-Actin 508, 509
α-Actinin 509, 512
β-Actinin 511
Actomyosin, 514
— sog. natürliches 507, 514
Acylphosphat 492
Adenosinmonophosphat (AMP) 472
Adenosindiphosphat (ADP) 488, 490, 491, 492
Adenosintriphosphat (ATP) 468, 469, 470, 475, 480, 488, 492, 513, 516, 518
— Ausbeute 493
— — bei aerobem Stoffwechsel 493
— — bei anaerobem Stoffwechsel 493
— — Spaltung und Calcium 514
ATPase 476, 479
— (myofibrilläre) 476
— in Verbindung mit dem sarkoplasmatischen Retikulum 476
— in Muskelkernen 476
— in den Cristae mitochondriales 477
— Isoenzyme 477
— des Actomyosins 514
Aerober Stoffwechsel 473, 500
Aldolase 470
Aminosäureoxydation 495
Aminosäurestoffwechsel 497
Anaerober Glucoseabbau 492
Atmung
— des Muskels 490
— — „Kontrollierte" 490
— — Hemmung 490
— — Aktivierung 490
— — Regulation der 490, 491
Atmungsgröße 502

Atmungskette 488, 489, 490, 492, 493, 496, 497, 504
— Redoxmuster der 490
Atmungskettenphosphorylierung 488, 489 492
Augenmuskel 499

Calcium
— Ionen 507, 512, 514, 516
— puffer 516
— — Konzentration der freien 516
— Oxalat gebunden 517
— Transport des 519
— Aufnahme des 518, 519
— Freisetzung des 520
Caprinsäure 493
Citrat-Cyclus 473, 475, 492, 493, 495, 496, 497, 498, 499, 500, 502, 504
Condensing enzyme 496, 497, 499, 502, 503
Curare 483
— chronische Gabe von beim Versuchstier 485, 486
Cytochrome 489, 490
Cytochromoxydase 475

Dehydrogenasesystem 488, 489
Diaphorasen 474
— DPN 474
— TPN 474
DPN 474, 489, 490, 491, 497

EDTA 507
EGTA 507, 516
Elektronenübertragung 489
Embden-Meyerhof
— System 473, 501
Endoxydation 488
Energetische Transformation 490, 492
Energieerzeugung
— in Mitochondrien des Muskels 488, 492
Energieliefernder Stoffwechsel 494
Energiereiches Phosphat 492
Energietransport
— in Mitochondrien des Muskels 488, 490
Enolase 495
Enoylphosphat 492
Enzymaktivität 494, 495
Enzymaktivitätsmuster 494, 495, 496, 498, 499, 501, 504
Enzymlokalisation 504
Erschlaffung
— Regulation der 513ff.
Extramitochondrial 493
Extramitochondrialer Raum 504

Fettsäureabbau 499, 500
Fettsäureoxydation 475, 495, 496, 497, 498, 501, 504
Fettverbrennung 493
Fibrillation 484, 487
Flavoproteine 474, 489
Flugmuskeln 474, 493, 498, 500
Fumarase 496
Funktionstyp 497

Gastrocnemius-Typ 473
GEDTA 507
Gluconeogenese 503
Glucose 472, 493, 498, 501, 502, 503, 504
Glucose-6-Phosphatdehydrogenase 472
Glucosephosphorylierung 478, 501, 502, 503
Glutamat-Dehydrogenase 496
Glutamat-Oxalacetat-Transaminase 496
Glyceraldehydphosphat-Dehydrogenase 472, 495, 497, 499, 501, 502, 505
Glyceratphosphat-Mutase 495
Glycerin-1-phosphat-Cyclus 493, 495, 496, 497
Glycerin-1-phosphat-Dehydrogenase 496
Glycerin-1-phosphat-Oxydase 496, 497
Glykogen 475, 487, 498, 502, 503, 505
Glykogenolyse 501, 502, 503, 504, 505
Glykogensynthese 503
Glykolyse
— anaerobe 470, 495, 497, 498, 499, 502, 505
Glykolytische Potenz 495, 498, 500, 501, 502
Gummiband-Paralyse 483

Herz 504
Herzmuskel 497, 499, 500, 501, 503
Hexokinase 501, 502, 503
Hexosemonophosphat
— Shunt 472
Histochemie
— des normalen Skelettmuskels 469ff.
— — Zymohexase 470
— — Aldolase 470
— — Laktatdehydrogenase 471
— — — Isoenzyme 471
— — Phosphorylasen 472
— — Amylophosphorylase 472
— — Glyceraldehyd-3-phosphatdehydrogenase 472
— — Glucose-6-Phosphatdehydrogenase 472
— — Succinatdehydrogenase 473, 474
— — DPN- und TPN-Diaphorasen 474
— — Cytochromoxydase 475
— — Lipase 475
— — ATPase 476, 479
— — — (myofibrilläre) 476
— — — in Verbingung mit dem sarkoplasmatischen Retikulum 476
— — — in Muskelkernen 476
— — — in den Cristae mitochondriales 477
— — — Isoenzyme 477
— — UTPase 476
— — Kreatinkinase 477
β-Hydroxyacyl-CoA-Dehydrogenase 496, 499

I-Band 511
I-Bandmitochondrien 472, 476, 505
Innervationsrate 501
Intramitochondrial 493
Isotrope Zonen 505
Kontraktile Proteine 507, 513
— Isolierte 514

Kontraktion
— Regulation der 513ff.
— Calciumionen und ihre Bedeutung für die 514, 515, 516, 517
Kreatinkinase 477
— mitochondriale 492
Kreatinphosphat 478, 479, 487, 492
Krebs-Zyklus 473, 475, 492, 493, 495, 496, 497, 498, 499, 500, 502, 504

Laktatdehydrogenase 471, 497, 499, 500, 501, 505
— Isoenzyme 471
Lipase 475

Magnesium 514
Malat-Dehydrogenase 496
McArdle-Syndrom 503
Membran
— elektrische Erregung der 514
— intramitochondriale 489
— — Phospholipidschichten der 489
— des sarkoplasmatischen Retikulum 516
— — Lipoproteine der 516
Metabolischer Typ 494, 497, 498, 500
Milchsäure 473, 493, 498, 501, 503
Mitochondrien 471, 472, 475, 476, 488ff. 496, 504, 505
— Funktion der bei der Energieversorgung 488
— Struktur 491, 492
M-Linie 477, 512
Motorische Endplatten 487
Mukopolysaccharide 480
Muskelhomogenat 470
— Lipase im 475
M. adductor magnus 499, 500, 501, 503
M. obliquus inferior 499, 501
M. psoas 505
M. semimembranaceus 494, 495, 496, 497, 498, 499
M. semitendineus 494, 495, 496, 497, 498, 499
M. soleus 501, 503
Myoglobin 473
Myosin 506
— B 507

NTPasen 518
— in den Vesikeln des sarkoplasmatischen Retikulum 518, 519
— — unspezifizierte
— — Calcium-aktivierbare 518

Oxalacetat 473
Oxydative Phosphorylierung 488

Pharmakologische „Durchtrennung“
— durch Curare 483
Phosphoglycerat-Kinase 495
Phosphorylase 472, 475, 501, 502, 503, 505
Proportionskonstante Enzymgruppen 499
Proportionskonstante Gruppe 495, 497
Proportionskonstanz 496
Proteinsynthese 475
Pyridoxalphosphat 472, 478
Pyruvat 473

Redoxmuster der Atmungskette 490
Regulation
— der Kontraktion 513ff.
— der Erschlaffung 513ff.
Respiratorische Potenz 496, 499, 502
Ribonukleinsäure 475
Roter Muskel 473, 474, 498, 499

Sarkoplasmatisches Retikulum 475, 476
— Vesikel des 516, 520
— — und Calciumaufnahme 516, 517, 518, 519, 520
— — — Mechanismus der 517, 518, 519
Soleus-Typ 474
Stoffwechselleistung
— anaerob
— aerob
Strukturproteine 506, 512
— Lokalisation der neuen 511
Substratkettenphosphorylierung
Succinate 490
Succinat-Dehydrogenase 473, 474, 475, 496
Succinyl-Coenzym A 492
Systemkorrelationen 495, 496, 497, 498, 499, 500, 501, 503
Systemproportionen 495

Tetanische Funktion 498
Tetanischer Muskel 500, 501, 502, 503, 504
Tonische Funktion 498, 499
Tonischer Muskel 500, 501, 502, 503, 504
TPN 474, 489
TPN-spezifische Isocitrat-Dehydrogenase 496
Triosephosphat 493
Triosephosphat-Isomerase 495
Trophische Funktion
— des motorischen Nerven auf den quergestreiften Muskel 482ff., 487
Tropomyosin 508
— nativ 507, 512
— Troponin-Komplex 508
Troponin 508

Ubichinon 489
Uridindiphosphatglucose 472
UTPase 476

Weißer Muskel 473, 499

Z-Band 477, 511, 512
Zelluläre Mitochondriengehalte 496
Zymohexase 470

Druck: Carl Ritter & Co., Wiesbaden

GPSR Compliance

The European Union's (EU) General Product Safety Regulation (GPSR) is a set of rules that requires consumer products to be safe and our obligations to ensure this.

If you have any concerns about our products, you can contact us on ProductSafety@springernature.com

In case Publisher is established outside the EU, the EU authorized representative is:

Springer Nature Customer Service Center GmbH
Europaplatz 3
69115 Heidelberg, Germany

Batch number: 10723359

Printed by Printforce, the Netherlands